Clinical Kinesiology
and Anatomy

Fifth Edition

クリニカル
キネシオロジー

解剖学から解説する臨床のための運動学

著者：リン・S・リパート
監訳：青木 主税／徳田 良英

ガイアブックスは
地球(ガイア)の自然環境を守ると同時に
心と身体の自然を保つべく
"ナチュラルライフ"を提唱していきます。

注意

著者並びに出版者は、本書が正確かつ最新に、出版時点で広く受け入れられている標準に沿うようできる限り努めています。しかし、基礎研究および臨床研究は、日々進歩しており、新たな科学的知見が得られたとき、推奨される治療や薬物療法は変わります。本書に紹介される全ての方法は、各状況で適用する独自の環境に関する治療の専門家が標準としている方法に合わせて適用してください。読者は必ず、薬剤の投与前に用量および禁忌に関する変更や新しい情報について、製品情報（添付文書）を確認してください。新たにまたは稀に処方される薬剤を使用する際は、特に注意してください。著者、編集者、出版者は、本書の内容を適用した結果に責任を負わず、本書の内容に関して保障を負わないことをお断りします。

日本語版の発刊に際して

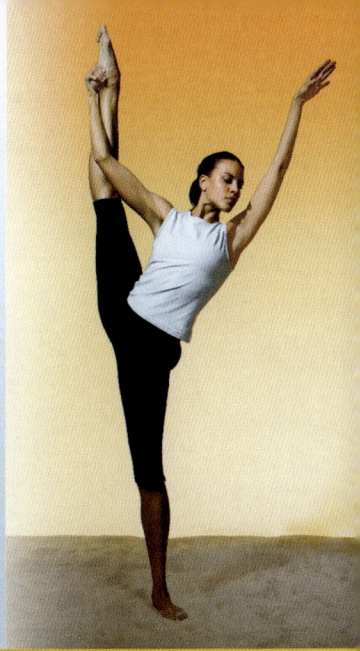

　本邦の運動学に関する本は多くを数えるが、膨大な知識が網羅され、非常に難関なテキストや、逆にあまりにも簡単な内容のテキストも見うけられる。臨床的な視点から解剖学や運動学を理解しようとする理学療法学科、作業療法学科、柔道整復学科、スポーツトレーナー学科などの学生に適した教科書が見当たらないというのが現状である。

　本書『クリニカルキネシオロジー』は、10数年前にリン・S・リパートによって、理学療法を学ぶ学生向けの基礎の運動学と解剖学のテキストとして出版された。今回の第5版では、循環系に関する章が追加されている。

　臨床的な視点をもって解剖学や運動学を学習しようと考えている理学療法士、作業療法士、柔道整復師、スポーツトレーナーなどの学生にとっては、シンプルでわかりやすい記述、図が特徴であり、解剖学的部位における病態の簡潔な定義と説明、学習後に実践アクティビティと臨床演習を含む問題が付加されていて、理解の再確認ができるようになっている。

　最近のコメディカル教育においては、授業科目の過密化が問題になっている。解剖、生理学、運動学の講義、演習、実習等の時間が削減され、基礎となる運動学が未理解のまま、進級するため、各専門領域の専門科目がさらに理解困難になり、挫折する学生も多くいるのが現状である。このような学生にとっても、基礎となる運動学を再度学習するための最良の教科書になりえるであろう。

　最後に、産調出版編集部の吉田初音氏をはじめ、翻訳をしてくださった藤田真樹子氏に感謝の意を表す。

青木 主税

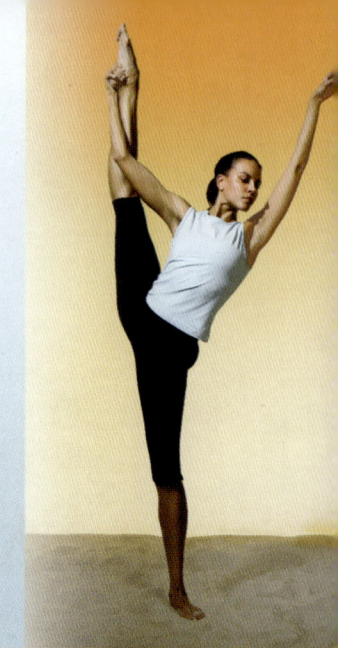

最新版への序文

　本書第5版への主な追加は、循環系に関する章である。心血管系およびリンパ系は、従来の医療分野においてだけでなく、理学療法・作業療法、運動トレーニング、徒手療法の分野においても臨床的に重大になりつつある。現在の治療技術には、これらの器官系に関する基礎知識が欠かせない。

　臨床的な視点から運動学と解剖学を基本的に理解することをお望みとあらば、本書の価値をおおいに実感できる。一般的な病理症状に関する解剖学的基礎を、その臨床的妥当性を高めるべく多くの章で簡潔に説明している。また、多くの章に設けた「復習問題」に機能的アクティビティと臨床演習を用意した。

　本書が事柄を深く広く扱っている点では前版と変わらない。そして、基礎の運動学と解剖学に重きを置いている。また、シンプルで分かりやすい記述が本書の特徴である。

　本書の全情報が全ての分野において必須なわけではない。例えば、分野によっては関節運動学、側頭下顎関節や歩行運動について学ぶ必要はない。本書は、インストラクターや学生に他の事柄まで理解するという無駄を課す必要がないよう、これらの章を省略できるように記述されている。

　様々な関節について扱った章は基本的に独立した章であるため、読む順番を変えても差し支えない。上肢の関節からではなく、下肢や軸骨格から読み始めても理解できよう。

リン・S・リパート

第4版まえがき

　15年前、理学療法士を目指す学生向けの基礎の運動学と解剖学のテキストを制作する目的でこの企画が始まった。F.A. Davis Companyの発行者であるジーン・フランソワ・ヴィラインは、理学療法士助手のための初めてのテキストとして、本書の出版の必要性を認識していた。「理学療法士助手のための臨床運動学」という的を絞ったタイトルは、この必要性の高い題材における本の執筆・出版の火付け役となることを願ったものである。多くの本が執筆されたが、学生に有益となる適切な記述に欠けた部分がある。我々はその例外だ。

　だがここで、他の分野へと市場を開き、テキストのタイトルを「Clinical Kinesiology and Anatomy（臨床運動学と解剖学）」へと改める時期が来たことを出版社は感じた。ただし、本書が基礎のテキストであることに変わりはない。臨床的な視点をもって運動学と解剖学を基礎から理解したいと考えている学生は、この本から大いに学ぶこと

ができよう。例えば、アクティビティ、演習は理学療法のみに重点を置くわけではなく、作業療法、運動トレーニング、マッサージ療法、その他この基礎レベルの理解を要する分野での使用へと展開されている。

前版と同様、基礎の運動学と解剖学に重きを置いている。また、シンプルで分かりやすい記述が本書の特徴である。

次を追加することにより、臨床的妥当性を高めている。(1)解剖学的部位における一般的な病態の簡潔な定義と説明、(2)一般的な解剖学の復習に加え、実践アクティビティと臨床演習の分析を含む問題。

本書の全情報が全ての分野において必須なわけではない。例えば、分野によっては関節運動学的側面に重きを置く必要はない。本書は、関節運動学の章を飛ばして学べるよう記述されている。他の事柄まで理解するという無駄を学生に与えないよう、この項目に関する例および問題は省略が可能である。様々な関節について扱った章は、上肢から始まり、軸骨格、下肢の順に記されている。だが、これらの章は基本的に独立しており、読む順番を変えても差し支えない。下肢や軸骨格から読み始めても理解できよう。

これらの事柄を深く分析したテキストはいくつかあるが、本書は基本事項が分かりやすく理解できることを目的としている。

第3版まえがき

本改訂版ではいくつかの変更と加筆がある。しかし、本書が事柄を深く広く扱っている点は変わらない。シンプルで分かりやすい記述が本書の主な特徴であることを、私は誇りに思っている。

筋肉系の内容を拡張し、開放および閉鎖運動連鎖の原則の説明を加えた。歩行運動の章には今回、一般に多く見られる異常な歩行パターンの説明を含めている。より分かりやすくするため、一部の挿絵を描き直した。

新たに5章を追加した。生体力学基礎の章では、理学療法に通常用いられる様々な生体力学的原則の説明と例を取り上げる。側頭下顎関節と下肢帯について説明する章には、これらの関節の基本的構造と機能を知りたい人のために説明を加えた。『Kinesiology Laboratory Manual for Physical Therapist Assistants』で記載した正しい姿勢と関節運動学についても、本改訂版では広く取り上げた。

理学療法士助手の演習の範囲に関しては、理学療法のコミュニティにおける統一見解はない。関節モビライセーションは範囲外のスキルであると一般的に思われており、私も同感である。ただ、理学療法士助手はこうしたスキルが使用される治療の機会に遭遇し、関わる場合がある。このため、基本的な専門用語や原則を知っておく必要があり、本書に掲載することとした。

第3版は、教育者、学生、臨床家の多くの意見が盛り込まれた成果である。本書をお気に入りの一冊として書棚に加えていただければ幸いである。

第2版まえがき

解剖学に関する執筆や講義を行う人の大半は、呼び名に多少の違いがあれ、どこに何があるかについて共通の認識がある。運動学専門家は、運動が起こることに共通の認識はあるが、どの筋肉が運動を及ぼすか、あるいは、その運動における各筋肉の作用の重大性について、共通の見解を得ていない。

本書は基本的に運動学に重点を置いている。関節運動および筋肉作用の説明においては、理学療法の分野において最も広く受け入れられている専門用語を用い、一般に見解の一致している主動筋の説明に的を絞る。様々な運動および筋肉について正常と異常の両面でより詳しく書かれたテキストは多数存在する。より深く知りたい場合は、そうした書籍に目を通されることをお薦めする。

理学療法について学ぶ学生のための運動学のテキストを執筆するというアイデアは、数年前からあった。時間的な制約や、他の企画での忙しさから手付かずになっていた。理学療法士の教育に関する問題を話し合う教育者の集まりで、ちょうどよいテキストがないことが大きな課題としていつも挙げられていた。そうしたテキストを作成しようとすれば、理学療法士の教育者が執筆に欠かせないことは明白であった。

本書は、かれらが議論を重ねた成果である。理学療法士教育に重点を置く初めてのテキストとなろう。

目次大綱

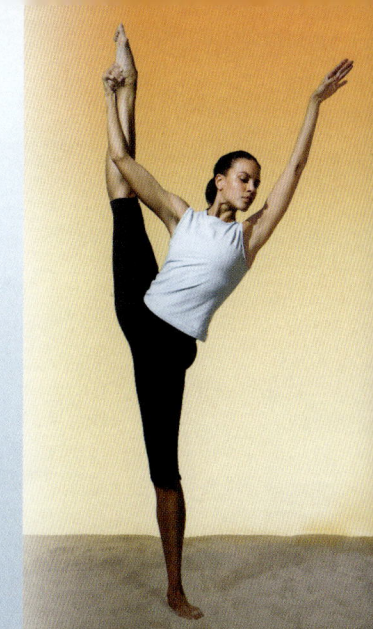

第Ⅰ部
臨床運動学と解剖学の基礎

第1章	基礎知識	3
第2章	骨格系	13
第3章	関節系	21
第4章	関節運動学	31
第5章	筋系	39
第6章	神経系	53
第7章	循環器系	75
第8章	生体力学基礎	93

第Ⅱ部
上肢の臨床運動学と解剖学

第9章	肩甲帯	115
第10章	肩関節	131
第11章	肘関節	147
第12章	手関節	161
第13章	手	171

第Ⅲ部
体幹部の臨床運動学と解剖学

第14章	側頭下顎関節	197
第15章	頸部および体幹	211
第16章	呼吸器系	235
第17章	下肢帯	247

第Ⅳ部
下肢の臨床運動学と解剖学

第18章	股関節	261
第19章	膝関節	283
第20章	足関節と足	301

第Ⅴ部
身体の臨床運動学と解剖学

第21章	姿勢	329
第22章	歩行運動	339

参考図書	357
復習問題の解答	361
日英用語対応表	377
索引	388
著者、監訳者、編集協力	402

目 次

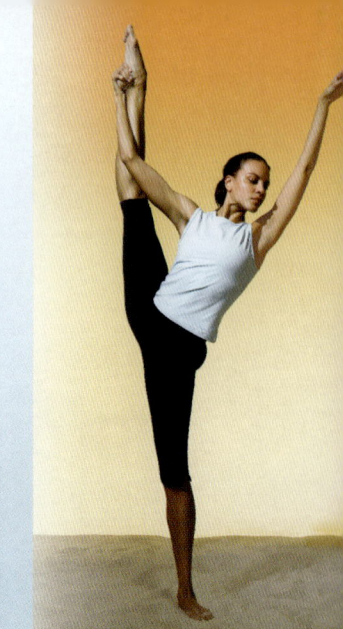

日本語版の発刊に際して iii
最新版への序文 iv

第Ⅰ部
臨床運動学と解剖学の基礎

第1章　基礎知識 3
記載用語 4
身体の部位 5
運動の種類 6
関節運動（骨運動学）........................... 7
復習問題 11

第2章　骨格系 13
骨格の機能 13
骨格の種類 13
骨の組成物 13
骨の構造 14
骨の種類 16
一般的な骨格病態 17
復習問題 19

第3章　関節系 21
関節の種類 21
関節構造 24
面と軸 27
自由度 28

一般的な病態用語 28
復習問題 29

第4章　関節運動学 31
骨運動 31
　エンドフィール 31
関節運動学的運動 32
　関節副運動の用語 32
　関節面の形状 33
　関節運動の種類 33
　凹凸の法則 34
　関節面の位置（関節適合性）.................. 35
　関節副運動の力 36
重要なポイント 37
復習問題 37

第5章　筋系 39
筋付着部 39
筋の名称 40
筋線維の配置 41
筋組織の機能的特性 42
筋組織の長さと張力の関係 42
　自動および他動運動不可能 43
　ストレッチ／筋の腱作用（テノデーシス）
筋収縮の種類 45
筋の役割 48
牽引角度 48
運動連鎖 49
重要なポイント 50
復習問題 51

viii

第6章　神経系 53
神経組織（ニューロン） 54
中枢神経系 55
脳 55
大脳／脳幹／小脳／脳の保護
脊髄 58
末梢神経系 60
脳神経 60
脊髄神経 60
脊髄神経の枝／デルマトーム／胸神経
脊髄レベルの機能的重要性 63
神経叢の構成 64
頸神経叢／腕神経叢／腕神経叢の終神経／
腰仙骨神経叢／腰仙骨神経叢の終神経
中枢神経系と末梢神経系の一般的な病態 71
中枢神経系の一般的な病態 71
先天的欠損／脊髄外傷／筋および神経筋接合部の
障害／変性疾患／脱髄性疾患
末梢神経系の一般的な病態 71
復習問題 73

第7章　循環器系 75
心血管系 75
心臓 76
位置／房と室／弁／心臓を巡る血液／心音／心臓周期
血管 79
血管の種類／脈拍と血圧／経路／血液供給／
吻合の臨床的重要性
リンパ系 87
機能 87
リンパ液の回収／運搬／濾過と保護
排出のパターン 89
一般的な病態 90
復習問題 91

第8章　生体力学基礎 93
運動の法則 94
力 95
トルク 97
安定性 99

単一機械 102
てこ 102
てこの種類／てこの種類を変える要因
滑車 108
輪軸 109
斜面 110
重要なポイント 110
復習問題 111

第Ⅱ部
上肢の臨床運動学と解剖学

第9章　肩甲帯 115
用語の意味 115
骨と指標 116
関節と靭帯 117
関節運動 119
肩関節と肩甲帯の連動運動 120
肩甲上腕リズム 120
牽引角度 121
肩甲帯の筋 121
筋の詳細 121
解剖学的関係 125
偶力 126
筋の作用の逆転 126
筋神経支配の概要 127
重要なポイント 127
復習問題 128

第10章　肩関節 131
関節運動 131
骨と指標 132
靭帯その他の構造 134
肩関節の筋 135
解剖学的関係 140
関節上腕運動 141
筋の作用の概要 142
筋神経支配の概要 142
肩関節の一般的な病態 142
重要なポイント 144
復習問題 144

第11章　肘関節 147
- 関節の構造と運動 147
- 骨と指標 149
- 靭帯その他の構造 151
- 肘関節と前腕の筋 152
- 解剖学的関係 155
  - 筋の作用の概要 156
  - 筋神経支配の概要 156
  - 肘関節の一般的な病態 157
- 重要なポイント 158
- 復習問題 159

第12章　手関節 161
- 関節の構造 161
- 関節運動 162
- 骨と指標 162
- 靭帯その他の構造 163
- 手関節の筋 164
  - 解剖学的関係 167
  - 筋の作用の概要 167
  - 筋神経支配の概要 167
- 重要なポイント 168
- 復習問題 169

第13章　手 171
- 母指の関節と運動 171
- 四指の関節と運動 173
- 骨と指標 174
- 靭帯その他の構造 174
- 母指と四指の筋 176
  - 外在筋 176
  - 内在筋 181
  - 解剖学的関係 185
  - 手関節および手の一般的な病態 186
  - 筋の作用の概要 187
  - 筋神経支配の概要 187
- 手の機能 189
  - 把持(Grasps)握る、つかむ、つまむ etc. 189
    - 握り(Power grip)／指尖つまみ(Precision grip)
- 重要なポイント 192
- 復習問題 192

第Ⅲ部
体幹部の臨床運動学と解剖学

第14章　側頭下顎関節 197
- 関節の構造と運動 197
- 骨と指標 198
- 靭帯その他の構造 201
- 運動の仕組み 202
- 側頭下顎関節の筋 203
  - 解剖学的関係 207
  - 筋の作用の概要 208
  - 筋神経支配の概要 208
- 重要なポイント 208
- 復習問題 209

第15章　頸部および体幹 211
- 脊椎弯曲 211
- 用語の意味 211
- 関節運動 212
- 骨と指標 213
- 関節と靭帯 217
- 頸部および体幹部の筋 219
  - 頸椎の筋 219
  - 体幹の筋 222
  - 解剖学的関係 227
  - 筋の作用の概要 229
  - 筋神経支配の概要 229
  - 脊柱の一般的な病態 229
- 重要なポイント 231
- 復習問題 231

第16章　呼吸器系 ... 235
- 胸部 ... 235
  - 関節と接合 ... 236
  - 胸部の運動 ... 236
- 呼吸器の構造 ... 237
  - 呼吸の仕組み ... 238
- 呼吸相 ... 239
- 呼吸筋 ... 239
  - 横隔膜 ... 239
  - 肋間筋 ... 240
  - 吸気補助筋 ... 241
  - 呼気補助筋 ... 242
  - 解剖学的関係 ... 242
  - 腹式呼吸と胸式呼吸の違い ... 244
  - 呼吸筋の神経支配の概要 ... 244
  - バルサルバ効果 ... 244
  - 一般的な呼吸状態または病態 ... 245
- 復習問題 ... 245

第17章　下肢帯 ... 247
- 構造と機能 ... 247
- 仮骨盤と真骨盤 ... 248
  - 仙腸関節 ... 248
    - 関節の構造と運動／SI関節運動／骨と指標／靭帯
  - 恥骨結合 ... 252
    - 関節の構造と靭帯／腰仙角
  - 腰仙骨関節 ... 252
- 下肢帯の運動 ... 253
  - 筋の制御 ... 256
- 復習問題 ... 257
  - 解剖学一般問題 ... 257
  - 機能的アクティビティ問題 ... 258
  - 臨床演習問題 ... 258

第Ⅳ部　下肢の臨床運動学と解剖学

第18章　股関節 ... 261
- 関節の構造と運動 ... 262
- 骨と指標 ... 262
- 靭帯その他の構造 ... 265
- 股関節の筋 ... 267
  - 解剖学的関係 ... 274
  - 股関節の一般的な病態 ... 275
  - 筋の作用の概要 ... 277
  - 筋神経支配の概要 ... 277
- 重要なポイント ... 278
- 復習問題 ... 279
  - 解剖学一般問題 ... 279
  - 機能的アクティビティ問題 ... 280
  - 臨床演習問題 ... 281

第19章　膝関節 ... 283
- 関節の構造と運動 ... 283
- 骨と指標 ... 286
- 靭帯その他の構造 ... 288
- 膝関節の筋 ... 289
  - 前部の筋 ... 290
  - 後部の筋 ... 291
  - 解剖学的関係 ... 293
  - 筋の作用の概要 ... 294
  - 筋神経支配の概要 ... 294
  - 膝関節の一般的な病態 ... 294
- 重要なポイント ... 296
- 復習問題 ... 296

第20章　足関節と足 301
骨と指標 302
- 足の機能的側面 303
関節と運動 304
- 足関節の運動 304
- 足関節 305
  - 足関節での運動
- 足の関節 307
靭帯その他の構造 308
- 足のアーチ 308
足関節と足の筋 310
- 外在筋 310
  - 浅後方筋群／深後方筋群／前方筋群／側方筋群
- 内在筋 317
- 解剖学的関係 317
- 筋神経支配の概要 321
- 足関節の一般的な病態 322
重要なポイント 324
復習問題 324

第Ⅴ部
身体の臨床運動学と解剖学

第21章　姿勢 329
脊椎アライメント 329
- 脊椎弯曲の発達 330
立位 332
- 側面 332
- 前面 333
- 後面 333
座位 334
背臥位 336
一般的な姿勢の偏位 336
復習問題 337

第22章　歩行運動 339
定義 339
立脚相の分析 342
遊脚相の分析 346
他の歩行運動決定要因 347
年齢による歩行パターン 348
異常（異型）な歩行運動 349
- 筋力低下／麻痺 349
- 関節／筋可動域の制限 351
- 神経学的障害 352
- 疼痛 353
- 脚長差 354
重要なポイント 354
復習問題 355

参考図書 357
復習問題の解答 361
日英用語対応表 377
索引 388
著者、監訳者、編集協力 402

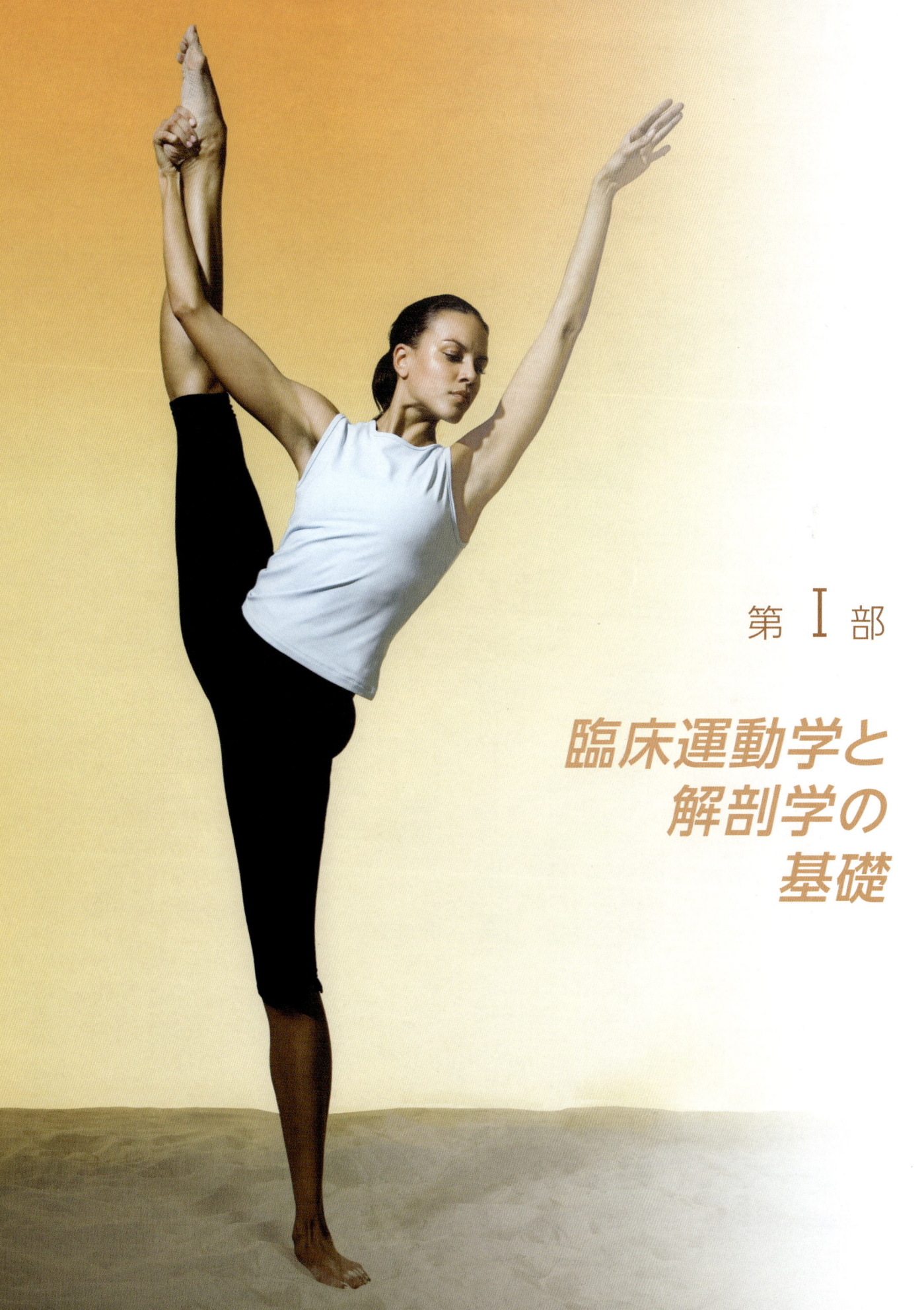

第Ⅰ部

臨床運動学と解剖学の基礎

第1章
基礎知識

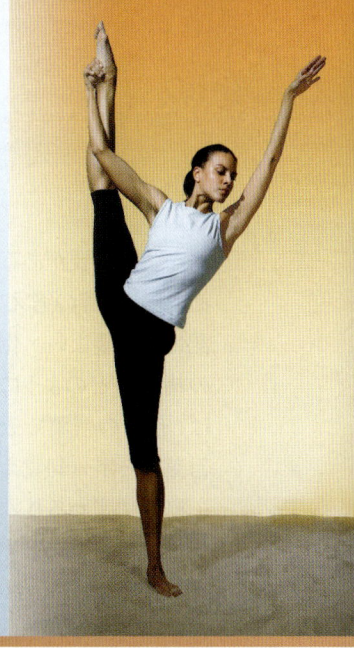

記載用語
身体の部位
運動の種類
関節運動（骨運動学）
復習問題

〈訳語についての注意〉

● 伸展（extension）と
　過伸展（hyperextension）について
原本ではextensionとhyperextensionを分けて定義しているが、日本においては両方を含めて「伸展」と定義している。混乱をさける意味で、概ね、extensionを訳さず、hyperextensionを伸展として訳すことにした。

● 復位（reposition）について
本書で対立（opposition）から元に戻す意味で用いているrepositionは、本邦（日本整形外科学会、日本リハビリテーション医学会 等）では定義されていない。「復位」という訳語は医学的に一般に用いられている用語ではなく、repositionの訳語としてあてたもの。

〈太字の重要な用語の英語名について〉
巻末（P377〜387）の日英用語対応表を参照のこと。

　定義からいうと、**運動学（kinesiology）**とは運動の学問である。しかし、これはあまりにも広義で実用的ではない。運動学は、解剖学、生理学、物理学および幾何学の分野を総合して、人間の運動へと関連づける学問である。したがって、運動学には力学の原理、筋骨格解剖学、および、神経・筋生理学が用いられる。

　人体に直接関わる力学的原理は、**生体力学（biomechanics）**の学問で用いられる。ボールやラケット、杖、人工補装具、その他の器具を使用することから、我々はそういった物との生体力学的な相互作用を考慮する必要がある。そこには、様々な活動に関わる「静止（動かない）系」と「運動（動く）系」を考えることが含まれている。運動系は、動力学と運動力学に分けられる。**動力学（kinetics）**は運動を及ぼす力を扱うのに対し、**運動力学（kinematics）**は運動系の時間、空間、質量の側面を扱う。これらおよびその他の生体力学的概念については第8章で取り上げる。

　本書は、筋骨格解剖学の要素に最も重点を置いている。他の要素を理解し適用できるカギであると考えられるからである。多くの学生は「運動学」という言葉を聞くと消極的になる。思考停止状態に陥るのだ。おそらく、解剖学での過去の経験から、膨大な暗記をするしか術がないと感じているのだろう。しかし、長期記憶を獲得しなければどうしようもない。

　本書を読み進めるにあたり、いくつかの単純な概念を心に留めてほしい。一つ目として、人体は非常に論理的に構成されている。何事もそうであるように、例外がある。これらの例外の論理は明白な場合もあれば、神にしか分からない場合もある。いずれにせよ、その例外に注意してから先

へと進む必要がある。二つ目として、記載用語をしっかりと把握し、その考え方や特徴が視覚化できれば、膨大な記憶は必要ない。例えば、膝蓋骨がどこにあってその回りの構造がどのようになっているかを全般的に知っていれば、自分の言葉でその位置をすぐに説明できる。他人の言葉を一字一句覚える必要などないのである。

筋肉に関わる基本原則に留意すれば、個々の筋肉の機能を理解するのに精神的に追い詰められることはない。(1)特定の関節において可能な動きと、(2)筋肉は特定の運動を及ぼすために特定の関節面に広がらなければならないこと、そして、(3)その筋肉の引く方向を知れば、(4)特定の筋肉の特定の作用が分かる。例えば、(1)肘関節は屈曲と伸展のみが可能であり、(2)筋肉は関節を屈曲するため前面に、そして、伸展するため後面に広がらなければならず、(3)上腕二頭筋が上腕の前面の垂直筋であるので、(4)二頭筋が肘関節を屈曲するのである。

そう、運動学は超人的な能力がなくとも十分理解できるのである。面白くさえ感じられる。ただし、1つ助言しよう。運動と同じで、試験の前に1つのセッションをまとめて長く勉強するより、1週間に少しでも何回か勉強する方がよいだろう。

記載用語

人体は常に活動的に動いている。そのため、体勢を何度も変えなければならない。様々な身体部位相互の関係も変わる。人体の構造を表すには、運動や構造の場所を説明する切り口として、なんらかの任意の肢位を用いる必要がある。これを**解剖学的肢位**(図1-1A)と呼び、正面を向いて立ち、顔を前に向け、両足をそろえ、腕を身体の横に下げて掌を前に向けた人体で表される。前腕と手の位置は自然ではないが、正確な説明が可能である。**基本的肢位**(図1-1B)は、掌が身体側部に向いていることを除いて解剖学的肢位と同じである。この肢位は上肢の回旋について説明するためによく用いられる。

構造の場所とその構造との相対位置を表すために専門用語が用いられる(図1-2)。**内側**(ないそく)は正中線へと向かう場所または位置を意味し、**外側**(がいそく)は正中線から離れる場所または位置を指す。例えば、尺骨は前腕の内側にあり、橈骨は尺骨の外側である。

前部は身体の正面または正面へと向かう位置を意味し、

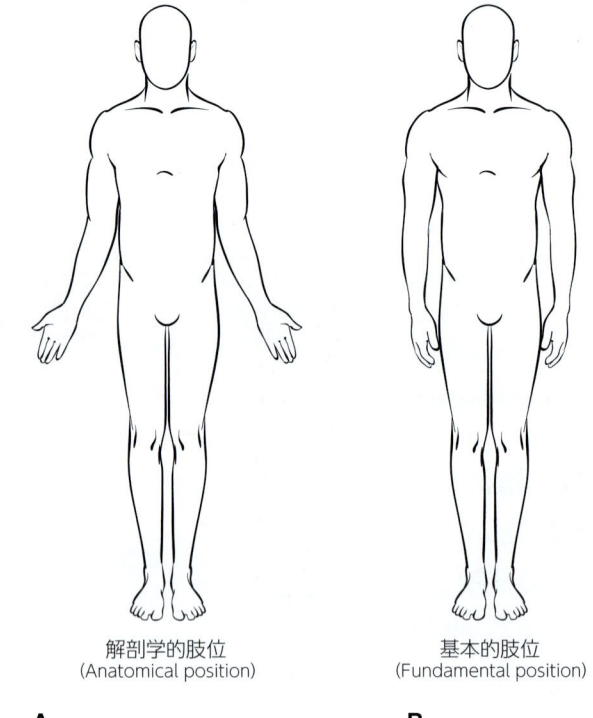

図1-1 記載肢位

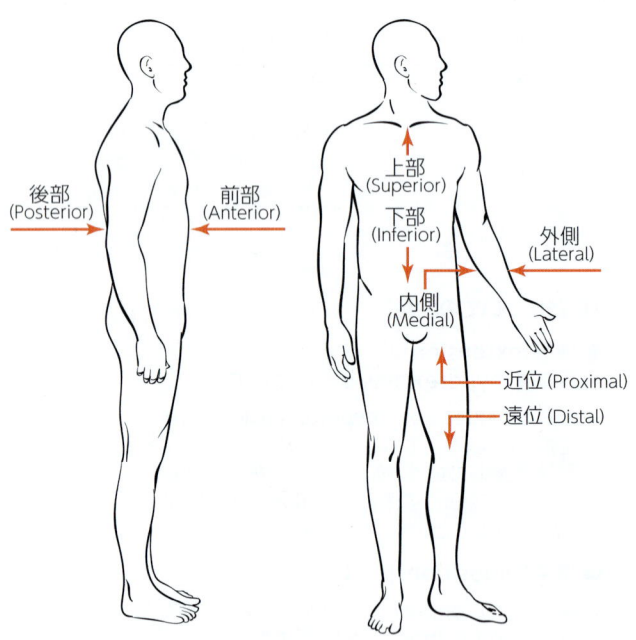

図1-2 記載用語

後部は身体の背後または背後へと向かう位置を意味する。例えば、胸骨は胸壁の前部にあり、肩甲骨は後部にある。**腹側**は「前部」の、**背側**は「後部」の同義語であり、運動学では「前部」「後部」の方がよく用いられる。「正面」「背

後」も身体の面を指すが、これらは一般用語と考えられ、医療の専門家の間では広くは用いられていない。

「遠位」と「近位」は四肢における位置を表すために用いられる。**遠位**は体幹から離れることを意味し、**近位**は体幹に近づくことを意味する。例えば、上腕骨頭は上腕骨の近位端にある。肘は手首より近位だが肩より遠位にある。

上部は他よりも上にある身体部位の位置を、または、器官や組織の上面を意味する。**下部**は身体部位が他よりも下にあることを、または、器官や組織の下面を意味する。例えば、胸骨体は剣状突起の上部だが胸骨柄の下部にある。頭に近い位置や構造を示すのに**頭側**または「頭方向 (cephalad ラテン語で「頭」を意味する cephal から)」が用いられる場合もある。**尾側**(caudal ラテン語で「尾」を意味する cauda から)は足に近い位置や構造を意味する。例えば、馬の尻尾と書く馬尾(cauda equna)は、脊髄の下端から下行する脊髄根の束である。「背側」「腹側」と同様、「頭側」「尾側」は四脚類(四足動物)における位置を表すのに最も適している。ヒトは二足歩行の動物である。図1-3の犬がもし後脚で立ち上がった場合、背側は後部に、頭側は上部になる。

構造は、その相対的な深さによって、**浅部と深部**で表される。例えば、腹筋層を表すのに、外腹斜筋は腹直筋の深部にあるが内腹斜筋の浅部にある。別の例として、頭皮は頭蓋骨の浅部にある。

「背臥位」と「腹臥位」は体を寝そべったときの肢位を表す用語である。**背臥位**のときは、体を真っ直ぐにして、顔すなわち前面を上に向けて寝そべっている。**腹臥位**のときは、体を水平にし、顔すなわち前面を下に向けている(図1-5の子どもはそりに腹臥位になっている)。

両側は2つすなわち両方の側である。例えば、両側膝上切断は左右両方の脚が膝上から切断されることを意味する。**対側**は反対側を意味する。例えば、右の脳に脳卒中が起こった場合、左腕と左脚の対側片麻痺が起こる。反対に、**同側**は身体の同じ側を意味する。

身体の部位

身体は、骨によって部位に分けられる(図1-4)。上肢では、**上腕部**は肩関節と肘関節の間の骨(上腕骨)である。次に、**前腕部**(橈骨と尺骨)は肘関節と手根関節の間である。**手部**は手根関節の遠位である。

下肢も同様に3つの部位で構成される。**大腿部**(大腿骨)は股関節と膝関節の間である。**下腿部**(脛骨と腓骨)は膝関節と足根関節の間にあり、**足部**は足根関節の遠位である。

体幹は胸部と腹部の2つに分かれている。**胸部**は肋骨と胸骨、そして大部分の胸椎で構成される。**腹部**すなわち体幹下部は骨盤と胃部、そして大部分の腰椎で構成さ

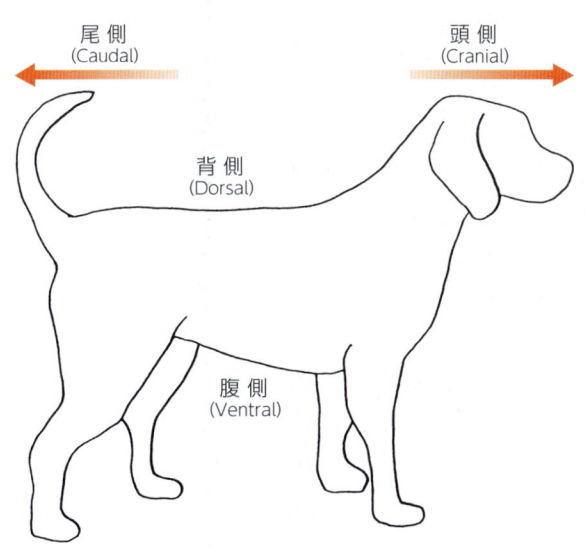

図1-3　四脚類の記載用語

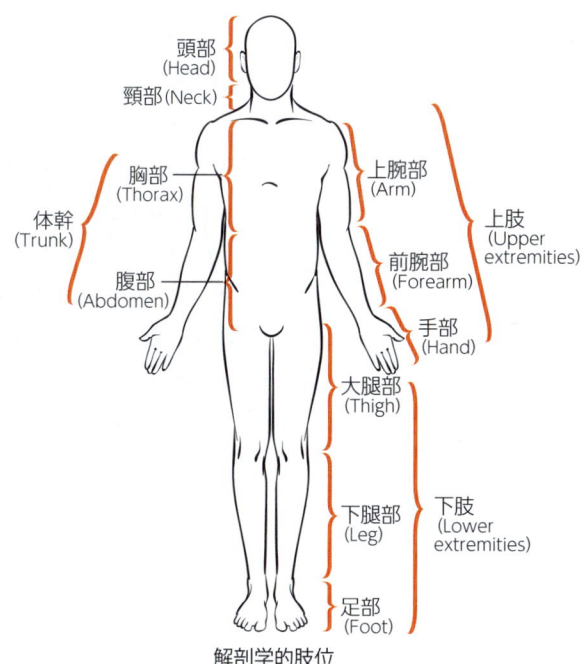

図1-4　身体部位

れている。**頸部**（頸椎）と**頭部**（頭蓋骨）は別個の部位である。

「関節運動」（第4章）は身体部位の運動に関連する関節の表面の運動を意味する。例えば、身体部位（上腕）が上に動くと、上腕骨の近位端の表面は下に動く。身体部位は関節運動を表すために用いられることはあまりない。例えば、屈曲は上腕ではなく肩で起こる。運動は関節（肩）で起こるのであり、身体部位（上腕）はただ便乗しているだけなのである。この考え方の例外が前腕である。前腕は身体部位であると同時に関節としても機能する。技術的には関節運動は近位および遠位橈尺関節で起こる。しかし、一般的にこれは前腕の回内と回外を意味している。

運動の種類

線形運動は、ある場所から別の場所へ概ね一直線に起こる。物体のすべての部分が同じ距離を、同じ方向へ、同時に動く。直線上で起こる運動を**直線運動**といい、そり滑りをする子どもの運動（図1-5）や水上を進むセールボード、ホームベースから一塁ベースを走り抜ける野球選手などの動きがこれにあたる。運動が円を描くほどではなくとも曲線をたどって起こる場合を**曲線運動**という。ダイバーが飛び込み台から潜水までに描く運動は曲線運動である。図1-6はスキーヤーがゲレンデを滑り降りて描く曲線の経路を示している。曲線運動の他の例としては、

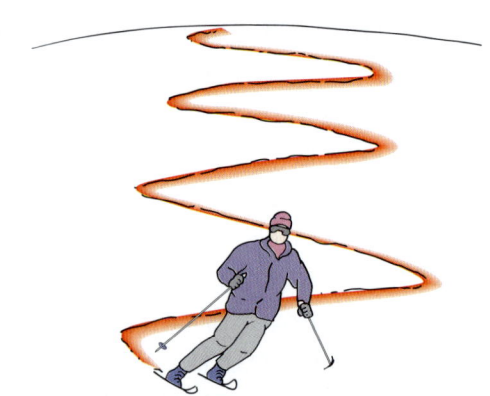

図1-6　曲線運動 (Curvilinear motion.)

ボールの落下、槍投げ、地球の公転などがある。

固定された点の周辺を回る物体の運動を**角運動**といい、「円運動」とも呼ばれる（図1-7）。物体のすべての部分が同じ角度で、同じ方向へ、同時に動くが、同じ距離は動かない。人が膝を屈曲するとき、足部は足首や下腿よりも遠くへと動く。

物体全体の線形運動と個々の部分の角運動という両方の種類の運動が同時に起こることはよく見られる。図1-8では、スケートボーダーの全身は道を滑り（線形運動）、押し出している脚の個々の関節（股関節、膝関節、足根関節）は軸を中心に回旋している（角運動）。組み合わせ運動の別の例は歩行である。全身はA地点からB地点までを歩く線形運動を呈しながら、股関節、膝関節および足根関

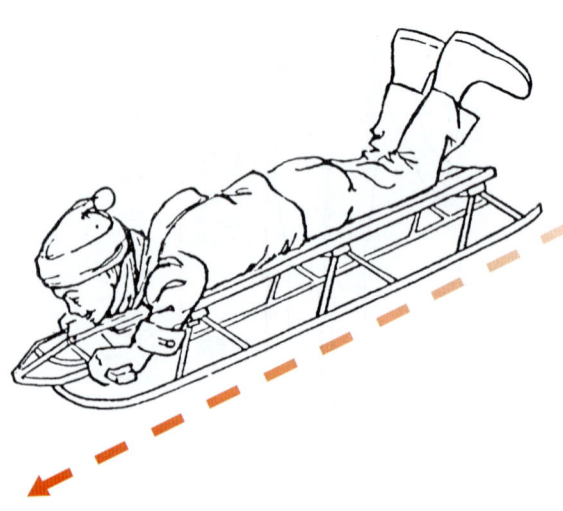

図1-5　直線運動 (Rectilinear motion.)

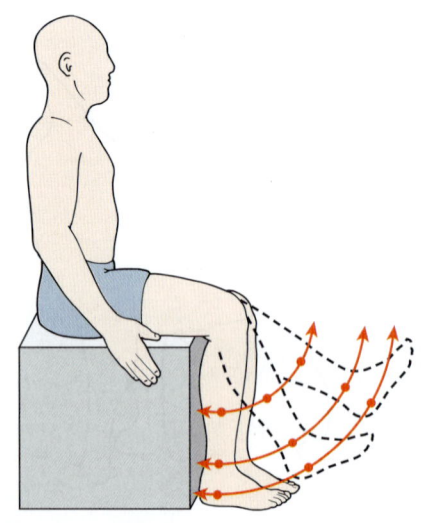

図1-7　角運動 (Angular motion.)

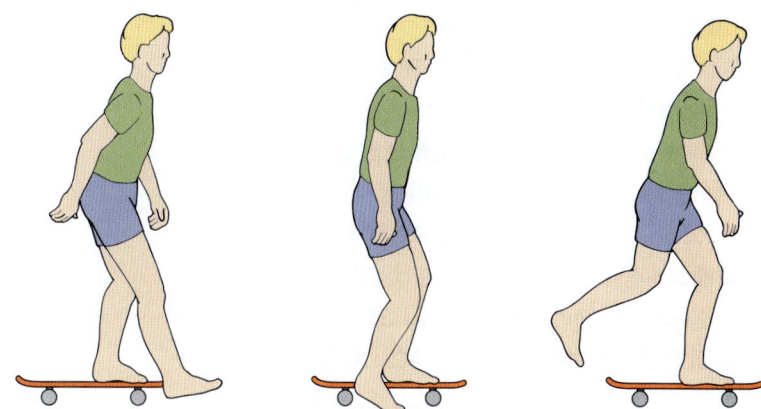

図1-8 線形運動と角運動の組み合わせ

節は角運動を呈する。

　一般的に、身体内の大部分の運動は角運動し、身体外部の運動は線形運動する傾向がある。その例外もある。例えば、挙上・下制および内転・外転における肩甲骨の運動は基本的に線形である。しかし、肩甲骨に付着する鎖骨の運動は、胸鎖関節により及ぼされる角運動である。

関節運動（骨運動学）

　関節はあらゆる方向に動く。これから述べるように、運動は関節軸周辺の関節面で起こる。次の用語は、滑膜性関節で起こる様々な関節運動を表すために用いられる（図1-9）。滑膜性関節は、大半の関節運動が起こる、自由に

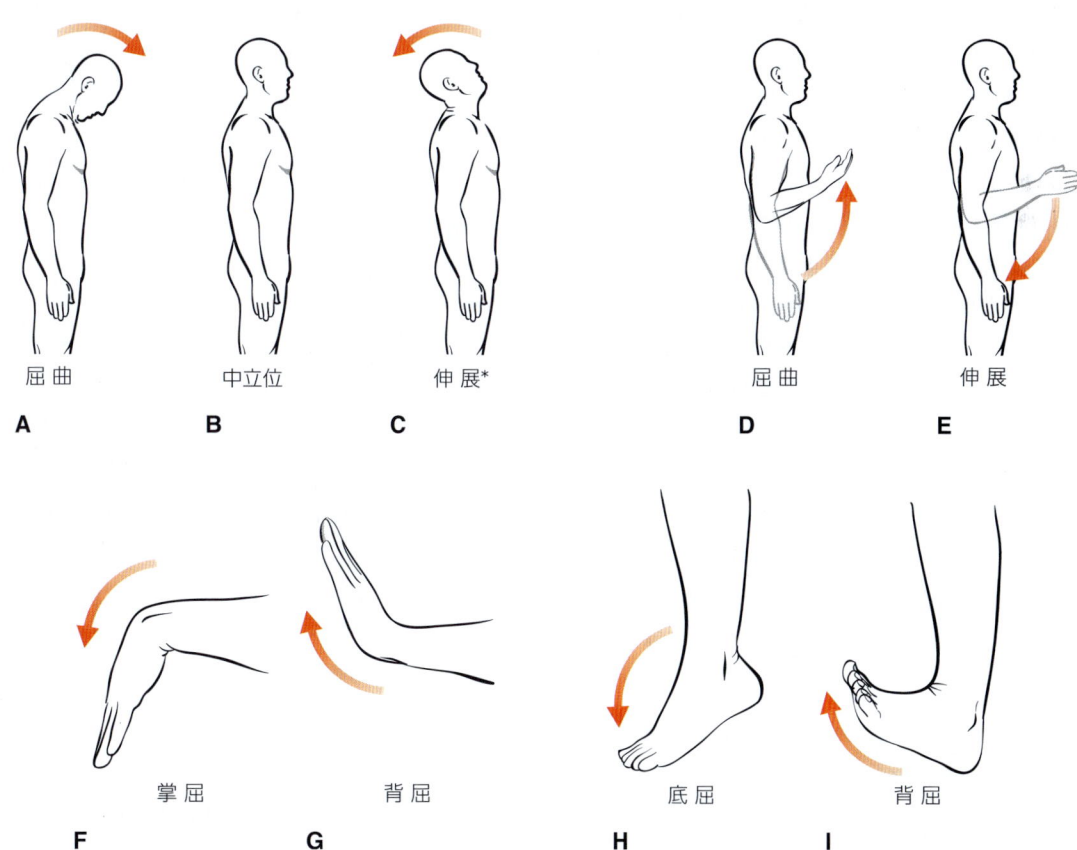

図1-9 関節の屈曲および伸展運動

＊原文ではHyperextension（過伸展）となっているが、これは伸展（extension）と考えるのが一般的。過伸展は、正常可動域を越えてさらに伸展したものである。

動く関節である。これらの関節については、第3章で詳しく述べる。こうしたタイプの関節運動は**骨運動学**と呼ばれ、「関節軸周辺の骨の運動」（肩甲骨上を動く上腕骨など）の関係を扱う。対照的に、**関節運動学**（肩甲骨の関節窩内の上腕骨頭の運動）では「関節表面の運動」の関係が扱われる。これについては、第4章で詳しく述べる。

屈曲はある骨を別の骨の上で曲げる運動であり、2つの部位を寄せて関節の角度をつける。通常は関節を成す骨の前面で起こり、面が相互に近づく。頸部の場合、屈曲は頭部を前胸部へと近づける「うなずく」運動である（図1-9A）。肘関節の屈曲では、前腕と上腕が互いに近づく。だが、膝関節では後面（大腿部と下腿部）が互いに近づいて屈曲が起こる。股関節の屈曲では、運動する部分が下肢である場合は大腿部が体幹に近づく。運動する部分が体幹であるときは、体幹が屈曲する。実際に、屈曲が関節の角度の増大または減少のどちらを示すかは基準点によって異なる。肘関節の屈曲を角度計で測定するときに、0度とされる解剖学的肢位（完全に伸展した状態）から始めるとする。すると屈曲は180度まで広がる。この場合、屈曲は関節の角度の増大として表される（図1-9D）。別の基準では、180度（完全に伸展）で屈曲をはじめ、0度まで動かすと、関節角の減少ということになる。

逆に、**伸展**はある骨を別の骨から離して関節角を広げ、真っ直ぐにする運動である。この運動は通常、身体の部分を屈曲した後、解剖学的肢位に戻す（図1-9E）。関節面は互いに離れる。頭部を持ち上げて胸から離すときや、大腿部を体幹から離して解剖学的肢位に戻すときに伸展は起こる。ただし、本邦では、正常範囲内であればすべて「伸展」としている。正常範囲を越えて伸展する場合のみ「過伸展」とする考えが一般的である。従って、本書では、原書は「Hyperextension」としている箇所を必要に応じて「伸展」と表記している。肩関節、股関節、頸部および体幹は過伸展しうる。手根関節での屈曲は**掌屈**（図1-9F）、足根関節での屈曲は**底屈**（図1-9H）と呼ばれる。手根関節と足根関節での伸展は**背屈**（図1-9G、I）と呼ばれる。

注1 屈曲と伸展について
本書で「伸展」というのは「身体の部分を屈曲した後、解剖学的肢位に戻す」と定義する。
さらに本邦では、解剖学的肢位を越えてさらに正常範囲内に伸展を続けることも「伸展」に含め、正常範囲を越えた場合を「過伸展」とする考え方が一般的である。

注2 日本での「過伸展」の意味について補足
過伸展（Hyperextension）は「関節の伸展が正常の範囲を越えて起こる場合」を指す。（上田敏、大川弥生編『リハビリテーション医学大事典』p73　医歯薬出版）

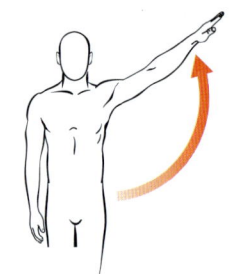

肩関節の外転
(Shoulder abduction)
A

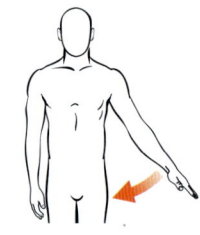

肩関節の内転
(Shoulder adduction)
B

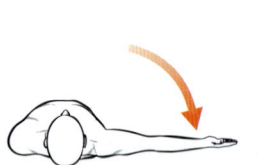

肩関節の水平外転
(Shoulder horizontal abduction)
C

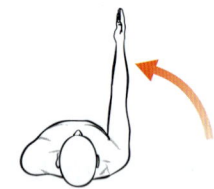

肩関節の水平内転
(Shoulder horizontal adduction)
D

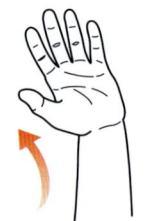

手根関節の橈側外転
(Wrist radial deviation)
E

手根関節の尺側外転
(Wrist ulnar deviation)
F

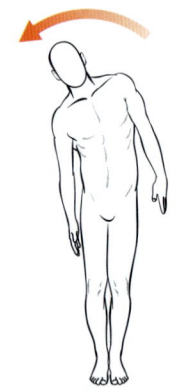

体幹の右側屈
(Trunk right lateral bending)
G

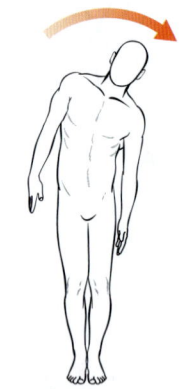

体幹の左側屈
(Trunk left lateral bending)
H

図1-10　関節の外転および内転運動

外転は身体の正中線から離れる運動であり（図1-10A）、**内転**（図1-10B）は正中線へ向かう運動である。肩関節と股関節は外転と内転ができる。この正中線の定義の例外は手と足の指である。手の指の基準点は中指である。中指から離れる運動が外転である（図13-5を参照）。中指は（左右へ）外転するが、内転では外転の状態から正中線へ戻る運動しかできないことに注意が必要である。足指の基準点は第2趾である（図20-13を参照）。中指と同様、第2趾も左右へと外転するが、外転から正中線へ戻る以外には内転することができない。

水平外転および内転は解剖学的肢位からは起こりえない運動である。これらは、上腕が肩のレベルに来るまで肩関節を屈曲または外転した状態から起こる。この肢位から後方への肩関節の運動は**水平外転**（図1-10C）で、前方への肩関節の運動は**水平内転**（図1-10D）である。股関節でも同様の運動があるが、可動域はそれほど大きくない。

「橈側」と「尺側」は手根関節の外転と内転を表すのに一般的に使われる用語である。手を外側すなわち母指の方へ動かすときは、**橈側**（図1-10E）である。手を解剖学的肢位から小指の側へ内側に動かすときは、**尺側**（図1-10F）である。

体幹を横へ動かすとき、**側屈**という用語が用いられる。体幹は左右へ外側に曲げることができる（図1-10G、H）。

体幹の右側を曲げて肩を右腰の方へ動かすときは、「右側屈」という。頸部も同様に横に曲がる。この横方向への運動を表すために、「側方屈曲」という用語が用いられる場合がある。しかし、この用語は「屈曲」と混同しやすいため、本書では用いない。

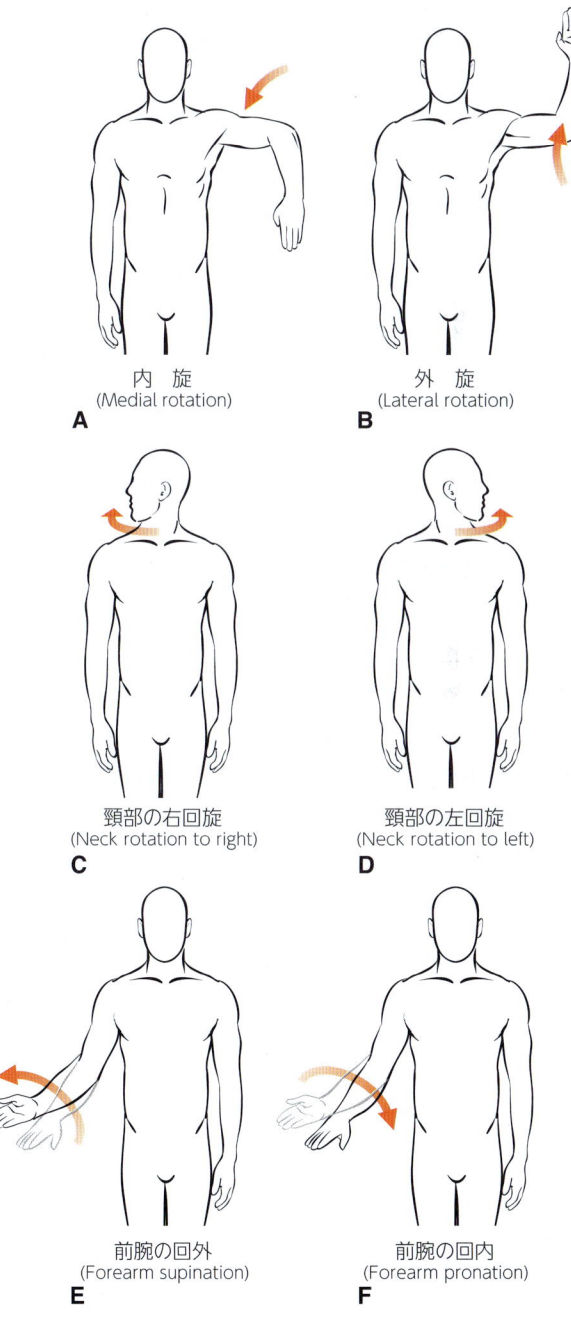

図1-12　関節の回旋運動

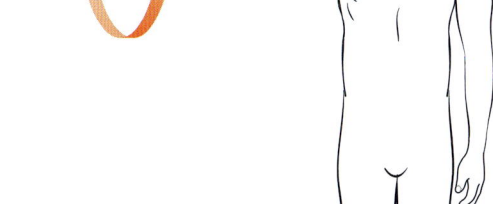

図1-11　分回し運動（Circumduction motion.）

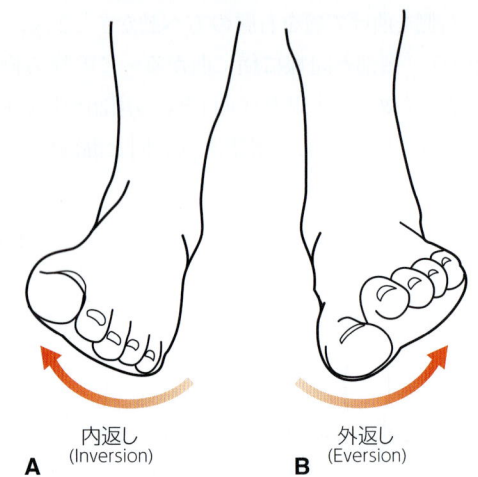

図1-13　左足の内返しと外返し

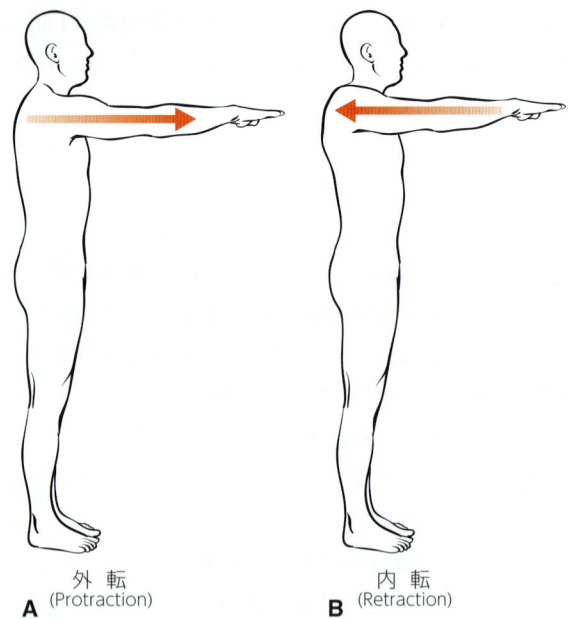

図1-14　外転と内転

　分回しは、回状の円錐形の運動パターンである。この運動には4種類の関節運動が組み合されている。(1)屈曲、(2)外転、(3)伸展、(4)内転である。例えば、肩関節が回状に動くとき、手はさらに大きな円を描く。腕全体は屈曲、外転、伸展、内転の順に円錐形状に運動し、開始位置に戻る(図1-11)。

　回旋は、縦軸周辺の骨や部分の運動である。前面が正中線の方へ内向きに回る場合、**内旋**(図1-12A)という。これは「内回旋」と呼ばれる場合もある。逆に、前面が正中線から離れて外向きに回る場合は**外旋**(図1-12B)、または「外回旋」という。頸部と体幹は右か左のいずれかに回旋する(図1-12C、D)。右肩を見るときに頸部が回旋するのが分かる。これは「右回旋」である。

　前腕の回旋は「回外」「回内」と呼ばれる。解剖学的肢位では、前腕は**回外**している(図1-12E)。これは掌が前方を向いている。**回内**(図1-12F)では、掌は後方を向いている。肘関節が屈曲しているとき、「掌が上向き」の肢位は回外であり、「掌が下向き」の肢位は回内である。

　次は、特定の関節に特有の運動を表すために用いられる用語である。**内返し**は足の裏を足根関節で内向きに動かし(図1-13A)、**外返し**は外向きに動かす(図1-13B)。**外転**は地面と並行な平面に沿って正中線から離す、ほぼ線形の運動であり(図1-14A)、**内転**は同じ面でのほぼ線形の運動だが正中線に向かう(図1-14B)。肩甲帯の外転は、下顎の外転と同様に、肩甲骨を正中線から離すのに対し、いずれの内転も、身体部位を正中線の方へあるいは解剖学的肢位に戻す。

復習問題

1. 記載用語を用いて、次の空欄を埋めよ。
   a. 胸骨は脊柱の_____にある。
   b. 踵骨は足部の_____にある。
   c. 腰部は胸部の_____にある。
   d. 大腿骨は脛骨の_____にある。
   e. 橈骨は前腕の_____にある。

2. サッカーボールをゴールポストに蹴るとき、ボールはどのような種類の運動を示すか。また、蹴った人はどのような種類の運動を示すか。

3. 頭の真上にある天井の1点を見るときには、どのような関節運動が起こるか。

4. 後ポケットに手を入れるときに、肩関節で起こる回旋は何か。

5. 椅子の傍に落ちた鉛筆を拾うときに、体幹で起こる回旋は何か。

6. 左膝に右足首をつけるとき、どの種類の股関節回旋が起こるか。

7. 「解剖学的肢位」と「基本的肢位」の唯一の違いは何か。

8. 犬の背に手を置いた場合、どの面に触れていることになるか。また、手を人の背中に置いた場合、どの面に触れていることになるか。

9. 車椅子で部屋を移動する人が線形運動と角運動の両方を使っている。それぞれの運動をいつ使っているのかを説明せよ。

10. ベッドに寝そべって天井を見つめている人は、どの肢位をとっているか。

11. 左手で左肩に触れるとき、対側と同側どちらの手を使っているか。

下の図1-15をみて答えよ。

12. 左股関節の3つの主な肢位を答えよ。

13. 左膝の肢位は何か。

14. 右前腕の肢位は何か。

15. 頸部（頭部ではない）の2つの主要な肢位を答えよ。

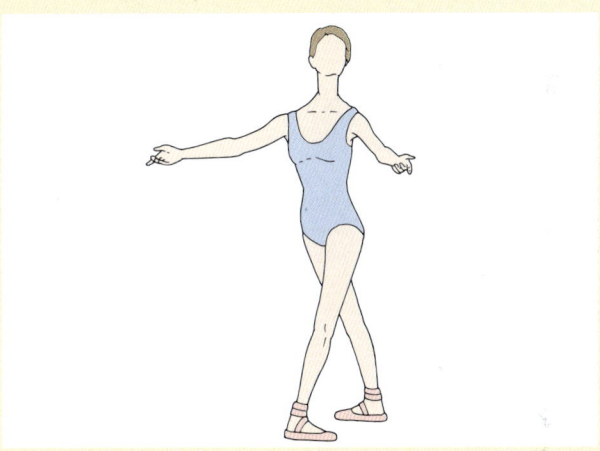

図1-15 バレーの肢位

第2章
骨格系

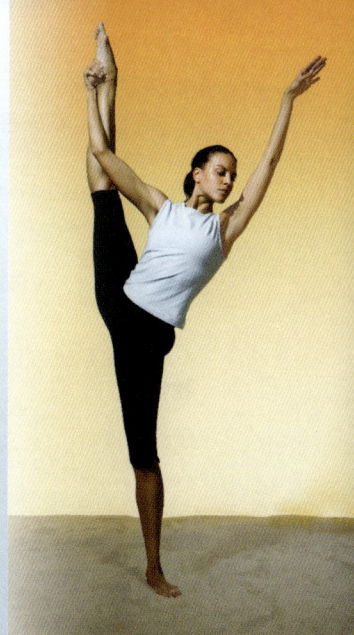

- 骨格の機能
- 骨格の種類
- 骨の組成物
- 骨の構造
- 骨の種類
- 一般的な骨格病態
- 復習問題

骨格の機能

骨格系は多数の骨で構成されており、人体の丈夫な枠組みである。骨格は身体を支え、形作っている。脳や脊髄、心臓など生命維持に必要な器官を保護している。筋肉を付着させ使用できる頑強な構造を形成し、運動を支えている。骨格系はまた、様々な場所で血液細胞を作り出している。血液生成の主な場所は、腸骨、脊椎、胸骨および肋骨である。血液生成は主に扁平骨で起こる。カルシウムその他の無機塩類は、骨格系のあらゆる骨組織に蓄えられる。

骨格の種類

身体の骨は主に2つのグループに分類される。軸骨格と体肢骨格である(p.15、図2-1)。**軸骨格**は、身体の直立部分を形成する。頭部、胸部および体幹部の骨約80個で構成されている。**体肢骨格**は軸骨格に付着しており、約126個の四肢の骨で構成されている。身体はこれらの206個の骨で構成される。人によっては、手や足の親指の屈筋腱に余分な種子骨がある場合がある。

表2-1は成人の人骨の一覧である。仙骨、尾骨および寛骨はいずれも複数の骨が融合されてできている。寛骨で融合されているこれらの骨は、「腸骨」、「坐骨」および「恥骨」である。

骨の組成物

骨は、異なる複数の種類の組織（線維、軟骨、骨、神経、血管）で構成され、骨格系で統合的な部品として機能

表2-1	人体の骨		
	単	対	複数
軸骨格			
頭蓋(8)	前頭骨 蝶形骨 篩骨 後頭骨	頭頂骨 側頭骨	なし
顔(14)	下顎骨 鋤骨	上顎骨 頬骨 涙骨 下鼻甲介 口蓋骨 鼻骨	なし
その他(7)	舌骨	耳小骨(3)	なし
脊柱(26)	仙骨(5)* 尾骨(3)*	なし	頸椎(7) 胸椎(12) 腰椎(5)
胸部(25)	胸骨	肋骨(12対) 真肋：7 仮肋：3 浮肋：2	なし
体肢骨格			
上肢(64)	なし	肩甲骨 鎖骨 上腕骨 尺骨 橈骨	手根骨(8) 中手骨(5) 指節骨(14)
下肢(62)	なし	寛骨(3)* 大腿骨 脛骨 腓骨 膝蓋骨	足根骨(7) 中足骨(5) 趾節骨(14)

（　）内は骨の数
＊ 成長とともに癒合する骨

するため、器官とみなすことができる。

　骨は、3分の1の「有機物」（生物）と3分の2の「無機物」（無生物）で構成されている。有機物は骨に弾性を与えるのに対し、無機物は骨に硬さと強さを与え、X線で骨を映し出す。骨はどのくらい硬いのだろうか。人間の頭蓋骨にゆっくりと負荷をかけていくと、なんと3トンもの重みにも耐えられると推定されている。

　緻密骨は、硬く高密度の外殻を構成している。骨全体を覆い、骨体部に沿って厚く、長い骨の端では薄くなっている。頭蓋骨の扁平骨の板状部分は厚くなっている。

　海綿骨は、骨梁と呼ばれる多孔質・海綿質の内側組織である。これらは局部の圧迫や歪みに耐えられるようなパターンで配置されている（図2-2A）。骨梁は、骨髄で満たされており、骨を軽くしている。海綿骨は骨の関節端部の大半を構成している。

骨の構造

　骨端は長骨の両端部である。この部分は骨体部よりも広くなっていることが多い（図2-3）。成人の骨では骨端は

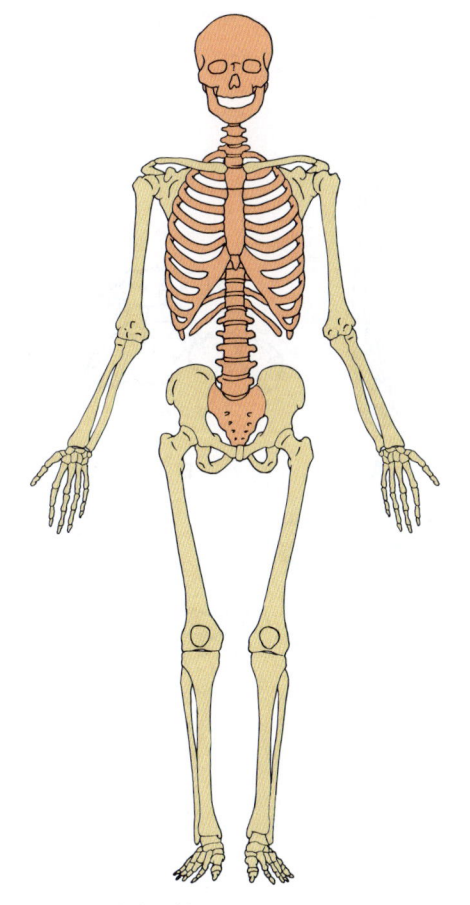

図2-1 軸骨格と体肢骨格

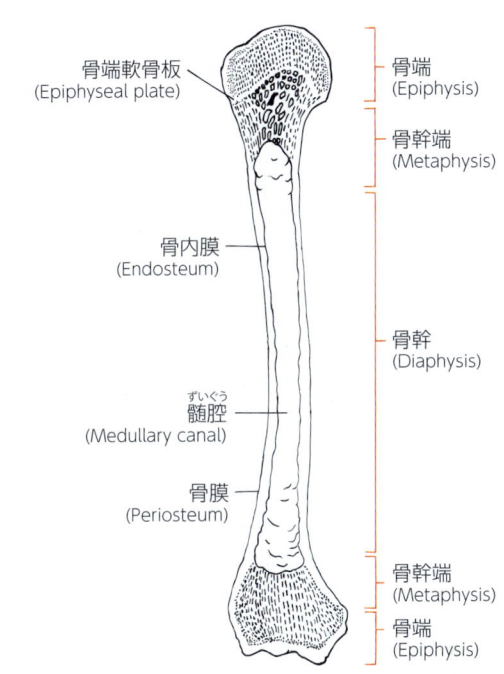

図2-3 長骨の縦横断面

骨であり、成長過程の骨では骨端は**骨端軟骨板**と呼ばれる軟骨性の物質である。縦方向の成長はここで新しい骨が生成されることで起こる。

骨幹は骨の主要な骨体部である。大半が緻密骨で構成され、強度に優れている。中央の**髄腔**は他の部位より凹んでおり、骨重量が小さくなっている。この骨髄管には骨髄が含まれており、栄養動脈の通り道になっている。**骨内膜**は骨髄管に沿った膜である。骨内膜には、主に骨吸収を担う**破骨細胞**が含まれている。

長骨において骨幹の両端の広がった部分を**骨幹端**という。骨幹端は大部分が海綿骨で構成されており、骨端を支える役割を果たす。

骨膜は、硝子質軟骨で覆われた関節面を除く骨全体を覆う、薄い線維膜である。骨膜は、栄誉を運び、幼若骨の径の成長を促し、骨を修復するために重要な神経と血管を含んでいる。また、腱と靭帯の付着点にもなっている。

X線では、成長骨の骨端軟骨板とそれ以外の間に境界線が写し出される(図2-4A)。この境界線は通常の成人の骨には存在しないため、これが見られない場合は骨の成長が止まっていることが分かる(図2-4B)。

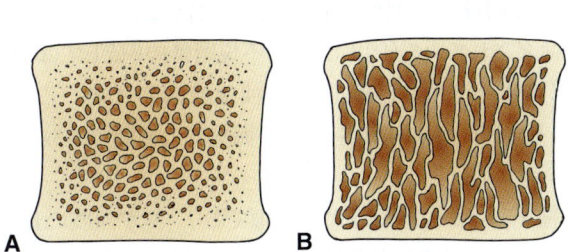

図2-2 正常な(**A**)および骨粗鬆症性の(**B**)骨組成

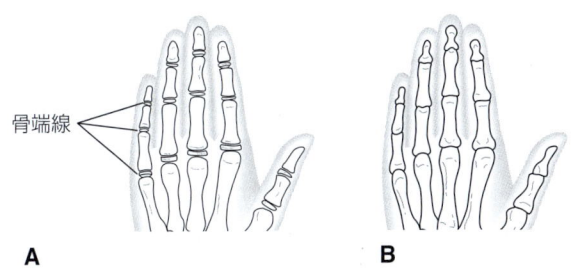

図2-4 子ども(**A**)と大人(**B**)の手の骨の骨端線

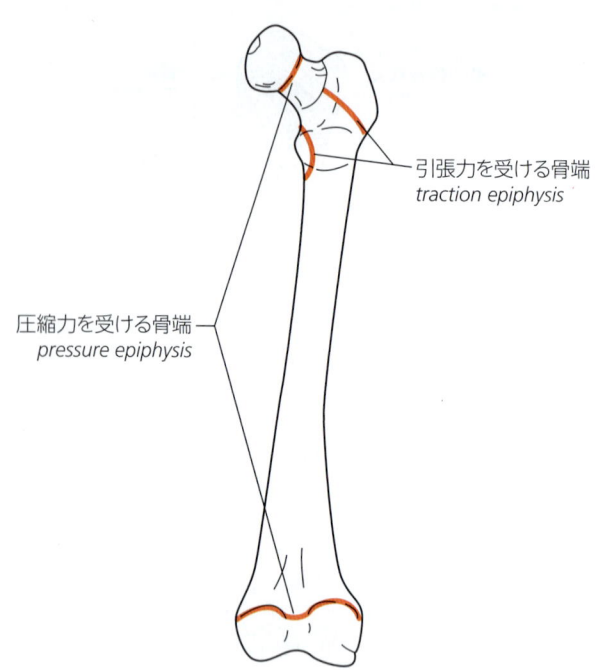

図2-5　幼若骨で見られる骨端の種類

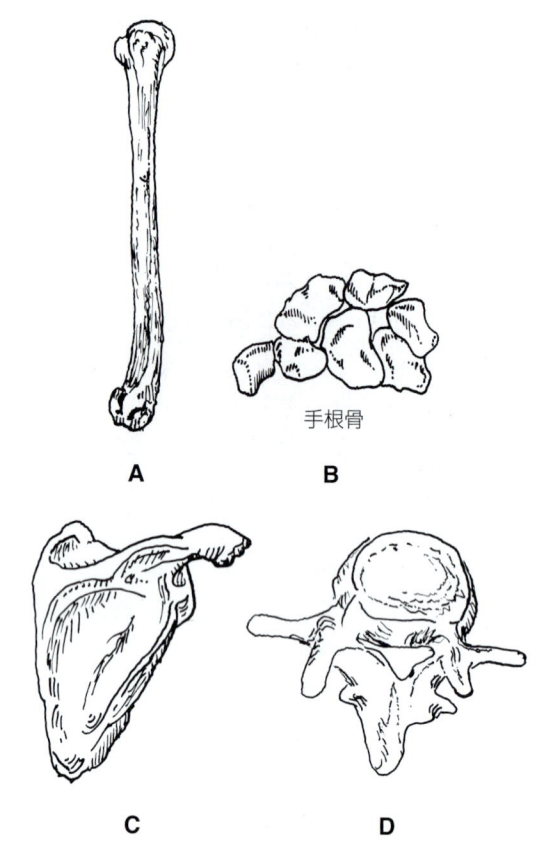

図2-6　骨の種類

骨が成長している子どもには2種類の骨端が見られる（図2-5）。**被圧迫骨端**（*pressure epiphysis*）は長骨の端部に位置し、関節を成している対の骨から圧迫を受ける。この部位で長骨の成長が起こる。成長骨の骨端は骨幹にしっかりと付着していないため、滑りやすく、歪みやすくなる。**被牽引骨端**（*traction epiphysis*）は腱が骨に付着する場所に位置し、引く力を受ける。例としては、大腿骨と脛骨粗面の大転子および小転子がある。

骨の種類

長骨は、幅よりも長さの方が大きいことからそのように命名されている（図2-6A）。身体最大の骨であり、体肢骨格の大半を形成している。長骨は基本的に、1つの骨体（骨幹）と2つの丸い球状の端部（骨端）を持つ管状である。骨端に最も近い骨体の広い部分は「骨幹端」と呼ばれる（図2-3を参照）。骨幹は髄腔を囲む緻密骨で構成されている。骨幹端と骨端は緻密骨の薄い層で覆われた海綿骨で構成されている。骨端の関節面全体は、硝子質軟骨の薄い層である。骨成長は骨端で起こる。

短骨は、高さと長さと幅がほぼ等しいことが多く、立方形をしている（図2-6B）。長骨と異なり、関節面に多く存在し、通常複数の骨と関節を成す。組成は長骨と同じで、海綿骨を覆う緻密骨の薄い層と、中間部の髄腔を持つ。短骨の例としては、手根部（手根骨）や足根部（足根骨）が挙げられる。

扁平骨は、非常に広いがそれほど厚くない面を持つ。表面は扁平というよりも曲がっている場合が多い（図2-6C）。これらの骨は海綿骨とその間の骨髄を含む緻密骨の2つの層で構成されている。腸骨と肩甲骨が扁平骨の好例である。

不規則骨は、複雑な様々の形状を持つことからこのように命名されている（図2-6D）。不規則骨の例としては、他の分類に含まれない脊椎および仙骨が挙げられる。これらも、緻密骨の薄い層に包まれた海綿骨と骨髄で構成されている。

種子骨はゴマの種子に形が似ており、腱が四肢の長骨の短部と交叉する場所に位置する。これらは腱の内部で発達し、過度の磨耗を防いでいる。例えば、長母趾屈筋

腱は足の底部（足底面）にかかり、母趾に付着する。母趾球でこの腱が保護されなければ、絶えず踏みつけられることになる。母なる自然はそのような失態は犯さないのである。種子骨は第1中足骨頭近くの腱の片側に位置し、この負荷のかかりやすい部分を通る腱を保護する手袋の役割を担っている。

種子骨は、腱の付着部の角度も変化させる。膝蓋骨は大腿四頭筋腱に包まれており、大腿四頭筋の機能性を向上させているため、種子骨とみなすことができる。前述の通り、種子骨は足根部の片側で足へと後方に走行する屈筋腱にも見られる。上肢では、母指の中手指節関節および指節間関節近くの屈筋腱で見られる。場合により、示指と小指の中手指節関節近くに存在する。

表2-2に軸骨格と体肢骨格の骨の種類を要約する。軸骨格には長骨と短骨はなく、体肢骨格には不規則骨はないことに注意する。種子骨は、副骨とみなされ、形状や数が膨大なので、図2-2には掲載しない。

様々な骨をみると、孔や窪み、稜線、隆起、溝、その他様々な種類の形状が見られる。これらの形状それぞれに異なる目的がある。図2-3は様々な種類の骨の形状とその目的を説明する。

一般的な骨格病態

骨折は、直接的・間接的な力、または病理により、骨皮質の連続性が断たれることである。子どもの骨折は不完全骨折（若木骨折）であるか骨端に起こる場合が多い。高齢者の骨折は、転倒によって腰部（大腿骨近位）に起こる場合や、遠く伸ばした手の上に転倒した結果、上肢に起こる場合が多い。骨折は、種類（閉鎖性骨折など）、骨折線の方向（横骨折など）、骨折部位の位置（騎乗骨折など）で説明される場合が多い。

骨粗鬆症は、正常な骨密度または骨重量の喪失を特徴とする症状である（図2-2Bを参照）。この症状が悪化すると骨折に至る可能性がある。高齢者の脊椎に骨粗鬆症がよく見られる。**骨髄炎**は通常、細菌による骨の感染である。皮膚にまで損傷が及ぼされる骨折（開放性骨折）では、皮膚まで損傷が及ばない骨折（閉鎖性骨折）よりも骨髄炎のリスクが大きい。

成長骨の骨端は骨幹に完全には付着していないため、滑りやすく、歪みやすい。大腿骨の近位頭は、**レッグ・カルヴェ・ペルテス病**や**大腿骨頭すべり症**など、被圧迫骨端での問題が起こりやすい部位である。酷使により、腱が

表2-2	骨の種類		
種類	体肢骨格		軸骨格
	上肢	下肢	
長骨	鎖骨 上腕骨 橈骨 尺骨 中手骨 指節骨	大腿骨 腓骨 脛骨 中足骨 趾節骨	なし
短骨	手根骨	足根骨	なし
扁平骨	肩甲骨	寛骨 膝蓋骨	頭蓋骨（前頭骨、頭頂骨） 肋骨 胸骨
不規則骨	なし	なし	脊椎 頭蓋骨（蝶形骨、篩骨） 仙骨 尾骨 下顎骨、顔面骨

表2-3　骨の形状

窪みと開孔

形状	説明	例
1. 孔	血管、神経、靭帯が通るための穴	頸椎の椎孔
2. 窩	陥凹または窪み	肩甲骨関節窩
3. 溝	腱や血管を納める水路状の溝	上腕骨二頭筋溝（顆間）
4. 道	骨の中の管または管様の開孔	外耳道
5. 洞	骨内部の空洞	前頭骨の前頭洞

関節に適合する隆起または突起

形状	説明	例
1. 顆	丸い蝶番軸状の隆起	大腿骨の内側顆
2. 隆起	骨の隆起した部位	脛骨の顆間隆起
3. 関節面	扁平なまたは浅い関節面	肋骨の関節面
4. 頭	骨の狭いくびれ部分の先にある丸い関節隆起	大腿骨頭

腱、靭帯、その他結合組織に付着する隆起・突起

形状	説明	例
1. 稜	鋭い稜線または境界線	寛骨の腸骨稜
2. 上顆	顆の上の隆起	上腕骨内側上顆
3. 粗線	突出のない稜線	大腿骨の骨粗線
4. 棘	長く薄い隆起（棘突起）	肩甲棘
5. 結節	小さな丸い隆起	上腕骨大結節
6. 粗面	大きな丸い隆起	坐骨粗面
7. 転子	筋肉付着部の非常に大きい隆起	大腿骨大転子

骨に付着する被牽引骨端の刺激症状や炎症が起こる場合がある。骨が成長過程にある子どもの脛骨粗面の被牽引骨端によく見られる症状は**オスグッド・シュラッター病**と呼ばれる。これらの被圧迫および被牽引骨端における問題は通常、骨が成長過程である年齢でしか起こらず、骨端が溶解して骨成長が止まった後は見られない。

復習問題

1. 軸骨格と体肢骨格の違いを答えよ。
2. 緻密骨の例と海綿骨の例をそれぞれ1つ挙げよ。
3. 緻密骨と海綿骨ではどちらが重いか。その理由も答えよ。
4. 主に身長の増加に関わる骨の種類は何か。骨のどの場所でこの成長が起こるか。
5. 種子骨の役割は何か。
6. 次に分類される骨の形状を答えよ。
   a. 窪みと開孔
   b. 関節に適合する隆起または突起
   c. 結合組織に付着する隆起または突起

問7から問9まで、骨の形状を分類せよ。

7. 上腕骨結節間溝
8. 上腕骨頭
9. 寛骨臼
10. 髄腔に沿う膜の名称は何か。
11. 骨の主要な体部を何というか。
12. 子どもにおいて、長骨の成長は被圧迫骨端または被牽引骨端のどちらで起こるか。
13. 上腕骨は軸骨格または体肢骨格のどちらの部位か。
14. 鎖骨は軸骨格または体肢骨格のどちらの部位か。
15. 胸骨は軸骨格または体肢骨格のどちらの部位か。

第3章
関節系

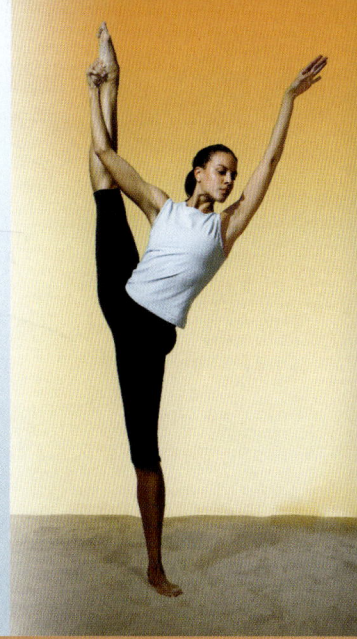

関節の種類
関節構造
面と軸
自由度
一般的な病態用語
復習問題

関節は2つの骨の間のつなぎ目である。関節には複数の機能があるが、おそらく最も重要な機能は、運動を可能にすることである。関節は、体重を支え安定性を及ぼす役割も担う。この安定性は、股関節に見られるように、関節を構成する骨の形状によるところが最も大きく、また、肩関節や膝関節に見られるように、軟部組織の機能によってももたらされる。関節には、関節を潤滑にし栄養を軟骨に供給する滑液も含まれている。

関節の種類

関節は、肩関節に見られるような大きな運動や胸鎖関節に見られるような非常に小さい運動を可能にしている。この運動の大小にも、それぞれ長所・短所がある。大きな運動では安定性が損なわれる。逆に、安定性のある運動では運動は小さくなりがちである。同じ関節を表すために2つ以上の用語が用いられる場合が多い。これらの用語は概ね、可能な運動の構造あるいはその程度を表している。

線維性関節は、頭蓋骨縫合のように、2つの骨の間の線維性骨膜の薄い層を持つ。

線維性関節には、不動結合、靭帯結合および丁植という3つの型がある。**不動結合**すなわち縫合関節は、頭蓋骨縫合のように、2つの骨の間に線維性骨膜の薄い層を持つ。骨の端はかみ合うことができるよう鋭くなっている（図3-1A）。この型の関節では、基本的に骨の間の運動がなく、形状と強度を供することを目的としている。次の型の線維性関節は**靭帯結合**である。靭帯や骨間膜など、関節をつなぎとめる多くの線維性組織がある（図3-1B）。ややひねったりストレッチしたりする運動は、この種類の関節で起きる。

22　第Ⅰ部　臨床運動学と解剖学の基礎

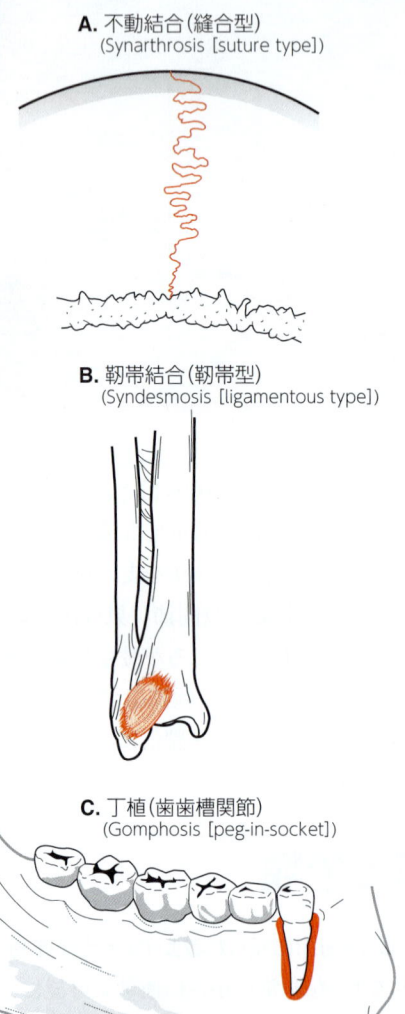

図3-1　線維性関節

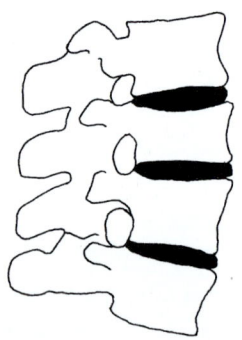

図3-2　軟骨性連結 (Cartilaginous joint)

満たされた空隙がある。カプセルの外層は、関節をつなぎとめる強い線維性組織でできている。内層は髄液を分泌する滑膜が並んでいる。関節面は非常に滑らかで、「硝子質軟骨」または「関節軟骨」という軟骨で覆われている。滑膜関節は自由に運動ができることから、**可動関節**とも呼ばれる。他の種類の関節ほど安定性はないが、大きな運動が可能である。表3-1に関節の種類を要約する。軸の数、関節形状および関節に可能な運動の種類によって、さらに滑膜関節か可動関節に分類できる（表3-2）。

非軸関節では、運動は角状ではなく線形である場合が多い（図3-4）。関節面は比較的扁平で、面同士が反対方向に滑動するため、**平面関節**と表現される。手根骨の間で起こる運動がこの種類の運動の例である。最も多い他の可動関節運動とは異なり、非軸運動は他の運動から二次的に起こる。例えば、他の関節を動かさなくとも、肘関節を屈曲・伸展することができるが、手根骨はそれ自体では動かない。手関節が屈曲および伸展、あるいは、外転および内転したときに、手根骨の運動が起こる。

足首の遠位脛腓関節と遠位橈尺関節がその例である。3つ目の線維性関節は**丁植**である。この関節は、歯と下顎骨および上顎骨の歯槽壁の間にある（図3-1C）。その構造を「歯歯槽関節」という。

軟骨性連結（図3-2）は、2つの骨の間に硝子質軟骨か線維軟骨のいずれかを持つ。脊椎関節は、線維軟骨の椎間円盤が骨に直接結合する関節の例である。1番目の胸肋関節は硝子質軟骨による直接結合の例である。軟骨性連結は、曲げたりひねったりといった小さい運動や圧縮が可能であり、**半関節**とも呼ばれる。同時に、これらの関節にはかなりの安定性がある。

滑膜関節（図3-3）は、骨の終端同士の間に直接的な結合がない。その代わり、袖状のカプセルに含まれる滑液で

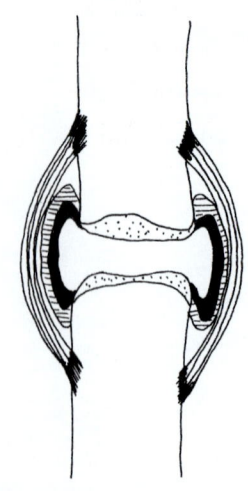

図3-3　滑膜関節 (Synovial joint)

表3-1	関節の分類		
種類	運動	構造	例
不動結合	なし	線維性—縫合	頭蓋骨
靭帯結合	わずか	線維性—靭帯性	遠位脛腓関節
丁植	なし	線維性—歯歯槽関節	下顎骨および上顎骨内の歯
半関節	若干あり	軟骨性	恥骨結合、椎間円板
可動関節	自由	滑膜性	股関節、肘関節、膝関節

表3-2	可動関節の分類		
軸の数	関節の形状	関節運動	例
非軸	平面(不規則)	滑動	手根骨間
単軸	蝶番	屈曲/伸展	肘関節および膝関節
	車軸	回旋	環椎/軸椎、橈骨/尺骨
二軸	顆状(楕円)	屈曲/伸展 外転/内転	手関節、MP
	鞍状	屈曲/伸展 外転/内転 回旋(随伴)	母指CMC
三軸 (多軸)	ボールアンドソケット	屈曲/伸展 外転/内転 回旋	肩関節、股関節

　単軸関節は、蝶番のように1つの軸の周囲で1平面に起こる角運動である。肘関節、すなわち腕尺関節は、凹状の尺骨に凸状の上腕骨がぴったりとはまる**蝶番関節**の好例である(図3-5)。可能な唯一の運動は屈曲と伸展で、前額軸の周囲で矢状面に起こる。この関節では他の運動は行えない。手足の指節間関節(IP関節)もこの蝶番運動を持つ。膝は蝶番だが、この例については明確にしておかねばならない。伸展のほんの最後に、大腿骨が脛骨で内側に回旋する。この回旋は自動運動ではないが、むしろ特定の機械的特徴を備えた結果である。そのため膝関節は、1つの軸の周囲で自動運動するため、単軸関節と分類するのが最も適切である。

　また、肘関節では橈尺関節が**車軸関節**として、別の種類の単軸運動を及ぼす。橈骨頭は、前腕の回内および回外の間に、固定された尺骨の上を回転する(図3-6)。この車軸運動は、縦軸周囲の横断面で起こる。第1頸椎(環椎，C1)および第2頸椎(軸椎，C2)の環軸関節の運動も車軸運動である。頭を上に乗せている第1頸椎(環椎，C1)は、第2頸椎(軸椎，C2)の歯状突起の周囲を回旋する。これにより頭部の回旋が可能になる。

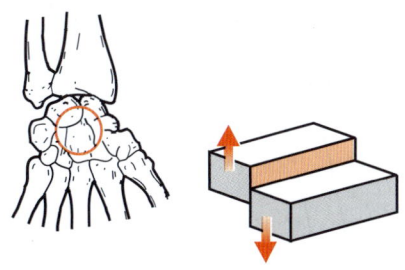

図3-4　平面関節 (Plane joint)

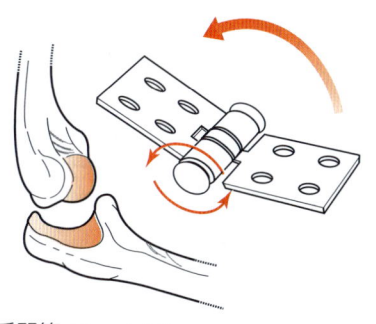

図3-5　蝶番関節 (Hinge joint)

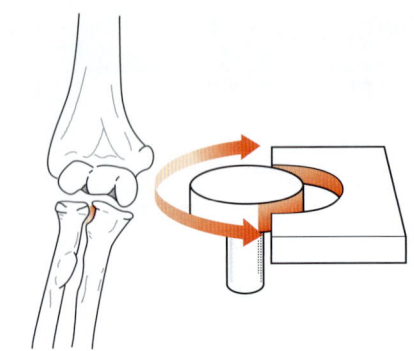

図3-6　車軸関節 (Pivot joint)

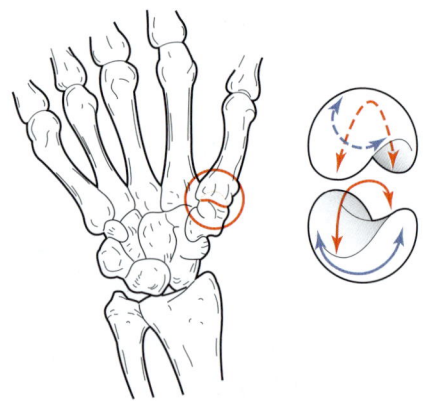

図3-8　鞍関節 (Saddle joint)

手関節に見られるような**二軸関節運動**は、異なる2方向で起こる（図3-7）。屈曲および伸展は前額軸の周囲で起こり、橈側および尺側偏位は矢状軸周囲で起こる。この2方向運動は中手指節（MCPまたはMP）関節でも起こり、これらの関節はその形状から、**顆状関節**または「楕円関節」と呼ばれる。

母指の手根中手（CMCまたはCM）関節は、二軸だが顆状関節とは幾分異なる。この関節では、各骨の関節面が一方向では凹状に他方向では凸状になっている。骨は、馬の鞍上に乗る騎手のようにぴったりと合わさっているため、**鞍関節**と記述される（図3-8）。

顆状関節と異なり、CM関節はわずかにしか回旋できない。手根骨内の運動と同様、この回旋はそれ自体では行えない。母指を屈曲と外転を伴わないで回旋しようとすると、できないことが分かる。それでも、回旋は起こる。内転するときに母指の掌の方向を見る。母子を外転および屈曲すると、掌の向く方向がほぼ90度変わることに気付く。この回旋は自動的には起こらない。つまり、回旋は関節の形状によって起こるのである。従って、母指のCM関節は、回旋が可能であるという点で真の二軸関節ではないが、可能な自動運動が2つの軸の周囲で起こるため、二軸関節に分類するのが相応しい。

三軸関節は「多軸関節」とも呼ばれ、運動が3軸すべてで自動的に起こる（図3-9）。この関節では、他の種類の関節よりも多くの運動ができる。股関節と肩関節は、前額軸の周囲（屈曲と伸展）、矢状軸の周囲（外転と内転）、および、垂直軸の周囲（回旋）での運動が可能である。三軸関節は、例えば股関節ではボール状の大腿骨頭が寛骨臼の凹状のソケットにぴたりとはまっていることから、**ボールアンドソケット関節**とも呼ばれる。

関節構造

滑膜関節には他の多くの構造が関わっている（図3-10）。まず、通常2本の**骨**があり、相互に関節を成してい

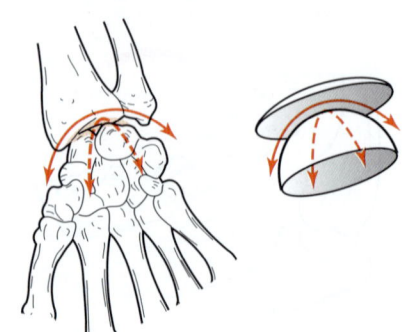

図3-7　顆状関節 (Condyloid joint)

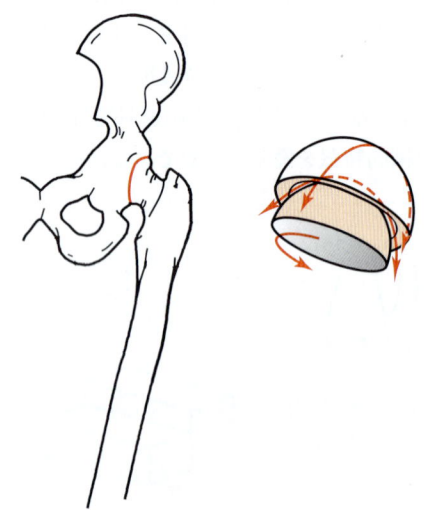

図3-9　ボールアンドソケット関節 (Ball-and-socket joint)

る。相互の関節で可能な運動の程度と方向は、骨の終端部の形状と各骨の関節面によって決まる。例えば、肩関節は上腕骨頭の大半と関節窩（肩ソケット）を覆う滑らかな関節面を持つ。その結果、肩の運動は大きく、あらゆる方向に起こる。肩関節ではその一方、運動は大きいが方向が限定されている。大腿骨の遠位端を調べてみると、ロッキングチェアの揺動面のような、2本の稜線があることが分かる。脛骨の近位端には2つの関節面があり、その間に高い部分がある（顆間隆起）。これらの関節面は大きな運動が可能だが、ロッキングチェアのように、一方向にしか動かない。

関節の2本の骨はつなぎとめられ、線維性結合組織の束である**靭帯**に支えられている。靭帯も軟骨、筋膜、場合によっては筋の付着部となる。靭帯は柔軟だが弾性はない。この柔軟性は関節運動を可能にするために必要だが、非弾性は骨を相互に近接させておき、関節を保護するために必要である。言い換えると、靭帯は過度の関節運動を防いでいる。靭帯が関節の周囲を取り囲んでいるとき、「関節包靭帯」と呼ぶ。

すべての滑膜関節には、関節を取り囲んで収容する**包**があり、骨の関節面を保護している（図3-11）。肩関節では、関節包は完全に関節を収容しており、関節窩に上腕骨頭を維持するのを助ける部分真空を形成している。他の関節では、関節包は完全ではない場合がある。

関節包には、外層と内層の2つの層がある。外層は線維性組織で構成されており、関節を支持および保護する。この層は通常、靭帯により強化されている。内層には、滑液を分泌する厚い脈管結合組織である**滑膜**が並んでいる。**滑液**は、関節軟骨を潤滑にする厚い清浄な流体（卵の白身様）であり、これが摩擦を軽減し、関節の自由な運動を支えている。この液体は多少の緩衝作用を持ち、関節軟骨の主な栄養源である。

軟骨は、かなりの圧迫と緊張に耐えうる高密度の線維性結合組織である。身体には、硝子質軟骨、線維軟骨および弾性軟骨という、3種類の基本的な軟骨がある。**硝子質軟骨**は**関節軟骨**ともいい、骨に対峙する端部を覆っている。滑液の助けにより、すべての滑膜関節に滑らかな関節面を及ぼしている。硝子質軟骨はそれ自体に血液の供給や神経支配がなく、滑液から栄養を取りこまなければならず、損傷を受けたときに自身で修復することができない。

線維軟骨は緩衝材として作用する。これは、膝や脊椎など体重を支える関節では特に重要である。膝関節では、**半月板**という半月型の軟骨が比較的扁平な脛骨の関節の両側を構成している。**椎間板**（図3-2を参照）は、椎骨の間にある。これらの構造は非常に高密度であるため、体重を支える力から上へと伝わる膨大な衝撃をこれらの円板によって吸収できる。

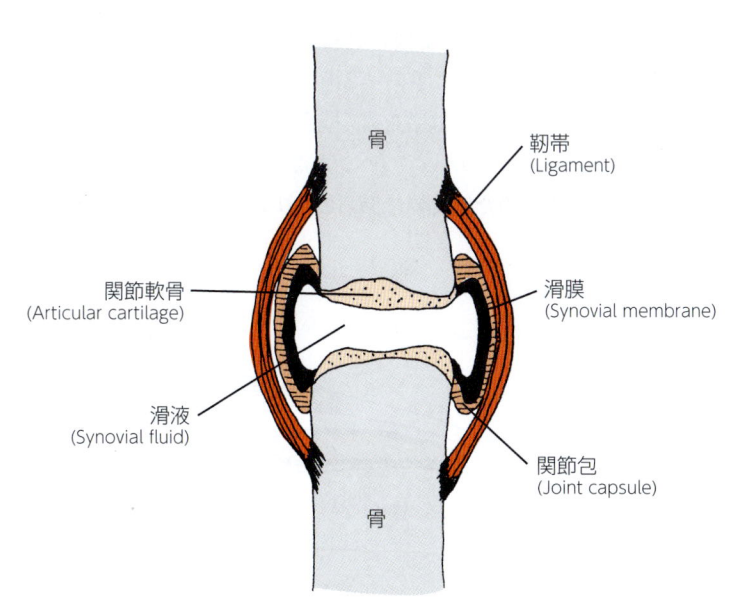

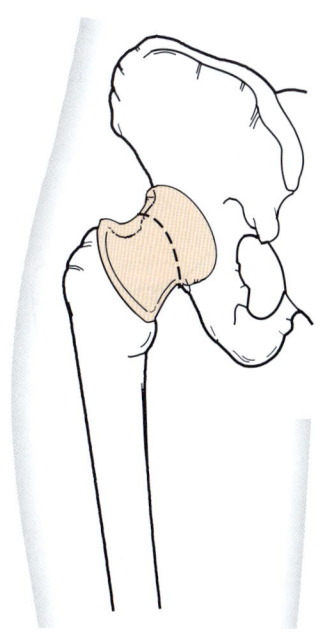

図3-10 滑膜関節、縦断面

図3-11 関節包

上肢では、鎖骨と胸骨の間に位置する線維軟骨性の円板は、伸ばした手にかかる衝撃が鎖骨に沿って胸骨へと伝わるときに、それを吸収するために重要である。この円板は、胸鎖関節の脱臼を防ぐ働きをしている。また、運動を可能にする上でも重要である。円板は片側が胸骨に、もう片側が鎖骨に付着しており、両方向への動きが可能なスイングドアの蝶番のようになっている。この両側に取り付けられた蝶番により、肩峰端が挙上および下制されるのに合わせて鎖骨が胸骨の上で動くことができる。実際には、線維軟骨が関節を2つの空洞に区切り、2セットの運動を可能にしている。

関節の線維軟骨には他の機能がある。肩関節の線維軟骨は**関節唇**と呼ばれ、浅い関節窩を深くし、上腕骨頭を納めるソケットを形成している（図3-12）。線維軟骨は2つの骨の間を埋める働きもしている。手関節を調べてみると、尺骨も橈骨も手根骨までずっと伸びているわけではないことが分かる。この隙間にある小さい三角形の円板は詰め物として働き、損傷を及ぼすことなく尺骨と手根骨に力を作用させることができる。

3つ目の**弾性軟骨**は、構造の形状維持を支えるためにデザインされている。外耳および耳管の内部に見つけることができる。また、話すために重要な運動を行う喉頭にも見られる。

筋は関節を動かす収縮力を提供する。そのため、関節に広がり、その関節に効果を及ぼさなければならない。筋は軟らかいため、骨に直接付着することはできない。**腱**が筋を骨につなげる働きをする。腱は、上腕二頭筋長頭の腱のような円筒形の紐状の場合や、回旋筋腱板（ローターカフ）のような扁平な帯状の場合がある。特定の場所では、腱は**腱鞘**に収められている。腱は、筋と骨の間や骨間の管を通る場合など、圧迫や摩擦にさらされているとき、これらの線維性の鞘に囲まれている。手根部を通る腱にはすべて腱鞘がある。これらの鞘は、その内側から分泌される液によって潤滑になっている。

腱膜は、広く扁平なシート状の腱である。腱膜は筋が付着する複数の場所に見られる。大きくて強力な広背筋は、一端が腱膜によって複数の骨に広い範囲で付着している。前腹壁では、骨が存在しないものの強い力が必要な筋付着部の底部を腱膜が担っている。腹筋は、両側から正中線に近づくにつれ、**白線**という腱膜に付着する。

滑液包は、多くの関節の周囲に見られる小さなパッド状の包である。腱の下や骨突起部分など、過度に摩擦のかかる部位に存在する（図3-13）。滑膜が並び、透明な液体で満たされている滑液包は、動く部位の間の摩擦を和らげている。肩では、三角筋が肩峰突起の上を直接走行している。運動を繰り返すことにより、筋組織が過度に磨耗する。しかし、筋と肩峰突起の間に位置する三角筋下包が、過度の摩擦を防ぎ、損傷を軽減している。肘にも同じ構造があり、そこでは上腕三頭筋腱が肘頭に付着している。膝関節など一部の関節には、多くの滑液包がある。滑液包には、すでに説明した先天性滑液包と後天性滑液包の2種類がある。通常は過度の摩擦がない部位に摩擦が起こると、滑液包ができる場合がある。これらの「後天性滑液包」は、関節以外の部分に起こりやすい。例えば、字を書く方の手の第3指の外側に滑液包ができる場合がある。学生は字を書く機会が多いことから、これは"student's bursa"（ペンだこ）と呼ばれることがある。活動をやめたり大幅に減らしたりすると、これらの滑液包は消える。

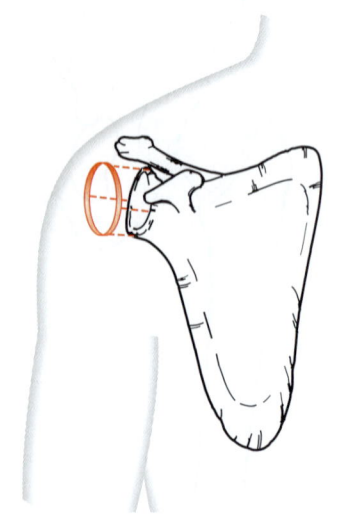

図3-12 肩関節の関節唇 (Labrum)

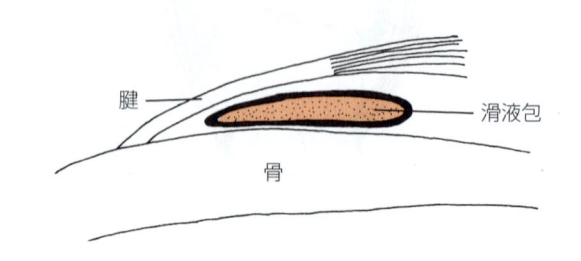

図3-13 滑液包 (Bursa)

面と軸

「作用平面」は、それに沿って身体を分割するための定線である。3つの平面があり、各平面は他の面に対し垂直である(図3-14)。

矢状面は身体を前から後ろへと通り、左右2つに分ける。四肢がそれに沿って動く垂直な壁と考えられる。この面で起こる運動は屈曲と伸展である。

前額面は身体を右から左へ通り、前後の2つに分ける。「前頭面」とも呼ばれる。この面で起こる運動は外転と内転である。

水平面は身体を水平に通り、上下の2つに分ける。「水平面」ともいう。回旋はこの面で起こる。

矢状面、前額面または水平面のいずれも、身体正中線を通るとき、身体を均等に分けることから「基本面」と呼ばれる。3つの基本面が相互に交差する点が**身体重心**である。人体では、第2仙椎のレベルのやや前部、正中線上に重心がある(図3-15)。

「軸」は、身体部位が周囲を回旋する関節の中心を通る点である(図3-16)。**矢状軸**は、前から後ろに関節を通る点である。**前額軸**は横から横に関節を通る点である。**垂直軸**は「縦軸」とも呼ばれ、上から下に関節を通る。

関節運動は、必ず平面に垂直な軸の周囲で起こる。別の言い方をすると、関節運動は「ある平面」の「ある軸の周囲」で起こる。特定の運動は必ず、特定の平面の特定の軸の周囲で起こる。例えば、屈曲・伸展は必ず、矢状面の前額軸の周囲で起こる。外転・内転は必ず、前額面の矢状軸の周囲で起こる。手関節の橈側および尺側偏位など、同様の運動も前額面の矢状軸の周囲で起こる。母指はその例外で、屈曲・伸展および外転・内転がこれらの平面では起こらない。(これらの母指運動、および、その面と軸については、第13章で取り上げる。)表3-3に、面と軸に関わる関節運動を要約する。

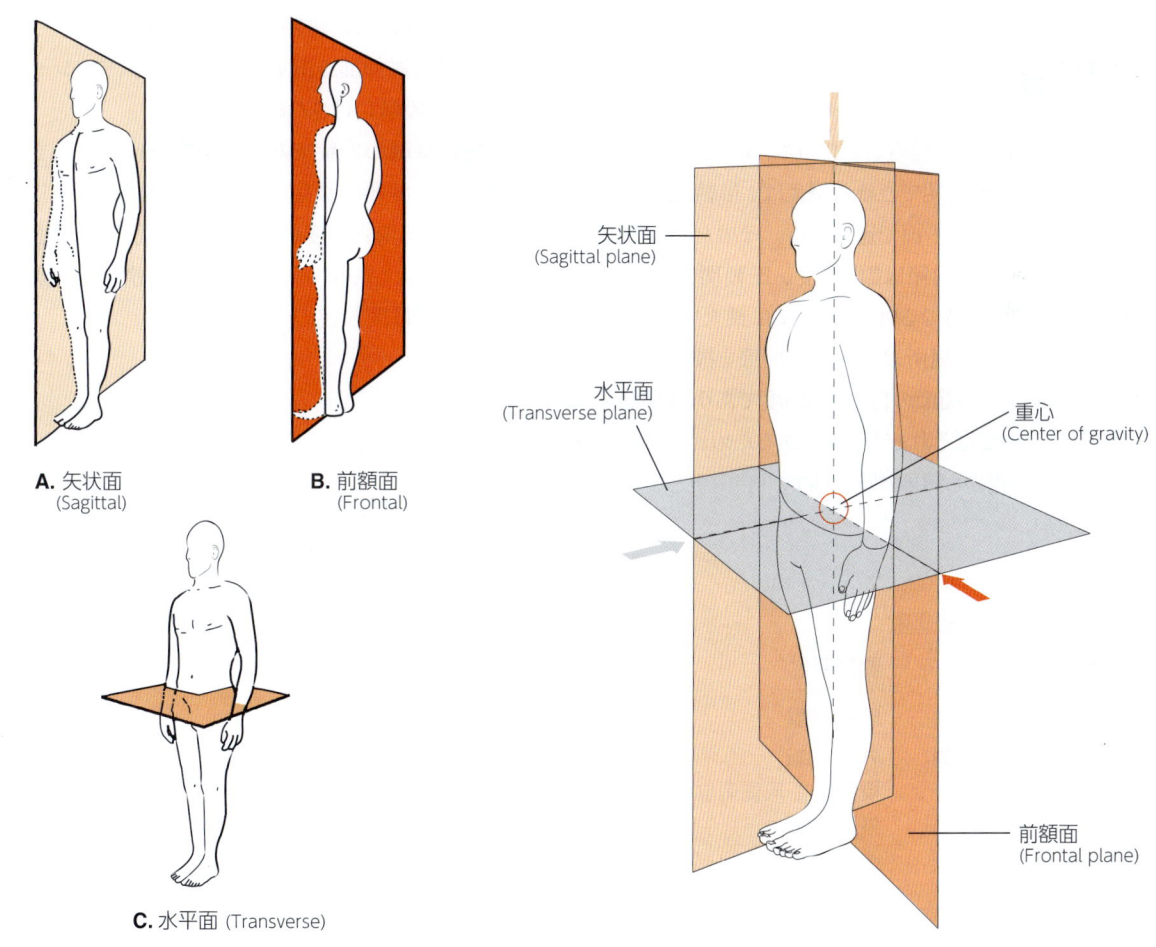

図3-14 身体の面。(A)矢状面。(B)前額面。(C)水平面。

図3-15 重心は3つの基本面が交差する点である。

A. 矢状軸　　B. 前額軸

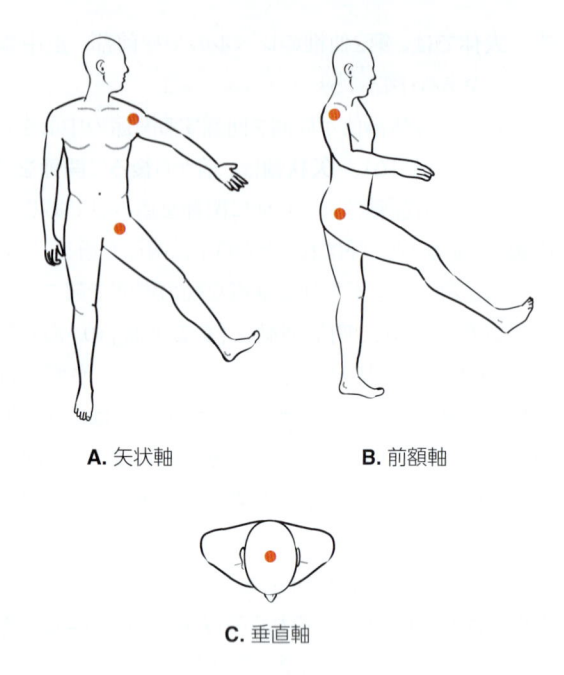

C. 垂直軸

図3-16　身体の軸。(A)矢状軸。(B)前額軸。(C)垂直軸。

自由度

　関節は、自由度の程度、すなわち、動くことのできる平面の数によっても説明できる。例えば、単軸関節は1つの軸の周囲で、1つの平面で運動する。そのため、自由度は1度である。二軸関節は2自由度、三軸関節は3自由度で、個々の関節の持てる自由度としては最大である。

　この考え方は、1箇所以上の遠位関節を扱う際に重要となる。例えば、肩関節の自由度は3度であり、肘関節と橈尺関節の自由度はそれぞれ1度であるため、合わせて5自由度となる。指から肩まで肢全体で11自由度となる。

一般的な病態用語

　脱臼は、関節の2つの関節面が完全に分離した状態を指す。関節を取り巻く関節包の部分は断裂する。**亜脱臼**、すなわち、関節の部分的な脱臼は通常、一定の時間を経て起こる。よく見られる例は、脳梗塞の後に発症する肩関節の亜脱臼である。筋の麻痺と腕の重みがゆっくりと肩関節の亜脱臼を及ぼすのである。

　変形性関節症は、1つ以上の関節の軟骨の損傷および最終的な喪失により引き起こされるタイプの関節炎である。「退行性関節症」とも呼ばれ、加齢とともに発症率が高くなり、通常は手、足、脊椎、および、股関節や膝関節などの負荷の大きい関節に見られる。

　捻挫は、靭帯線維の一部または完全な断裂である。「軽度」の捻挫は、機能の喪失を伴わない、一部の線維の断裂を指す。「中等度」の捻挫では、一部の機能喪失を伴う靭帯の一部断裂が見られる。「重度」の捻挫では、靭帯が完全に断裂（破断）し、機能不能となる。**ストレイン**は筋線維の過伸展を指す。捻挫と同様、ストレインも重症度によって段階付けされる。

　腱炎は腱の炎症である。**滑膜炎**は滑膜の炎症である。**腱鞘炎**は腱鞘の炎症であり、繰り返される使用により引き起こされる場合が多い。上腕二頭筋長頭の腱および手の屈筋腱によく見られる。**滑液包炎**は滑液包の炎症である。**関節包炎**は関節包の炎症である。

表3-3	関節運動	
平面	軸	関節運動
矢状面	前額軸	屈曲・伸展
前額面	矢状軸	外転・内転
		橈側偏位・尺側偏位
		外反・内反
水平面	垂直軸	内旋・外旋
		回外・回内
		左回旋・右回旋
		水平外転・水平内転

復習問題

1. 運動がほとんどあるいはまったく行われない関節の型を3つ挙げよ。
2. 大きな運動が可能な種類の関節を2つの用語で答えよ。
3. 可動関節を説明する3つの特徴は何か。
4. 骨を筋へとつなぐ関節構造は何か。
5. 摩擦の大きい部分に当てがわれ保護する関節構造は何か。
6. 硝子質軟骨と線維軟骨にはどのような違いがあるか。各軟骨の例を挙げよ。
7. 前腕の前面が上腕骨の前面へと動くとき、どの関節運動が関わるか。運動はどの面で起こるか。どの軸の周囲で起こるか。
8. 掌を反す運動にはどの関節運動が関わるか。この関節運動は、どの面で、どの軸の周囲で起こるか。
9. 指を完全に広げた肢位から解剖学的肢位に戻す場合には、どの関節運動が関わるか。この関節運動は、どの面で、どの軸の周囲で起こるか。
10. 上肢の11自由度を特定せよ。
11. 軸骨格内の不動結合の例を挙げよ。
12. 「可動」、「滑膜性」、「三軸」および「球窩」のすべての用語を用いて説明できる上肢の関節を答えよ。これらの同じ用語を下肢の関節にも適用できるか。適用できるとすれば、どの関節か。
13. 「可動」、「滑膜性」、「二軸」および「鞍状」のすべての用語を用いて説明できる関節を答えよ。
14. 恥骨結合を説明するために用いられる関節の用語を2つ答えよ。
15. 関節を覆って包み込み、関節面を保護する関節構造は何か。

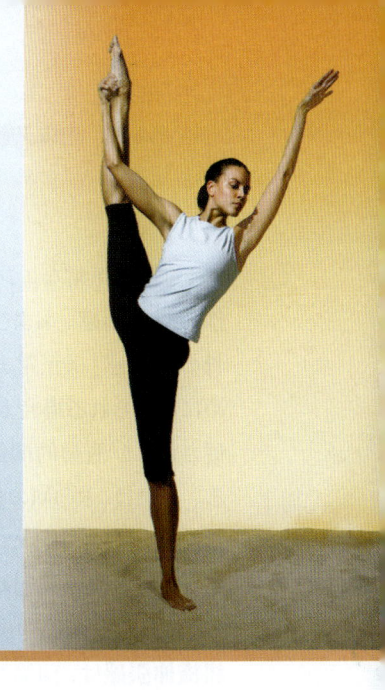

第4章
関節運動学

- 骨運動
  - エンドフィール
- 関節運動学的運動
  - 関節副運動の用語
  - 関節面の形状
  - 関節運動の種類
  - 凹凸の法則
  - 関節面の位置（関節適合性）
  - 関節副運動の力
- 重要なポイント
- 復習問題

骨運動

関節運動は、ある骨が別の骨の上で動くことにより、屈曲、伸展、外転、内転または回旋などの運動を及ぼすものと一般に考えられている。これらの運動は随意制御の下に行われ、**古典的運動**、**生理学的運動**または**骨運動**と呼ばれることが多い。このタイプの運動は、等尺性運動、等張性運動、あるいは、等速性運動の形態で行うことが可能である。自動的に行われるとき、筋は関節可動域（ROM）で関節を動かす。我々は1日中関節を動かしているので、自動的な骨運動を行っていることになる。これらの運動については第1章で取り上げた。人が関節可動域で関節を他動的に動かすとき、通常は、すべての運動を維持するために行われるか、あるいは、可動域の終端での抵抗の性質を特定するために行われる。後者を関節の「エンドフィール」という。

エンドフィール

エンドフィールは、関節の他動的関節可動域の終端にわずかな圧迫がかけられるときの感覚の「程度」を測る主観的評価である。これを最初に説明したCyriax（1983）は、実験者が他動運動の間に触知するエンドフィールの重要性を訴えた。

エンドフィールは正常か異常かのいずれかである。正常なエンドフィールは関節での他動的ROMが完全であるときに存在し、正常な解剖学的構造（骨、関節包、筋または筋長など）によって運動が止まる。異常なエンドフィールでは、疼痛、筋性防御、筋膨張または解剖学的異常により関節運動が止まる。

3種類の正常なエンドフィールは、骨と骨の衝突感、軟部組織伸張感、および、軟部組織衝突感である。「骨と骨の衝突感」は正常または異常なエンドフィールを表すために用いられる場合がある。正常な**骨と骨の衝突感**は、硬さおよび他動的関節運動の突然の停止感を特徴とする。これは、ROMの終端で骨が骨に接触するときに起こり、ときとして"固いエンドフィール"と呼ばれる。例として、骨性の肘頭突起が骨性の肘頭窩と接触するときに起こる正常な肘関節伸展の停止が挙げられる。正常な**軟部組織伸張感**は、関節が運動の最終域に及ぶときにわずかに得られる堅い感覚を特徴とする。この別名「固いエンドフィール」は、周囲の靱帯、関節包および筋の緊張によって起こる。これが最も一般的なエンドフィールである。例としては、肩関節の内旋と外旋、股関節および膝関節の伸展、足根関節の背屈が挙げられる。**軟部組織衝突感**は、筋が圧迫されるときに起こり、「柔らかいエンドフィール」と呼ばれる場合がある。例えば、前腕と上腕の接近により、肘関節の屈曲は停止する。これは筋のよく発達した人や肥満の人に顕著に見られる。

異常なエンドフィールは、骨と骨の衝突感、軟らかさ、筋スパズム、空虚感、およびバネ様の抵抗感として表せる。これらの用語は、関節運動の限界を定量化するために使用できる。**異常な骨と骨の衝突感**は、骨瘤（骨棘）などの異常な骨構造が関節運動を阻む場合に、正常なROMの最終域より前に突然に硬さを感じることである。"軟らかいエンドフィール"は、重度の足根関節捻挫直後、または、滑膜炎を伴う軟部組織の浮腫がある急性の症状において見られる場合が多い。その場合、軟らかな「湿ったスポンジ」のような感覚がある。**筋スパズム**は、運動の間の反射的な筋性防御である。急性の損傷において見られる防御反応である。筋の触診により、筋のスパズムが分かる。ROM訓練の間、関節を保護するためには、ROM正常なエンドフィールを触診し、正常なエンドフィールからの変化を見分ける能力が重要である。**空虚感**は、運動によって大きな痛みが生じるときに起こる。ROMまで部位が動かせないので、最終域における機械的な制限はない。**バネ様の抵抗感**では、ROMの終端で跳ね返る運動を感じる。通常は、軟骨損傷などの関節内障と共に起こる。

関節運動学的運動

関節の運動を調べる別の方法は、関節面で関節内に何が起こっているのかを見ることである。これを**関節運動学的運動**といい、骨関節運動の間に接合する関節面が相互に動く様子と定義される。そのため、骨運動を「関節運動」、関節運動学的運動を「関節面運動」と呼ぶ。

関節副運動の用語

様々な専門家が異なる用語を用いているため、用語は混乱しがちである。だがここで、2種類の関節副運動について説明しておかねばならない。**構成運動**は、自動運動に伴うが随意制御下では行われない運動である。例えば、肩甲帯は肩関節を屈曲するために上方へ回旋しなければならない。大腿骨は、膝関節を伸展する際の最後に脛骨で回旋する。母指の対向時に回旋が起こる。これらの運動はいずれも独立して行うことができるが、通常の関節運動を起こすために起こる必要がある。**関節の遊び**は、他動的な外力をかけることによって起こる関節面の間の他動運動である。これらの運動も随意制御下では行われない。滑り、軸回旋および転がりなどの運動がこれに含まれ、これらについては後に定義する。

これらの副運動は、どのように定義されるにしろ、関節モビライゼーションに必要なものと一般的に理解されている。**関節モビライゼーション**は基本的に、かけられている人が停止できるほどの外力をかなりの低速度でかけて行う、他動的振動運動または持続的ストレッチである。関節可動性の改善や関節構造に発生する疼痛の軽減のために用いられる。関節モビライゼーションについて詳しく述べることは本書の範囲を超えている。これらの用語と概念は、関節運動の基本的な理解を促すために紹介している。また、**マニピュレーション**という用語は、停止できないほどの非常に強い推力で短い範囲にかける他動運動と定義される。マニピュレーションは麻酔下で行う。この技法も、本書の範囲を超えている。

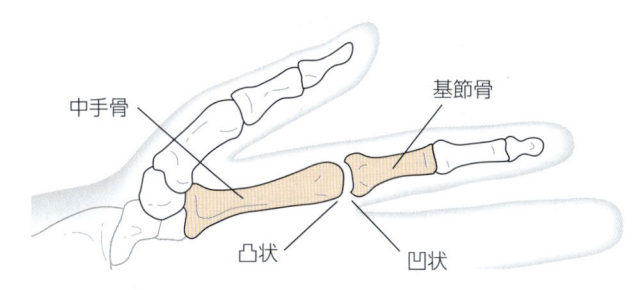

図4-1 卵形関節―指のMCP関節の骨面の形状

関節面の形状

　関節運動学を理解するには、関節で起こる運動の種類が骨の関節面の形状によって決まるということを認識する必要がある。ほとんどの関節は、1つの凹状骨端と1つの凸状骨端を備えている（図4-1）。凸面は小丘のように外向きに丸みを帯びている。凹面は洞穴のように陥没している。

　全ての関節面は卵形か鞍形のいずれかである。**卵形関節**は、凹凸関係を形成する2つの骨を備えている。例えば中手指節関節では、1つの面が凹状（基節骨）で、もう片方が凸状である（中手骨、図4-1を参照）。大半の滑膜関節は卵形である。卵形関節では通常、片方の骨端が近接する骨端よりも大きい。これにより、小さい関節面で大きなROMが可能となり、関節の大きさが小さくなる。

　鞍関節では、それぞれの関節面が、ある方向では凹状、別の方向では凸状になっている。母指の手根中手（CMP）関節は鞍関節の例として最適であろう（図4-2）。手根骨（大菱形骨）を見ると、前後方向に凹状となり、横方向に凸状となっている。手根骨と関節を成す第1中手骨は、それと逆の形状をしている。すなわち、前後方向に凸状となり、横方向に凹状となっている。

関節運動の種類

　関節運動学的運動の種類は、転がり、滑り、軸回旋である。ほとんどの関節運動は、これら3つの運動が組み合わされたものである。**転がり**は、ある関節面が別の関節面の上を転がることである。運動中、各関節面の新たな点が接触する（図4-3）。例としては、歩行時の床面と靴底の関係、または、地面を転がるボールが挙げられる。**滑り**は、近接する関節面と平行に起こる関節面の線形運動である（図4-4）。言い換えると、関節面上のある1点が近接する面の新たな点と接触する。氷上（多くの点）を滑るアイススケーターの刃（1点）が滑り運動を表している。**軸**

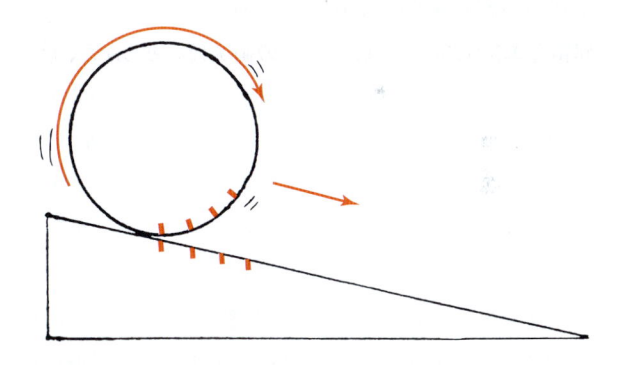

図4-3 転がり―別の関節面の上で起こる関節面の運動。各関節面の新たな点が接触する。

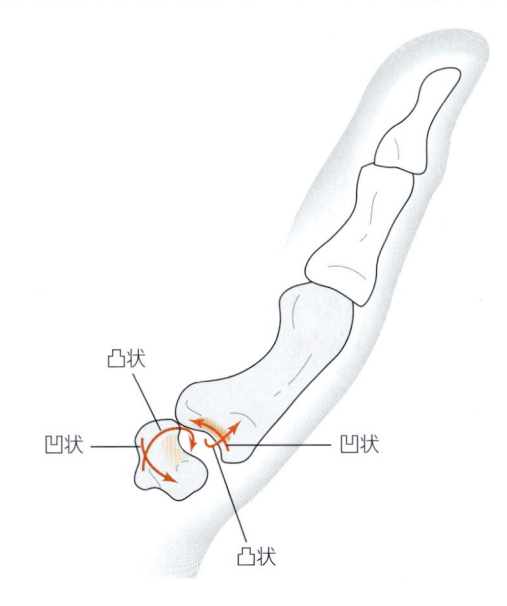

図4-2 鞍関節―母指のCMP関節の骨面の形状

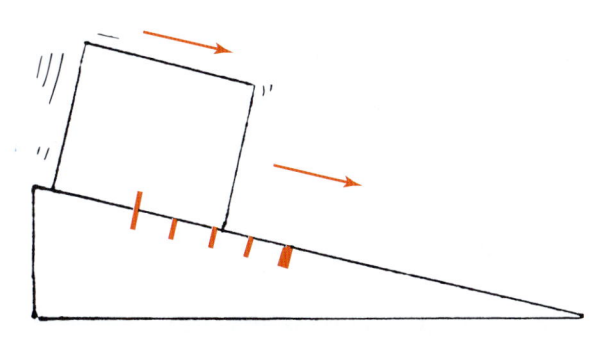

図4-4 滑り―別の関節面と平行に起こる関節面の線形運動。関節面の1点が別の関節面の新たな点に接触する。

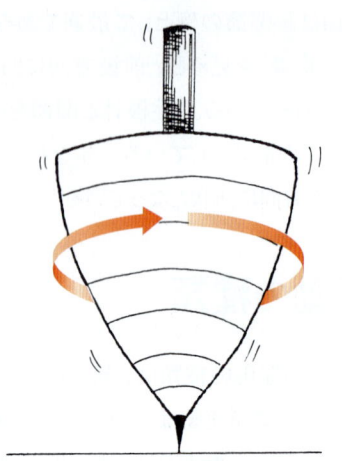

図4-5 軸回旋—別の関節面上での関節面の回旋。各関節面の同じ点が接触し続ける。

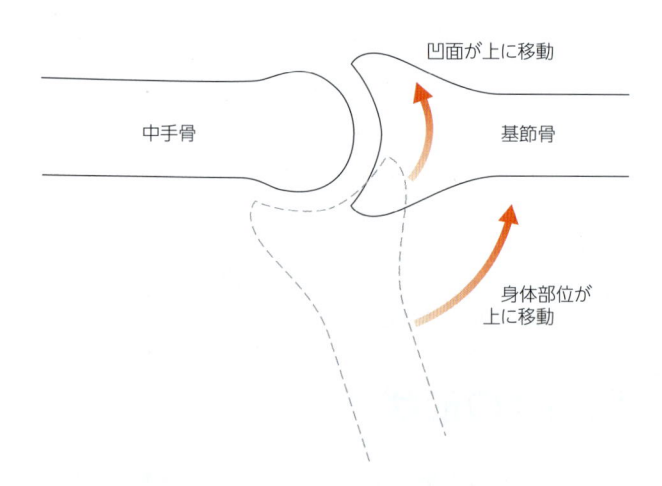

図4-6 凹面は身体部位と同じ方向に動く。

回旋は、固定された近接面における運動可能な関節面の回旋である(図4-5)。基本的に、各関節面の同じ点が相互に接触し続ける。この運動の例として、テーブルの上を回るコマが挙げられる。完全に直立していれば、コマは1箇所で回る。関節窩で内旋および外旋する上腕骨や上腕骨小頭を軸回旋する橈骨頭など、身体の例は比較的純粋な回旋運動である。

第19章でも述べるが、膝関節の運動は、膝が完全に屈曲および伸展するためにこれらの3種類の関節運動学的運動が必要であることを明白に示している。体重がかかっている間のこの運動では、大腿骨顆が脛骨の顆を転がる。膝関節で可能な屈曲と伸展の範囲は大きいため、大腿骨顆も脛骨で後方へ滑らなければ、大腿骨は脛骨を転がり落ちてしまう。大腿骨の内側顆と外側顆は大きさが異なっており、膝関節の内側面と外側面が異なる速さで動くため、膝関節伸展の最後の15度の間、脛骨で大腿骨の軸回旋が起こる(内旋)。体重のかからない活動においては、脛骨が大腿骨の上を動き、軸回旋運動が大腿骨での脛骨の外旋であることを除き、同じ運動が起こる(図19-3Bを参照)。

凹凸の法則

関節面の形状によって運動が決まるため、関節面が凹状か凸状かを知ることは重要である。**凹凸の法則**は、関節運動の際に、関節面が特定の方向に動くために骨端の形状の違いがどのように必要であるかを説明する。

法則は次のように説明される：凹関節面は固定された凸面を身体部位の動きと同じ方向に動く。基節骨の近位部は凹状であり、中手骨の遠位部は凸状である(図4-6)。(指の屈曲から)指を伸展する間、基節骨は、凸状の中手骨関節面を動く指節骨自体と同じ方向に動く。つまり、**凹関節面**は身体部位の運動と**同じ方向**に動く。一方、凸関節面は固定された凹面を身体部位の動きとは反対方向に動く。例えば、上腕骨頭は凸状であるのに対し、それと関

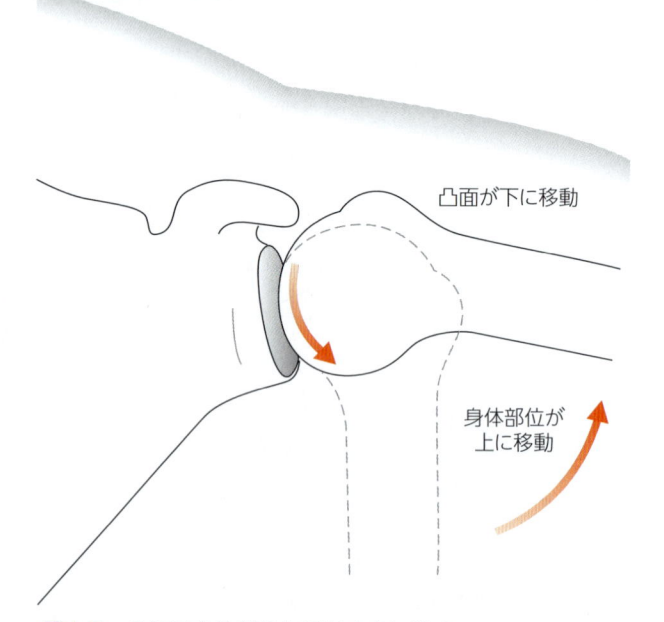

図4-7 凸面は身体部位と反対方向に動く。

節を成す肩甲骨関節窩は凹状である（図4-7）。肩関節が屈曲する間、上腕骨頭の凸面は、それ以外の上腕骨の上方に動く部分とは反対方向（下方）に動く。すなわち、**凸関節面**は身体部位の運動と**反対方向**に動く。

　この法則を視覚的に覚える分かりやすい方法がある。関節を表すために左手で握り拳を作り、丸く窪めた右手に置く。左手の握り拳が1つの骨の凸関節面を表す。左手の前腕は骨を表す。窪ませた右手はもう一方の骨の凹面を表す。手を同じ高さに維持して、手首を真っ直ぐにし、左手の握り拳を窪ませた右手の中で回旋させて、左の肘を挙げる。前腕（身体部位）が上がると、握り拳（関節面）が下向きに回旋することが分かる。言い換えると、凸面が身体部位の運動とは反対方向に動く。窪ませた右手握り拳の上で動かすと、同じ動作を繰り返す。右肘を挙げると、窪ませた右手が左手の握り拳の上を上方に動くことが分かる。凹面（窪ませた手）が身体部位（右手の前腕）の動きと同じ方向に動いているのである。

関節面の位置（関節適合性）

　関節面がいかにうまく適合するかを「関節適合性」という。関節の表面は1箇所で適合し他の全ての位置では適合しない。関節が**適合**するとき、関節面は相互に接触が最大となり、密接に圧迫され、引き離すのは難しい。関節を結びつける靭帯と関節包はピンと張っている。これは**締まりの位置**（close-packed, or closed-pack position）と呼ばれる。通常、ROMの片端で起こる。例えば、膝関節を完全に伸展した場合、膝蓋骨を前後左右にわずかに手で動かすことができる。しかし、膝関節を屈曲した状態では、膝蓋骨のそうした動きは不可能である。従って、膝蓋大腿関節の締まりの位置は膝関節の屈曲である。その他の締まりの位置としては、足根関節の背屈、中手指節関節の屈曲、肘関節、手関節、股関節、膝関節および指節間関節の伸展が挙げられる。表4-1は関節の締まりの位置の詳しい一覧である。

表4-1　関節の締まりの位置と緩みの位置の比較

関節	締まりの位置	緩みの位置
椎間関節（脊椎）	伸展	屈曲と伸展の中間
側頭下顎関節	歯ぎしり	わずかな開口（安静空隙）
肩甲上腕関節	外転および外旋	55°外転、30°水平内転
肩鎖関節	上腕の30°外転	正常な生理学的肢位における上腕の横への安静
腕尺関節（肘）	伸展	70°屈曲、10°回外
腕橈関節	肘関節の90°屈曲	前腕の5°回外、完全な伸展および回外
上橈尺関節	5°回外	70°屈曲、35°回外
橈骨手根関節（手根）	尺側偏位を伴う伸展	やや尺側偏位を伴う中立位
手根中手関節	該当せず	外転/内転と屈曲/伸展の中間
中手指節関節（指）	完全屈曲	わずかな屈曲
中手指節関節（母指）	完全な対向	わずかな屈曲
指節間関節	完全な伸展	わずかな屈曲
股関節	完全な伸展および内旋*	30°屈曲、30°外転およびわずかな外旋
膝関節	脛骨の完全な伸展および外旋	25°屈曲
距腿関節（足根）	最大背屈	10°底屈、最大の内反と外反の中間
中足指節関節	完全な伸展	中立位
指節間関節	完全な伸展	わずかな屈曲

* 外転が含まれる場合がある。　　Magee, DJ: Orthopedic Physical Assessment, ed 4. WB Saunders, Philadelphia, 2002, p 50より許可を得て掲載。

靱帯および関節包の構造の安定性と完全性を調べる際、関節は通常、締まりの位置に置かれる。締まりの位置の特徴的性質により、関節は損傷したときにこの位置にある場合が多い。例えば、膝関節が伸展（締まりの位置）しているときに外力をかけ続けると、屈曲位や半屈曲位（緩みの位置）にあるときよりも損傷しやすい。また、関節が膨張しているときも締まりの位置へは動けない。

その他のあらゆる位置では、関節面は不適合である。不適合が最大となる位置を**緩みの位置**(open-packed or loose-packed position)という。**安静肢位**とも呼ばれる。関節包および周囲の靱帯の部分は緩くなっている。関節面の間の適合性が最も低い。この位置では、関節面を他動的にさらに引き離すことができる。靱帯と関節包の構造が緩みやすくなっているため、緩みの位置は、関節モビライゼーションを行うのに最も適している。正常な関節運動に必要な転がり、軸回旋、滑りを可能とするのは、これらの緩みの位置である。表4-1は、緩みの位置と締まりの位置にある関節の肢位を比較したものである。

また、関節副運動の1つである**関節の遊び**は、これらの緩みの位置で実践できる。関節の遊びは、別の関節面上での関節面の他動運動である。関節の遊びは随意運動ではないため、正しく実践するには、筋が弛緩していることと、訓練を受けた施術者が外力を及ぼすことが必要である。

関節副運動の力

関節モビライゼーションを実施するとき、牽引力、圧縮力、せん断力という3種類の力が用いられる。曲げ力とねじり力は、これらの力を組み合わせたものである。

牽引は、**伸延**または**引張**とも呼ばれ、外力を関節にかけて関節面を引き離すときに起こる（図4-8）。重いスーツケースを運んだり、背より高いバーにぶら下がったりするときには、肩関節、肘関節および手関節に牽引が及ぼされる。実践するにはまず、片手の母指と示指で他者の示指の中節骨の近位端をつかむ。次に、もう片方の手の母指と示指で相手の示指の基節骨の遠位端をつかむ。近位指節間(PIP)関節をやや屈曲位（緩みの位置）に動かし、左右に反対方向へそっと引く。ここから紹介するのは、様々な力についての説明であって、治療技術の説明ではない。*これらの運動を実践するときには必ず、細心の注意を払うこと。*

圧縮力は、外力を関節にかけて関節面を相互に押し合うときに起こる（図4-9）。椅子や床の上で腕立て伏せをすると、肩、肘および手根部の関節面が圧縮される。基本的な法則として、牽引は関節の可動性を支え、圧縮は関節の安定性を支える。

せん断力(Shear)は、関節面に平行に起こる（図4-10）。せん断力により、関節に滑り運動が起こる。伸延で説明した肢位を用いて、片手の母指と示指で他者の示指の中節骨の近位端をつかむ。次に、もう片方の手の母指と示指で相手の示指の基節骨の遠位端をつかむ。PIP関節をわずかに屈曲し、両手をそれぞれ上下に反対方向へと動かす。この運動は、PIP関節の前・後方への滑りを説明している（せん断力）。

曲げ力とねじり力は実際にはこれらの力の組み合わせである。**曲げ力**(Bending)は垂直以外の力がかけられた結果、凹面側が圧縮され、凸面側が伸延されたときに起こる（図4-11）。回転力すなわちねじり力は、ねじり運動に関係する。

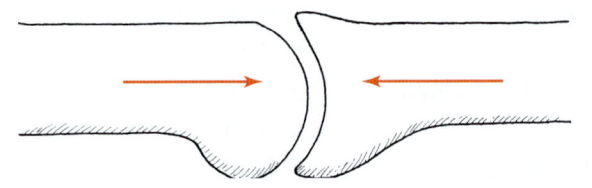

図4-9 圧縮力(Compression force)により骨端が相互に引き寄せられる。

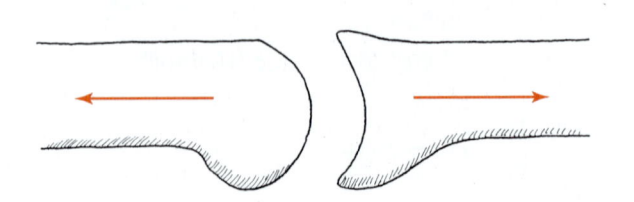

図4-8 牽引力(Traction force)により骨端が相互に引き離される。

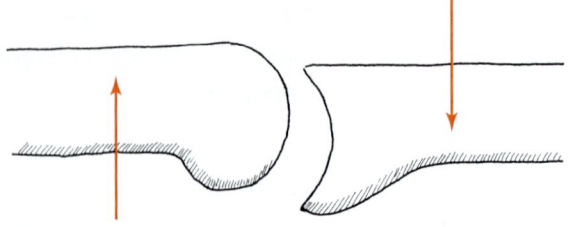

図4-10 せん断力(Shear force)により骨端が相互に反対方向に平行移動する。

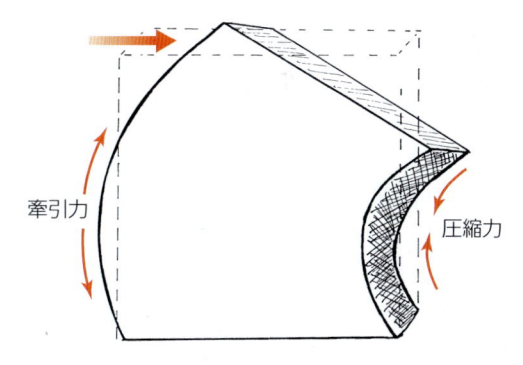

図4-11 曲げ力により片側では圧縮が、もう片側では牽引が起こる。

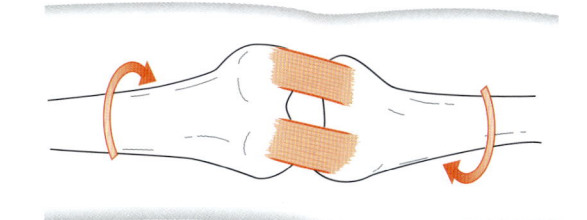

図4-12 回旋力すなわちねじり力は、ねじり運動である。

一方の力で片端または一部を長軸で回転しようとしながら、もう一方の力で反対方向に屈曲または回転しようとする（図4-12）。

重要なポイント

- 正常なエンドフィールは、骨と骨の衝突感、軟部組織伸張感または軟部組織衝突感で説明できる。
- 異常なエンドフィールは、骨と骨の衝突感、軟らかさ、空虚感、バネ様の抵抗感または筋スパズムで説明できる。
- 関節面の形状は卵形か鞍形である。
- 関節運動の種類は、転がり、滑りまたは軸回旋である。
- 凹凸の法則によると、凹関節面は関節または身体部位の運動と同じ方向に動き、凸関節面は関節運動と反対方向に動く。
- 関節が適合するときは、締まりの位置にある。関節が適合しないときは、緩みの位置にある。
- 関節をモビライゼーションするとき、牽引、圧縮、せん断、曲げ力、またはねじり力を用いる。

復習問題

1. a. 肩関節の屈曲および伸展は、関節運動学的運動または骨運動のどちらか。
   b. 肩関節の牽引は、関節運動学的運動または骨運動のどちらか。
2. 膝の屈曲時の最終域では、どのような種類のエンドフィールが見られるか。
3. 伸展位から肩関節を屈曲してみよ。
   a. 上腕骨が肩甲骨の上で動いているのか、それとも、肩甲骨が上腕骨の上で動いているのか。
   b. 上腕骨の近位端の関節面は凹状か凸状か。
   c. 肩甲骨関節窩の関節面は凹状か凸状か。
   d. 凹関節面が固定された凸関節面上を動いているのか、それとも凸関節面が固定された凹関節面上を動いているのか。
   e. 関節面は関節運動と同じ方向へ動いているか、それとも反対方向へ動いているか。
4. 次の活動で起こる関節副運動の力を特定せよ。
   a. 伸展した肘関節でテーブルにもたれる。
   b. スライドボードを使って車椅子から自動車に乗り移る。
   c. テーブルの片端を持ち上げる。
   d. ビンのふたをひねる。
   e. 子どもの両手をつないで引き上げ、ブランコのように動かす。
5. 歯ぎしりをするときか、口をやや開くときのいずれの場合に、側頭下顎関節（TMJ）（あご）が締まりの位置にあるか。
6. 関節適合性について、プリングルスのポテトチップスを使って、適合の様子を説明せよ（図13-2を参照）。ポテトチップスを、長い方を前後方向にし、長い部分の先端が自分に向くように、2枚重ねて置く。チップスが互いに接触している部分を関節面とする。
   a. 上のチップスの下面の前後方向の形状は凹状か凸状か。
   b. 下のチップスの上面の前後方向の形状は凹状か凸状か。

（次ページへ続く）

復習問題（続き）

　　c. 上のチップスの下面の横方向の形状は凹状か凸状か。
　　d. 下のチップスの上面の横方向の形状は凹状か凸状か。
　　e. これらチップスが関節を表している場合、関節の形状は卵形か鞍形か。
7. 500円玉をテーブルに寝かせた状態から端を軸にして起こすように回転させるとき、どの種類の関節運動学的運動を示しているか。
8. テーブルに500円玉を置き、指ではじいてテーブルの上を滑らせる場合、どの種類の関節運動学的運動を示しているか。
9. 500円玉と100円玉の大きさを比べると、500円玉の方が大きい。500円玉の6時と12時の位置に鉛筆で印をつける。テーブルに100円玉を置く。500円玉を6時の位置が100円玉に接するように起き、そこを軸に500円玉を起こすようにして100円玉の方へ回転させる。
　　a. 500円玉は、12時の位置が100円玉に到達するより先に、100円玉の端に到達するか。
　　b. 500円玉の12時の位置が100円玉の反対端へ到達できるには、転がりに加えて、どの関節運動を用いなければならないか。
10. 消しゴム付き鉛筆の先端をテーブルに付け垂直に持つ。母指と示指で消しゴムをつまみ、先端がテーブルから離れないように指の間で消しゴムを回転させる。これはどの種類の関節運動学的運動を示しているか。
11. 筋の長さが正常な他者の足関節を背屈すると仮定する。この場合、どの種類のエンドフィールが予想されるか。
12. 矢状面で身体を折り曲げ、床に手を触れる。
　　a. 脊椎の前部にはどの種類の力がかかるか。
　　b. 脊椎の後部にはどの種類の力がかかるか。
13. 椅子に腰掛け、後ろを振り返る。脊柱にはどの種類の力がかかるか。
14. 母指中手指節（MCPまたはMP）関節の関節面はどのような形状か。
15. 母指手根中手（CMC）関節の回転運動は、古典的運動または副運動のどちらか。それはなぜか。

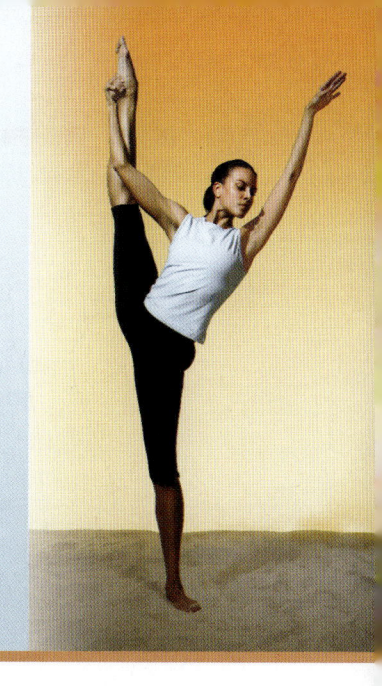

第5章
筋 系

- 筋付着部
- 筋の名称
- 筋線維の配置
- 筋組織の機能的特性
- 筋組織の長さと張力の関係
  - *自動および他動運動不可能*
- 筋収縮の種類
- 筋の役割
- 牽引角度
- 運動連鎖
- 重要なポイント
- 復習問題

筋付着部

　筋が収縮するとき、方向はなく、短縮するだけである。筋の両端が付着されていない状態で刺激を受けると、2つの端は中間部に動く。だが実際には、筋は骨に付着し、1つ以上の関節で交叉しているので、筋が収縮すれば、関節の一方がもう一方へと動く。動きやすい方の骨は通常**停止部**と呼ばれ、固定されやすい方の骨である**起始部**へと動く。例えば、上腕二頭筋が収縮するとき、コップを口に近づけるときなど、前腕は上腕骨へと近づく（図5-1A）。上腕骨は肩関節で軸骨格に付着しているので、固定されやすい。前腕は動きの自在な手に付着しているので、動きやすい。そのため、停止部は起始部の方へ動く。別の言い方

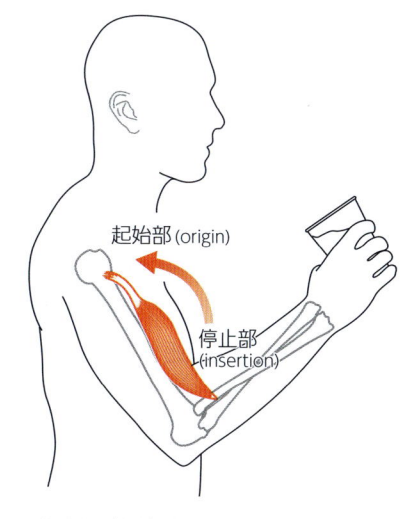

起始部 (origin)

停止部 (insertion)

停止部が起始部の方へ動く

A

図5-1　（**A**）上腕二頭筋の付着部の運動の方向。

40　第Ⅰ部　臨床運動学と解剖学の基礎

図5-1　**(B)** 筋の作用の逆転における上腕二頭筋付着部の運動の方向。

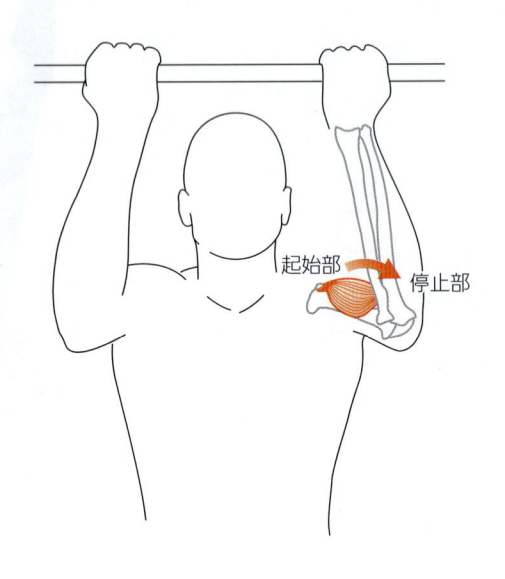

をすると、動きやすい端部ほど、固定されやすい端部へと動くのである。筋付着部に関して言える他のポイントとして、起始部は体幹により近い傾向があり、停止部は遠位端により近い傾向がある。

　この位置関係は、動きやすい方の端部が動きにくくなると逆転する。例えば、上腕二頭筋が収縮するとき鉄棒にぶら下がっていたら、どのようなことが起こるだろうか。上腕二頭筋は肘関節を屈曲していることに代わりはないが、今度は上腕骨が前腕の方に動く。言い換えると、起始部が停止部の方に動くのである(図5-1B)。一部の文献では、この現象を**筋の作用の逆転**(reversal of muscle action)と呼んでいる。しかし、同じ関節運動が起こっていることを認識しておかなければならない(この場合は肘関節の屈曲)。違いは、停止部が起始部の方へ動く代わりに、今度は起始部が停止部の方へ動いている点である。通常は固定されやすい近位の骨が動きやすくなるのである。

　非常に単純化した別の例を考えてみよう。仰向けに寝そべり、膝を胸まで引き上げる。股関節を屈曲する股関節屈筋を使って、大腿部(動きやすい)を胸(固定されやすい)の方へ動かしている、すなわち、停止部を起始部の方へ動かしている。誰かが足を床に固定している場合、大腿骨がより固定されやすい側になり、体幹が動きやすい側になる。股関節屈筋を収縮すると、起始部が停止部の方へ動く。閉運動連鎖運動は、固定される遠位部位と動かされる近位部位に基づいている。これが、筋の作用の逆転を及ぼす別の例である。開運動連鎖および閉運動連鎖については本章の後半で扱う。

筋の名称

　筋の名称から、その筋についてかなりのことが分かる。筋の名称は概ね、次の1つ以上のカテゴリーに分類される。

1. 位置
2. 形状
3. 作用
4. 頭または区分の数
5. 付着部 = 起始部/停止部
6. 線維の方向
7. 筋の大きさ

　前脛骨筋は、その名前が示すとおり、脛骨の前面に位置する。腹直筋は腹部に位置する縦走筋である。僧帽筋は司教の被り物に形が似ており、前鋸筋(図5-2)は前方に鋸歯状の付着部がある。尺側手根伸筋の名前からは、その作用が尺側で手関節を伸展することが分かる。上腕三頭筋は上腕にある3頭の筋であり、大腿二頭筋は大腿部にある2頭の筋である。胸鎖乳突筋(図5-3)は、胸骨、鎖骨および乳様突起に付着している。外腹斜筋および内腹

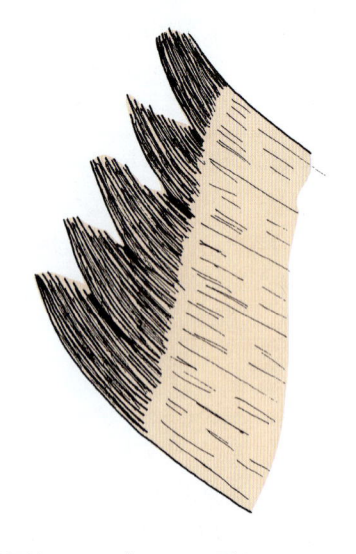

図5-2　前鋸筋はのこぎりの刃の形をしている。

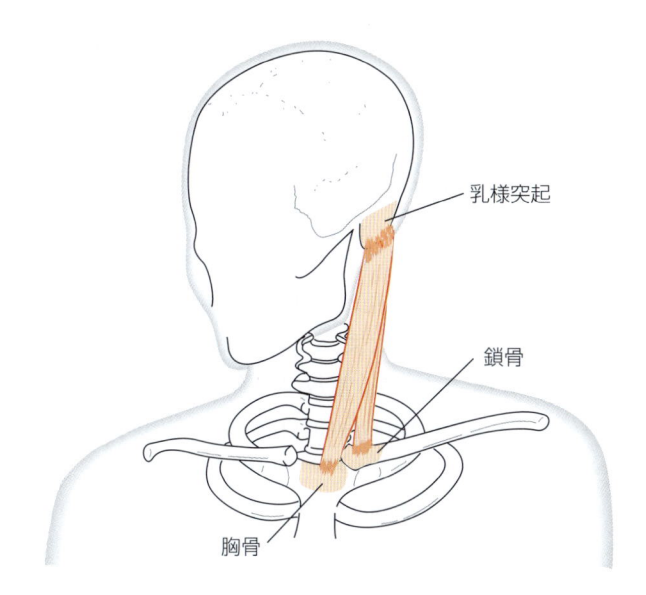

図5-3 胸鎖乳突筋は、胸骨、鎖骨および乳様突起に付着していることから命名されている。

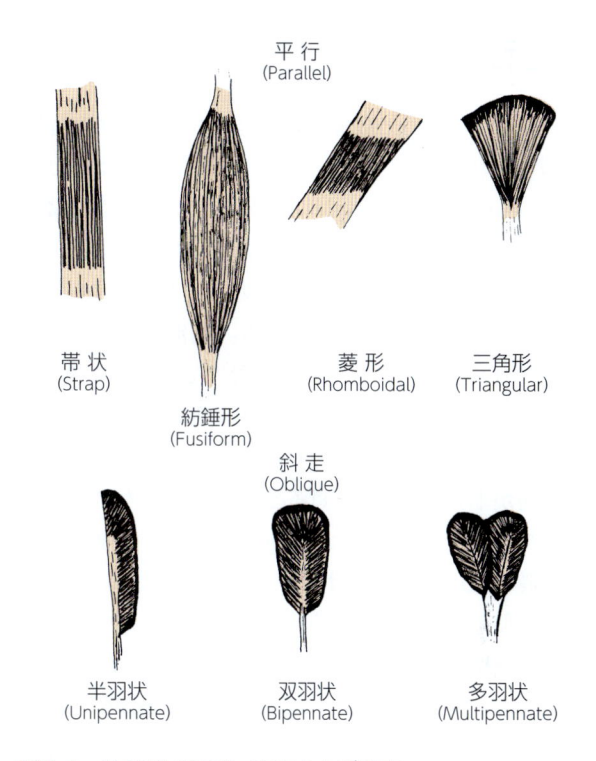

図5-4 筋線維の配置、平走および斜走

斜筋の名称は、線維の方向と相互の位置を表している。同様に、大胸筋および小胸筋の名称は、両筋が同じ部位にありながら片方が他方よりも大きいことを示している。

筋線維の配置

筋線維は筋の長軸と平行または斜めのいずれかの方向で筋に配置されている（図5-4）。**平行筋**線維は一般的に長いため、運動の可動域が大きくなることが望める。**斜走筋**線維は短い傾向があるが、特定の部位当たりの筋線維が平行線維よりも多いため、斜走筋線維は強い筋力が望めるが、平行筋線維よりも望める可動域が小さい。身体には多くの種類の筋線維がそれぞれ備わっている。

平行線維筋には、帯状、紡錘形、菱形（長方形）または三角形の形状が見られる。**帯状筋**は、筋線維が筋の端から端まで走行する、長く薄い筋である。下肢の縫工筋、体幹の腹直筋、頸部の胸鎖乳突筋は、帯状筋の例である。

紡錘筋は、糸紡ぎに使われる紡錘と同じ形をしている。中腹が広く、腱の付着する両端は先細りしている。全てではないが多くの場合、線維が端から端まで走行する。筋の長さや大きさは様々で、長いものも短いものも、大きいものも小さいものもある。紡錘筋の例は肘屈筋、すなわち、上腕二頭筋、上腕筋および腕橈骨筋に見ることができる。

菱形筋は4つの辺があり、通常は平らで、各端部に広い付着部を持つ。この筋の例としては、前腕の方形回内筋、肩甲帯の大・小菱形筋、臀部の大殿筋が挙げられる。

三角筋は平らな扇形で、片端の狭い付着部からもう片側の広い付着部へ線維が放射状に広がっている。この筋の例としては、胸部の大胸筋が挙げられる。

斜走筋は、羽毛が羽軸に付着するように、筋が腱に斜角に付着する羽状の配置をしている。斜走筋の種類には、半羽状、双羽状および多羽状がある。

半羽状筋は羽根の片側のようである。腱中心の縦軸に斜めに付着する短い線維が複数ある。例としては、足根部の後頸骨筋、股関節と膝関節の半膜様筋、手の長母指屈筋が挙げられる。

双羽状筋は羽根そのものの形をしている。線維が腱中心の両側に斜めに付着している。臀部の大腿直筋や手の骨間筋がその例である。

多羽状筋は、多くの腱を持ち、その間に斜めの線維がある。肩部の三角筋および肩甲下筋がこのパターンを表している。

筋組織の機能的特性

　筋組織は、刺激性、収縮性、伸展性および弾性の特性を持つ。身体の組織でこれらの特性を持つものは他にない。これらの特性をよりよく理解する上で、筋には**正常な静止長**があることを知っておくと都合が良い。これは、刺激を受けていないとき、すなわち、力や圧迫がかけられていないときの筋の長さと定義される。**刺激性**は、刺激に反応する能力である。筋は刺激を受けると収縮する。これは、運動神経から受けるような自然刺激の場合もあれば、電流から受けるような人工刺激の場合もある。**収縮性**は、筋が十分な刺激を受けるときに、短縮または収縮する能力である。収縮性によって筋が短縮したり、維持したり、伸張したりする。**伸展性**は、力をかけたときに筋が伸張または伸延する能力である。**弾性**は、伸張力や短縮力が取り去られたときに、正常な静止長にはね返るまたは戻る能力である。チューインガムは伸展性があるが弾性はない。チューインガムを伸ばすことはできるが、力をかけるのをやめても、チューインガムは伸びたままである。バネは、伸展性と弾性の両方を備えている。バネを伸ばすと、伸延する。伸延をやめると、バネは元の長さに戻る。同じことが筋にもいえる。しかし、チューインガムやバネと違い、筋は正常な静止長よりさらに短縮することができる。

　筋の特性は次のようにまとめられる：筋を伸ばすと、伸延する（伸展性）。伸ばすのをやめると、正常な安静位に戻る（弾性）。筋を刺激すると、短縮することによって反応する（刺激性）。その後刺激をやめると、正常な安静位に戻る（弾性）。

筋組織の長さと張力の関係

　張力は筋内に作り出される力を意味する。筋を伸張すると、ゴムバンドを伸ばすような「他動張力」が構築される。他動張力には、筋の非収縮的の構成要素が関わっている。「自動張力」は収縮性の構成要素によるものであり、引き伸ばしたゴムバンドの片端から手を離すことと比較できる。筋の全張力は他動張力と自動張力を合わせたものである。**筋トーヌス**は、安静時でも常に筋に存在するわずかな張力である。筋がいつでも楽に速く作用できるよう準備ができている状態である。

　筋の種類は様々だが、一般的に、筋は正常な静止長の約半分の長さに短縮できると言われている。例えば、約6cmの長さの筋であれば、約3cmに短縮できる。また、短縮できる長さの約2倍、伸長できる。従って、この筋は静止張より3cm長く、合わせて9cmにまで伸張できる。筋の**伸縮幅**は、筋の最大伸張から最小短縮までの距離である。この例では、伸縮幅は6cmとなる（図5-5）。

　筋は通常、関節を可動域全体に動かせるだけの十分な伸縮幅を持つ。このことは、1つの関節だけに広がる筋には必ず当てはまる。だが、複数の関節にまたがる筋は、交叉する全ての関節の組み合わされた可動域で関節を動かせるだけの十分な伸縮幅を持たない場合がある。

　筋における張力の程度を判断する因子の1つが筋の長さである。収縮する前に伸張すると、筋は最も強くなることが示される。これについては多くの例が挙げられる。例えば、ボールを蹴るときのことを考えてみる。最初に股関節を過伸展してから、屈曲させる。言い換えると、股関節屈筋を収縮する前に伸張させるのである。これは、ゴムバンドをパチンとはじく前に手前に引くのと同じである。

　最も効果的に収縮する、最適な筋の可動域がある。ゴムバンドと同様、伸張した状態での収縮は最強であり、短縮した状態ではすぐに収縮力が失われる。このため、二関節筋は、より広い可動域で収縮力を維持できる点で、単関節筋に勝る長所がある。一方の関節で伸張しながら、他方の関節で収縮することができるのである。階段を上るときのハムストリングスについて考える。ハムストリングスの機能は、股関節を伸展し、膝関節を屈曲することである。階段を上るとき、まずは股関節と膝関節を屈曲する（図5-6A）。これにより股関節でハムストリングスが伸張され、

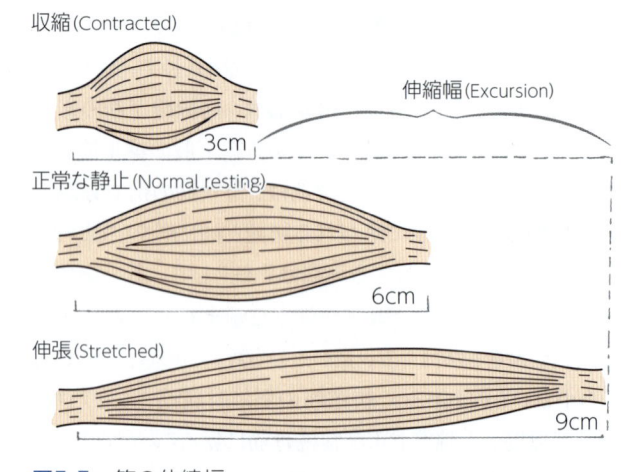

図5-5 筋の伸縮幅

膝関節で短縮される。次に、股関節を伸展（筋が短縮）しながら、膝関節も伸展（筋が伸張）する（図5-6B）。すなわち、ハムストリングスが股関節で短縮されながら、膝関節で伸張される。従って、長さと張力の最適な関係を可動域全体で維持することができる。

自動および他動運動不可能

単関節筋では、関節によって可能な可動域よりも筋の伸縮幅が大きくなる。しかし、二関節筋や多関節筋では、関節によって組み合わされた可動域よりも筋の伸縮幅が小さくなる。筋内の張力は、両端で不十分になる。それ以上伸張も短縮もできないのである。Brunnstromは、*active / passive insufficiency*（自動および他動運動不可能）という用語を用いて、こうした状態を説明している。

筋がこれ以上短縮できない状態を *active insufficiency*（自動運動不可能）という。自動運動不可能は作動筋（収縮している筋）に起こる。ハムストリングスを例に考える。ハムストリングスは大腿後部に位置する二関節筋である。股関節の伸展と膝関節の屈曲を行う。股関節の伸展または膝関節の屈曲のいずれかを行うのに十分な張力があるが、両方同時に行うには不十分である。膝を屈曲しながら股関節を伸展する場合、膝関節を可動域の最後まで屈曲できないことがわかる。筋は両方の関節で同時に収縮（短縮）できるだけの十分な力を備えていない。（図5-7A）。筋は自動運動が不可能になっている。可動域がまだ存在することを確認するため、足首をつかんで引き上げ、膝関節をさらに屈曲させてみる（図5-7B）。この運動を行う際は、筋痙攣を起こさないよう注意したい。言い換えると、両関節で同時に収縮しているこの二関節筋において、筋（ハムストリングス）は、関節（股関節と膝関節）が可動域を使い切るより前に収縮性を使い切ってしまうのである。

passive insufficiency（他動運動不可能）は、筋線維への損傷なしに筋がこれ以上伸張できないときに起こる。他動運動不可能は、拮抗筋（作動筋からみて関節の反対側にあり、弛緩している筋）に起こる。「動筋」と「拮抗筋」については本章の後半で詳しく説明する。

ハムストリングスを他動運動不可能の例として考える。ハムストリングスは各関節それぞれで十分に長く伸展できる（股関節の屈曲または膝関節の伸展）が、両方ではできない。膝関節を屈曲しながら股関節を屈曲する場合は、

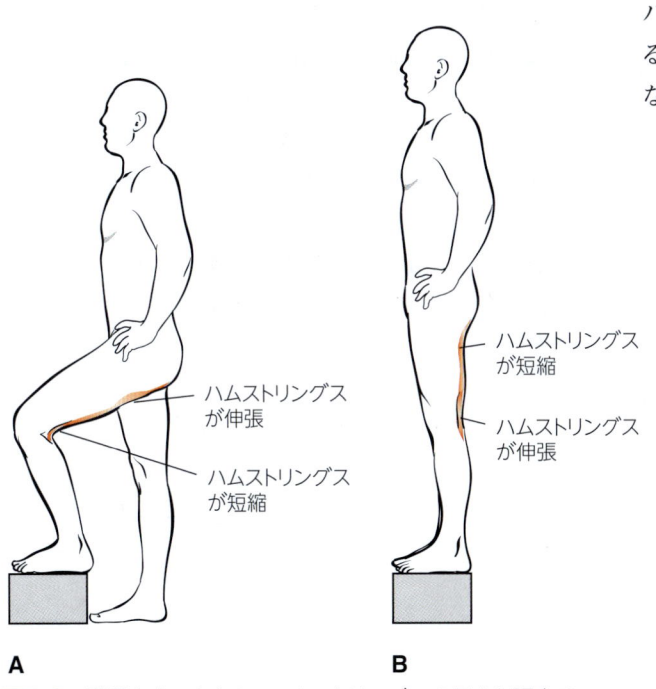

図5-6 階段を上るときの、ハムストリングスの長さと張力の最適な関係。**(A)** 足を階段に乗せたとき、ハムストリングスは股関節で伸張されながら、膝関節で短縮される。**(B)** 上るには、股関節の伸展（ハムストリングスは収縮すなわち短縮している）と膝関節の伸展（ハムストリングスは伸張されている）が必要である。

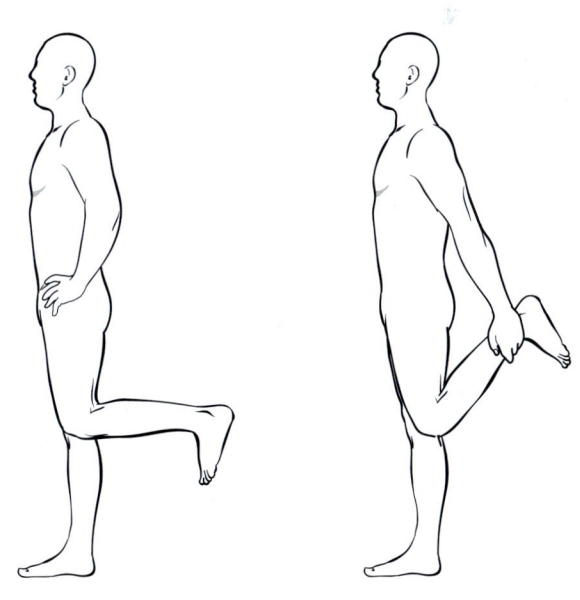

可能な自動膝関節屈曲の程度　　可能な他動膝関節屈曲の程度
　　　　A　　　　　　　　　　　　　　B

図5-7 ハムストリングスの自動運動不可能。

可動域を十分に動くことができる。図5-8Aから分かるように、股関節と膝関節を屈曲すれば、床に指先で触れることができる。ハムストリングスは、1つの関節（股関節）でのみ伸張されている。また、股関節を伸展しているときは、ハムストリングスが股関節でのみ伸展されているので、膝関節を完全に伸展することもできる（図5-6Bを参照）。ところが、膝関節を伸展しながら股関節を屈曲して床に指先で触れようとすると、股関節を完全に屈曲する前に、大腿後部が痛くなってしまう。ハムストリングスが中止を訴えているのだ。両関節で同時に伸張されて、他動運動が不可能になったのである。もはや伸張させることはできない。

ストレッチ

一般的に、拮抗筋が他動運動不可能になる（さらに伸張できない）前に、作動筋が自動運動不可能になる（さらには収縮できない）。筋を意図的に伸張して正常な静止長を維持あるいは回復するとき、この概念を用いる利点がある。かなりの柔軟性を要する活動では、筋の静止長を伸ばすためにストレッチが行われる。これらのいずれの状況でも、弛緩した筋にストレッチを行わなければならない。筋（通常は二関節筋）を、痛みの限界がくるまで全ての関節で同時に伸張する肢位にする。ハムストリングスを伸張したい場合は、膝関節を伸展し、股関節を痛みまでは感じないまでも違和感を覚える地点までゆっくりと屈曲する。単関節筋を伸張するには、その単関節筋の交叉しない関節で二関節筋を弛ませておく必要がある。例えばヒラメ筋（足関節にのみ交叉）を伸張するには、腓腹筋（足関節と膝関節を交叉）を膝関節で弛ませておく必要がある。これにより、足関節を背屈しながら膝関節を屈曲することができる。さもないと、膝が伸展しているときに足関節を背屈しようとすると、ヒラメ筋よりも腓腹筋をストレッチすることになる。

異なる状況に合わせて、ときとして異なる結果を得るために、様々なストレッチ方法が用いられる。これらの様々な方法は、重要ではあるが本書の範囲を超えるため、ここでは扱わない。

筋の腱作用（テノデーシス）

手を開いたり閉じたりする運動の一部は、他動運動不可能の原則によって行われる。指屈筋および指伸筋は多関節筋である。これらは、手関節、中手指節（MCPまたは、MC）関節、近位指節間（PIP）関節および、場合により遠位指節間（DIP）関節を交叉する。二関節筋または多関節筋が同時に全ての関節で十分に伸張できないことは既に述べた。さらに付け加えなければならないことがある。屈曲した肘を回内位でテーブルに休め、弛緩し、手関節を下向きに屈曲させると、指が他動的に伸展しがちになることに気づく（図5-9A）。逆に、前腕を回外して、手関節を伸展に弛緩させると、指は閉じがちになる（図5-9B）。これらの腱がわずかに張ると、指の開閉はさらに顕著になる。これを、**テノデーシス**または**筋の腱作用**（tendon action of a muscle）という。四肢麻痺があり指の開閉が随意にできない人は、この原理を用いて軽いものを握って放すことができる。前腕を回外することにより、手の重みと重力を手首にかけて過伸展させるのである。これにより指が閉じ、軽く握ることができる。前腕を回内して手首を屈曲させると、指が開き、物を放すことができる。

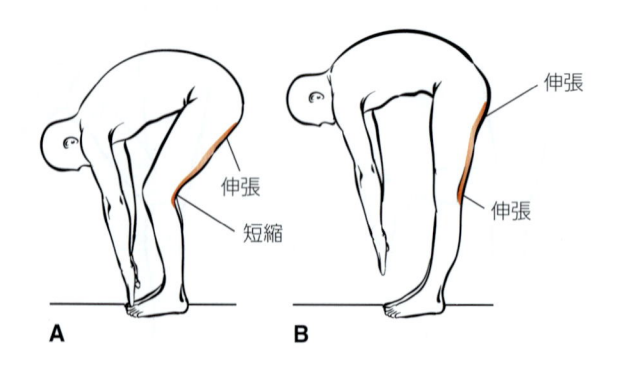

図5-8 ハムストリングスの他動運動不可能。**(A)** 1つの関節でのみ伸張されているハムストリングスは可動域がより広い。**(B)** 両関節（股関節と膝関節）で筋を伸張することにより、個々の関節可動域は小さくなる。

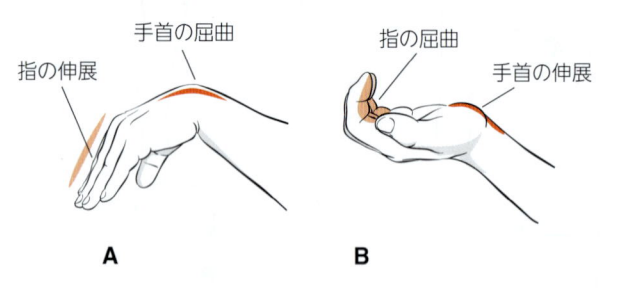

図5-9 指屈筋と指伸筋で示す、腱固定すなわち他動運動不可能の機能的使用。
各筋群は、手関節、MP関節、PIP関節およびDIP関節で同時に伸張できない。**(A)** 手関節を屈曲し指の伸展を及ぼすと、指伸筋の他動運動不可能が起こる。**(B)** 手関節を伸展し指の屈曲を及ぼすと、指屈筋の他動運動不可能が起こる。

筋収縮の種類

　基本的な筋収縮には、等尺性収縮、等張性収縮および等速性収縮の3種類がある。**等尺性収縮**は、筋が収縮し、筋の長さを変えないで力が生まれるときにおこる(図5-10A)。長さが同じであることから、「等尺性」と名づけられている。この作用を実際にやってみるには、座位をとり、右手を大腿部の下に置いて、左手を右上腕二頭筋に置く。そこで、右手を上に引く。言い換えると、右の肘関節の屈曲を試みる。肘関節には実際の運動は起こらないが、筋の収縮が感じられることが重要である。これが右上腕二頭筋の等尺性収縮である。筋は収縮したが、関節運動は起こらなかったのである。

　今度は、手にバーベルを持ち、肘関節を屈曲して肩までバーベルを持ち上げる(図5-10B)。上腕二頭筋の収縮が感じられ、今度は関節運動を伴う。これが**等張性収縮**であり、筋が収縮し、筋長と関節の角度が変わるときに起こる。

　文献によっては、等尺性収縮を「静的収縮」または「緊張性収縮」、等張性収を「一過性収縮」と説明される場合がある。これらの用語は基本的には同じものを意味するが、使用されなくなってきており、これらの用語間の特定の違いはもはや今日的な意味をもたない。

　「等張性」は、緊張または張力が同じであることから名付けられている。筋内に生まれた張力が可動域で一定ではないと感じられるため、この用語を用いることに批判は多い。そのため、この用語はそのうちの2種類ほど重要ではない。等張性収縮はさらに、求心性収縮と遠心性収縮に分けることができる。**求心性収縮**は、関節運動が見られ、筋が短縮して筋付着部(起始部と停止部)が相互に近付くときに起こる(図5-10B)。前述の通り、バーベルの持ち上げは上腕二頭筋の求心性収縮の例である。

　台にバーベルを戻しながら上腕二頭筋の触診を続けると、関節運動が肘の伸展であっても上腕二頭筋(三頭筋ではない)が収縮を続けていることが感じられる。この場合起こっているのが、上腕二頭筋の「遠心性収縮」である。**遠心性収縮**は、関節運動があるが、筋が伸延するように見える、すなわち筋付着部が引き離されるときに起こる(図5-10C)。バーベルを肩の高さまで持ち上げた後、上腕二頭筋を弛緩すると、手と前腕に引力がかかり、バーベルが台まで引き落とされる。上腕三頭筋を用いて肘関節を(短縮的に)伸展した場合、手とバーベルはすごい力と速さで台に引き戻される。しかし、バーベルを台にゆっくりと戻すことによって、引力の速度が遅くなる(減速)。これは、上腕二頭筋(肘関節屈筋)を遠心性収縮することにより行う(肘関節屈筋)。

　遠心性収縮は「伸張性収縮」と呼ばれることがある。筋は全体的に見れば伸張しているが、顕微鏡レベルでは短

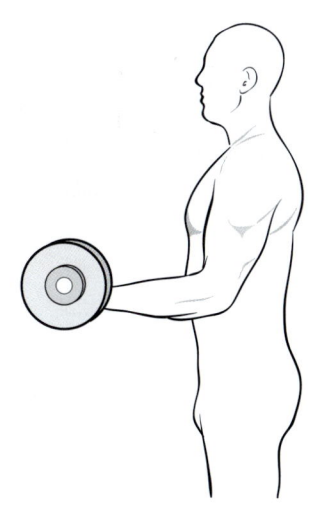

A 等尺性収縮
(Isometric contraction)：
− 関節の角度は変わらない
− 筋長は変わらない

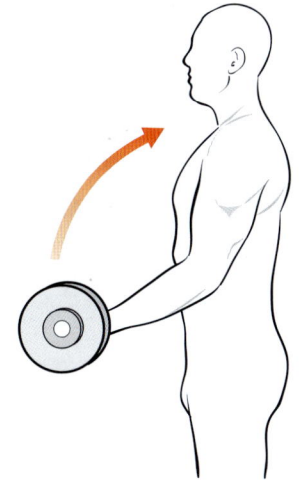

B 求心性収縮
(Concentric contraction)：
− 関節の角度は変わる
− 筋長は短縮する

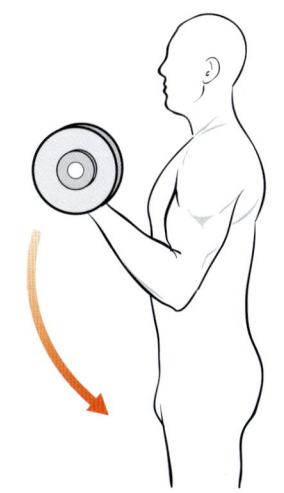

C 遠心性収縮
(Eccentric contraction)：
− 関節の角度は変わる
− 筋長は伸延する

図5-10　筋収縮の種類:**(A)**等尺性、**(B)**求心性および**(C)**遠心性。

縮しているため、この用語は紛らわしい。筋が実際に行っているのは、短縮した肢位から正常な安静位に戻ることである。遠心性収縮は、求心性収縮よりも大きな力を及ぼすことができる。

異なる種類の筋収縮が様々なエクササイズによく使用される。大腿四頭筋のセッティングエクササイズは、大腿四頭筋の等尺性収縮である。膝関節の屈伸は等張性収縮である。椅子に腰掛け、膝関節を伸展するのは大腿四頭筋の求心性収縮である（図5-11）のに対し、膝関節を屈曲して開始位置に戻すのは大腿四頭筋の遠心性収縮である。床にうつ伏せに寝そべり、膝関節を90度屈曲する場合は、ハムストリングスの求心性収縮を行っている。膝関節を真っ直ぐに伸ばす場合は遠心性収縮である。一体何が起こっているのだろうか。座りながら膝関節を真っ直ぐ伸ばす、および、うつ伏せで膝関節を曲げる運動では、下腿部が重力に逆らって動いている。筋は「重力に逆らって」動くために加速が必要である。座りながら膝関節を曲げる運動やうつ伏せで膝関節を真っ直ぐ伸ばす運動では、部位を「重力に従って」動かすので、実際には重力を減速させる。一般に、遠心性収縮は減速的活動に用いられ、求心性収縮は加速的活動に用いられる。

従って、2つの種類の等張性収縮はそれぞれ次の特徴を備える。

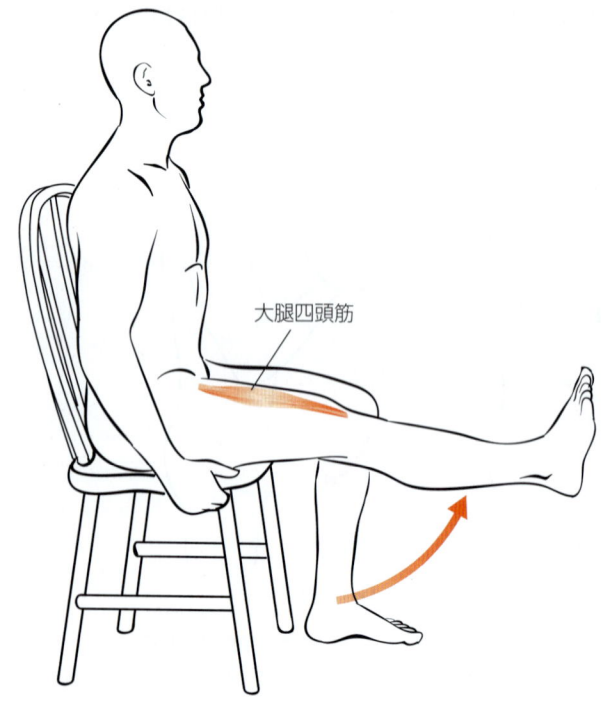

求心性収縮
1. 筋付着部が相互に近づく。
2. 運動は通常、重力に逆らって起こる（上げる運動）。
3. 加速的活動である。

遠心性収縮
1. 筋付着部は相互に離れる。
2. 運動は通常、重力に従って起こる（下げる運動）。
3. 収縮は減速的活動で用いられる。

表5-1は、求心性収縮と遠心性収縮の違いと実行される作用によってどのように変わるのかがよく分かる例を示している。対立する2つの筋作用（回外筋と回内筋など）についていずれも同じことがいえる。

ただし、全ての求心性収縮および遠心性収縮が重力に逆らってあるいは重力に従って作用するわけではない。言うまでもなく例外はある。例を挙げてみる。座位で膝関節を屈曲するときに、他者がそれに抵抗を加える場合である。さて、どの筋群がどの種類の収縮をしているだろうか。答えは、ハムストリングス（膝関節屈筋）の求心性収縮である。この場合、下腿部は下向きに（重力に従って）動いているが、重力は減速されていない。力（他者の抵抗）が重力の引く力に勝るためである。従って、膝関節屈筋は重力よりも大きい外部抵抗に対して収縮している。

図5-11 大腿四頭筋の求心性収縮

表5-1　求心性収縮と遠心性収縮の比較

収縮の種類	自動収縮筋群	関節運動
求心性	屈筋	屈曲
求心性	伸筋	伸展
求心性	外転筋	外転
求心性	内転筋	内転
求心性	内旋筋	内旋
求心性	外旋筋	外旋

収縮の種類	自動収縮筋群	関節運動
遠心性	屈筋	伸展
遠心性	伸筋	屈曲
遠心性	外転筋	内転
遠心性	内転筋	外転
遠心性	内旋筋	外旋
遠心性	外旋筋	内旋

別の例を考える。通常、肩関節を用いて上腕を下に伸展するには、重力を減速しているため、遠心性収縮が起こる。しかし、吊り下げ滑車のハンドルにつかまって肩関節進展へと下げるとき、肩関節伸筋の求心性収縮を行っている。上腕が重力の向きに動いているとき、重力よりも大きい力（吊り下げ滑車の重み）に打ち勝っている。これを確証するには、滑車のハンドルをつかみながらも、肩の筋を弛緩してみる。上腕が地面の方へ降りないことに気づく。これはなぜか。滑車の重みが重力よりも大きいからである。

次に、ゆっくりと制御しつつ、滑車のハンドルを開始位置へと戻す（肩関節の屈曲）場合は、肩伸筋の遠心性収縮を行っている。なぜか。重力には逆らって動いている（上げる運動）。しかしこの場合は、外力（滑車の重み）を減速している。

弾性チューブは、エクササイズしながら抵抗をかける一般的な方法である。求心性収縮を行う際に効果的に用いることで、遠心性収縮を大幅に制限できる。ドアの上部に弾性チューブを固定して引き下げると、吊り下げ滑車の作用を真似することができる。引き下げは、肩伸筋の求心性収縮である。ただし、弾性チューブを用いて開始位置に戻ることは、滑車を用いた遠心性収縮ほど効果的ではない。最初の運動は強い遠心性収縮だが、弾性の張力はすぐに失われてしまう。そのため、遠心性収縮にチューブを用いるには、運動の最初のうちだけに行うこととし、範囲全体に効果的であるとは思わない方がよい。前腕の回内および回外など、小さい範囲での遠心性収縮は弾性チューブを用いて効果的に行えるが、肘関節の屈曲および伸展などの広い範囲では効果的ではない。

重力の影響が最小になるような肢位にするとき、筋の収縮は短縮性である。背臥位になり、肩関節を屈曲および伸展する場合、屈筋と伸筋の収縮は短縮性である。筋力が重力に逆らえないほど弱い場合、療法士は患者を**重力の影響を受けない**(gravityeliminated)肢位にしてエクササイズを行う。屈曲および伸展の場合、重量の影響を受けない肢位は側臥位である。筋は動かせるだけの筋力はあるが、重力に勝てるまたは重力を減速させる力はない。台に座るか横に膝で立ち、上腕を台の上に肩の高さで安静にする。重量の影響を受けない運動の例は、台で支えられた腕の重みを用いて、上腕を水平内転および外転して前後に動かすことである。

次に、一般的ではないが見られる種類の筋収縮は**等速性収縮**である。これは、特殊な装置を用いた場合のみ行える。等速性収縮を及ぼすために導入されたのは、Cybex Orthotronという装置である。等速性収縮によって、部位への抵抗は様々に変化するが、速度は変わらない。これが、抵抗が一定であるが速度の変化する等張性収縮との違いである。

2.5kgのダンベルを下腿部に装着する人の例を考える。この人が膝を真っ直ぐ伸ばしてから屈曲（等張性収縮）する間、抵抗の量は同じである。この2.5kgのダンベルは可動域を通じて2.5kgのままである。牽引角度などの他の要因によって、下腿部を中間に、そして可動域の終端に動かすことは、始めよりも容易になる。言い換えると、下腿部を動かすことのできる速度は、可動域において変化する。

等速性収縮では、速度はあらかじめ設定されており、どれほどがんばって押してみても変わらない。しかし、一生懸命押せば装置からより強い抵抗が及ぼされるし、一生懸命押さなければ、抵抗は小さくなる。

なぜ、等速性筋収縮が重要なのであろうか。他の収縮運動のエクササイズと比較した等速性エクササイズについての詳しい説明は、治療エクササイズの説明で扱うことが最適であるが、本書の範囲を超えている。しかし、2つの重要な利点がある。等速性エクササイズでは可動域において及ぼされる抵抗の程度を変更または調整できるが、等張性エクササイズではそれができない。筋の両端部は中間部ほど強くないために、これが重要になる。筋は中間部位が最も強いため中間部にはより強い抵抗をかけ、両端部ではそれほどかける必要はない。等張性エクササイズはこれができないため、可動域のうち弱い部位により強く抵抗をかける場合や、強い部位においては十分に抵抗をかけない場合がある。

疼痛に応じて、抵抗を適応させることも重要である。エクササイズの間に突然疼痛が発生する場合、人はエクササイズをやめるか、強く作用させないようにする。等張性収縮では、この反応を素早く、安全に起こすことができない。等速性収縮では、人が作用をやめると装置が止まる。強く収縮させなければ装置からの抵抗が及ぼされない。

等速性エクササイズの価値を少しでもお分かりいただけただろうか。しかし、欠点もある。例えば、等速性エクササイズには特殊な装置が必要であり、その装置は高価である。これらの全種類の筋収縮には時間も場所も要する。

表5-2 筋収縮の種類

種類	速度	抵抗	関節運動
等尺性	一定	一定（0度/秒）	×
等張性	変化	一定	○
等速性	一定	変化（適応）	○

これらの違いを認識することが重要である。表5-2にこれらの筋収縮の主な違いをまとめる。

筋の役割

　筋は、実施される運動、運動の方向、相対する抵抗などの変数によって、関節運動の間に異なる役割を担う。これらの変数が変化すると、筋の役割も変わる。筋が担う役割は、動筋、拮抗筋、安定筋または中和筋のいずれかである。**動筋**は運動を引き起こす筋または筋群である。**主動作筋**と呼ばれることもある。効果的ではないものの、その運動を補助する筋は、**補助動筋**という。筋が主動筋か補助動筋のいずれかを決定する因子としては、大きさ、牽引角度、効力および収縮能力が挙げられる。肘関節屈曲の間、上腕二頭筋が動筋であり、その大きさおよび牽引角度から円回内筋が補助動筋である。

　拮抗筋は、作動筋の対立運動を行う筋である。肘関節屈曲の場合、拮抗筋は上腕三頭筋である。筋の役割が特定の関節運動に特有であることを忘れてはならない。肘関節伸展では、上腕三頭筋が作動筋で上腕二頭筋が拮抗筋である。だが肘関節屈曲では、上腕二頭筋が作動筋で上腕三頭筋が拮抗筋である。

　拮抗筋は、作動筋に対立する可能性を持つが、作動筋が作用している間は通常は弛緩している。拮抗筋が作動筋と同時に収縮するとき、**同時収縮**が起こる。同時収縮は、正確さが必要な場合に起こる。一部の専門家は、難しい作業を学ぶときには同時収縮が一般的に起こるため、作業を習得すると同時収縮活動は消える傾向にあると感じている。

　安定筋は、部位を補助また強固にして、作動筋をより効果的に作用させる筋または筋群である。例えば、腕立て伏せをするとき、作動筋は肘関節の伸筋である。腹筋（体幹屈筋）は、上腕で体幹を上下する間、体幹を真っ直ぐに保つための安定筋として作用する。安定筋は、「固定筋」と呼ばれることもある。

　重要なことは、筋は作用する方向を意識しないことである。筋が2つ以上の作用を行えるが1つだけしか必要がない場合、**中和筋**が収縮して不要な運動を行わないようにする。例えば、上腕二頭筋は肘関節の屈曲と前腕の回外が行える。肘関節の屈曲だけを行いたい場合、回外要素は不要となる。そのため、前腕を回内する円回内筋が収縮して、上腕二頭筋の回外要素に反対に作用し、肘関節の屈曲だけを行わせる。中和筋は筋に複数の役割を行わせることもできる。手関節の尺側偏位がその例である。尺側手根屈筋は、手関節の屈曲と尺側偏位を及ぼす。尺側手根伸筋は、伸展と尺側偏位を及ぼす。尺側偏位では、これらの筋が収縮し、2つのことを行う。すなわち、手関節の尺側偏位の作動筋として作用しながら、相互の屈曲・伸展要素を中和するのである。

　共同筋は、特定の運動を強化するために、他の一つ以上の筋と協働する筋である。作動筋、補助動筋、安定筋および中和筋の役割を含めてこの用語を用いる文献がいくつかある。この用語の欠点は、筋が作用していることを意味しているが、どのように作用しているかについては示していない点である。

牽引角度

　筋が特定の関節運動で担う役割は、複数の因子によって決まる。筋が主要な役割（主動筋）を担うのか、副次的役割（補助動筋）を担うのか、あるいは、全く役割を持たないのかは、筋の大きさ、牽引角度、可能な関節運動、および関節軸に対する筋の位置などによって決まる。筋を、特に同じ作用を行う他の筋と比較して図示すると、大きさが決定因子となることが分かる。例えば、上腕三頭筋の大きさと肘筋の大きさを比較してみる（図11-17および11-18を参照）。肘筋が上腕三頭筋と比べて関節運動にほとんど影響を及ぼさないことは一目瞭然である。次に、特定の関節が可能な運動を知る。肘関節の場合、可能な運動は屈曲と伸展である。上腕三頭筋と肘筋は関節軸後方の関節に交叉している。上腕三頭筋は肘筋よりかなり大きいため、肘関節を後方に交叉し、伸筋が肘関節後方を交叉

するはずなので、論理的には上腕三頭筋が肘関節伸展の主動筋となる。

　全ての筋の作用が明白なわけではない。通常、牽引角度は主要な因子である。大半の筋は対角状に引く。トルクについて第8章で取り上げるように、大半の筋は、牽引の対角線を持つ。その牽引の対角線は垂直な力と水平な力の合力である。肩甲帯の場合、垂直の牽引角度の大きい筋は、肩甲骨を上下に引く（肩甲骨を挙上または下制する）のに効果的である。水平牽引が大きい筋は、肩甲骨を内外へ引く（外転または内転する）のに効果的である。水平牽引と垂直牽引が等しい筋は、両運動において役割を持つ。図5-12は、各例である。肩甲挙筋は垂直要素が強く、僧帽筋中部は水平要素が強く、菱形筋は両方向への牽引力が等しい。第9章で説明するとおり、肩甲挙筋は肩甲骨挙上の主動筋であり、僧帽筋中部は内転の主動筋であるのに対し、菱形筋は挙上と内転両方の主動筋である。

運動連鎖

　開運動連鎖と閉運動連鎖の概念は、運動とエクササイズが含まれている。まず用語について説明すると、運動連鎖は運動が可能となるようにつながれた一連の強いリンクで構成されている。これらのリンクがあることにより、あるリンクの運動が予測可能な方法で他のリンクでの運動を引き起こす。これを人体に適用すると、**閉運動連鎖**は遠位部位を固定（閉鎖）し、近位部位を動かす必要がある（図5-13）。例えば、座位から立ち上がるとき、膝を屈曲すると股関節と足関節が動きやすい。足を地面に固定すると、股関節と足関節に運動を及ぼさずに膝関節を動かす方法はない。

　しかし、座位のまま膝関節を伸展する場合、股関節と足関節は動かない。これは**開運動連鎖**運動である。近位部位が固定されたままで遠位部位が自由に動く（図5-14）。開運動連鎖運動では、多くの方向で四肢が自由に動く。例えば、ベッドに寝そべって上腕を宙に浮かせる場合、肩関節、肘関節、手関節および手は同時にまたは個々にあらゆる方向を自由に動く。これは開運動連鎖運動である。遠位部位は固定されていないが自由に動く。

　だが、空中ブランコのバーをつかむとき、手すなわち遠位部位は固定、つまり閉鎖される。肘関節を屈曲するとき、肩関節は伸展させなければならない。肘関節を伸展するとき、肩関節は屈曲させなければならない。閉運動連鎖運動では、四肢が予測可能な制限された方向へ動く。上肢の閉運動連鎖運動の他の例は、松葉杖歩行時およ

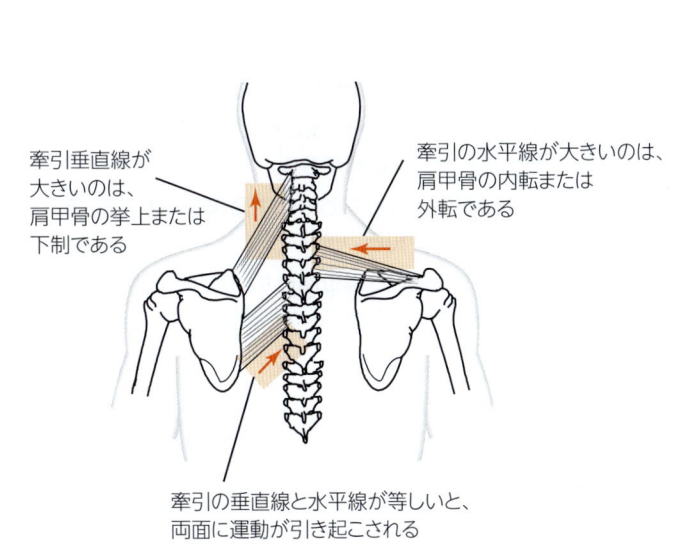

牽引垂直線が
大きいのは、
肩甲骨の挙上または
下制である

牽引の水平線が大きいのは、
肩甲骨の内転または
外転である

牽引の垂直線と水平線が等しいと、
両面に運動が引き起こされる

図5-12　筋作用の決定因子としての牽引角度。

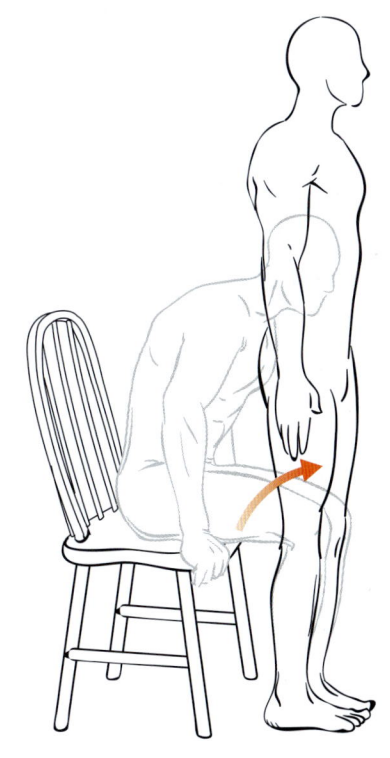

近位部位が動く

遠位部位が固定

図5-13　閉運動連鎖

近位部位が固定

遠位部位が動く

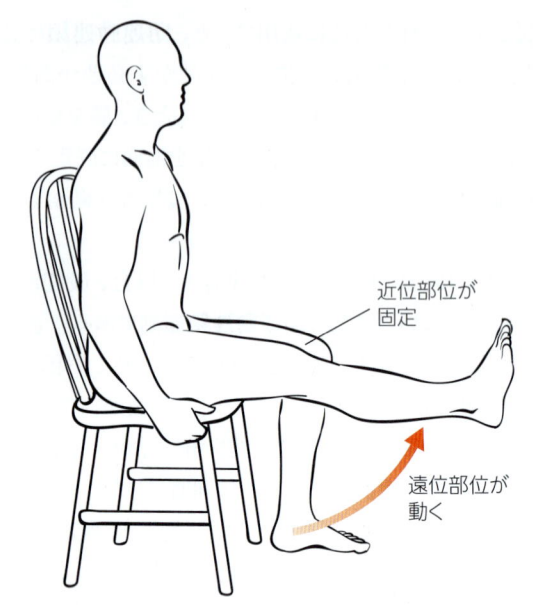

図5-14　開運動連鎖

表5-3	エクササイズの用語
求心性	**遠心性**
通常は開運動連鎖	開・閉運動連鎖のどちらもあり
通常は負荷をかけない	負荷をかける場合とかけない場合あり
開運動連鎖	**閉運動連鎖**
通常は求心性または遠心性	通常は求心性または遠心性
通常は負荷をかけない	通常は負荷をかける
非負荷	**負荷**
通常は求心性または遠心性	通常は遠心性
通常は開運動連鎖	通常は閉運動連鎖

び車椅子を押すときに起こる。松葉杖の先（遠位部位）は地面に固定され、身体（近位部位）が動く。車椅子の縁に置いた手は遠位部位であり、手の近位の関節は連鎖的に動く（肘関節が伸展して肩関節が屈曲する）。

　閉運動連鎖エクササイズ器具としては、ベンチプレス、ローイングマシン、サイクリングマシン、ステッパーなどがある。開運動連鎖エクササイズ器具の例としては、Cybexやウェイトトレーニング機器がある。徒手筋力検査法（MMT）はすべて開運動連鎖の運動である。トレッドミルテストは、開運動連鎖および閉運動連鎖を組み合わせたものである。負荷をかけた部分は閉運動連鎖運動で、負荷をかけない部分は開運動連鎖である。

　表5-3に本章の概念の相互関係を図示する。これらの一般的な説明であり絶対的なものではない。

重要なポイント

- 筋の両端を起始部または停止部という。
- 通常、停止部は起始部の方へ動く。
- 起始部が停止部の方へ動く場合を筋の作用の逆転という。
- 自動運動不可能は、筋がこれ以上収縮できないときである。
- 他動運動不可能は、筋をこれ以上伸ばせないときである。
- 筋組織は、刺激性、収縮性、伸展性および弾性がある。
- 筋線維は平行または斜めに配置されており、それぞれ可動域または力に有利である。
- 筋収縮には、等尺性、求心性または遠心性という3つの基本的な種類がある。
- 筋は特定の状況に応じて、主動作筋、拮抗筋、安定筋または中和筋の役割を果たす。
- 運動連鎖運動は、遠位部位が固定（閉）されているか自由に動く（開）かによって異なる。

復習問題

1. 筋が収縮するとき、通常は遠位付着部が近位付着部の方へ動く。
    a. 遠位付着部の別名は何か。
    b. 近位付着部の別名は何か。
2. 近位端が遠位端へと動く筋収縮を意味する用語は何か。
3. 橈側手根屈筋は手関節の屈曲と橈側偏位を行う。尺側手根屈筋は手関節の屈曲と尺側偏位を行う。
    a. 2つの筋が作動筋として作用する手関節の動作は何か。
    b. 筋が拮抗筋として作用する手関節の動作は何か。
4. 次の表は3つの筋の股関節運動を示している。股関節伸展を行おうとするとき、次の問いに答えよ。

筋	伸展	外旋	内旋
大殿筋	X	X	
ハムストリングス	X		
小殿筋			X

    a. これらの筋のうち、股関節伸展の主動作筋として作用しているものはどれか。
    b. 主動作筋が股関節伸展だけを行うには、どの運動を抑制する必要があるか。
    c. 不必要な運動を抑制するため、どの筋が中和筋として作用する必要があるか。
5. 筋が関節可動域に余裕があるにも関わらずこれ以上筋が収縮できなくなる状態を何というか。
6. 歩いて丘を下るとき、大腿四頭筋は求心性収縮または遠心性収縮のどちらを起こすか。
7. 座って、手にバーベルを持ち、前腕を回内し、肘関節を屈曲し、肩関節を内旋させ、手をゆっくりと横に挙げていく。
    a. 肩関節での関節運動は何か。
    b. 肩関節の筋で起こっている収縮は、等尺性、求心性または遠心性のどれか。
    c. 肩関節で収縮しているのは、どの筋群か。
    d. 肘関節で起こっているのは、どの種類の筋収縮か。
    e. 肘関節で収縮しているのはどの筋群か。
8. バーベルを持った手を横に置いて背臥位になり、バーベルを肩の上で持ち上げる。（ヒント：可動域に対する重力の影響について考えよ。）。
    a. 肩関節で起こっている関節運動は何か。
    b. 運動の最初の90度に起こっている筋収縮は求心性か遠心性か。
    c. 肩関節屈筋または伸筋はこの作用に関係しているか。
    d. 運動の次の90度に起こっている筋収縮は求心性か遠心性か。
    e. 肩関節屈筋または伸筋はこの作用に関係しているか。
9. 次の活動は、開または閉運動連鎖活動のどちらか。
    a. 車椅子の運転
    b. 重錘カフを用いたエクササイズ
    c. 吊り下げ滑車
10. 肩関節の外転および内転を重力の影響を受けずに行うには、どのような肢位をとればよいか。
11. 肩関節の屈筋にはなるが肩関節の外転筋にはならない、有効な牽引角度を持つ筋の場合、その表面で肩関節を広げる必要はあるか。
12. 大腿直筋は股関節を屈曲し、膝関節を伸展する。内側広筋は膝の伸展のみを行う。どのような肢位をとれば、股関節と膝関節が内側広筋を伸張できる位置になるか。
13. 筋に非常に強い負荷をかける場合、筋線維の配置はどのようであればよいか。
14. 筋を非常に広い範囲で収縮させたい場合、筋線維の配置はどのようであればよいか。
15. 筋組織特性の用語について
    a. ゴムバンドには不可能で、筋に可能なことは何か。
    b. チューインガムにはなく、ゴムバンドには備わる特徴は何か。

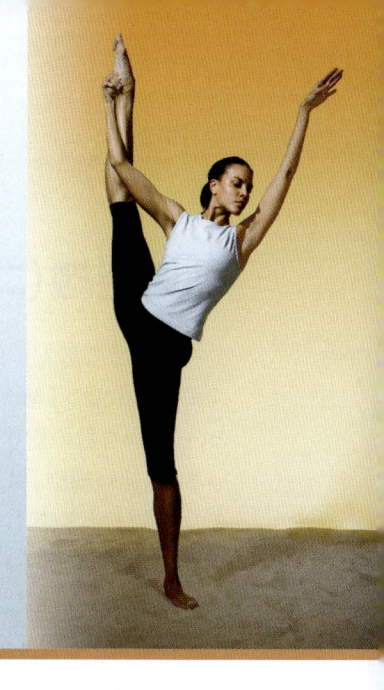

第6章
神経系

神経組織（ニューロン）
中枢神経系
　脳
　脊髄
末梢神経系
　脳神経
　脊髄神経
　脊髄レベルの機能的重要性
　神経叢の構成
中枢神経系と末梢神経系の
一般的な病態
　中枢神経系の一般的な病態
　末梢神経系の一般的な病態
復習問題

　神経系は人体の中でも非常に複雑な仕組みで、身体の他の全ての系を制御、刺激および統合している。図6-1の通り、神経系は解剖学的に、脳と脊髄を含む中枢神経系（中枢神経系）、脊髄の外部の神経を含む末梢神経系（末梢神経系）、および、大半の内臓組織を制御する自律神経系（自律神経系）に分けることができる。自律神経系はさらに、交感神経系と副交感神経系に分けられる。これらは相互に抑制均衡システムとして働いている。交感神経系はストレスや刺激に対処し、副交感神経系はエネルギーを蓄えるのに対応する。

　各系の様々な部品とそれらの機能について詳しく記述することは、本書の範囲を超えている。だが、筋肉の運動に影響する中枢神経系と末梢神経系の解剖学および機能について簡潔に説明しておく。細胞レベルではなく全体的な説明にとどめる。

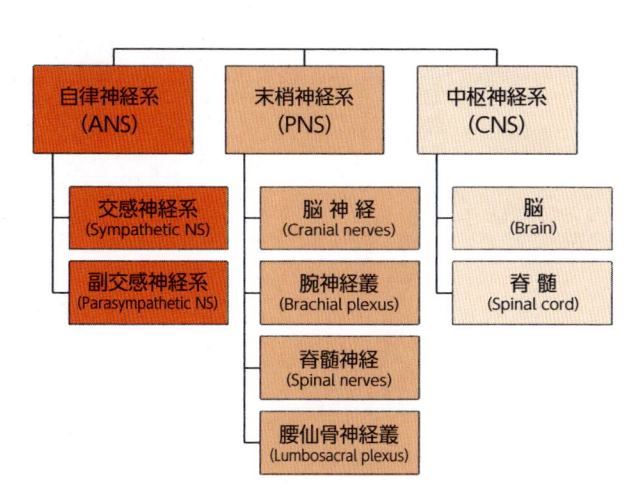

図6-1　神経系

神経組織（ニューロン）

神経組織の基本単位はニューロンである（図6-2）。各ニューロンには、「軸索」という1つの突起と、「樹状突起」という様々な数の樹状の突起を延ばす**細胞体**が含まれている。「神経細胞」は、「ニューロン」の同義語であり、全ての突起（樹状突起および軸索）を含む。

樹状突起は、神経系の他の部位から活動電位を受け取り、それらの活動電位を細胞体へと送る樹状の線維である。**軸索**は、細胞体から活動電位を伝播する。軸索は、樹状突起の対極にあり、通常は一本の枝で構成される。軸索の内部は、**髄鞘**という脂肪性の鞘に覆われていることが多い。髄鞘は約0.5mmごとにくびれている。この髄鞘のくびれを**ランビエ絞輪**という。

髄鞘は、中枢神経系と末梢神経系に見られる白い脂肪成分である。その機能の1つは、有髄線維において活動電位の伝導速度を高めることである。髄鞘は細胞体を覆っておらず、また、神経線維を含まない。主に無髄線維を含む部分を**灰白質**、主に有髄線維を含む部分を**白質**という（図6-3）。灰白質の部位には、大脳皮質および脊髄の中央部が含まれる。白質には、脊髄内の主要な伝導路および脳内の内包などの線維組織が含まれる。

神経線維は、ニューロンから活動電位を伝導する。1つのニューロンから別のニューロンへの活動電位の伝播は**シナプス**で起こる。シナプスは、ニューロンの間の小さな隙間で、非常に複雑な生理学的作用に関わっている。

伝導路は、ある部位から別の部位へ特定の種類の情報を運ぶ、中枢神経系内の有髄神経線維の集合である。中枢神経系での位置によって、線維の集合は「束」、「脚」、「腕」、「柱」または「毛帯」と呼ばれる。末梢神経系内の線維の集合は、位置によって、「脊髄神経」、「神経根」、「神経叢」または「末梢神経」と呼ばれる（伝導路の経路の例は図6-15で見ることができる）。

運動ニューロンと感覚ニューロンは、末梢神経の神経線維の主な2つの種類である。**運動（遠心性）ニューロン**は、多く分岐した樹状突起と長い軸索を含む大きい細胞体を持つ（図6-2Aを参照）。この細胞体と樹状突起は、脊髄の前角内にある（図6-3を参照）。文献によって、「前」が「腹」、「後」が「背」と記述される場合もある。軸索は、前角を出発して白質を通り、椎間孔の辺りの脊髄のすぐ外側にある**前根**の、他の同様の軸索に編成される。軸索はさらに末梢神経の末端へ、筋線維の**運動終板**（**軸索終末**）まで下行する。運動ニューロンは、**遠心性**の活動電位を脊髄から末梢に伝導する（図6-3および6-4を参照）。

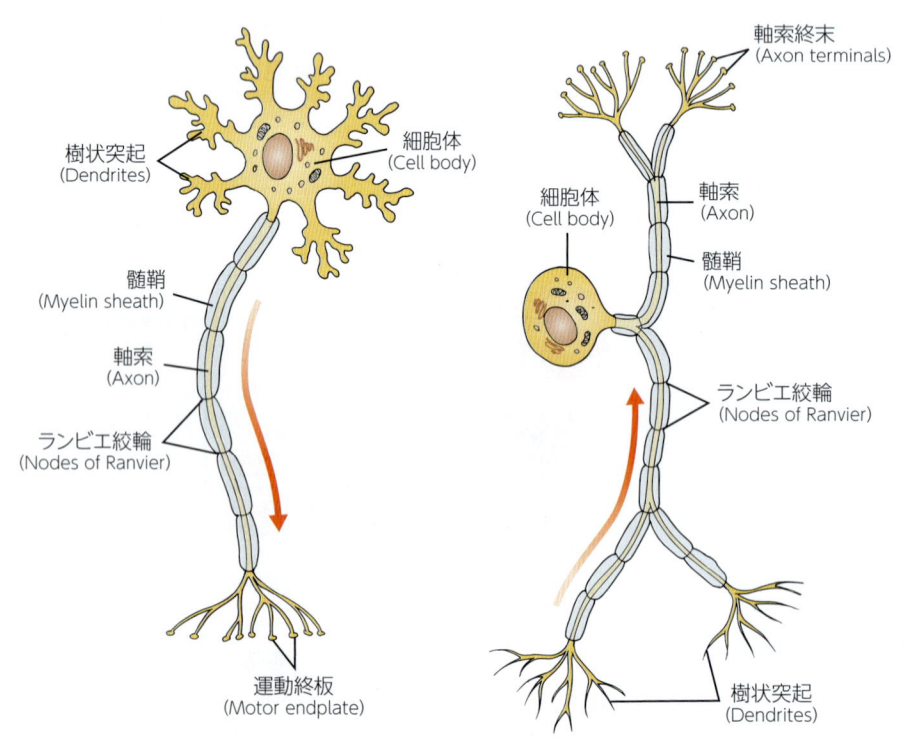

図6-2 基本的な(**A**)運動ニューロンと(**B**)感覚ニューロン。矢印は活動電位の進む方向を示す。

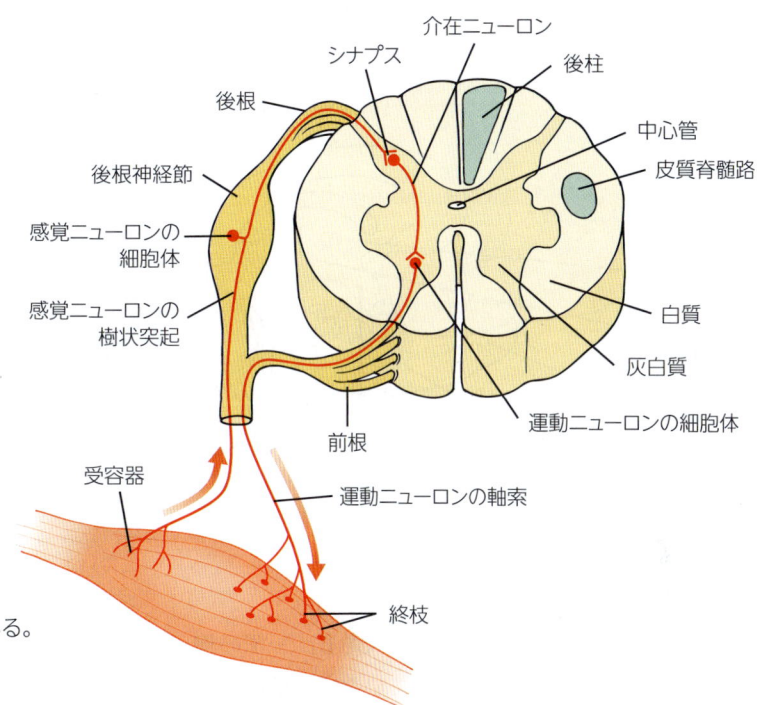

図6-3 脊髄の断面。
感覚ニューロンは脊髄へ入り、
運動ニューロンは脊髄から出て、
介在ニューロンは2つのニューロンをつないでいる。

感覚（求心性）ニューロンは、皮膚内で生じ、椎間孔に位置する後根神経節の細胞体まで伝う樹状突起を持つ（図6-2Bおよび6-3）。軸索は、脊髄神経の後（背）根を通って後角から脊髄へと移動する。軸索はここを終点とする場合もあれば、白質に入って脊髄の異なるレベルまたは脳幹まで上行する場合もある。感覚ニューロンは、**求心性**の活動電位を末梢から脊髄へ送る（図6-3および6-4を参照）。

感覚系の活動電位も運動系の活動電位も、脊髄の外側にある神経線維に沿って、末梢神経内を伝播する。前述の通り、運動系活動電位は中枢神経系から末梢神経系へと伝播する。感覚系活動電位は末梢神経系から中枢神経系へと伝播する（図6-4を参照）。

3つ目の種類のニューロンは**介在ニューロン**である（図6-3を参照）。介在ニューロンは中枢神経系内にある。その機能は、感覚ニューロンからの1つ以上の信号を伝播または統合して、活動電位を運動ニューロンへと中継することである。

中枢神経系

中枢神経系の主要な要素は、脳と脊髄である。脳は、大脳、脳幹および小脳で構成されている。（脳の重さはおよそ1.5kgである）。

脳

大 脳

大脳は脳で最も大きく主要な部分であり（図6-5）、最も高度な精神機能を担っている。脳幹と小脳の上にあり、頭蓋の前上方部を占める。大脳は、中央部が**脳梁**で結合された左右**大脳半球**で構成される。

各大脳半球には、多くの神経細胞でできた層である**大脳皮質**（外皮）があり、各大脳半球は4葉に分かれている

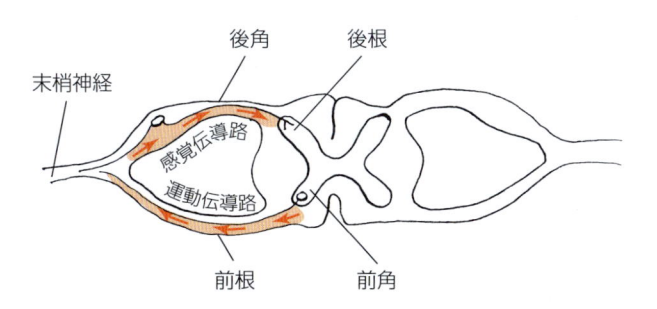

図6-4 脊髄内の感覚伝導路と運動伝導路。

図6-5 脳の中断面。

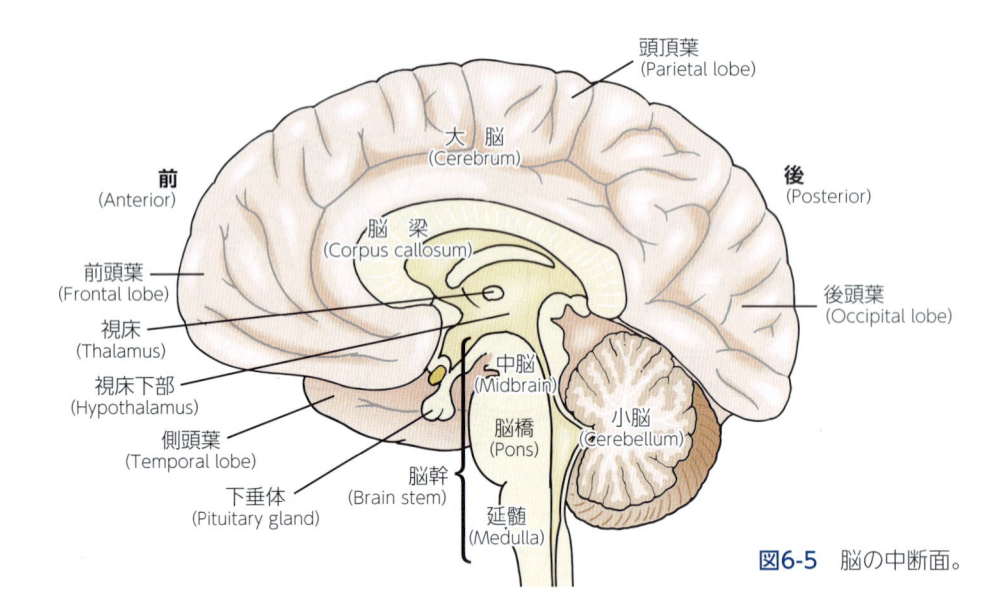

（図6-6）。各葉には知られた機能が多くある。一部の機能については、場所がまだ特定されていない。**前頭葉**は頭蓋の前部を占める。人格を司る脳活動部位はこの前頭葉に位置する。前頭葉は、運動動作と表現的な発話も司っている。**後頭葉**は、頭蓋の後部を占める。視覚と大きさ、形および色の認識を担っている。**頭頂葉**は、前頭葉と後頭葉の間に位置する。この部位は、触覚や圧覚などの総合的な感覚を司る。また、質感、重さ、大きさおよび形の決定などの細やかな感覚を司る。読字力に関連する脳活動部位も頭頂葉に位置する。**側頭葉**は、耳のすぐ上、前頭葉と頭頂葉の下に位置する。側頭葉は、行動、聴覚、言語の聞き取りと理解を担う司令塔である。これら4葉を図6-6に示す。

大脳半球の深部、大脳皮質の下にあるのが**視床**である（図6-5を参照）。この神経細胞の塊は、身体感覚の中継基地となっており、ここで疼痛が受容される。脳の奥深くに**視床下部**があり、ホルモンの機能と行動に重要な役割を果たしている。また、この部位には運動動作の調整に重要な**大脳基底核**（この図中には描かれていない）もある。

脳 幹

大脳の下に位置する**脳幹**は、中脳、脳橋および延髄の3つの部位に分けられる（図6-5を参照）。脳幹の上部にあるのが中脳で、大脳の下に位置する。**中脳**は視覚反射の司令塔である。**脳橋**を示す *Pons* はラテン語で「橋」を意味し、中脳と延髄の間に位置する。**延髄**は、脳幹の最尾部すなわち下側にある。英語では、正式には *medulla oblongata* だが、単に *medulla* と記述されることが多い。延髄は脊髄へと続き、頭蓋底で大後頭孔を通って脊髄に変わる。延髄は、呼吸と心拍の自動制御の中心である。

脳神経の大半が脳幹部から発しており、脊髄からの全ての線維路および脳の高度な司令塔を往来する末梢神経はこの部位を通る。

小 脳

小脳は、頭蓋の後部、脳橋と延髄の後ろに位置する

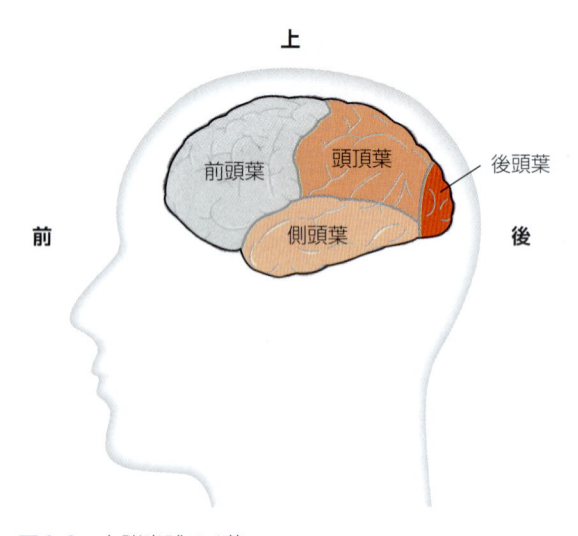

図6-6 大脳半球の4葉。

（図6-5を参照）。上方が大脳の後部に覆われている。小脳の主な機能は、筋の協調性、緊張および姿勢の制御である。

脳の保護

脳は基本的に、骨、膜および液から3段階の保護を受けている。脳を囲む**頭蓋**は、複数の骨で構成されており、これらの骨に関節が融合されて、強度を高めている（図6-7）。

頭蓋の内部は、「髄膜」という3層の膜である（図6-8）。これらの膜が脳を覆い、支え、保護している。最も厚く、最も線維性が高くて硬い外側の層は**硬膜**という。硬膜を示す *dura mater* は、ラテン語で「丈夫な母」を意味する。真ん中の薄い層は**クモ膜**である（クモ膜を示す *arachnoid* は、ギリシャ語で「蜘蛛のような」の意味であ

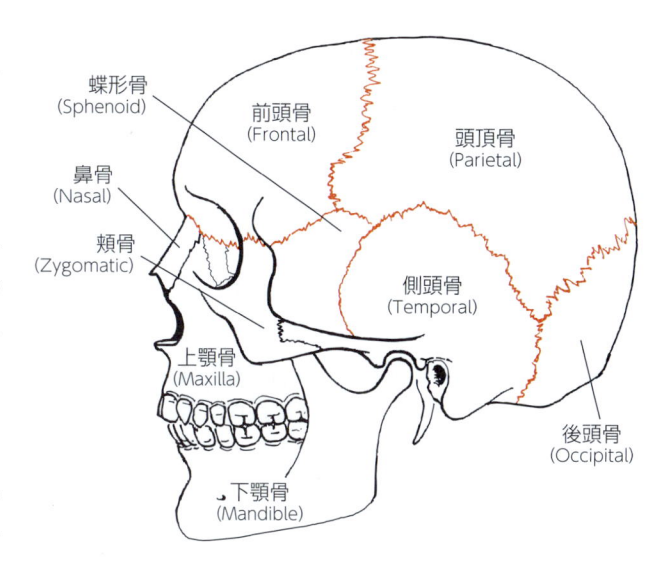

図6-7 頭蓋の骨。骨の間の線維性の不動関節によって厳重に保護されている。

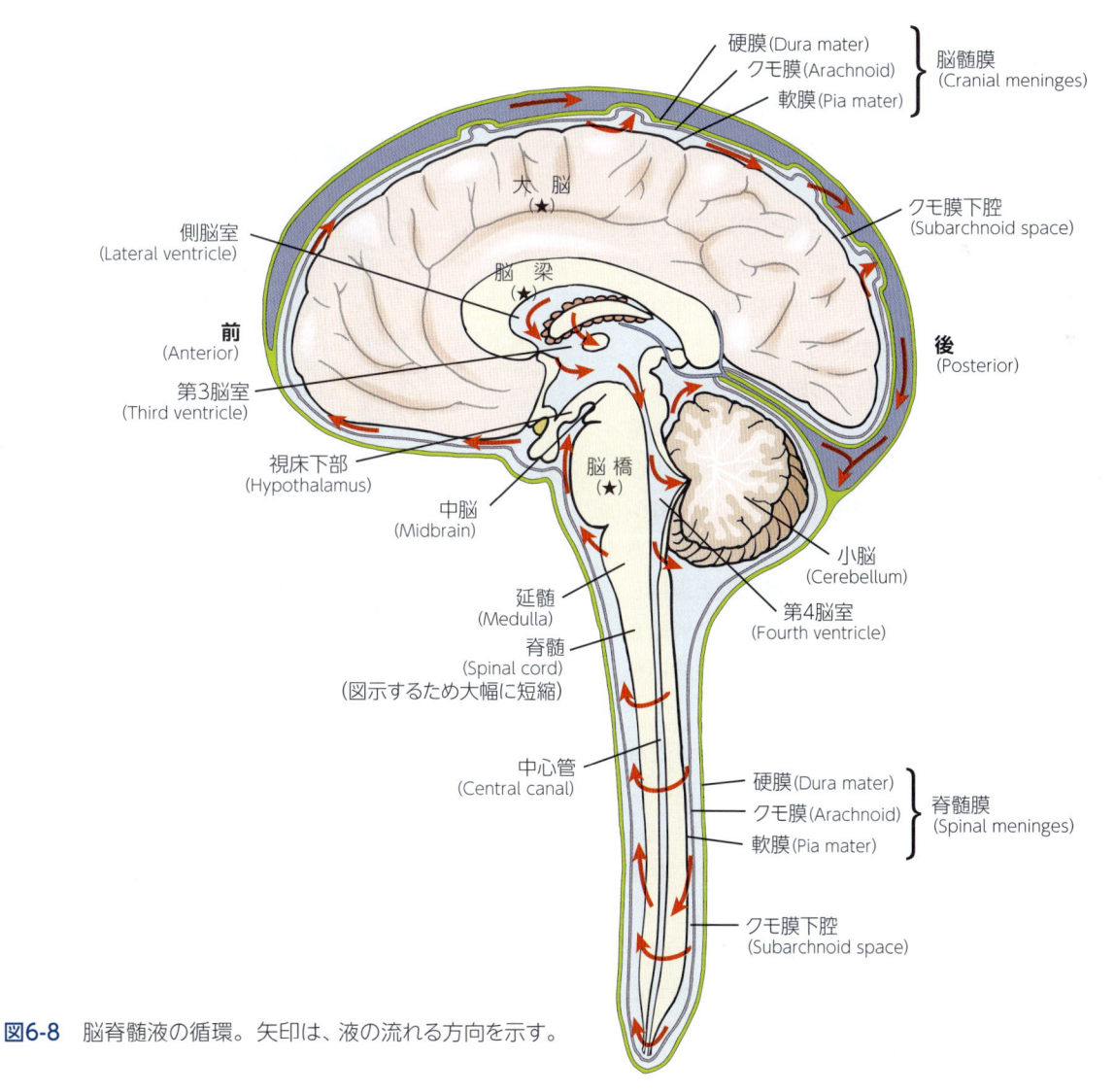

図6-8 脳脊髄液の循環。矢印は、液の流れる方向を示す。

る)。内側の精密な層は**軟膜**といい(英語の *pia mater* はラテン語で「優しい母」の意味)、血管を脳へと運ぶ。これらの脳髄膜は、脊髄を取り囲んでいる脊髄膜へと続いている。脊髄膜については後述する。

クモ膜と軟膜の層の間には**クモ膜下腔**があり、**脳脊髄液**がそこを循環している(図6-8を参照)。この脳脊髄液は脳の周囲をめぐり、脳内の4つの**脳室**を満たす。脳室は、脳脊髄液を生成する毛細血管網を含む4つの小さな空洞である。2つの側脳室と、第3脳室および第4脳室がある。脳脊髄液の主な働きは、緩衝作用である。

脊髄

延髄から続く脊髄は、大後頭孔から脊柱管内を通り、円錐上形の**脊髄円錐**として成人では第2腰椎の当たりまで及ぶ(図6-9)。このレベルより下は、脊髄から延びる神経根が集まって馬の尻尾のようであることから**馬尾**と命名されている。馬尾は、L2からS5までの神経根から成る。**脊髄終糸**は、脊髄円錐から延びて尾骨に付着する、糸状の非神経性微細線維である。

脊髄の長さは約40〜45cmである。脳と同じく3層の保護層(外側の硬膜、クモ膜、内側の軟膜)に包まれている(図6-10)。またこれも同じく、クモ膜層と軟膜の間の空隙を脳脊髄液が流れる(図6-8を参照)。

脊髄の通り道である**椎孔**は、個々の椎骨から成る骨構造に囲まれ、保護されている(図6-11)。各椎骨は、体重がかかる前部の**椎体**と、椎弓根、横突起、椎弓板および棘突起で構成される後部の**神経弓**でできている(図6-12)。これら2つの部分の間に形成された開口が椎孔である。この椎孔を、脊柱の両側に位置する**椎間孔**と混同しないこと。椎間孔は、上位椎骨の下椎切痕の間に形成される開口である(図6-13)。脊髄神経根は、この開口を通って脊柱管を出る。

脊髄の断面図には、周辺に白質、中央に灰白質が表れる(図6-14)。**灰白質**は、H型または蝶型をした脊髄の中心部である。神経性の細胞体とシナプスが含まれている。Hの上端が**後角**で、感覚性の活動電位を伝播する。下側が**前角**で、運動性の活動電位を伝播する。

後柱は「背柱」とも呼ばれ、脊髄の後内側部に位置する。後柱、固有受容感覚、圧覚および振動覚を伝播する(図 6-14を参照)。

白質には、上行線維(感覚)と下行線維(運動)の伝導路が含まれる。各伝導路は、触覚など特定の種類の活動電位を特定の部位間で運ぶ。これらの様々な伝導路は、身体の片側から反対側の異なるレベルへと交差する。左脳の脳卒中が身体の右側に影響を及ぼすのは、この交差による現象である。

筋制御に特有の重要な伝導路は、**外側皮質脊髄路**である(図6-15)。外側皮質脊髄路は、後柱と後角の外側

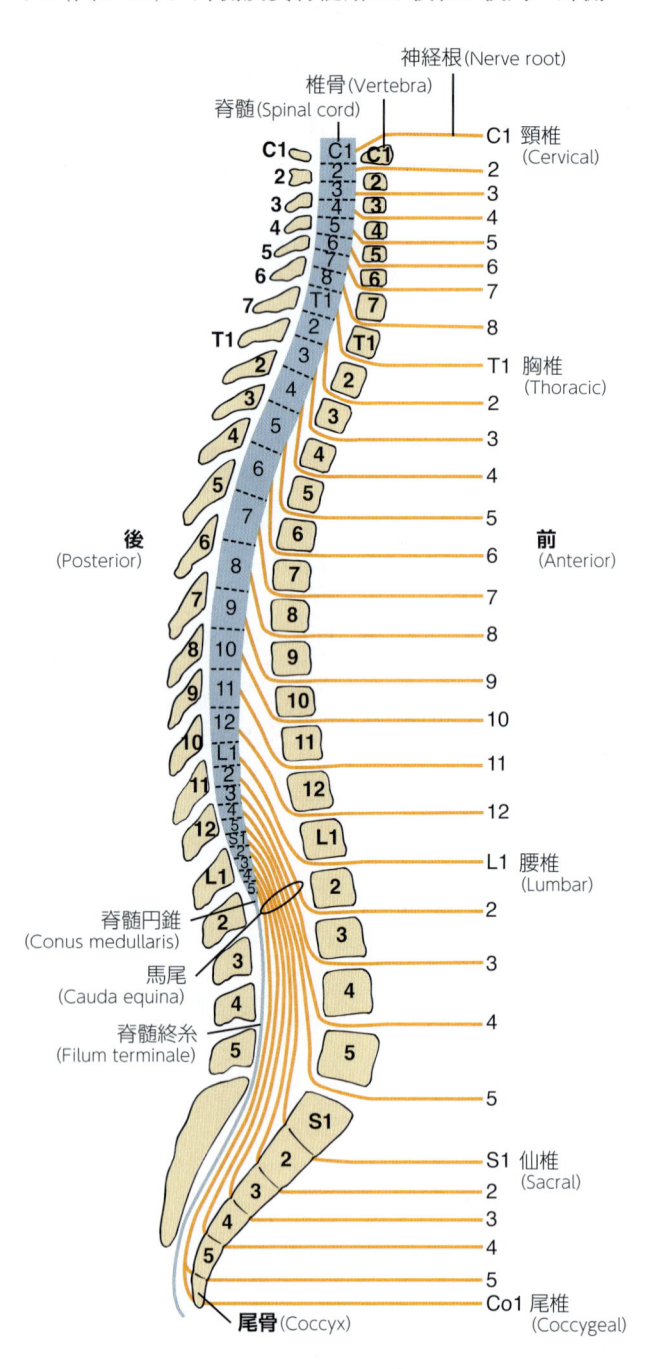

図6-9　脊髄

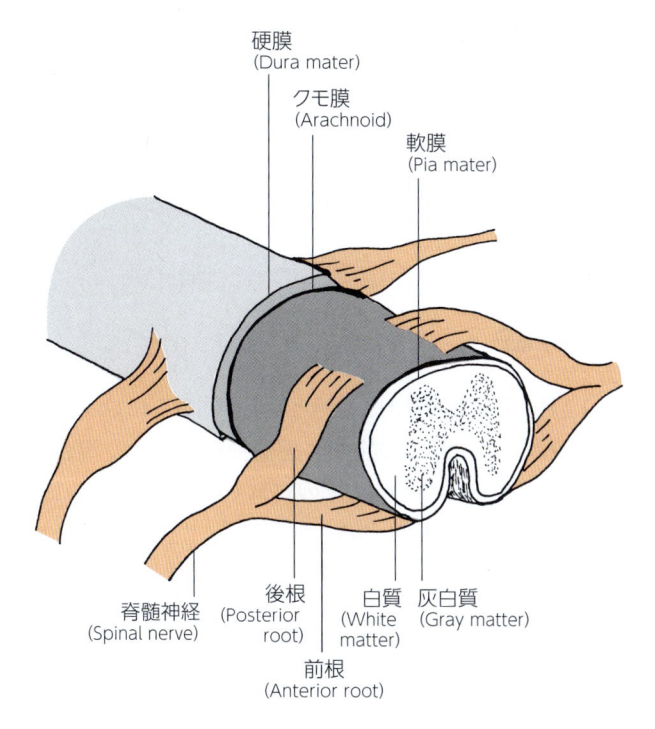

図6-10 脊髄と脳を囲む、3層の髄膜層。

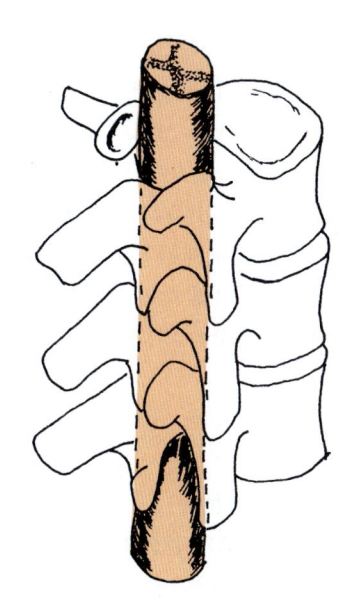

図6-11 脊髄は骨の椎孔を通る。

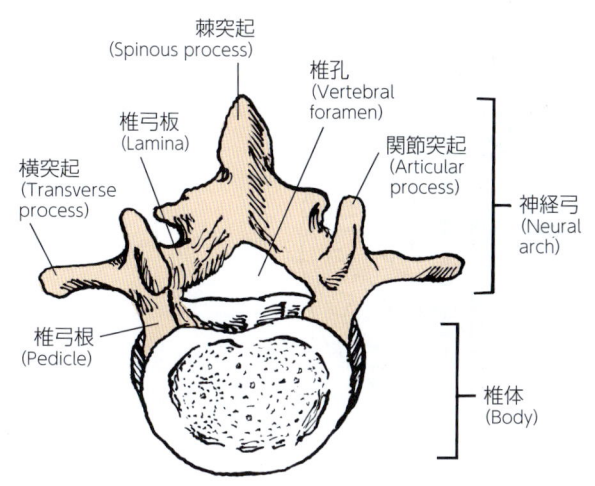

図6-12 椎骨は、脊椎を保護する骨である。

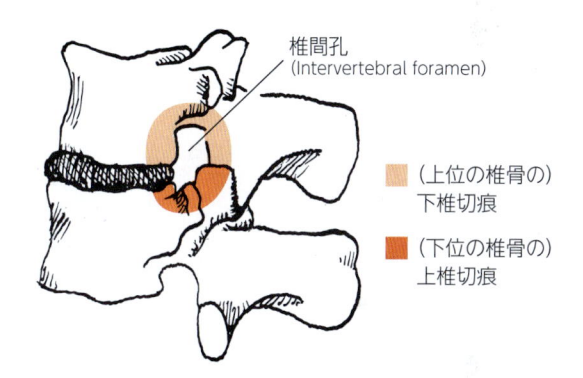

図6-13 2つの椎骨が組み合わさって、脊髄神経根の通り道である開口（椎間孔）を形成する。

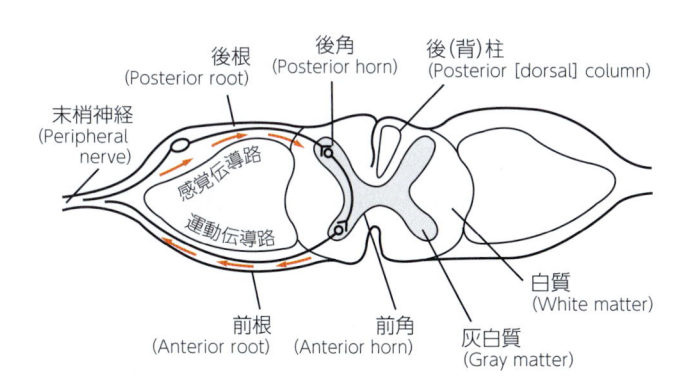

図6-14 灰白質と白質を示す脊髄断面。

に位置する。名前からも分かる通り、大脳皮質の運動野から脊髄に向かい、脳幹の下部のレベルあたりで交差する。皮質脊髄路は、脊髄を出る直前に前角のシナプスを経由する。

これらのレベルより上位でシナプス結合する運動ニューロンを**上位運動ニューロン**という。前角を含みそれより下位でシナプス結合する運動ニューロンを**下位運動ニューロン**という。これらの運動ニューロンが損傷すると、全く異なる臨床徴候を呈する。前角の近位に損傷が起こる場合は、上位運動ニューロン病変とみなされる。下位運動ニューロ

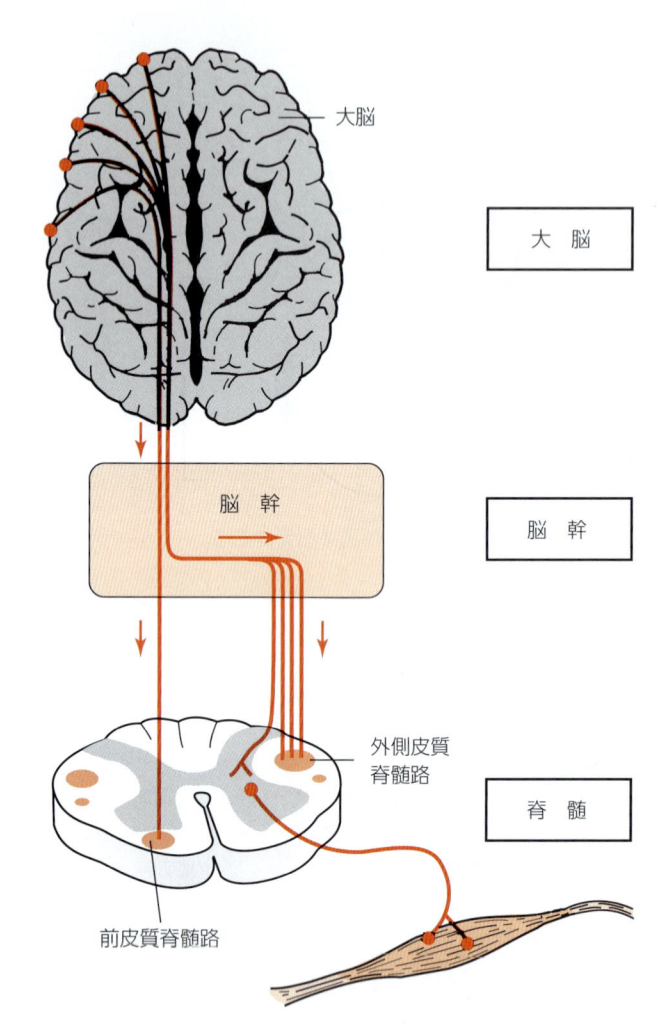

図6-15 脳の運動野から脊髄への皮質脊髄路の経路。

ンの細胞体または軸索に損傷が起こる場合は、下位運動ニューロン病変とみなされる。麻痺は通常、いずれの場合も起こるが、臨床徴候はかなり異なる（表6-1に対比）。

上位運動ニューロン病変に関わる診断例としては、脊髄損傷、多発性硬化症、パーキンソン症、脳血管障害および様々な種類の頭部損傷が挙げられる。下位運動ニューロン病変に関わる診断例としては、筋ジストロフィー、小児麻痺、重症性筋無力症および末梢神経損傷が挙げられる。

まとめると、運動性活動電位は脳から脊髄へと下り、前角を通って、末梢神経から末梢へと広がる。末梢からの感覚性活動電位は、末梢神経へと上行し、後（背）角から脊髄へと入り、脊髄を上って脳へと入る。

末梢神経系

末梢神経系の大部分は、脊柱管外部の全ての神経組織で構成されている。実際には、脊髄の前角から始まり、運動性活動電位を筋へ送り出し、感覚性活動電位を受け取る。

脳神経

12対の脳神経があり、番号と名前が付けられている（図6-16）。これらは、感覚神経、運動神経、または、混合神経（両方が組み合わされたもの）のいずれかである。これらの機能を表6-2にまとめる。

12対の脳神経のうち、特定の筋を制御する上では、三叉神経（V）、顔面神経（VII）、および、副神経（XI）が最も重要である。第Ⅱ部から第Ⅳ部の各章で、筋の神経支配と各筋の概要を説明する。

脊髄神経

31対の脊髄神経があり、内訳は、頸神経が8対、胸神経が12対、腰神経が5対、仙骨神経が5対、尾骨神経が1対である（図6-9を参照）。上位7対の頸神経（C1からC7）は、対応する椎骨の上から脊柱を出る。例えば、C3神経はC3椎骨の上から出る。頸神経は頸椎の椎骨より1つ多いため、8対目の頸神経では配置が変わる。C8神経は、C7椎骨の下、T1椎骨の上から出る。T1神経はT1椎骨の下から出て、それより下は同じ配置が続く（図6-17）。

脊髄神経の枝

脊髄を出ると、前根（運動）と後根（感覚）が合流して脊髄神経を形成し（図6-18）、骨の椎間孔を通り抜けていく。ほどなく、神経は**後枝（背側）**という枝を伸ばす。概して、この枝は前枝よりも小さい。後枝は体幹後部の筋および皮膚を支配する。脊髄神経は**前枝（腹側）**となって続く。これらの前枝は、後枝の支配を受けない体幹の前部および側部と四肢の全ての筋および皮膚を支配する。後枝のすぐ外側に位置するのが、自律神経系につながる枝（交感神経幹）である。交感神経幹は、血圧調節などの機能に関わっている。これらの機能は生命に不可欠だが、ここで

表6-1　上位および下位運動ニューロン病変の臨床的差異

徴候	上位運動ニューロン病変	下位運動ニューロン病変
麻痺	痙性あり	弛緩性
筋萎縮	有意性なし	顕著
線維束攣縮および線維攣縮	なし	あり
反射	反射亢進	反射減弱
バビンスキー反射	あり	なし
クローヌス	あり	なし

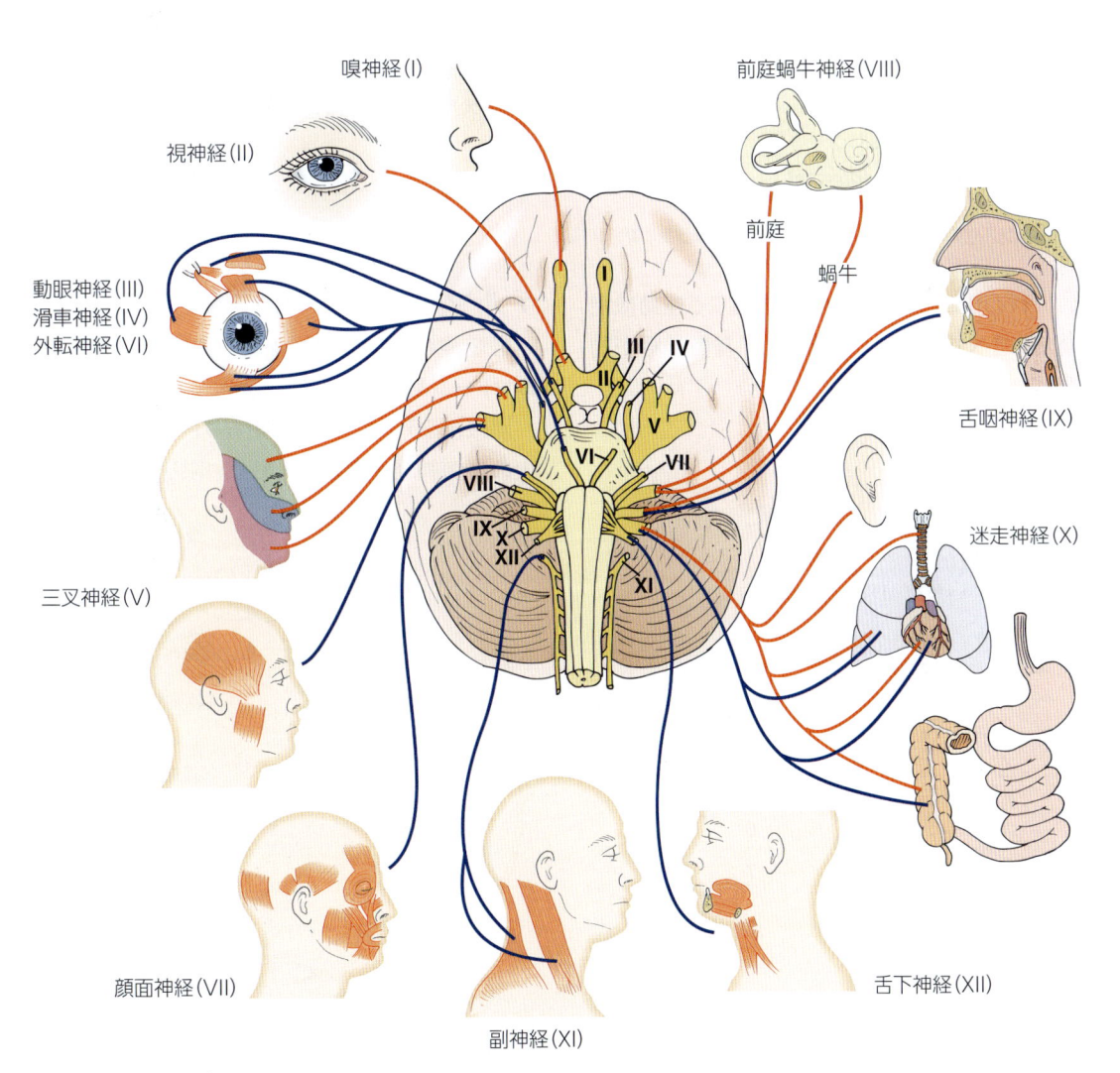

図6-16　脳神経とその分布。

表6-2　脳神経

番号	名前	種類	機能	簡略記号*
I	嗅神経 Olfactory	感覚	嗅覚	**O**n
II	視神経 Optic	感覚	視覚	**O**ld
III	動眼神経 Oculomotor	運動	眼筋	**O**lympus
IV	滑車神経 Trochlear	運動	眼筋	**T**owering
V	三叉神経 Trigeminal	混合	感覚：顔面領域 運動：咀嚼筋	**T**ops
VI	外転神経 Abducens	運動	眼筋	**A**
VII	顔面神経 Facial	混合	感覚：舌領域 運動：表情筋	**F**inn
VIII	前庭蝸牛(聴)神経 Vestibulocochlear	感覚	聴覚 平衡感覚	**A**nd
IX	舌咽神経 Glossopharyngeal	混合	感覚：味覚、咽頭、中耳 運動：咽頭筋	**G**erman
X	迷走神経 Vagus	混合	感覚：心臓、肺、胃腸管、耳 運動：心臓、肺、胃腸管	**V**iewed
XI	脊髄副神経 Spinal accessory	運動	胸鎖乳突筋および僧帽筋、嚥下	**S**ome
XII	舌下神経 Hypoglossal	運動	舌筋	**H**ops

* 簡略記号を用いると覚えやすい。各単語の1文字目が脳神経の1文字目となっている。

は触れない。代わりに、主に前枝を介して起こる運動機能について詳しく述べてみたい。胸部では、脊髄神経が肋間神経を形成している。

デルマトーム

脊髄神経の感覚神経線維を生成する皮膚の領域を**デルマトーム**という(図6-19)。

隣接するデルマトームは重なり合う場合が多い。3つ以上の脊髄神経が機能を失わない限り、その部位の感覚が

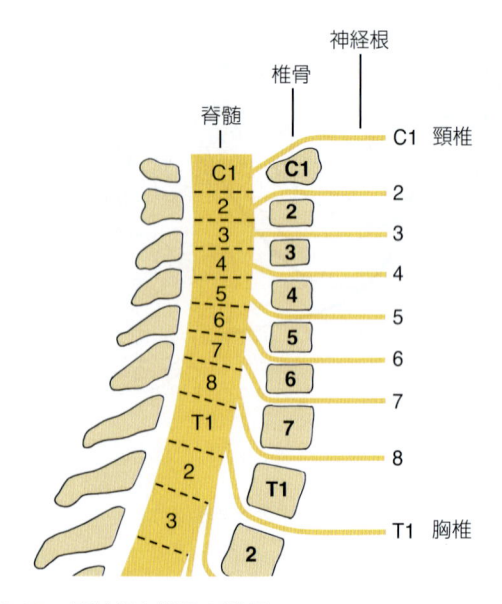

図6-17　頸神経と椎骨の関係。

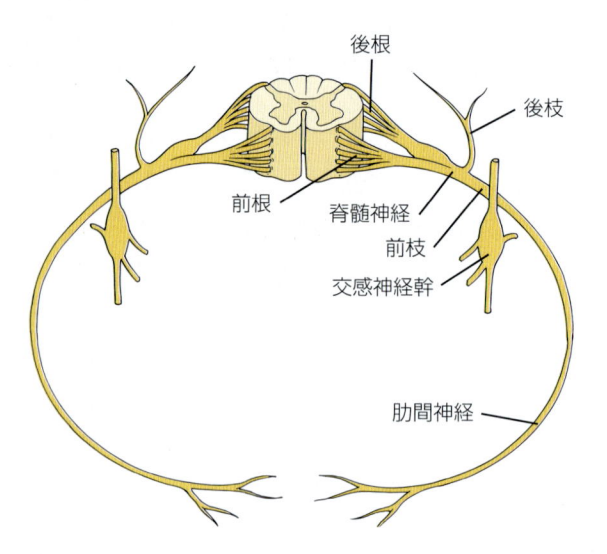

図6-18　脊髄神経の形態。胸部では、脊髄神経が肋間神経を形成する。

第6章 神経系 63

脊髄レベルの機能的重要性

　頸部の脊髄神経が椎骨の上から脊髄を出ることをまず覚えておこう（図6-17を参照）。頸神経は椎骨より1つ多いので、C8脊髄神経は、C7椎骨の下から出る。T1脊髄神経から下の全ての脊髄神経は、同じ番号の椎骨の下から出る。

　図6-20では、主要な筋の一般的な神経支配レベルが分かる。注意すべきは、大半の筋が複数の脊髄レベルから神経支配を受けている点である。これにより、ある脊髄レベルでの損傷により筋が弱っても、何らかの機能は残ることになる。例えば、肘関節屈筋群はC5およびC6脊髄レベルから神経支配を受けている。C5脊髄レベルの損傷により肘関節の屈曲が弱まっても、機能は完全には損なわれない。これは、C5脊髄神経がC5椎骨の上から脊髄を出て、C6脊髄神経がC5椎骨の下から脊髄を出るからである。そのため、C5脊髄神経が損傷を受けなければ、肘関節屈筋群は部分的に神経支配を受け続けることができる。

　わずかに個人差はあるが、脊髄の様々なレベルにおける機能のレベルについて、一般的に言えることがある。C3から上位に脊髄損傷がある人は、横隔膜が機能せず、補助なしで呼吸できない。そのレベルより下位であれば、完全ではなくても、補助なしで呼吸することはできる。C5脊髄レベルが支配に関わっていると、肩関節外転筋群と肘関節屈筋群に何らかの神経支配が存在し、上肢の何らかの機能が可能になる。手関節伸筋群はC6からC8の神経支配を受けるのに対し、上腕三頭筋はC7からC8の神経支配を受ける。手の内在筋群は、上肢の中で最も下位の脊髄レベル（C8からT1）の神経支配を受ける。

　胸椎のレベルでは、各脊髄レベルで筋が神経支配を受ける。肋間筋と脊柱起立筋群は胸椎全部の神経支配を受けるため、損傷のレベルが下位であるほど、筋の機能は多く残る。腹筋は下位胸椎レベルから神経支配を受けている。

　腰仙部の筋は神経叢の神経支配により制御されているため、損傷のレベルは筋の機能を知る上で重要である。股関節屈筋群と膝関節伸筋群は、L2からL4の神経支配を受けている。次は、L2からL3の支配を受ける股関節内転筋群とL4からL5の支配を受ける股関節外転筋である。股関節伸筋群と膝関節屈筋群は、L5からS2の支配を受ける。足関節運動は、L4からS2の支配を受ける。最後に、腸および膀胱の制御はS4からS5の支配を受ける。

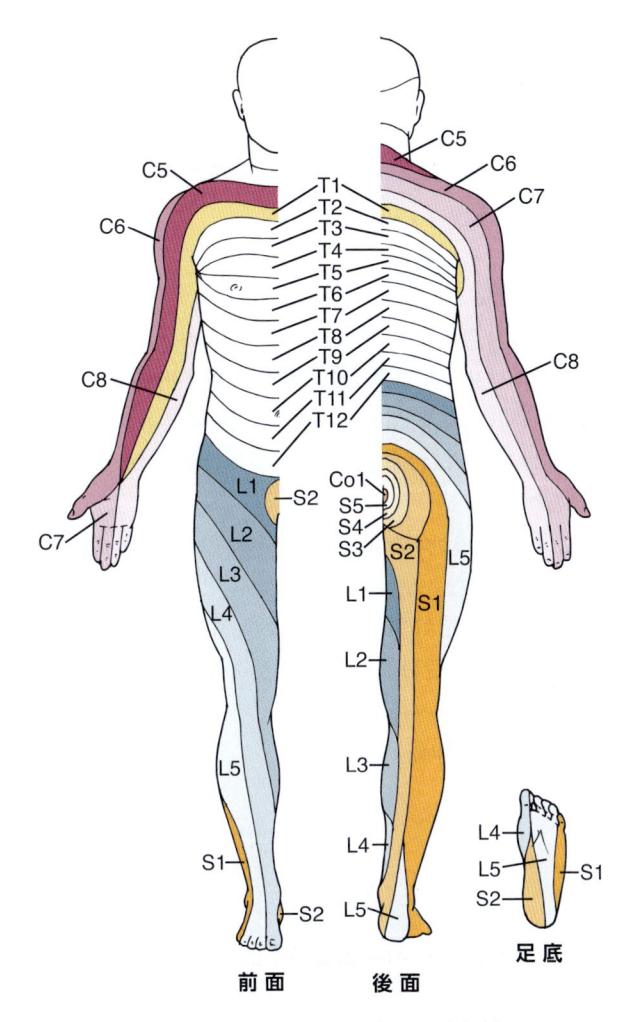

図6-19　デルマトーム：皮膚の神経支配分節領域。

完全に消失することはない。損傷が1つの脊髄神経だけに関連する場合、感覚は低減または変化しても失われることはない。

胸神経

　12対の胸神経がある。腕神経叢の一部であるT1を除き、胸神経はその分節関係を維持しており、他の神経と合流して神経叢を形成することはない。図の通り、各神経は後枝と前枝に分かれる（図6-18を参照）。後枝は背部の筋（運動）とその表面の皮膚（感覚）を支配する。前枝は**肋間神経**となり、体幹の前部と肋間筋（運動）、さらに、体幹の前外側部の皮膚（感覚）を支配する。

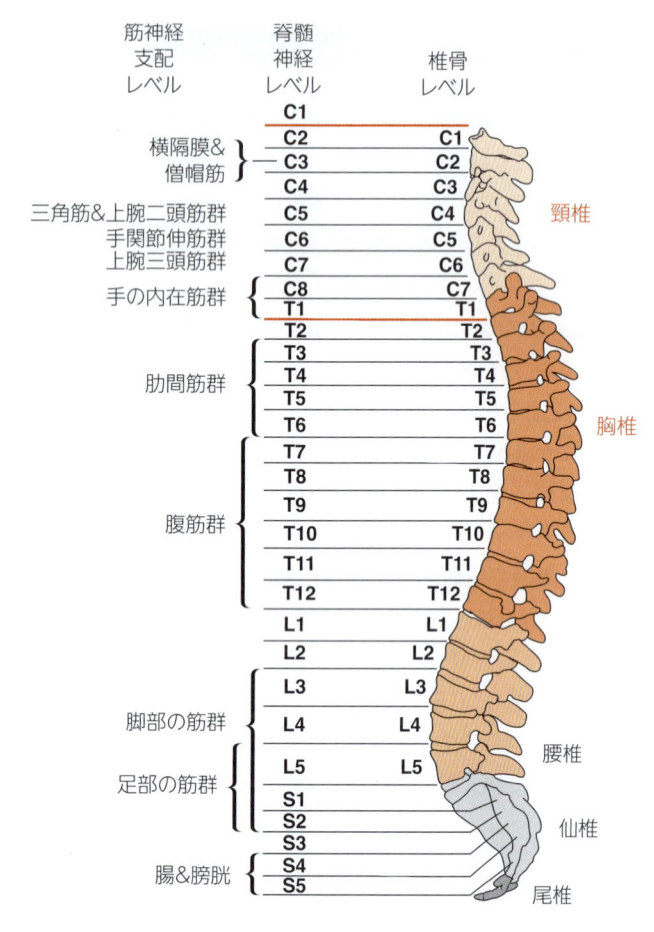

図6-20 主要な筋肉の一般的な神経支配レベル。

体幹下部の筋を支配する。
　a. 腰部では、L1からL4が大腿部の筋を主に支配する。
　b. 仙部ではL5からS3が下腿部と足部の筋を主に支配する。

頸神経叢

上位4つの頸神経（C1からC4）の前枝は、分かれた後に特有のパターンで合流し、頸神経叢を形成する（図6-21を参照）。本書で扱う筋のうち、頸神経叢から神経支配を受けるものはわずかなので、頸神経叢については詳しくは触れない。

C2からの枝は胸鎖乳突筋へ進み、C3とC4からの枝は僧帽筋へと進む。肩甲挙筋はC3からC5の神経支配を受ける。前斜角筋はC4神経支配から、中斜角筋はC3とC4から神経支配を受ける。頸神経叢のうち、最も重要な神経の1つは、C3からC5の枝によって構成され、横隔膜を支配する「横隔神経」である。

損傷部位が脊髄を下るにつれ、感覚が変化する。図6-19に様々なレベルでの感覚神経支配（デルマトーム）を示す。脊髄損傷の人は、頭頂部から頸部にかけてのみ感覚がある。T3では、上肢全体と腋窩あたりまでの胸部が支配を受ける。L3に損傷が起こると、中位のレベルあたりまで筋神経支配に不規則なパターンが認められる。

神経叢の構成

胸神経を除き、脊髄神経の前枝は合流あるいは分岐し、**神経叢**という網を形成する。主として次の3つの神経叢がある（図6-21）：
1. 頸神経叢。C1からC4の脊髄神経で構成され、頸部の筋を支配する。
2. 腕神経叢。C5からT1の脊髄神経で構成され、上肢の筋を支配する。
3. 腰仙骨神経叢。L1からS5の脊髄神経で構成され、

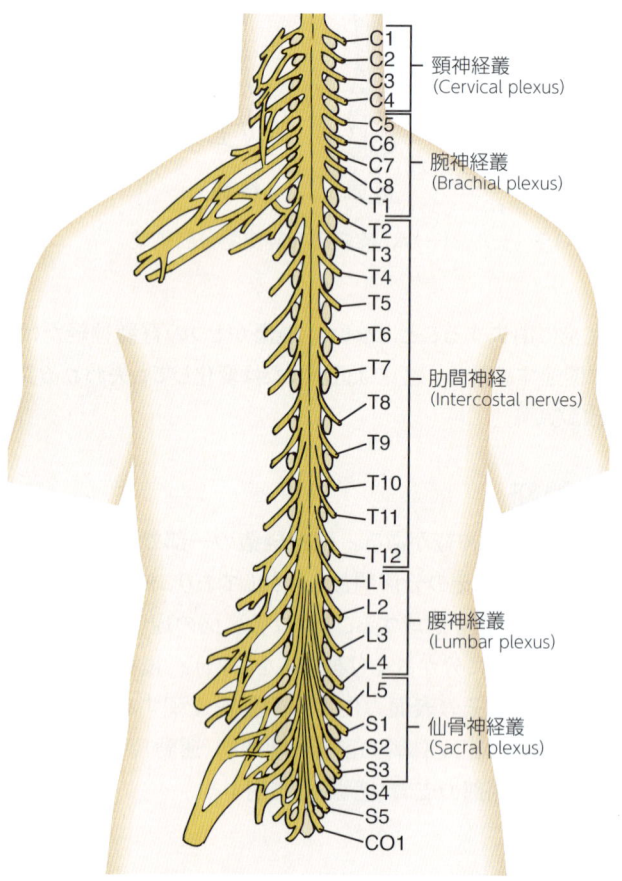

図6-21 脊髄神経と神経叢。

腕神経叢

腕神経叢は、C5からT1脊髄神経の前枝で形成されている（図6-21を参照）。分岐と合流を数回繰り返し、5本の主要な末梢神経にたどり着く。図6-22のように、神経網は根、幹、索、束、末梢（終）神経で構成される。

C5、C6、C7、C8およびT1の前枝から成る5本の根がある。これらの根は合流して3本の**幹**を形成する。3本の幹は相互の位置関係から、次のように命名されている：

1. C5およびC6から続く上神経幹
2. C7から続く中神経幹
3. C8およびT1から続く下神経幹

各神経幹は、**前索**と**後索**（相互の位置関係からそのように命名されている）に分かれる。

次に3本の束となる。各束の名前は、腋窩動脈との位置関係によってつけられている。これらは、幹から分かれた索が合流して形成される。外側神経束は、上神経幹と中神経幹の前索により形成される。後神経束は、3つの全ての幹の後神経束から始まり、内側神経束は下神経幹の前索から始まる。束の枝である5本の**末梢神経**は次のように、神経叢の終神経を形成する：

1. 筋皮神経：外側神経束から
2. 腋窩神経：後神経束の枝から
3. 橈骨神経：後神経束の枝から
4. 正中神経：外側神経束および内側神経束から
5. 尺骨神経：内側神経束から

このように神経網が配置されることによって、筋は複数のレベルから神経支配を受けている。外傷や疾患が生じた場合、全てのレベルの神経支配が関与することはあまりない。そのため、筋は弱まっても完全には麻痺しない。

上肢の部位の大半は、これら5本の末梢神経が筋を支配するが、一部の筋は末梢神経の形成より先に神経叢から離れた神経の支配を受ける（図示せず）。肩甲背神経はC5の前枝から離れ、菱形筋と肩甲挙筋を支配する。肩甲上神経は上神経幹から離れ、棘上筋と棘下筋を支配する。内側胸筋神経が内側神経束から離れ、大胸筋と小胸筋を支配するのに加え、外側神経束から離れる外側胸筋神経も大胸筋を神経支配する。肩甲下神経は後神経束から離れて、肩甲下筋と大円筋を支配する。胸背神経も後神経束から離れ、広背筋を支配する。上肢の他の筋は全て、後述する5本の終神経の支配を受ける。

腕神経叢の終神経

腕神経叢の5本の終神経（末梢神経）を次の項目に従ってまとめる：

1. 開始される脊髄の分節または神経根
2. 支配する主な筋
3. 主な感覚分布
4. 神経に損傷が起こった後に見られる主な運動障害

腋窩神経（図6-23）

脊髄分節........................C5、C6
筋神経支配....................三角筋、小円筋
感覚分布........................三角筋の下部を覆う上腕外側
麻痺の運動性臨床.........肩関節外転の不能
　徴候　　　　　　　　　肩関節外旋の減少

筋皮神経（図6-24）

脊髄分節........................C5、C6
筋神経支配....................烏口腕筋、上腕二頭筋、上腕筋
感覚分布........................前腕の前外側面
麻痺の運動性臨床.........肘関節屈曲の不能、
　徴候　　　　　　　　　回外の減少

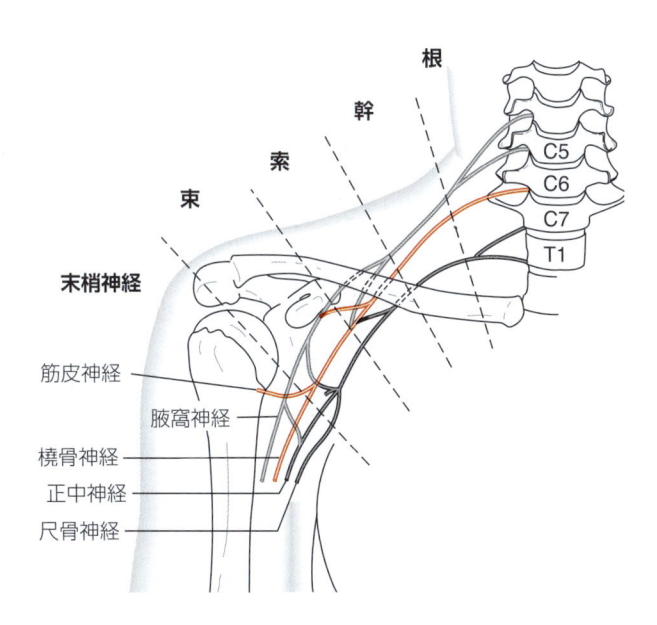

図6-22 神経根から末梢神経までの腕神経叢の構成。運動神経および感覚神経のうち、微小なものは省略。

橈骨神経（図6-25）

脊髄分節 ....C6、C7、C8、T1
筋神経支配 ....上腕三頭筋；肘筋；腕橈骨筋；回外筋；手関節、手指、母指の伸筋群
感覚分布 ....上腕後部、前腕後部、手の橈側後部
麻痺の運動性臨床徴候 ....肘関節、手関節、指および母指の伸展不能
（一般に「下垂手」と呼ばれる）

正中神経（図6-26）

脊髄分節 ....C6、C7、C8、T1
筋神経支配 ....回内筋
橈側の手関節屈筋および指屈筋

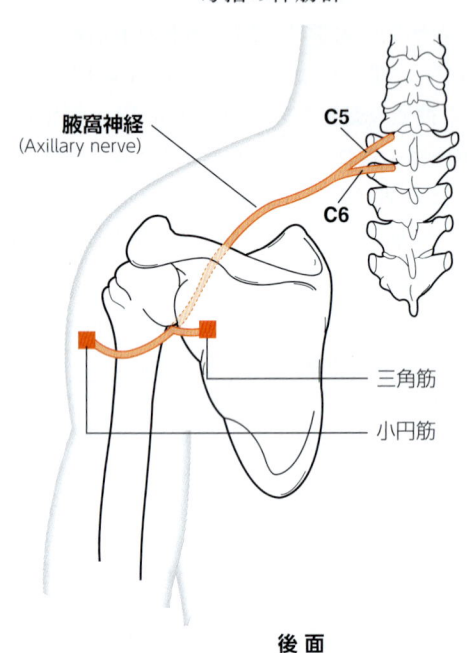

図6-23 腋窩神経

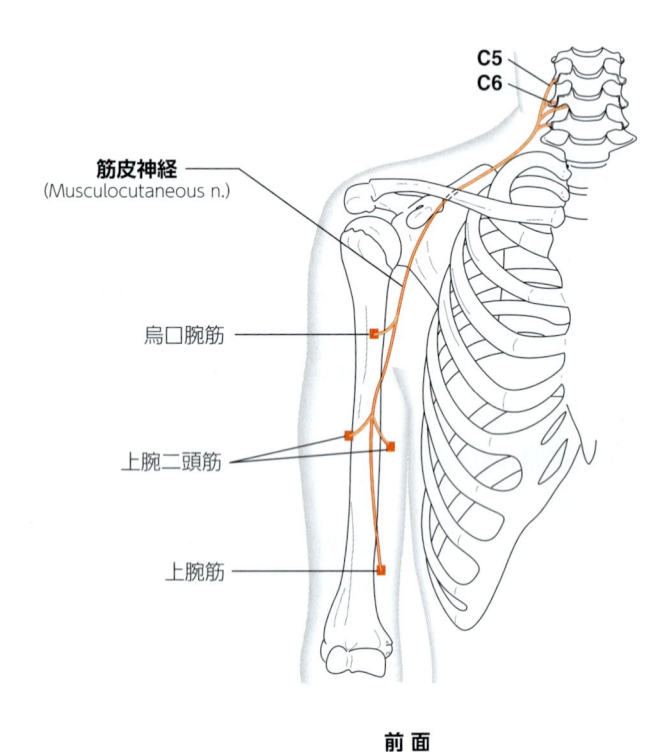

図6-24 筋皮神経

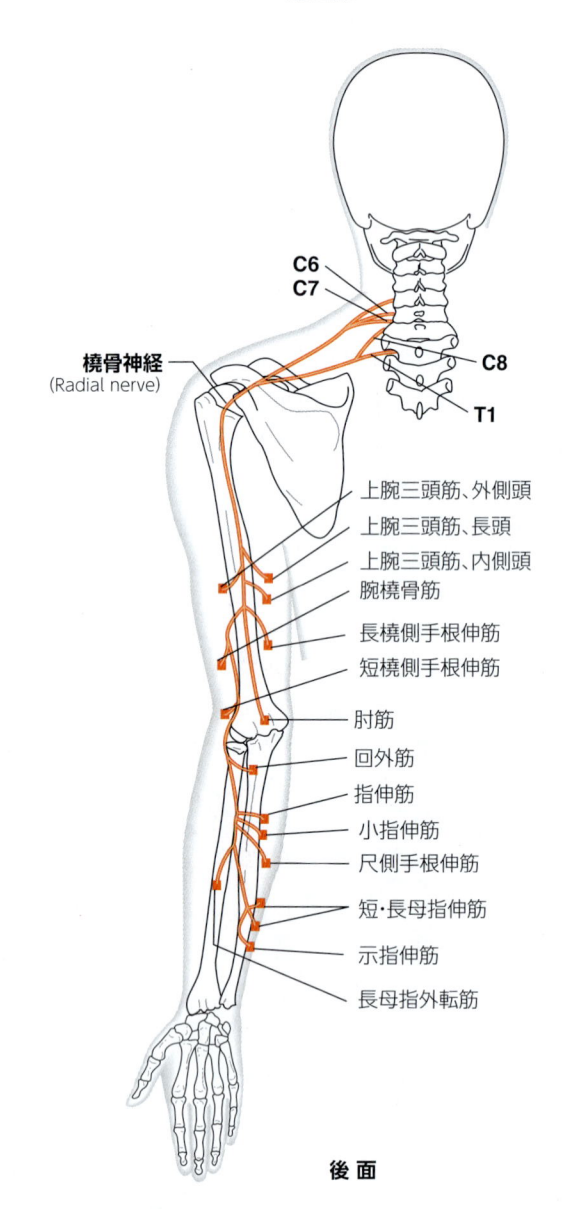

図6-25 橈骨神経

第6章　神経系

　　　　　　　　　　大半の母指筋群
感覚分布..................母指、第2、3、
　　　　　　　　　　4指（橈側半分）の掌面
麻痺の運動性臨床........前腕の回内の不能
　徴候　　　　　　　母指の対向、屈曲および外転の
　　　　　　　　　　不能（「猿手」）、手関節屈筋
　　　　　　　　　　の筋力低下（橈側）、手関節
　　　　　　　　　　の橈側偏位の減少、
　　　　　　　　　　第2指および第3指の屈曲の減
　　　　　　　　　　少（「教皇の祝福」または「祝
　　　　　　　　　　福の手」）

尺骨神経（図6-27）

脊髄分節..................C8、T1
筋神経支配..............尺側手根屈筋
　　　　　　　　　　深指屈筋（内側半分）
　　　　　　　　　　骨間筋
　　　　　　　　　　第4および第5虫様筋
感覚分布..................第4指（内側部）、第5指
麻痺の運動性臨床........手関節尺側偏位の不能
　徴候　　　　　　　手関節、指の屈曲の減少
　　　　　　　　　　母指内転の不能
　　　　　　　　　　大半の内在筋群の筋力消失
　　　　　　　　　　（「鷲手」）

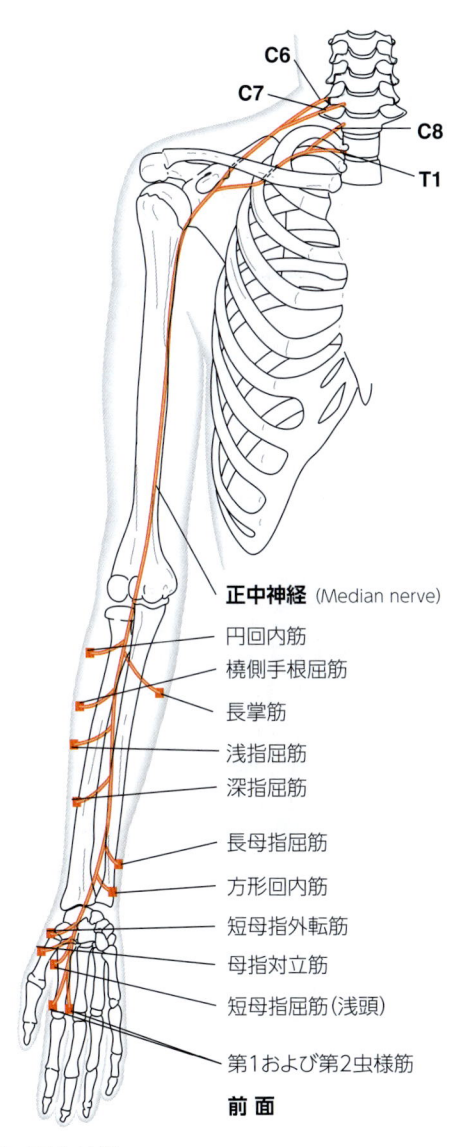

図6-26　正中神経

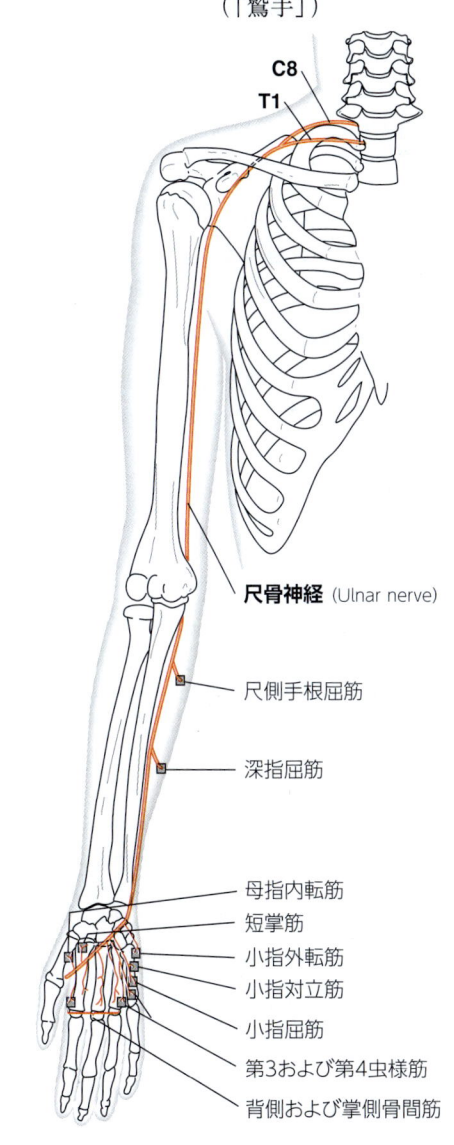

図6-27　尺骨神経

腰仙骨神経叢

腰仙骨神経叢はL1からS3の前枝で形成される（図6-28）。大腿部の大半の筋を支配する**腰神経叢**（L1からL4）と、下腿部と足部の大半の筋を支配する**仙骨神経叢**（L5からS3）に分けて記述される場合もある。下肢には、両神経叢から神経支配を受けている筋がいくつかあるため、ここでは1つの神経叢として扱う。

腰仙骨神経叢は、腕神経叢ほど神経線維の分岐と合流が多くない。8本の神経根があり、上枝と下枝に分かれる。L3は、分岐しない唯一の神経根である。これらの枝のほとんどは、前索と後索に分岐する。これらの索は特有のパターンで合流し、主要な6本の末梢神経を形成する。

L1の上枝は、腸骨下腹神経と腸骨鼠径神経に分岐する。L1の下枝とL2の上枝は、陰部大腿神経を形成する。これら3本の神経は主に感覚性であるため、詳しくは触れない。

L2、L3およびL4の前索は、**閉鎖神経**を形成する。同じ神経根の後索は、**大腿神経**を形成する。L4からS1の後索は**上殿神経**を形成し、L5からS2の後索は**下殿神経**を形成する。**坐骨神経**は、L4からS3の枝から形成される。実際には、共通の鞘で合流されている脛骨神経と総腓骨神経であり、膝のすぐ上で2本の神経に分岐する。**総腓骨神経**はL4からS2に端を発するが、脛骨神経はL4からS3の前索から形成される。混同しやすいが、図6-29から6-33の図と次のまとめを見れば分かりやすい。このまとめは、腕神経叢と同じ形式で記している。

腰仙骨神経叢の終神経

上肢の神経と同様、下肢の神経についても次の項目に従ってまとめる：

1. 開始される脊髄の分節または神経根
2. 支配する主な筋
3. 主な感覚分布
4. 神経に損傷が起こった後に見られる主な運動障害

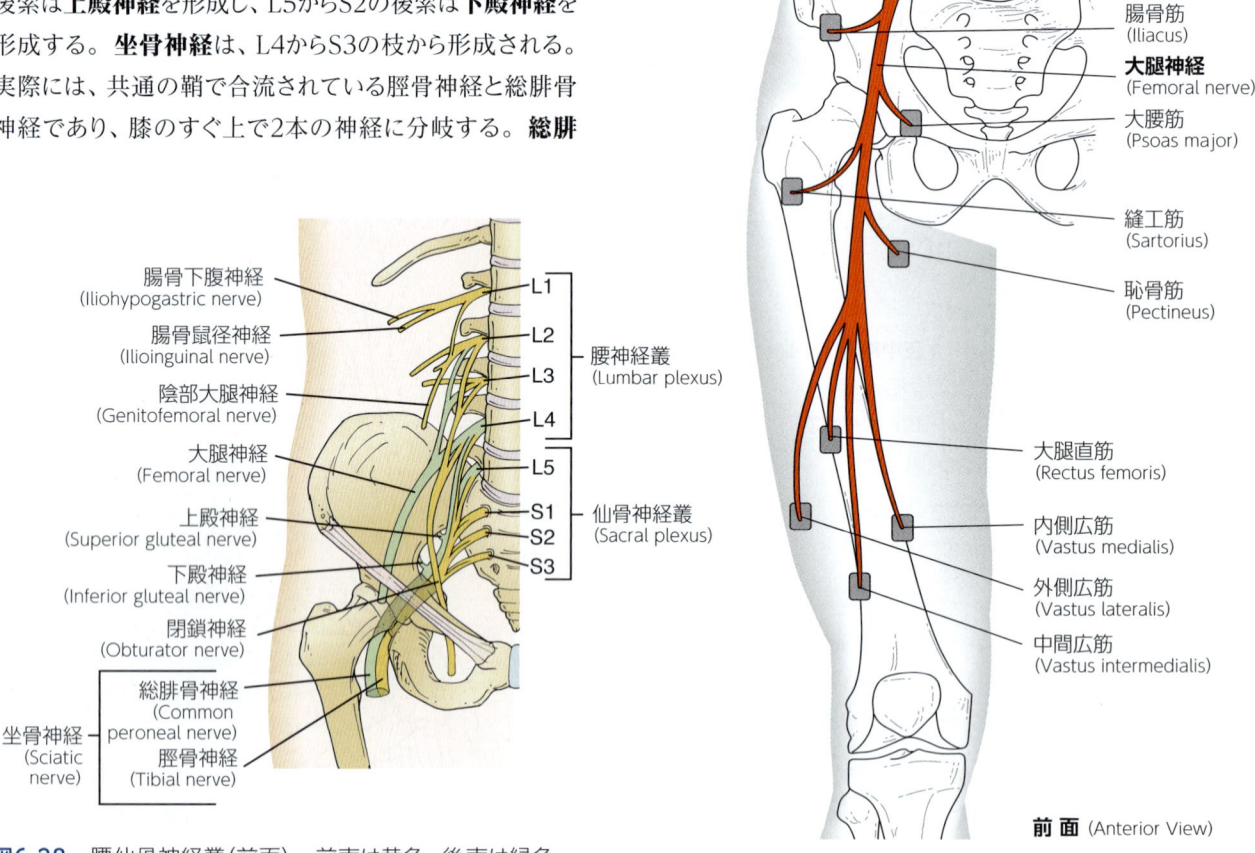

図6-28　腰仙骨神経叢（前面）。前索は黄色、後索は緑色で示している。一部の微小な運動神経および感覚神経は省略した。

図6-29　大腿神経

第6章 神経系

大腿神経(図6-29)
脊髄分節 .... L2、L3、L4
筋神経支配 .... 腸腰筋(腸骨筋と大腰筋)、
　　　　　　　　　　　　縫工筋、
　　　　　　　　　　　　恥骨筋, 大腿四頭筋
感覚分布 .... 大腿部の前部および内側、
　　　　　　　　　　　　下腿部の内側および足部
麻痺の運動性臨床 .... 股関節屈曲の減少
　徴候　　　　　　　　　膝関節伸展の不能

閉鎖神経(図6-30)
脊髄分節 .... L2、L3、L4
筋神経支配 .... 股関節内転筋群
　　　　　　　　　　　　外閉鎖筋
感覚分布 .... 大腿部内側の中間部
麻痺の運動性臨床 .... 股関節内転の不能
　徴候　　　　　　　　　股関節外旋の減少

坐骨神経
(脛骨神経と総腓骨神経で構成：図6-31)
脊髄分節 .... L4、L5、S1、S2、S3
筋神経支配 .... ハムストリングス
感覚分布 .... なし
麻痺の運動性臨床 .... 股関節伸展の減少
　徴候　　　　　　　　　膝関節屈曲の不能

脛骨神経
(内側および外側足底神経に分岐：図6-32)
脊髄分節 .... L4、L5、S1、S2、S3

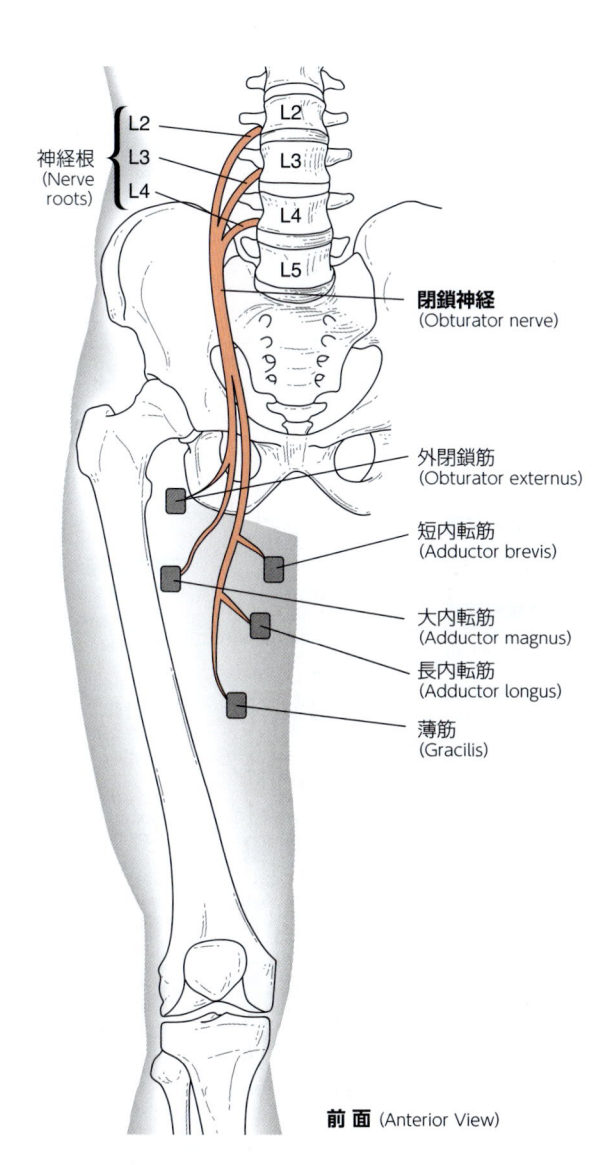

図6-30　閉鎖神経

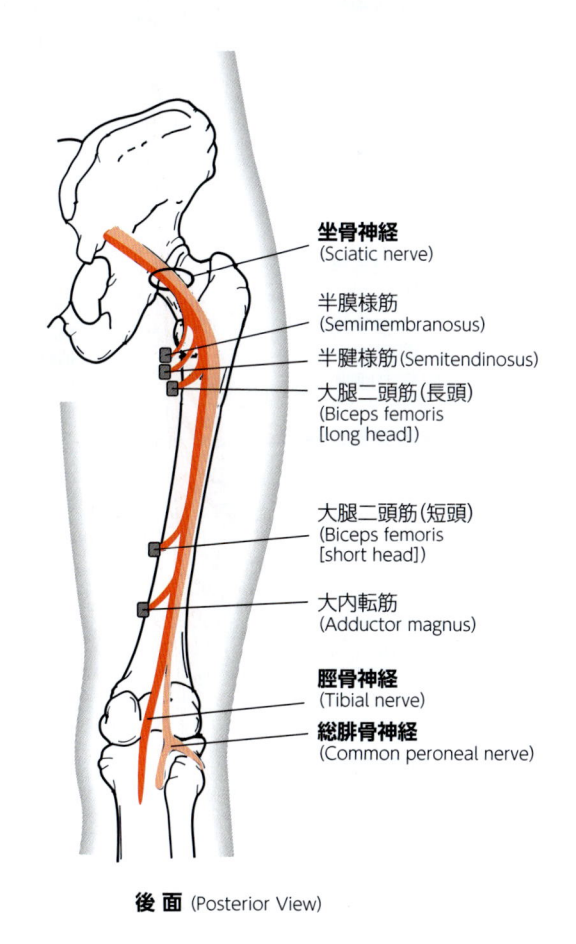

図6-31　坐骨神経

筋神経支配 .... 膝窩筋
　　　　　　　　　足関節底屈筋群
　　　　　　　　　後脛骨筋
　　　　　　　　　足の内在筋群（足底部の内側
　　　　　　　　　　および外側）
感覚分布 .... 下腿部の後外側、足部の外側
麻痺の運動性臨床 .... 足関節底屈の不能
　徴候　　　　　　足関節内返しの減少
　　　　　　　　　足趾関節屈曲の不能

総腓骨神経
（浅および深腓骨神経に分岐：図6-33）

脊髄分節 .... L4、L5、S1、S2
筋神経支配 .... 長腓骨筋・短腓骨筋
　　　　　　　　　　（浅腓骨神経）
　　　　　　　　　前脛骨筋（深腓骨神経）
　　　　　　　　　足趾関節伸筋（深腓骨神経）
感覚分布 .... 下腿部の前外側面および足部
麻痺の運動性臨床 .... 足関節背屈の不能（「下垂足」）
　徴候　　　　　　足趾関節伸展の不能
　　　　　　　　　足関節外返しの不能

図6-32　脛骨神経。内側および外側足底神経に分岐する。

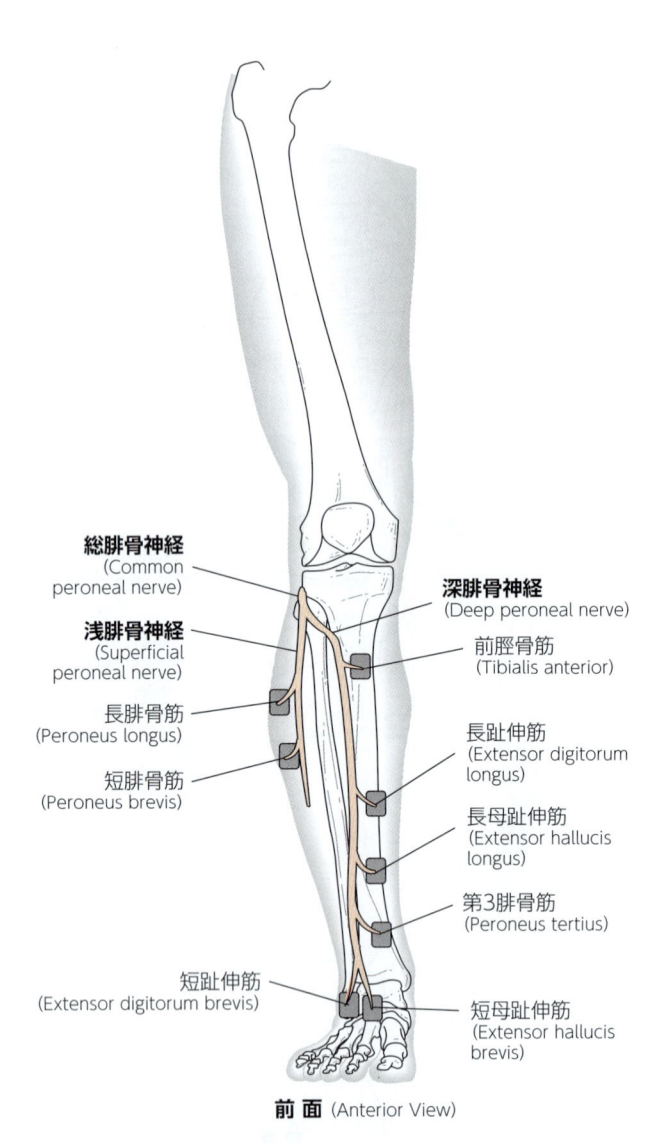

図6-33　腓骨神経。総腓骨神経は浅腓骨神経と深腓骨神経に分岐する。

中枢神経系と末梢神経系の一般的な病態

中枢神経系と末梢神経系の一般的な病態を簡単に述べる。異常や疾患の解剖学的位置または機能的関連を中心に、ごく簡潔にまとめる。

中枢神経系の一般的な病態

先天的欠損

二分脊椎は、椎骨の分節の後部が胚発育の間に癒合できず開いたままになる先天的欠損である。徴候がほとんど見られない場合から重度の場合まで、3つのタイプに分かれる。**潜在性二分脊椎**では、骨に微小な異常が見られるが、通常は脊髄と神経は正常である。**髄膜瘤**では、髄膜の膨隆による骨の異常が見られる。通常は神経への影響はほとんどない。**脊髄髄膜瘤**は最も重度の二分脊椎で、骨の異常が髄膜と脊髄神経に影響する。これにより、神経の損傷と重度の身体障害が起こる。

水頭症は、「脳水腫」とも呼ばれ、脳脊髄液（CSF）の生成、吸収、脳室およびクモ膜下腔での流動に関わる先天的または後天的な異常である。脳脊髄液が過度に貯溜すると、脳質が異常に広がり、脳組織に有害な圧迫を及ぼす可能性がある。

脳性麻痺は、子宮内で、誕生時あるいは誕生直後に受けた損傷による、脳の非進行性障害である。必ずしも先天性ではない。脳性麻痺の徴候および症状は様々で、損傷を受けた脳の部位によって異なる。

脊髄外傷

脊髄損傷（SCI）は、（1）脊髄レベルと（2）損傷部位によって、様々な形態をとる。これらの損傷によって通常、感覚や筋の運動機能が喪失する。脊髄損傷は、レベルによって2つに分類できる。「四肢麻痺」は、四肢すべてに及ぶもので、T1以上のレベルが関連する。「対麻痺」は、下肢に及ぶもので、T2以下のレベルが関連する。

不完全脊髄損傷は、一部の脊髄だけが損傷を受けたときに起こる。**中心性脊髄症候群**では、上肢の機能が下肢よりも大幅に喪失される。**ブラウンセカール症候群**は、脊髄の片側の損傷により、損傷を受けた同側での固有受容感覚の低下および喪失、対側での痛覚および温度覚の喪失が起こる。**前脊髄症候群**は、損傷が前方にある脊髄路に影響を及ぼすと起こる。脊髄の後部が予備となって、脊髄の後部に運ばれる固有受容感覚は維持されるが、筋機能、痛覚および温度覚は失われる。

自律神経異常反射は反射亢進とも呼ばれ、T10以上のレベルにおける脊髄損傷に関連し、生命にも関わる重篤な合併症である。通常、損傷を受けたレベルより下位に膀胱膨張などの有害刺激を受けることにより発症する。症状としては、重度の頭痛、突発性高血圧、顔面紅潮、発汗および鳥肌が挙げられる。血圧が危険なレベルまで上昇する場合があり、治療しないと脳卒中や死に至ることもある。

筋および神経筋接合部の障害

重症性筋無力症は、軸索終末が筋の受容部位とシナプス結合する神経筋接合部の異常に関わる疾患である。これにより、筋骨格が弱まり疲労する。

筋ジストロフィーは、筋組織の遺伝性進行性疾患である。近位の筋の筋力が低下した後、遠位の筋が序々に筋力低下する。

変性疾患

筋萎縮性側索硬化症は、上位および下位運動ニューロンの両方に関わる変性運動性疾患である。ルー・ゲーリッグ病とも呼ばれる。

アルツハイマー病は、痴呆と認知機能喪失が引き起こされる進行性脳疾患である。最終的には生きていくための機能全体が損なわれる。

脱髄性疾患

多発性硬化症は、軸索を覆う髄鞘の破壊が特徴である。これにより、正常な神経伝導が阻害される。「硬化症」は脳および脊髄の白質に起こる瘢痕や病変を示す。

末梢神経の一般的な病態

末梢神経の**ニューロパシー**は通常、神経伝導路の神経的欠陥を伴う。原因と解剖学的位置によって分類される。

個々の神経の感覚分布および麻痺の運動性臨床徴候については先に述べたので、ここでは、より一般的な末梢神経症状をいくつか簡潔に説明する。

典型的な筋麻痺のパターンは、関連する末梢神経と損傷を受けた脊髄レベルによって異なる。**顔面神経麻痺**は、顔面筋運動を制御している顔面神経（第VII脳神経）に関わっている。症状は一過性で基本的に顔の片側だけに起こる。

次の症状は上肢によく起こる。**翼状肩甲**は、長胸神経への損傷によって前鋸筋が衰弱または麻痺した結果、肩甲骨の内側縁が胸郭から上がらなくなったときに起こる。

腕神経叢に関与するよく知られた3種類の症状がある。**胸郭出口症候群**は、腕神経叢の神経や鎖骨下動静脈が胸郭出口（鎖骨と第1肋骨の間の空隙）や斜角筋を圧迫するときに起こる一連の障害である。**バーナー（スティンガー）症候群**は、頭部や肩より下位から伸びる腕神経叢に伸展損傷や圧迫傷が及ぼされた後に起こる。これは、フットボール選手やプロレスラー、体操選手などに比較的多く見られる。症状としては、急激な灼熱痛、頸部から広がるチクチクとする感覚異常、しびれ感および短時間の上腕麻痺が挙げられる。こうした症状は数分で治まるが、肩の筋力低下や頸部の筋の圧痛は数日間続く。**エルブ麻痺**（チップをねだるときの手の形から*tip position*と呼ばれる場合がある）は、新生児の上腕神経叢への牽引損傷で、難産の場合によく起こる。患部の腕は、肩甲骨が伸展・内旋し、肘関節が伸展し、前腕が回内し手関節が屈曲した状態で垂れ下がる。

ほぼ同じ場所にある橈骨神経が関係する症状は2種類あるが、原因は異なる。**橈骨神経麻痺**は、橈骨神経が上腕骨中部を回りながら圧迫されるときに起こる。英語の*saturday night palsy*（土曜の夜の麻痺）という名前は、週末に酔っ払って不自然な格好で寝てしまったときに起こることに由来する。**下垂手**（手関節伸展の不能）および物を手放す運動（指の伸展）の低下が、中部上腕骨骨折の合併症である重度橈骨神経損傷によって起こる。

手根管症候群は、手根管内を通る正中神経が圧迫された結果として起こる。手根管は、表層の横手根靭帯と、深部の床状の手根骨で形成されている。**肘部管症候群**と呼ばれる同様の症状は、尺骨神経が肘管という骨性の経路を走行しながら肘頭の内側縁を交叉するときに起こる。肘をぶつけると小指と薬指がしびれるように感じることがあるが、これは、肘管を通る尺骨神経がぶつかったためである。尺骨神経は、長い時間自転車に乗ってハンドルに体の重みをかけているときなど、小指球の持続的な圧迫によって遠位から圧迫されることもある。

次の症状は、特定の神経の損傷によって起こる手の肢位である。母指対向の不能（正中神経損傷）は、猿の手に似ていることから**猿手**と呼ばれており、母指を対向できなくなる。母指、示指および中指の屈曲不能（これも正中神経損傷）は、**教皇の祝福**または**祝福の手**と呼ばれる様相を呈する。尺骨神経損傷による内在筋の筋力低下により、**鷲手**になる。基節骨が過伸展し、中節骨と末節骨が過度に屈曲する。

次の症状は、一般的に下肢に関わる。**坐骨神経痛**は、坐骨神経根の刺激を原因とし、下腿部の後部へと広がる疼痛を伴う。通常は、腰椎椎間板ヘルニアからの圧迫によって起こる。

総腓骨神経への損傷により、**下垂足**が起こる。下垂足は、総腓骨神経が腓骨頭の表面を通るときに、腓骨頭による圧迫を受けることによって起こることが多い。

モートン神経腫は、通常第3趾と第4趾の間に起こる、神経の拡大である（脛骨神経枝）。拡大は、限定された空間で神経が圧迫されることで及ぼされる。これは、中足骨アーチの扁平、ハイヒールの着用（前に体重をかけることにより中足骨アーチのあたりの圧迫が増す）、先芯の狭い靴の着用（中足骨の間を通る神経が圧迫される）などによって起こる。

復習問題

1. 脊髄は、どの椎骨レベルまで伸びているか。
2. 灰白質、白質についてそれぞれ説明せよ。
3. 外傷から脳を保護する、骨、膜、および液をそれぞれ挙げよ。
4. 上位運動ニューロンと下位運動ニューロンの違いを述べよ。
5. 胸神経は、頸神経または腰神経とどのように異なるか。
6. 求心性神経線維と遠心性神経線維の違いを述べよ。
7. 母指の対立が不能になった場合、どの神経が関わっているか。この症状を一般に何と呼ぶか。
8. 足先を持ち上げられなくなった場合（足関節背屈）、どの神経が関わっているか。この症状を一般に何と呼ぶか。
9. 鷲手はどの筋群の機能損失に関わっているか。どの神経が主に関わっているか。
10. 頭部への打撃により硬膜下血腫が認められる場合、どの部位に認められるか。
11. 神経根の圧迫が認められる場合、どの骨部位が関連していると考えられるか。
12. L4に脊髄損傷が認められる場合、上位運動ニューロンまたは下位運動ニューロンどちらの病変とみなされるか。
13. 脊髄病変または末梢神経病変どちらの臨床徴候を呈するか。その理由も答えよ。
14. 運動神経は活動電位を末梢神経から脊髄へ送るか、それとも脊髄から末梢神経へ送るか。

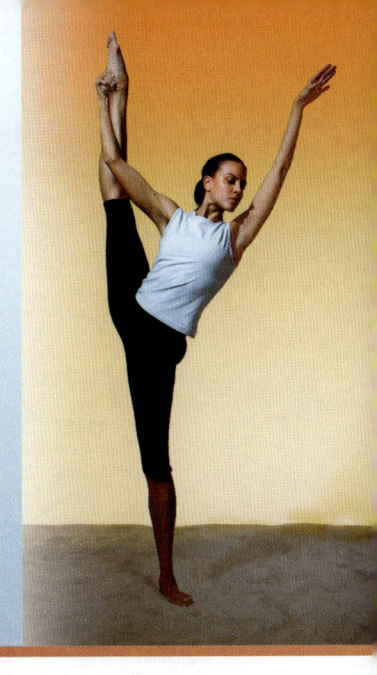

第7章
循環器系

心血管系
   心臓
   血管
リンパ系
   機能
   排出のパターン
一般的な病態
復習問題
   心血管系
   リンパ系

循環系には、2種類の運搬系がある。(1)心血管系と(2)リンパ系である。

心血管系には、血管(動脈と静脈)、および、身体中に血液を運搬する心臓が含まれる。動脈と静脈は、血液を肺の毛細血管から身体中へ運搬する(肺の毛細血管で二酸化炭素が酸素に交換され、身体で酸素が二酸化炭素に交換される)。心臓は、動脈と静脈に血液を押し出すポンプである。血液およびリンパ液は、物質を運搬する液媒体である。

循環系と免疫系に直接つながるリンパ系は、リンパ管とリンパ節で構成されている。過剰な細胞外液をリンパ液として集め、末梢から静脈系に運搬することによって心血管系(循環系)を支え、適切な血液量と血圧を維持している。さらに、リンパ系は、細菌、ウイルス、老廃生成物およびその他の異物を濾過し、免疫系が感染源と戦って異物の侵入を検知するための抗体を産生することで免疫系を支えている。

心血管系

血液が、動脈、静脈および毛細血管で構成される身体の網から抜け出ることはない。従って、心血管系は閉鎖的なシステムであると考えられる。血液は、肺循環と体循環という全く異なる2種類の循環をする(図7-1)。**肺循環**は、酸素の少ない(青色で示す)身体中の血液を、心臓の右側(右心房と右心室)を通り肺動脈を介して肺へと運搬する。血液が肺に到達すると、二酸化炭素が酸素に交換された後、肺静脈を介して心臓の左側に戻る。**体循環**は、心臓の左側(左心房と左心室)を循環し、大動脈と分岐する動

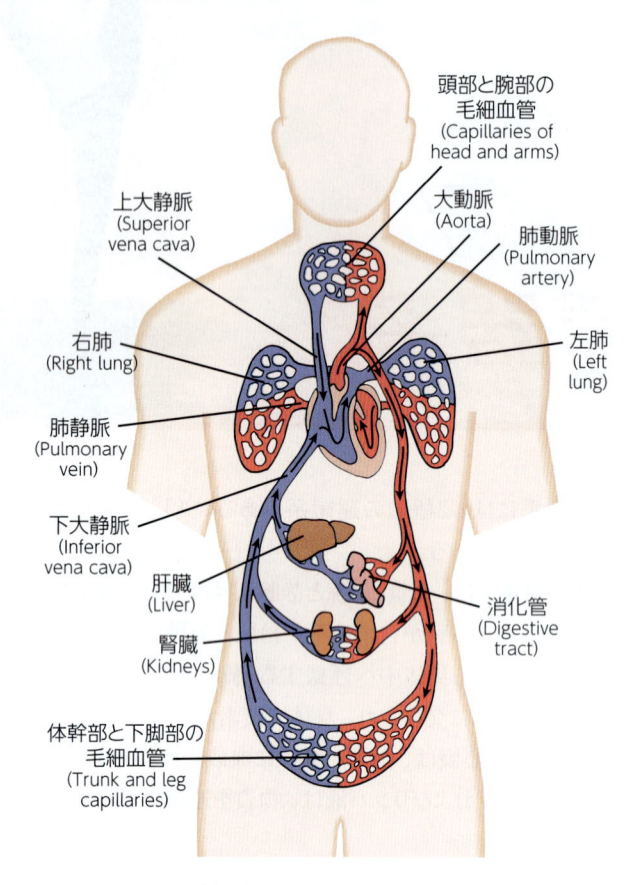

図7-1 肺と体循環（前面）。

脈を介して身体の他の部分へ、そして毛細血管床へと巡る。毛細血管床で酸素化血液（赤色で示す）が脱酸素化血液に変換された後、一連の静脈を通って心臓へと戻る。

心臓

本書で取り上げる他のほとんどの筋と異なり、心臓は不随意筋である。例えば、上腕二頭筋と同じ様に、心筋を収縮させるか否かを意識的に決めることはできない。この方が都合がよいのである。仕事が忙しくて心臓を収縮させるのを忘れてしまったり、眠ってしまって心臓を収縮させられなかったりしたら、一体どうなることか。つまり、心臓は夜も昼も休みなく働かなければならないので、不随意制御されなくては困るのである。ある程度なら心拍を制御できるようにはなるが、心臓の動きを止めたり始めたりすることはできない。

心臓はどのくらい働くのだろうか。心臓が1分間に72回収縮すると仮定する。1時間60分、1日24時間、1年365日をかけ合わせると、心臓は1年で3800万回も収縮する。80歳まで生きるとすれば、心臓は3兆回も休みなく収縮することになる。

心臓の機能は、血液を血管（動脈、毛細血管および静脈）に送るポンプとして力を及ぼすことである。心臓は、酸素と二酸化炭素の交換には関わっていない。それは肺の役目である。

位置

心臓は、自分の握り拳ほどの大きさである。胸腔の中ほどの**縦隔**という場所に、正中線から容積の3分の2ほど左寄りに収められている（図7-2）。胸腔には、心臓の両側に左肺と右肺もそれぞれ収められている。心臓、大動脈、気管胸部、食道、リンパ節および迷走神経など、肺を除くすべての胸部器官は、縦隔内に収められている。

心臓は胸骨と脊柱の間に位置する（図7-3）。胸骨の上を手で一定のリズムで押して緩めると、胸腔内に圧差が生じ、血液を心臓へと押し出すことができる。これが、心肺蘇生（CPR）時に行う心臓マッサージの基礎である。

房と室

心臓は4つの部屋で構成されており、左右に二分されている。片側半分がそれぞれ上下に分かれている。上部の2つの部屋を**心房**と呼び、下部の2つの部屋を**心室**という（図7-4）。心房は静脈から血管を受けるが、心室に血液

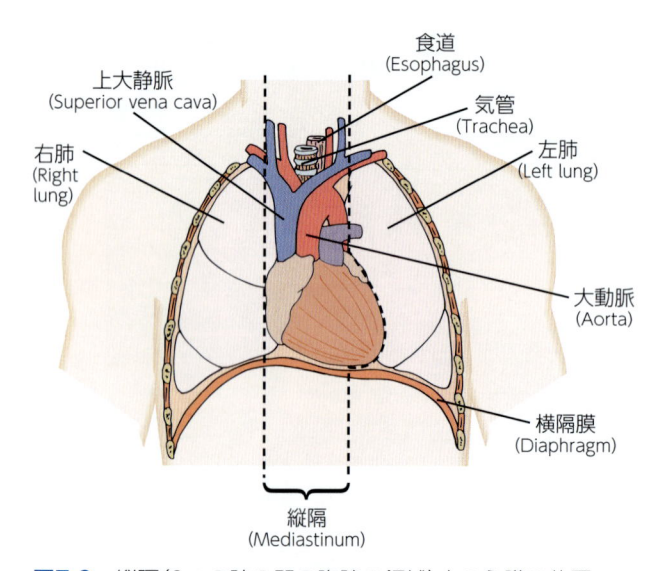

図7-2 縦隔（2つの肺の間の胸腔の領域）内の心臓の位置

第7章　循環器系　77

弁

　心臓弁は、心臓における血液の流れを単方向にする働きを持つ。心臓の部屋は4つあるので、心臓弁は4つある。これらの弁が心室への出入りを導く。2つの房室（AV）弁が心房と心室の間にあり、また、2つの半月（SL）弁が心室と動脈の間にあって心臓からの流出を導いている（図7-4を参照）。

　房室弁が閉じると、心室から心房への血液の逆流を防ぐ。右心房と右心房の間の房室弁は、3つ弁尖がついていることから、**三尖弁**と呼ばれる。左心房と左心室の間の房室弁は二**尖弁**と呼ばれ、弁尖は2つだけである。また、司教などが儀式でかぶる2枚仕立ての被り物（司教冠）に似ていることから、**僧帽弁**とも呼ばれる。

　右心室と肺動脈の間で血液を肺へと導くSL弁は、**肺動脈弁**とも呼ばれる。左心室と大動脈の間にある弁は**大動脈弁**である。これらの弁が、血液が心臓へ逆流するのを防いでいる。

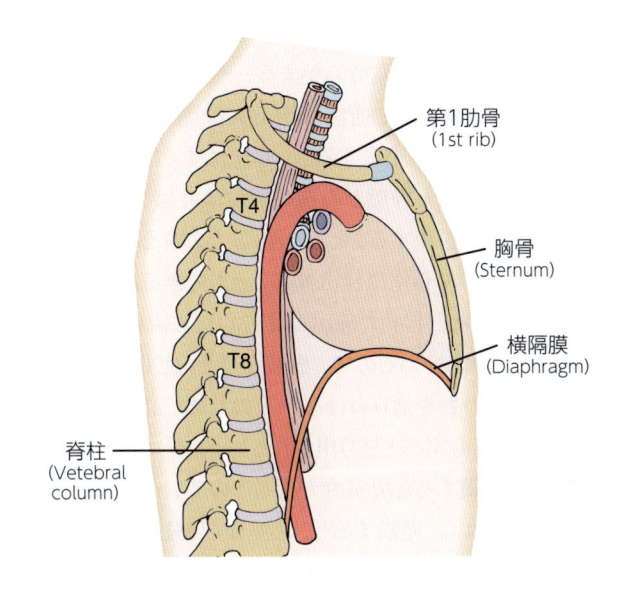

図7-3 心臓が胸腔内で硬い2つの面（胸骨と脊柱）に挟まれていることから、心臓が血液を脳に送り続けるための圧差を及ぼす（CPRの）心臓マッサージを行うことができる。

を前進させるだけでよいので比較的薄い筋の壁を持つ。心房よりも大きい心室は、より強いポンプ力を及ぼすために厚い壁を持つ。左心室は、右心室の約3倍の厚みがある。心臓から肺へと血液を送り出す場合とは異なり、血液を身体の隅々まで押し出すための強いポンプ力に耐えるために、この厚みが必要となる。

心臓を巡る血液

　身体の末梢組織から流れてくる脱酸素化血液（二酸化炭素が多く酸素が少ない血液）は、上下大静脈を介して心臓へと戻り、右心房へと入る。そして、右房室（三尖）弁から右心室へ入る。続いて右心室を出ると、肺動脈弁から肺動脈幹に入り、左右肺動脈へと分岐して、肺へと入

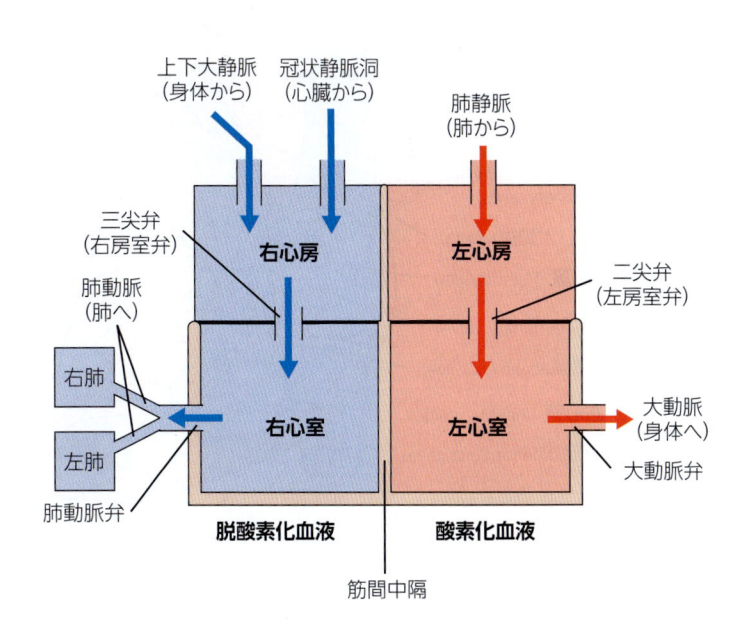

図7-4 心臓の室、弁および心臓からの血流を描く体系図。部屋内に図示してある血管の位置は実際の心臓とは異なることに注意。

る。肺では、二酸化炭素が酸素に交換される。酸素化血液は肺静脈から肺を出て、心臓の左心房へと入る。そこから血液は左房室（二尖弁）弁を通って、左心室へと入る。左心室は、血液を心臓から大動脈弁を通して送り出し、大動脈に入った血液は心筋を含む全身へと流れる（図7-5）。左心室を出た血液は、全身に血液を送り出すために必要な強力な収縮によって、最大の圧迫を受けている。まとめると、心臓の右側は脱酸素化血液を肺へと送り込み、左側は酸素化血液を全身に送り出しているのである。

心音

　心音は心臓弁が閉じるときに生じるもので、聴診器で聴くことができる。心音は、「ラブ-ダブ」と表現されることが多い。左右心室の収縮の後、左右心房が同時に収縮する。上述のとおり、血液は心房に戻り、房室弁（三尖弁と二尖弁）が開き、心房が収縮して、血液が心室に流入する。心室に血液が充満すると、房室弁が閉じてⅠ音（ラブ）が鳴る。次に、SL弁が開き、心室が収縮して、血液が大動脈と肺動脈へと送り出される。その後SL弁は閉じ、心室が緩むときに血液が心室に逆流しないようにする。このときに聴こえるのがⅡ音（ダブ）である。このサイクルが再び始まり、1分間に約72回繰り返される。

心臓周期

　心臓周期は、右心房から始まる一連の機械的反応である。右心房が緩むと、血液が上下大静脈から右心房へと流れ込む。血液が充満すると、心房はすぐに強く収縮し、大幅に縮まる。大静脈と心房の間には弁はないので、血液は大静脈に逆流することもでき、また、右心室への弁が開いていれば右心室に流入することもできる。心室が緩んで空になると、上下大静脈には右心房に流れ込もうとする血液が充満しているので、血液がほとんど抵抗なく心房と心室の間の弁を通りぬける。そのため、心房の収縮により血液が右心室へと送り出される。

　心室が充満すると房室弁が閉じるので、血液は心房へと逆流できない。充満すると、心室が収縮し、血液を心臓から肺動脈弁を通って肺動脈へと送り出す。肺動脈には血液が充満しているが、収縮力により肺動脈中の血液を他のすべての「下流」の血管へ、遂には肺毛細血管へと押し出す。毛細血管をすでに流れる血液は、肺静脈へと前に押され、血流が心臓の左側へと続いていく。

　心臓の右側で起こることが、同時に左側でも起こる。血液は肺静脈から左心房へと入る。充満すると、左心房が収縮して大幅に縮まる。血液はほとんど抵抗なく通り過ぎて、緩んだ空っぽの左心室へと入る。左心室が充満する

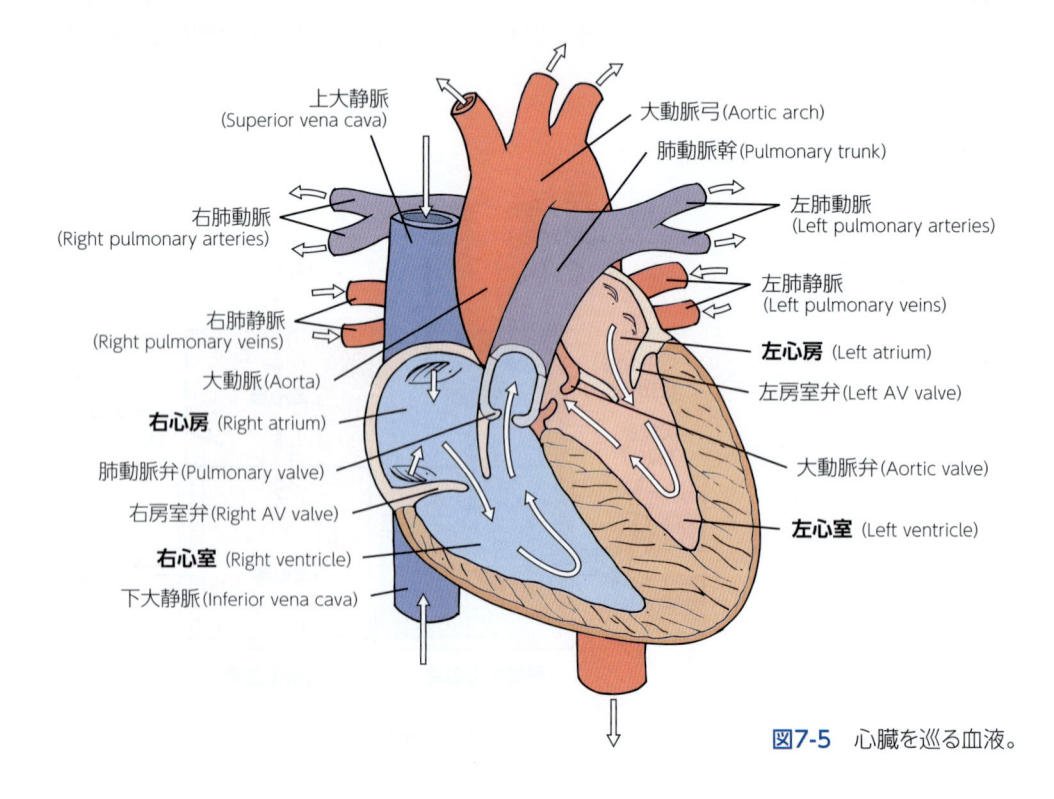

図7-5　心臓を巡る血液。

と、房室弁が閉じる。心室は収縮し、血液を大動脈弁から大動脈へ押し出す。大動脈には血液が充満しているが、収縮力によって血液を大動脈へ、他のすべての「下流」の血管へと押し出し、遂には全身の毛細血管へと押し出す。すでに身体の毛細血管床を流れる血液は、静脈へと押し出され、静脈系から心臓の右側へと流れていく。

血管

血管の種類

　動脈、静脈および毛細血管という、基本的な3種類の血管がある。動脈と静脈の壁は、厚い3枚の層でできている。外側の層は「外膜」と呼ばれ、結合組織でできている。真ん中の層は「中膜」と呼ばれ、平滑筋と弾性線維が組み合わさってできている。内側の層は「内膜」と呼ばれ、内皮でできている。毛細血管は基本的な1層構造の内皮細胞血管である。

　動脈は血液を心臓から身体の他の組織へと運ぶ。最大の動脈は**大動脈**で、最小の動脈は**細動脈**という。動脈は血液を心臓から運び出すので、動脈中の血液には酸素が豊富である。その例外が肺動脈で、肺動脈は脱酸素化血液を心臓から肺へ運び出し、そこで酸素の豊富な血液に交換される。動脈壁は、動脈にかかる強い圧力に耐えられるよう、非常に頑丈で筋性で弾力性がなければならない。

　静脈は心臓へと血液を運ぶ。最大の静脈は上下**大静脈**、最小の静脈は**細静脈**である。肺静脈を除くすべての静脈は、脱酸素化血液（二酸化炭素が多く酸素が少ない血液）を心臓へと運ぶ。肺静脈も心臓へと血液を運ぶが、血液に多くの酸素を含む。静脈は、動脈に比べて直径が大きく、壁は薄く、弾力性が少ない。重力に逆らって血液を運ぶ静脈には、逆流を防ぐための弁が含まれている。そのため、上肢よりも下肢の方が弁は多い。また、表層の静脈よりも深層の静脈の方が弁は多い。弁は実際には、通常2つの弁尖として静脈の内層に畳み込まれている。弁によって、血液は心臓の方へ流れることができるが、逆流しようとすると、弁が立ちはだかって管を塞ぐ。

　動脈と静脈が並走するとき、血液は逆方向に流れているということを頭に入れておくことが重要である。

　毛細血管（毛細血管床）は、細動脈と細静脈とをつないでいる。これらは、1層のみの厚い内皮細胞層の壁を持ち、非常に小さい。酸素の二酸化炭素の交換はすべて、毛細血管で行われる。

　心血管系には、高速道路網と似通う点が多い。どちらも、規則正しく2方向に通行する。高速道路と同じく、動脈と静脈は全身を反対方向に走行し、動脈は血液を心臓から運び出し、静脈は血液を心臓へと運び込む。様々な行き先へと向かう高速道路を走り回るところを想像してみよう。小さい道路や通りへと誘導する高速道路（動脈）の出口（分脈および分枝）があり、行き先（毛細血管床）へと向かう車道（細動脈）に入る。そこで、荷物（酸素）を下ろし、再生資源（二酸化炭素）を回収する。その後、同じルートを戻り、徐々に大きい道路を走り（細静脈→静脈→大静脈）、最初の地点（心臓）に戻る。

　動脈と静脈は一般に、蜘蛛の巣のような毛細血管網でつながれながら、全身を並行して走っている。この2方向の運搬システムが、身体のすべての部位に巡らされている。この血管網がいかに広く緻密で繊細かを理解するために、血管を除く人体をすべて取り払うとしよう。すると、緻密な網目模様が見事に残る（図7-6）。

　身体の血液が心臓を離れてからどこを巡るにせよ、血液は一連の小さな動脈を通って進み、一連の大きな静脈から戻ってくる。この解剖学的な考え方は多くの臨床症状を理解するためのカギとなる。例えば、欠陥のある心臓弁からの血液の乱流によって心臓に形成された凝血塊が心臓から動脈系へと運ばれ、凝血塊がこれ以上進めないほど小さな動脈に到達する。そこで、凝血塊が血流を停滞させたり、完全に遮ってしまったりする。心臓の右側に端を発する凝血塊が、ついには肺動脈系まで及ぶ。心臓の左側に端を発する凝血塊が、大動脈を巡り、その分枝次第で身体のどこかの小さな動脈にまで行き着く。脳にも、四肢にも器官にも行き着くことがあり得る。大動脈の一つ目の分脈である冠動脈の1つに入ることもあり得る。凝血塊の大きさによっては、いくらでも遠くまで行き着く。凝血塊が小さいほど、詰まらない限り動脈系を遠くまで進む。

　凝血塊を静脈からはがし取ると、静脈系を進んで大きい血管へと移り、心臓の右側からついには、肺動脈系へと及ぶ。それはなぜか。凝血塊は、これ以上前へは進めないような小さい血管に到達するまで進む。静脈系においては、血管径は心臓へと進むほど大きくなる。心臓は基本的に、血液を送り出す中空の器官である。動脈系（この場

きる部位を示す。脈拍は通常、心拍を知るための正確な指標である。平均脈拍数は1分間に約72回である。

動脈のもう1つの重要な臨床像は、**血圧**の測定である。聴診器で心臓の動きを聴くことができる。心室は共に働き、収縮期と拡張期を持つ。心室が収縮するときは、血液を肺（右心室から）や全身（左心室から）へと送り出している。血圧は、心室が収縮しているとき（収縮期）が最高で、心室が緩み血液が充満しているとき（拡張期）が最低である。どちらのときの血圧も腕帯型水銀血圧計（血圧腕帯）を用いて測定できる。 収縮期血圧は心臓が拍動し、血液を体中に送り出すときの、動脈の最高血圧である。これは、血圧腕帯の空気を抜くときに聴診器から聴こえる最初の音である。拡張期血圧は、心音が聞こえないとき、連続する心拍の間の動脈での最低血圧である。

平均収縮期血圧は約120mmhg、平均拡張期血圧は約80mmhgである。収縮期血圧は必ず最初に記録されるので、この場合は120/80と記録される。

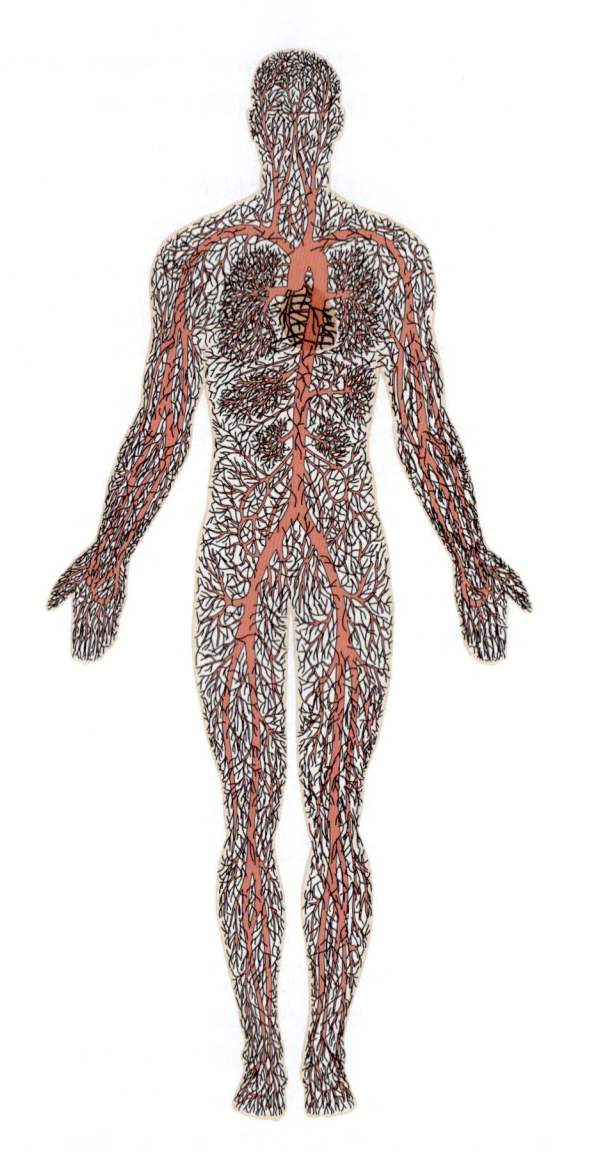

図7-6 身体の広範な血管系が、身体の形状を写す緻密で繊細な網目模様を作り出す。

合は肺動脈）から肺に進むほど、血管径は小さくなる。

脈拍と血圧

脈拍は動脈の重要な臨床像である。血液の波が特定の場所を通過するときに起こる動脈の収縮と拡張により、様々な場所で触知できる「拍動」である。脈拍は、動脈を骨に対し圧迫でき、触知する表面に十分近いところであればどこでも触診できる。脈拍を感じ取る一般的な部位は、手首（橈骨動脈）、頸部（頸動脈）、足首の上部（足背動脈、後脛骨動脈の分枝）である。図7-7に、脈拍を検出で

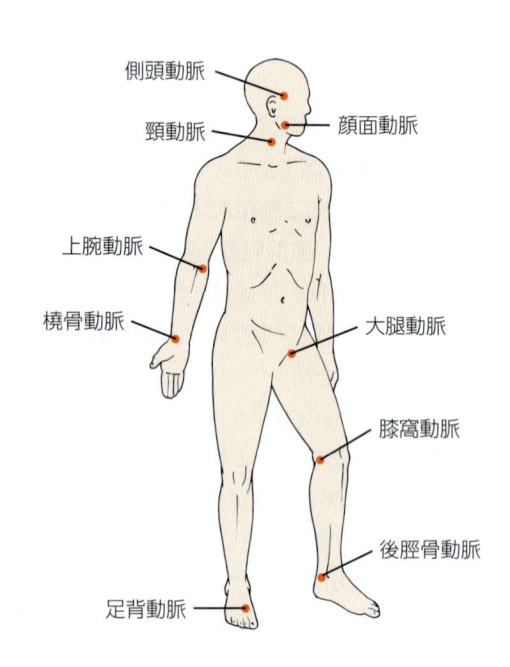

図7-7 脈拍を検出できる主な部位。

経 路

次のセクションでは、分岐する主な動脈と静脈について説明する。動脈と静脈は並走していることが多く、同じ名前を持つということを覚えておこう。しかし、これらの血管内の血液は反対方向に流れているという点が重要である。動脈では、血液は心臓から離れる方向に流れ、静脈では、血液は心臓の方へ流れる。表7-1は、主な動脈、本章に取り上げた主な分脈、その血液供給部位についてまとめている。表7-2は、主な静脈、流れ来る静脈および流出する部位についてまとめている。

まず取り上げる最初の経路は、心臓から最初の下肢へと導く。大動脈は心臓の左心室を出て**上行大動脈**を上行し、心臓の上をアーチ状に曲がる（図7-8）。上行大動脈からすぐに分岐するのが、心臓の筋（心筋）自身に血液を供給する左右冠動脈である。基本的に冠動脈と並走する心静脈は、心筋の大部分に流れる支流で、冠状静脈洞へと流れ込む。冠状静脈洞は心臓の最大の静脈で、右心房に直接流れ込む。

大動脈の**弓**は、腕頭動脈、左総頸動脈および左鎖骨下動脈という3つの分脈を含む。**腕頭動脈**（*brachiocephalic trunk*: *brachium* はラテン語で「腕」、*cephalicus* は「頭」を意味する）は、右上腕と右頭部の主要な血流である。この動脈は非常に短いが、右側の動脈から心臓を渡り身体の右側まで届き、右総頸動脈と右鎖骨下動脈に分岐する。大動脈弓からの2本目と3本目の分岐は、左総頸動脈と鎖骨下動脈である。頸動脈は頸部へと上行し、鎖骨下動脈は上肢へと走行する。

これらの分脈に分かれた後、大動脈は下に向きを変えて、**下行大動脈**となる。血圧が上がると動脈瘤の感受性は高まるが、大動脈の直径は大きいため、凝血塊による閉塞を防いでいる。下行大動脈は体幹部を下行して下肢へ流れ、途中多くの地点で分岐する。第4腰椎の辺りで、左右**総腸骨動脈**に分岐し（図7-9）、次は、**内外腸骨動脈**に分岐する。外腸骨動脈は下肢を流れ、内腸骨動脈は内臓と骨盤を流れる。

表7-1　主な動脈の一覧

名称	主な分脈	供給される部位
上行大動脈	冠動脈	心臓
大動脈弓	腕頭動脈 左鎖骨下動脈 左総頸動脈	 上肢—左 頸部—左側
腕頭動脈	右鎖骨下動脈 右総頸動脈	上肢—右 頸部—右側
総頸動脈	内頸動脈 外頸動脈	脳 頭外
鎖骨下動脈	椎骨動脈 腋窩動脈	脳 上肢
腋窩動脈	上腕動脈	上腕
上腕動脈	橈骨動脈と尺骨動脈	前腕と手
下行大動脈	腎動脈 総腸骨動脈	腎臓 下腹部
総腸骨動脈	内腸骨動脈 外腸骨動脈	骨盤部 下肢
外腸骨動脈	大腿動脈	大腿部
大腿動脈	膝窩動脈	膝
膝窩動脈	前脛骨動脈と後脛骨動脈	下腿部と足

静脈の側では、**下行大静脈**が下行大動脈とともに体幹部を走行する。何度も言うように、血液は大動脈を心臓から遠くへ、大静脈を心臓に向かって流れている。下行大静脈は、第5腰椎の辺りで、**左右総腸骨静脈**が集合して形成される（図7-9を参照）。これらの総腸骨静脈は、内外腸骨静脈が合わさって形成される。**外腸骨静脈**には、腹壁から血液が流入する。また、大腿静脈を介して下肢からも血流を受ける。**内腸骨静脈**には、内臓と骨盤部から血液が流入する。

下肢の循環は、外腸骨動静脈で始まり、鼠径靭帯の下を通って、**大腿動静脈**になる（図7-10）。動脈はこの部位の表層にあるため、大腿脈拍が触知できる（図7-7を参照）。この部位は上方を鼠径靭帯に、外側を縫工筋に、内側を長内転筋に仕切られているため、**大腿三角**（スカルパの三角）と呼ばれる（図7-11）。大腿動静脈に加え、大腿神経、膨大なリンパ節、そして、大伏在静脈の終端部がこの大腿三角に存在している。

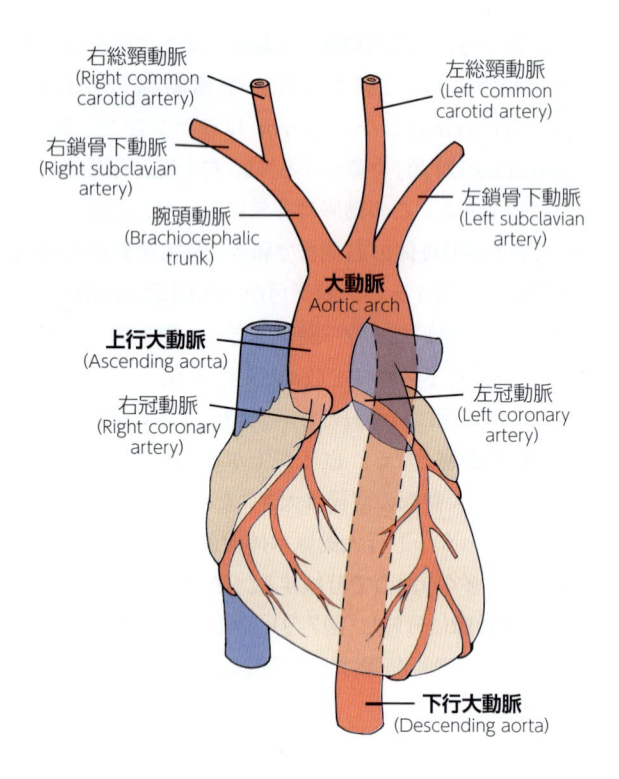

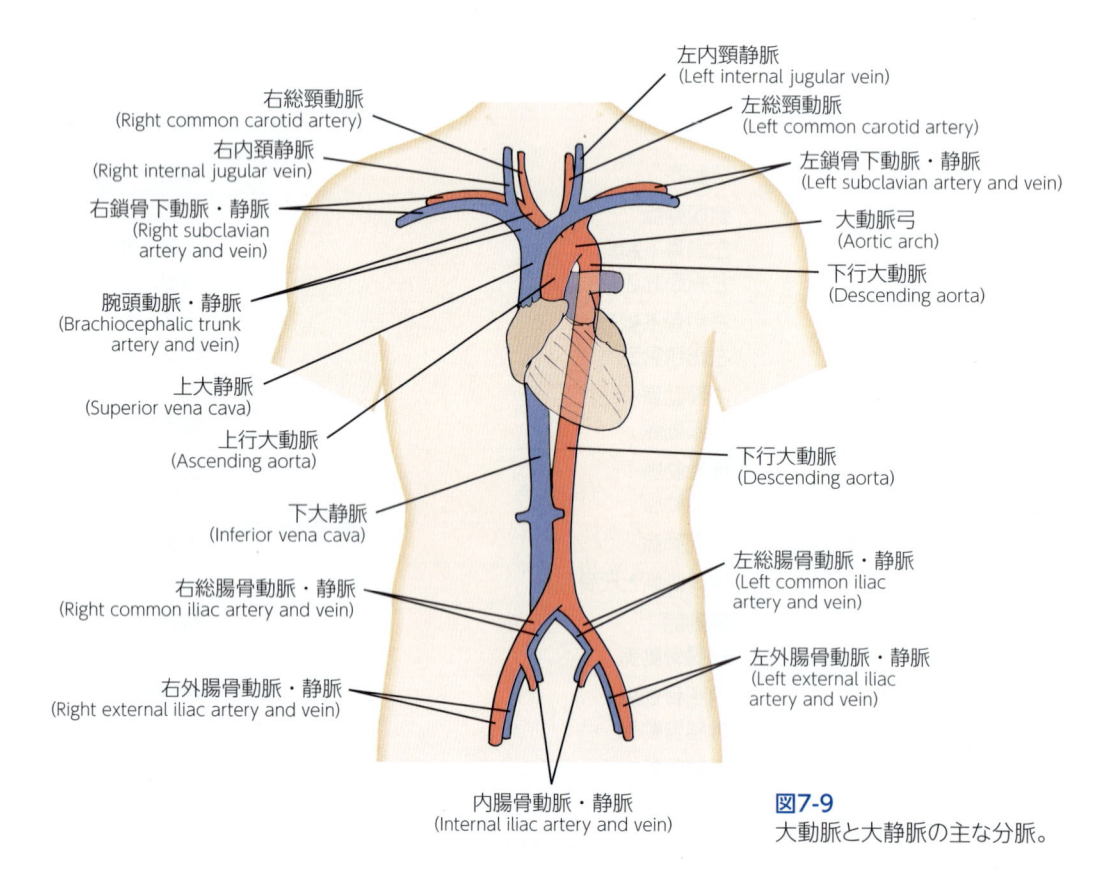

図7-8　大動脈の主要な分脈：上行大動脈、大動脈弓および下行大動脈。

図7-9　大動脈と大静脈の主な分脈。

表7-2　主な静脈の一覧

静 脈	合流される静脈	流 域
体 幹		
腕頭静脈	上行大静脈	上体
腎静脈	下行大静脈	腎臓
肝静脈	下行大静脈	肝臓
内腸骨静脈	総腸骨静脈	骨盤部
外腸骨静脈	総腸骨静脈	下肢
総腸骨静脈	下行大静脈	下肢と腹部
下 肢		
前後脛骨静脈	膝窩静脈	脚部と足
膝窩静脈	大腿静脈	膝
小伏在静脈	膝窩静脈	脚部と足の表層
大伏在静脈	大腿静脈	下肢の表層
大腿静脈	外腸骨静脈	大腿部
頭部と頸部		
硬膜静脈洞	内頸静脈	脳（再吸収される大脳脊椎液を含む）
内頸静脈	腕頭静脈	頸部
外頸静脈	鎖骨下静脈	顔と頸部
鎖骨下静脈	腕頭静脈	肩
腕頭静脈	上行大静脈	上体
上行大静脈	右心房	上体
上 肢		
橈骨・尺骨静脈	腕頭静脈	前腕と手
橈側皮静脈	腋窩静脈	上腕と前腕の表層
尺側皮静脈	腋窩静脈	上腕の表層
肘正中皮静脈	尺側皮静脈と橈側皮静脈	肘窩
腕頭静脈	腋窩静脈	上腕
腋窩静脈	鎖骨下静脈	腋窩
鎖骨下静脈	腕頭静脈	肩

　大腿動脈が大腿部の端から端まで深部に走行し、大内転筋の停止部にある孔から後方を通り、膝の後ろにある膝窩に入る。ここで、名前が**膝窩動脈**に変わる。膝窩筋脈拍は、膝窩の中央で触知できる（図7-7を参照）。

　膝のすぐ遠位で、膝窩動脈は前後脛骨動脈に分岐する（図7-10Aを参照）。名前の通り、これらの動脈は脛骨の前後面を下行し、様々な場所へと分岐する。足首の背側では、**足背動脈**という分脈を触診し、脈動を触知できる（図7-7を参照）。

　下肢の反対側には、深在静脈系と表在静脈系という2つの主要な静脈系が張り巡らされている（図7-10Bを参照）。深在静脈は概ね、同名の動脈と並走している。**前後脛骨静脈**は、足と下腿部を流れてから、膝窩静脈に注ぎ込む。**膝窩静脈**は、膝を巡った後、大腿静脈になる。**大腿静脈**は大腿部を巡り、鼠径靭帯の下を通って、外腸骨静脈に合流する。下肢の2つの主要な表在静脈は、伏在静脈である。**大伏在静脈**は身体で最長の静脈で、下肢内側の表層を端から端まで走行し、大腿静脈に注ぎ込む。**小伏在静脈**は、足の外側から下腿部後面へと表層を上行し、膝窩静脈へと注ぎ込む。

図7-10 下肢(右側)の主要な動脈(**A**)と静脈(**B**)。

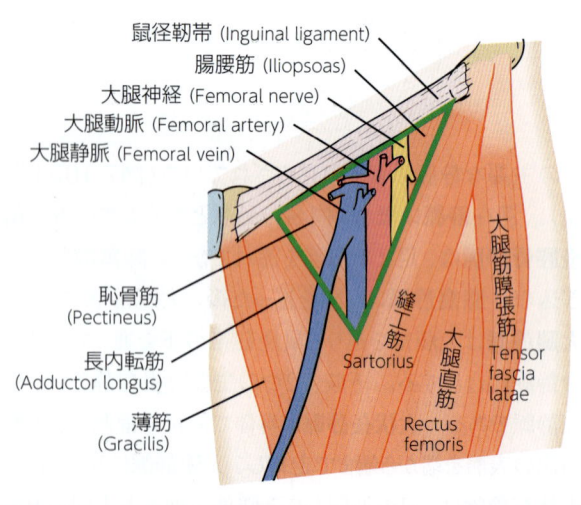

図7-11 大腿動脈、大腿静脈および大腿神経が含まれる大腿三角(右側)。

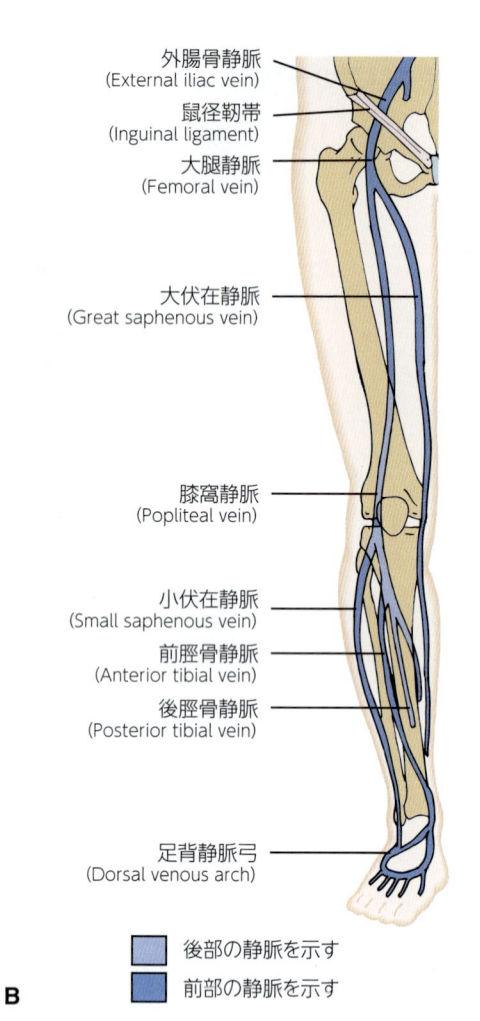

　大動脈の次の経路は、上肢の循環経路である。**鎖骨下動脈**は、動脈血を上肢、胸壁および頸部へと運ぶ。右鎖骨下動脈は短い腕頭動脈を経由して大動脈弓を出るのに対し、左鎖骨下動脈は大動脈弓から直接出る。鎖骨下動脈は、「胸郭出口」という混み入った空間において鎖骨と第1肋骨の間が圧縮されて症候が現れる場合、臨床的に重要である。

　第1肋骨の外側縁では、鎖骨下動脈が**腋窩動脈**になる(図7-12A)。腋窩から上腕の近位端まで走行すると、そこで**上腕動脈**になり、上腕を走行する。上腕動脈が血圧測定によく用いられる肘の前面で、**橈骨動脈**と**尺骨動脈**に分岐する。これらの動脈は前腕の橈側と尺側をそれぞれ下行する。各動脈は前腕でいくつにも分岐し、手の掌側に2つの弓を形成して終止する。

第7章 循環器系　85

　下肢と同様、上肢にも深在静脈と表在静脈がある（図7-12B）。上肢の深在静脈は最終的には、同名の動脈と並走する**鎖骨下静脈**に流れ込む。**橈骨静脈**と**尺骨静脈**は前腕の外側と手の内側を巡った後、上腕を流れる**腕頭静脈**に合流する。これらの深在静脈だけでなく、3本の表在静脈も重要である。前腕を流れるのは**橈側皮静脈**で、外側を走行して腋窩静脈に流れ込む。**尺側皮静脈**は上腕の内側を上行し、腕頭静脈に流れ込む。肘窩の前面を流れるのが**肘正中皮静脈**で、尺側皮静脈と橈側皮静脈の合流である。肘窩で採血によく用いられるのは、これら3本の静脈のいずれかである。

　頭部と頸部への循環経路については、まず**総頸動脈**から説明する。総頸動脈は、脈拍を触知できる頸部の両側、気管の横を上行する。左総頸動脈は大動脈弓から直接流れ出し、右総頸動脈は大動脈弓の腕頭動脈から流出する（図7-13）。顎の高さ辺りで、各総頸動脈は内外頸動脈に分岐する（図7-14A）。**外頸動脈**は頭の外側（顔、顎、頭皮および頭蓋）に血液を供給する。**内頸動脈**は上方へと進み、側頭骨の頸動脈から頭蓋に入り、主に脳の前部に血液を供給する。硬膜層内にある複数の静脈洞から、脳からの血液が流れ込む。

　最終的に、これらの静脈洞は内頸静脈に流れ込む。頸動脈と並走し、頭部と頸部に流れ込むのは、**内外頸静脈**である（図7-14B）。

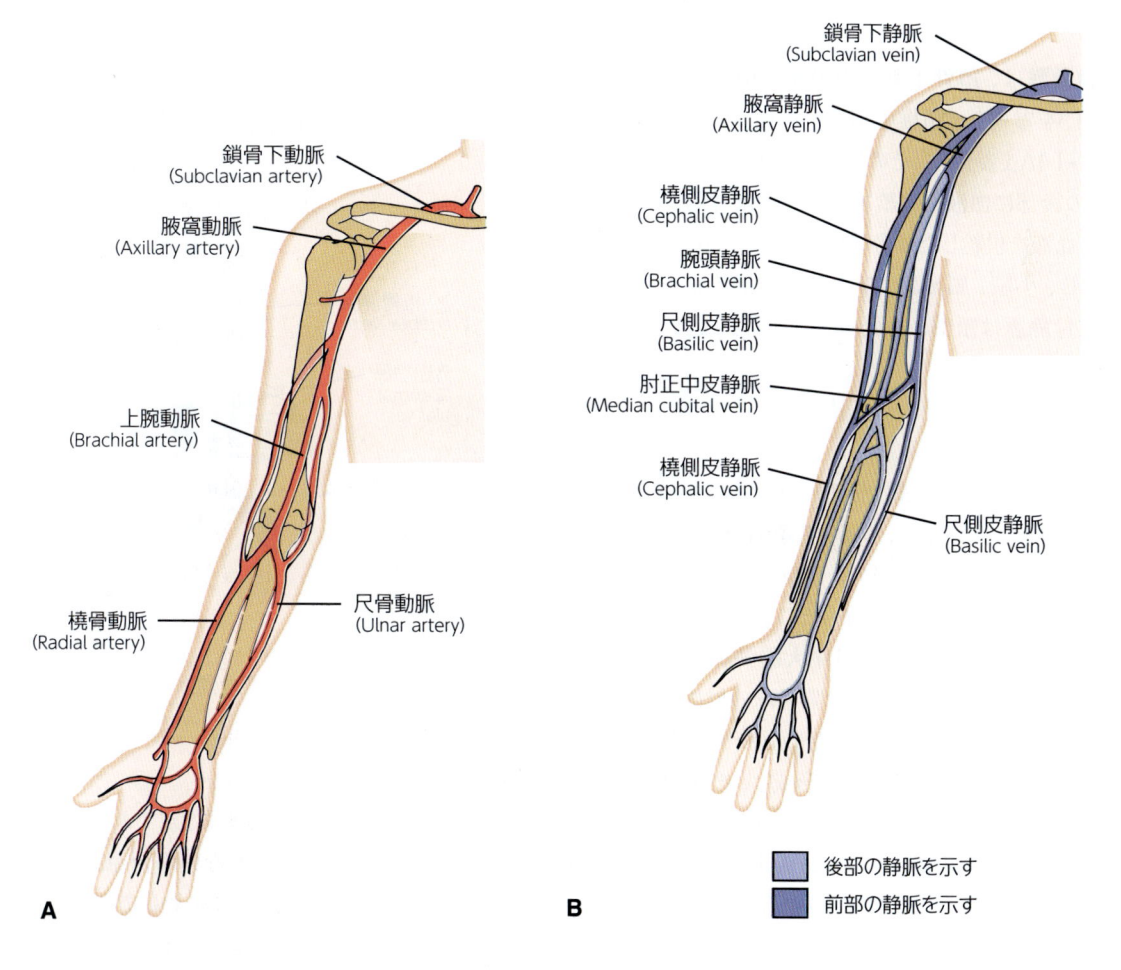

図7-12 上肢（右側）の主要な動脈（**A**）および静脈（**B**）。

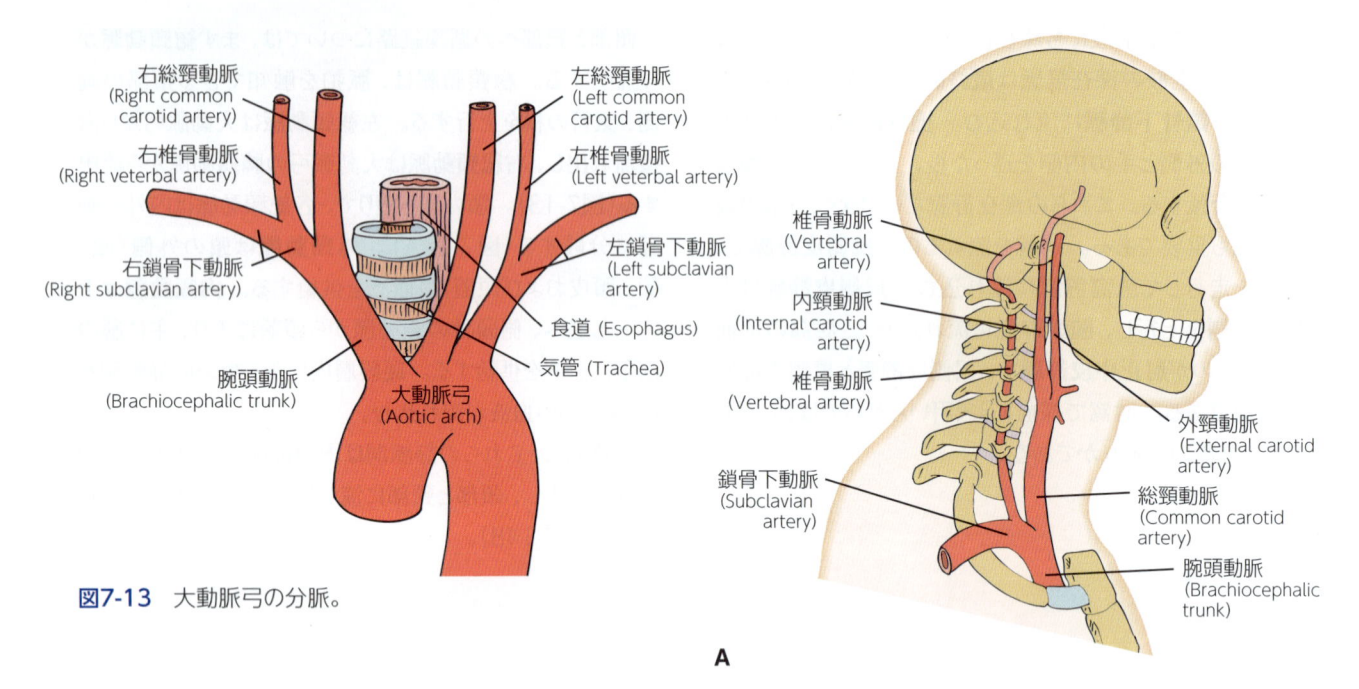

86　第Ⅰ部　臨床運動学と解剖学の基礎

図7-13　大動脈弓の分脈。

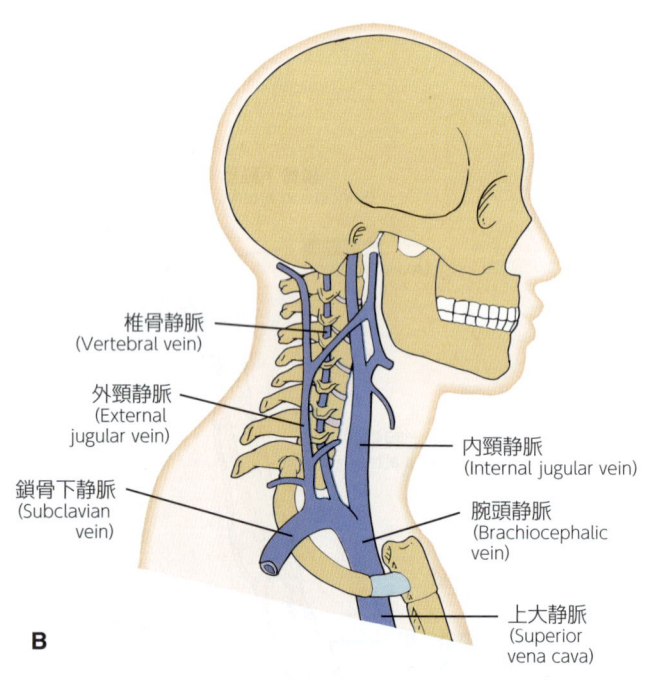

椎骨動脈は、鎖骨下動脈の最初で最大の分脈である（図7-13を参照）。頸椎の横突孔を通って頸部を上行する（図7-14Aを参照）。その後、大後頭孔から脳底部に入り、脳の後部に血液を供給する。左右椎骨動脈は延髄と小脳に血液を供給した後合流し、脳幹の底部で**脳底動脈**を形成し、小脳、脳橋および中脳の一部に血液を供給する。椎骨静脈は頸部と頭蓋内を椎骨動脈と並走する（図7-14Bを参照）。

血液供給

　脳底部では、内頸動脈（前部）と脳底動脈（後部）が交通動脈によって合流され、**ウイリス動脈輪**という環を形成している（図7-15）。イギリス人医師トーマス・ウイリスがこの相互接続を発見したことからそのように呼ばれている。頭蓋に入るとすぐ、内頸動脈は中大脳動脈と前大脳動脈に分岐する。**中大脳動脈**は、大脳半球の外側に血液を供給する。**前大脳動脈**は脳の内面に血液を供給する。脳底動脈は分岐して**後大脳動脈**を形成し、後頭葉と側頭葉の一部に血液を供給する。

　前大脳動脈（内頸動脈から）と後大脳動脈（脳底動脈から）は、**後交通動脈**によって脳底部で合流する。左右前大脳動脈は、前交通動脈によって合流される。環になっていることで、これらの主要な動脈のいずれかに障害が起こっ

図7-14　頸部（右側）の主要な動脈（**A**）と静脈（**B**）。

ても、脳に血流を送り続けることができる。しかし、ウイリス動脈輪が完全に形成されない場合があるため、すべての人が脳への血流が途切れないわけではない。

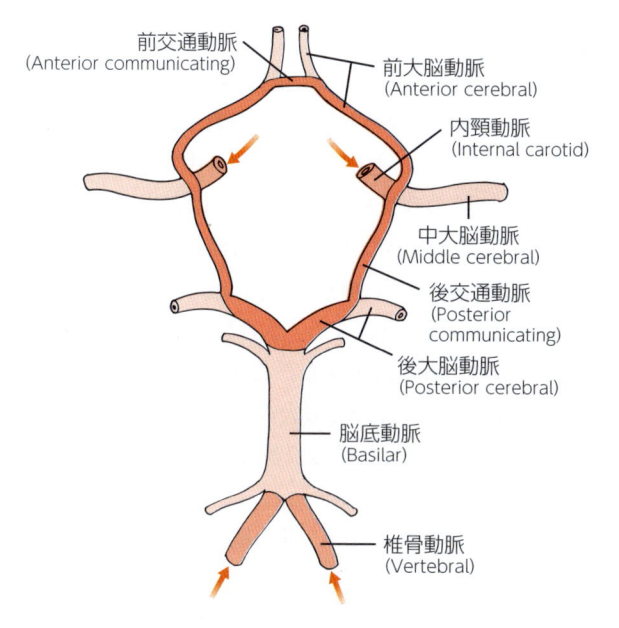

図7-15　ウイリス動脈輪

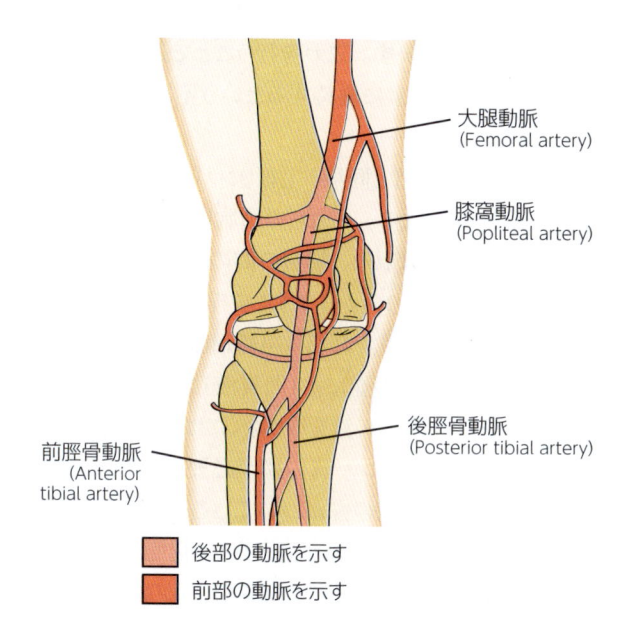

図7-16　膝周辺の動脈吻合。

吻合の臨床的重要性

吻合は、動脈から動脈、あるいは、静脈から静脈へといった、血管の合流（または血管同士の通信）である。この構造的な接続の目的は、血管の1つが阻害されたときに、その代わりとなる循環をもたらすことである。これにより、目的とする場所へ確実に血液を送ることができる（動脈血は酸素と二酸化炭素の交換のため毛細血管へ向かい、静脈血は心臓へと戻る）。

各肢のうち、一般に各関節の周辺でより小さい吻合枝が見つけられる。これらの小さい吻合枝により、その部位の主要な動脈が阻害されても、肢の遠位部に必要な酸素化血液を供給できる。時間が経つにつれ、これらの吻合枝はその部位に必要な血液を十分供給できるほど大きくなる。図7-16では、膝周辺に大腿動脈から分岐する複数の小さい枝があることが分かる。これらの分脈の多くが膝遠位で前脛骨動脈または後脛骨動脈のいずれかに合流する。また、主要な大脳動脈の間にも吻合がある。

リンパ系

リンパ系は、心血管系と免疫系につながっている。リンパ管は、毛細血管から漏出した液と蛋白質を回収し、リンパ液として静脈系に戻す。リンパの構造と、リンパ液がどのように心血管系に流れ込むのかについて知ることは、特定の病状の治療を理解する上で役立つ。

リンパ器官は、微生物やその他の異物からの感染を防御する場所である。静脈系に向かう途中で、リンパ液はリンパ節その他リンパ組織を通過して濾過される。そこでは、微生物を検出して免疫系の攻撃が開始される。

循環系が静脈と動脈の閉鎖的なシステムであるのに対し、リンパ系は、末梢から鎖骨下静脈に液だけを流す一部開放的なシステムである。血管系は継続的な循環ループである（動脈→毛細血管→静脈など）。しかし、リンパ系は組織の毛細血管から始まり、鎖骨下静脈へと流れ込む主要な管で終わる。双方向の心血管系と異なり、リンパ系は末梢から静脈系への単方向経路である。

機能

リンパ管の広範なネットワークには主に4つの機能がある：（1）身体の間質腔（細胞間隙）からのリンパ液の回収、（2）リンパ節を通してのリンパ液の濾過、（3）リンパ節における感染の検出と攻撃、（4）リンパ液を血流に戻す。

リンパ液の回収

毛細血管は基本的に、運び去られるより多くの液を末梢組織に運び込む。一定量の液が毛細血管から組織間隙（間質腔）に滲出する。リンパ系はこの過剰な滲出液を

回収し、静脈系に戻す。これを行うことで、循環系内の血液量と血圧を正常に維持するという不可欠な役割を担っている。

構造中の毛細血管と同様、毛細リンパ管は大半の組織の細胞間隙から始まる。これらの細胞間隙は**間質腔**または組織間隙とも呼ばれる、細胞の間の空間である（図7-17）。この位置をより分かりやすくするため、身体を碁石のつまった壺だとしよう。碁石は組織細胞で、碁石の隙間が間質腔である。この壺に水（間質液）を注ぐと、この隙間がくまなく埋まる。この液を取り除くには、身体中に編み込まれた広範な毛細リンパ管の網が必要である。毛細リンパ管は、壁に単方向の弁がついているかのように働く。毛細リンパ管の外部の圧力が高まると、細胞は間質液を浸透させる。毛細リンパ管の内部の圧力が高まると、細胞壁は毛細リンパ管への液の浸透を停止させる。毛細リンパ管内に一度入った間質液は、**リンパ液**と呼ばれる。

リンパ液は、血液の液体部分である血漿に端を発する。動脈血は、毛細血管床に入ると速度が遅くなるため、血漿は組織に入り込むことができ、ここで、**細胞内**（または**間質**）**液**と呼ばれる。酸素と栄養が細胞に運ばれる。液は、細胞から出るときに老廃生成物を回収する。この液のほとんど（約90%）が、血漿として細静脈から血液循環へと戻る。残る10%は、蛋白質の豊富なリンパ液となる。1日に約2Lのリンパ液が血液を循環する。

運搬

リンパ系は組織内の微小な毛細管から始まる。これらの最初のリンパ管、すなわち**毛細リンパ管**は身体中に広範な網を形成している。毛細リンパ管は、中枢神経系、骨、歯、表皮、一部の軟骨や無血管組織には認められない。

毛細リンパ管は大きなリンパ管に合流する。間質腔を木の葉だとしよう。葉は、排液系の始まる小さな枝につながる。枝は大きな枝に合流する。大きな枝はより大きい枝に合流し、木の主幹に合流する。これと同じように、リンパ系でも、小さいリンパ管がより大きいリンパ管に合流する。毛細リンパ管がより大きく、より多くのリンパ液を回収する場合、**リンパ管**と呼ばれる。

リンパ管は、静脈より広く、薄い壁と多くの弁を持ち、**リンパ節**というインゲン豆の形をした袋が経路のいたるところに存在する。これらリンパ節の機能については本章の後半で説明する。

心血管系が血管に血液を送り出す心臓を持つのに対し、リンパ系にはそのようなポンプはない。リンパ液は、リンパ系内外の両方の作用によって、いくつかの方法でリンパ管を進む。静脈と同様、リンパ管には液の逆流を防ぐ弁がある。弁の間は、**弁膜管**というリンパ管の分節である。リンパ管の壁の平滑筋によって、リンパ弁膜管の伸張反射が起こり（図7-18）、継続的な収縮が脈管を取り囲む神経によって活性化される。収縮と伸張の継続的な連鎖反応が、各リンパ弁膜管の充満状態によって主に制御されるぜん動様運動における弁膜管から次の弁膜管へのリンパ液の流動を促している。

脈動は、リンパ液が弁膜管から次の弁膜管へと移動するのを促す。この流動は、スポーツのイベントなどで観衆が行う「ウェーブ」に似ている。

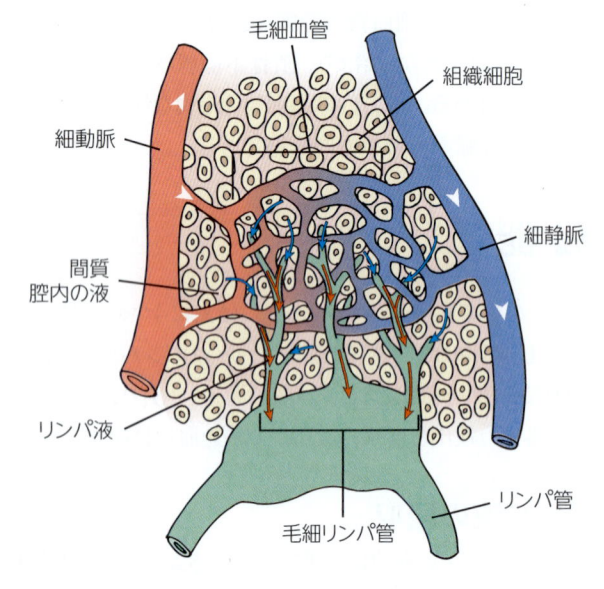

図7-17 毛細血管（始め）から鎖骨下静脈（終わり）までのリンパ管。

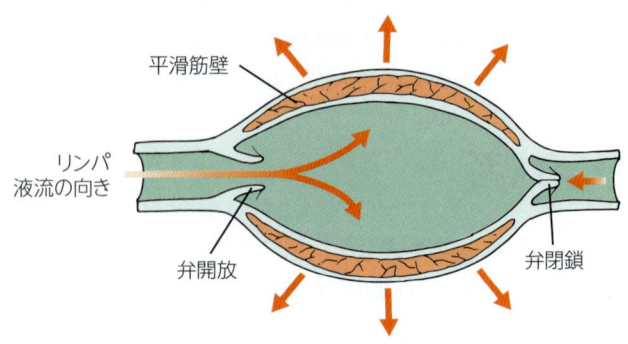

図7-18 リンパ脈管の伸張の仕組み。

リンパ管内のリンパ液の流動には、リンパ系の外部の作用もわずかに影響している。周辺の骨格筋の圧搾によって、血液が静脈を流れるような、リンパ液の流動が促される。これは、四肢でポンプのような筋の収縮・弛緩運動が行われているとき特に当てはまる。呼吸時の横隔膜の運動と胸腔圧の変化(特に腹式呼吸時、第16章を参照)は、体幹内のリンパ管にわずかな「ポンプ」作用を及ぼす。良い姿勢(第21章を参照)を維持すると、腹式呼吸がより効果的に行われるため、リンパ管へのポンプ効果は大きくなる。

濾過と保護

前述のように、リンパ液はリンパ節を経由して終点の鎖骨下静脈に辿り着く。リンパ節は概ね、リンパ管の経路にいくつかのまとまりとなって配置されている。最初に群をなすリンパ節は**センチネルリンパ節**と呼ばれ、攻撃の最前線であると考えられる。リンパ節は、細菌、細胞の破片およびその他の異物をリンパ液から濾過して取り除く。

リンパ液は、複数の**輸入リンパ管**に入り、1、2本の**輸出リンパ管**を出る(図7-19)。そのため、あるリンパ節の輸出リンパ管が連鎖の中の別のリンパ節の輸入リンパ管になる。一般的に、リンパ液は血流に入るまでに1つ以上のリンパを経由する。

リンパ液がリンパ節を通過すると、細菌や他の異物が白血球(マクロファージとリンパ球)によって妨害され、包み込まれて分解される。感染があると、リンパ節は細菌がどんどん増えてリンパ球数が増大することにより膨張するため、大きくなり、触ると痛くなる。

リンパ節は、誤って「リンパ腺」と呼ばれることが多い。区別すべきリンパ腺の特徴は、分泌である。例えば、下垂体は成長ホルモンを分泌し、膵臓はインスリンを分泌し、汗腺は汗を分泌し、唾液腺は唾液を分泌する。リンパ節は通過するリンパ液を濾過するが、何も分泌しない。従って、「腺」ではない。全身に多数のリンパ節がある。ある推定によれば、500から1,000と言われている。リンパ節の大半は、頸部、腋窩および鼠径部に集中している。リンパ節は大きさを自在に変えられるが、破壊すると再生できない。

排出のパターン

リンパ液は、末梢から鎖骨下静脈に運ばれるのみで、末梢に戻ることはないため、リンパ循環というよりリンパ**排出**と呼ぶ方が妥当である。組織および器官からのリンパ排出は、例外こそあれパターンが決まっている。これらのパターンを理解することが感染や腫瘍の位置を知り治療を特定するためのカギである。

表在リンパ管は、皮膚と皮下組織のリンパ液を回収して、深在リンパ管へと排出する広範な網を形成している。深在リンパ管はさらに深層の構造のリンパ液を回収する。深在リンパ管は、様々な部位で主要な血管を伴うことが多い。リンパ節は全身にあるが、主に3つのグループの局部リンパ節がある。頸部(首)、腋窩(上肢)および鼠径(下肢)リンパ節である。これらの局部リンパ節は、頭部および四肢と体幹との接合部に位置する(図7-20)。頸部、腋窩および鼠径リンパ節はそれぞれ、頸リンパ本幹、鎖骨下リンパ本幹および腰リンパ本幹に排出する。

これらのリンパ本幹と、腹部・胸部のリンパ本幹が、静脈系に流れ込む2本の本幹のいずれかに排出する(図7-21)。**右リンパ本幹**は、2本の本幹のうち圧倒的に小さい。長さは2.5~5cmほどしかなく、右側の頸部基部に位置する。右頭部および頸部、右上肢、右上体幹のリンパ管だけがこのリンパ本幹に流れ込み、その後右鎖骨下静脈に流れ込む。

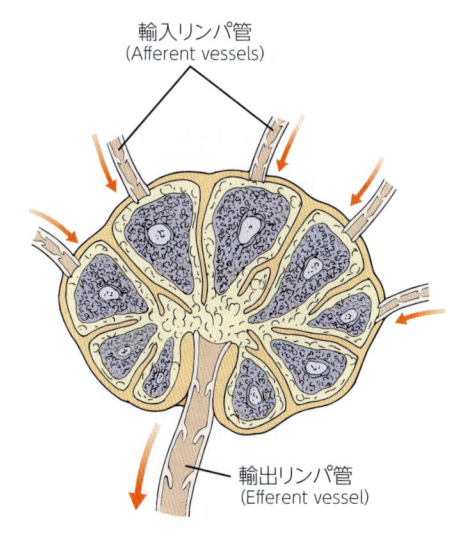

図7-19 リンパ節とリンパ管。
輸入リンパ管 (Afferent vessels)
輸出リンパ管 (Efferent vessel)

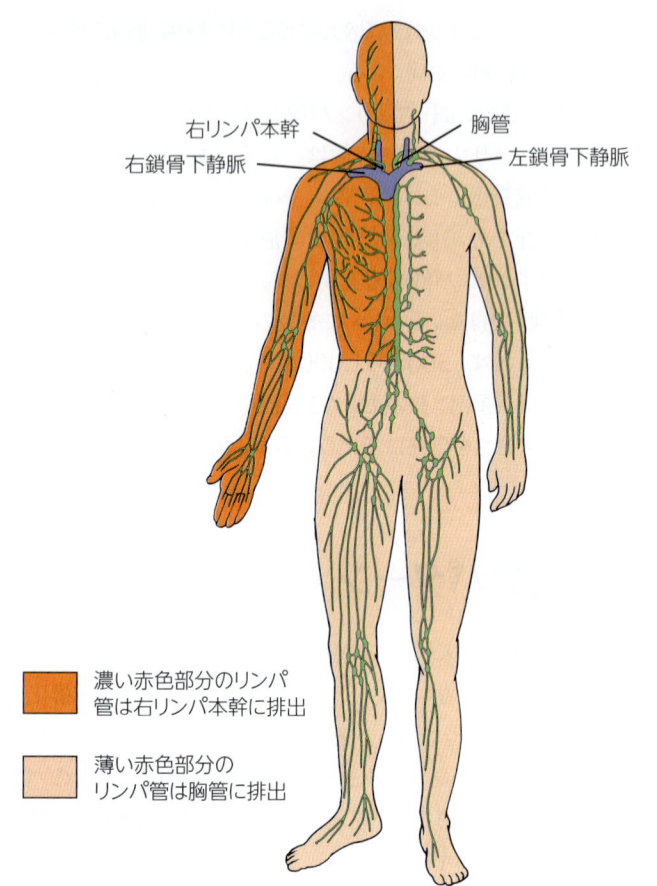

図7-20 局部リンパ節と分水界。

濃い赤色部分のリンパ管は右リンパ本幹に排出

薄い赤色部分のリンパ管は胸管に排出

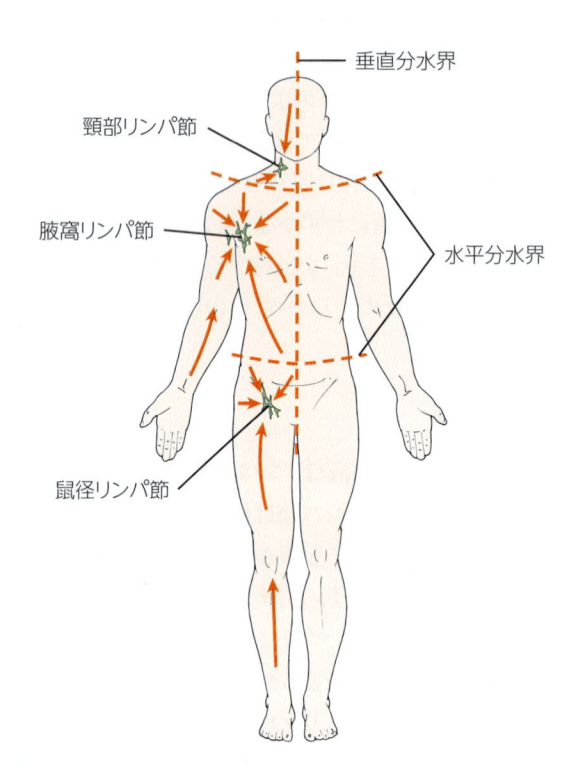

図7-21 2つのリンパ本幹(右リンパ本幹と胸管)へのリンパ排出。表在リンパ管は右側、深在リンパ管は左側に示されていることに注意。

　身体中の他のリンパ管は、**胸管**に注ぎ込む。ほとんど身体の左側全体と右側の横隔膜から下の部位がこれに含まれる。胸郭、腹部、骨盤部、会陰および下肢のすべての深在リンパ管が胸管に注ぎ込む。胸管が左鎖骨下静脈で静脈循環に入ることで、このリンパ排出が完了する。

　さらに身体には、リンパ排出の領域を区別する主要な3つの**分水界**がある(図7-20を参照)。山稜を思い浮かべてみよう。水は稜線の両側へと反対方向に流れ落ちる。身体には、左右に排出される垂直線が正中線上に1本、鎖骨の高さと臍の高さに水平線が2本ある。鎖骨から上のリンパを排出するリンパ管は頸部リンパ節に入る。鎖骨から臍までの間のリンパを排出するリンパ管は腋窩リンパ節に入り、臍から下のリンパを排出するリンパ管は鼠径リンパ節に入る。リンパ液の回収は分水界から始まり、局部のリンパ節床へと流れる。すべての分水界の間にはリンパ管静脈吻合があるため、これにより往来ができ、必要に応じて排出が促される。往来も可能であることは、リンパ浮腫の治療においては重要である。

一般的な病態

　出血は血管の破損によって閉鎖血管系から血液が漏出するときに起こる。脳出血は、血液の逃げ場のない閉鎖された頭蓋骨内部で起こり、脳内の重要な構造に突然の圧迫を及ぼし、脳卒中や死に至らしめるため、特に重篤である。また、腹部など閉鎖的ではない部位で起こる出血も、失血量が多くなるため重篤となる。頭部の外傷から起こる出血は、硬膜外出血(頭蓋と硬膜の間)か硬膜下出血(硬膜下)のいずれかである場合が多い。「硬膜外出血」は動脈で起こる。よって、血管内の血圧が高いことから症状が迅速に進行する。**硬膜下出血**は静脈で起こる。静脈では血圧が低いため、症状の進行は遅い。

うっ血性心不全は、心臓が血液を強く押し出せず身体の様々な部位に十分な血液供給ができない症状である。心臓からの血流が遅くなると、静脈から心臓へ戻る血液が溜まり、身体組織におけるうっ血を引き起こす。これにより、特に足、足首および肺などに浮腫を及ぼす。

心臓雑音は、心臓収縮時に正常な「ラブ-ダブ」音の他に聴こえる、余分なまたは異常な心音である。聴診器で「シュー」という音が聴こえれば、乱血流が起こっている場合が多い。血液が誤った方向へ流れる弁疾患の患者または徴候では、心音は正常である。

動脈が狭くなると、血流は滞る。これは、動脈を通って来る、または、動脈内の沈殿物による凝血塊によって起こる。血流を悪化させる他の症状は、動脈の硬化、すなわち**動脈硬化症**である。これは下腿部や足に多い症状である。血管壁が弾性を失い、必要なときにより多くの血液を流せるほど拡張できない。**アテローム性動脈硬化症**は動脈硬化症の一種で、動脈の壁の脂肪沈着によって、血管が狭化または阻害されたときに起こる。閉塞部位によって症状は異なる。例えば、心筋に血液を供給している冠動脈に部分的な阻害が起こって血流が遅くなると、**虚血**を及ぼし、胸痛(**狭心症**)が起こる。完全に遮断された場合、心臓発作(**心筋梗塞**)が起こる。脳に流れる動脈または脳に阻害が起こると、脳卒中(**脳血管障害**)が起こる。下腿部の動脈に阻害が起こると、虚血、**疼痛**および、場合により**動脈閉塞**が起こる。動脈壁の脂肪沈着によるこれらの症状は、凝血塊によっても起こる。

静脈は、弾性を失うと伸張する。静脈が拡張すると、弁尖が適合しなくなり、心臓に流れるはずの血液が逆流してしまう。**拡張蛇行静脈**は静脈に血液が溜まり、さらに静脈が拡張するときに起こる。この症状は、下腿部の表在静脈に多い。立つと血圧が高くなるからである。深在静脈は筋に囲まれていることが多く、筋の収縮により、静脈が血液を上へと押し上げるのを助けている。

静脈炎は静脈の炎症である。**血栓症**は、血管(動脈または静脈)を部分的にあるいは完全に阻害する凝血塊の形成である。**血栓性静脈炎**(「静脈炎」と省略されることが多い)は、凝血塊が静脈に炎症を及ぼすときに起こる。**塞栓症**は、凝血塊が剥がれて身体の別の部位へと進み、小さい血管で詰まって閉塞する症状である。

動脈瘤は、壁の弱った部位から起こる外側への異常な膨隆である。動脈瘤は、破裂するまで検知されない場合がある。

胸郭出口症候群は、腕神経叢や鎖骨下動脈、および、「胸郭出口」と呼ばれる空間内の静脈の圧迫に関連する一連の疾患である。様々な血管、神経および筋症状が表れる。

排出パターンはなぜ重要なのか。リンパ組織やリンパ節が損傷、破壊または損失したとき、リンパ液は関連する部位から正常に排出できなくなる。これにより、余分なリンパ液の貯溜および膨隆が起こる。この症状は**リンパ浮腫**として知られ、腕や脚に最も多くみられる。リンパ浮腫の治療には、リンパ排出のパターンを基本とすることが多い。

復習問題

心血管系

1. 右房室(AV)弁は、＿＿＿＿＿＿弁とも呼ばれる。

2. 左房室弁には2通りの名前がある。
   a. 弁の数から、＿＿＿＿＿＿弁と呼ばれる。
   b. 形状から、＿＿＿＿＿＿弁と呼ばれる。

3. 右心室の出口にある半月弁は、＿＿＿＿＿＿弁とも呼ばれる。左心室の出口にある弁は、＿＿＿＿＿＿弁とも呼ばれる。

4. 血液を心臓から肺へと運搬する血管は、＿＿＿＿＿＿＿＿＿＿＿＿である。血液を肺から心臓へ運搬する血管は、＿＿＿＿＿＿である。

(次ページに続く)

復習問題（続き）

5. a. 静脈はどちらの血液を運搬するか。（酸素化血液／脱酸素化血液）
   b. 例外の静脈は何か。
   c. 動脈はどちらの血液を運搬するか。（酸素化血液／脱酸素化血液）
   d. 例外の動脈は何か。
6. a. 最初の心音（ラブ）は、どの弁が閉じるときに聴こえるか。
   b. 2つ目の心音（ダブ）はどの弁が閉じるときに聴こえるか。
7. 凝血塊が下腿動脈から抜け出すと、どこに行き着くか。
8. 凝血塊が下腿静脈から抜け出すと、どこに行き着くか。
9. 鼠径靭帯では、主要な動脈と静脈の名が_____（近位）から_____（遠位）に変わる。
10. 頭部と頸部は主にどの2つの静脈によって血液が排出されるか。
11. 頸部ではどの動脈の脈動を触知できるか。
12. 凝血塊が左大腿静脈（1）から肺（10）までに経由する10の構造を挙げよ。
13. a. 動脈ではどの血圧が最も低いか。それはいつ起こるか。
    b. 動脈ではどの血圧が最も高いか。それはいつ起こるか。

リンパ系

1. 輸入リンパ管または輸出リンパ管のリンパ液のどちらに、不純物がより多く含まれるか。
2. リンパ液は、どの地点で血管系に排出されるか。
3. 毛細リンパ管はどこに認められるか。
   a. 脳
   b. 骨
   c. 筋
   d. 上記のすべて
4. リンパ液を末梢から静脈系へと運ぶのを助ける仕組みを5つ挙げよ。
5. 表在リンパ管は、3つの何という局部リンパ節群に排出するか。
6. どのリンパ本幹が身体の広い領域のリンパ液を排出するか。
7. リンパ管の主な3つの役割は何か。

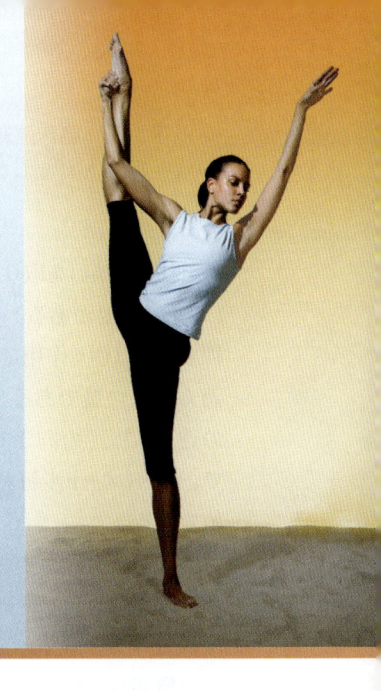

第8章
生体力学基礎

運動の法則
力
トルク
安定性
単一機械
　てこ
　滑車
　輪軸
　斜面
重要なポイント
復習問題

人体は、多くの面で生きた機械に例えられる。身体が「どのように」動くのか（運動学）を学ぶとき、身体にかけた力が運動を及ぼす「原因」についても学ぶことが重要である。図8-1に示すように、**力学**は、力と、それらの作用によって及ぼされる運動を扱う分野に分かれる。**生体力学**は、力学の法則や方法を人体の構造や機能に応用する。第1章で述べたように、力学は、静力学と動力学という2つの主要な分野に分けられる。**静力学**は、全くまたはほとんど動かない系に関わる因子を扱う。**動力学**は、動く系に関わる因子を扱うもので、動力学と運動力学に分けられる。**動力学**はシステムにおいて運動を及ぼす力について扱い、**運動力学**は、動くシステムの時間、空間および質量といった側面を扱う。運動力学は、骨運動学と関節運動学に分けられる。**骨運動学**は、肩関節の屈曲・伸展など、関節面の運動に関わらず骨がどのように空間を動くのかに焦点を当てる。**関節運動学**は、隣接する関節面が相互にどのように関わって（同じ方向または逆方向に）動くのかを扱う。

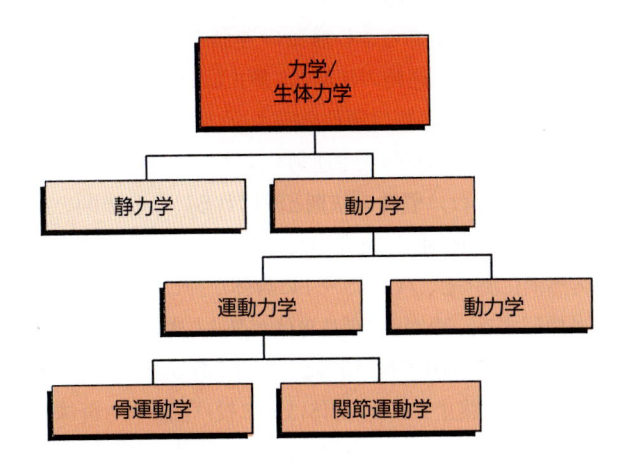

図8-1　力学/生体力学の関係図。

これらの項目を取り上げる前に、様々な力学用語を定義しておく必要がある。**力**は、ベクトルで表すことができる、押すまたは引く作用である。**ベクトル**は、大きさと向きの両方を持つ量である。例えば、車椅子を押すとき、特定の速さ、特定の向きで押す。**速度**は速さを表すベクトルで、m/s（メートル毎秒）やkm/h（キロメートル毎時）の単位で計る。

スカラー量は大きさだけを表す。一般的なスカラー量は、「長さ」、「面積」、「体積」および「質量」である。日常的な例が、5cm、2m²、12L、150kgなどの単位である。**質量**は、物体が含む物質の量である。この例では、身体内部の物質と身体を構成する物質の量が質量である。**慣性**は、速度や方向のいずれかにおける運動の変化に抵抗するために及ぼされる物質の性質である。質量は、運動を変化させない性質、すなわち、慣性の尺度である。

「動力学」は運動を及ぼすものという観点から運動を定義する。**トルク**は、軸の回りでの回旋を及ぼす力の傾向である。**摩擦**は、2つの表面によって作り出される力で、一方の面上でもう一方の面の運動が妨げられようとする。例えば、靴下を履いた足で絨毯の上を滑ろうとしても、2面の間の摩擦が大きくて、それほど滑らない。しかし、靴下を履いた足でよく磨かれた木製の床の上を滑ろうとすると、2面の間の摩擦が小さいので、よく滑る。

運動の法則

人が歩いたり、高速道路を車が走ったり、飛行機が空を飛んだり、水が川を流れたり、球が落下したりと、我々の周りのすべてのものは運動している。アイザック・ニュートンの運動の3法則は、あらゆる種類の運動を説明している。ニュートンの第1の運動の法則は、静止している物は静止を続け、運動している物は運動を続けようとするというものである。慣性は物体が静止や運動を続けようとする傾向であることから、これは**慣性の法則**と呼ばれる。この法則を実感するため、車に乗ることを考えてみる。車が出発地点から突然前に動くと、バックシートに身体が押し付けられ、首は過伸展する。車が動く前に身体が静止していたため、車が動き出しても静止を続けようとしたのである。車が動いているときに突然止まると、身体は前に投げ出され、首は過度に屈曲する。これは、身体が運動していたために、車が止まっても運動を続けようとしたのである。不幸にも、自動車事故による頸部損傷はこの法則によるものである。

物体の慣性に打ち勝って物を動かしたり、静止させたり、向きを変えるには、力が必要である。物体の加速度は、かけられた力の強さと物体の重量によって決まる。例えば、サッカーボールを蹴ると、草の上を転がる。何の力も作用しなければ、ボールはいつまでも転がり続ける。しかし、ボールに働く摩擦力によって、いずれボールは止まる。あらゆる2つの面の間には、摩擦がある。この場合、転がるボールを止めるのは、ボールの表面にかかる草の摩擦力である。

サッカーボールを使って、ニュートンの第2法則を表すこともできる。まず、ボールを軽く蹴って、どこまで転がるかを確かめる。次に、最初の2倍の強さでボールを蹴る。すると、ボールは最初より約2倍の距離まで転がることが分かる。**加速度**は、物体の速度の変化である。サッカーボールは、動き始めるときに加速している。強くボールを蹴れば、それに比例して遠くまで進む。これは、ニュートンの第2の運動の法則、**加速度の法則**である。すなわち、加速度は物体にかける力の強さによって決まる。加速度は方向の変化によっても扱うことができる。方向を変えるには力が必要である。法則によると、物体の方向の変化は、かける力によって決まる。

ニュートンの第2の法則では、物体の質量も扱う。「質量」は物体に含まれる物質の量である。加速度は物体の質量に反比例する。質量の異なる2つの物体に同じ量の力をかけると、質量の大きい物体の方が、少ない物体よりも加速度が小さくなる。これは、最初にサッカーボールを転がし、その後同程度の力でボーリングの球を転がすことで体験できる。重いボーリングの球は遠くへは転がらない。

ニュートンの第3の運動の法則は、全ての作用には、大きさの等しい反対向きの作用があるという、**作用・反作用の法則**である。反作用の大きさは、必ず作用の大きさと等しく、反対方向に起こる。これは、トランポリンの上を飛び跳ねることで実感できる。作用は、トランポリンに飛び降りることである。反作用は、トランポリンから同じ力で押し戻されることである。これにより、飛び降りたときと反対の方向に押し挙げられる。激しく飛び降りるほど、高く跳ね返される。すでにのべたように、運動は力がなくては起こりえない。基本的に、身体を動かす2種類の力がある。まずは、筋収縮、靱帯の保定、骨の支えなど、内因的な力である。そして、重力、体重、摩擦など外的にかけられる抵抗などの外因的な力である。

力

　力は、誰もが理解してはいるが定義するのは難しい概念の1つである。力を作り出すには、ある物体を別の物体で作用させなければならない。力は、圧縮を作り出す「押す力」、または、張力を作り出す「引く力」のいずれかである。片側を反対側より強く押すと(または引くと)、運動が起こる。

　力はベクトル量である。ベクトル量は大きさと方向の両方を表す。紐で重い荷物を引いている人がベクトルの例である。紐の張力はベクトルの大きさを表し、紐を引く方向は、ベクトルの向きを表している。

　ベクトルの力は適切な長さと向きの直線で図示できる。図8-2では、2人の人が洋服ダンスを押している(力を表している)が、相互に直角を成している。力の特性には次のものが含まれる。

1. 大きさ(この場合は、それぞれが均等に押している)。
2. 方向(矢印で示す)。
3. 作用点(共通している)。

　力は、作り出す作用によって表すことができる。**一直線上の力**(linear force)は、2人以上の力が同直線上で作用しているときに及ぼされる。図8-3Aは、2人の人が同じ向きに同じ紐でボートを引いている。図8-3Bは、2人が同じ紐を引いているが、反対方向に引いている。**平行力**は、

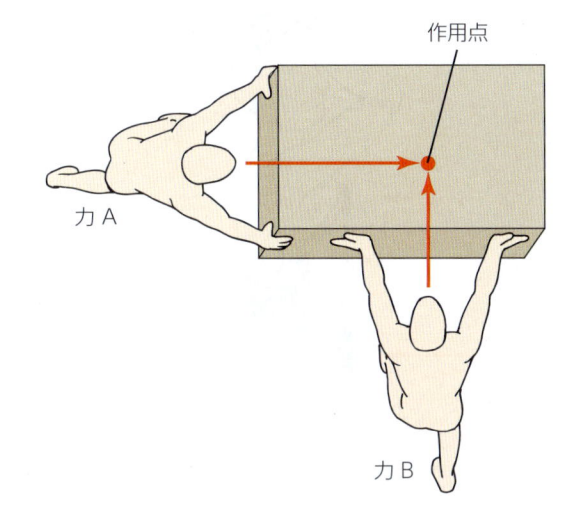

図8-2 同時に作用する力系。2人の人が作用点を相互に別の角度から押している。

同じ平面で、同方向または逆方向に起こる。平行力の例は、固定器による3点の圧迫である(図8-4)。2つの力(この場合はXとY)が相互に平行に同じ方向を押しているのに対し、背中の装具による3つ目の平行力(Z)は、それらと反対方向に押している。この中間の力は必ず、2つの平行力の間に位置していなければならない。効果的になるには、中間力が他の2つの力に対して抵抗できるほど十分に強くなければならない。また、2つの力も中間力に抵抗できるほど十分に強くなければならない。

　同時に作用する力(concurrent forces)を及ぼすには、

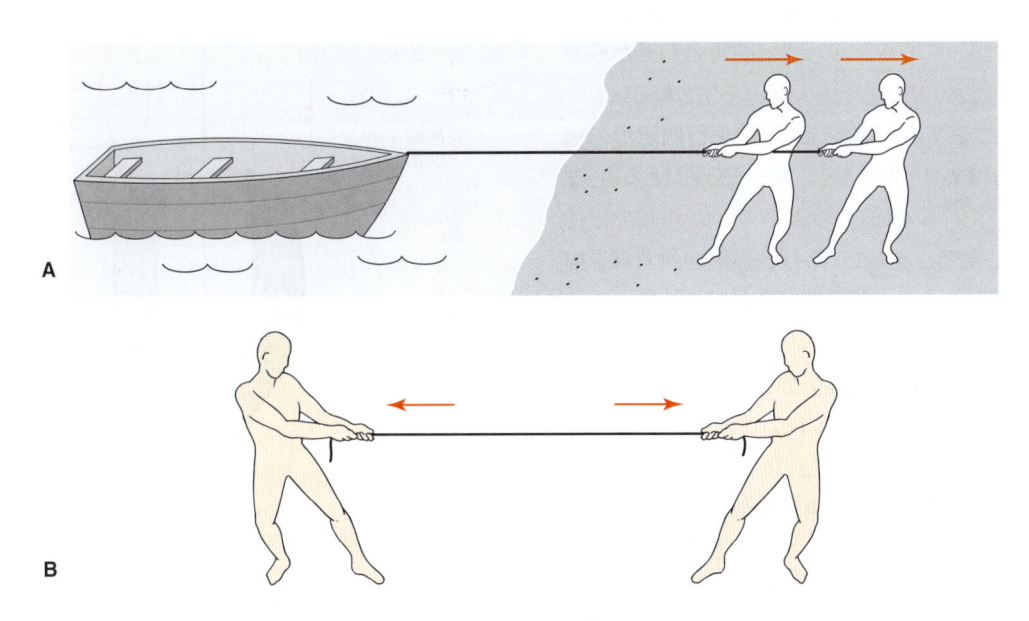

図8-3 一直線上の力。**(A)** 2人が同じ方向に引いている。**(b)** 2人が反対方向に引いている。

96　第Ⅰ部　臨床運動学と解剖学の基礎

図8-4　身体固定器の平行力。力 XとYは同じ向きに平行だが、力 Zは平行ではあるが向きが反対である。力 Zは、力 XとYの間に安定性をもたらす必要がある。力 Zが中間にではなくどちらかの端にあると、運動が起こる。

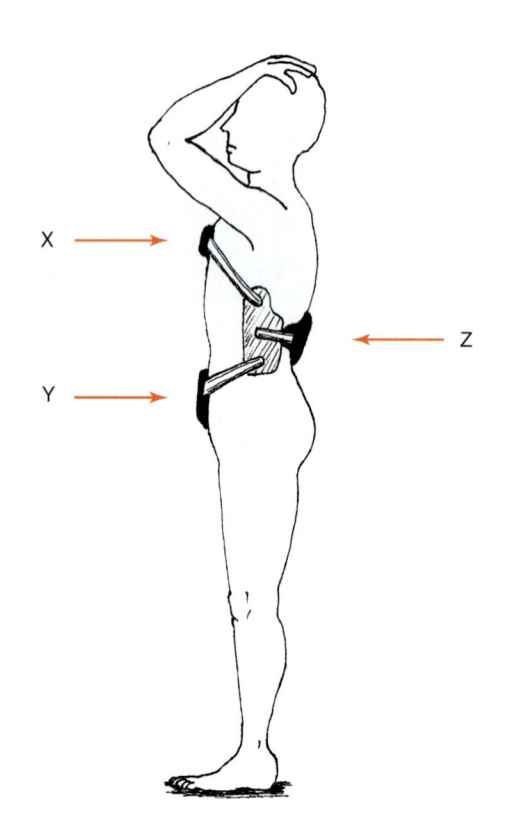

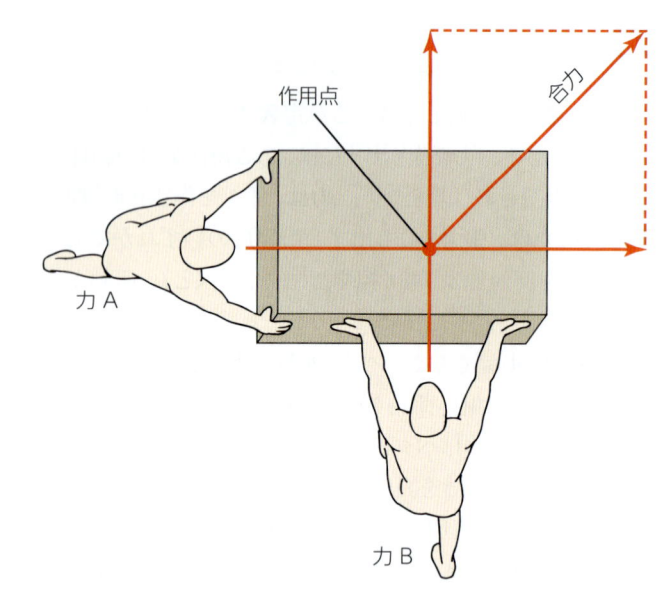

図8-5　平行四辺形は、タンスを押す2つの共点力の合力を図で示す。

図8-5で2人がタンスを押しているように、2つ以上の力が共通の点に作用するが、異なる方向に引いたり押したりしなければならない。これら2つの異なる力を合わせた成果を**合力**といい、2つの力の間にどのようにも生まれる。

力はベクトルで表すことができるので、**平行四辺形の法則**を用いて図示することができる。図8-5を例にとると、まず、2つの力のベクトルを描く(実線)。次に、点線で平行四辺形を完成させる。そして、平行四辺形の対角線を描く(真ん中の矢印線)。この対角線が合力を表す。

身体の合力の例は、三角筋の前部と後部である(図8-6)。身体部位には共通の付着部(停止部)があるが、これらは異なる方向に引く。2つの平行力が均等であるとき、合力が肩関節の外転を及ぼす。2つの引力が均等でない場合(例えば、三角筋前部が三角筋後部よりも強く引く場合)、合力は、三角筋前部の方向により大きな運動を及ぼす(図8-7)。肩関節は前外向きに対角方向に屈曲および外転する。

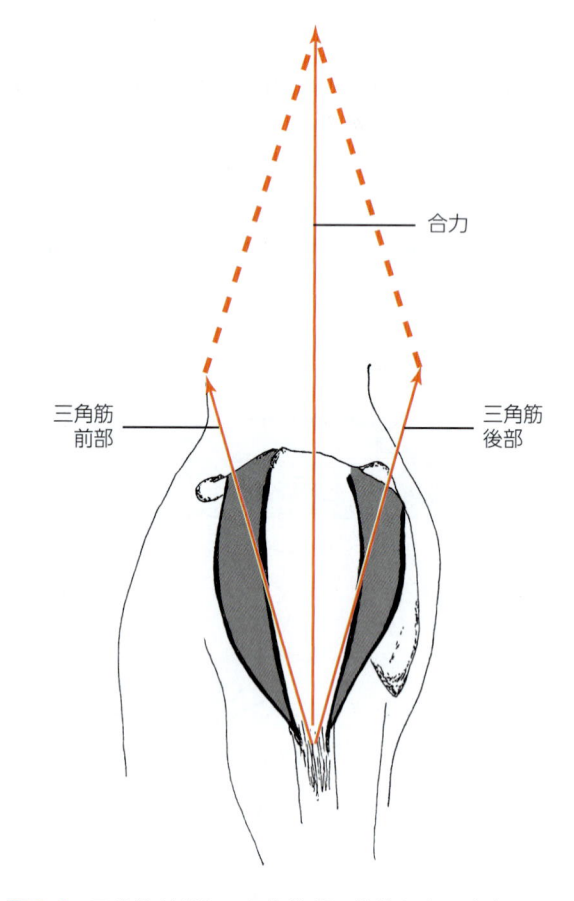

図8-6　三角筋前部と三角筋後部の均等な力の合力。

第8章 生体力学基礎 97

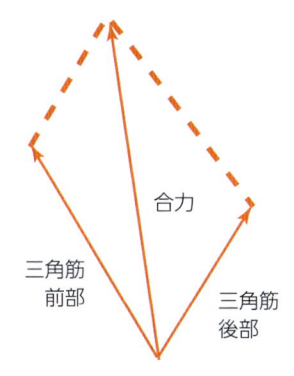

図8-7 不均等な力の合力により、強い力の方へ動く。

偶力は、2つ以上の力が異なる方向に作用した結果、回転効果が及ぼされるときに起こる。図8-8では、僧帽筋上部が上向きに引き、僧帽筋下部が下向きに引き、前鋸筋が外向きに引いている。その結果もたらされるのは、肩甲骨の回旋である。

トルク

トルクは**力のモーメント**(moment of force)とも呼ばれ、軸の回りに回旋を及ぼすことができる力である。回旋力ともいえる。てこの持つトルクの量は、及ぼされる力の量と軸からの距離によって決まる。レンチの使用はトルクを表している。レンチによって及ぼされる捻りの力(トルク)は、次のいずれかの方法で大きくすることができる。

1. ハンドルにかける力を強める。
2. ハンドルを長くする。

トルクは、筋収縮によって回旋関節運動を及ぼすためにも必要な力である。

及ぼされるトルク量は、力の強さ(大きさ)と力の牽引線から回旋軸までの垂直距離によって決まる。この垂直距離を**モーメントアーム**または「トルクアーム」という(図8-9)。従って、筋のモーメントアームは、筋の牽引線と関節の中心(回旋軸)との間の垂直距離である。トルクは、牽引角度が90度のときに最大となり(図8-10C)、牽引角度を垂直位置から小さく(図8-10B)または大きく(図8-10C)すると、小さくなる。

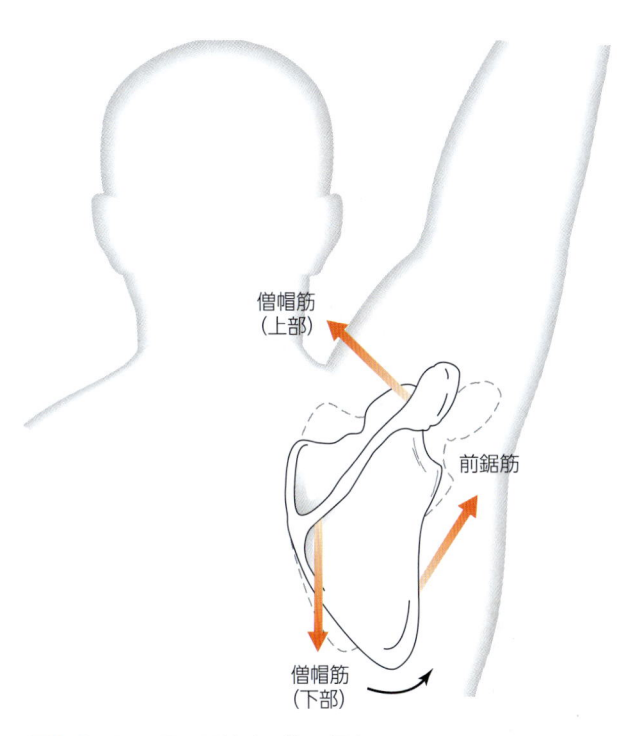

力を回旋軸と全く同じ方向にかけると、トルクは生まれない。これは筋には起こり得ないが、これに近いことは起こる。例えば、肘関節をほぼまたは完全に伸展するときに上

図8-8 肩甲骨を回旋する筋の偶力。

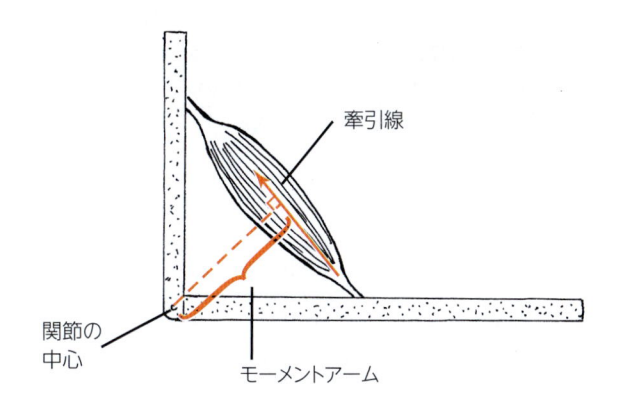

図8-9 上腕二頭筋のモーメントアームは、筋の牽引線と関節の中心との間の垂直距離である。

腕二頭筋を収縮すると、トルクはほとんど及ぼされない(図8-10Bを参照)。これは、関節軸と牽引線との間の垂直距離が非常に小さいためである。従って、筋によって生成される力は基本的には**固定力**であり、この場合、筋によって生成されるほぼすべての力は、関節を戻すよう働き、2つの骨を引き寄せる。

これに対し、牽引角度が90度のとき(図8-10Aを参照)、関節軸と牽引線との垂直距離は大きくなる。そのため筋によって生成される力は基本的には**角運動力**すなわち運動する力であり、この場合、筋によって生成されるほと

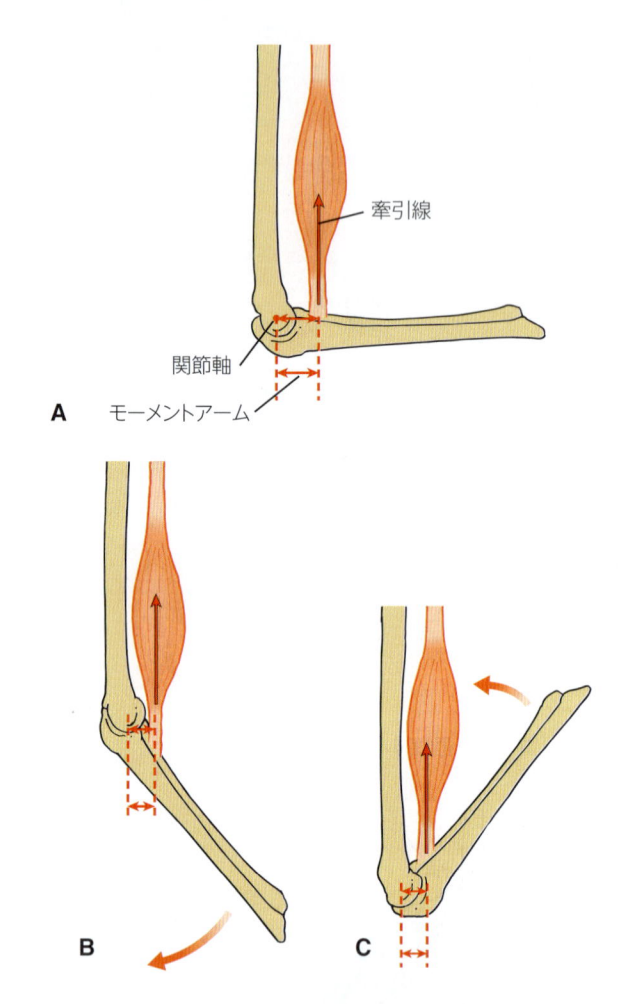

図8-10 トルクにおけるモーメントアームの作用。**(A)** モーメントアームと角変化力は、90度で最大である。**(B)** 関節が0度の方へ動くと、モーメントアームが小さくなり固定力が大きくなる。**(C)** 関節が90度から180度の方へ動くと、モーメントアームが小さくなり、転位力が大きくなる。

んどの力は、関節の固定ではなく回旋に働く。

　筋が関節可動域（ROM）の間を収縮すると、角変化力または固定力の量は変化する。筋の角変化力が大きくなると固定力は小さくなり、角変化力が小さくなると固定力は大きくなる。90度、すなわち可動域の真ん中では、筋は最大の角変化力を持ち、90度を過ぎると、固定力が**転位力**になる（図8-10Cを参照）。図8-10BおよびCでは、固定と転位力が大きくなると、角（回旋）力が小さくなっている。言い換えると、筋は関節がほぼ90度のときに、関節の運動や回旋を最も効率的に行うことができる。関節の角度が関節可動域の端部に近づくと、運動や回旋は非効率的になる。一部の筋は、可動域全般で角変化力より

固定力の方が大きいため、関節を動かすよりも固定するときの方が効果である。肩関節の烏口腕筋が良い例である（図10-17を参照）。烏口腕筋の牽引線はほぼ垂直で、肩関節の軸に近接している。このため、モーメントアームが非常に短く、この筋は、肩関節で動くことよりも上腕骨頭を固定することの方が効率的である。

　大腿四頭筋は、膝蓋骨が存在することによって角変化力を増している。膝蓋骨は、腱に包まれた種子骨で、腱を外側に有して大腿骨から引き離すことによって、大腿四頭筋のモーメントアームを大きくしている。これにより牽引角度が変わり、筋の角変化力は大きくなる（図8-11A）。膝蓋骨がなければ、モーメントアームは小さくなり、筋の牽引線が垂直になって、大腿四頭筋の力の大半が関節を引き戻す方向に向かう（図8-11B）。これは安定性には優れているが、運動には効率的ではない。膝関節の運動を効率的にするために、大腿四頭筋が強い角変化力を及ぼすことは非常に重要である。

　まとめると、モーメントアームが大きい場合は角変化力（トルク）も大きくなる。モーメントアームは、関節軸と筋の牽引線との間の垂直距離を測定することによって分かる。関節の角度がほぼ0度（ほぼ直線）である場合は、モーメントアームが小さく、力は関節の2つの骨を近づける固定作用となる。関節の角度が180度に近い（完全に屈曲）と、

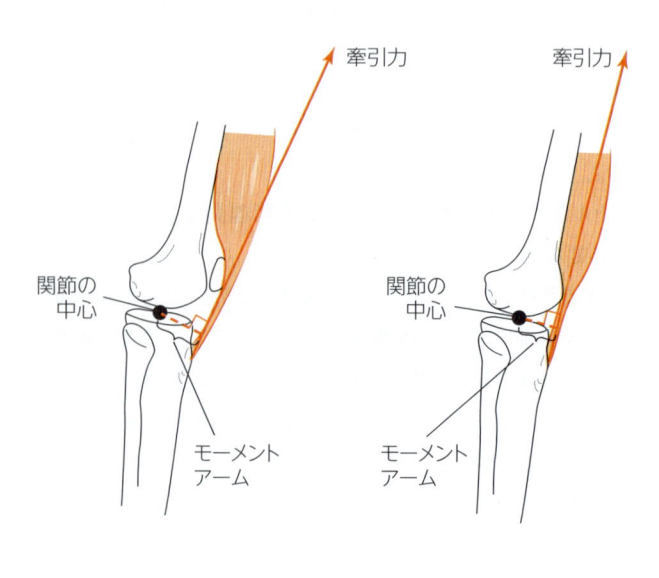

図8-11 膝蓋骨がある場合（**A**）とない場合（**B**）の大腿四頭筋のモーメントアーム。

モーメントアームが小さく、力は2つの骨を互いに引き離して転位（脱臼）させる。関節角度が関節可動域の中間である場合、モーメントアームは最大となり、関節を動かす力は最も強くなる。モーメントアーム、筋の大きさ、筋の収縮力のすべてが、筋がいかに効率よく関節運動を行うかに関わっている。

安 定 性

物体が平衡を保っているとき、それに作用するすべてのトルクは均等で、**平衡状態**にある。この平衡状態がいかに安定しているか、もしくは不安定であるかは、基本的に物体の重心と支持基底面との関係によって決まる。安定性の原則を理解するため、いくつかの用語の定義を定義する必要がある。**重力**は、地球と物体とが引き合う力である。重力は常に垂直に下向きに、地球の中心に向かっている。実際、重力は常に地面に向かっている。**重心**（COG）は、すべての方向のトルクが均等である物体のバランス点である。また、図8-12に示す通り、身体の平面が交差する点でもある。

人体では、重心は大人の第2仙椎のレベルのやや前側の正中線上に位置する。身体の比率は年齢とともに変化するので、幼児の重心は大人よりも高い。これを実感するため、右腕を頭の上に置き、左耳に触れてみる（図8-13A）。今度は、3歳児にこれと同じことをさせてみる。すると、大人は難なく耳に触れることができるのに、幼児の手は頭の上までしか届かないことが分かる（図8-13B）。幼児の頭の比率は、腕や他の部位と比べてかなり大きいのである。

面白いことに、身長と両腕を広げた時の距離は、レオナルド・ダ・ヴィンチのスケッチによって有名になった身体比率である。成人が広げた腕の長さは、その身長に等しい（図8-14）。

支持基底面（BOS）は、支える面と接触している身体の

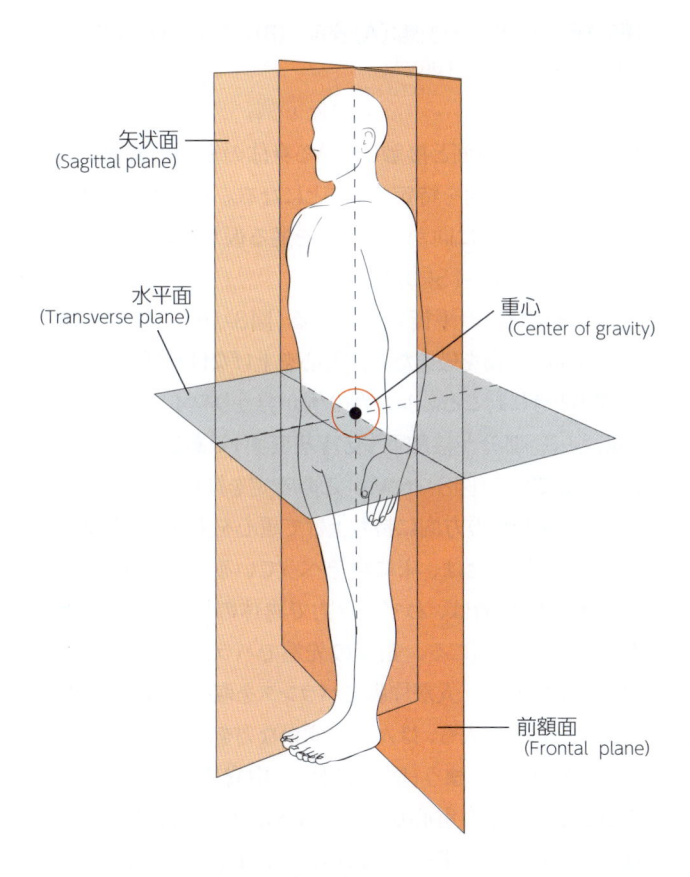

図8-12 重心は、3つの基本面が交差する点である。

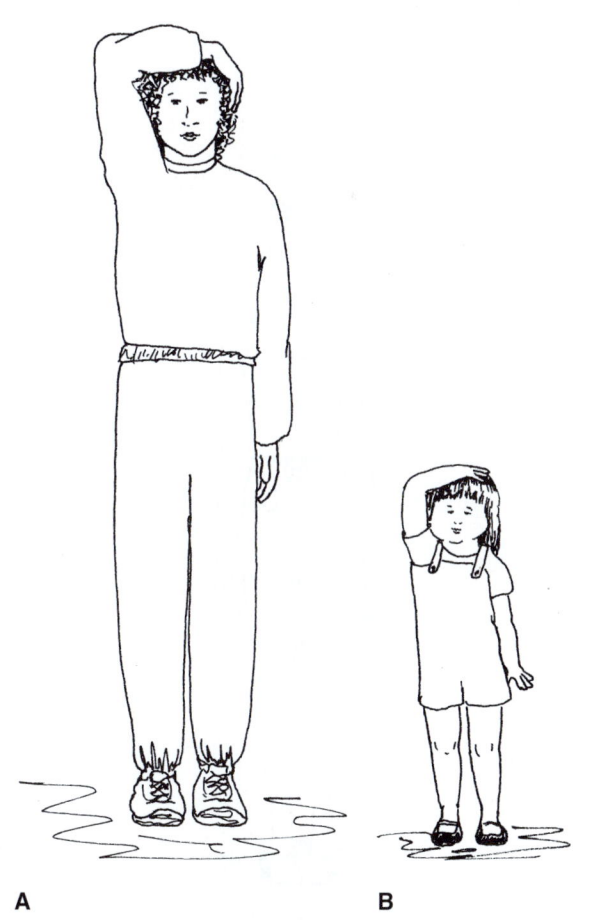

A　　　**B**

図8-13 身体の比率は成長に伴って変化する。（**A**）成人は頭上を通って反対側の耳に触れることができる。（**b**）幼児は頭上を通って途中までしか手が届かない。

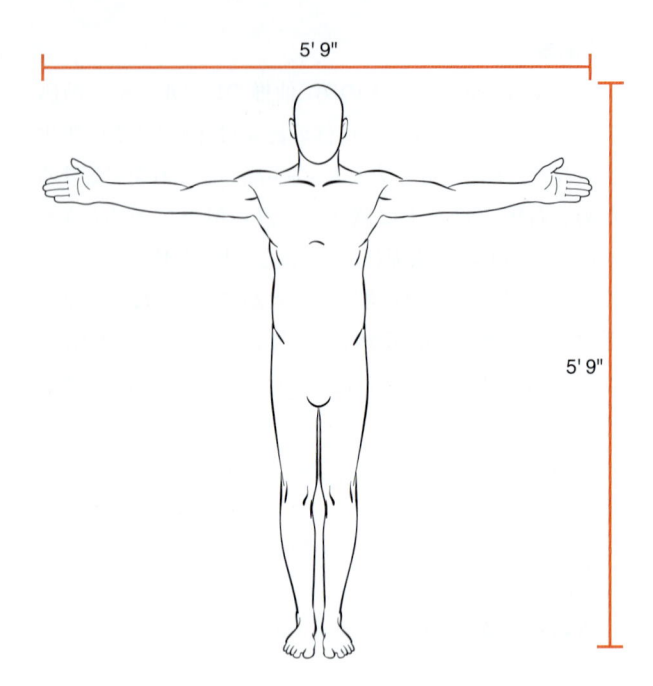

図8-14　成人では、両腕を広げた時の距離と身長は等しい。

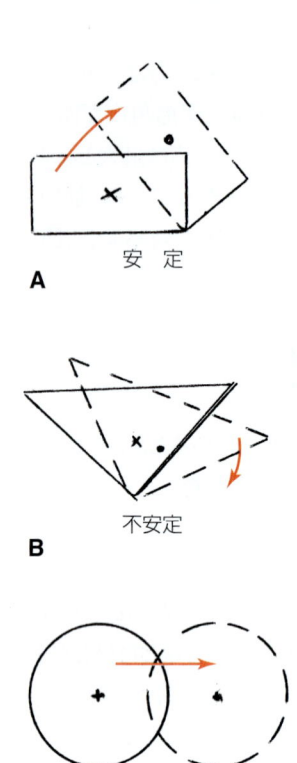

図8-16　3つの平衡状態：**(A)** 安定、**(B)** 不安定、**(c)** 中立

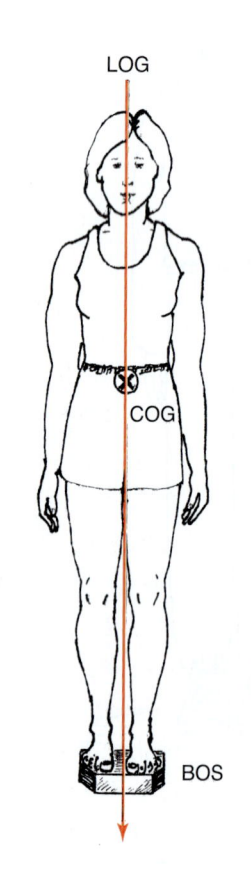

図8-15　重心（COG）、重力線（LOG）および支持基底面（BOS）。

部位である。地面と接触している身体の表面の輪郭を描くと、支持基底面を特定することになる。**重力線**（LOG）は、地球の中心に向かって重心を通る仮想の垂直線である。これらを図8-15に示す。

基本的に3つの平衡状態がある（図8-16）。**安定平衡**は、物体の平衡を破るために重心を上げなければならない状態のときに起こる。レンガの例が分かりやすい。レンガの最も広い部分が接触面（支持基底面）であるとき、完全に安定している（図8-16A）。この安定を打ち破るには、レンガをいずれかの方向に持ち上げて重心を上げなければならない。同じことは、床に寝そべっている人にも当てはまる。**不安定平衡**は、わずかな力で物体の平衡を破ることができるときに起こる。鉛筆の先端でバランスを取る場合が良い例である。人が片脚でバランスを取る場合も同じ例である。鉛筆も人も、ほんのわずかな力をかけただけでバランスが崩れてしまう（図8-16B）。**中立平衡**は、平衡を破るときに物体の重心が上がりも下がりもしないときに存在する。良い例はボールである。床にボールを転がしても重心は変わらない（図8-16C）。車椅子に座って部屋を移

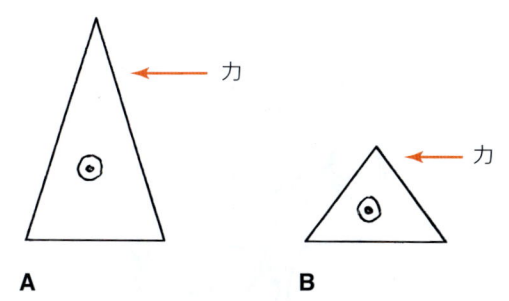

図8-17 重心の高さと安定性の関係。(A)重心が高いと安定性が低い。(B)。重心が低いと安定性が高い。

動する人は、中立平衡を表している。

次の原則は、平衡、安定性および運動の関係を示すものである。

1. 重心を下げると、物体の安定性が増す。図8-17では、どちらの三角形も同じ支持基底面を有する。しかし、左の三角形の方が高く、重心が高いため、右の三角形より不安定である。高い三角形の平衡を破る力はより少ない。

2. 物体が安定を保つには、重心と重力線は支持基底面内になければならない。（重力線は重心を通ることを覚えておく。従って、一方に言えることは他方にも言える。分かりやすくするため、これ以降は重心を用いる。）支持基底面が広いほど、物体はより安定する。図8-18Aの例では、本はすべて支持基底面（台の上）の上にのっており、完全に安定している。端の方へ押すと（図8-18B）、安定性が徐々に失われる。重心が支持基底面の上から外れると（図8-18C）、本は落ちる。

次の例は両足で直立する女性である（図8-19A）。重心は、支持基底面のほぼ中心上にある。横に傾くと（図8-19B）、重心は支持基底面の端の方へ向かう。重心が支持基底面を越えるとすぐ、女性は不安定となり、姿勢を直すか支持基底面を広げない限り、倒れてしまう。バランスを失わないでさらに傾くには、反対側の腕を上げるか、または、両足の幅を広げる。いずれの場合も、重心が支持基底面の上に戻る。

3. 力の方向に支持基底面を広げると、安定性が増す。風の強い日にバス停に立っている人は、風に顔を向けて、片足を後ろに置くと、風の方向の支持基底面が広がるので、より安定する（図8-20）。

4. 物体の質量が増えると、安定性が増す。この概念は、フットボールチームの選手の体格を見れば分かる。慣例的に、ラインバッカーは重量があるので、押し倒すのが大変だが、足は特に速くない。ボールを持って走るハーフバックは軽い（そして容易に押し倒せる）。安定性を得ると速さが損なわれる。逆もまた然りである。

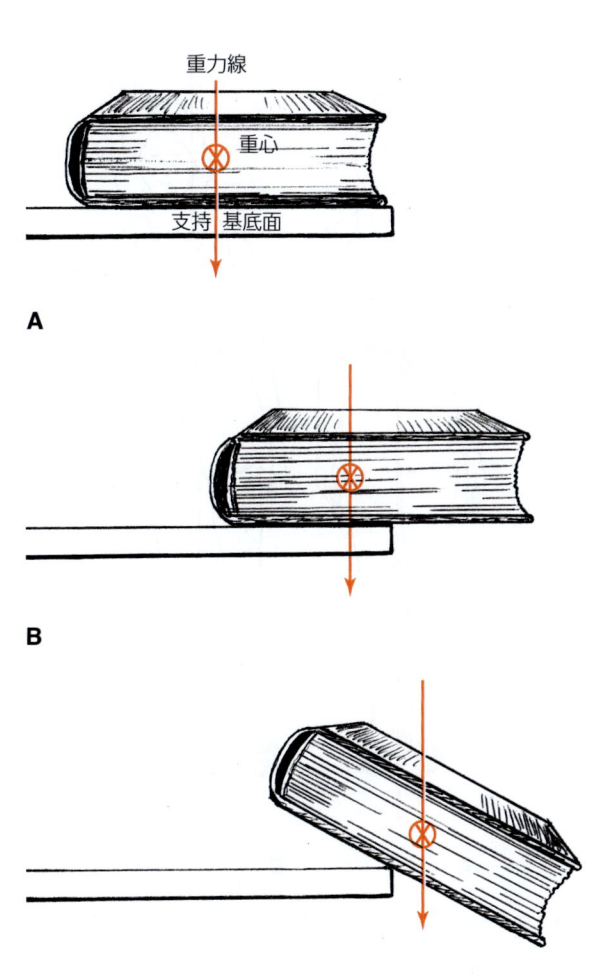

図8-18 重心と支持基底面の関係。(A)重心が支持基底面の中心にあるため、本は非常に安定している。(B)重心が支持基底面の端に近いため、本は安定性を失っている。(C)重心が支持基底面を越えたため、本は不安定になり落下する。

5. 支持面と支持基底面との摩擦が大きいと、身体の安定性が増す。凍った歩道を歩くと滑りやすいのは、氷と靴との摩擦が基本的にないためである。歩道に砂をまけば、凍った面に摩擦ができるため、引く力が増す。表面の摩擦を大きくすることが必ずしも望ましいとは限らない。車椅子を押すとき、木製の床の上の方がじゅうたんの床の上よりも押しやすい。じゅうたんが摩擦を作り出し、車椅子を押しにくくしている。

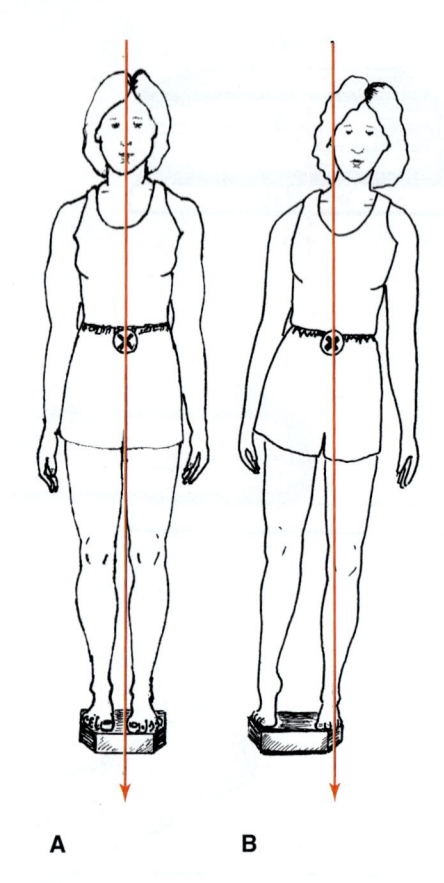

図8-19　重心と支持基底面の関係。**(A)** 女性は、重心が支持基底面の中心にあるため安定している。**(B)** 女性は、重心が支持基底面の端に近いため安定性を失っている。

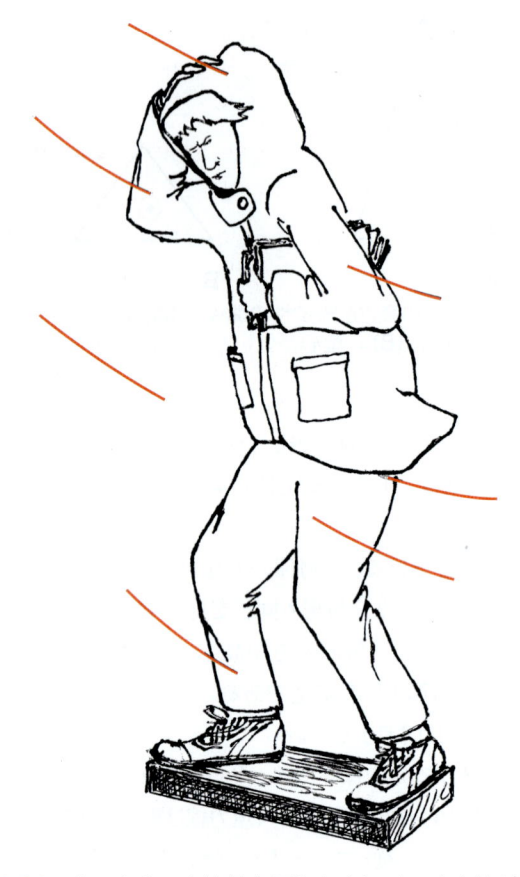

図8-20　力の方向の支持基底面を広くすると、安定性が増す。

6. 人は、動いている物体よりも静止している物体に焦点を当てているときの方が、バランスをとって動きやすい。このため、松葉杖をついて歩く練習をする人は、動いている自分の足や杖を見下ろすよりも、広間に置かれた物体に焦点を当てる方が安定する。

単一機械

　工学では、様々な機械を使って、力の大きさや方向を変化させる。4つの単一機械は、てこ、滑車、輪軸および斜面である。斜面を除き、それぞれの機械の例は人体にも見つけることができる。人は、てこ、輪軸および斜面を用いることにより、筋力だけで及ぼせる以上の力を及ぼすことができる。滑車を用いて、力をより効率的にかけることができる。滑車による力の増加は、通常速度が犠牲になる。このことは力学的有利性の観点で説明できる。これについては後述する。

てこ

　異なる目的と異なる力学的有利性を持つ3種類のてこがある。我々は、様々な活動を行うために日常的にてこを使用している。通常、てこは力か距離（可動域）のどちらかしか優先できず、両方を取ることはできない。しかし、力を得る利点により距離が損なわれるというのは、すべての単一機械の基本法則である。重い岩を運ぶなど、非常に大きな力が必要な場合がある。また、テニスのラケットを振る場合など、距離（可動域）が必要な場合もある。手押し車、金てこ、栓抜き、はさみ、ゴルフのクラブ、庭のシーソーは、てこのほんの一例に過ぎない。人体にも、異なる種類のてこを見つけられる。各種のてこは、力か距離のどちらかを選び、両方は選べない。

　てこの構造と機能を理解するため、用語に慣れておく必要がある。てこは硬く、力がかけられているときに固定点の回りを回旋できる。骨は、人体におけるてこの例であ

る。てこが周囲を回旋する固定点は、**軸（A）** である。「支点」ともいう。身体では、関節が軸である。てこを動かす**力（F）**（「力点」ともいう）は通常は筋である。運動が起こるために打ち勝たなければならない**抵抗（R）**（「作用点」ともいう）には、動かされる部位（腕や脚など）の重さ、部位にかかる重力、あるいは、部位によって動かされる外部の重さなどが含まれる。筋の役割（力や抵抗）を決めるとき、抵抗を及ぼす点として、筋腹ではなく、骨への付着部を用いることが重要である。部位の抵抗を決めるときは、その重心を用いる。

力のアーム（FA）［force arm（FA）］は力と軸との間の距離であり、**抵抗のアーム（RA）**［resistance arm（RA）］は抵抗と軸との間の距離である（図8-21）。力（F）および抵抗（R）と軸（A）との位置関係によって、てこの種類が決まる。FAが長いほど、部位は動かしやすい。反対に、RAが長いほど、部位は動かしにくい。常に相反の関係になる。FAを長くすると、部位は動かしやすいが、FAは大きく動かなければならない。RAを長くすると、遠くまでは動かす必要はないが、動かすために多くの力を要する。

てこの種類

第1のてこでは、軸が力と抵抗の間に位置する。

$$\text{第1のてこ} \quad F \underset{A}{\text{———}} R$$

軸が抵抗に近い場合、RAは短くなり、FAは長くなる。このため、抵抗を動かしやすい。軸が力に近い場合、全く反対のことが起こる。すなわち、抵抗を動かすのが困難になる。

鉛筆（軸）と定規（力）と重い本（抵抗）を使って、これを試してみるとよい。簡単には転がらない小さいものを軸に用いられればなおよい。ない場合は、鉛筆を動かないよう誰かに押さえてもらう。定規（または、他の長い鉛筆）を使用するのはよいが、固い棒であることが必要である。5cmほどを本の下に入れ、本を持ち上げるときに本の下から外

図8-22 第1のてこ。FAR（F＝力、A＝軸、R＝抵抗）。**(A)** AはRに近い。**(B)** AはFに近い。

れないようにする。鉛筆を、定規の下の本に近いところに定規と垂直に置く（図8-22A）長いFAと短いRAを作り出し、定規の他端を下に押し、(1)本の持ち上げやすさと、(2)定規を押し下げる距離を確かめる。次に、鉛筆（軸）を定規の他端側へと移動し、定規を押し下げる（図8-22B）。今度は、本を持ち上げるのは大変になるが、定規をそれほど押し下げる必要がないことがわかる。長いFA（短いRA）を用いて実践すると、

1. 抵抗（本）を楽に動かせる。
2. 抵抗は短い距離しか動かない
3. 力をかける距離が長い。

だが、短いFA（長いRA）を用いると、

1. 抵抗を動かすのは大変である。
2. 抵抗は長い距離を動く。
3. 力をかける距離が短い。

軸が中間、力が片側、抵抗が反対側であるため、これは第1のてこの例である。軸を抵抗に近づけて置くと、力

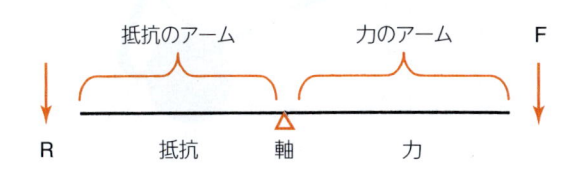

図8-21 てこの要素。

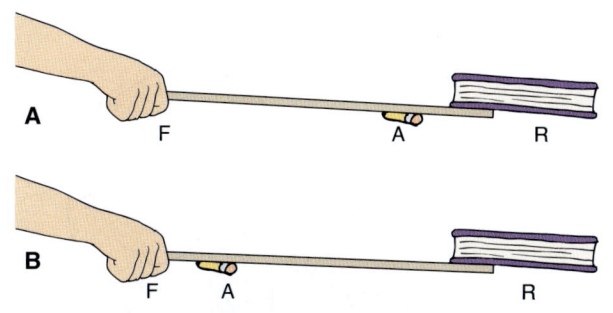

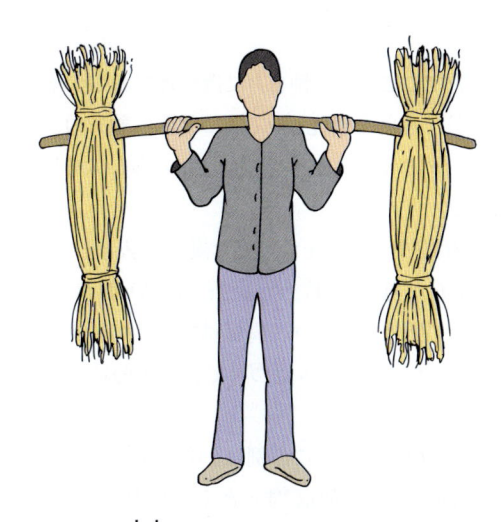

図8-23 第1のてこ。2つの荷（FとR）は肩で平衡している。

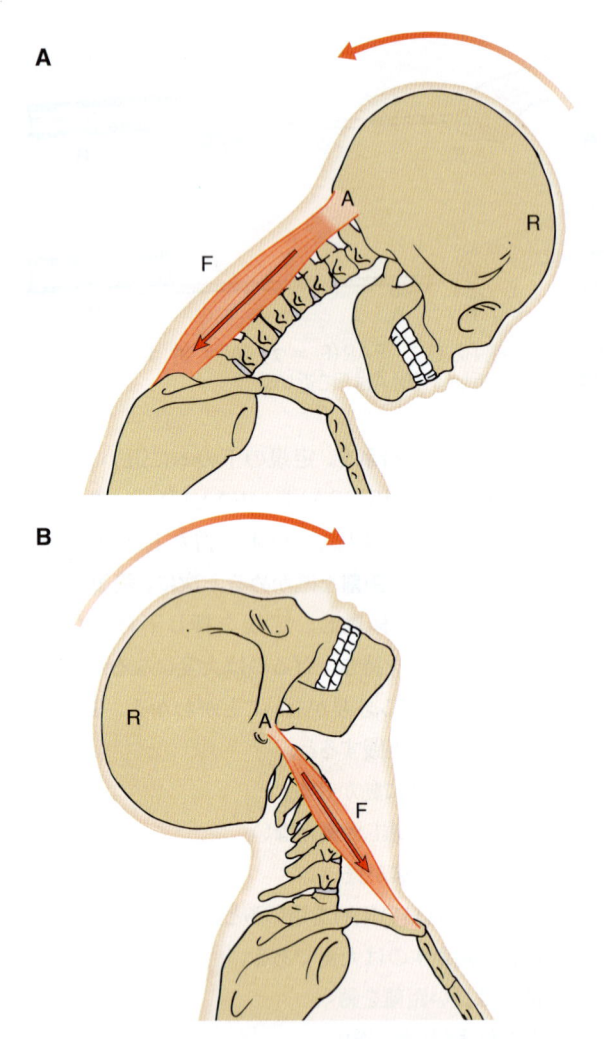

図8-24 首の上で動く頭部は、第1のてこを表している。(**A**)では、軸は脊柱を後方に動く頭部であり、力(伸筋)と抵抗(頭部自体の重さ)の間に位置する。(**B**)では、軸は脊柱を前に動く頭部であり、力(屈筋)と抵抗(頭部の重さ)の間にある。

を優先したてこになる。軸を力に近づけておくと、距離(関節可動域)と速度を優先したてこになる。軸を力と抵抗の中間地点(同じ重さとする)に置くと、バランスを優先したてこになる。

図8-23は2束のわらをかつぐ労働者を表す。それぞれのわら(片方が力でもう片方が抵抗である)はほぼ同じ重さで、軸からの距離も等しい。肩は軸である。片方のわらの方が重ければ、軸の方へ近づけて、全体の負荷を平衡させなければならない。

人体における第1のてこの例は、第1頸椎の上にあって、頸椎を屈曲および過伸展*すると上下に動く頭部である。椎骨は軸で、抵抗は頭部片側の重さ、力は頭部の反対側

で引き下げる筋である。頭部の向く方向によって、力と抵抗は場所が変わる。例えば図8-24Aのように、頭部が胸の方を向き、直立姿勢に戻したい場合、頸筋の後部(力)が収縮して重力に対して頭部の重みを引き上げなければならない(抵抗)。空を見上げる場合、頭部は後ろに倒れており、頸筋の前部を用いて頭部を直立姿勢に引き戻さなければならない(図8-24B)。力と抵抗は運動によって場所が変わるが、軸は常に第1のてこの中間に位置する。

第2のてこでは、抵抗が中間にあり、軸が片端に、力がその反対端にある。

$$\text{第2のてこ} \quad \frac{\quad R \quad F \quad}{A}$$

* 原文ではHyperextension(過伸展)となっているが、これは伸展(extension)と考えるのが一般的。過伸展は、正常可動域を越えてさらに伸展したものである。

手押し車は、第2のてこの例である(図8-25)。前の車輪が軸で、手押し車にのせられている物が抵抗、手押し車を押している人が力である。手押し車で重いレンガを運ぶ

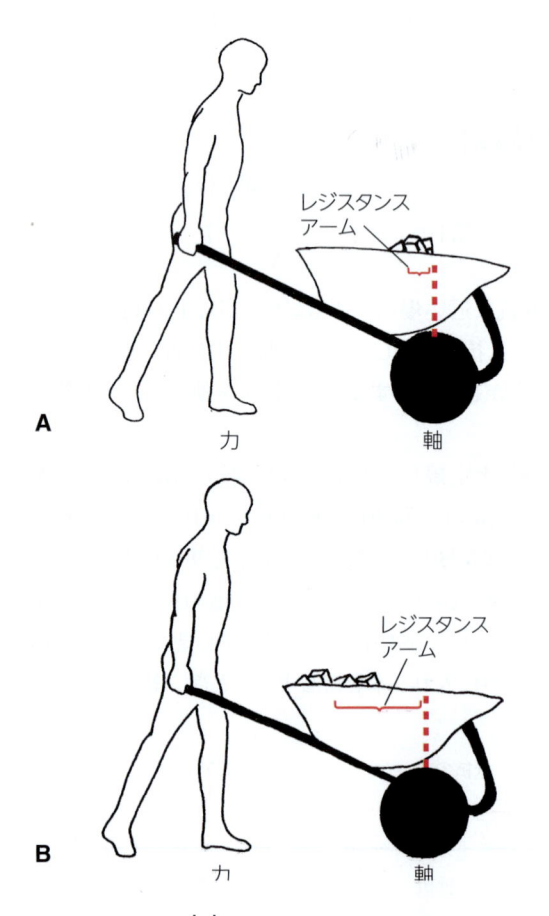

図8-25 第2のてこ。(**A**)RAは短い。(**B**)RAは長い。

ことを想定すると、「FAが長いほど運びやすく、RAが長いほど運びにくい」、という先ほどの説明が適用できる。すべてのレンガをできるだけ車輪に近づけると（図8-25A）、FAが長く、RAが短くなる。すると、手押し車は容易に動く。だが、レンガをそれとは反対側に移動させると（図8-25B）、FAの長さは同じだがRAは長くなる。すると今度は、RAが長くなったために運ぶのが大変になる。

身体では、第2のてこの例は比較的少ない。しかし、つま先で立つときの足関節底屈筋群の作用は、第2のてこの例である（図8-26）。この場合、軸は中足趾節（MTP）関節で、抵抗は脛骨とその上にかかる体重、力は足関節底屈筋によってかけられる。このため、抵抗（体重）は軸（MTP関節）と力（底屈筋群）との間にある。RAはFAよりもほんわずか短い。このてこは、比較的小さな力（筋）で大きな抵抗（身体）を動かすことができるので、力が優先される。しかし、ほんの短い距離しか上がることができないので、力を得る（体重を持ち上げる）と距離が損なわれる

第3のてこの例は、人がボートの端を岸壁から遠くへまたは手前に動かす場合である（図8-27）。軸は岸壁に結び付けられたボートの先端である。力はボートを押す人、抵抗はボートの重みである。人が図8-27Aのようにボートの前に近い部分を押すと、動かすのは大変だが、遠くまで動く。逆に、図8-27Bのようにボートの後ろ側を押すと、遠くまでは動かないが、動かすのは楽である。この場合、RAは変わらないが、FAが変わる。FAが短くなると、ボートを押すのは大変だが、長い距離を動く。FAを長くすると、ボートは楽に押せるが、遠くまでは動かない。すなわち、距離を得ると、力が損なわれるのである。

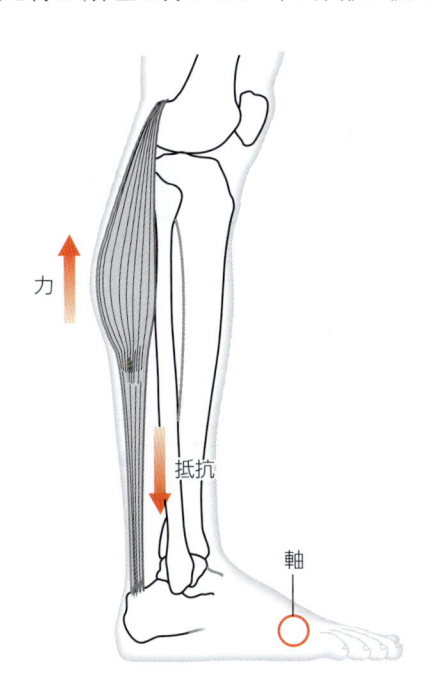

図8-26 体重を持ち上げる底屈筋は第2のてこを示す。

（高く上げることができない）という単一機械の基本法則がここでも示される。

第3のてこは、力が中間にあり、抵抗と軸が両側にある。

$$第3のてこ\ \frac{F\qquad R}{A}$$

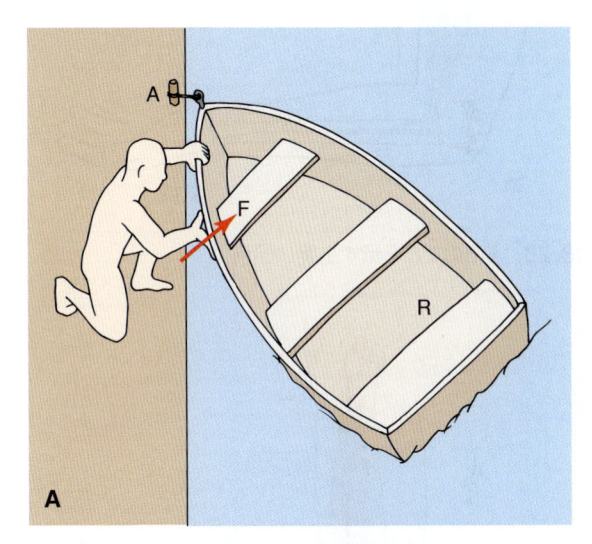

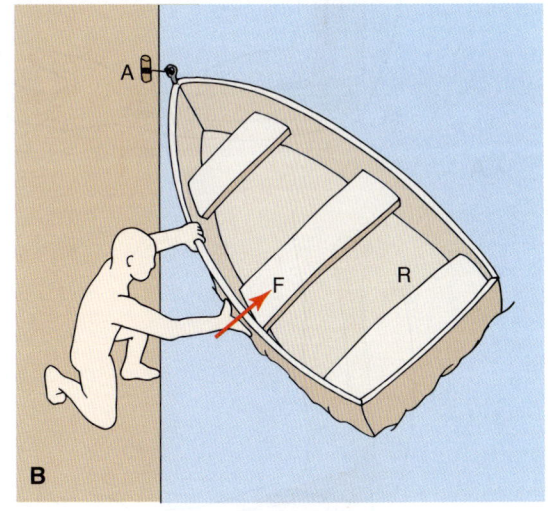

図8-27 岸壁に結び付けたボートを動かすのは、第3のてこ（軸、力、抵抗）の例である。Aはボートが岸壁に結び付けられている地点である。Fは、人がボートを向こうに押すか、手前に引く地点で、Rはボートの重みである。(A)ではボートが動かしにくいが、(B)では楽に動く。

第3のてこの利点は、速度と距離である。これは、身体で圧倒的に多く見られるてこである。肘関節の屈曲の例では(図8-28)、軸が肘関節で、上腕二頭筋が力を及ぼし、抵抗は前腕と手の重みである。手がまともに機能するためには、広い関節可動域で動かせなければならない。この場合、抵抗は手で何をするかによって変化する。

身体には第3のてこ(速度と距離を優先)が多く見られ、第2のてこ(力を優先)がほとんど見られないのはなぜだろうか。それはおそらく、速度と距離を高めることによって得られる利点の方が、力を強めることによる利点よりも重要だからである。肘関節屈曲における上腕二頭筋と腕橈骨筋の役割を確かめてみよう(図8-29)。どちらも肘関節を交叉しているが、橈骨に付着する部位が全く異なる。上腕二頭筋は橈骨の近位端に付着しているのに対し、腕橈骨筋は橈骨の遠位端に付着している。上腕二頭筋は、軸(肘関節)と抵抗(前腕・手の重心)の間に付着しているので第3のてこである(図8-29A)。腕橈骨筋は、前腕の端に付着して、中間に抵抗(前腕・手の重心)を及ぼすので、第2のてこの力となる(図8-29B)。例えば、それぞれの筋が10cmほど収縮できるとする。なお、筋は静止長の半分まで短縮できる。腕橈骨筋は前腕の遠位端を動かすことができるので、前腕の遠位端近くに付着している手を約10cm動かすことができる。近位端に付着する上腕二頭筋は、前腕の近位端を約10cm動かすので、遠位端にある手はさらに長く、約30cmも動く。上肢の主な機能は、

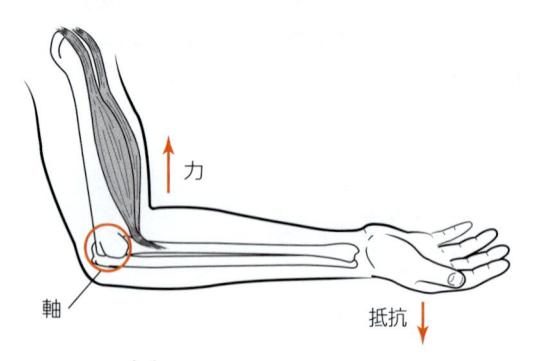

図8-28 第3のてこを示す上腕二頭筋。

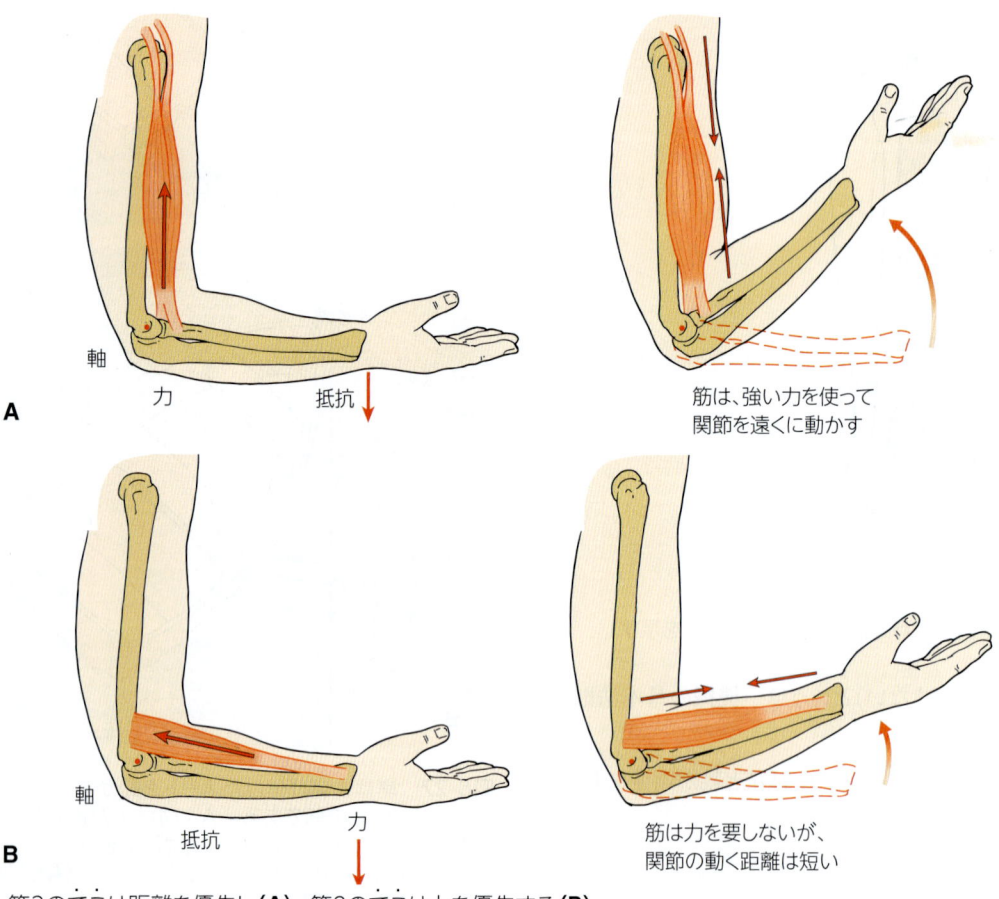

図8-29 第3のてこは距離を優先し(**A**)、第2のてこは力を優先する(**B**)。

広い関節可動域で手を動かせることなので、大半の筋が第3のてことして作用し、関節可動域を優先することは、理に適っている。

てこの種類を変える要因

特定の状況下で、筋が第2のてこ（軸-抵抗-力）から第3のてこ（軸-力-抵抗）になったり、その逆になったりすることがある。例として、腕橈骨筋は前腕と手の重みが抵抗となる第2のてこである。図8-30Aの通り、前腕の中間部を重心とする前腕と手の重み（R）は、軸（肘関節）と力（遠位の筋付着部）の間に位置する。ところが、手にダンベルを持つと、図8-30Bのように、抵抗の重心が力（筋）よりも軸から遠くなる。そのため、腕橈骨筋は第3のてことして働くようになる。

重力に対する運動の方向も、てこの種類を変える要因である。例えば、図8-31Aに描かれている上腕二頭筋は、肘関節と屈曲するために短縮性収縮するので、第3のてこである。筋が力、前腕が抵抗である。力は軸と抵抗の間にあるので、第3のてこである。手にダンベルを持っても、第3のてこである。しかし、筋が遠心性収縮すると、第2のてこになる。何が変わったのか。肘関節を伸展して、重力と同じ方向に動くと、上腕二頭筋は重力による牽引を遅くするために遠心性収縮しなければならない。重力と重力による前腕の牽引が力となる。上腕二頭筋は肘関節伸展を遅くする抵抗となる（図8-31B）。この場合、力と軸の間に抵抗があるため、上腕二頭筋は第2のてことなる。

リハビリテーションには多くの方法が取り入れられている。てこの重要性は、力を制限してエネルギーを節約したりタスクを可能にする場合などに見ることができる。まとめると、抵抗をできるだけ軸に近づけ、できるだけ軸から遠くに力をかけると、必要な力が少なくなる。

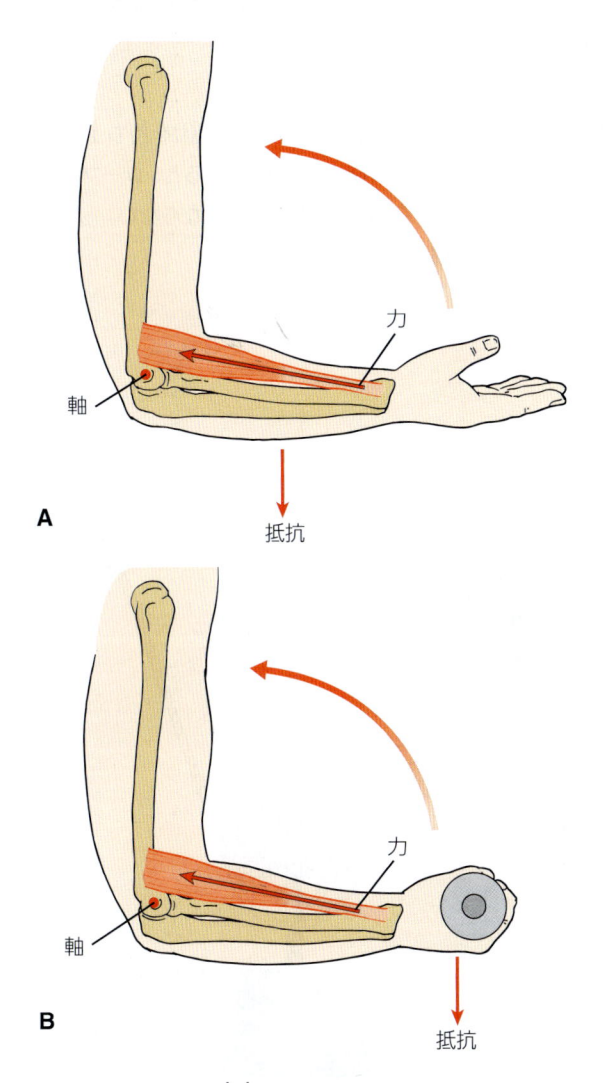

図8-30 **(A)** 第2のてことしての腕橈骨筋。**(B)** 手にダンベルをのせると、第3のてこになる。

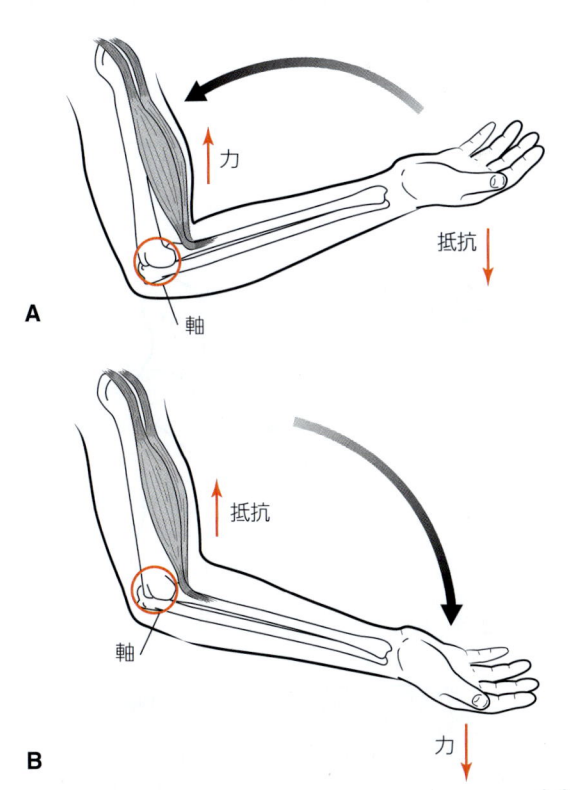

図8-31 上腕二頭筋は、求心性収縮するときは第3のてことして作用し**(A)**、遠心性収縮するときは第2のてことして作用する**(B)**。

滑車

滑車は、車軸を回る溝付きの車と、その溝にかかるロープまたはケーブルで構成されている。その目的は、力の方向を変えるか、力の大きさを加減することにある。**定滑車**は、梁に取り付けられた単純な滑車である。定滑車は、滑車（軸）の片側にF、反対側にRがあるため、第1のてことして作用する。これは、方向を変えるためだけに使用される。頭より高い壁に取り付けられた滑車（図8-32）がその例で、臨床的な例は家庭用頸椎牽引装置に見ることができる。身体では、腓骨の外果が長腓骨筋腱のための滑車として作用し、腱の牽引の方向を変化させる（図8-33）。滑車のその他の例は、靴のベルクロストラップである。スロットを通ったストラップが、ストラップ自体を固定する。

動滑車は、ロープの片端が梁に取り付けられ、滑車を通り抜けたロープの反対端に力が加えられる。重り（抵抗）は動滑車から吊り下げられる（図8-34）。動滑車の目的は、力の力学的有利性を高めるためことにある。**力学的有利性**は、機械が力を増大させる倍数である。重りは滑車の両側のロープに支えられているため、力学的有利性は2倍になる。得られる力が2倍になるため、重りを持ち上げるために必要な力は半分になる。言い換えると、ロープを引くのは楽だが、ロープを長く引かなくてはならない。人体には動滑車の例はない。

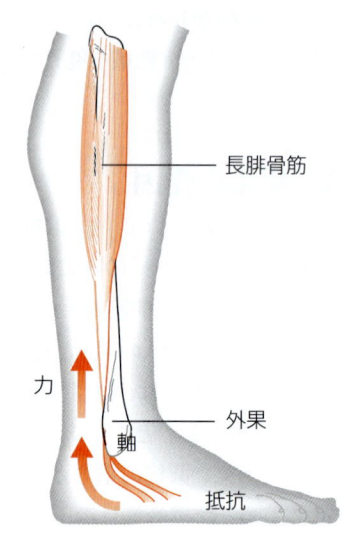

図8-33　外果は滑車として作用し、長腓骨筋の牽引の方向を変える。

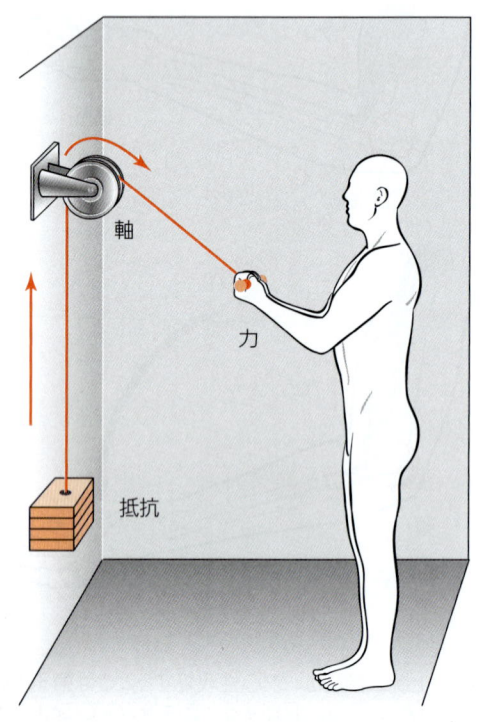

図8-32　定滑車。方向を変えることがその目的である。

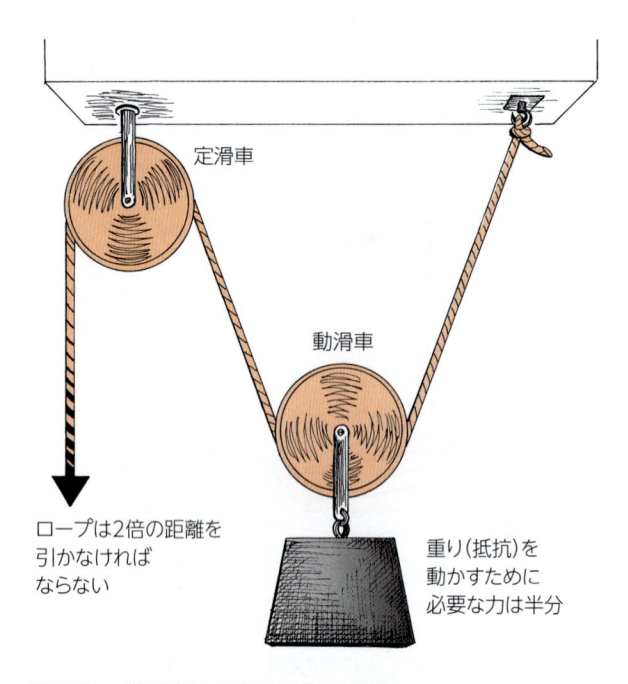

図8-34　動滑車は力学的有利性を持つ。

輪軸

輪軸もまた異なる種類の単一機械である。実際にはてこが形を変えたものに過ぎない。輪軸は、輪すなわち回転腕が軸に取り付けられ、軸と一緒に回転する。言い換えると、小さな輪に接続された大きな輪であり、基本的に及ぼす力を大きくするために用いられる。大きな輪（ハンドル）を回すために必要な力は小さいのに対し、小さな軸を回すには大きな力を要する。輪軸の例が水栓ハンドルである（図8-35）。ハンドルが輪で弁棒が軸である。水栓を回すにはある程度の力が必要だが、力のアーム（輪半径、図8-36a）を長くすると楽に回せる。しかし、ハンドルを外して軸だけになると（図8-36B）、これを回すには相当な力が必要なことが分かる。とどのつまり、輪（ハンドル）を軸に対して長くすると、物体を回しやすくなるのである。てこ（FAを長くすると力が大きくなる）と同じく、輪軸は輪を大きくすると大きい力を及ぼす。

手に重度の関節炎を患っていて、水栓ハンドルが容易に回せない患者が治療に来るとしよう。ハンドル（図8-37a）をてこ型の長いハンドル（図8-37B）に取り替えても、輪軸であることに変わりはない。輪の1つのスポークをハンドルに、他のスポークはないものとして考える。水栓ハンドルが長くなると、回すのは楽になる（力の利点）が、ハンドルを大きく回さなければならない。

図8-36 水栓ハンドルの輪半径（**A**）は、軸半径（**B**）より長い。従って、長い輪は短い軸より回りやすい。

人体の輪軸の例として、患者の肩関節を他動回旋することを考えてみる。上面から肩関節を見下ろすと最も分かりやすい（図8-38）。肩関節は車軸を呈しており、前腕が輪である。肘関節を屈曲するとき、輪は軸よりかなり長いので、楽に回すことができる。

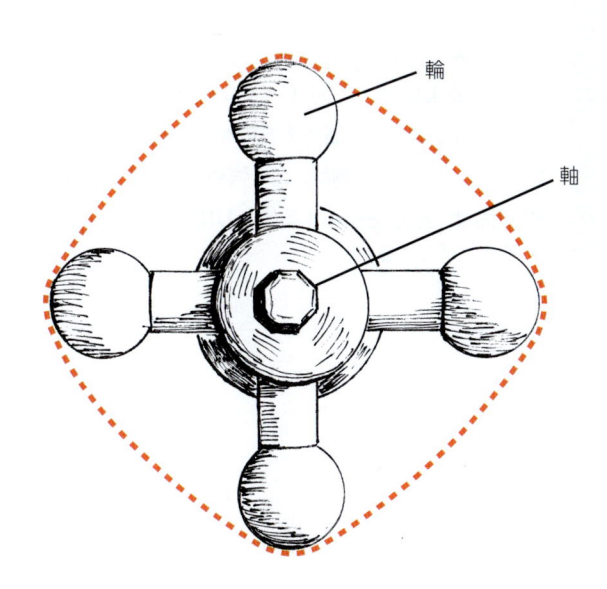

図8-35 水栓ハンドルは輪軸を示す。

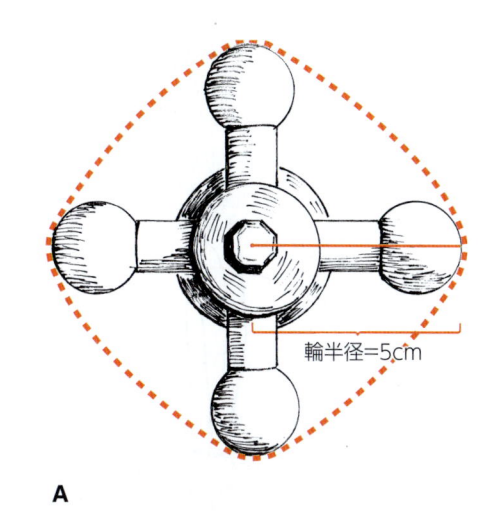

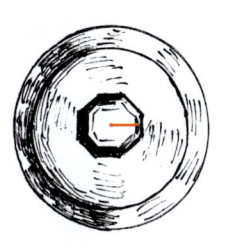

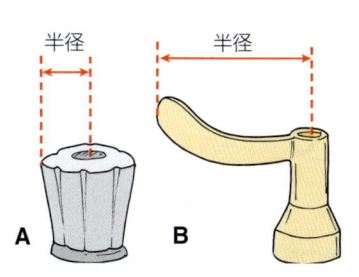

図8-37 基本的な水栓ハンドル。（**A**）は半径が短いので、輪を回すのに（**B**）より大きな力を要する。

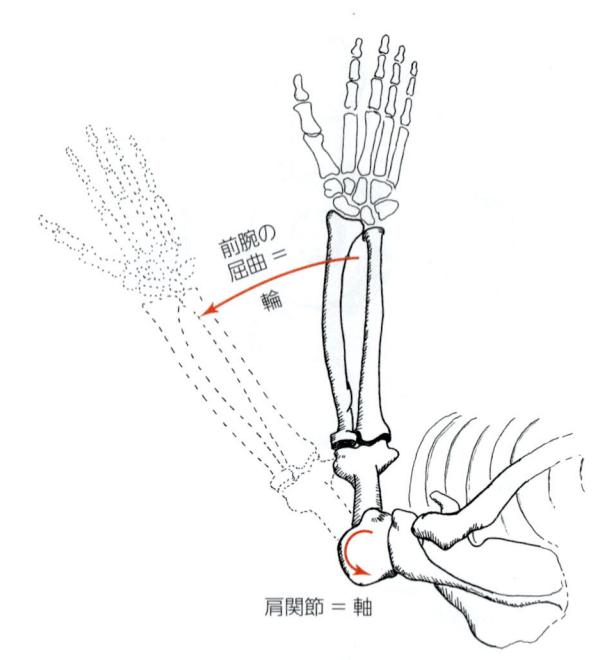

図8-38 輪軸として作用する上肢。

斜面

人体には斜面の例はないが、車椅子での移動のし易さという概念は、この単一機械によるところが大きい。**斜面**は、傾斜のある平坦な面である。労力を少なくするには、長い距離が必要になる。昇降台を長くすると、車椅子を走行する距離は長くなるが、昇降台の傾斜が緩やかなので、昇るのに必要な労力は少なくてすむ。例えば、玄関の高さが地面から60cmで昇降台の長さが8mある場合、この長い昇降台を車椅子で楽に昇ることができる（図8-39A）。昇降台の長さが4mしかなければ、傾斜は急になる。車椅子をこぐ距離は短いが、多くの力が必要になる（図8-39b）。単一機械の基本法則をおさらいすると、力を得る利点（必要な労力が少ない）により距離が損なわれる（昇降台の距離は長くなる）。

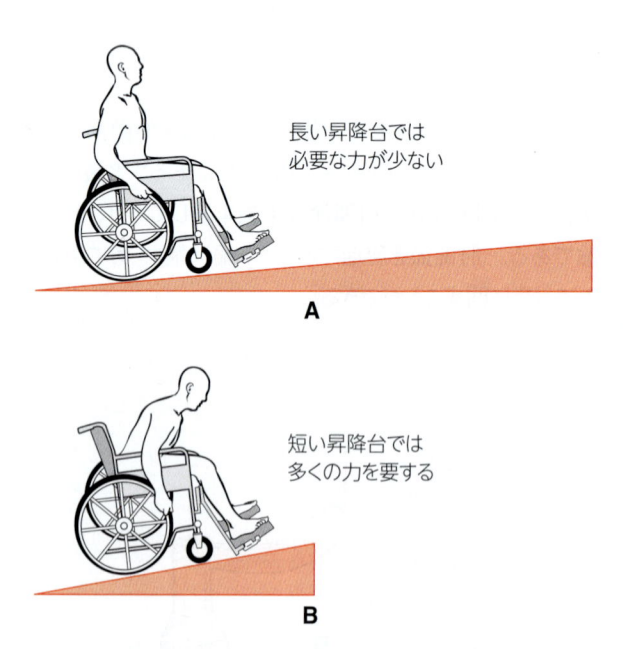

図8-39 車椅子の昇降台としての斜面。昇降台が長い（**A**）と、必要な力が少ないが、一定の高さに到達するまでの距離が長い。昇降台が短い（**B**）と、多くの力を要するが、同じ高さに到達するまでの距離が短い。

> ## 重要なポイント
> - 力には、一直線上に作用するもの、互いに平行に作用するもの、一点に作用するものがある。
> - 偶力は、共に働く力が反対方向に作用し、同じ運動を及ぼすときに起こる。
> - スカラー量は大きさを表すのに対し、ベクトルは方向も含む。
> - 力は、固定力、角運動力または転位力である。
> - 重力はすべての物体に作用し、その力は常に下向きである。
> - 安定性は、物体の重心と支持基底面に左右される。
> - 3種のてこがあり、軸、力および抵抗の関係によって、異なる目的と力学的有利性を持つ。
> - FAまたはRAの長さが変えると、部分を動かしやすく、あるいは、動かしにくくなる。
> - 人体の定滑車は、筋力の方向を変える。
> - てこによく似た輪軸は、力を強めることができる。
> - 斜面は、距離を長くする代わりに労力を少なくすることができる。

復習問題

1. 重錘バンドを装着して、関節可動域で肩関節を動かす。重錘バンドは労力が大きくなるような位置に装着する。次の場所について説明せよ。
   a. 手関節にバンドを装着する
   b. 肘関節にバンドを装着する

2. 2人の人が、同じダンベルを持ち、同じ広さの支持基底面にのっているが、1人は傾いている。どちらが安定しているか。その理由も答えよ。
   a. 傾いている人
   b. 傾いていない人

3. 次の筋の合力はどのようになるか。
   a. 腓腹筋の2つの頭
   b. 大胸筋の胸骨部と鎖骨部

4. 2通りの指示を受ける。1つ目の指示：8km走ること。2つ目の指示：北に9m歩くこと。正しい方に丸をつけよ。
   a. 8km走ることは、ベクトル/スカラー量である。
   b. 北に9m歩くことは、ベクトル/スカラー量である。

5. 宅配人が複数の箱を台車に積んでいる。台車を水平にしたときと縦向きにしたときでは、どちらが押す力を必要とするか。その理由も答えよ。

6. 標準的な車椅子とレース用の車椅子のハンドリムを比較する。レース用の車椅子の方がハンドリムが小さい。車椅子のレーサーにとって、ハンドリムが小さいことの利点は何か。

7. この物体の支持基底面、重心および重力線を記せ。物体の密度は均一とする。この物体は、支えがなくても立っていることができるか。その理由も答えよ。

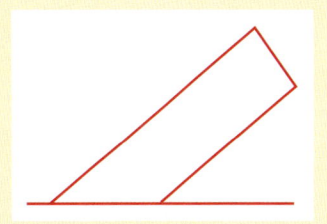

8. 支持基底面に関して、車椅子に乗った人が、全4輪ではなく後輪だけでバランスを取る（「キャスター上げ」）ことが難しいのはなぜか。

9. 2人の人が患者のベッドの同じ側に立っている、2人は、シーツを引いて患者を手前に移動しようとしている。この動きは、一直線上の力、平行力、同時に作用する力、あるいは、偶力のどれによるものか。

10. 患者を動かす前に、安定性を高めるためにこの2人にできることは何か。

11. 胡桃割り器で胡桃を割るとき、軸とハンドルの端のどちらに近い方が胡桃を割りやすいか。その理由も答えよ。

12. 下の図は、一直線上の力、同時に作用する力または共点力のどれを示しているか。その理由も答えよ。

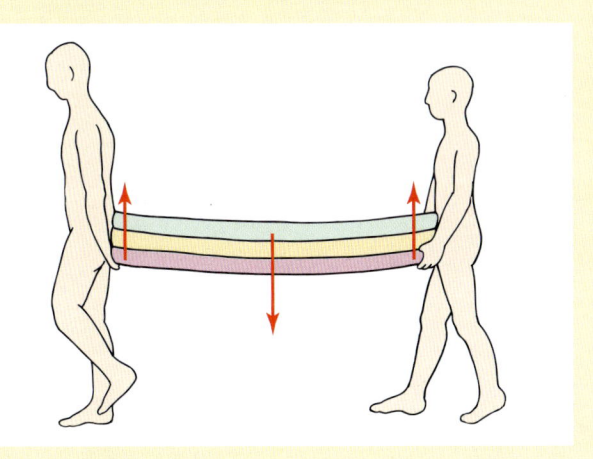

13. 牽引角度を大きくするめに滑車として作用する膝関節の骨構造の例を挙げよ。

14. 左手に重いスーツケースを持ち運ぶときに右側に傾くのはなぜか。スーツケースが非常に重い場合、人は右腕をどのようにすればよいか。その理由も答えよ。

15. 松葉杖の先にゴムが付いているのはなぜか。

第 II 部

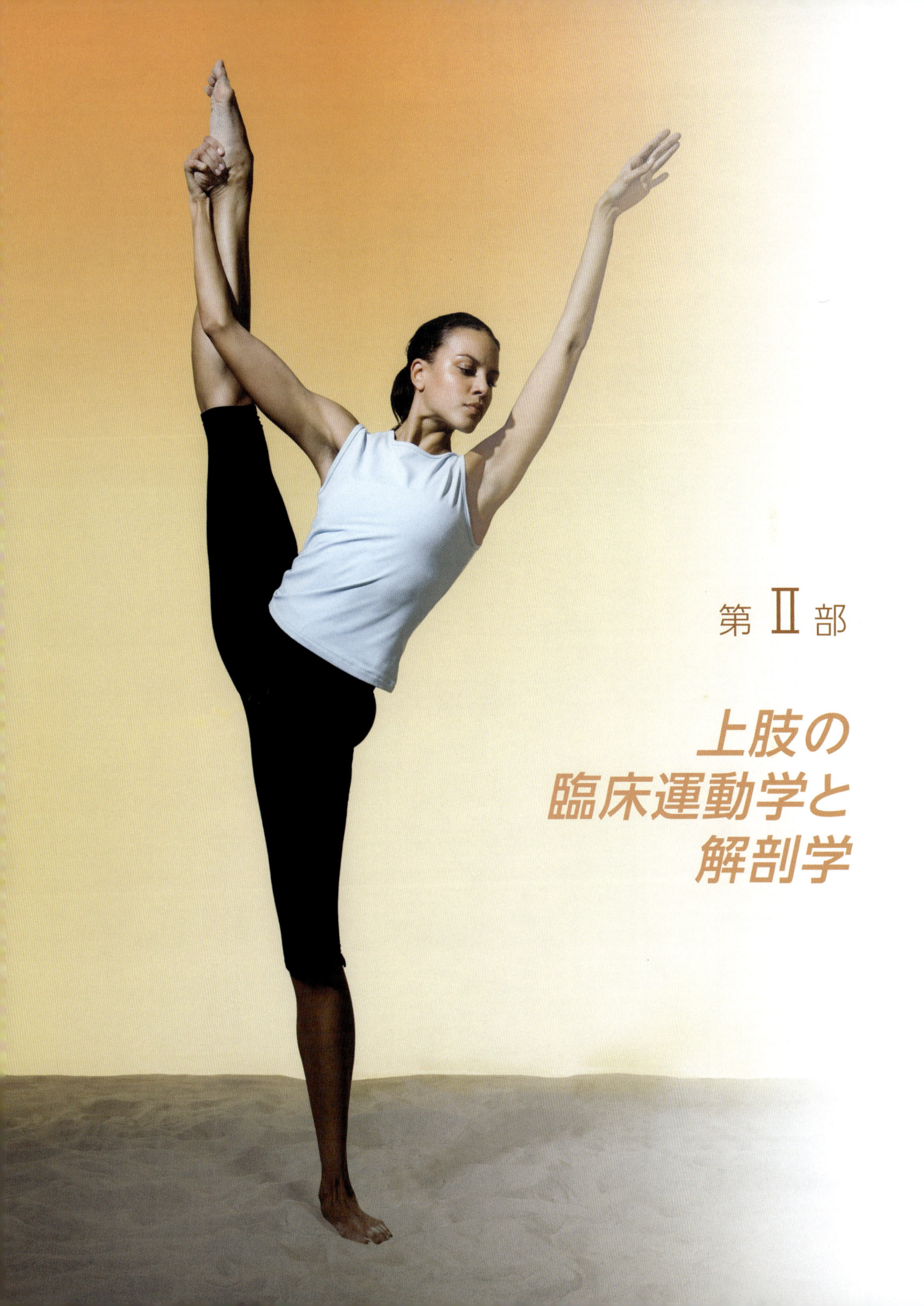

*上肢の
臨床運動学と
解剖学*

第9章
肩甲帯

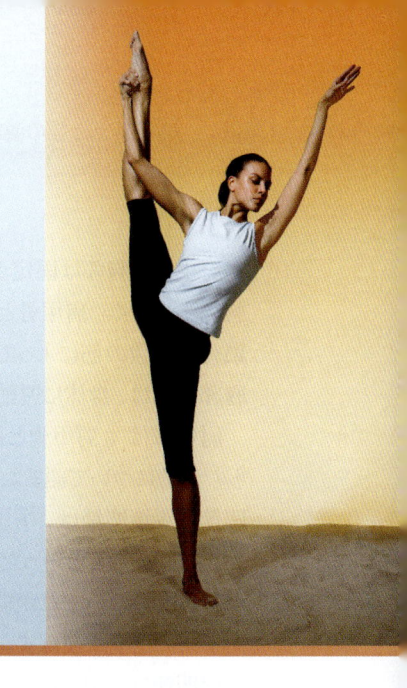

- 用語の意味
- 骨と指標
- 関節と靭帯
- 関節運動
  - 肩関節と肩甲帯の連動運動
  - 肩甲上腕リズム
  - 牽引角度
- 肩甲帯の筋
  - 筋の詳細
  - 解剖学的関係
  - 偶力
  - 筋の作用の逆転
  - 筋神経支配の概要
- 重要なポイント
- 復習問題
  - 解剖学一般問題
  - 機能的アクティビティ問題
  - 臨床演習問題

用語の意味

　肩および上肢の目的は、手を様々な肢位にして、多様な仕事をできる限り行うことである。肩関節、すなわち肩甲上腕関節は、身体の中で最も大きく動く関節であり、様々な運動を行うことができる。しかし、肩関節運動について語るためには、運動は他の3つの関節または領域でも起こるということを認識する必要がある。「肩関節複合体」は、肩関節の運動に関わるすべての構造を含んで用いられる用語である。**肩関節複合体**は、肩甲骨、鎖骨、胸骨、上腕骨および胸郭で構成され、胸鎖関節、肩鎖関節、肩甲上腕関節および「肩甲胸郭結合」が含まれる（図9-1）。別の言い方をすると、肩甲帯（肩甲骨と鎖骨）および肩関節（肩甲骨と上腕骨）が含まれている。**肩甲胸郭結合**は、厳密には関節ではない。

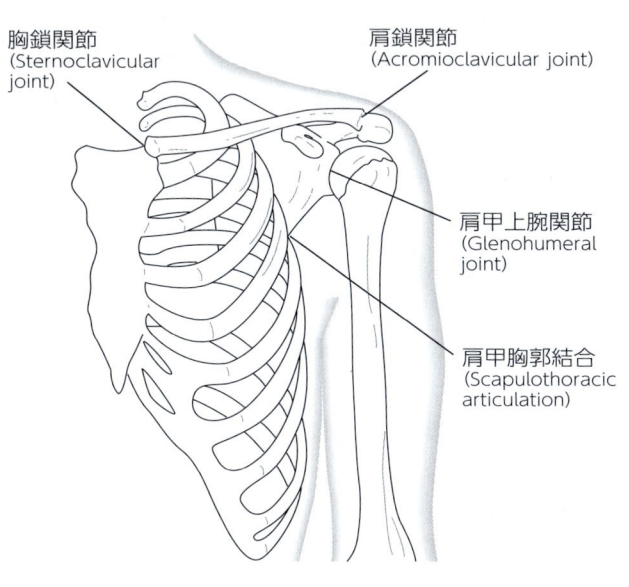

図9-1 肩関節複合体（前面）

肩甲骨と胸郭は固定点を持たないが、肩甲骨は胸部の胸郭上を動く。肩甲骨と胸部は直接は接合していないが、鎖骨と複数の筋によって間接的につながっている。肩甲胸郭結合は、身体に運動と柔軟性をもたらす。

肩甲帯は、肩甲骨と鎖骨、そして胸骨も若干含むそれらの活動について語るために用いられることが多い。胸鎖関節と肩鎖関節は、挙上と下制、外転と内転、上方回旋と下方回旋などといった肩甲帯の運動を可能にする。肩甲骨、鎖骨のいずれかまたは両方に付着する5つの筋が、肩甲帯の運動を及ぼす。

肩関節は「肩甲上腕関節」とも呼ばれ、肩甲骨と上腕骨で構成されている。肩関節の運動は、屈曲、伸展と過伸展、外転と内転、内旋と外旋、そして、水平外転と水平内転である。肩関節はよく動くので、靱帯が少ない。肩関節を交叉する9つの筋は、肩関節運動の主動作筋である。

これから、肩関節複合体に関わる様々な用語を定義し、肩甲帯についてさらに詳しく述べる。肩関節については、第10章で取り上げる。

骨と指標

胸部の後部上方に位置する三角形の肩甲骨と鎖骨は、肩甲帯を構成している。肩甲骨は鎖骨への靱帯付着により、間接的に体幹に付着している。前方にやや凹形をしており、凸形の胸郭後部の上を滑る。多くの筋もまた、肩甲骨を体幹につないでいる。

安静位では、肩甲骨の内側縁が脊椎の棘突起から5〜7.5cmほど外側の第2肋骨と第7肋骨の間に位置する。肩甲棘は第3および第4胸椎の棘突起の高さにある（図9-2）。

図9-1および図9-2は、身体の前面と後面からの肩甲骨の位置を示す。肩甲帯の機能部位の用語のうち、肩甲骨の重要な骨指標（図9-3）を次に挙げる。

上　角
肩甲挙筋の付着する上内側面

下　角
内側縁と腋窩縁が出会う最下点。この点が肩甲骨回旋を決める

内　側
上角と下角の間の内側、菱形筋と前鋸筋の付着部

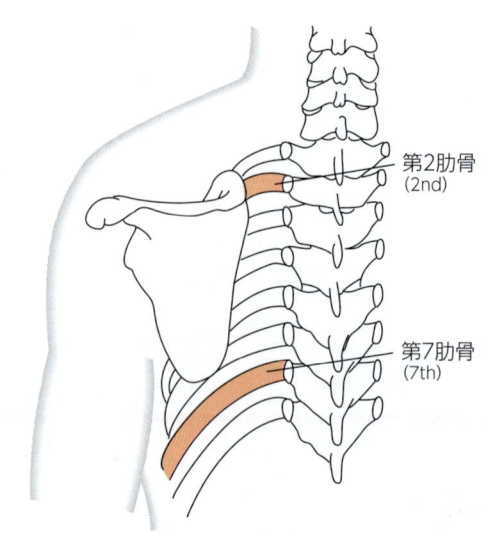

図9-2 胸部での肩甲骨の安静位（後面）。

腋窩縁
関節窩と下角の間の外側

棘
内側縁から肩峰突起まで外側に走る後面の隆起。僧帽筋中部および下部が付着する

烏口突起
小胸筋が付着する、前面の隆起

肩峰突起
僧帽筋上部が付着する、上外側面の広く平坦な部位

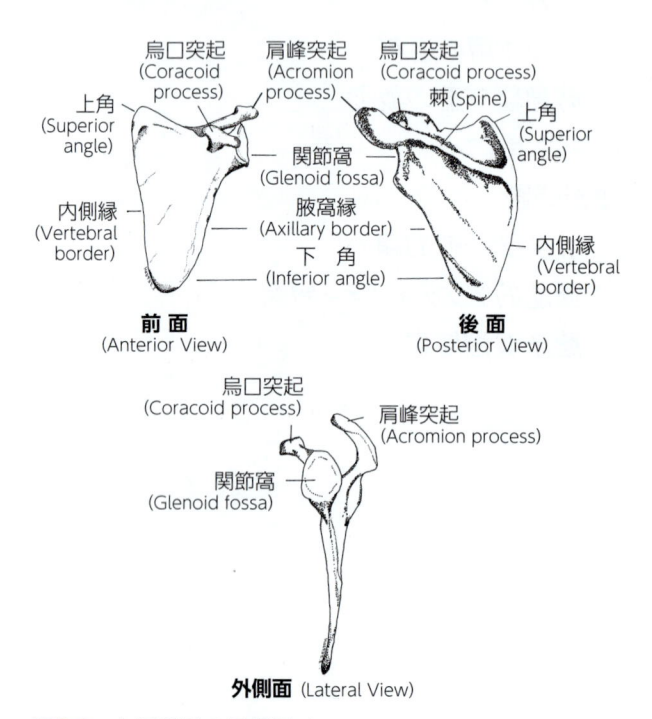

図9-3 左肩甲骨の骨指標。

関節窩
腋窩縁の上、肩峰突起の下の上外側にあって上腕骨と関節を成す、やや凹形の面

鎖骨は、胸鎖関節で上肢を軸骨格につなぐS字型の骨である。図9-1は、胸骨、肩甲骨および胸郭と鎖骨との位置関係を示している。肩甲帯の機能部位のうち、鎖骨（図9-4）の重要な骨指標を次に挙げる。

胸骨端
胸骨に内側に付着する

肩峰端
肩甲骨に外側に付着し、僧帽筋上部が付着する

鎖骨体
胸骨端と肩峰端の間の部位

胸骨は、胸部前部の正中線に位置する扁平な骨である（図9-5）。胸郭および鎖骨と胸骨との位置関係は図9-1に示す。胸骨は上端が鎖骨に付着し、続いてその下に肋骨の肋軟骨が付着する。胸骨は3つの部位に分かれている。

胸骨柄
鎖骨と第1肋骨が付着する上端部

胸骨体
他の肋骨が付着する、胸骨の3分の2を占める中間部位

剣状突起
名前の通り剣状の下端

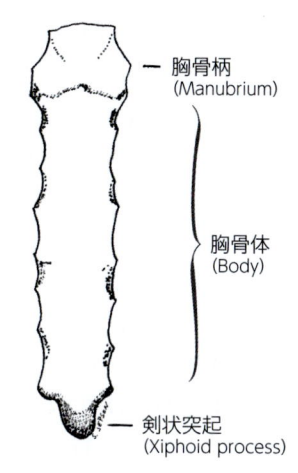

図9-5　胸骨（前面）

関節と靭帯

胸鎖関節（図9-6）は、肩甲帯で唯一、体幹に直接接合している。この平面状の滑膜関節は、二重の滑り運動を行う。胸鎖関節運動には、挙上と下制、外転と内転、回旋が含まれる。これらの運動は3平面で起こるので、関節の自由度は3である。胸鎖関節運動は、肩甲帯の運動を伴う。これらの運動は他のほとんどの関節よりも細かいが、重要である。基本的に、胸骨は静止したままで、鎖骨が動く。

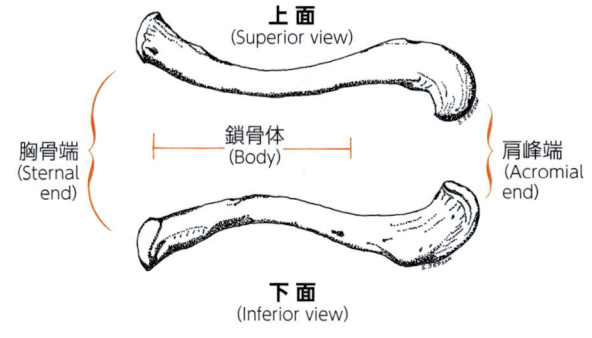

図9-4　左鎖骨

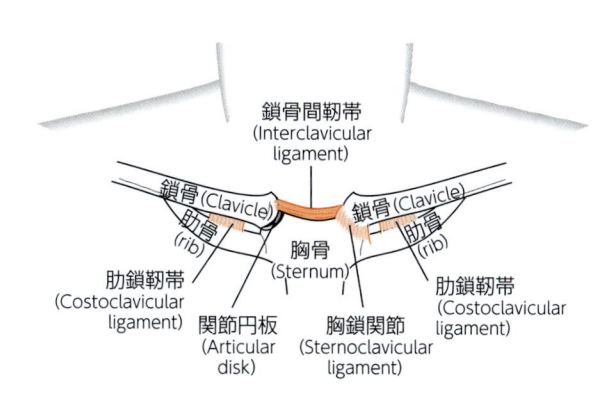

図9-6　胸鎖関節の靭帯（関節円板が分かるよう、左側は切断。前面）。

滑膜関節である胸鎖関節には、関節包がある。また、3つの主要な靭帯と1つの関節円板もある。

関節包は関節を覆い、前胸鎖靭帯と後胸鎖靭帯により補強されている。関節円板は、胸鎖関節の運動を支えるために特殊な接合をしている。円板の上部は鎖骨の後上部に接合し、円板の下部は胸骨柄と第1肋軟骨に接合している。この二重の接合は、両方向に開くスウィングドアの複式蝶番に似ている。肩甲帯が挙上および下制するとき、運動は鎖骨と関節円板の間で起こる。外転および内転するとき、運動は円板と胸骨の間で起こる。関節円板は、緩衝材の役目も果たしており、特に、伸ばした手の上に転倒することにより生じる衝撃を吸収する。関節円板とその靭帯に支えられているおかげで、胸鎖関節での脱臼はめったに起こらない。

この関節を支える3つの主要な靭帯は、胸鎖靭帯、肋鎖靭帯および鎖骨間靭帯である。**胸鎖靭帯**は、鎖骨と胸骨を前後両面でつないでいるため、前胸鎖靭帯と後胸鎖靭帯とに分けられる。これらの靭帯は、鎖骨の内側端の前後運動を制限する。後胸鎖靭帯は前方運動を制限し、前胸鎖靭帯は後方運動を制限する。どちらも関節包を強化している。**肋鎖靭帯**は、鎖骨の下面を第1肋骨の肋軟骨の上面に接続する、短く扁平な菱形の靭帯である。この靭帯の主要な目的は、鎖骨の挙上の範囲を制限することである。**鎖骨間靭帯**は胸骨柄の最上部に位置し、鎖骨の上胸骨端をつなぐ。目的は、鎖骨の下制の範囲を制限することである。

肩鎖関節(図9-7)は、鎖骨の外側端と肩甲骨の肩峰突起をつなぐ。肩鎖関節は、3つの運動面を持つ、扁平な滑膜関節である。運動は微細だが、正常な肩関節運動にとって重要である。関節包がこの関節の関節縁を覆っている。肩鎖関節は非常に弱いため、上下肩鎖靭帯に上下を強化されている。これらの靭帯が肩峰突起を鎖骨につなぎとめることによって関節を支え、鎖骨の脱臼を防いでいる。

烏口鎖骨靭帯と烏口肩峰靭帯は、肩鎖関節の2つの副靭帯である。**烏口鎖骨靭帯**は、関節に近接していないため、これらの関節に安定性を及ぼすわけではなく、鎖骨から肩甲骨が吊り下がるのを可能にしている。鎖骨の外側端の下面と肩甲骨の烏口突起の上面に付着することにより、肩甲骨を鎖骨につなぐ(図9-7)。靭帯は、外側の台形部分と内側深層の円錐形部分に分かれる。共に肩甲骨の後方運動を抑制し、個々に肩甲骨の回旋を制限する。

烏口肩峰靭帯は、実際には肩鎖関節を交叉しないが、上腕骨頭にかかる屋根を形成して保護アーチとなり、上腕骨から上向きの力が伝わったときに、上腕骨頭を支える(図9-8)。烏口突起の上面に外側に付着して上向きに走行し、肩峰突起の下面を出る。

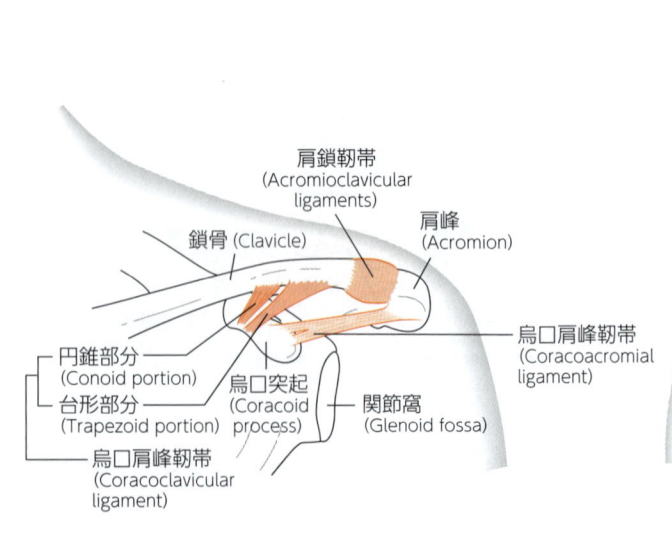

図9-7 肩鎖関節の靭帯(前面)。

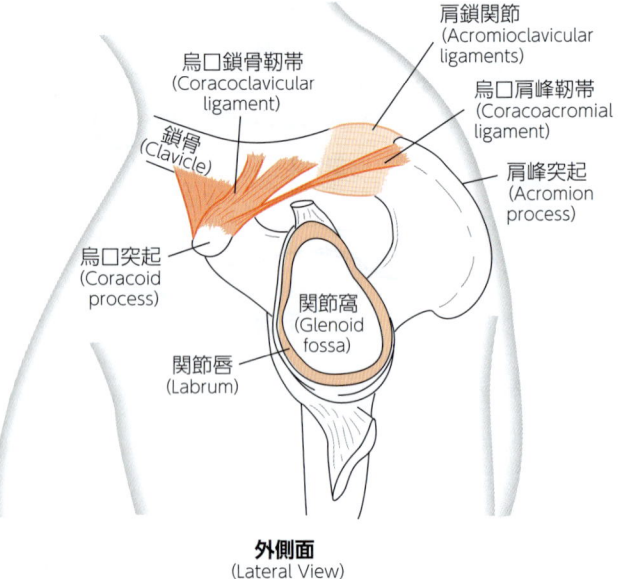

図9-8 烏口肩峰靭帯は肩関節にかかる屋根を形成している。

関節運動

　前述の通り、肩甲帯の運動は、挙上と下制、外転と内転、上方回旋と下方回旋である(図9-9)。これらの運動は、肩甲骨で最もよく見られるため、「肩甲帯運動」または「肩甲骨運動」と表される。例えば「肩甲帯の外転と内転」は、「肩甲骨の外転と内転」と同義であり、肩甲骨回旋は、肩甲帯回旋と同義である。

　挙上/下制および**外転/内転**は、基本的に線形運動である。肩甲骨のすべての点が胸骨に沿って上下に移動し、平行線上で脊柱に遠近する。角運動は、肩甲骨の上方・下方回旋の間に起こる。肩甲骨は三角形をしているため、片側がある方向へ動くと、もう片側は反対方向へ動く。肩甲骨の**上方回旋**の間、下角は上に回旋して脊柱から離れるが、**下方回旋**は安静な解剖学的肢位に戻す。例えば、下角が上方に回旋して脊柱から離れると、上角は下方に回旋し、関節窩は上方内側に動く。従って、この回旋を定義するための基準点を持つことが重要である。下角がその基準点である(図9-10)。下方回旋運動は、上方に回旋された肢位から戻る運動であることを覚えておく。肩甲骨は脊柱に向かって解剖学的肢位を通り過ぎることはない。

　次は、**肩甲骨傾斜**についても言及しておかねばならない(図9-9の右下を参照)。肩甲骨傾斜は、肩関節が過伸展するときに起こる。肩甲骨の上端は前方に、下端は後方に傾斜する。これらを組み合わせた運動の例が、「ワインドアップ」、すなわち、ソフトボールの投球やボーリングの投球、水泳の飛び込みをするときのリリース前の動作である。

　肩関節複合体の関節の形状は複雑で、関節が相互に入り組んでいることから、肩関節複合体で起こる細かな運動は、本書の範囲を超えている。ただ、正常な運動と異常な運動を明確にするために、そのうちの1つを説明しておく。肩甲骨のウィンギングは、肩甲骨の内側縁の横断面での後外方運動である。言い換えると、肩甲骨の内側縁が胸郭から遠ざかる。この運動は基本的に肩鎖関節で起こるが、肩甲胸郭結合で最も多くみられる。これは、肩関節の「正常」な人に手を背中に当てるように指示すると実

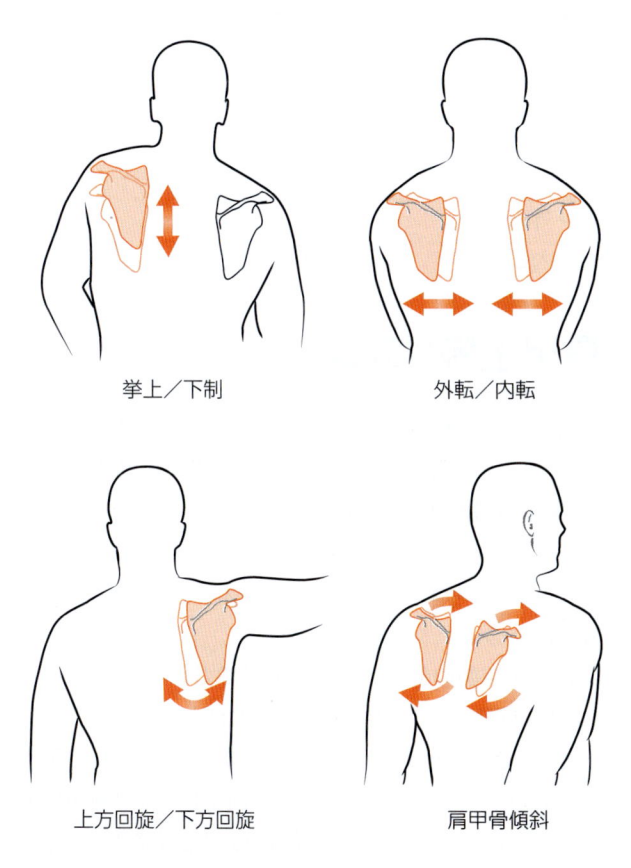

図9-9　肩甲帯運動(後面)。

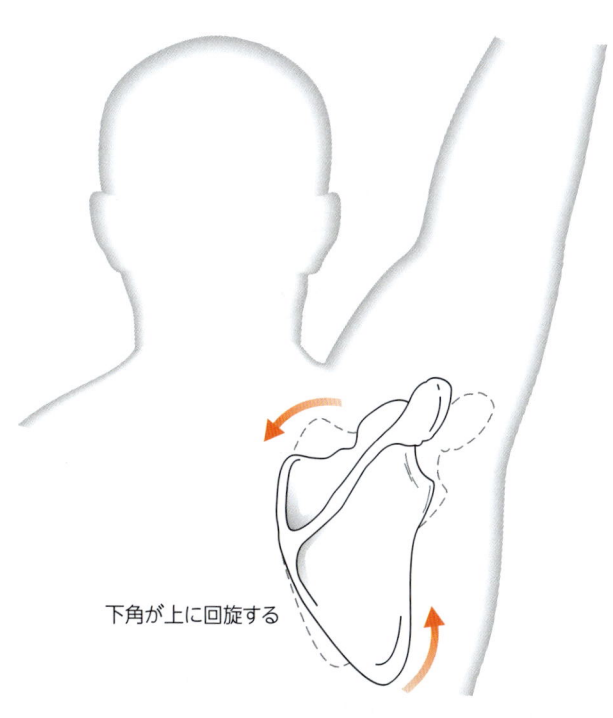

図9-10　上方回旋時の肩甲骨運動。

際に行うことができ、肩甲骨の内側縁が胸郭から遠ざかる。この運動は、他のいくつかの運動と組み合わせないと、行うことができない。しかし、肩甲骨周辺の固定筋が筋力低下または麻痺していると、病理的な「肩甲骨の翼状化」も起こる。前鋸筋の筋力低下または麻痺が極端な例である。この症状を持つ人が手を伸ばして壁を押すと（図9-11）、患部の肩甲骨は胸郭から浮き上がり、小さな翼のように突出する。これを実演したビデオは、http://www.shoulderdoc.co.uk/article.asp?section=492 で見ることができる。過度の翼状化は異常とみなされる。

　肩甲帯を挙上および下制するときの胸鎖関節では、鎖骨の外側端が上へ下へと動くのに合わせて、鎖骨の凸面が凹状の胸骨柄上を下へ上へと滑る。外転および内転するときは、鎖骨の外側端が前後に動くのに合わせて、鎖骨の凹部分が凸状の肋軟骨の上を前後に滑る。回旋のときは、鎖骨が胸骨の上を軸回旋する。

　肩鎖関節では、肩甲骨の肩峰が凹形であるのに対し、鎖骨の外側縁は凸形をしている。このため、肩甲骨の運動時、肩峰の関節面は鎖骨と同じ方向に滑る。

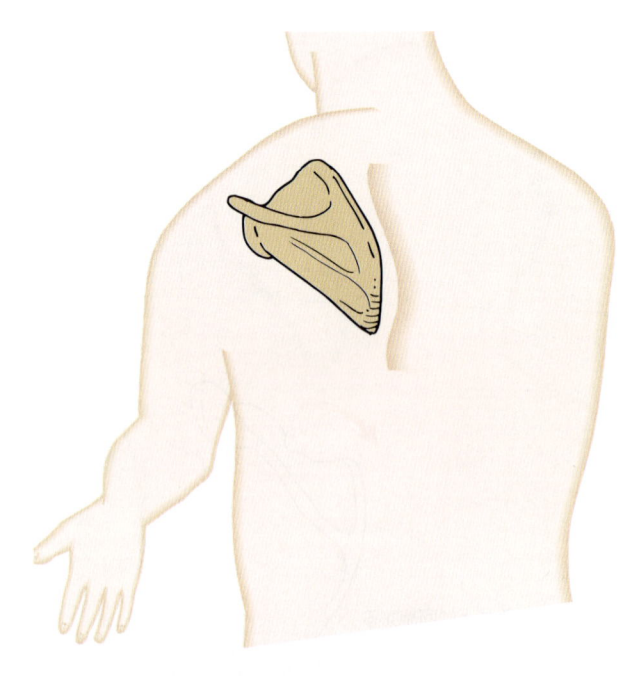

図9-11　翼状肩甲（後面）。この人の左前鋸筋は麻痺している。両手で壁を押すと、左肩甲骨が胸郭から浮き上がり、小さな翼のように突出する。

肩関節と肩甲帯の連動運動

　挙上・下制および外転・内転の線形運動の際、上腕骨を動かさずに肩甲帯（鎖骨および肩甲骨）を上下前後に動かすことができる。しかし、肩関節運動は上方・下方回旋の角運動を伴わなければならない。肩甲骨を上方回旋するには、肩関節を屈曲または外転する必要がある。逆の言い方をすると、肩関節屈曲または外転が起こるときは、肩甲骨の上方回旋も必要である。肩関節の伸展または内転が起こると、肩甲骨は下方に回旋し、解剖学的肢位に戻る。肩甲帯と肩関節の運動は複雑で相互に関係しているため、他の運動の説明を抜きにして1つの機能だけを説明することは難しい。ある関節の障害によって、別の関節の機能も損なわれる。次の一覧に、様々な肩関節運動の間に起こる肩甲帯運動を挙げる。

肩関節	肩甲帯
屈曲	上方回旋、外転
伸展	下方回旋、内転
過伸展	肩甲骨傾斜
外転	上方回旋
内転	下方回旋
内旋	外転
外旋	内転
水平外転	内転
水平内転	外転

肩甲上腕リズム

　肩甲上腕リズムは、肩甲帯と肩関節の間の運動の関係をより詳しく説明する概念である。肩関節運動の最初の30度は、純粋な肩関節運動である。しかしその後、2度ごとに肩関節の屈曲または外転が起こり、肩甲骨は1度ずつ上方回旋しなければならない。この2：1比を「肩甲上腕リズム」という。

　肩関節運動の最初の部分は肩関節だけで起きるが、それ以降は肩甲帯の運動を伴わなければならないということを実践できる。他者に解剖学的肢位をとってもらい、腋窩縁を掌の手根部で押して肩甲骨を固定し、肩甲骨が回旋しないようにする。そこで、肩関節を外転するよう指示する。わずかに外転したところで肩関節が運動できなくなることが分かる。

牽引角度

　第5章で説明したように、筋が特定の関節運動に果たす役割を決めるいくつかの因子がある。筋が主要な役割（主動作筋）を持つのか、補助的な役割（補助動筋）を持つのか、あるいは、全く役割を担っていないのかは、筋の大きさ、牽引角度、可能な関節運動、および、関節軸に対する筋の位置によって決まる。大半の筋は対角に筋を引くので、通常は牽引角度が主要な因子となる。第8章でトルクについて述べたように、大半の筋は、牽引の対角線を持つ。この牽引の対角線は、垂直な力と水平な力との合力である。肩甲帯の場合、垂直の牽引角度が大きい筋は、肩甲骨を上下に引く（肩甲骨を挙上または下制する）のに効力を及ぼす。水平の牽引角度が大きい筋は、肩甲骨を内外に引く（外転または内転する）上でさらに効力を及ぼす。水平な牽引と垂直な牽引が均等な筋は、両方の運動に役割を担っている（図5-12を参照）。例えば、肩甲挙筋は垂直要素が強く、僧帽筋中部は水平要素が強く、菱形筋は両方向への牽引力が均等である。本章の後半でも述べるが、肩甲挙筋は肩甲骨挙上の主動作筋、僧帽筋中部は肩甲骨内転の主動作筋、菱形筋は肩甲骨の挙上と内転の主動作筋である。

肩甲帯の筋

筋の詳細

　肩甲骨の運動に基本的に関係する筋は5種類ある。各筋の位置と機能に関して特に重要な点を述べる。その後、その近位付着部である起始部（O）、遠位付着部である停止部（I）、および、主動作筋の作用である関節運動（A）をまとめた一覧を掲載する。この一覧は理解を明確にするためのもので、これだけ読めばよいというものではない。この一覧を記憶するのではなく、付着部を視覚的に確かめ、適切な用語で説明できるようにしておくべきである。筋を支配する神経（N）、および、支配する脊髄レベルも掲載する。

肩甲帯の筋には、次のものが挙げられる。
- 僧帽筋
- 肩甲挙筋
- 菱形筋
- 前鋸筋
- 小胸筋

　僧帽筋（図9-12）は、左右両方で菱形に見える、大型の表層筋である。通常、機能的に上部、中部、下部、の3部位に分かれる。このように分けられているのは、牽引線が3つとも異なる（上方、内方、下方）ことにより、異なる筋作用を及ぼすためである。

　僧帽筋上部（図9-13）は、後頭降起および上位頸椎の項靱帯から起こる。項靱帯は頸椎の棘突起に付着する。僧帽筋上部は、鎖骨の外側端および肩峰突起に停止する。牽引の対角線が、水平（内方）よりも垂直（上方）寄りであるため、肩甲骨の挙上と上方回旋における主動作筋であり、肩甲骨内転においては補助動筋としてのみ作用する。

　僧帽筋中部（図9-14）は、下位頸椎の項靱帯、並びに、C7棘突起および上位胸椎から起こる。肩峰突起の内側面および肩甲棘沿いに停止する。牽引線が水平であることによって、肩甲骨内転に強い効力を及ぼす。牽引線が上方回旋の軸のすぐ上を通るため、肩甲骨の上方回旋においては補助動筋としてのみ作用する。

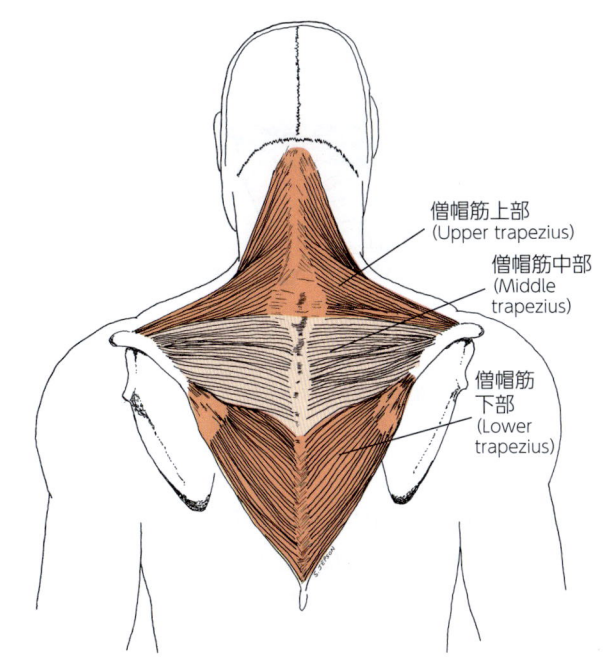

図9-12 僧帽筋の3部位（後面）。

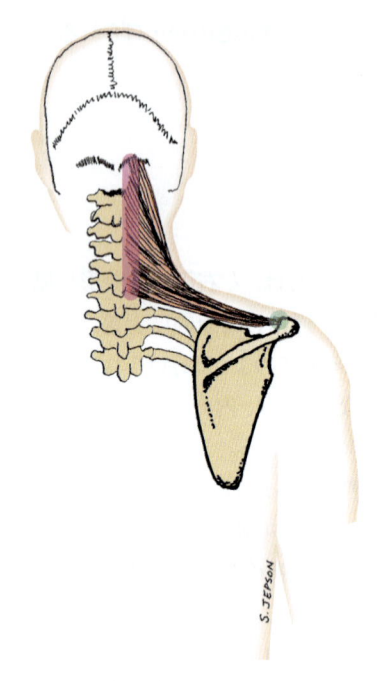

図9-13　僧帽筋上部（後面）

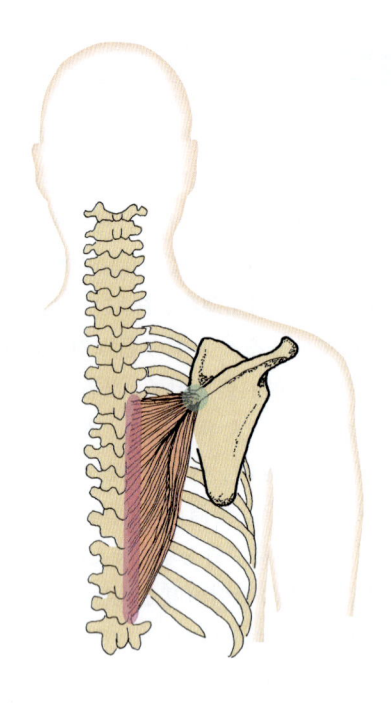

図9-15　僧帽筋下部（後面）

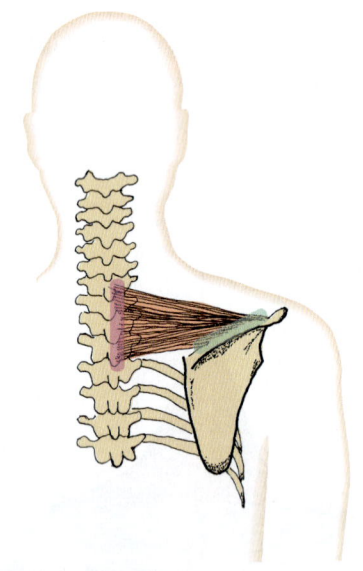

図9-14　僧帽筋中部（後面）

僧帽筋下部（図9-15）は、中位および下位胸椎の棘突起から起こり、肩甲棘基部に停止する。牽引の対角線は内方（水平）よりも下方（垂直）寄りであるため、肩甲骨の下制および上方回旋に効力を及ぼし、内転では補助的としてのみ作用する。

僧帽筋上部　Upper Trapezius

起始部(O)	後頭骨、上位頸椎棘突起の項靱帯
付着部(I)	鎖骨の外側3分の1、肩峰突起
動　き(A)	肩甲骨の挙上および上方回旋
神経支配(N)	脊髄副神経（脳神経 XI）、C3およびC4の感覚神経

僧帽筋中部　Middle Trapezius

起始部(O)	C7からT3の棘突起
付着部(I)	肩甲棘
動　き(A)	肩甲骨の内転
神経支配(N)	脊髄副神経（脳神経 XI）、C3およびC4の感覚神経

僧帽筋下部　Lower Trapezius

起始部(O)	中位および下位胸椎の棘突起
付着部(I)	肩甲棘基部
動　き(A)	肩甲骨の下制および上方回旋
神経支配(N)	脊髄副神経（脳神経 XI）、C3およびC4の感覚神経

僧帽筋の3部位すべてが協働して（協働筋）、肩甲骨を内転する。ただし、僧帽筋中部が主動作筋であり、僧帽

筋上部および下部は補助するのみである。僧帽筋上部および下部は、挙上／下制において相互に拮抗し、上方回旋においては主動作筋として働く。これらの筋の上方回旋要素を視覚的に理解するには、肩甲骨を操向ハンドルと考える（図9-16）。この例では、右肩甲骨を用いる。ハンドルの下側にリボンを結び、肩甲骨の下角を示す。右手を2時の位置に置き、僧帽筋上部の付着部を示す。左手を10時の位置に置き、僧帽筋下部の付着部を示す。ここでハンドルを左に回すと、リボンが右上方に上がる。肩甲骨の場合、僧帽筋上部（右手）は上内方に動き、僧帽筋下部（左手）は下内方に動く。この作用の組み合わせによって、下角が上外方に動く（上方回旋）。

肩甲挙筋は、肩甲骨を挙上するという機能から命名されている。肩甲挙筋は、僧帽筋全体を覆っている。C1からC4の横突起を起始とし、上角と肩甲棘の間の内側縁に付着する（図9-17）。牽引の対角線はほぼ垂直である。そのため、肩甲骨挙上の主動作筋であり、内転においては補動筋としてのみ作用する。また、下方回旋の主動作筋でもある。左手を操向ハンドルの10時の位置において視覚的に理解しよう。上に引く（ハンドルを右に回す）と、下角（リボン）が左に動く（下方回旋）ことが分かる。下方回旋は、上方に回旋した位置から解剖学的肢位へ戻る運動であることに注意する。

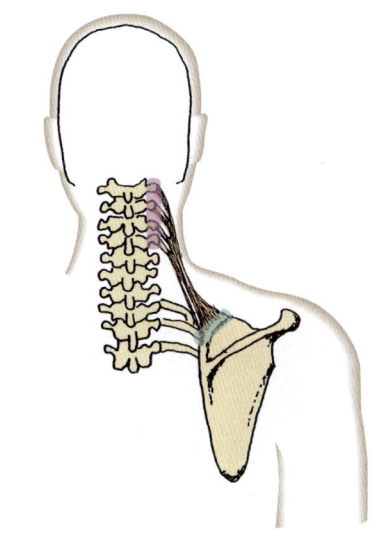

図9-17　肩甲挙筋（後面）

肩甲挙筋	Levator Scapula
起始部（O）	第1から第4頸椎の横突起
付着部（I）	肩甲骨の上角と肩甲棘の間の内側縁
動き（A）	肩甲骨の挙上および下方回旋
神経支配（N）	第3および第4頸神経、並びに、肩甲背神経（C5）

菱形筋は実際には大菱形筋と小菱形筋という2つの筋である。解剖学的にこれらを区切ることは難しく、機能的にも同じ作用を持つので、一般にはこれらは1つの筋とみなされている。菱形筋の名前はその形に由来する。この幾何学的形状は、横の辺が直角ではなく斜めの角であるため、基本的には長方形が歪んだものである。菱形筋は僧帽筋の奥にあり、僧帽筋を弛緩すると触診できる。項靭帯とC7からT5の棘突起から起こり、肩甲棘と下角の間の肩甲挙筋の下の肩甲骨の内側縁に停止する（図9-18）。牽引の対角線は、水平要素と垂直要素を持ち、内転および挙上の主動作筋として作用する。肩甲挙筋と同様、菱形筋は肩甲骨を下方に回旋する。

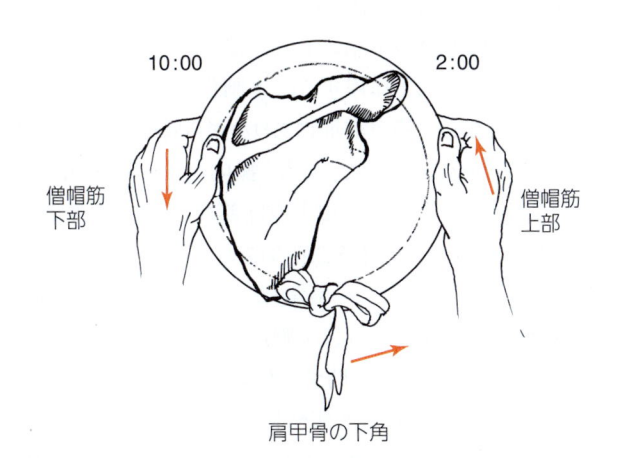

図9-16　右肩甲骨の回旋運動。

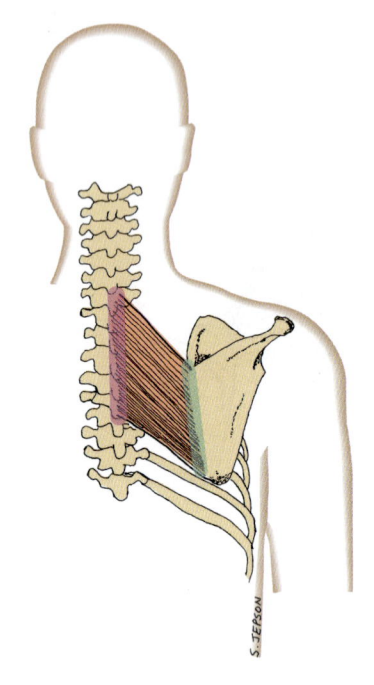

図9-18　菱形筋(後面)

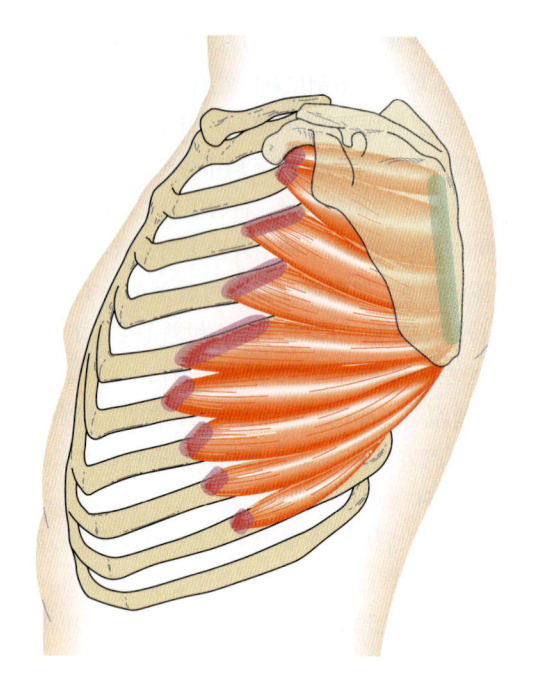

図9-19　前鋸筋(外側面)

菱形筋	Rhomboids
起始部(O)	C7からT5の棘突起
付着部(I)	肩甲骨の棘と下角の間の内側縁
動き(A)	肩甲骨の内転、挙上および下方回旋
神経支配(N)	肩甲背神経(C5)

前鋸筋	Serratus Anterior
起始部(O)	上位8肋骨の外面
付着部(I)	肩甲骨の内側縁、前面
動き(A)	肩甲骨の外転および上方回旋
神経支配(N)	長胸神経(C5、C6、C7)

　前鋸筋の作用なしに上腕を頭の上に上げることはできない。この筋は、胸部の前側、外側に鋸歯形の付着部を持つことから命名されている。表層にあり、腕を頭より高く挙げると触診できる。筋は後方に走行し、肩甲骨と胸郭の間を通る。上角と下角の間の内側縁に沿って、肩甲骨の前面に付着する(図9-19)。外方へほぼ水平に引くため、肩甲骨外転の主動作筋となる。肩甲骨の下部で外方に引く下部線維は、肩甲骨を上方に回旋するのに効力を及ぼす。これらの線維は、僧帽筋上部および下部とつながり、肩甲骨を上方に回旋する偶力を形成する。前鋸筋の別の機能は、胸郭に対して肩甲骨の内側縁を保つことである。この筋がなければ、内側縁は胸郭から浮き上がり、「翼状肩甲」と呼ばれる状態になる(図9-11を参照)。

　小胸筋は大胸筋の深部にあり、身体の前面全体に位置する唯一の肩甲帯筋である。肋軟骨近くの第3から第5肋骨の前面に起こり、上方に走行して、肩甲骨の烏口突起に付着する(図9-20)。牽引の下方の対角線はほぼ垂直であるため、肩甲骨の下制、下方回旋、および、肩甲骨傾斜の主動作筋として作用する。下制作用は分かりやすいが、下方回旋は、筋が前面にありながら肩甲骨が後面で動くため分かりにくい。ここでも、操向ハンドルに結んだリボン(肩甲骨の下角)が右に上方回旋するところを視覚的に確認してみよう。右手を2時の位置(烏口突起)に置き、下に引く。すると、リボン(下角)が左の方へ下向きに動く(下方回旋)ことが分かる。小胸筋は肩甲骨の上前面(烏口突起)に付着しており、肋骨の付着部の方へ下向きに垂直に動くため、肩甲骨の上部を下に前に引くことにより、下部(下角)は外に飛び出す。言い換えると、小胸筋が肩甲骨傾斜を及ぼす。

第9章 肩甲帯 125

小胸筋は身体の前部だが、大胸筋の深部にある（図9-22）。前鋸筋は前部から起こり、後方に走行する。図9-23のように、胸壁の外側を水平方向に交叉するところが広背筋（後部）と大胸筋（前部）の間に見られる。

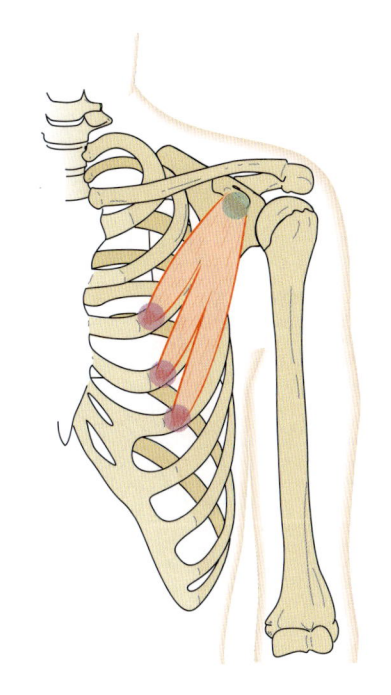

図9-20 小胸筋（前面）

小胸筋	Pectoralis Minor
起始部(O)	第3から第5肋骨の前面
付着部(I)	肩甲骨の烏口突起
動き(A)	肩甲骨の下制、外転、下方回旋および傾斜
神経支配(N)	内側胸筋神経(C8、T1)

126ページの表9-1に、肩甲帯の主動作筋の作用をまとめる。

解剖学的関係

肩甲帯筋を、骨への付着部、付着によって起こる関節運動、および、牽引線について説明した。しかし、表層か深部か、前部か後部かといった、筋の間の関係についても説明が必要である。5つの肩甲帯筋はいずれも、体幹に起始部があり、それらのうち3つが後部、1つが外側、1つが前部に位置する。後部の筋のうち、僧帽筋が最も表層にある。左右の僧帽筋上部、中部および下部が、大きな菱形を形成し、背中の大半を覆っている（図9-12を参照）。僧帽筋と菱形筋を取り去ると、そのすぐ下に肩甲挙筋がある（図9-21）。

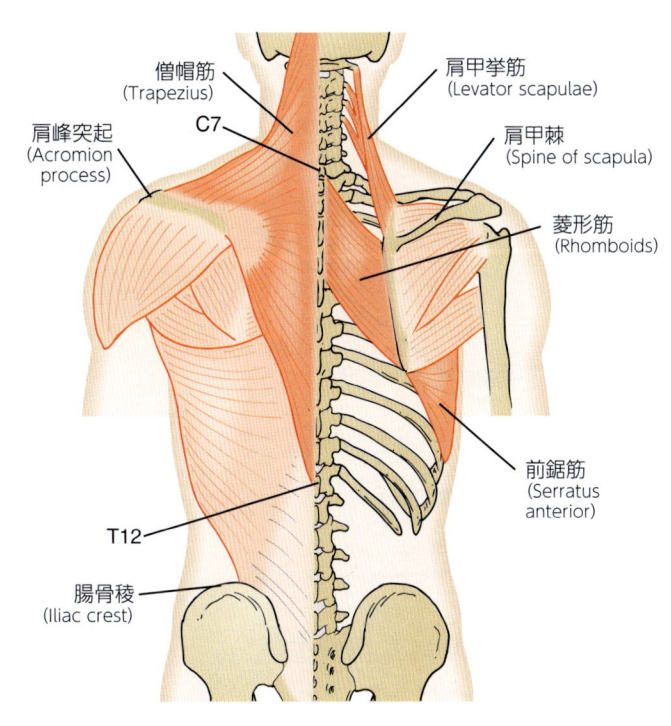

図9-21 肩甲帯後部の筋。

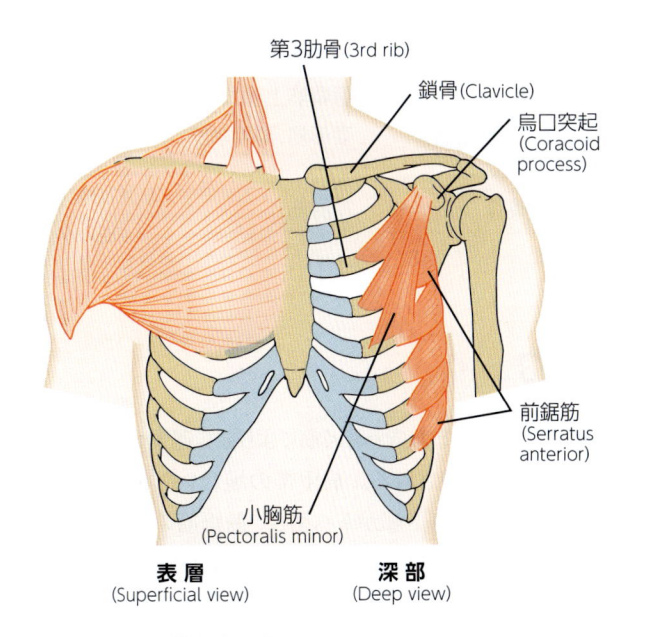

表層 (Superficial view) 深部 (Deep view)

図9-22 肩甲帯前部の筋。

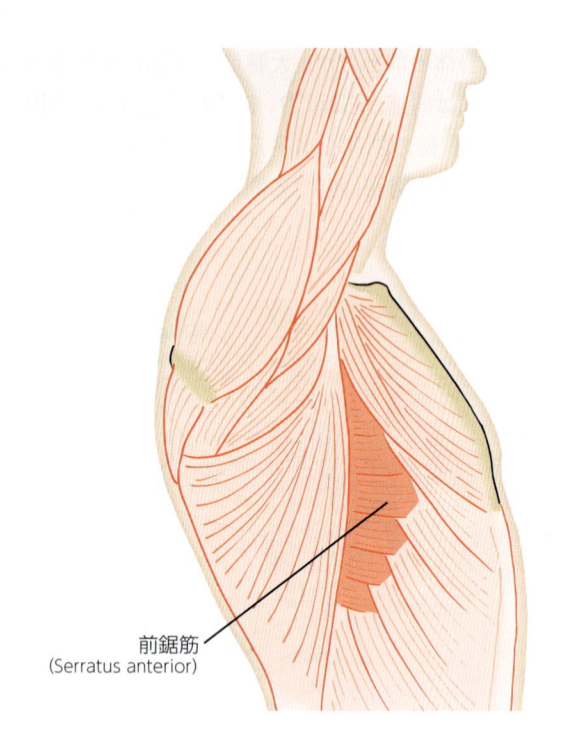

図9-23　肩甲帯外側の筋。

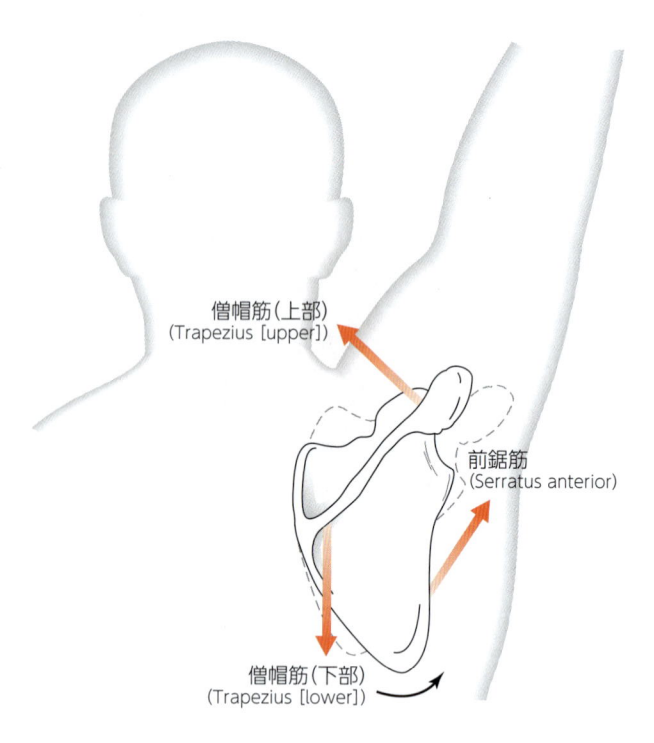

図9-24　筋の偶力が肩甲骨の上方回旋を及ぼす(後面)。

表9-1	肩甲帯の主動作筋
作用	筋
内転	僧帽筋中部、菱形筋
外転	前鋸筋、小胸筋
挙上	僧帽筋上部、肩甲挙筋、菱形筋
下制	僧帽筋下部、小胸筋
上方回旋	僧帽筋上部および下部 前鋸筋(下部繊維)
下方回旋	菱形筋、肩甲挙筋、小胸筋
肩甲骨傾斜	小胸筋

偶力

偶力は、異なる方向へ引く筋により同じ運動が及ぼされるものとして定義される。肩甲帯の場合、僧帽筋上部が上へ引き、僧帽筋下部が下へ引き、前鋸筋の下部線維が水平方向に外へ引く。その全体の効果が肩甲骨の上方回旋である(図9-24)。

下方回旋も偶力例である。下へ引く小胸筋、内へ引く菱形筋、そして、上に引く肩甲挙筋の組み合わされた効果が肩甲骨の下方回旋である(図9-25)。この運動は、木材を割るとき、カヌーをこぐとき、オーバーヘッド・エクササイズ・マシンを下に引くときなど、肩関節を強く伸展するときに起こる。肩甲骨の下方回旋は必ず、肩関節の伸展を伴う。

筋の作用の逆転

肩甲帯筋の作用は、停止部から起始部の方へ動くことと説明した。しかし、停止部が固定されている場合は、起始部が動く。第5章で述べた通り、これを**筋の作用の逆転**(reversal of muscle action)と呼ぶ。これにより、肩甲帯筋の一部が、他の(主に頭部と頸部の)関節で、補助的な役割を果たすことができる。

僧帽筋上部は、後頭骨と頸椎に付着部があるため、頭部と頸部の運動に役割を担う。肩甲帯が固定されているとき、僧帽筋上部は、頭部と頸部の伸展、同側への側屈、および、対側への回旋を補助する。

肩甲帯が固定されていると、僧帽筋下部はその作用を逆転させ、体幹の挙上を補助することができる。これは、

第9章 肩甲帯 127

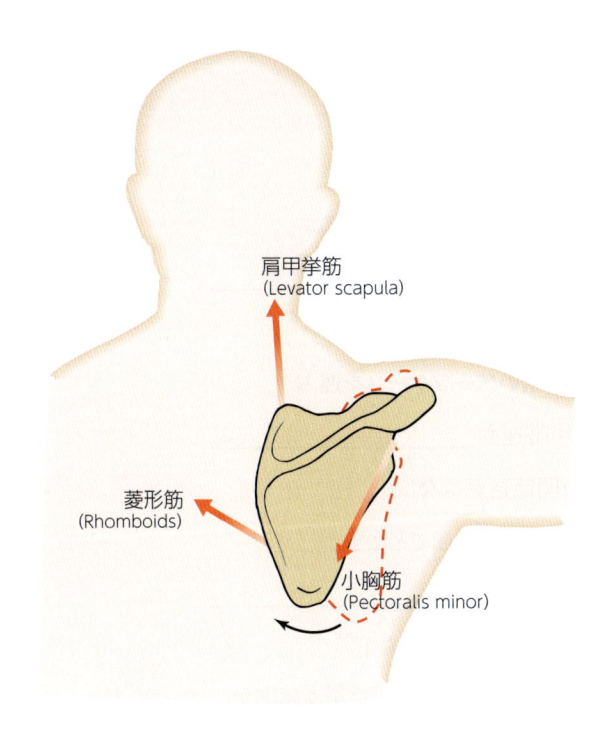

図9-25 筋の偶力が肩甲骨の下方回旋を及ぼす（後面）。

表9-2	肩甲帯筋の神経支配		
筋	神経	脊髄分節	
僧帽筋	副神経	XI*、C3*、C4*（感覚）	
肩甲挙筋	肩甲背神経	C3、C4、C5	
菱形筋	肩甲背神経	C5	
前鋸筋	長胸神経	C5、C6、C7	
小胸筋	内側胸筋神経	C8、T1	

＊第XI脳（副神経）は神経を支配し、
＊C3、C4神経は感覚を支配する。

表9-3	肩甲帯筋の分節支配						
脊髄レベル	C3	C4	C5	C6	C7	C8	T1
僧帽筋	X	X					
肩甲挙筋	X	X	X				
菱形筋			X				
前鋸筋			X	X	X		
小胸筋						X	X

松葉杖歩行のとき特に有用である。

　前方の床に杖をつくと、人は身体を揺らす。低い位置にある脊柱の起始部が高い位置にある肩甲骨の付着部に向かって動くため、杖を超えて揺れると身体が上がる。

　肩甲骨が固定されているとき、肩甲挙筋は頸部を動かすことができる。同側への頸部の回旋および側屈において、頸筋である頸板状筋を補助することができる。

筋神経支配の概要

　肩甲帯は、腕神経叢の近位から終末の様々な神経から、高度な脊髄の支配を受ける。第11脳神経（副神経）は、C3およびC4からの感覚支配とともに僧帽筋を支配する。第3および第4頸神経は、C5から伸びる肩甲背神経により部分的に支配される肩甲挙筋を支配する。前鋸筋は、C5からC7の神経枝で構成される長胸神経によって支配され、菱形筋は、C5の前枝から分岐する肩甲背神経によって支配される。小胸筋は、腕神経叢の内側神経束から分岐する内側胸筋神経の支配を受ける。表9-2にこれらの筋の神経支配をまとめ、表9-3に各筋の神経支配の脊髄レベルを掲載する。

重要なポイント

- 肩甲帯は、線形運動と角運動の両方を持つ。
- 下角は、肩甲骨回旋の基準点である。
- 肩甲骨と肩関節のある種の運動は結びついている。
- 肩甲上腕リズムは、これらの関節の組み合わせ運動の例である。
- 異なる方向に引いて同じ運動を及ぼす筋の力は、偶力である。
- 求心性収縮および遠心性収縮は、加速的および減速的活動である。等尺性収縮では、関節運動は起こらない。
- 運動連鎖は、遠位の部位が固定されているか（閉）、自由に動くか（開）で決まる。

復習問題

解剖学一般問題

1. 肩甲帯、肩関節および肩関節複合体を構成する構造をそれぞれ挙げよ。
2. 肩甲骨は三角形をしている。
   a. 肩甲骨が回旋する方向を判断するために一般に用いられる指標は何か。
   b. 肩甲骨が上方に回旋する場合、その指標はどの方向に動くか。
3. ほぼ線形の肩甲帯運動とは何か。
4. ほぼ角運動である肩甲帯運動とは何か。
5. 肩甲上腕リズムとは何か。
6. 肩甲上腕リズムがないと、肩関節運動はどのように影響されるか。
7. 僧帽筋は通常、異なる3つの筋で構成されると説明される。2つの菱形筋（大小）は1つのものと説明される。機能的視点から、
   a. 僧帽筋は3つの筋に分けられるのはなぜか。
   b. 菱形筋が1つの筋として扱われるのはなぜか。
8. 手を頭上に挙げるには、3つのどの肩甲帯筋の作用が組み合わせられなければならないか。
9. 問8の組み合わせ作用を説明するために用いる生体力学用語を挙げ、定義せよ。
10. 右肩甲骨の後面に付着する肩甲帯筋の名称を下角から時計回りに挙げよ。
11. 小胸筋はどの筋の深部にあるか。
12. 胸壁外側を見ると、前鋸筋は2つのどの筋の深部にあるか。

機能的アクティビティ問題

次の作用によって起こる肩甲帯を答えよ。伴って起こる肩関節運動を括弧内に示す。

1. 窓を引き下ろして閉める

肩甲帯運動＿＿＿＿＿＿＿＿＿＿

（肩関節の伸展）

2. 窓を引き上げて開ける

肩甲帯運動＿＿＿＿＿＿＿＿＿＿

（肩関節の屈曲）

3. 重いスーツケースを運ぶ

肩甲帯運動＿＿＿＿＿＿＿＿＿＿

（肩関節運動はなし）

4. 後ろ髪を櫛でとかす

肩甲帯運動＿＿＿＿＿＿＿＿＿＿

（肩関節の屈曲、外旋）

5. テーブルの向こうに手を伸ばす

肩甲帯運動＿＿＿＿＿＿＿＿＿＿

（肩関節の屈曲）

6. 問1から5において、肩甲帯ではどの種類の収縮が起こるか。

臨床演習問題

1. 台の上に腹臥位になり、右腕を台の横から下げ、右手にダンベルを持つ（図9-26）。肩甲帯運動だけを用いて肩関節運動は用いずに、ダンベルを床から真っ直ぐ上げる。
   a. 肩甲帯ではどの関節運動が起こるか。
   b. この肩甲帯作用の主動作筋はどれか。
   c. これは、開運動連鎖または閉運動連鎖活動のどちらか。

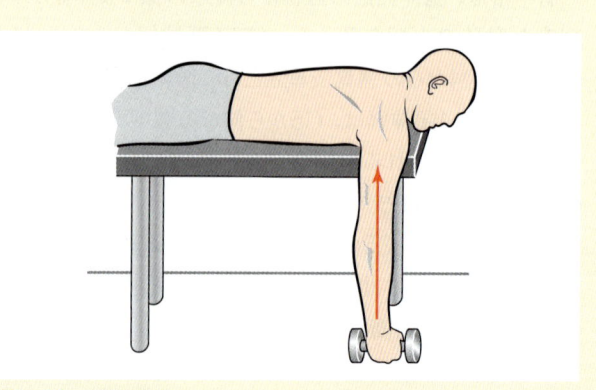

図9-26 開始肢位

復習問題（続き）

2. 台の上に腹臥位になり、右腕を台の横から下げ、右手にダンベルを持つ。肩関節の水平外転を行い、上腕を上外方に動かす。
   a. 肩関節の水平外転に伴って起こる肩甲帯運動は何か。
   b. この肩甲帯運動の主動作筋はどれか。
   c. この活動は、求心性収縮、遠心性収縮、等尺性収縮のうちどれか。

3. アームチェアに座り、肩を過伸展した状態で肘掛けに手を置く。肘掛けを下に押し、座面から腰を浮かせる。
   a. 肩関節屈曲作用に伴って起こる肩甲帯運動は何か（過伸展*から中間位まで）。
   b. この肩甲帯運動における主動作筋はどれか。
   c. この活動は、求心性収縮または遠心性収縮のどちらか。

4. 両脚をそろえて台に腹臥位になり、台の上で肩のすぐ横に指を前に向けて手を置く（図9-27）。肘を伸ばし、膝は曲げ、背中は真っ直ぐのまま、できるだけ高く手で押し上がる。
   a. どの肩甲帯運動が起こっているか。
   b. この肩甲帯運動における主動作筋はどれか。
   c. これは開運動連鎖活動または閉運動連鎖活動のどちらか。

5. Universal Gym社のLat Pull-Downマシン（またはそれに近いもの）を用いて、ハンドルを押し上げて握る。腕を前頭面に動かしたまま引き下げる。
   a. 肩関節の内転および外旋に伴って起こる肩甲帯運動は何か。
   b. これらの肩甲帯運動における主動作筋は何か。
   c. この活動は、求心性収縮または遠心性収縮のどちらか。

＊原文ではHyperextension（過伸展）となっているが、これは伸展（extension）と考えるのが一般的。過伸展は、正常可動域を越えてさらに伸展したものである。

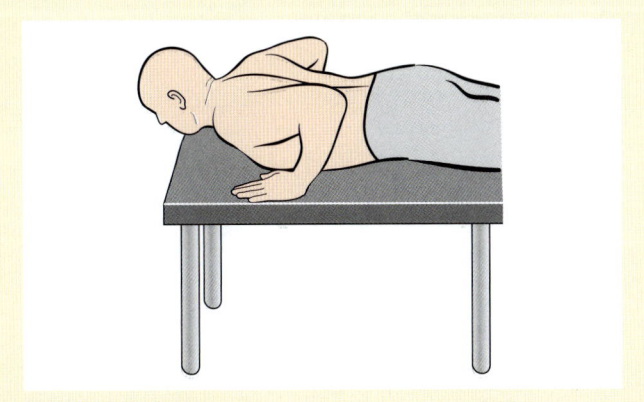

図9-27　開始肢位

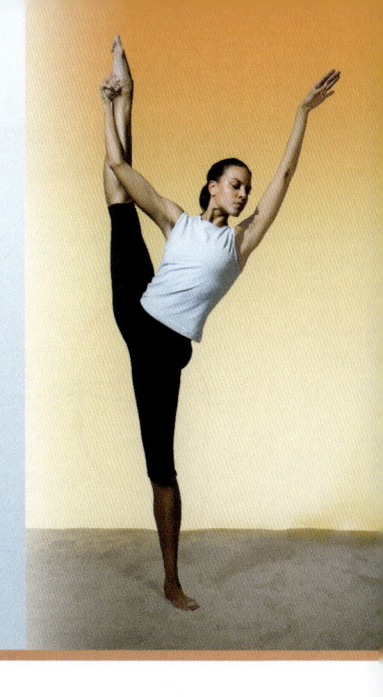

第10章
肩関節

- 関節運動
- 骨と指標
- 靭帯その他の構造
- 肩関節の筋
  - 解剖学的関係
  - 関節上腕運動
  - 筋の作用の概要
  - 筋神経支配の概要
  - 肩関節の一般的な病態
- 重要なポイント
- 復習問題
  - 解剖学一般問題
  - 機能的アクティビティ問題
  - 臨床演習問題

肩関節は、全3軸周囲の全3平面で運動が行われる球関節である（図10-1）。従って、関節の自由度は3度である。肩甲骨の関節窩と関節を成す上腕骨頭が肩関節を構成する。肩関節は、身体で最もよく動く関節の1つであり、それだけに、最も不安定な関節の1つである。

関節運動

肩関節で行える運動には、(1)屈曲、伸展*、(2)外転と内転、(3)内旋と外旋、(4)水平外転と水平内転という4つのグループがある（図10-2）。屈曲、伸展および過伸展は、前額軸周囲の矢状面で起こる。**屈曲**は0度から180度起こ

* 原文ではHyperextension（過伸展）となっているが、これは伸展（extension）と考えるのが一般的。過伸展は、正常可動域を越えてさらに伸展したものである。

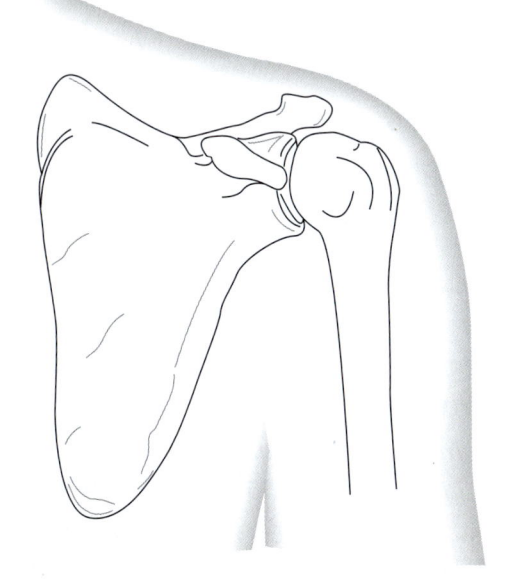

図10-1　肩関節（前面）

131

任意の開始肢位から、水平外転は約30度（下方運動）、水平内転は約120度（前方運動）である。「分回し」は、肩関節で可能な運動の弧または輪を表すために用いられる用語である。全肩関節運動が組み合わされた唯一の運動であるため、この用語はここでは用いない。

肩関節の症状に対する運動療法に関して特によく文献に見られる次の用語は、**肩甲骨面外転**である。この運動は、屈曲や外転と同様だが、矢状面や前頭面とは反対に肩甲骨面で起こる。**肩甲骨面**は、前頭面の約30度前方である。屈曲と外転のちょうど中間ではない。肩関節の肩甲骨面外転では、180度の上下運動が可能である。最も一般的な機能的活動は、肩甲骨面で起こる。

すべての肩関節運動における正常なエンドフィールは、**軟部組織伸張感**である。これは、様々な腱および筋からの緊張と、関節包からの緊張による。第4章の説明を確認しておくと、エンドフィールは、わずかな圧迫を受けたときに関節の他動運動可動域の終端部で覚える感覚である。

関節運動学の観点から、凸形の上腕骨頭は凹形の関節窩内を動く。凹凸の法則で述べられている通り、凸形の関節面（上腕骨頭）は身体分節（上腕）の運動とは反対方向に動く。そのため、肩関節が屈曲または外転するときは、上腕骨頭は下方に滑る。伸展および内転では、上腕骨頭は上方に滑る。内旋では、上腕骨頭は後方に滑り、外旋では前方に滑る。この詳しい説明と関連する筋については本章で後述する（「関節上腕運動」を参照）。

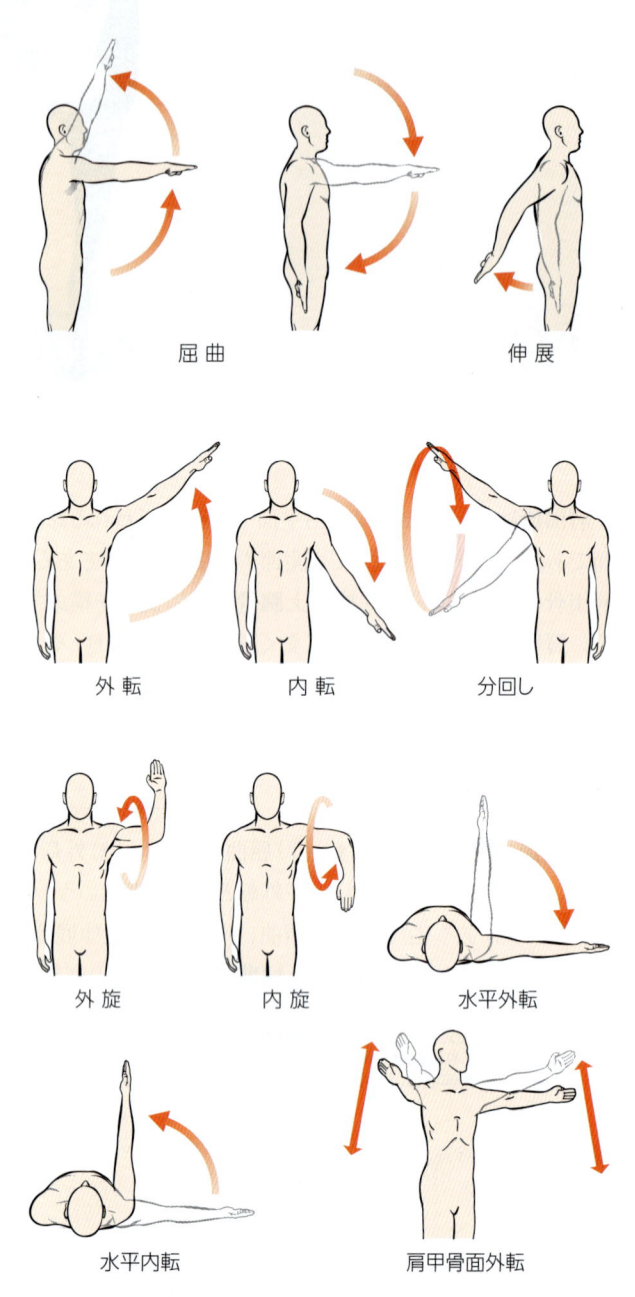

図10-2 肩関節運動

り、**伸展**は解剖学的肢位に戻る運動である。解剖学的肢位から約45度の**伸展**が可能である。**外転**と**内転**は、矢状軸周囲の前頭面で180度の範囲で起こる。**内旋**と**外旋**は、垂直軸周囲の横断面で起こる。英語では、「内」を表すのに *internal* と *medial* が、「外」を表すのに *external* と *lateral* がそれぞれ両方使われる。中間位からは、各方向に90度動くことができる。**水平外転**と**水平内転**も、垂直軸周囲の横断面で起こる。肩関節を90度外転した

骨と指標

肩甲骨とその多くの指標については肩甲帯の章で説明した。次に挙げるのは、肩関節について語る際に知っておかなければならない肩甲骨の指標である（図10-3）。

関節窩
外側上端にある浅い卵形の受口で、上腕骨と関節を成す

関節唇
関節窩の縁に付いている線維軟骨輪で、関節腔を深くしている

肩甲下窩
前（肋骨）面の大半が含まれ、肩甲下筋の付着部となる

棘下窩
棘の下にあり、棘下筋の付着部となる

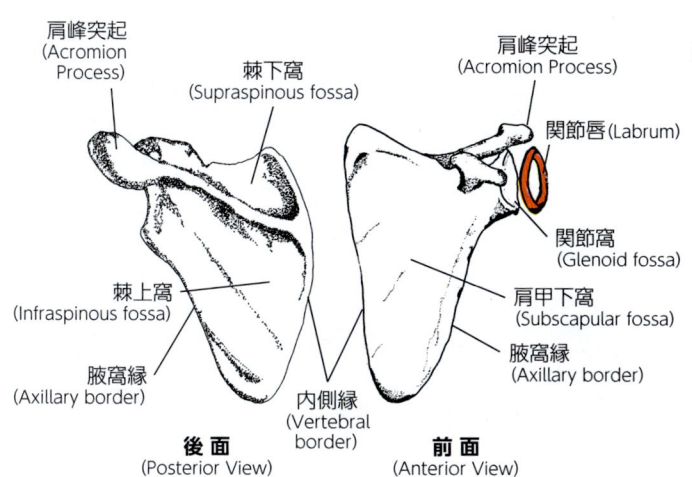

図10-3　左肩甲骨

棘上窩
棘の上にあり、棘上筋の付着部となる

腋窩縁
大円筋と小円筋の付着部となる

肩峰突起
上外側面の広く扁平な部位で、三角筋中部の付着部となる

上腕骨は、上肢で最大最長の骨である（図10-4）。上腕骨と肩甲骨の前面の位置関係は図10-1に示す。重要な指標は次の通りである。

上腕骨頭
半円状の近位端で、肩甲骨と関節を成す

外科頸
上腕骨頭が身体と接触する結節のすぐ下にある、ややくびれた部位

解剖頸
上腕骨頭を結節と分ける外周溝

上腕骨体
近位の外科頸と遠位の上顆の間の部位

大結節
上腕骨頭と小結節の外側にある大きい隆起で、棘上筋、棘下筋および小円筋の付着部となる

小結節
前面の大結節の内側にある小さな隆起で、肩甲下筋の付着部となる

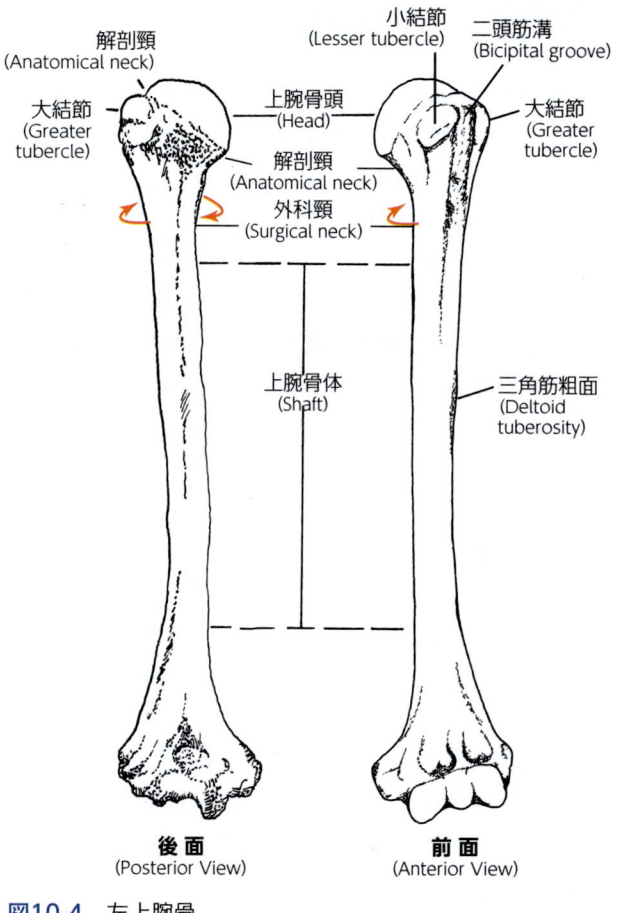

図10-4　左上腕骨

三角筋粗面
中間地点近くの外側にある。通常はっきり定義された指標ではない

二頭筋溝
「結節間溝」とも呼ばれる。結節の間の長い溝で、上腕二頭筋の長頭の腱を収める

二頭筋稜
二頭筋溝の外側および内側唇、あるいは、大小結節稜とも呼ばれる。外側唇（大結節稜）は大胸筋の付着部となり、内側唇（小結節稜）は広背筋と大円筋の付着部となる

靭帯その他の構造

関節包は、肩甲骨の関節窩の縁周辺と上腕骨の解剖頸に付着する薄い壁を持つ広い入れ物である（図10-5および10-6）。関節包は、外部の線維膜と内部の滑膜で形成されている。腕が横に垂れ下がっている状態では、関節包の上部は張っており、下部は緩んでいる。肩関節が外転しているときはその反対で、下部が張って上部が緩む。上・中・下**関節上腕靭帯**（図10-5を参照）が関節包の前面を強化している。これらははっきり定義された靭帯ではないが、実際には関節包の折りたたまれたひだになっている。

烏口上腕靭帯は、烏口突起の外側から付着し、大結節の内側へ前方に関節を覆う（図10-5および10-6を参照）。この靭帯は、関節包の上部を強化している。

関節唇は、関節窩の縁を囲む線維輪である（図10-3および10-7を参照）。その機能は、関節腔を深くすることである。

肩関節の部位にはいくつかの包がある。三角筋下包は大きく、三角筋と関節包の間に位置する。肩峰下滑液包は、肩峰と烏口肩峰靭帯の下で、これらと関節包の間にあり、三角筋下包と続いていることが多い。

回旋筋腱板は、肩甲下筋、棘上筋、棘下筋および小円筋の腱状の停止部が合わさって形成される。これらの筋は、関節運動の間に上腕骨頭が関節窩で「回旋」を維持できるよう支えている。「回旋筋腱板」という用語で示されているのは、内旋や外旋の筋作用ではなく、この回旋運動である。

胸腰筋膜（腰腱膜）は、下位胸椎および腰椎の棘突起、棘上靭帯、および、仙棘筋を覆う腸骨稜の後面に付着する表在性の線維性膜である（図10-19を参照）。広背筋が非常に広く付着している。

既に述べた通り、肩関節はかなりの運動が可能であり、不安定である。この関節を安定にするためのいくつかの

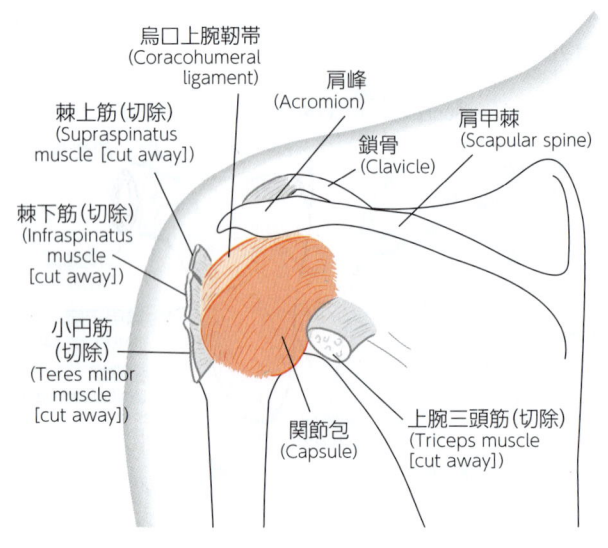

図10-6　左肩関節包と烏口上腕靭帯。後面。筋は切除。

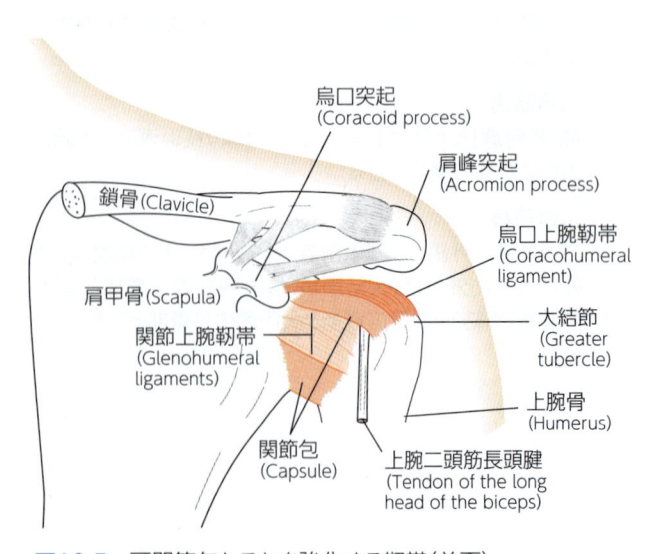

図10-5　肩関節包とそれを強化する靭帯（前面）。

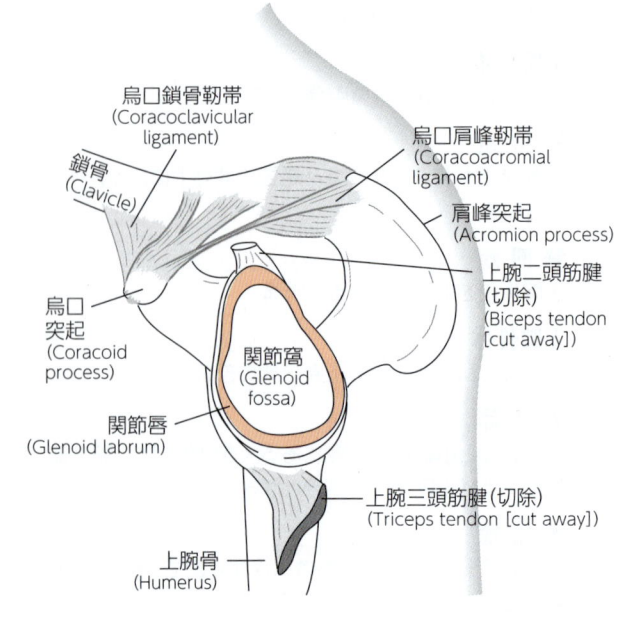

図10-7　関節唇。外側面

特色がある。ごく浅い関節窩は、関節唇によって深められている。関節窩は前方、外方上方へと位置している。この上方向により関節が若干安定する。関節は傷つかないよう関節包に覆われ、烏口上腕靱帯と関節上腕靱帯によって強化されている。関節包は関節を完全に覆っているため、部分的に真空状態となり、これにより関節窩に上腕骨頭が維持されている。回旋筋腱板は関節運動の間、関節面を1つにまとめている。この筋群が、亜脱臼や部分脱臼から関節を守っている。脳卒中で上肢の機能を失った人は、肩関節亜脱臼を発症する場合が多い。上腕骨頭のはまる深い受口の欠如、筋緊張の不能、上肢の重み、および重力がいずれも関節の亜脱臼に関係する。

肩関節の筋

肩関節に広がる筋は次の通りである。

　三角筋
　大胸筋
　広背筋
　大円筋
　棘上筋
　棘下筋
　小円筋
　肩甲下筋
　烏口腕筋
　上腕二頭筋
　上腕三頭筋、長頭

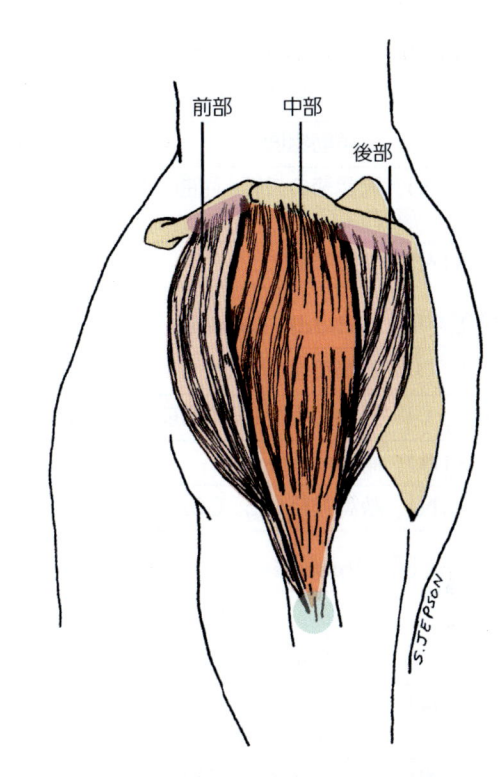

図10-8　三角筋の3部位（外側面）。

三角筋は、肩関節を3面から覆う表層筋で、肩の丸みはこれによって作り出されている。「三角筋」という名前がその三角形の形状をそのまま表している（図10-8）。機能的に、前部、中部、後部に分けられている。

三角筋前部は、鎖骨の外側3分の1に付着し、下行して、上腕骨の中間地点近くの外側面に位置する三角筋粗面へと反れる。関節の前面を斜めに広がる。そのため、外転、屈曲および内旋に効力を及ぼす。上腕が肩関節の高さにあるとき、牽引線はほぼ水平なので、水平内転に効力を及ぼす。

三角筋中部は、肩峰突起の外側に付着し、三角筋粗面まで真っ直ぐ下行する。牽引の垂直線は関節軸の外側であるため、肩関節の外転に最も効力を及ぼす。

三角筋後部は、肩甲棘に付着し、斜めに下行して、三角筋粗面の前部および中部線維に停止する。牽引の斜線は関節軸の後部であるため、肩関節の外転、伸展、過伸展および外旋に効力を及ぼす。上腕が肩関節の高さにあるとき、牽引線は最も水平であるため、水平外転に効力を及ぼす。

「しゃくとり虫効果」は、肩関節の外転の間に起こる、肩甲帯と三角筋、特に三角筋中部の作用を説明する概念である。上腕骨が外転のために動くと、三角筋中部は90度に達したところですぐに収縮力を使い果たしてしまう。しかし、三角筋中部は可動域全体に効果的に働く。肩関節が2度外転するごとに、肩甲帯が上方に1度回旋することを覚えているだろうか（肩甲上腕リズム、第9章を参照）。この肩甲骨の上方回旋により、三角筋の起始部（肩峰突起、鎖骨の外側端および肩甲棘）が上腕骨の停止部から離れる。この運動によって筋が伸張して筋の収縮力を回復するため、可動域全体で効果的に収縮を続けることが可能になる。

三角筋前部　Anterior Deltoid

起始部(O)	鎖骨の外側3分の1
付着部(I)	三角筋粗面
動き(A)	肩関節の外転、屈曲、内旋および水平内転
神経支配(N)	腋窩神経(C5、C6)

三角筋中部　Middle Deltoid

起始部(O)	肩峰突起
付着部(I)	三角筋粗面(三角筋前部と同じ)
動き(A)	肩関節の外転
神経支配(N)	腋窩神経(C5、C6)

三角筋後部　Posterior Deltoid

起始部(O)	肩甲棘
付着部(I)	三角筋粗面(三角筋前部と同じ)
動き(A)	肩関節の外転、伸展、外旋、水平外転
神経支配(N)	腋窩神経(C5、C6)

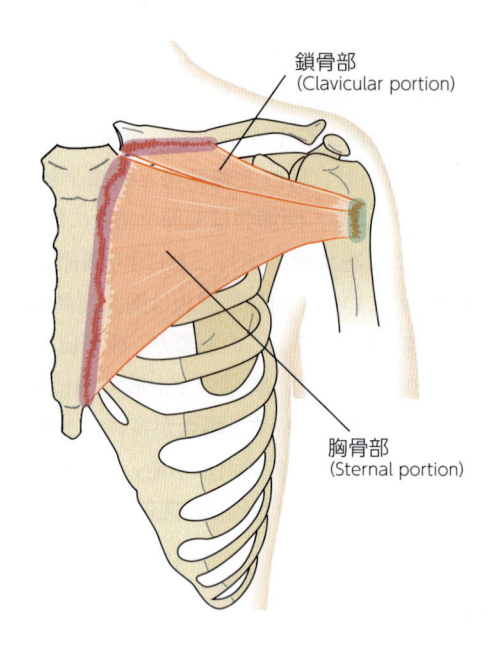

図10-9　大胸筋の2つの部位(前面)。

　大胸筋(図10-9)はその名のとおり、胸部の大きな筋である。三角筋の奥にある遠位付着部を除き、表層にある。この筋は、肩関節の前面を内側から外側に交叉するため、肩関節の内転と内旋に効力を及ぼす。

　大胸筋は、その近位付着部と牽引線の変化から、鎖骨部と胸骨部に分けられることが多い。**鎖骨部**は、鎖骨の内側3分の1に付着する。鎖骨部は肩関節を伸展するとき、より垂直な牽引線を持つことから、肩関節の屈曲の可動域の最初に非常に効力を及ぼす。肩関節が90度に近づく(肩の高さ)と、牽引線が垂直から水平に変わる。このため、鎖骨部は効力を及ぼさなくなる。鎖骨部は、可動域の最初の部位(0～30度)で最も効力を及ぼし、可動域の中間地点(90度)に向かうにつれ、効力が小さくなる。従って、肩関節の屈曲の最初60度で大胸筋の鎖骨部が主動作筋として作用するのが安全であるといえる。

　胸骨部は、胸骨と第1から第6肋骨の肋軟骨に付着する。肩関節が完全に屈曲しているときは、牽引線はより垂直で、肩関節が90度の伸展に近づくにつれて、効力が損なわれる。鎖骨部とは同様にただし反対方向に、胸骨部は可動域の最初(180～150度)で最も効力を及ぼす。そして、可動域の中間地点(90度)に向かうにつれ、効力が小さくなる。従って、肩関節の伸展の最初60度で大胸筋の胸骨部が主動作筋として作用するのが安全であるといえる。伸展は完全に屈曲した肢位(180度)から始まって、解剖学的肢位(0度)へと動くため、肩関節の伸展の最初60度は、180度から120度ということになる。

　大胸筋のどちらの部位も、矢状面での最初の運動(鎖骨部では屈曲、胸骨部では伸展)に効力を及ぼす。このため、屈曲と伸展においては相互に拮抗的だが、肩関節の内転、内旋および水平内転においては動筋となる。

第10章 肩関節 137

大胸筋鎖骨部 Pectoralis Major, Clavicular Portion

起始部(O)	鎖骨の内側3分の1
付着部(I)	上腕骨の二頭筋溝の外側唇
動き(A)	肩関節の屈曲—最初の60度

大胸筋胸骨部 Pectoralis Major, Sternal Portion

起始部(O)	胸骨、第1から第6肋骨の肋軟骨
付着部(I)	上腕骨の二頭筋溝の外側唇（鎖骨部と同じ）
動き(A)	肩関節の伸展—最初の60度（180度から120度）

大胸筋鎖骨部および胸骨部 Pectoralis Major, Clavicular and Sternal Portions

動き(A)	肩関節の内転、内旋および水平内転
神経支配(N)	外側・内側胸筋神経（C5、C6、C7、C8、T1）

広背筋（図10-10）はその名の通り、背部に位置する広いシート状の筋であるラテン語で *latissimus* は「最も広い」、*dorsi* は「背」または「後」を意味する）。後部で僧帽筋下部に覆われ、腋窩を通って上腕骨の近位前内側面に付着するときに遠位に覆われる一部を除いて、大部分が表層である。腸骨と仙骨に付着部があるため、上腕を固定すると骨盤を挙上することができる。この作用は、松葉杖のハンドル部に腕を固定して歩くときに起こる。この閉運動連鎖活動は、遠位（停止部）付着部が近位（起始部）付着部の方へ引くという一般的な場合に代わって、近位付着部が遠位付着部に向かって引くという「筋作用の逆転」の好例である。広背筋は、関節軸の下内側で肩関節に交叉するため、肩関節の伸展、内転および内旋における強力な動筋である。

広背筋 Latissimus Dorsi

起始部(O)	T7からL5の棘突起（腰背筋膜を経由）、仙骨、腸骨稜および下位3肋骨の後面
付着部(I)	上腕骨の二頭筋溝の内側底
動き(A)	肩関節の伸展、内転、内旋
神経支配(N)	胸背神経（C6、C7、C8）

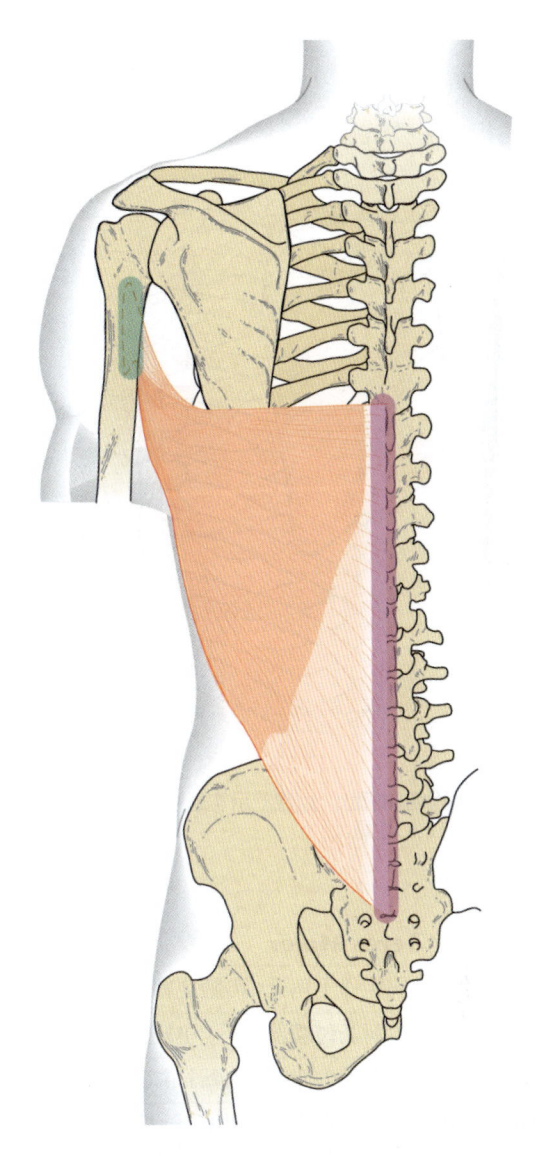

図10-10　広背筋（後面）。点線で示す通り、上腕骨付着部が前面にあることに注意。

大円筋（図10-11）は、小円筋のすぐ下、肩甲骨の腋窩縁に近位付着部を持つ（*teres* は、ラテン語で「長く丸い」を意味する）。両筋は、この地点では表層にある。大円筋は、広背筋とともに腋窩を通り、近位端近くの上腕骨の前面に寄り添いながら付着する。大円筋は、肩関節で行うことを過伸展*を除いてすべて行い、大きさが大円筋よりもかなり小さいことから、広背筋の「小さなヘルパー」と呼ばれることが多い。大円筋は、伸展、内転および内旋における主動作筋だが、小さいため広背筋ほど効力は及ぼさない。

* 原文ではHyperextension（過伸展）となっているが、これは伸展（extension）と考えるのが一般的。過伸展は、正常可動域を越えてさらに伸展したものである。

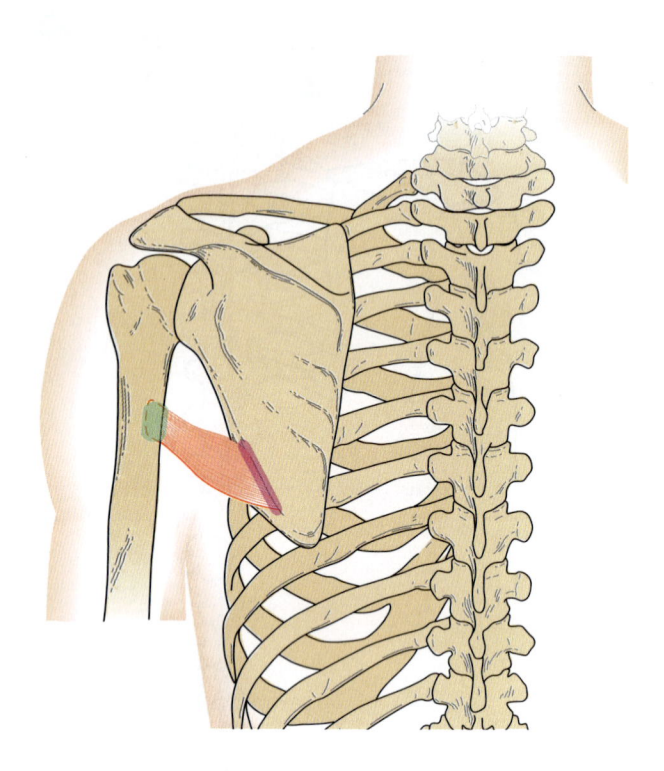

図10-11　大円筋(後面)。点線で示す通り、上腕骨付着部が前面にあることに注意。

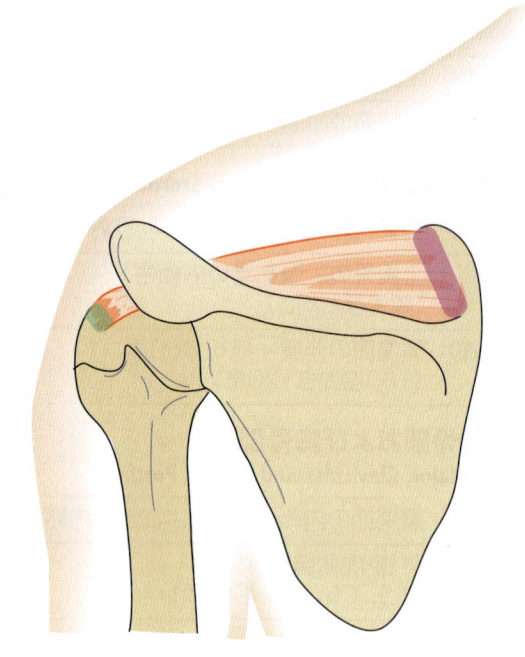

図10-12　棘上筋(後面)

大円筋　Teres Major

起始部(O)	肩甲骨下角近くの腋窩縁
付着部(I)	広背筋付着部の下、小結節の下の稜
動 き(A)	肩関節の伸展、内転および内旋
神経支配(N)	肩甲下神経の下部(C5、C6、C7)

棘上筋(図10-12)は、肩甲棘の上にある。肩峰突起の下を通り、上腕骨の大結節に付着する。棘上窩に位置する部分は、上部は僧帽筋の奥に、外側は三角筋の奥にある。運動学の古い研究では、棘上筋は肩関節の外転を始めるときだけ最も効力を及ぼすと考えられていた。ところが、筋電図の研究により、外転全体で活性することが示された。棘上筋は、その関節運動機能としてだけでなく、関節窩に対して上腕骨頭を固定する上で非常に重要である。

棘上筋　Supraspinatus

起始部(O)	肩甲骨の棘上窩
付着部(I)	上腕骨の大結節
動 き(A)	肩関節の外転
神経支配(N)	肩甲上神経(C5、C6)

棘下筋(図10-13)は、肩甲棘の下にある。筋の大半は表層である。だが、僧帽筋と三角筋が一部を覆っている。棘下筋の遠位付着部は、上腕骨の大結節にある棘上筋の付着部のすぐ下である。棘下筋の能力を肩関節の伸展とする文献もあるが、より水平の牽引線が認識されるべきである。従って、その伸展作用はせいぜい補助的なものである。

棘下筋　Infraspinatus

起始部(O)	肩甲骨の棘上窩
付着部(I)	上腕骨の大結節
動 き(A)	肩関節の外旋、水平外転
神経支配(N)	肩甲上神経(C5、C6)

小円筋(図10-13)は、解剖学的にも機能的にも棘下筋と密接な関係にある。両筋は、僧帽筋と三角筋に一部が覆われている他は、ほぼ表層にある。大円筋も小円筋も、肩甲骨の腋窩縁に付着し、上外方へ斜めに走行して、上腕骨に付着する。小円筋は、棘下筋の下で上腕骨の大結節に後方で付着するのに対し、大円筋は、腋窩を通って上腕骨の小結節の下に前方で付着する。これらの筋は腋窩

第10章 肩関節 139

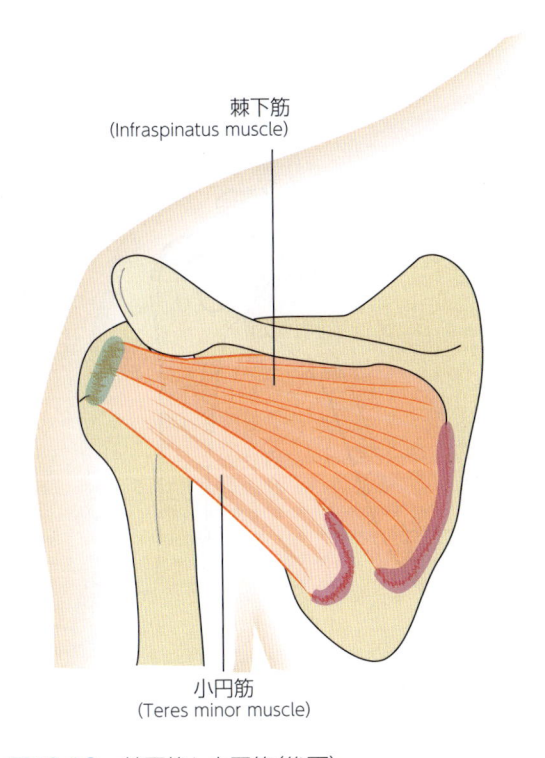

図10-13 棘下筋と小円筋(後面)。

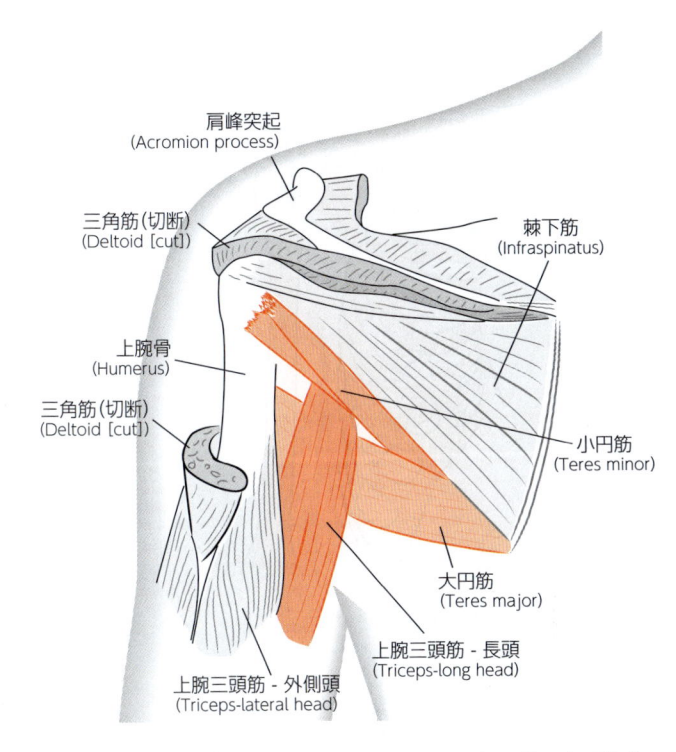

図10-14 上腕三頭筋の長頭は、腋窩で大円筋と小円筋を分断する(後面)。

で、間を通過する上腕三頭筋長頭により分断される(図10-14)。

小円筋 Teres Minor

起始部(O)	肩甲骨の腋窩縁
付着部(I)	上腕骨の大結節
動き(A)	肩関節の外旋、水平外転
神経支配(N)	腋窩神経(C5、C6)

上腕骨の大結節で、棘上筋、棘下筋、および小円筋の遠位付着部を観察すると、基本的に一列に並んでいることが分かる(図10-15)。このため、各筋の頭文字を取って「SIT筋群」とまとめて呼ばれる。これら3つの筋と肩甲下筋を合わせて、「回旋筋腱板」または「SITS」と呼ぶ。

肩甲下筋(図10-16)は、その位置が名前の由来だが、これは誤解を招きがちである。肩甲下筋は、肩甲骨の「奥」の胸郭の隣に位置している。この奥というのは、実際には肩甲骨の前面、すなわち肋骨に面したところである。この前面の付着部から、肩甲下筋は外側に走行して、前方で肩関節と交叉し、上腕骨の小結節に付着する。この遠位付着部が他の回旋筋腱板と共に一般的な腱鞘に合流して上腕骨頭を覆い、関節窩に上腕骨頭を固定する。肩甲下筋は水平な牽引線を持ち、上腕骨に前方で付着するため、肩関節の内旋においては主動作筋となり、内転においては補助動筋となる。

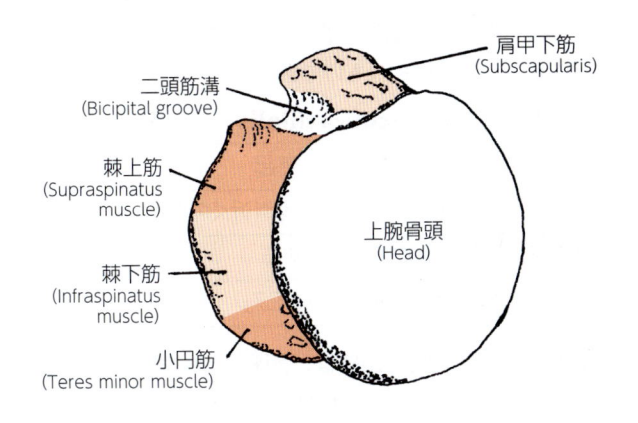

図10-15 この左上腕骨の近位端の上面は、回旋筋腱板の付着部を示している。

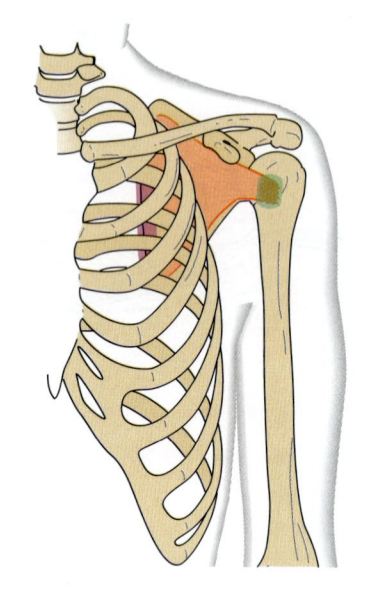

図10-16　肩甲下筋（前面）

肩甲下筋	Subscapularis
起始部（O）	肩甲骨の肩甲下窩
付着部（I）	上腕骨の小結節
動き（A）	肩関節の内旋
神経支配（N）	肩甲下神経の上部、下部（C5、C6）

　烏口腕筋（図10-17）は、肩甲骨の烏口突起と、上腕骨すなわち腕（ラテン語では *brachium*）に付着部があることからその名前が付いている。牽引線はほぼ垂直で、関節軸に近接している。そのため、力の大半が関節に直接かけられ、関節窩に対して上腕骨頭を固定している。この筋の機能を肩関節の屈曲および内転とする文献も見られる。だが、垂直な牽引線が関節軸に近接しているので、作用はせいぜい補助的なものである。

烏口腕筋	Coracobrachialis
起始部（O）	肩甲骨の烏口突起
付着部（I）	上腕骨の中間地点近くの内面
動き（A）	肩関節を固定する
神経支配（N）	筋皮神経（C6、C7）

　上腕二頭筋と上腕三頭筋は、肩関節と肘関節の両方を交叉する二関節筋である。肩関節での作用は、せいぜい補助的なものである。肘関節での機能が主なので、第11章で説明する。

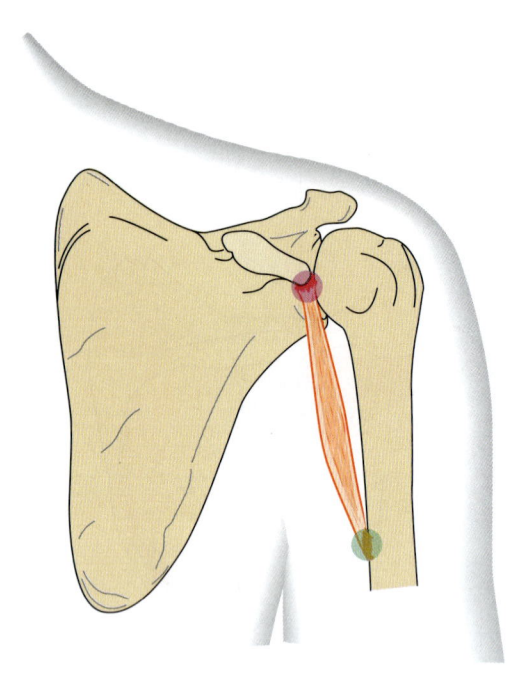

図10-17　烏口腕筋（前面）

解剖学的関係

　肩甲帯と肩関節の筋の関係は論理的である。肩甲帯筋は、肩甲骨と体幹に付着して肩甲骨を固定する。肩関節筋は、主に肩甲骨と上腕骨に付着して、上腕を動かす。肩関節筋は肩甲帯筋の表層にある。そのように配置することで、互いに邪魔することなくそれぞれの筋を機能させることができる。

　三角筋は肩関節の前部、外側および後部を覆う表面のキャップを形成する（図10-8を参照）。前部は、大胸筋が胸壁の表面をほとんど覆い、上腕二頭筋（図10-18）と上腕三頭筋が上腕前部と後部の大半をそれぞれ取り囲んでいる。

　僧帽筋を取り除くと、後部に複数の肩関節筋が見える（図10-19）。棘上筋は、肩甲棘の上で僧帽筋の奥にある。肩甲棘の下から順に棘下筋、小円筋、大円筋が並ぶ。広背筋は、背側の腰部と胸部下部を覆う。

　前部では、烏口腕筋が大胸筋と三角筋前部の奥、上腕二頭筋短頭の内側にある（図10-18を参照）。肩甲下筋は完全な深部筋である。大胸筋と三角筋を取り除き（図10-18、右側）、上腕をやや外転すると、肩甲下筋が胸郭

第10章 肩関節 141

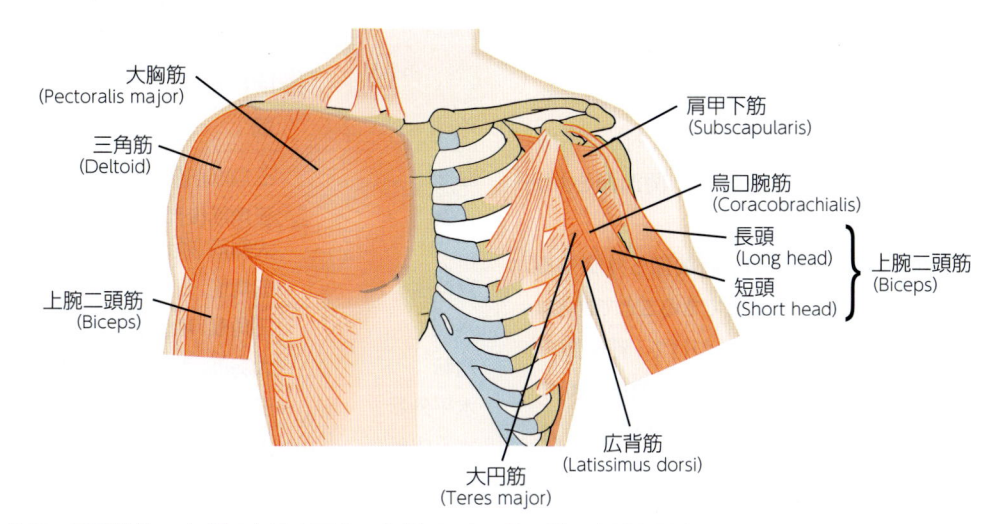

図10-18 前部の肩関節筋。右側は表層を示す。左側は、右で取り除いた層を示す。

と肩甲骨の間を通って腋窩を水平に抜け、上腕骨前部の近位端に向かうことが分かる。

関節上腕運動

　上腕骨頭の関節窩での運動については、さらに注目すべきことがある。上腕骨頭の関節面は、関節窩の関節面よりも大きいことが分かる（図10-20）。上腕骨頭が関節窩でただ単に回旋していては、外転が起こる前に関節面が飛び出してしまう。また、三角筋の垂直牽引によって、上腕骨頭は肩峰突起に対して引き上げられる。

　関節窩と関節を成す上腕骨頭を維持するのは、滑り、軸回旋および転がり（これらの用語の詳細については第4章を参照）という関節運動学的運動である。外転が起こると、同時に、上腕骨頭が下に滑り、関節窩と関節を成す上腕骨頭を維持する。これを行うのは、回旋筋腱板であ

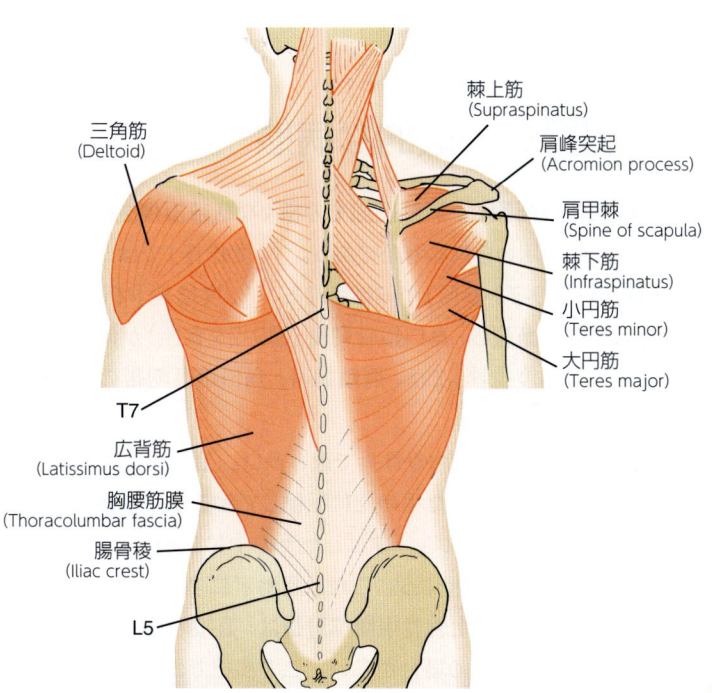

図10-19 後部の肩関節筋。左側は表層を示す。右側は、左で取り除いた層を示す。

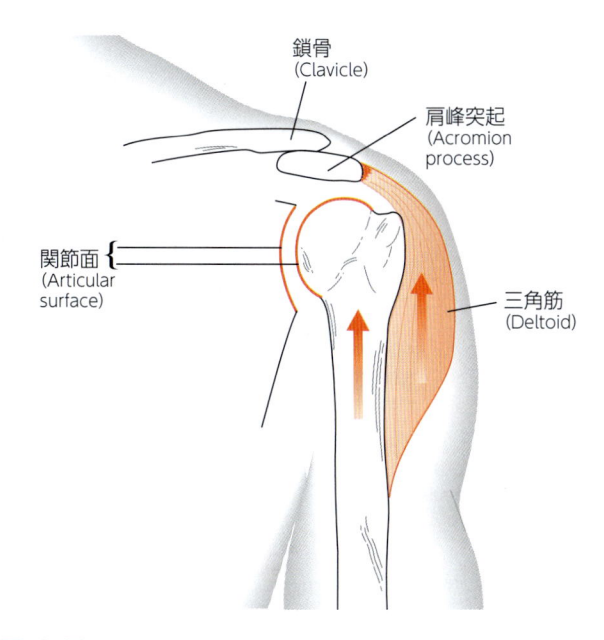

図10-20 肩甲上腕関節の関節面と三角筋の垂直牽引（前面）。三角筋は単独で作用すると、上腕骨頭を上に引くので、烏口肩峰アーチに下から衝突する。

る（図10-21）。肩関節の外転に加え、棘上筋が上腕骨頭を関節窩に引く。他の回旋筋腱板（肩甲下筋、棘下筋および小円筋）は上腕骨頭を内側へ、関節窩に対して下向きに引く。関節唇は関節窩を若干深くして、関節面をより調和させている。

肩関節の外転の他の特色としては、肩関節も外旋することによって関節可動域を完全に網羅できることである。試しにやってみるとよい。まず腕を横につけて（肩関節の内転）内旋する。母指を下に向けたまま肩関節を外転する。これを「最小の可動域運動が可能な」肢位という。運動がどれほど快適に行えるかを確かめる。

次に、肩関節を内旋と外旋の中間位（基本的肢位）にし、母指を前に向けたまま同じ運動を行う。運動がどれほど快適に行えるかを確かめる。最後に、肩関節を外旋し、母指を上に向けたまま（ヒッチハイクの肢位）で同じ運動を行う。これを「最大の可動域運動が可能な」肢位という。この外旋した肢位は、大結節が肩峰突起の下から回旋され、完全に外転できるので、肩関節運動を最も快適に行える肢位である。内旋の肢位や中間位では、大結節が肩峰突起を飛び越してしまう。

筋の作用の概要

表10-1に、肩関節筋の主動作筋作用をまとめる。

表10-1	肩関節の主動作筋
作用	筋
屈曲	三角筋前部、大胸筋（鎖骨部）*
伸展	三角筋後部、広背筋、大円筋、大胸筋（頬骨部）†
過伸展	広背筋、三角筋後部
外転	三角筋、棘上筋
内転	大胸筋、大円筋、広背筋
水平外転	三角筋後部、棘下筋、小円筋
水平内転	大胸筋、三角筋前部
外旋	棘下筋、小円筋、三角筋後部
内旋	広背筋、大円筋、肩甲下筋、大胸筋、三角筋前部

* 約60度まで
† 約120度まで

筋神経支配の概要

肩関節の筋は、腕神経叢の様々な神経枝から高度な神経支配を受ける（Fig. 6-21を参照）。表10-2および10-3に、肩関節の筋の神経支配と分節支配をそれぞれまとめる。神経支配の脊髄レベルに関しては、文献によって記述が異なる。

肩関節の一般的な病態

肩鎖靱帯断裂は、肩鎖関節での様々な靱帯損傷を指して一般的に用いられる用語である。「1度捻挫」では、肩鎖靱帯（図9-7を参照）が伸ばされる。「2度捻挫」では、肩鎖靱帯が断裂し、烏口鎖骨靱帯（図9-7を参照）が伸ばされる。「3度捻挫」では、肩鎖靱帯と烏口鎖骨靱帯の両方が断裂する。

鎖骨骨折は、子どもの骨折で最も多い。通常は、肩関節の外側面や伸ばした手の上に転倒して起こる。鎖骨は通常、中間部が折れる。伸ばした手の上に転倒すると、**上腕骨頸部骨折**も起こる。これは高齢者に多く、通常は嵌入骨折である。**上腕骨中間部骨折**は、直接的な打撃や捻り力によって起こる場合が多い。この部位でのらせん状骨折は、骨のすぐ横を通る**橈骨神経損傷**のリスクを高める。上腕骨の**病的骨折**は、良性腫瘍や肺、胸、腎臓およ

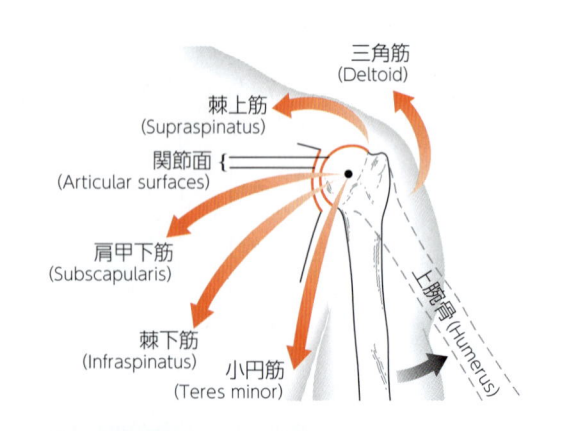

図10-21　肩関節の外転時に関節窩で上腕骨頭を回旋する三角筋と回旋筋腱板（SITS）の偶力。

表10-2　肩関節筋の神経支配

筋	神経	神経叢の位置	分節
肩甲下筋	肩甲下神経（上部・下部）	後神経束	C5、C6
大円筋	肩甲下神経（下部）	後神経束	C5、C6
大胸筋	外側胸筋神経 内側胸筋神経	外側神経束 内側神経束	C5、C6、C7 C8、T1
広背筋	胸背神経	後神経束	C6、C7、C8
棘上筋	肩甲上神経	上神経幹	C5、C6
棘下筋	肩甲上神経	上神経幹	C5、C6
三角筋	腋窩神経		C5、C6
小円筋	腋窩神経		C5、C6
烏口腕筋	筋皮神経		C6、C7
上腕二頭筋	筋皮神経		C5、C6
上腕三頭筋	橈骨神経		C7、C8

び前立腺などの原発部位からの転移性癌によって起こる。

最も一般的な関節脱臼は肩関節に関連しており、そのうちでも最も多いのが、**肩関節前方脱臼**である。強制的な肩関節の外転および外旋は、上腕骨頭を関節窩を超えて前まで滑らせる転位運動に陥りやすい。**肩甲上腕関節亜脱臼**は、脳血管障害（脳卒中）などによる片麻痺を患う患者に多く見られる。肩関節筋の麻痺により、関節窩に上腕骨を維持することができなくなる。この麻痺に、重力と腕の重みが次第に重なって、亜脱臼が引き起こされる。

肩ぶつかり症候群は、肩峰アーチ、上腕骨頭、そして、烏口肩峰靱帯、回旋筋腱板、上腕二頭筋長頭および肩峰下滑液包などの軟部組織構造の間の圧迫に関わる、過用症状である。「水泳肩」として知られる症状は、自由形、バタフライおよび背泳ぎを専門とする水泳選手に一般的である。**癒着性関節包炎**は、肩関節の関節包の炎症と線維形成を意味し、肩関節の運動時の疼痛と可動域の減少を及ぼす。「疼痛性肩拘縮」とも呼ばれる。**回旋筋腱板断裂**は、上腕骨の大・小結節部位にある棘上筋、棘下筋、小円筋および肩甲下筋の遠位の腱性の停止部に関係する。急性外傷や経時的な変性によって、断裂が起こる。

表10-3　肩関節の脊髄分節支配

脊髄レベル	C4	C5	C6	C7	C8	T1
棘上筋		X	X			
棘下筋		X	X			
小円筋		X	X			
肩甲下筋		X	X			
大円筋		X	X			
三角筋		X	X			
上腕二頭筋		X	X			
大胸筋		X	X	X	X	X
烏口腕筋			X	X		
広背筋			X	X	X	
上腕三頭筋				X	X	

棘上筋腱の慢性的な炎症によってミネラルの蓄積が進み、その結果、無症候性または強い疼痛を伴う**石灰化腱炎**を発症する。**上腕二頭筋腱炎**は通常、上腕骨頭を交叉して方向を変え二頭筋溝へと下行する、上腕二頭筋長頭の近位に関連している。上腕二頭筋長頭腱は一般的に、頭上に挙げる肢位を強制的に繰り返すと「断裂」する。二頭筋溝に滑る際の刺激により、**上腕二頭筋腱亜脱臼**（長頭）も引き起こされる。外転および外旋した肢位で筋に過剰な負荷を与えると、腱を二頭筋溝の外へ亜脱臼させる力が働きやすい。

重要なポイント
- 肩関節は、三軸の球関節である。
- 締まりの位置は外転と外旋である。
- 凹関節面は、関節運動と同じ方向に動く。
- 凸関節面は関節運動と反対方向に動く。
- 偶力は、筋を反対方向に引いて同じ運動を及ぼす。

復習問題

解剖学一般問題

1. 肩関節で起こる4セットの運動がある。次の面ではどの運動が起こるか。
    a. 矢状軸周囲の前頭面
    b. 垂直軸周囲の横断面
    c. 前額軸周囲の矢状面
2. 分回しとそれに関連する肩関節運動を説明せよ。
3. 肩甲骨の前面に位置する窩は何か。
4. 肩甲棘は後面をどの2つの窩に分けるか。
5. 付着していない骨の模型が左右どちらの上腕骨かを見分けるために用いることができる指標は何か。
6. SITS筋とは何か、また、これらは「回旋筋腱板」を指すが、英語で *rotator cuff* と呼ばれるのはなぜか。
7. 肩甲骨の前面に付着する肩関節筋を挙げよ。
8. 肩甲骨の後面に付着する肩関節筋を挙げよ。
9. 肩甲骨に付着しない肩関節筋は何か。
10. 大胸筋について次の問いに答えよ。
    a. 肩関節の屈曲に効力を及ぼす部位はどこか。
    b. 可動域のどの範囲により効力を及ぼすか。
    c. それはなぜか。

機能的アクティビティ問題

次の作用における肩関節運動とそれに伴う肩甲帯運動を答えよ。

1. 左手で左の後ろポケットにお札をしまう
    a. 肩関節運動＿＿＿＿＿＿＿＿＿＿
    b. 肩甲帯運動＿＿＿＿＿＿＿＿＿＿
2. シートベルトを締めるために手を伸ばす（運転席で右手を用いて）
    a. 肩関節運動＿＿＿＿＿＿＿＿＿＿
    b. 肩甲帯運動＿＿＿＿＿＿＿＿＿＿
3. 右手でシートベルトを締める
    a. 肩関節運動＿＿＿＿＿＿＿＿＿＿
    b. 肩甲帯運動＿＿＿＿＿＿＿＿＿＿
4. 高い本棚に本を置く
    a. 肩関節運動＿＿＿＿＿＿＿＿＿＿
    b. 肩甲帯運動＿＿＿＿＿＿＿＿＿＿
5. 腕の下に本を挟んで持つ
    a. 肩関節運動＿＿＿＿＿＿＿＿＿＿
    b. 肩甲帯運動＿＿＿＿＿＿＿＿＿＿

復習問題（続き）

臨床演習問題

1. 台に腹臥位になり、上腕を縁から出して肩関節を90度屈曲し、手の重みで肘関節を伸展する（図10-22A）。横方向の運動でダンベルを台から離す（図10-22B）。
   a. どの肩関節運動か。
   b. どの種類の収縮（等尺性、求心性、遠心性）が起こっているか。
   c. この肩関節運動における主動作筋は何か。

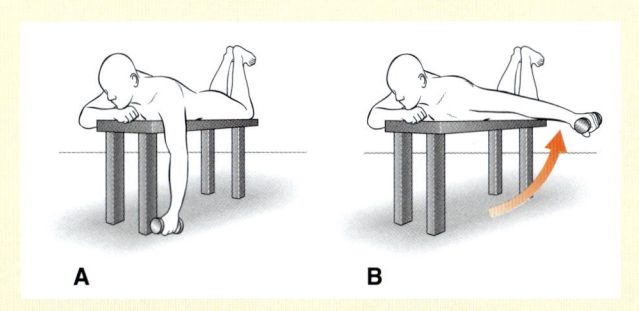

図10-22　**(A)** 開始の肢位。**(B)** 完了時の肢位。

2. ダンベルを持ち上げるときに肘関節を90度屈曲して、問1の運動をもう一度行う。
   a. 肘の屈曲により、力のアームは短くなるか。
   b. 肘の屈曲により、抵抗のアームは短くなるか。
   c. この運動が問1より容易に行えるのはなぜか。

3. 上腕を身体の横に内旋したまま、肘関節を90度屈曲して、輪にした運動チューブの片側を持ち、反対側を前の手と同じ高さのところにかける。鋸を引く運動（木を切るときのような前後の運動）で、チューブを後ろへ引く。
   a. この肩関節の運動は何か。
   b. どの種類の収縮（等尺性、求心性、遠心性）が起こっているか。
   c. この肩関節運動における主動作筋は何か。

4. 問3の運動の開始肢位に戻る。
   a. この肩関節の運動は何か。
   b. どの種類の収縮（等尺性、求心性、遠心性）が起こっているか。
   c. この肩関節運動における主動作筋は何か。

5. 立って両手で杖またはウエイトリフティングバーを持つ。
   a. 手の間隔を約30cm空け、肘を伸展し、バーを持ち上げる。どの肩関節運動が起こるか。
   b. 腕の間隔をできる限り空け、肘を伸展し、バーを持ち上げる。どの肩関節運動が優先的に起こるか。
   c. 運動は、(b)の部位のどの面で起こるか。（ヒント：矢状面、前頭面、横断面ではない）

6. 右側を下に寝そべり、左肘関節を90度屈曲して手にダンベルを持つ。左肘は身体の左側に安静にしておく。
   1部：天井に向けてダンベルを巻き上げる。
   a. どの肩関節運動か。
   b. どの種類の収縮（等尺性、求心性、遠心性）が起こっているか。
   c. この肩関節運動における主動作筋は何か。
   2部：維持したまま5つ数える。
   a. どの肩関節運動か。
   b. どの種類の収縮（等尺性、求心性、遠心性）が起こっているか。
   c. この肩関節運動における主動作筋は何か。
   3部：開始肢位にゆっくりと戻る。
   a. どの肩関節運動か。
   b. どの種類の収縮（等尺性、求心性、遠心性）が起こっているか。
   c. この肩関節運動における主動作筋は何か。

（次ページに続く）

復習問題（続き）

7. この体操選手（図10-23）が十字懸垂をするときに、筋力が制限される肩関節筋群はどれか。

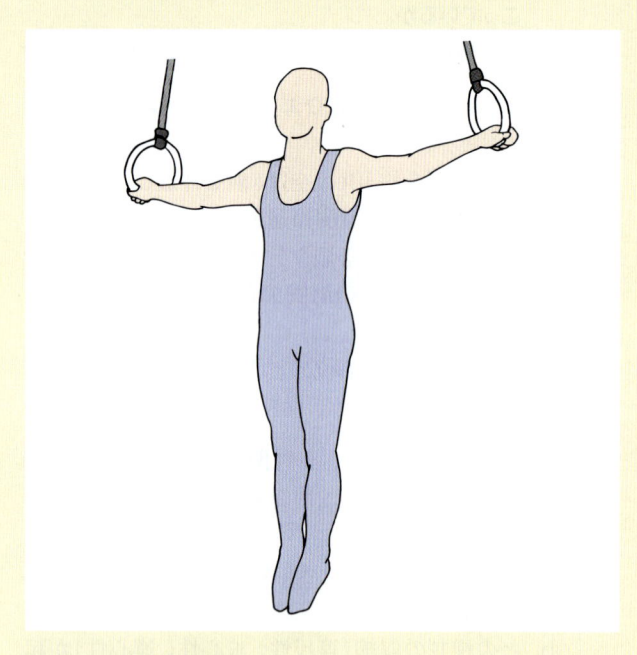

図10-23 十字懸垂

第11章 肘関節

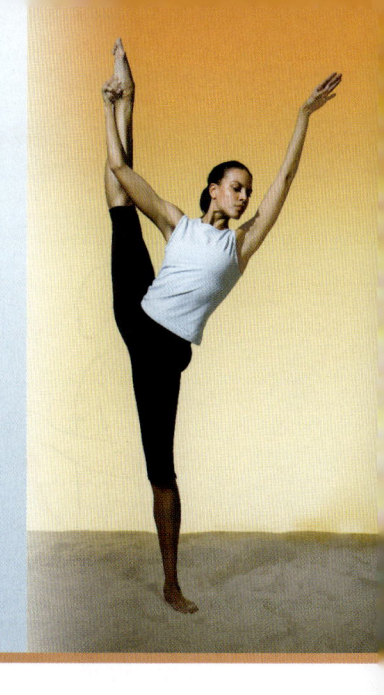

関節の構造と運動
骨と指標
靭帯その他の構造
肘関節と前腕の筋
　解剖学的関係
　筋の作用の概要
　筋神経支配の概要
　肘関節の一般的な病態
重要なポイント
復習問題
　解剖学一般問題
　機能的アクティビティ問題
　臨床演習問題

関節の構造と運動

　肘関節複合体には、3つの骨と3つの靭帯、2つの関節、1つの関節包が含まれている。尺骨および橈骨と上腕骨の関節を一般に**肘関節**（図11-1）という。上腕骨では、滑車が尺骨の滑車切痕と関節を成し、小頭が橈骨頭と関節を成している。

　肘関節は、**屈曲**と**伸展**のみを可能とする単軸性の蝶番関節である（図11-2）。伸展の位置を0度として測定すると、この関節の屈曲は約145度である。

　肩関節と異なり、肘関節は自動的な伸展ができない。この運動は、尺骨の肘頭突起が上腕骨の肘頭窩にぴったりとはまることによって阻まれる。人によっては、わずかに過伸展することもあるが、これは骨構造というよりも靭帯の弛緩による。

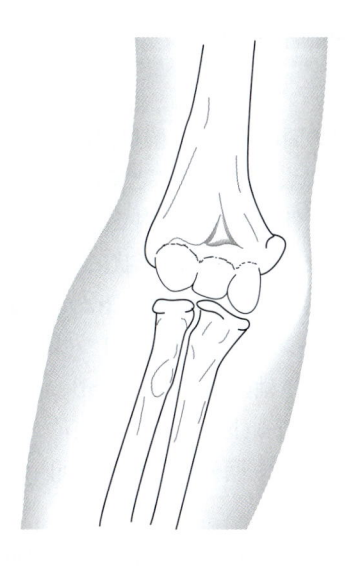

図11-1　右肘関節（前面）

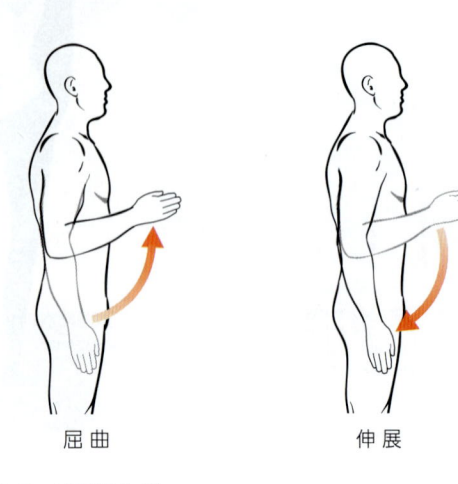

図11-2　肘関節運動

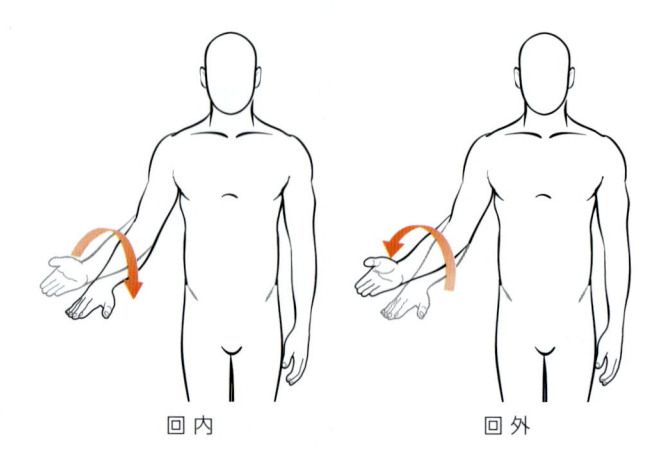

図11-4　前腕の運動

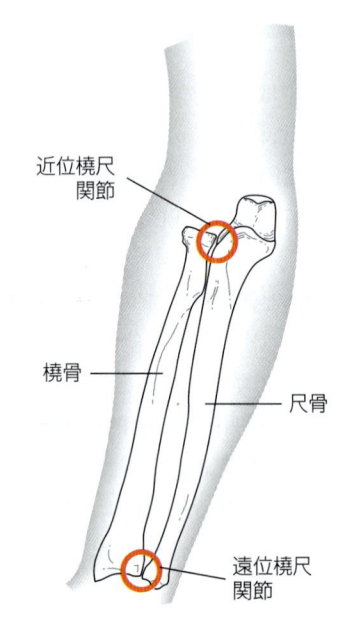

図11-3　橈尺関節（前面）

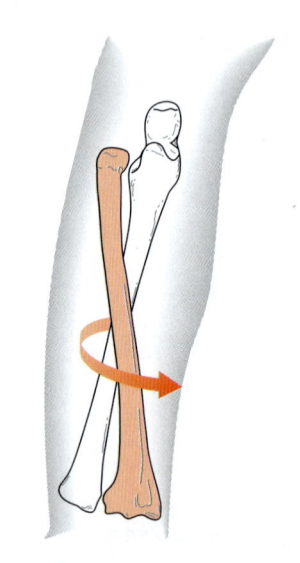

図11-5　橈骨が尺骨の周囲を動く（前面）

　橈骨と尺骨の間の関節は、**橈尺関節**として知られる（図11-3）。これらは、互いの端部と関節を成す。近位端では、橈骨頭が尺骨の橈骨切痕内で回旋し、**上または近位橈尺関節**を形成する。橈骨の形状により、橈骨の遠位端が尺骨の遠位端の周囲を回旋し、**下または遠位橈尺関節**を形成する。機能的に、これらは1つの関節とみなされる。橈尺関節は単軸の車軸関節であり、前腕の**回内と回外**のみが可能である（図11-4）。中間位、すなわち中間地点から測定すると、回外は約90度、回内は約80度である。

　回内と回外が起こるとき、橈骨は尺骨の周囲を動く（図11-5）。尺骨は、骨の形状によって近位端に固定されているため、回旋しない。自分の肘関節でこれを確かめることができる。肘関節を屈曲して、反対の手の指を肘頭突起のどちらかの横に置き、前腕を回内および回外する。すると、肘頭突起が動かないことが分かる。指を尺骨体に置くと、尺骨が動かないことが分かる。筋の作用を理解するときに、このことを覚えておく。橈骨は動き、尺骨は動かない。従って、筋は前腕を回内または回外できるよう、橈骨に付着しているのである。

　解剖学的肢位では、上腕と前腕の縦軸が**肘角（運搬角）***という角度を形成する（図11-6）。この角度は男性より女性の方が大きい傾向がある。通常、運搬角は男性では約5度、女性では10～15度である。この角度は、上腕

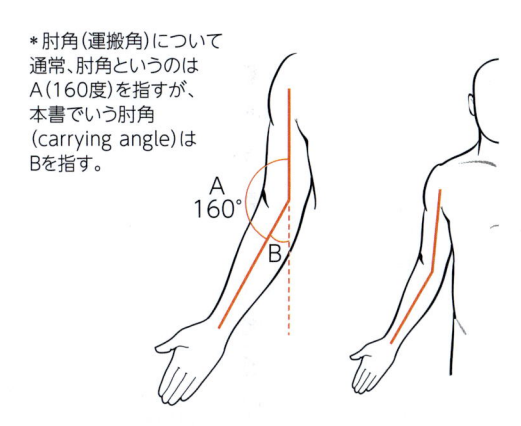

図11-6 肘角（運搬角）（前面）

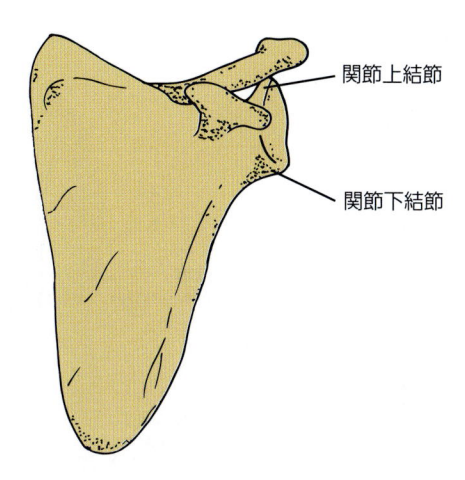

*肘角（運搬角）について
通常、肘角というのは
A（160度）を指すが、
本書でいう肘角
（carrying angle）は
Bを指す。

図11-7 上腕二頭筋と上腕三頭筋の付着部（前面）

骨の遠位端が少し傾いているために生じる。内側（滑車）は外側（小頭）よりも少し低い。このため、尺骨と橈骨が滑車と上腕骨小頭の周囲で回旋するとき、下位分節の長軸が上位分節の長軸と一直線になる典型的な蝶番関節のように、直線的には回旋しない。上腕骨の長軸に沿って描いた線を、前腕まで伸ばしてみると、この肘角（運搬角）の効果が分かる。肘関節を伸展するとき、手が仮想の線からはみ出ることに気づく。肘関節を屈曲するとき、手は仮想の線の内側に動く。この角度は手を口へと持っていくのに非常に機能的である。

肘関節には、全く異なる2種類のエンドフィールがある。屈曲するとき、上腕と前腕の筋が圧迫し合って、それ以上の運動を制限するので、エンドフィールは柔らかい。これを軟部組織衝突感という。伸展時のエンドフィールは全く逆である。尺骨の肘頭突起が上腕骨の肘頭窩へと動くので、骨と骨の接触による硬さが表れる。これを骨と骨の衝突感という。

前腕でのエンドフィールは全く異なる。回外するときは、筋と靭帯が緊張するので、エンドフィールは堅い。これを軟部組織伸張感という。回内時のエンドフィールは、橈骨と尺骨の接触により固い（骨性）。この骨と骨の衝突感は、肘関節の伸展時に感じられるものよりは小さい。

上腕骨の遠位端には、凸形をした部位が2箇所ある。尺骨と関節を成す滑車と、橈骨と関節を成す小頭である。凹形の滑車切痕は尺骨の近位端、凹型の橈骨頭は橈骨の近位端である。開連鎖運動では、橈骨と尺骨の凹型関節面が、上腕骨の上を前腕の運動と同じ方向に滑る。

骨と指標

肩甲骨の骨指標について第9章と第10章で取り上げたが、肘関節の機能に重要な骨指標には次のものが挙げられる（図11-7）：

関節下結節
上腕三頭筋の長頭が付着する、関節窩の下唇の隆起部分

関節上結節
上腕二頭筋の長頭が付着する、関節窩の上唇の隆起部分

烏口突起
上腕二頭筋の短頭が付着する、前面の隆起

（第9章に記載）

上腕骨の遠位端（図11-8）は、肘関節の機能に重要な骨指標である：

滑車
遠位端の内側に位置し、尺骨と関節を成す

小頭
滑車の横、外側に位置し、橈骨頭と関節を成す

内側上顆
滑車の上、遠位端の内側に位置し、外側上顆よりも大きく目立っている。円回内筋が付着する

外側上顆
小頭の上遠位端の外側に位置し、肘筋と回外筋が付着する

外側上顆稜
外側上顆の上に位置し、腕橈骨筋が付着する

図11-8 右上腕骨

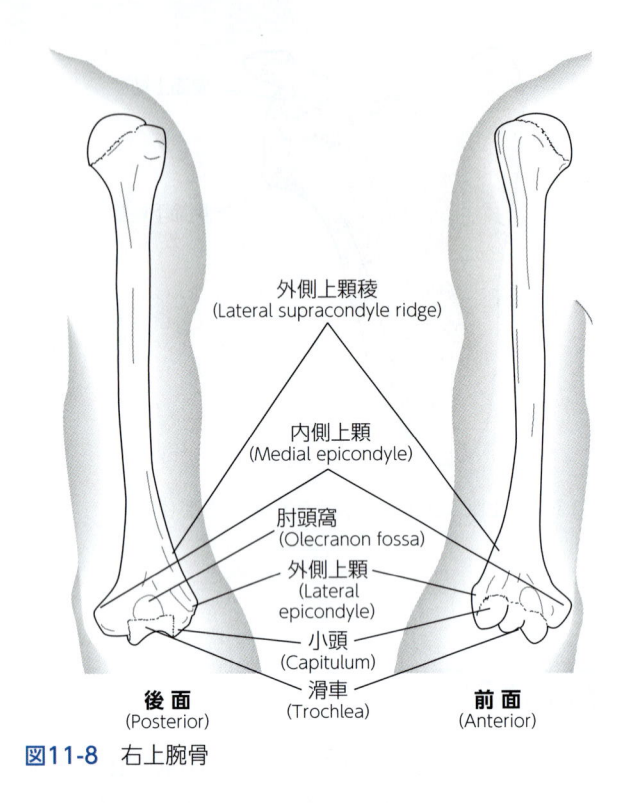

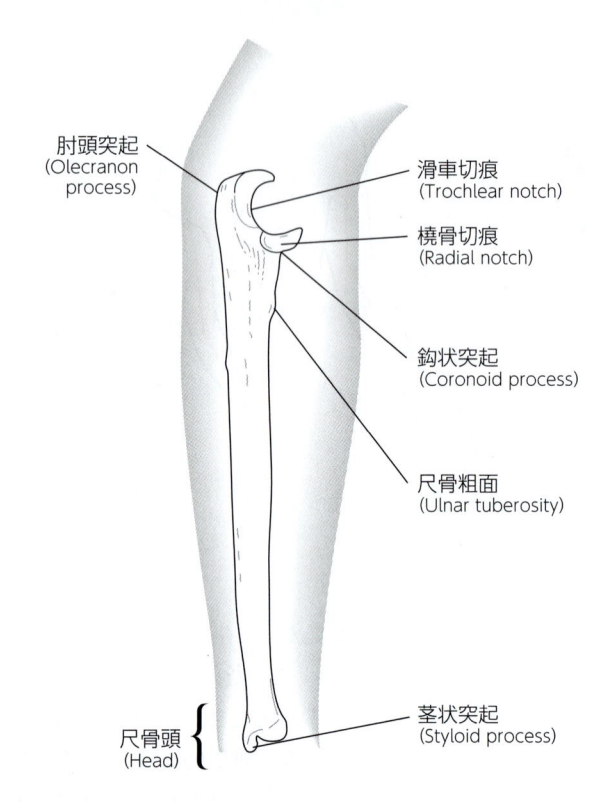

図11-9 右尺骨の外側面

肘頭窩
内側上顆と外側上顆の間の後面に位置し、尺骨の肘頭突起と関節を成す

尺骨は、橈骨と並行に位置する前腕内側の骨である。肘関節の機能に重要な骨指標には次のものが挙げられる（図11-9）：

肘頭突起
尺骨の後面、近位端に位置する。肘関節の突出地点を形成し、上腕三頭筋が付着する

滑車切痕
「半月切痕」とも呼ばれ、上腕骨の滑車と関節を成し、近位端の前面を構成する

鈎状突起
滑車切痕のすぐ下に位置し、尺骨粗面とともに上腕筋の付着部となる

橈骨切痕
滑車切痕のすぐ遠位外側の近位端に位置し、橈骨頭との関節点である

尺骨粗面
鈎状突起の下に位置し、上腕筋が付着する

茎状突起
後内側面の遠位端

尺骨頭
外側面の遠位端。回内および回外時、橈骨の尺骨切痕がこの周囲を軸回旋する

橈骨は尺骨の外側に位置し、肘関節機能の重要な骨指標が多い（図11-10）：

橈骨頭
近位端。上腕骨の小頭と関節を成す上面に窪みのある円筒形を持つ

橈骨粗面
近位端近くの内側に位置し、上腕二頭筋が付着する

茎状突起
遠位端で橈骨の後外側面に位置し、腕橈骨筋が付着する

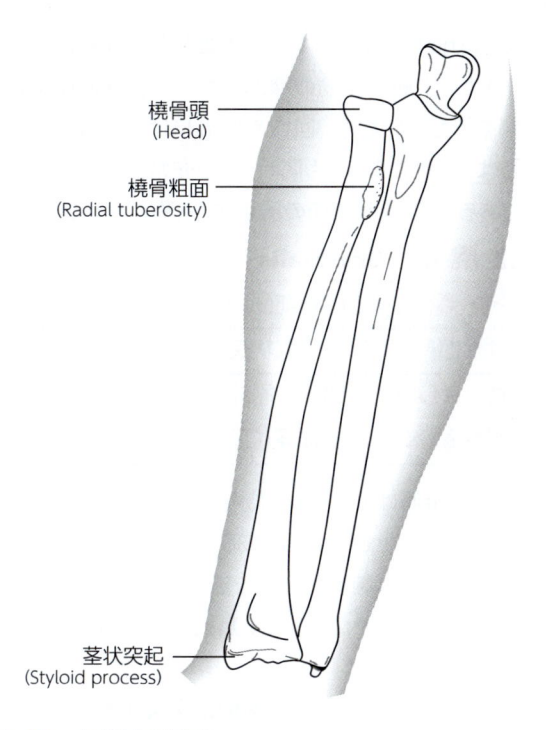

図11-10　右橈骨の前面

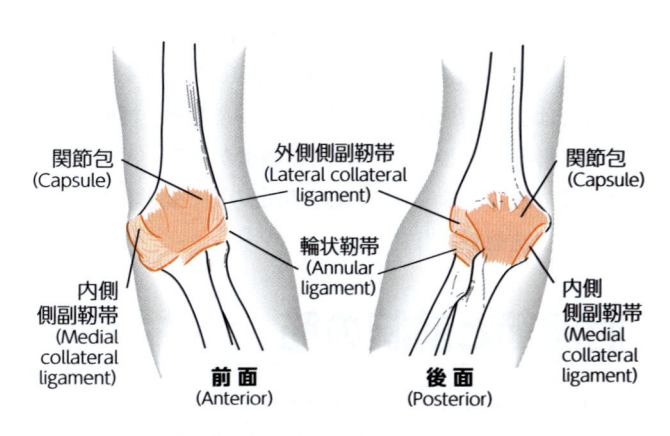

図11-11　肘関節の関節包と靱帯

靱帯その他の構造

　肘関節の3つの靱帯は、内側側副靱帯、外側側副靱帯および輪状靱帯である（図11-11）。**内側側副靱帯**は三角形をしており、肘関節の内側に広がる。上腕骨の内側上顆に付着し、尺骨の鉤状突起と肘頭突起の内側へと斜めに走行する。**外側側副靱帯**も三角形をしている。近位では上腕骨の外側上顆に付着し、遠位では輪状靱帯と尺骨の外側に付着する。これら2つの靱帯が肘関節の内側と外側の安定性に大いに役立っている。**輪状靱帯**は、前後が尺骨の橈骨切痕に付着し、橈骨頭を包んで尺骨につなぎ留めている。

　関節包は、上腕骨の遠位端の周囲に付着し、滑車と小頭、および、その上に位置する窩を包み込んでいる。また、尺骨の近位端の橈骨切痕と鉤状突起の下の周囲、および、滑車切痕の周囲に付着している。さらに、橈骨の頭のすぐ下に付着している。関節包は、輪状靱帯によって前後を強化されている。側副靱帯は関節の横側で関節包を強化している。

　橈尺関節は、輪状靱帯だけでなく、**骨間膜**によってもつなぎ留められている（図11-12）。この広く扁平な膜は、橈骨と尺骨の間いっぱいに位置している。骨間膜は2つの骨が離れないよう維持し、前腕と手根部の筋が付着できる面を提供している。

　肘窩は、肘関節の前部にある、浅いやや三角形の窪みである。外側を腕橈骨筋に、内側を円回内筋に、上部を内側上顆と外側上顆の間の仮想線に区切られている。この線は、肘関節を曲げるときにできる皮膚の皺とほぼ対応している。上腕筋と回外筋が底部を形成している。窩の内部の主要な垂直構造は、外側から内側の順に、上腕二頭筋腱、上腕動脈および正中神経である。橈骨神経が上腕二頭筋腱と腕橈骨筋の間にあるが、一般には窩の内部

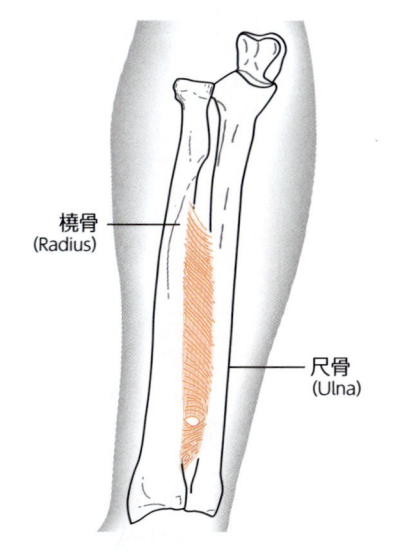

図11-12　骨間膜（前面）

ではないものとみなされる。上腕動脈は、窩の下尖近くで、橈骨動脈（表層）と尺骨動脈（深部）に分岐する。窩の内部ではないが窩の表層には、肘正中皮静脈、橈側皮静脈、尺側皮静脈という3本の表在静脈がある。上腕脈拍は肘窩で触診できるので、血圧測定の間、聴診器をこの部位の上腕動脈に当てる。

肘関節と前腕の筋

肘関節と前腕の筋を次に挙げる。

上腕筋
腕橈骨筋
上腕二頭筋
回外筋
上腕三頭筋
肘筋
円回内筋
方形回内筋

上腕筋（図11-13）の英語名 *brachialis* は、ラテン語で「腕」を意味する。上腕骨の前面遠位2分の1に付着し、肘関節の前部に広がって、鈎状突起と尺骨粗面に付着する。また、上腕二頭筋の深部にある。上腕筋は橈骨に付着部を持たないため、回内や回外には関係ない。だがこの筋は、前腕にあるにも関わらず、非常に強力な肘関節屈筋であるため、「肘関節の馬車馬」と称されることがある。

上腕筋	Brachialis
起始部(O)	上腕骨前面の遠位2分の1
付着部(I)	尺骨の鈎状突起および尺骨粗面
動き(A)	肘関節の屈曲
神経支配(N)	筋皮神経(C5、C6)

上腕二頭筋は2つの頭を持ち、上腕に位置する（図11-14）。頭は2つとも肩甲骨に接している。**長頭**は関節上結節から起こり、上腕骨頭の上を通って関節包を抜け、結節間溝（二頭筋溝）へと下って、烏口突起から起こる**短頭**に合流する。

2つの頭の腱は前部で肩関節に交叉するため、上腕二頭筋は肩関節の屈曲を補助する。しかし、その主な機能は、肘関節にある。2つの頭は、合流後、上腕の前面を

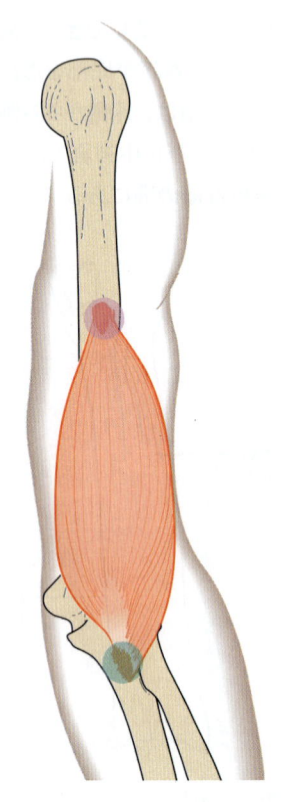

図11-13 上腕筋（前面）

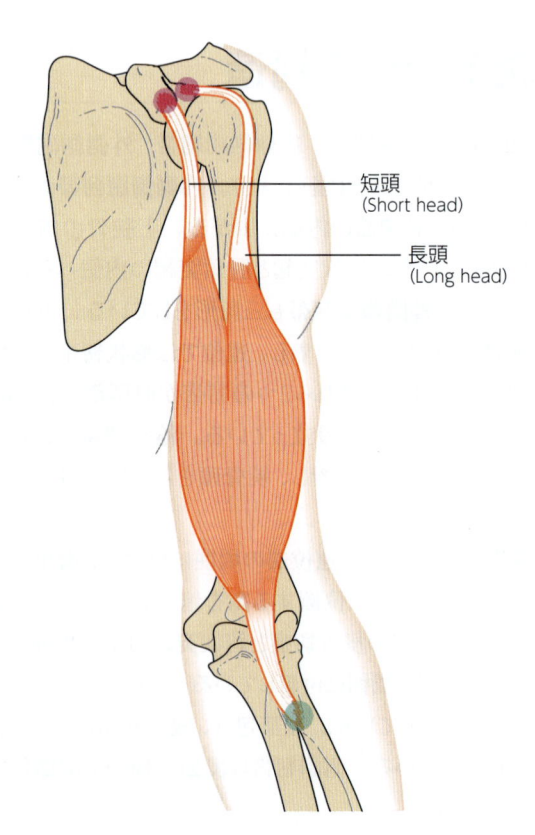

図11-14 上腕二頭筋は2つの頭を持つ（前面）

覆う共通の筋腹を形成する。上腕二頭筋腱は、肘関節を交叉して、橈骨粗面に付着する。上腕前面の表層筋である。上腕二頭筋は、肘関節の前部に広がっているため、特に可動域の中間部において強力な肘関節の屈筋である。橈骨に斜めに付着するので、前腕の回外も担っている。

上腕二頭筋の回外要素を理解するには、コルク栓抜きとして考えてみるとよい。腱は、肘関節の前部を交叉して、橈骨粗面の内側に付着する。前腕を回内するとき、橈骨粗面は後方へとさらに内側に回旋する。実際には、回内の肢位では上腕二頭筋の腱が橈骨の周囲を一部包んでいる。回外するとき、上腕二頭筋は収縮して基本的に前腕を「包まず」また「捻らない」(図11-15)。肘関節が約90度屈曲しているときが回外に最も効力が及ぼされ、肘関節が伸展しているときは効力が損なわれる。これは、90度のときに筋のモーメントアームが最大であることによって、その角変化力も最大になるためである。肘関節が伸展すると、モーメントアームが小さくなり、角変化力も小さくなるため、固定力が増す(トルクの説明については第8章を参照のこと)。

腕橈骨筋は、上腕骨と橈骨にそれぞれ付着部があることからこの名がついている(図11-16)。近位では、上腕骨の外側上顆のやや上に位置する上顆稜に付着する。肘関節の前外側面を交叉して、遠位で橈骨の茎状突起近くに付着する。表層筋であるため、識別しやすい。手を膝に置き、回外と回内の中間位にし、肘関節の屈曲に抵抗を加える。肘関節近くの前腕最上部に、腕橈骨筋が浮き出るはずである。付着部が外側にあるため、前腕を中間位にしたときに、肘関節屈筋として最も効力を及ぼす。これは、牽引線が斜めの要素を持たず垂直で、回内と回外の軸を通るためである。従って、腕橈骨筋は橈骨に付着してはいるものの、回内や回外に効力は及ぼさない。

腕橈骨筋　Brachioradialis

起始部(O)	上腕骨の外側上顆稜
付着部(I)	橈骨の茎状突起
動き(A)	肘関節の屈曲
神経支配(N)	橈骨神経(C5、C6)

上腕二頭筋　Biceps Brachii

起始部(O)	長頭：肩甲骨の関節上結節 短頭：肩甲骨の烏口突起
付着部(I)	橈骨の橈骨粗面
動き(A)	肘関節の屈曲、前腕の回外
神経支配(N)	筋皮神経(C5、C6)

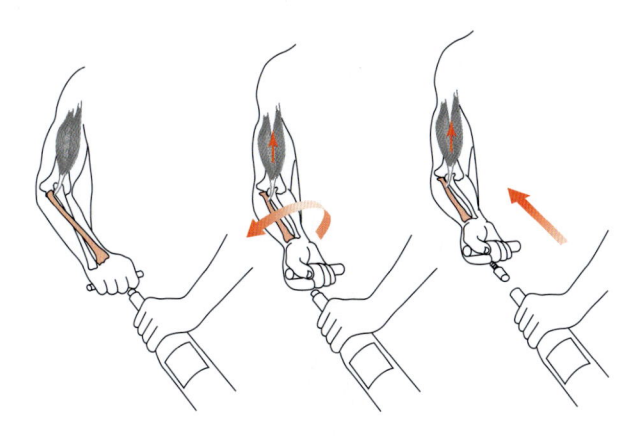

図11-15　上腕二頭筋の回外作用(前面)。前腕回外筋および肘関節屈筋としての上腕二頭筋の作用は、コルク栓抜きでビンのコルクを抜くときに用いられる。まず、捻り針金をコルクに差す(回外)、そして、コルクを引き抜く(屈曲)。

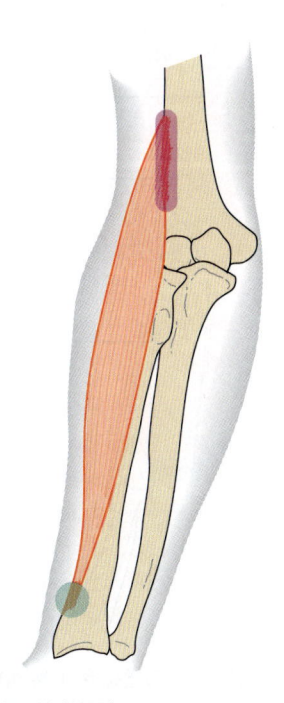

図11-16　腕橈骨筋(前面)

上腕三頭筋の名は、3つの頭を持つことに由来する。この筋は後部に位置し、上腕後部の筋全体を構成している（図11-17）。**長頭**は、肩甲骨の関節窩の下縁から起こり、小円筋と大円筋の間を下り、他の2つの頭に合流する。**外側頭**は、上腕骨の大結節の下の後面に付着している。**内側頭**は、長頭と外側頭の奥に位置し、外側頭の下の最も後面に付着している。3つの頭は合流して筋腹を形成する。上腕三頭筋腱は肘関節の後部を交叉して、尺骨の肘頭突起に付着する。肘関節を垂直に広がるため、肘関節の伸展に非常に効力を及ぼす。橈骨に付着部を持たないため、回内や回外には関係しない。

上腕三頭筋　Triceps

起始部（O）	長頭：肩甲骨の関節下結節 外側頭：上腕骨後部の大結節の下 内側頭：上腕骨の後面
付着部（I）	尺骨の肘頭突起
動き（A）	肘関節の伸展
神経支配（N）	橈骨神経（C7、C8）

肘筋は、大きな上腕三頭筋の隣に付着する非常に小さい筋である（図11-18）。近位では外側上顆の後面に付着し、肘関節の後部に広がって、下外側で肘頭突起に付着する。上腕三頭筋と比べて小さいので、肘関節の伸展にそれほど重要な役目は果たさない。この筋は輪状靭帯の上部にあり、輪状靭帯の一部に付着する。肘筋は、収縮すると輪状靭帯を少し引っぱり、肘関節の伸展中に肘頭窩に挟まれないようにする。

肘筋　Anconeus

起始部（O）	上腕骨の外側上顆
付着部（I）	尺骨の肘頭突起の下外側
動き（A）	どの関節作用においても主動筋ではなく、肘関節の伸展を補助する
神経支配（N）	橈骨神経（C7、C8）

円回内筋（図11-19）は、名前に含まれる通り回内の作用を持ち、長い形状を持つ。肘関節を交叉するところは表層筋だが、遠位付着部では腕橈骨筋に覆われている。近位では、上腕骨の内側上顆と尺骨の鈎状突起に付着する。肘関節の前面を交叉し、斜めに走行して、遠位で橈骨の中間地点の外側面に付着する。肘関節の前面を交叉するため、肘関節の屈曲を作用に持つ。この筋は大きさも牽引の対角線も小さいため、補助動筋としての役割しか持たない。

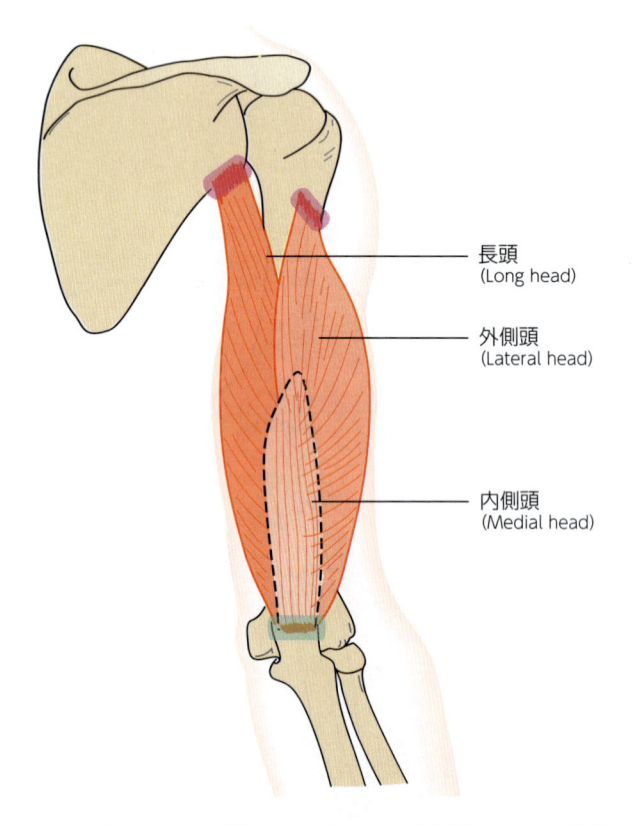

図11-17 上腕三頭筋は3つの頭を持つ（後面）。点線は深部の筋の位置を示す。

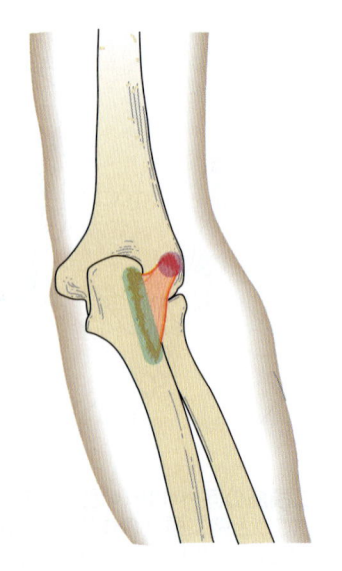

図11-18 肘筋（後面）

第11章 肘関節 155

回外筋(図11-20)は、肘関節の周囲を後面から外面へ外側に包む深部にある筋である。後部で外側上顆と尺骨の近接面に付着する。肘関節の外側を交叉し、橈骨の近位端の周囲を包んで、遠位で橈骨の近位前面に付着する。上腕二頭筋と協働して前腕の回外の主動作筋となる(図11-21)。

回外筋　Supinator

起始部(O)	上腕骨の外側上顆と尺骨の近接面
付着部(I)	近位橈骨の前面
動 き(A)	前腕の回外
神経支配(N)	橈骨神経(C6)

解剖学的関係

　上腕二頭筋、上腕筋および上腕三頭筋の筋腹は関節の近位にあり、腕橈骨筋、円回内筋、方形回内筋および回外筋の筋腹は、肘関節またはその遠位にある。図11-22は、前部の筋を示している。手を上腕の前面に置くと、上腕二頭筋が触知できる。上腕二頭筋のすぐ奥にあるのが、上腕筋である。図11-22の点線は、上腕二頭筋腱の片側で触知できる上腕骨遠位を除いて、上腕筋が上腕二頭筋の奥にあることを示している。腕橈骨筋は、前腕の外側で最も表層の筋である。円回内筋も表層だが、手関

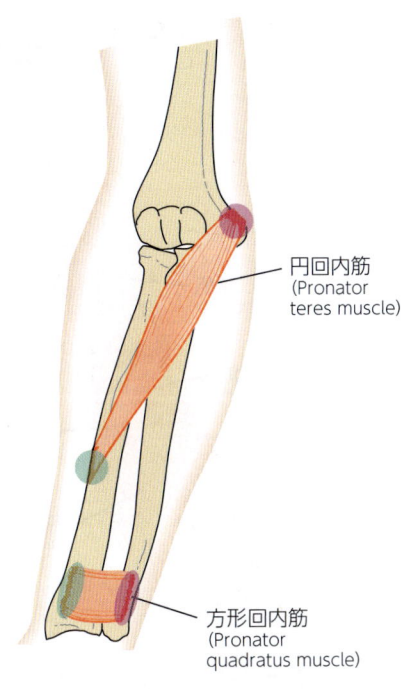

図11-19　回内筋(前面)

円回内筋　Pronator teres

起始部(O)	上腕骨の内側上顆と尺骨の鈎状突起
付着部(I)	橈骨の中間地点の外側面
動 き(A)	前腕の回内、肘関節屈曲の補助
神経支配(N)	正中神経(C6、C7)

　方形回内筋(図11-19を参照)も回内の作用が名前の一部になっている。前腕遠位の前面の奥に位置する小さく扁平な四辺形の筋であるため、触診はできない。尺骨の遠位4分の1から、橈骨の遠位4分の1に付着する。牽引線は水平であるため、円回内筋とともに前腕の回内に作用する。

方形回内筋　Pronator Quadratus

起始部(O)	尺骨の遠位4分の1
付着部(I)	橈骨の遠位4分の1
動 き(A)	前腕の回内
神経支配(N)	正中神経(C8、T1)

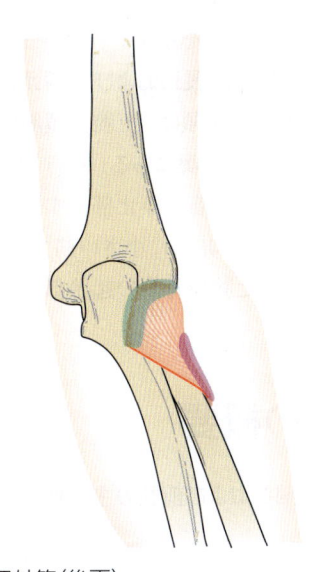

図11-20　回外筋(後面)

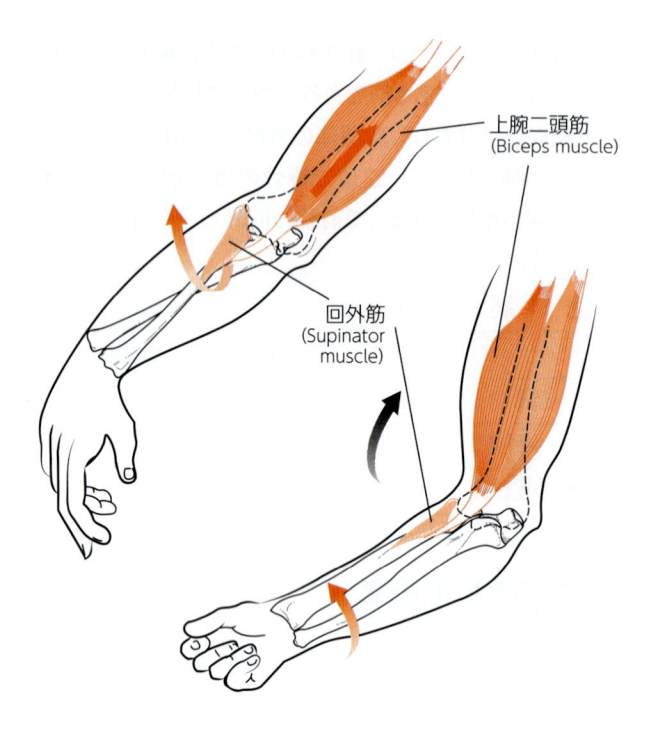

図11-21 回外筋と上腕二頭筋が組み合わさって偶力の作用を及ぼし、前腕の回内から回外へと尺骨周囲で橈骨を動かす（前面）。

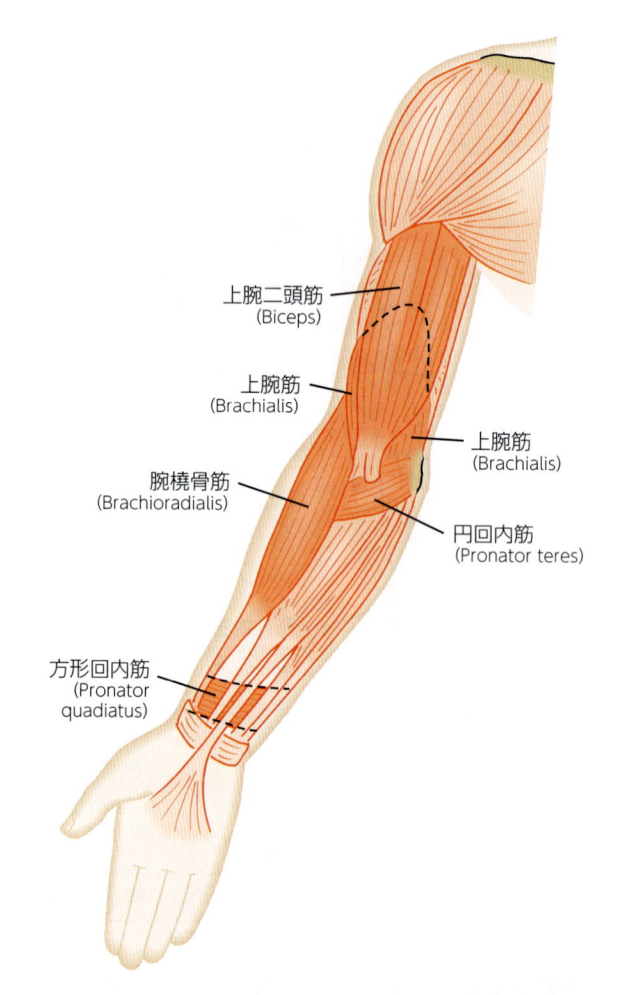

図11-22 前部の肘関節筋。点線は上腕二頭筋の奥に位置する上腕筋を示すことに注意。

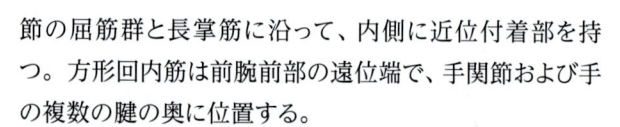

節の屈筋群と長掌筋に沿って、内側に近位付着部を持つ。方形回内筋は前腕前部の遠位端で、手関節および手の複数の腱の奥に位置する。

図11-23は、後部の筋を示す。上腕三頭筋が上腕後部全体を構成している。長頭および外側頭は表層に、内側頭は深部にある。内側頭は、上腕三頭筋の遠位腱とほぼ同じ形をしており、その奥にある（図11-23の点線で示す）。肘筋は、上腕三頭筋の停止部のすぐ遠位、肘関節後部の表層に位置する非常に小さい筋である。回外筋は、手関節の伸筋群と腕橈骨筋の起始部付近の奥にある（図11-24）。

筋の作用の概要

表11-1に、肘関節および前腕の主動作筋の筋作用をまとめる。

筋神経支配の概要

腕神経叢の終神経は、肘関節のすべての筋を支配する。筋皮神経は、肘関節の屈曲に関わる上腕前部の筋を支配する。橈骨神経は、腋窩を走行して上腕骨の中間部を回り、上腕、前腕および手の後面を支配する。橈骨神経は肘関節の伸展をすべて担っている。正中神経は上腕の前部を下行し、回内筋に枝を行き渡らせる。158ページの表11-2に、肘関節の筋組織の神経支配をまとめる。158ページの表11-3には、分節支配をまとめる。神経支配の脊髄レベルについては文献によって異なる記述があるので、注意を要する。

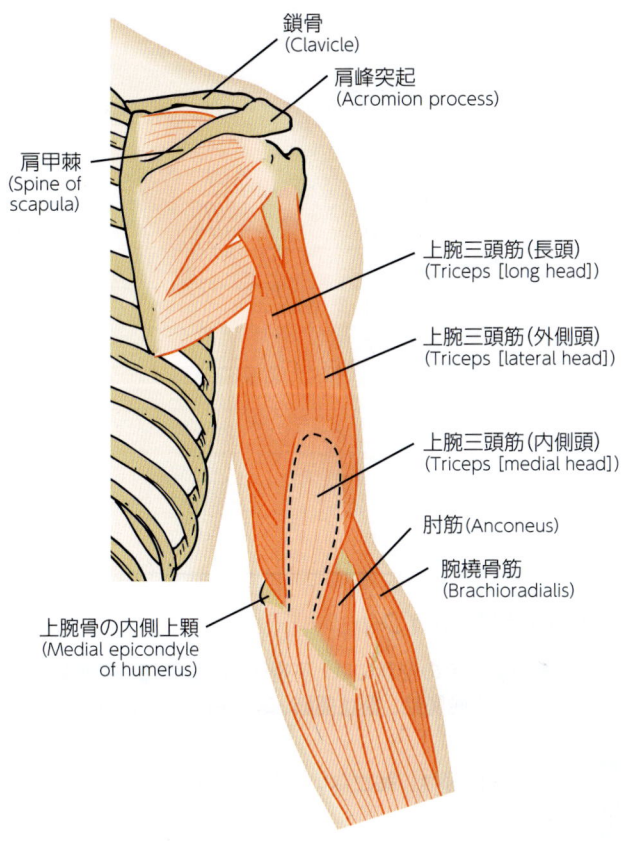

図11-23　後部の肘関節筋

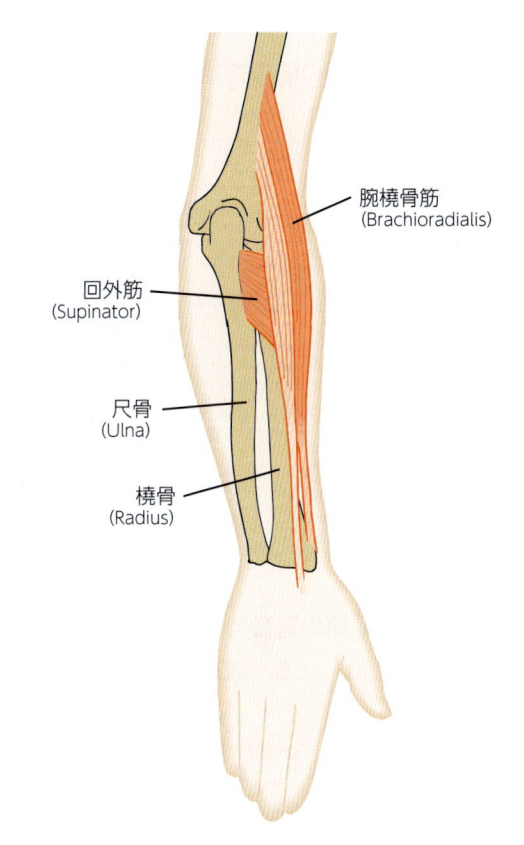

図11-24　深部の回外筋と周囲の筋との関係。回外筋を覆う手関節の手の伸筋の大半は描かれていない。

肘関節の一般的な病態

テニス肘として知られる**外側上顆炎**は、上腕骨の外側上顆に停止する総指伸筋腱に及ぼされる、ごく一般的な過用症状である。短橈側手根伸筋の羅患が特に多い。ラケットを用いるスポーツや、その他、手関節伸展を反復する活動に多く見られる。**内側上顆炎**は**ゴルフ肘**とも呼ばれ、内側上顆に停止する手関節屈筋群の腱の炎症である。内側上顆の圧痛や手関節屈曲に抵抗をかけたときの疼痛が及ぼされる過用症状である。

野球肘は、内側上顆の過用損傷で、通常は投球動作の反復によって引き起こされる。骨格の成熟していない若年の野球選手に見られる。投球動作が肘関節に外反ストレスを与え、これにより、関節に外側圧縮と内側伸延が及ぼされる。**肘内障**または**子守女肘**は、5歳までの幼児に見られ、腕に突然強い牽引力を受けたときに起こる。これは、大人が子どもの腕を突然引っ張ったときや、大人につかまれていた子どもの腕が離されたときなどに起こることが多い。この力によって、輪状靭帯の下から亜脱臼する。

肘関節脱臼は、やや屈曲した肢位にある肘関節にかなり強い力がかけられるときに起こる。これにより、尺骨が上腕骨の遠位端へ後方へ滑る。**顆上骨折**は、子どもに最も

表11-1　肘関節と前腕の主動筋

作用	筋
肘関節の屈曲	上腕二頭筋
	上腕筋
	腕橈骨筋
肘関節の伸展	上腕三頭筋
前腕の回内	円回内筋
	方形回内筋
前腕の回外	上腕二頭筋
	回外筋

表11-2　肘関節の筋の神経支配

筋	神経	脊髄分節
上腕筋	筋皮神経	C5、C6
上腕二頭筋	筋皮神経	C5、C6
腕橈骨筋	橈骨神経	C5、C6
上腕三頭筋	橈骨神経	C6、C7
肘筋	橈骨神経	C7、C8
円回内筋	正中神経	C6、C7
方形回内筋	正中神経	C8、T1
回外筋	橈骨神経	C6

表11-3　肘関節の脊髄分節支配

脊髄レベル	C5	C6	C7	C8	T1
上腕二頭筋	X	X			
上腕筋	X	X			
腕橈骨筋	X	X			
回外筋		X			
円回内筋		X	X		
上腕三頭筋			X	X	
肘筋			X	X	
方形回内筋				X	X

一般的であり、遠くに伸ばした手の上に転倒することで起こる。上腕骨遠位端の、上腕骨顆のすぐ上の骨折である。この骨折も非常に危険だが、肘関節の脱臼は、すぐ近位を通る上腕動脈を損傷する可能性がある。稀ではあるが、重度の前腕の筋群の虚血性壊死を引き起こす恐れのある**フォルクマン虚血性拘縮**に発展しうる。

重要なポイント

- 滑膜関節の形状には、不規則（平面）関節、蝶番関節、車軸関節、顆状関節、鞍関節および球関節がある。
- 滑膜関節は、軸がないものから3軸のものまである。
- 筋は、できるだけ遠くのすべての関節の上で収縮（短縮）すると、自動運動が不可能になる。
- 筋は、できるだけ遠くのすべての関節の上で伸張すると、他動運動が不可能になる。
- 活動は、遠位分節が固定されているか否かによって、開連鎖運動と閉連鎖運動に分けられる。
- 凹凸の法則として、凸関節面は身体分節の運動と反対の方向に動き、凹関節面は身体分節の運動と同じ方向に動く。

復習問題

解剖学一般問題

1. 肘関節と前腕の関節の用語のうち、次のものを答えよ。
   a. 関係する骨を挙げよ。
      前腕 ＿＿＿＿＿＿＿＿＿＿＿＿＿＿
      肘関節 ＿＿＿＿＿＿＿＿＿＿＿＿＿＿
   b. 軸の数を答えよ。
      前腕 ＿＿＿＿＿＿＿＿＿＿＿＿＿＿
      肘関節 ＿＿＿＿＿＿＿＿＿＿＿＿＿＿
   c. 関節の形状は何か。
      前腕 ＿＿＿＿＿＿＿＿＿＿＿＿＿＿
      肘関節 ＿＿＿＿＿＿＿＿＿＿＿＿＿＿
   d. 可能な関節運動は何か。
      前腕 ＿＿＿＿＿＿＿＿＿＿＿＿＿＿
      肘関節 ＿＿＿＿＿＿＿＿＿＿＿＿＿＿

2. 尺骨単体の模型に触れる場合、身体との関係を判断するための指標は、どのような向きで身体につながっているか。

3. 次の靱帯を答えよ。
   a. 肘関節の外側面を固定する靱帯
   b. 肘関節の内側面を固定する靱帯
   c. 橈骨を固定しその回旋を可能にする靱帯

4. 肘関節・前腕の筋のうち、二関節筋は何か。

5. 前腕の回外または回内を行うため、筋はどの骨に付着していなければならないか。

6. 肘関節または前腕の筋のうち、上腕骨に付着していないものはどれか。

7. 肩甲骨を尺骨・橈骨とつなぐ筋は何か。

8. 上腕骨と尺骨をつなぐ筋は何か。

9. 肩関節を交叉する上腕三頭筋の唯一の部位は、＿＿＿＿＿＿＿＿＿＿＿＿＿＿＿である。

10. 上肢に次のことを及ぼす肢位は何か。
    a. 上腕二頭筋の自動運動不可能を及ぼす肢位
    b. 上腕二頭筋の他動運動不可能を及ぼす肢位

11. 閉運動連鎖の活動において、上腕骨の関節面は前腕と同じ方向または逆方向のどちらに動くか。

12. a. 上腕の前面に手を置くと、どの筋に触れるか。
    b. 上腕の後面に手を置くと、どの筋にかかるか。
    c. 前腕の外側に触れると、どの筋に触れるか。

機能的アクティビティ問題

次の各活動について、肘関節と前腕の運動を答えよ。

1. 高い食器棚に皿を置く。
   a. 肘関節 ＿＿＿＿＿＿＿＿＿＿＿＿＿＿
   b. 前腕 ＿＿＿＿＿＿＿＿＿＿＿＿＿＿

2. チョコレートを口に入れる。
   a. 肘関節 ＿＿＿＿＿＿＿＿＿＿＿＿＿＿
   b. 前腕 ＿＿＿＿＿＿＿＿＿＿＿＿＿＿

3. 電話が鳴ったので、受話器に手を伸ばす（図11-25A）。
   a. 肘関節 ＿＿＿＿＿＿＿＿＿＿＿＿＿＿
   b. 前腕 ＿＿＿＿＿＿＿＿＿＿＿＿＿＿

4. その後、受話器を耳にあてる（図11-25B）。
   a. 肘関節 ＿＿＿＿＿＿＿＿＿＿＿＿＿＿
   b. 前腕 ＿＿＿＿＿＿＿＿＿＿＿＿＿＿

5. 手にハンマーを持ち、壁に釘を打ち込む。
   a. 肘関節 ＿＿＿＿＿＿＿＿＿＿＿＿＿＿
   b. 前腕 ＿＿＿＿＿＿＿＿＿＿＿＿＿＿

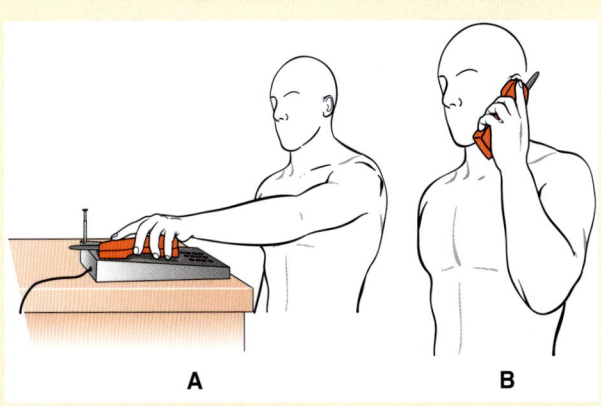

図11-25 電話に出るときの肘関節と前腕の運動。(A)開始の肢位。(B)完了時の肢位。

（次ページに続く）

復習問題（続き）

臨床演習問題

1. 座位で、掌を下に向け右前腕をテーブルに置く。必要に応じて、肘を屈曲する（図11-26A）。右前腕の手首のすぐ近位の橈側を左手で押し、右の掌を上に向ける（図11-26B）。右前腕は弛緩したままである。
   a. 右前腕にはどの関節運動が起こっているか。
   b. どの筋が伸張されているか。

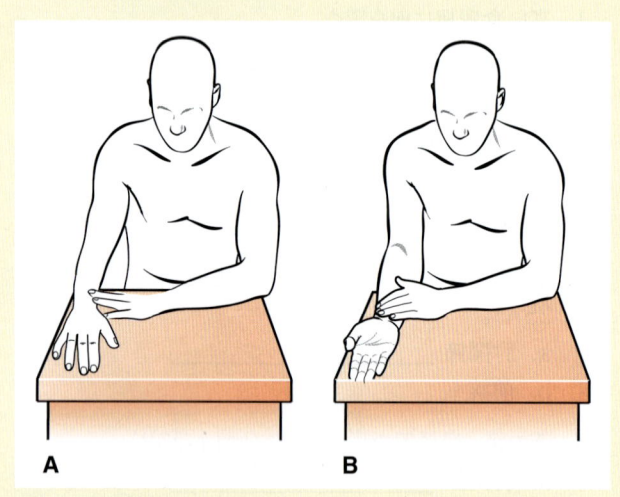

図11-26　前腕でのセルフストレッチ。(A)開始の肢位。(B)完了時の肢位。

2. 肘掛けのある椅子に座り、手を肘掛けに置く。椅子を下に押し付け、臀部を座面から浮かせる。
   a. 右肘関節にはどの関節運動が起こっているか。
   b. どの種類の収縮（等尺性、求心性、遠心性）が起こっているか
   c. どの筋が強化されているか。
   d. この活動は、開運動連鎖または閉運動連鎖のどちらか。

3. 右上腕を天井に向けて真っ直ぐに伸ばし立てる。左手で右手を頭の後ろへ通す（図11-27）。肘関節は曲げてよい。
   a. 右肘関節にはどの関節運動が起こっているか。
   b. どの筋が伸張されているか。

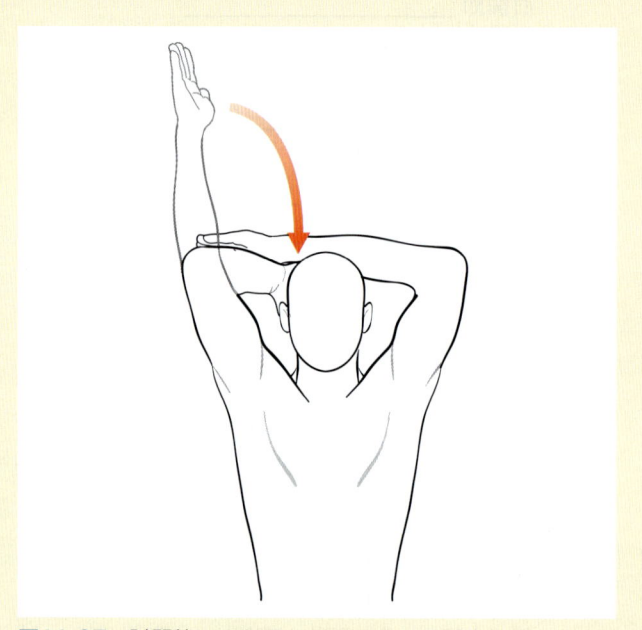

図11-27　肘関節でのセルフストレッチ。

4. 座位で、手と前腕を台に置く。台を下げようとするかのように、下に押し付ける。
   a. 右肘関節にはどのような関節運動が起こっているか。
   b. どの種類の収縮（等尺性、求心性、遠心性）が起こっているか。
   c. どの筋が強化されているか。

5. 右手を右肩関節のすぐ横に立て、小さなダンベルを持つ。手を解剖学的肢位へと動かす。
   a. 右肘関節にはどの関節運動が起こっているか。
   b. どの種類の収縮（等尺性、求心性、遠心性）が起こっているか。
   c. どの筋が強化されているか。
   d. この活動は、開運動連鎖または閉運動連鎖のどちらか。

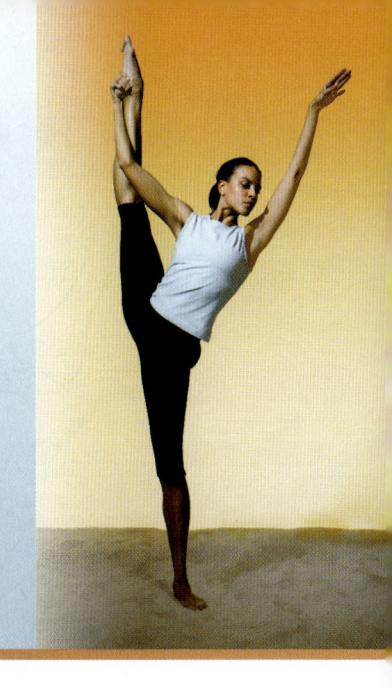

第12章 手関節

- 関節の構造
- 関節運動
- 骨と指標
- 靭帯その他の構造
- 手関節の筋
  - 解剖学的関係
  - 筋の作用の概要
  - 筋神経支配の概要
- 重要なポイント
- 復習問題
  - 解剖学一般問題
  - 機能的アクティビティ問題
  - 臨床演習問題

関節の構造

　手関節は身体で最も複雑な関節の一つと言えるだろう。実際には、橈骨手根関節と手根中央関節という2つの関節で構成されている。**橈骨手根関節**（図12-1）は、近位にある橈骨の遠位端と下橈尺関節の関節円板、そして遠位の舟状骨、月状骨および三角骨で構成されている。関節円板は尺骨と手根骨の近位列の間に位置するため、尺骨はこの関節の一部とはみなされない。手根骨の近位列に位置する豆状骨は、三角骨の前部にあるので、円板と関節を成さない。したがって、豆状骨もこの関節の一部とはみなされない。

　橈骨手根関節は、滑膜関節の中でも**顆状関節**に分類され、凹状の橈骨の遠位端と関節円板が凸形の舟状骨、月状骨および三角骨と関節を成している。手根骨の凸形の近位列は、手と反対の方向へ動く。このため、手関節の屈曲時、手根骨は橈骨と関節円板の上を後方に滑る。手関節の伸展時は前方へ滑る。橈屈のときは尺側に滑り、尺屈のときは橈側に滑る。

　橈骨手根関節も二軸関節に分類され、屈曲と伸展、橈屈と尺屈が可能である。これら4つの運動を組み合わせたものは、「分回し」と呼ばれる。手関節には回旋はない。

　手根間関節（手根中央関節）（図12-1を参照）は、手根骨の2つの列の間に位置し、手関節の運動を担っている。これらの形状は**不規則**で、**平面関節**に分類される。滑り運動が可能な非軸関節で、集合的に橈骨手根関節の運動を行う。

　手根中手（CMCまたはCM）関節は、手根骨の遠位列と中手骨の近位端の間に位置する（図12-1を参照）。手の

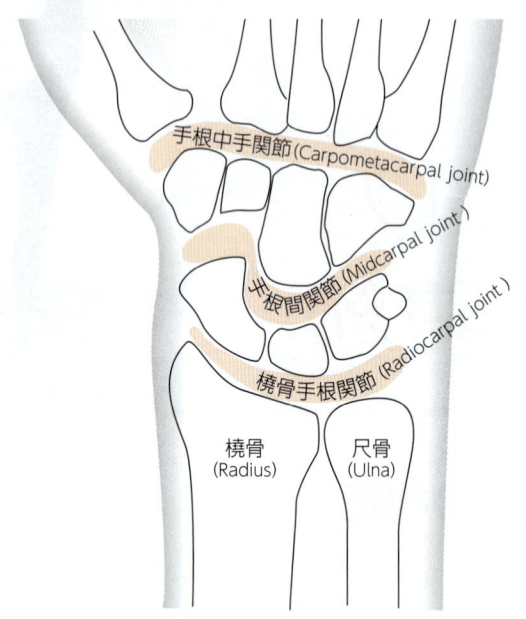

図12-1 左手関節（前面）

運動により直接的な機能を果たすので、この関節については、第13章で取り上げる。

関節運動

手関節の運動について述べるとき、いくつかの用語がよく用いられる。「手関節の屈曲」と「掌屈」は同義であり、「伸展」、「過伸展」と「背屈」も同義である。屈曲と伸展のほぼ中間点に前腕と一直線に手を置くことは、「中間位」である。これは、手関節の解剖学的肢位である。「伸展」は屈曲から戻る運動である。中間位を越える運動は「過伸展*」である、しかし、最も一般的に用いられる用語は、**屈曲**、**中間位**および**伸展**であり、本書でもこれらを用いる。いずれにせよ、これらの他の用語にも慣れておく必要があるので、表12-1にまとめておく。

屈曲と伸展は、前額軸周囲の矢状面で起こる。屈曲は約90度、伸展は約70度である。**橈屈**と**尺屈**は、矢状軸周囲の前頭面で起こる。橈屈は約25度、尺骨偏位は約35度である。図12-2にこれらの運動を図示する。靱帯および関節包の張力により、橈屈を除くすべての手関節運動のエンドフィールは、軟部組織伸張感である。橈屈のエンドフィールは、橈骨茎状突起と舟状骨（手根骨）の間の接触による、骨と骨の衝突感である。

骨と指標

手根骨はそれぞれ4つの骨を含む2つの列で構成されている（図12-3）。近位列の母指側から、**舟状骨**、**月状骨**、**三角骨**および**豆状骨**である。遠位列では、外側から内側に、**大菱形骨**、**小菱形骨**、**有頭骨**および**有鉤骨**である。これらは、前側（掌側）が凹面、後部が凸面となるようアーチ型に配置された小さい骨である。このアーチ型の配置は、母指が対向するのに非常に役立っている。

手関節の骨指標を次に挙げる。

茎状突起
橈骨の外側（図12-3を参照）と尺骨の後内側（図11-9を参照）にある遠位の隆起で、側副靱帯が付着する

有鉤骨鉤
有鉤骨の前面の隆起で、横手根靱帯が付着する

内側上顆
上腕骨の遠位内側に位置し、手関節屈筋群の腱が付着する（図11-8を参照）

---

*原文ではHyperextension（過伸展）となっているが、これは伸展（extension）と考えるのが一般的。過伸展は、正常可動域を越えてさらに伸展したものである。

表12-1	手関節の用語の比較*	
推奨用語	代替用語	運動または肢位
屈曲	屈曲、掌屈	解剖学的肢位から前方に
中間位	伸展、中間位	解剖学的肢位
伸展	背屈	解剖学的肢位から後方に
橈屈	外転	解剖学的肢位から外側に
尺屈	内転	解剖学的肢位から内側に

* **太字**は、本書で用いる用語を示す。

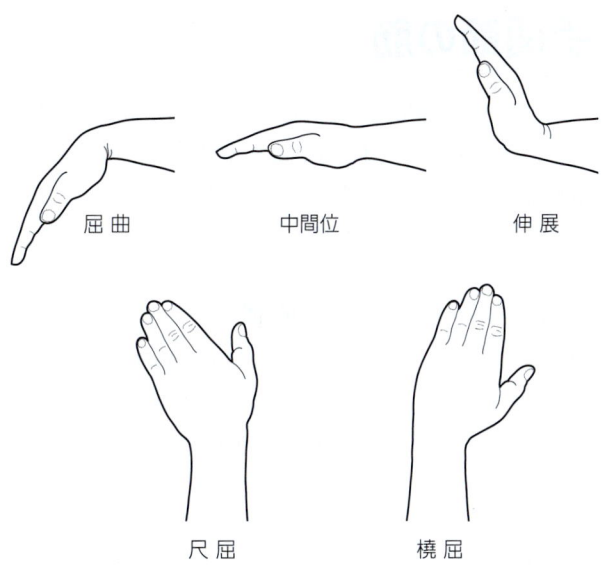

図12-2　手関節の関節運動

骨および大菱形骨に付着する。**尺側側副靱帯**は、尺骨の茎状突起と豆状骨および三角骨に付着する。これらの靱帯がそれぞれ、外側と内側で手関節を支えている。図12-3、12-4および12-5に図示する。

　掌側橈骨手根靱帯は、手関節の伸展を制限する厚く頑丈な靱帯である。遠位の橈骨と尺骨の前面から近位の手根骨の前面、そして、遠位列の有頭骨まで付着する幅広い帯である（図12-4を参照）。手のほとんどの活動は手関節を屈曲と反対に伸展した状態で起こるので、手関節の機能にとっては、反対側の背側橈骨手根靱帯よりもおそらく重要であろう。このため、掌側橈骨手根靱帯は伸張や捻挫を起こしやすい。橈骨手根靱帯を尺骨手根靱帯と分

外側上顆
上腕骨の遠位外側に位置し、手関節伸筋群の腱が付着する（図11-8を参照）

上顆稜
外側上顆のすぐ近位に位置し、長橈側手根伸筋が付着する（図11-8を参照）

靱帯その他の構造

　橈骨手根関節には基本的に、手関節を主に支える4つの靱帯がある。さらに、手根間関節を支える小さな無数の靱帯がある。**橈側側副靱帯**は、橈骨の茎状突起と舟状

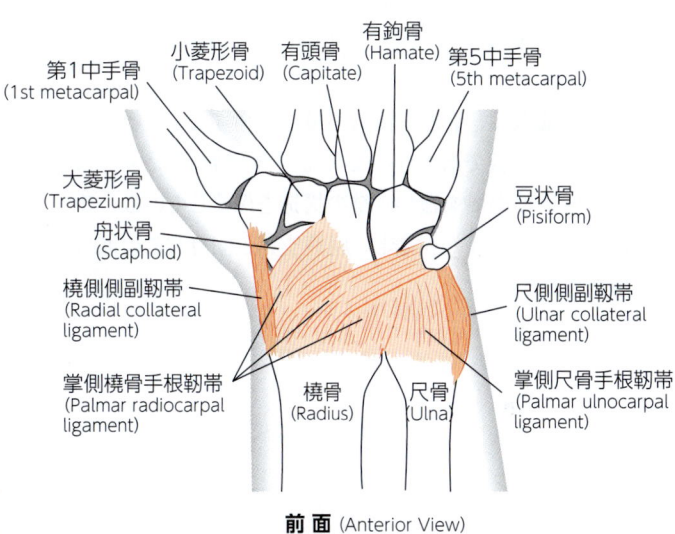

図12-4　掌側橈骨手根靱帯（左手）

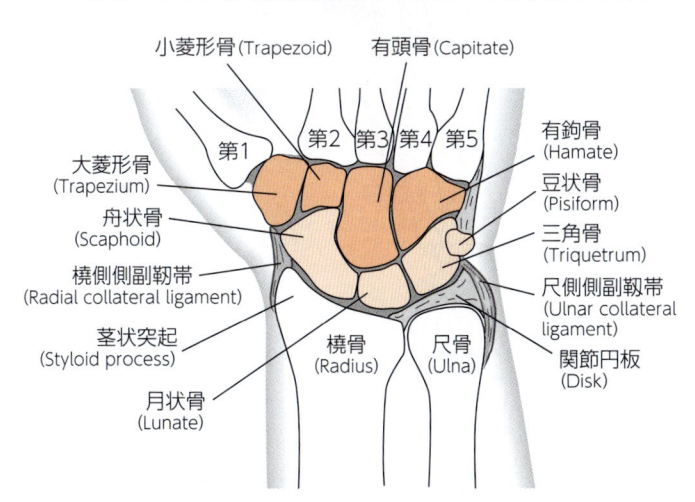

図12-3　手関節の骨、前面（左手）

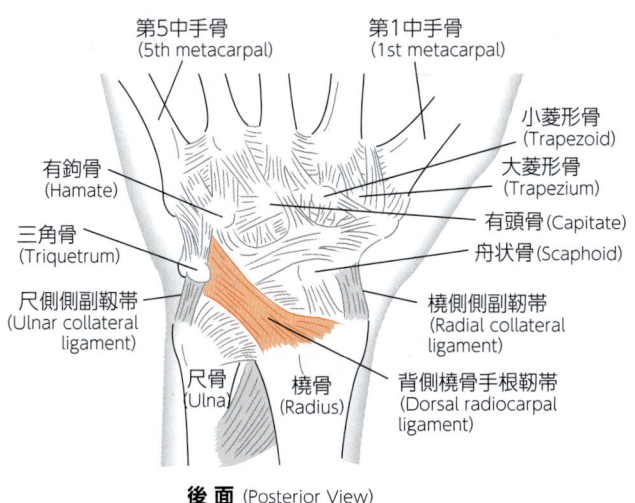

図12-5　背側橈骨手根靱帯（左手）

けて記述されることもある。機能的には、基本的に1つの靭帯として作用する。

背側橈骨手根靭帯は、橈骨遠位の後面から、舟状骨、月状骨および三角骨の後面に付着する（図12-5を参照）。この靭帯は、手関節で行える屈曲の範囲を制限する。過度の屈曲を及ぼす力は、過度の伸展を及ぼす力ほど大きくないため、この靭帯は掌側橈骨手根靭帯ほど強くない。

橈骨手根関節を包む**関節包**は、橈側・尺側副靭帯と掌側・背側橈骨手根靭帯によって強化されている。**関節円板**（図12-3を参照）は尺骨の遠位端に位置し、三角骨および月状骨と関節を成す。尺骨遠位とその近接する手根骨（三角骨および月状骨）との間の緩衝材や詰め物として作用する。尺骨とその茎状突起は、橈骨とその茎状突起ほど遠くまで伸展しないため、作り出される隙間を円板が埋めている。

手掌筋膜は、手の掌側の表層に位置する、比較的厚い三角形の筋膜である（図12-6）。「手掌腱膜」とも呼ばれる。外来筋の腱を覆い、掌の構造を保護している。手掌筋膜には長掌筋が付着し、屈筋支帯と同様にこの筋膜に融合される。

手関節の筋

ここで、手関節に広がり主要な機能を持つ筋について述べる。手関節を交叉するが、母指や四指での機能の方が重要な筋については、第13章で取り上げる。このセクションで紹介する筋を次に挙げる。

前 部	後 部
尺側手根屈筋	長橈側手根伸筋
橈側手根屈筋	短橈側手根伸筋
長掌筋	尺側手根伸筋

手関節の筋の近位付着部について概ね言えることがある。1つ目として、屈筋は内側上顆に付着し、伸筋は外側上顆に付着する。2つ目として、長掌筋を除くすべての手関節筋の遠位付着部は、中手骨である。3つ目として、筋の名前がその作用（屈筋、伸筋）、作用する部位（手根）、手関節の遠位付着部の位置する側（橈側、尺側）をほぼ表している。これらの名前は、筋が尺屈または橈屈で機能するか否かも表している。

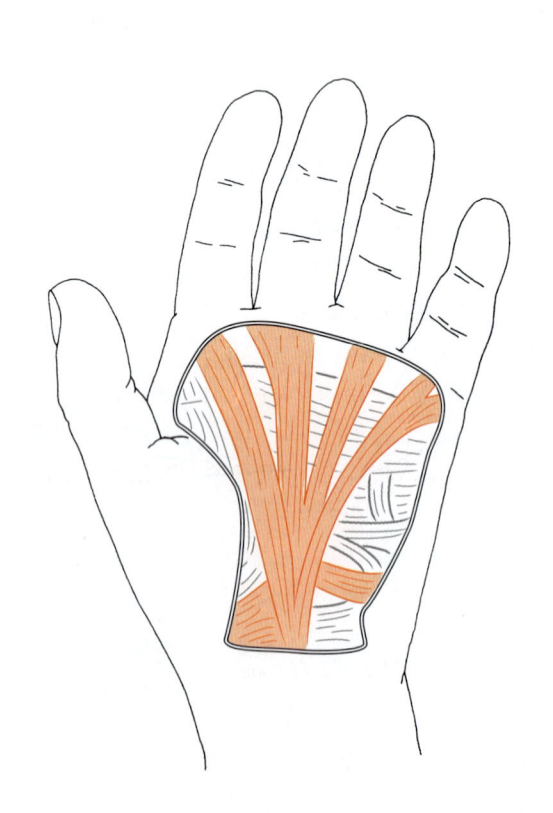

図12-6　手掌筋膜（前面）

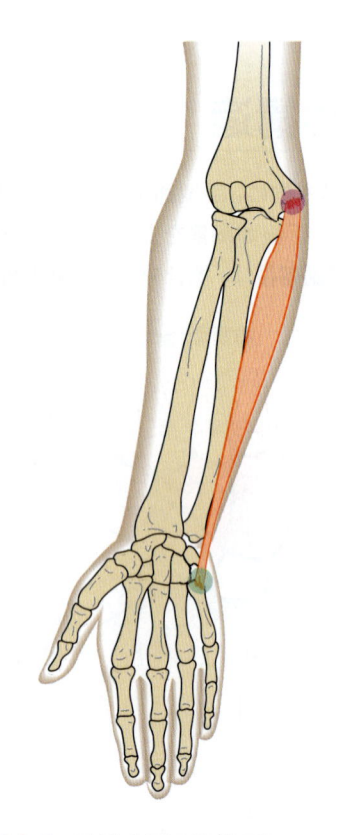

図12-7　尺側手根屈筋（前面）

第12章 手関節　165

　尺側手根屈筋は、前腕の尺側、やや前部に沿って走行する表層筋である（図12-7）。その近位付着部はほぼ上腕骨の内側上顆にあり、遠位付着部は第5中手骨底および豆状骨である。手根骨に付着する唯一の手関節筋であり、手関節の屈曲および尺屈の主動作筋である。

尺側手根屈筋	Flexor Carpi Ulnaris
起始部(O)	上腕骨の内側上顆
付着部(I)	豆状骨および第5中手骨底
動き(A)	手関節の屈曲、尺屈
神経支配(N)	尺骨神経(C8、T1)

　橈側手根屈筋は、内側上顆から前腕前部を斜めに横断し、外側で第2および第3中手骨底に付着する比較的表層の筋である（図12-8）。手関節の屈曲および橈屈の主動作筋である。

橈側手根屈筋	Flexor Carpi Radialis
起始部(O)	上腕骨の内側上顆
付着部(I)	第2および第3中手骨底
動き(A)	手関節の屈曲、橈屈
神経支配(N)	正中神経(C6、C7)

　長掌筋は、内側上顆の共通の屈筋付着部から前腕の前面へと下行する表層筋である。正中線で手掌筋膜に付着する（図12-9）。手関節の基部の正中線で簡単に識別でき、手関節の屈曲にわずかに抵抗を加えると特によく分かる。この筋は骨への付着部が近位端での1箇所しかないため、特殊である。約21%の人は、この筋が片側または両側にない（Moore、1985年、p 698）。長掌筋は非常に小さいため、欠損していても筋力が損なわれることはない。手関節の屈曲を行うのに理想的な位置にあるが、小さいのでせいぜい補助的な作用しかない。

長掌筋	Palmaris Longus
起始部(O)	上腕骨の内側上顆
付着部(I)	手掌筋膜
動き(A)	関節の屈曲の補助
神経支配(N)	正中神経(C6、C7)

　手関節の後面にあるのが、**長橈側手根伸筋**である。この筋のほとんどが表層にある（図12-10）。近位では、上顆稜外側、外側上顆のすぐ上に付着する。それから、前腕の後外側面を下行し、母指へと続く2つの腱の下を通

図12-8　橈側手根屈筋(前面)　　　　　**図12-9**　長掌筋(前面)

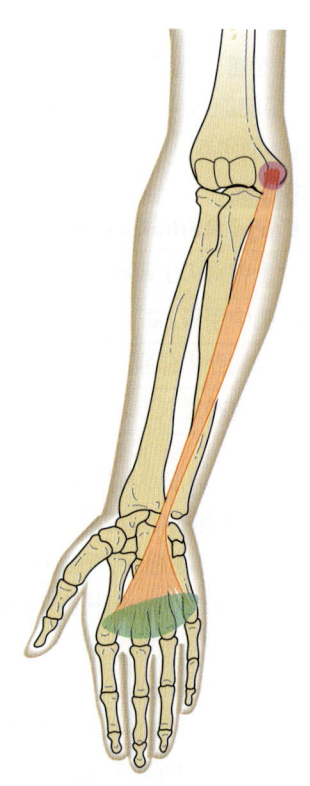

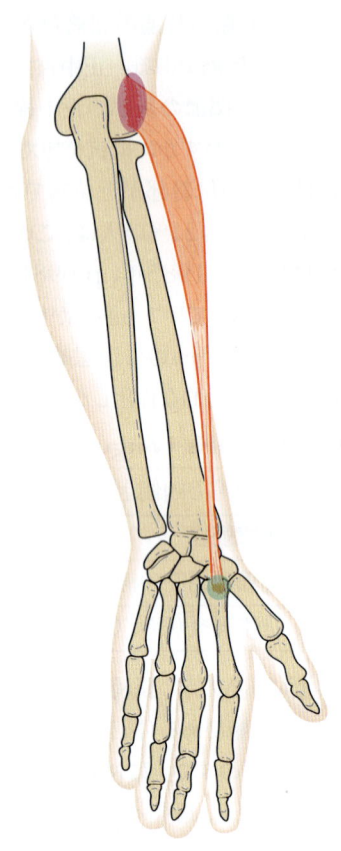

図12-10　長橈側手根伸筋（後面）　　　　図12-11　短橈側手根伸筋（後面）

り、伸筋支帯の下を通って（図12-15を参照）、第2中手骨底に付着する。手関節の伸展と橈屈の主動作筋である。肘関節の伸展を補助する。

長橈側手根伸筋
Extensor Carpi Radialis Longus

起始部（O）	上腕骨の上顆稜
付着部（I）	第中手骨2底
動 き（A）	手関節の伸展、橈屈
神経支配（N）	橈骨神経（C6、C7）

「長」の付く橈側手根伸筋があれば当然、「短」の付くものもある。**短橈側手根伸筋**は、長橈側手根伸筋の隣にある（図12-11）。外側上顆を覆う手関節伸筋群の腱から起こる。長橈側手根伸筋と同様、短橈側手根伸筋も母指へと続く2つの腱の下を通り、伸筋支帯の下を通る。その遠位付着部は第3中手骨底にある。付着部が橈屈・尺屈の運動の軸に近いため、橈屈での唯一の補助動筋となっている。しかし、手関節の伸展の主動作筋である。肘関節

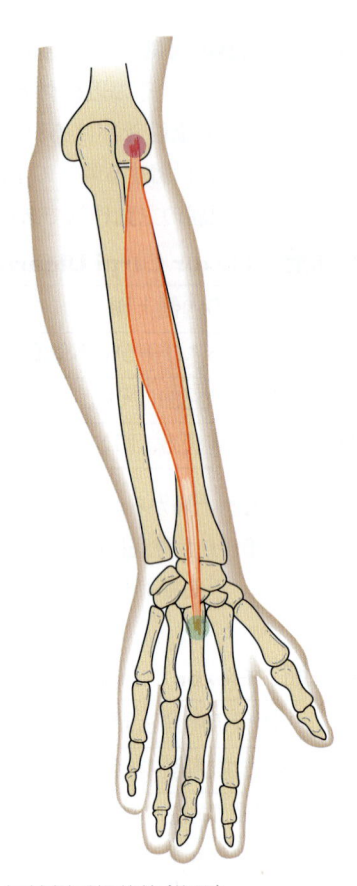

の伸展も補助する。

短橈側手根伸筋
Extensor Carpi Radialis Brevis

起始部（O）	上腕骨の外側上顆
付着部（I）	第3中手骨底
動 き（A）	手関節の伸展
神経支配（N）	橈骨神経（C6、C7）

尺側手根伸筋も、外側上顆を覆う手関節伸筋群の腱から起こる表層の筋である（図12-12）。前腕後部の内側を下行し、第5中手骨底で付着する。手関節の伸展と尺屈の主動作筋であり、肘関節の伸展を補助する。

尺側手根伸筋　Extensor Carpi Ulnaris

起始部（O）	上腕骨の外側上顆
付着部（I）	第5中手骨底
動 き（A）	手関節の伸展、尺屈
神経支配（N）	橈骨神経（C6、C7、C8）

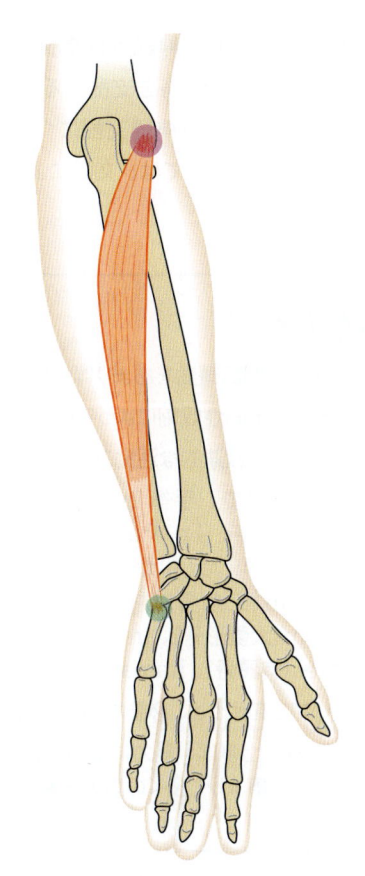

図12-12　尺側手根伸筋(後面)

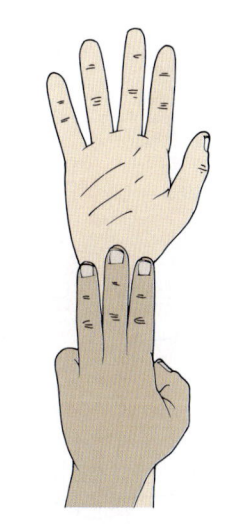

図12-13　前部手関節筋の腱の位置。

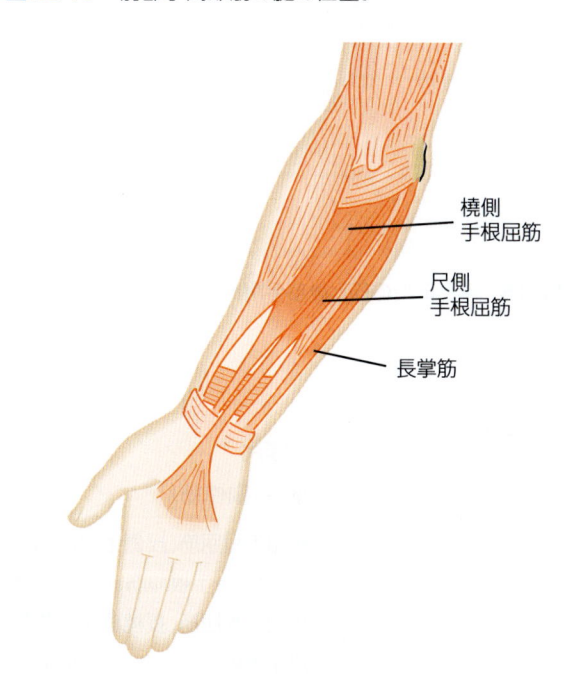

図12-14　手と母指の筋と前部手関節筋との関係。

解剖学的関係

　手関節屈筋はほとんどの部位が比較的表層で、前腕の前面に位置し、内側上顆に起こる。図12-13の通り、左手の示指、中指、環指を右の手関節(前面)に置くと、橈側手根屈筋(示指)、長掌筋(中指)、尺側手根屈筋(環指)と、これらの筋の位置付けが示される。これらの付着部も第2指、第3指、第4指と、それぞれ並んでいる。図12-14は表層の3つの手関節屈筋を表している。腕橈骨筋も表層だが、これは手関節を交叉しない肘関節筋である。手関節屈筋の下は母指と手の屈筋で、これらについては第13章で説明する。

　手関節伸筋群の筋も比較的表層だが、前腕の後面にある(図12-15)。これらの共通の起始部はほぼ外側上顆である。その指標のすぐ遠位に互いに平行している。長橈側手根伸筋が最も外側で、その次に短橈側手根伸筋が並ぶ。指伸筋と小指伸筋(ともに手の筋)が正中線にある。その内側の尺側が尺側手根伸筋である。手関節、手および母指の腱はすべて、**伸筋支帯**に含まれていることに注意する(図12-15を参照)。

筋の作用の概要

　表12-2に、手関節の主動作筋の作用をまとめる。

筋神経支配の概要

　手関節筋の神経支配は単純明快である。橈骨神経は

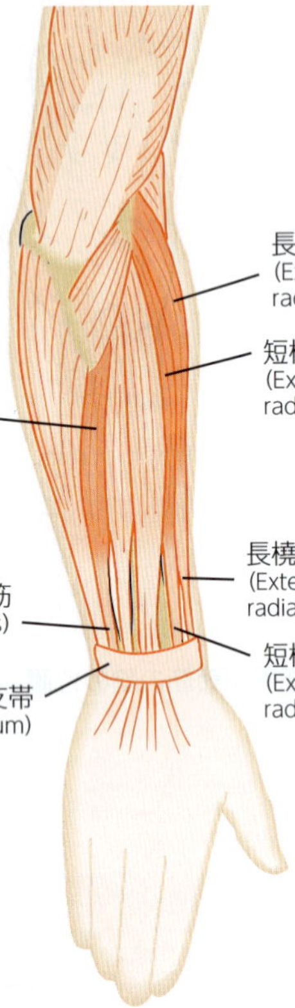

後部の筋を支配する。正中神経は母指側の前部の筋を支配し、尺骨神経は尺側の筋を支配する。表12-3および表12-4に、手関節の筋の神経支配についてまとめる。脊髄分節の神経支配については、文献によって記述が異なる。

> **重要なポイント**
> - 等尺性収縮は関節運動をあまり伴わない。
> - 筋付着部は、求心性収縮によって相互に近づく。
> - 遠心性収縮は、減速的な活動である。
> - 次の簡略記号で、手関節の骨の順番を覚える："Sam Likes To Push The Toy Car Hard"＝scaphoid（舟状骨）、lunate（月状骨）、triquetrum（三角骨）、pisiform（豆状骨）、trapezium（大菱形骨）、trapezoid（小菱形骨）、capitates（有頭骨）、hamate（有鉤骨）
> - 柄の長いてこを使うと、必要な力が少なくなる。
> - 重力に逆らう仕事は、重力に従う、すなわち、重力が減じる仕事よりも多くの労力を要する。

図12-15 手と母指の筋と後部手関節との関係

表12-2　手関節の筋作用

作用	筋（主動作筋）
屈曲	橈側手根屈筋、尺側手根屈筋
伸展	長・短橈側手根伸筋、尺側手根伸筋
橈屈	橈側手根屈筋、長橈側手根伸筋
尺屈	尺側手根屈筋、尺側手根伸筋

表12-3　手関節の筋の神経支配

筋	神経	脊髄分節
長橈側手根伸筋	橈骨神経	C6、C7
短橈側手根伸筋	橈骨神経	C6、C7
尺側手根伸筋	橈骨神経	C6、C7、C8
橈側手根屈筋	正中神経	C6、C7
長掌筋	正中神経	C6、C7
尺側手根屈筋	尺骨神経	C8、T1

表12-4　手関節の分節支配

脊髄レベル	C6	C7	C8	T1
長橈側手根伸筋	X	X		
短橈側手根伸筋	X	X		
尺側手根伸筋	X	X	X	
長掌筋	X	X		
橈側手根屈筋	X	X		
尺側手根屈筋			X	X

復習問題

解剖学一般問題

1. 手関節の骨を、近位列および遠位列についてそれぞれ外側から内側の順に挙げよ。
2. 次で起こる手関節運動は何というか。
   a. 前額軸周囲の矢状面
   b. 矢状軸周囲の前頭面
   c. 垂直軸周囲の水平面
3. 手関節について答えよ。
   a. 軸の数
      橈骨手根関節 ＿＿＿＿＿＿＿＿
      手根間関節 ＿＿＿＿＿＿＿＿
   b. 関節の形状
      橈骨手根関節 ＿＿＿＿＿＿＿＿
      手根間関節 ＿＿＿＿＿＿＿＿
   c. 可能な関節運動
      橈骨手根関節 ＿＿＿＿＿＿＿＿
      手根間関節 ＿＿＿＿＿＿＿＿
4. 上腕骨の内側上顆に付着する筋は何か。
5. 上腕骨の外側上顆に付着する、すなわち停止する筋は何か。
6. 手関節だけが描かれた図を見るとき、描画が前面か後面かを判断する指標は何か。
7. 手関節を橈側で交叉する筋は何か。
8. 手関節を尺側で交叉する筋は何か。
9. 非常に特定しやすいが、機能的な重要性の少ない筋はあるか。あるとすればどれか。
10. 手関節を交叉する手関節筋の名前を、尺側の前面から橈側へと順に挙げよ。
11. 尺骨が手関節の一部とみなされないのはなぜか。
12. 一般に、ハンマーを使うときは手関節筋を使っている。しかし、さらに力を要するときは肘関節か、肩関節の筋も使う場合がある。これらが大きな力を作り出すのはなぜか。
13. 頭より高い位置でハンマーを使うとき、腰の高さで用いるときよりも、手関節を尺屈する筋に要する力が大きいのはなぜか。
14. 手関節運動はどのような種類のエンドフィールを持つか。
15. 外側上顆のすぐ近位の骨指標の名前を答えよ。

機能的アクティビティ問題

すべてではないが多くの機能的活動は、手関節を中間位あるいはやや伸展位にして行う。多くの場合、この肢位を維持するために等尺性収縮が必要である。次の活動について、手関節の肢位と等尺性収縮する筋群を答えよ。

1. コーヒーカップを持つ
   a. 手関節の肢位 ＿＿＿＿＿＿＿＿
   b. 手関節筋群 ＿＿＿＿＿＿＿＿
2. コンピュータの従来型のキーボードを打つ
   a. 手関節の肢位 ＿＿＿＿＿＿＿＿
   b. 手関節筋群 ＿＿＿＿＿＿＿＿
3. ホチキスを上から押す
   a. 手関節の肢位 ＿＿＿＿＿＿＿＿
   b. 手関節筋群 ＿＿＿＿＿＿＿＿
4. 長い髪を櫛でとかす（左側の髪を右手でとかす、図12-16）
   a. 手関節の肢位 ＿＿＿＿＿＿＿＿

(次ページへ続く)

復習問題（続き）

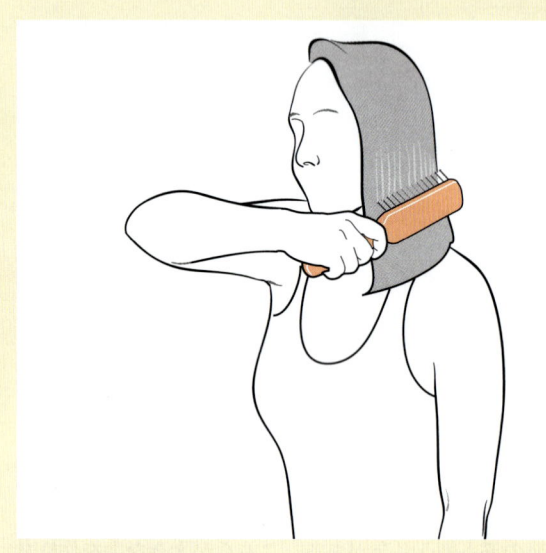

図12-16 髪をとかす。

　　　b. 手関節筋群 ＿＿＿＿＿＿＿＿＿＿
5. 箱を底から持つ（図12-17）
　　a. 手関節の肢位 ＿＿＿＿＿＿＿＿＿＿
　　b. 手関節筋群 ＿＿＿＿＿＿＿＿＿＿

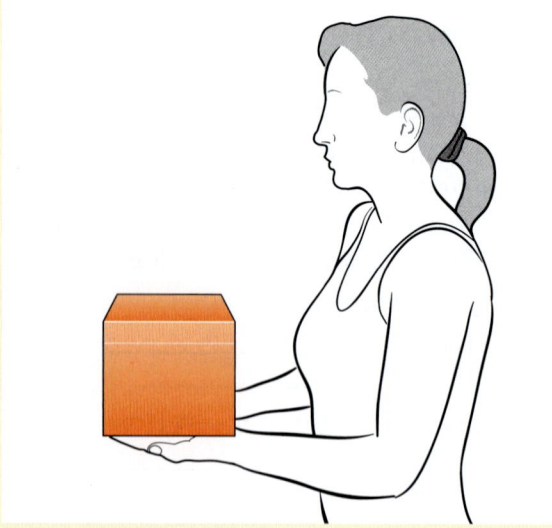

図12-17 箱を持つ。

臨床演習問題

弾性チューブはすぐにその反動力が損なわれ、遠心性収縮の最終域ではさほど効果はない。次に挙げる例よりも遠心性収縮を効果的に行う方法があるかもしれないが、エクササイズの有効性に関わらず、遠心性収縮についてよく理解できるはずである。

1. 座位で大腿部に掌を上向きにして前腕をのせ、手にダンベルを持つ。手関節を上に曲げる。
   a. 手関節で起こっている関節運動は何か。
   b. どの種類の収縮（等尺性、求心性、遠心性）が起こっているか。
   c. どの筋が強化されているか。

2. ダンベルをゆっくりと下ろし、問1で説明した運動の開始の肢位に戻る。
   a. 手関節で起こっている関節運動は何か。
   b. どの種類の収縮（等尺性、求心性、遠心性）が起こっているか。
   c. どの筋が強化されているか。

3. 腕を横につけて立ち、掌を下向きに肘を屈曲し、輪にしたゴムチューブの片側を足で踏み、もう片側を手にかける。手関節を上に曲げる。
   a. 手関節で起こっている関節運動は何か。
   b. どの種類の収縮（等尺性、求心性、遠心性）が起こっているか。
   c. どの筋が強化されているか。
   d. 肘関節の作用にはどの筋群が作用しているか。
   e. 肘関節ではどの種類の収縮が起こっているか。

4. 手関節をゆっくりと下ろし、問3で説明した運動の開始の肢位に戻る。
   a. 手関節で起こっている関節運動は何か。
   b. どの種類の収縮（等尺性、求心性、遠心性）が起こっているか。
   c. どの筋が強化されているか。

5. 腕を横につけて立ち、前腕を中間位にして肘を屈曲し、輪にしたゴムチューブの片側を手で持ち、もう片側を頭より高い固定された物にかける。手関節を下向きに曲げる。
   a. 手関節で起こっている関節運動は何か。
   b. どの種類の収縮（等尺性、求心性、遠心性）が起こっているか。
   c. どの筋が強化されているか。

6. 手関節をゆっくりと下ろし、問5で説明した運動の開始の肢位に戻る。
   a. 手関節で起こっている関節運動は何か。
   b. どの種類の収縮（等尺性、求心性、遠心性）が起こっているか。
   c. この種類の収縮がおこる理由を説明せよ。
   d. どの筋が強化されているか。

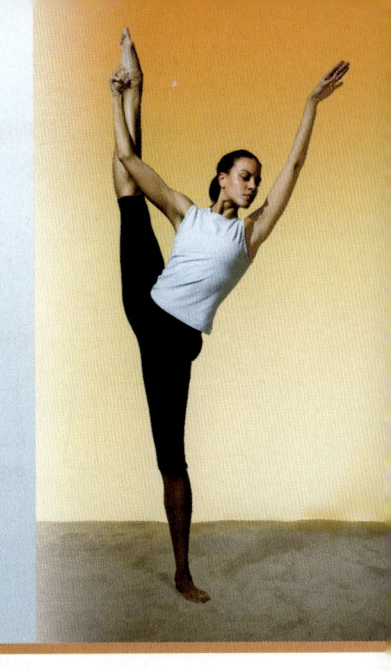

第13章
手

- 母指の関節と運動
- 四指の関節と運動
- 骨と指標
- 靭帯その他の構造
- 母指と四指の筋
  - 外在筋
  - 内在筋
  - 解剖学的関係
  - 手関節および手の一般的な病態
  - 筋の作用の概要
  - 筋神経支配の概要
- 手の機能
  - つかむ
- 重要なポイント
- 復習問題
  - 解剖学一般問題
  - 機能的アクティビティ問題
  - 臨床演習問題

手は上肢の遠位端である。母指と指の中手骨および指節骨で構成されている。手は、上肢における機能の重要なポイントである。我々は、非常に単純なことから複雑なことまで、ありとあらゆる活動を手を使って行う。上肢の他の関節の重要な目的は、これらの作業を行うために手を様々な肢位に置くことである。手は非常に有用で多機能なばかりでなく、非常に複雑である。本章では、手の基本的な構造と機能について特筆する。

母指の関節と運動

第1指である母指には、3つの関節がある。手根中手(CM)関節、中手指節(MP)関節および指節間(IP)関節(図13-1)である。**CM関節**は、大菱形骨で構成され、第1中手骨底と関節を成す(図13-2)。この関節は鞍関節で、両関節面は凹形と凸形である。これらの関節面の形状と関係は、2枚重ねたプリングルスのポテトチップスに例えることができる。上のチップスの下面の形状は第1中手骨の形状と同じで、下のチップスの上面の形状は、大菱形骨と同じである。それぞれの面は一方向に凹形、他方向に凸形をしている。CM関節は、全平面で運動することから、変形した球関節として説明される場合がある。解剖学的肢位にして母指を見ると、母指球が手掌と垂直であることに気づく。母指を対立すると、今度は母指球が正面を向き、手掌と平行になる。回旋が起こっていることは明らかである。ところが、いずれの関節も動かさずに母指を回旋しようとすると回旋できないことに気づく。CM関節での回旋は他動的であって随意運動ではなく、関節の形状の結果として起こる。この種類の運動を一般に**副運動**(自動運動に伴って起こり、正常な運動の基本となる運動)という。

母指のCM関節は、他の四指のCM関節よりも可動性に優れているが、安定性も持ち合わせている。これは特殊である。屈曲と伸展、外転と内転、そして、対立と復位（図13-3）を可能にする。母指運動は、関節運動と通常呼ばれているものとは異なる。**屈曲**と**伸展**は、手掌と「平行」な平面で起こる。**外転**と**内転**は、手掌と「垂直」な平面で起こる。言い換えると、前腕を回外して手掌を上に向け、母指を手掌の上で横から横に動かすことが、屈曲と伸展である。母指を手掌から遠ざかるように天井に向けることが外転であり、そこから戻る運動が内転である。**対立**は、屈曲と外転の組み合わせであり、「組み込まれた」回

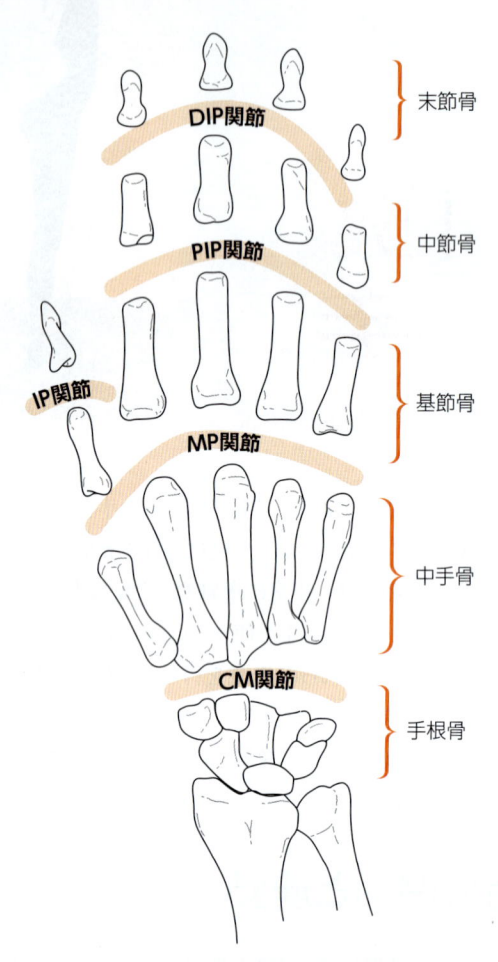

図13-1 四指および母指の関節と骨（前面）。各指にDIPとPIPがあるのに対し、母指はIP関節しか持たない。

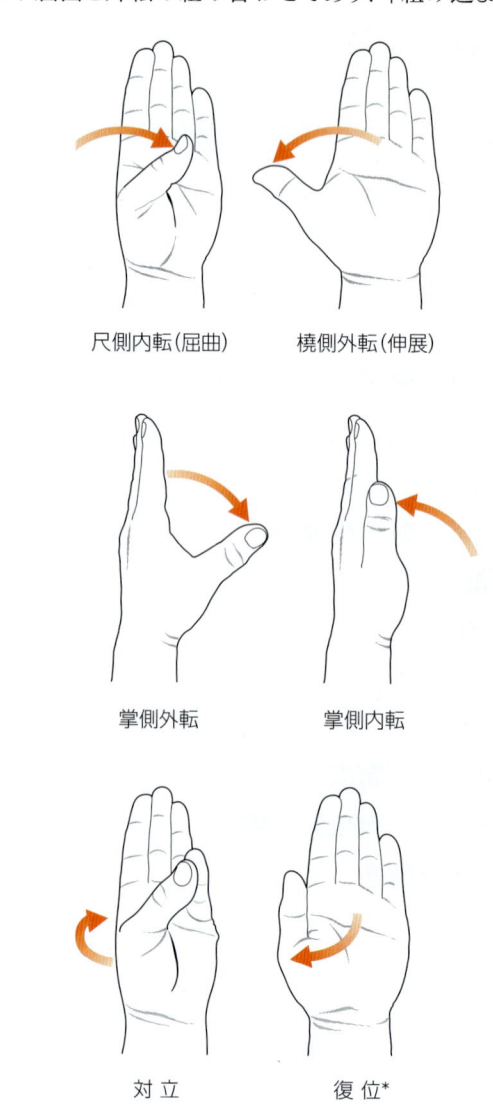

尺側内転（屈曲）　　橈側外転（伸展）

掌側外転　　掌側内転

対立　　復位*

図13-3 母指のCM関節の運動。

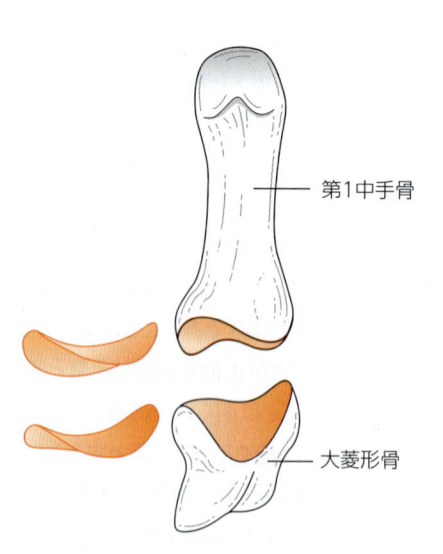

図13-2 母指の手根中手（CM）関節の鞍の形は、2枚のプリングルスの形に例えることができる。

＊ 復位（reposition）について
本書で対立（opposition）から元に戻す意味で用いているrepositionは、本邦（日本整形外科学会、日本リハビリテーション医学会　等）では定義されていません。「復位」という訳語は医学的に一般に用いられている用語ではなく、repositionの訳語としてあてたもの。

旋の副運動である。**復位**は、解剖学的肢位に戻る運動である。この副運動が、CM関節が「変形した」二軸関節と考えられる所以である。

母指のCM関節はよく動くが、MP関節とIP関節はそうではない。MP関節は、屈曲と伸展のみを行う蝶番関節であり、従って単軸関節である。IP関節は唯一の指節関節であり、やはり屈曲と伸展のみが可能である。

四指の関節と運動

第2指、第3指、第4指および第5指はそれぞれ、「示指」、「中指」、「環指」および「小指」として知られており、それぞれに4つの関節がある。これらの関節は、CM関節、MP関節、近位指節間（PIP）関節および遠位指節間（DIP）関節である（図13-1を参照）。

手根中手関節は、可動性よりも安定性をもたらす、非軸平面（不規則）滑膜関節に分類される。母指の関節でも説明したように、大菱形骨は第1中手骨底と関節を成す。小菱形骨は第2中手骨と、有頭骨は第3中手骨と、有鉤骨は第4および第5中手骨と関節を成す（図13-4）。第5指のCM関節は、指の中で最もよく動き、わずかに**第5指の対立**を可能にする。母指（第1指のCM関節）ほど大きく対立することはできない。第4指のCM関節はわずかに動くが、第2指および第3指のCM関節は動かない。

これは、前腕を回外して肘関節を屈曲し、中手指節関節を見ることにより体験できる。手を軽く握ると、MP関節は基本的に真っ直ぐになる。拳を強く握ると、第5指のMP関節が大きく動き、第4指のMP関節は少し動くが、第2指および第3指のMP関節は動かないままである。このMP運動は実際には、CM関節で始まっている。

四指の**中手指節（MP）関節**は、二軸顆状関節である。中手骨の凸形の丸い頭が、凹形をした基節骨底と関節を成す（図13-1および図4-1を参照）。中手指節関節は一般的に「ナックル」と呼ばれる。これらの関節で可能な運動は、屈曲、伸展および過伸展、さらに、外転と内転（図13-5）である。中指は外転と内転の基準点である。**外転**は、第2指、第4指および第5指を中指（第3指）から離すとき、また、中指がいずれかの方向へ動くときに起こる。**内転**は外転から戻る運動で、第2指、第4指、第5指で起こる。中指には内転はなく、いずれかの方向への外転しか起こらない。

四指には2つの**指節間関節**がある。PIP関節は基節骨と中節骨の間に、DIP関節は中節骨と末節骨の間にある。これらは単軸蝶番関節で、屈曲と伸展のみ可能である。

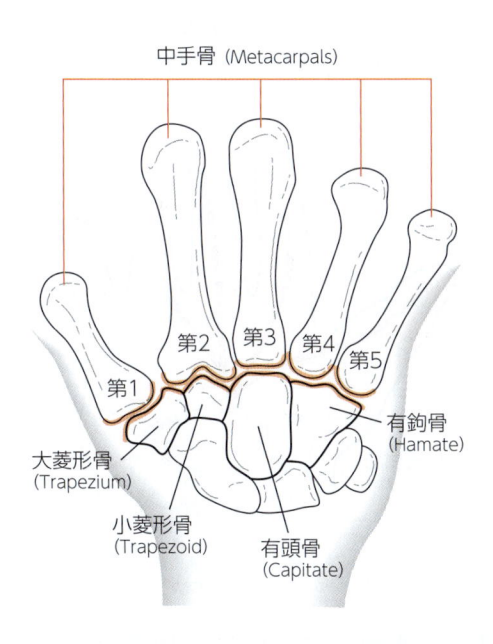

図13-第4 母指と四指の手根中手（CM）関節（後面）。大菱形骨は第1中手骨と、小菱形骨は第2中手骨と、有頭骨は第3中手骨と、有鉤骨は第4および第5中手骨と関節を成す。

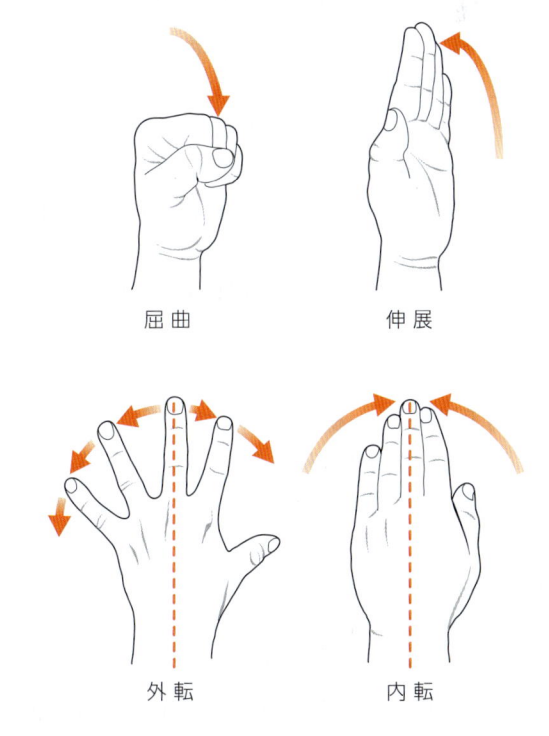

図13-5 中手指節（MP）関節と指の運動

骨と指標

母指と四指は基本的に同様の骨構造を持つが、1つ大きな違いがある。四指は指節骨をそれぞれ3つずつ持つのに対し、母指は指節骨を2つしか持たない。このため母指は短く、より機能的に対立を行うことができる。従って、母指と四指で構成されている手には、中手骨が5つ、基節骨が5つ、末節骨が5つあるが、中節骨は4つしかない（図13-1を参照）。骨の端部以外にはこれらの骨に重要な指標はない。中手骨と指節骨の近位端を「底」、遠位端を「頭」という。前腕にはあいまいな指標が1つあり、筋付着部を説明するときに用いられることがある。

斜 線

橈骨の粗面から前面に位置し、橈骨の中間部辺りまで斜方に走行する。

靭帯その他の構造

手には多数の構造があるが、一般的に参照される一部のものだけ、ここに紹介する。**屈筋支帯**（靭帯）は、手関節の前面を内外側（水平）方向に広がる線維性の帯である（図13-6）。その主な機能は、腱を手関節に寄せておくことと、さらに、手関節が屈曲するときに、手関節から腱が引き離されるのを防ぐことである（ちょうど弓の弦のようなはたらきである）。手根骨の両側が広く離れるのを防ぐ働きもある。建築では、この水平構造は「つなぎ梁」と呼ばれる。屈筋支帯は、「手掌側手根靭帯」と「横手根靭帯」とこれまで呼ばれてきた2つの部位で構成されている。現在では、これらは「屈筋支帯」としてまとめて呼ばれている。臨床的重大性から、これら2つの部位を個々に説明する。

手掌側手根靭帯は、横手根靭帯よりも近位かつ表層にある。その遠位の線維が横手根靭帯と合流する。手掌側手根靭帯は、橈骨と尺骨の茎状突起に付着し、屈筋の上を交叉する。

横手根靭帯は、より遠位の深部に位置する。内側で豆状骨と有鈎骨鈎に付着し、外側で舟状骨と大菱形骨に付着する。手根骨の上でアーチ状となり、正中神経と四指および母指の9本の外在屈筋腱（浅指屈筋と深指屈筋の腱が各4本と長母指屈筋腱1本）の通る管を形成する。図

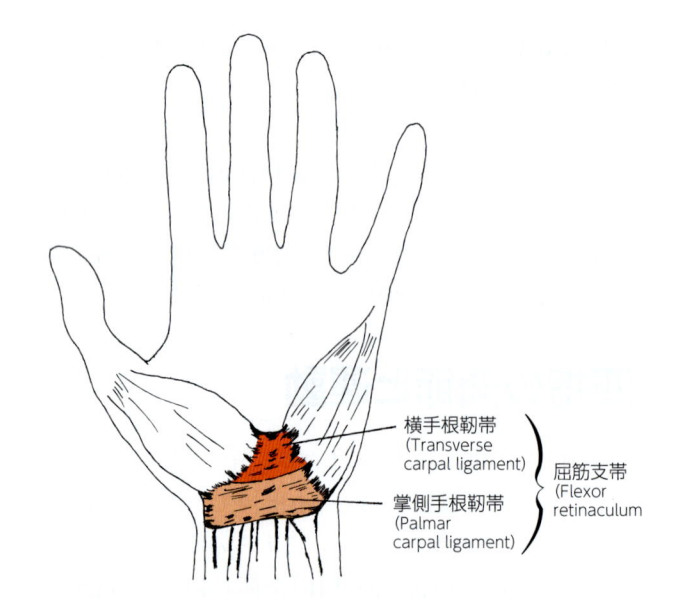

図13-6 屈筋支帯は、掌側手根靭帯と横手根靭帯で構成されている（前面）。

13-7は、手根骨の骨性の床と横手根靭帯の線維性の天井を示している。これらが共に、腱と神経の通る管を形成している。同図に、正中神経による手の支配部位も示す。

伸筋支帯（靭帯）は、手関節の後面に水平内外側方向に広がる線維性の帯である（図13-8）。内側で尺骨の茎状突起に、そして、三角骨、豆状骨および橈骨外側に付着する。手関節の伸展のときには特に、伸筋腱を手関節に寄せ集める。

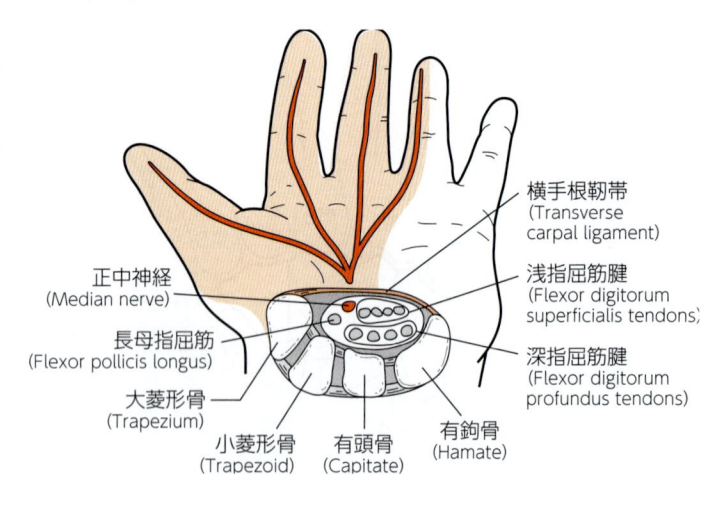

図13-7 手根骨の骨性の床と横手根靭帯の線維性の天井によって手根管が形成されている（前上面）。正中神経と複数の腱がこの管を通る。手の部位はこの正中神経の支配を受けている。

指伸筋腱膜は「伸筋フード」(図13-9)とも呼ばれ、指の基節骨の背側と横を覆う、小さい三角形の扁平な腱膜である。指伸筋腱は指伸筋腱膜に合流する。MP関節にかけて底部で広く、底部では両側に少しかかっている。PIP関節に近づくと、虫様筋と骨間筋の腱がこれに合流する。末節骨底のある遠位端に向かって狭くなる。指伸筋、虫様筋および骨間筋は、この腱膜によって、中節骨または末節骨に付着部を形成する。近位の指伸筋腱膜によって形成される**伸筋フード**部位は、中手骨頭を覆い、伸筋腱を正中線に維持している。

手が弛緩しているとき、手掌は窪んだ形をしている。この手掌の窪みは、靭帯によって強化されている骨格の配置による。この形状を担う3つのアーチがある(図13-10)。**手の近位の横アーチ**は、中手骨(底)と手根骨の近位端によって形成され、屈筋支帯によって維持されている(図13-6を参照)。さらに浅い**遠位の横アーチ**は、中手骨頭で構成されている。**手の縦アーチ**は、手関節から始まり、各指の中手骨と指節骨の長さを走行する。他の2つのアーチに垂直に位置する。これらのアーチは、本章の最後に述べる様々なつかむ機能に貢献している。

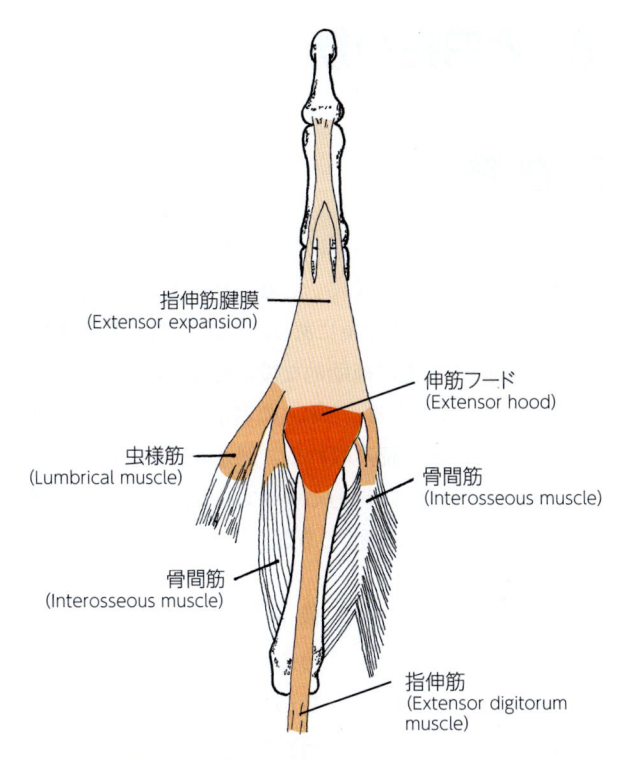

図13-9 指伸筋腱膜は、複数の筋を中節骨や末節骨に付着させる(後面)。

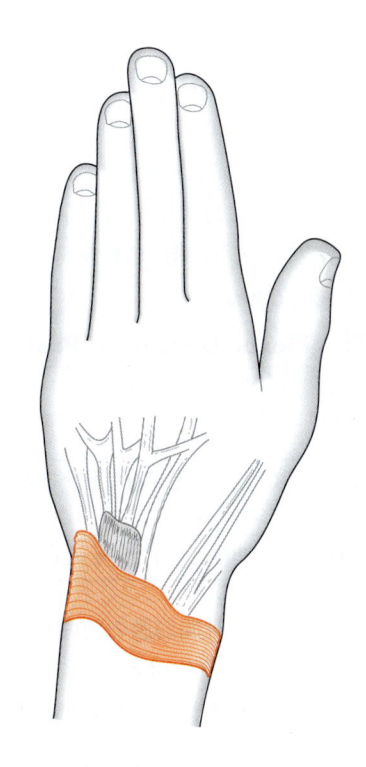

図13-8 伸筋支帯(後面)

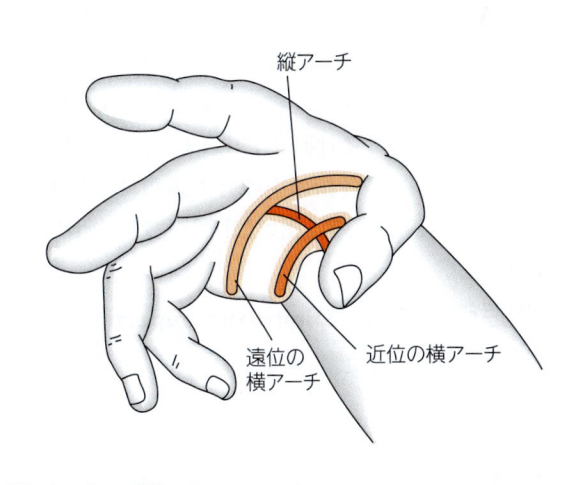

図13-10 手掌の3つのアーチ

母指と四指の筋

外在筋

前述した手関節の筋の他にも、手関節を覆い手の関節を交叉する筋がいくつかある。これらの筋は、近位付着部が手関節より上または近位にあることから、**外在筋**と呼ばれる。手関節の機能に補助的な役割を持つが、主な機能は母指または四指にある。これらの名前から、機能や位置に関する情報が大方読み取れる。例えば、母指での機能を持つ筋の名前には「母指」とついているので容易に判別できる。外在筋は次の通りである。

前部	後部
浅指屈筋	長母指外転筋
深指屈筋	短母指伸筋
長母指屈筋	母指伸筋
	指伸筋
	示指伸筋
	小指伸筋

指屈筋は、手関節屈筋と長掌筋の深部にある（図13-11）。その広い近位付着部は、上腕骨の内側上顆にかかる手関節屈筋群の腱の一部である。また、尺骨の鉤状突起と橈骨の斜線にも付着部を持つ。指屈筋は4つの腱に別れ、手関節を交叉する（図13-12）。その遠位付着部は2つの部分に分かれ、各指の中節骨の両側に付着する。その作用は、第2指から第5指のMP関節およびPIP関節の屈曲である。

浅指屈筋	Flexor Digitorum Superficialis
起始部（O）	内側上顆、鉤状突起および橈骨の屈筋腱
付着部（I）	四指の中節骨の両側
動 き（A）	指のMP関節とPIP関節を屈曲
神経支配（N）	正中神経（C7、C8、T1）

深指屈筋は、浅指屈筋の深部にある。これら2つの筋は共に前腕と手を走行する（図13-13）。深指屈筋は、尺骨の鉤状突起から尺骨を4分3ほど下るまで、尺骨の前内面に近位付着部がある。浅指屈筋腱が遠位付着部で2つに分かれるまで、浅指屈筋の奥を走行する。深指屈筋は、

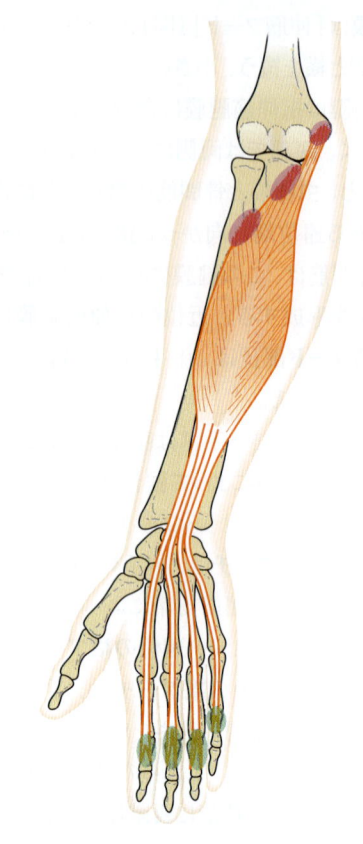

図13-11 浅指屈筋（前面）

この浅指屈筋が分かれるところを通り過ぎ、第2指から第5指の末節骨底で遠位に付着部する（図13-12を参照）。その作用は、第2指から第5指のMP関節、PIP関節およびDIP関節の屈曲である。

深指屈筋	Flexor Digitorum Profundus
起始部（O）	尺骨の上位4分の3
付着部（I）	四指の末節骨
動 き（A）	指の全3関節（MP、PIPおよびDIP）を屈曲する
神経支配（N）	正中神経と尺骨神経（C8、T1）

長母指屈筋は、橈骨と骨間筋膜の前面に近位付着部を持ち、母指の末節骨底に遠位付着部を持つ（図13-14）。母指のCM関節、MP関節およびIP関節の屈曲における主動作筋である。

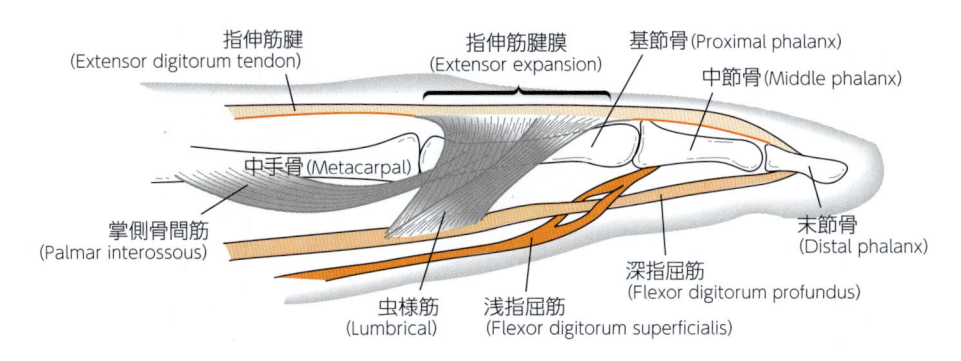

図13-12 浅指屈筋と深指屈筋の腱の関係、および、2つの屈筋腱と指伸筋腱の関係を示す、指の側面。

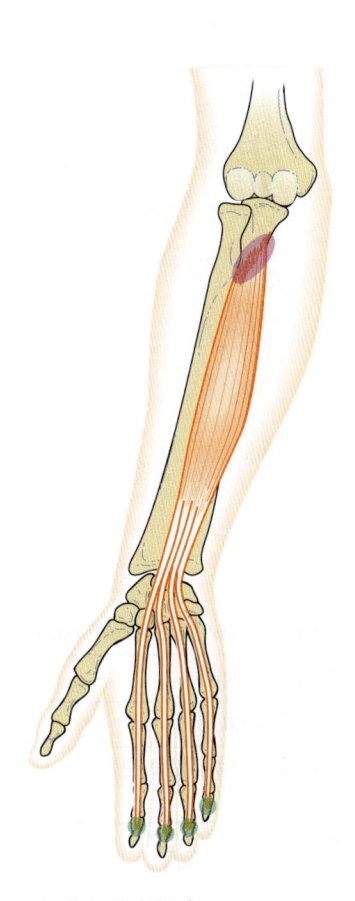

図13-13 深指屈筋(前面)

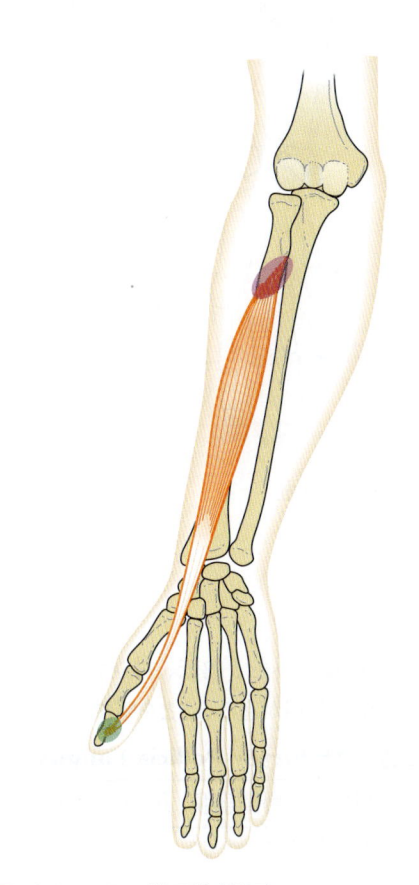

図13-14 長母指屈筋(前面)

長母指屈筋	Flexor Pollicis Longus
起始部(O)	橈骨前面
付着部(I)	母指の末節骨
動き(A)	母指の全3関節(CM、MP、IP)を屈曲する
神経支配(N)	正中神経(C8、T1)

長母指外転筋は、前腕後部の深部に位置する(図13-15)。橈骨の回外筋のすぐ遠位、骨間筋間膜および尺骨の中部に付着する。手関節を交叉するすぐ近位で表層になり、橈側の第1中手骨底に付着する。中手骨にしか付着していないが、遠位にある関節(MPおよびIP)が屈曲および伸展しかできないので、CM関節の母指の外転に効力を及ぼす。このため、母指は1つの単位で外転と内転の方向に動く。同様に、中手骨の内転も母指全体を内転す

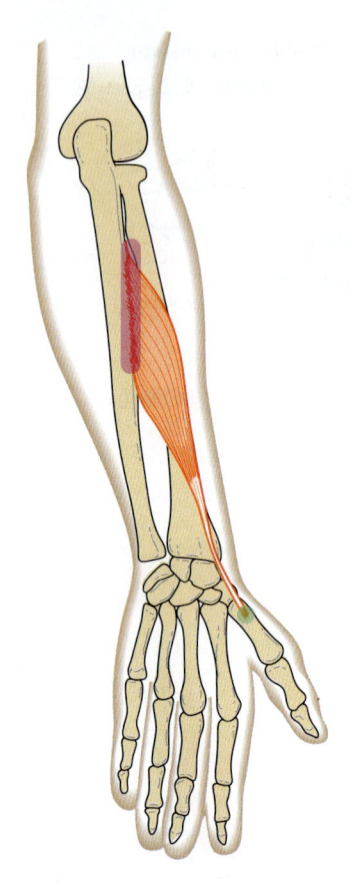

図13-15　長母指外転筋（後面）

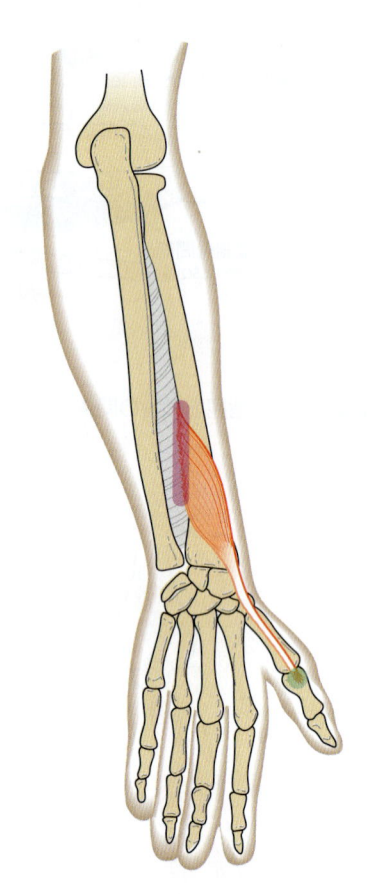

図13-16　短母指伸筋（後面）

る。従って、本書で母指の外転、内転、対立および復位を表す際は、CM関節で作用が起こることを暗に含む。

長母指外転筋　Abductor Pollicis Longus

起始部（O）	橈骨後部、骨間筋膜、尺骨中間部
付着部（I）	第1中手骨底
動　き（A）	母指を外転する（CM）
神経支配（N）	橈骨神経（C6、C7）

短母指伸筋は、前腕後部の深部に位置し、長母指外転筋のすぐ内側の手関節に広がる。その近位付着部は、遠位端に近い橈骨後部、長母指外転筋のすぐ下にある。遠位付着部は、母指の基節骨底の後面にある（図13-16）。母指のCM関節とMP関節の伸展に機能する。

短母指伸筋　Extensor Pollicis Brevis

起始部（O）	遠位橈骨後部
付着部（I）	母指の基節骨底
動　き（A）	母指のCM関節とMP関節を伸展する
神経支配（N）	橈骨神経（C6、C7）

長母指伸筋は、前腕後部の深部で前述した2つの筋の近くにある。その近位付着部は、尺骨と骨間筋膜の中間部3分の1（図13-17）にある。他の2つの筋と同様、手関節を交叉する直前に表層になる。その遠位付着部は、母指の末節骨底の後面にある。母指のCM関節、MP関節およびIP関節の伸展に機能する。

第13章 手　179

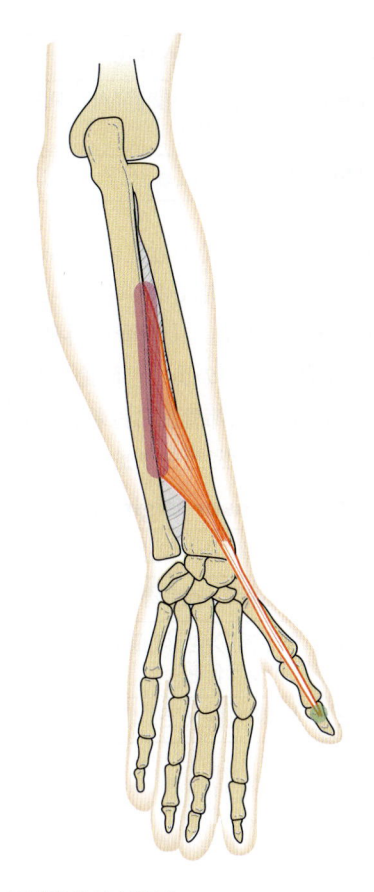

図13-17　長母指伸筋（後面）

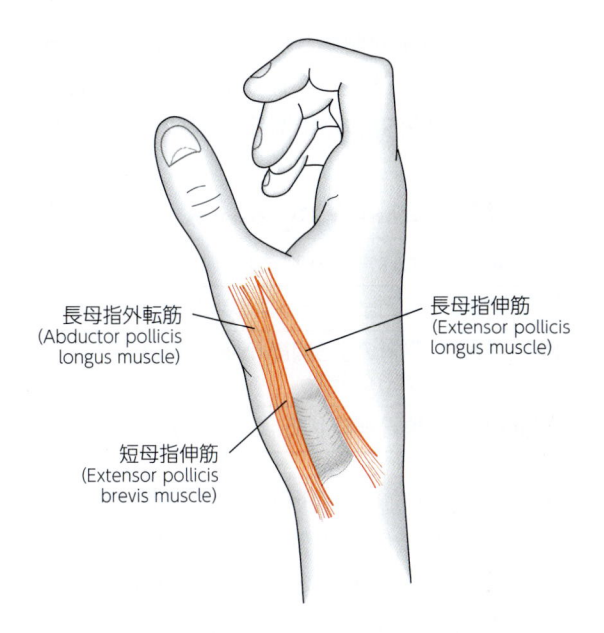

図13-18　解剖学的タバコ窩は、片側を長母指伸筋腱、もう片側を長母指外転筋腱によって仕切られる（側面）。

長母指外転筋（Abductor pollicis longus muscle）
長母指伸筋（Extensor pollicis longus muscle）
短母指伸筋（Extensor pollicis brevis muscle）

長母指伸筋	Extensor Pollicis Longus
起始部（O）	尺骨および骨間筋膜後面の中間部
付着部（I）	母指の末節骨底
動き（A）	母指の全3関節（CM、MPおよびIP）を伸展する
神経支配（N）	橈骨神経（C6、C7、C8）

　母指を伸展すると、2つの腱の間に窪みが現れることが分かる。実際には、腱は3つある。長母指外転筋と短母指伸筋が外側縁を形成し、長母指伸筋が内側縁を形成している。この窪みを**解剖学的タバコ窩**（図13-18）という。
　指伸筋は、前腕と手の表層筋である（図13-19）。近位では、手関節伸筋群の腱の一部として上腕骨の外側上顆に付着する。伸筋支帯の奥を通り、遠位では指伸筋腱膜を介して第2指から第5指の末節骨に付着する（図13-12を参照）。中手骨の部位では、4つの指伸筋腱を結合する帯が相互につながっている。これらの相互結合する帯によ

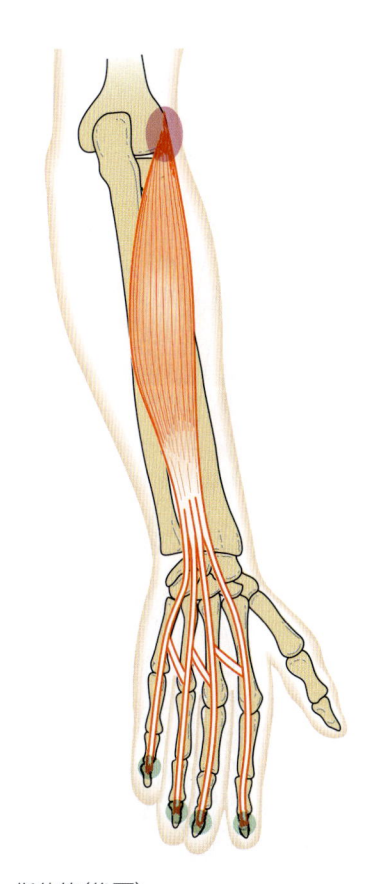

図13-19　指伸筋（後面）

り、指単独での伸展が制限される。指伸筋は第2指から第4指の四指に唯一共通する伸筋である。第2指、第3指、第4指および第5指のMP関節、PIP関節およびDIP関節を伸展する。

指伸筋 Extensor Digitorum

起始部(O)	上腕骨の外側上顆
付着部(I)	第2指から第5指の末節骨底
動 き(A)	四指の全3関節（MP、PIPおよびDIP）の伸展
神経支配(N)	橈骨神経（C6、C7、C8）

示指伸筋は、遠位尺骨の後面に近位付着部を持つ深部筋である（図13-20）。指伸筋の内側の伸筋支帯の奥で手関節に交叉し、指伸筋と共に指伸筋腱膜に付着する。示指のMP、PIPおよびDIP関節を伸展する。

示指伸筋 Extensor Indicis

起始部(O)	遠位尺骨
付着部(I)	第2指の末節骨底
動 き(A)	第2指の全3関節MP、PIPおよびDIP）の伸展
神経支配(N)	橈骨神経（C6、C7、C8）

小指伸筋は、指伸筋とその近位付着部近くの尺側手根伸筋の深部にある細長い筋である（図13-21）。手関節に交叉する前に表層になる。上腕骨の外側上顆で総伸筋腱から分かれ、伸筋支帯の奥で手関節に交叉し、指伸筋腱膜を介して第5指の末節骨底に付着する第5指のMP関節、PIP関節およびDIP関節を伸展する主動作筋である。

小指伸筋 Extensor Digiti Minimi

起始部(O)	上腕骨の外側上顆
付着部(I)	第5指の末節骨底
動 き(A)	第5指の全3関節（MP、PIPおよびDIP）の伸展
神経支配(N)	橈骨神経（C6、C7、C8）

図13-20　示指伸筋（後面）

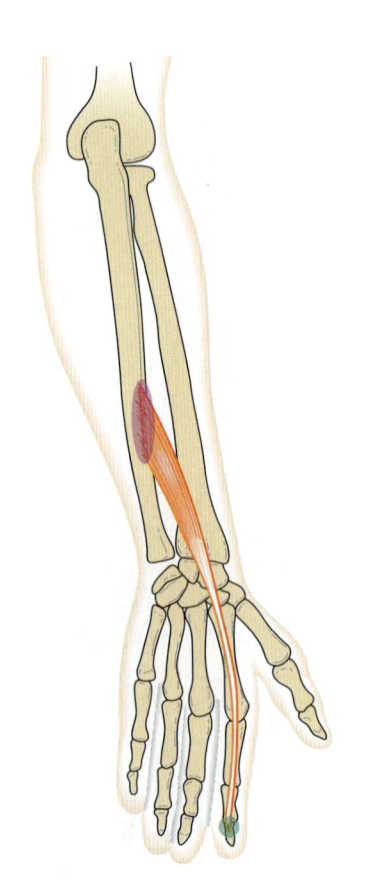

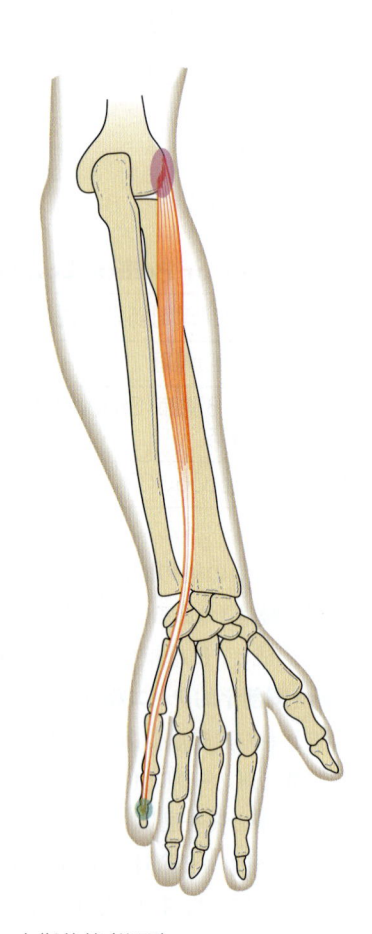

図13-21　小指伸筋（後面）

復習すると、外在筋は手関節の上部と手の遠位付着部に近位付着部を持つ。これらは手関節を交叉するため、手関節で機能するが、その機能はせいぜい補助的なものである。外在筋の主機能は、第2指から第4指の四指または母指を動かすことである。

内在筋

内在筋群は、手根骨の遠位に近位付着部を持ち、母指または四指に関する機能を持つ。これらの筋は、手の微細運動制御と巧緻運動を担う。内在筋群はさらに、母指球の筋、小指球の筋および深掌の筋に分けられる。**母指球**の筋は、母指を動かすために機能する筋で母指球を形成する。**深層の筋**は、母指球の筋と小指球の筋の間、手掌の深部に位置する。複数の筋に関わる入り組んだ運動を行う。これらの筋には、母指内転筋、骨間筋（背側に4つ、掌側に4つ）および虫様筋（これも4つある）がある。小指球を形成する筋は、基本的に小指に作用する。表13-1に3つの群の在筋をまとめる。

母指球筋群のうち、**短母指屈筋**は比較的表層の筋である。近位では大菱形骨と屈筋支帯に付着し、遠位では母指の基節骨底に付着する（図13-22）。その主な作用は、母指のCM関節およびMP関節の屈曲である。

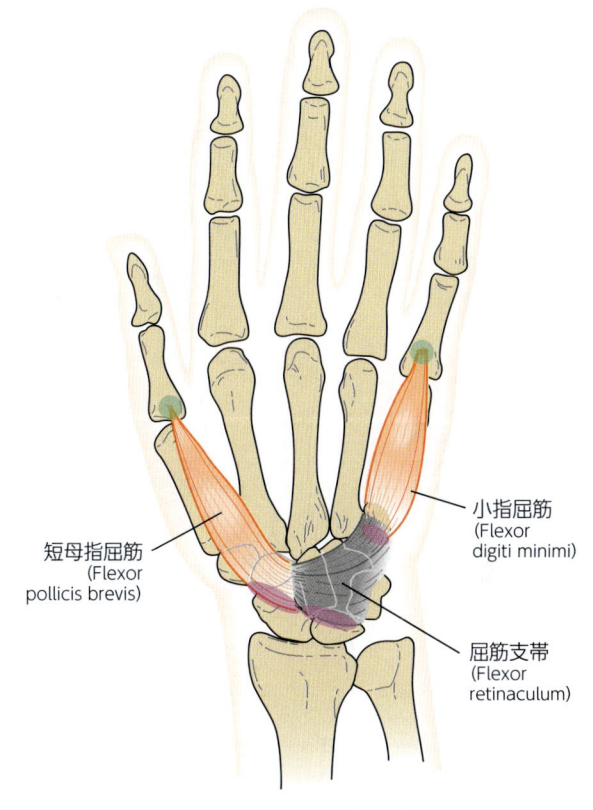

図13-22 短母指屈筋と小指屈筋（前面）

短母指屈筋	Flexor Pollicis Brevis
起始部（O）	大菱形骨および屈筋支帯
付着部（I）	母指の基節骨
動き（A）	母指のCM関節およびMP関節の屈曲
神経支配（N）	正中神経（C6、C7）

短母指外転筋は、短母指屈筋のすぐ外側に位置する。近位では屈筋支帯、舟状骨および大菱形骨に付着し、遠位では母指の基節骨底に付着する（図13-23）。母指のCM関節を外転するよう作用する。

短母指外転筋	Abductor Pollicis Brevis
起始部（O）	舟状骨、大菱形骨および屈筋支帯
付着部（I）	母指の基節骨
動き（A）	母指の外転（CM関節）
神経支配（N）	正中神経（C6、C7）

母指対立筋は、短母指外転筋の深部に位置する。近位では大菱形骨と屈筋支帯に付着し、遠位では第1中手骨の外側面全体に付着する（図13-24）。その基本的な機能は、母指を対立することである。この作用はCM関節で起こることを忘れてはならない。

表13-1　手の内在筋

母指球の筋	深層の筋	小指球の筋
短母指屈筋	母指内転筋	小指屈筋
短母指外転筋	骨間筋	小指外転筋
母指対立筋	虫様筋	小指対立筋

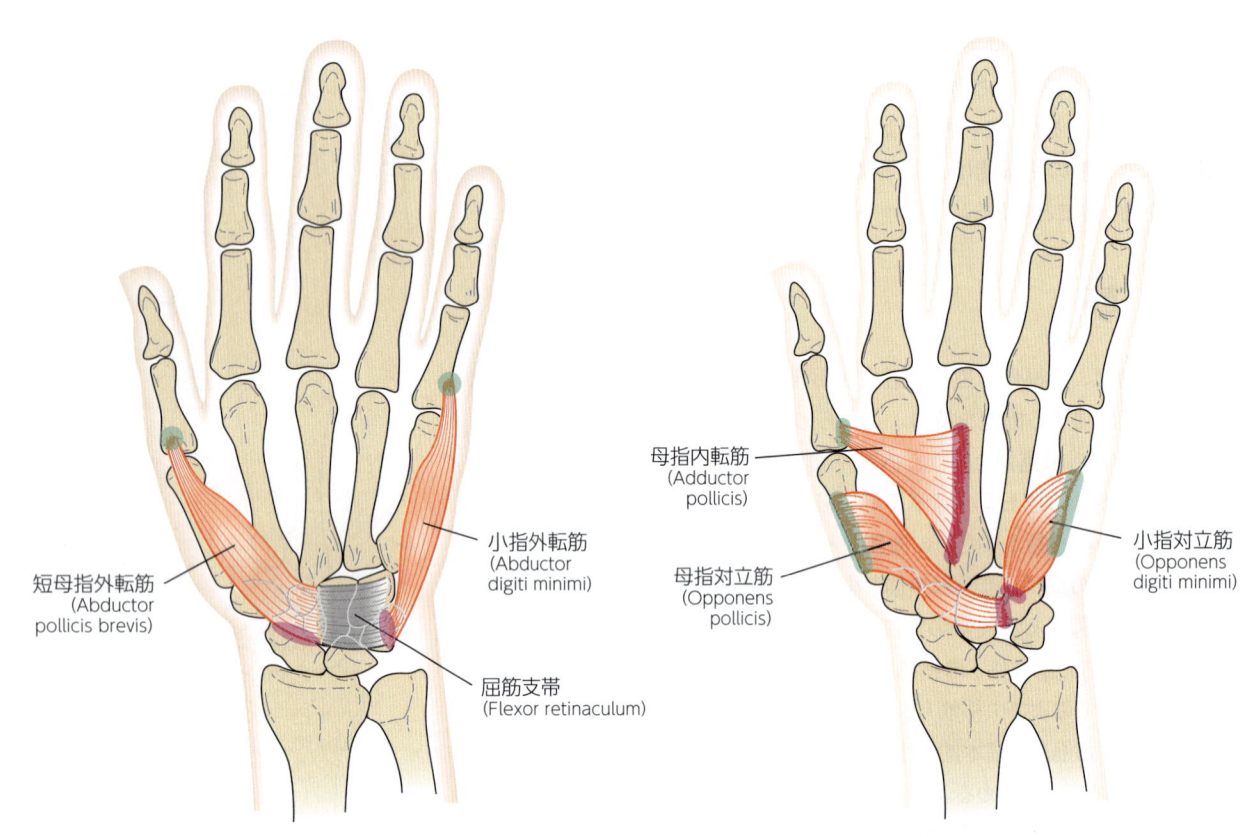

図13-23 短母指外転筋と小指外転筋（前面）。

図13-24 母指対立筋、母指内転筋および小指対立筋（前面）。

母指対立筋	Opponens Pollicis
起始部（O）	大菱形骨および屈筋支帯
付着部（I）	第1中手骨
動き（A）	母指の対立（CM関節）
神経支配（N）	正中神経（C6、C7）

母指の対立は、手の最も重要な機能であろう。母指の屈曲、外転および回旋を組み合わせるため、短母指屈筋や母指外転筋などの他の筋がこの機能を補助する。

母指球の筋群と小指球の筋群の間に位置する筋は、**深層の筋群**または「中間筋群」と呼ばれることが多い。母指内転筋は、手掌内の深部に位置するため、この群に含まれる場合がある。文献によっては、他の母指に関する作用があることから、母指球筋群に含まれる場合もある。深層の筋群に含めておけば、内在筋のどの群に含めるかという議論は必要ない。

母指内転筋は、母指球筋群の一部とはみなされないが、母指筋である。母指球筋群に含まれないのは、深部に位置しており、母指球の筋を構成していないためであろう。有頭骨、第2中手骨底および第3中手骨の手掌面に近位付着部を持つ。遠位付着部は、母指の基節骨底にある（図13-24を参照）。名前の通り、機能は母指の内転である（CM関節）。

母指内転筋	Adductor Pollicis
起始部（O）	有頭骨、第2中手骨底、第3中手骨掌面
付着部（I）	母指の基節骨底
動き（A）	母指の内転（CM関節）
神経支配（N）	尺骨神経（C8、T1）

骨間筋は2通りある。背側骨間筋と掌側骨間筋である。4つの**背側骨間筋**がある。それぞれが近位で隣接する2つの中手骨に付着し、遠位で基節骨底に付着する（図13-25）。表13-2に各背側骨間筋の付着部と作用とまとめる。これらの作用は、MP関節での第2指、第3指および第4指の外転である。第3指は両方向に外転することを覚

位付着部と同じ指の基節骨底に付着する(図13-26)。これらの付着部を表13-3にまとめる。背側骨間筋と同様、掌側骨間筋は尺骨神経の支配を受ける。

掌側骨間筋　Palmar Interossei

起始部(O)	第1、第2、第4および第5中手骨
付着部(I)	それぞれの基節骨底
動 き(A)	MP関節での指の内転
神経支配(N)	尺骨神経(C8、T1)

先にも書いたが、中指は外転と内転の基準点である。中指から離れる運動が外転であり、内転に近づく運動が内転である。中指は2つの方向に外転するので内転はしないことに注意する。

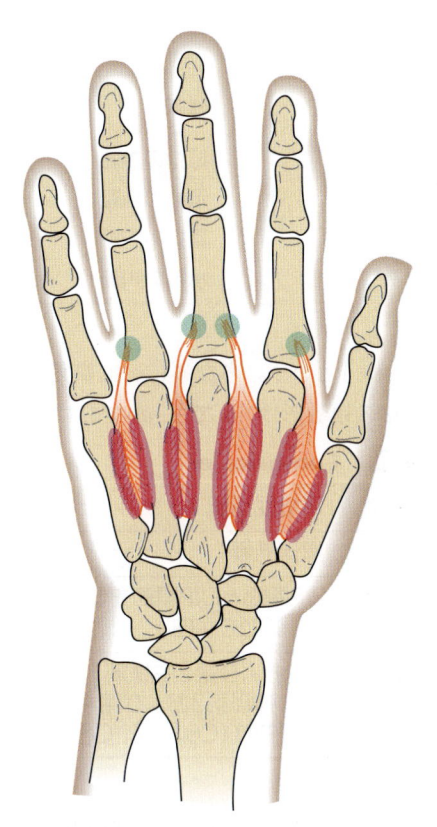

図13-25　背側骨間筋。中指は2つの付着部を持つことに注意(後面)。

えておく。第5指を外転するのは小指外転筋である。尺骨神経がすべての背側骨間筋を支配する。

背側骨間筋　Dorsal Interossei

起始部(O)	近接する中手骨
付着部(I)	基節骨底
動 き(A)	MP関節での指の外転
神経支配(N)	尺骨神経(C8、T1)

背側骨間筋と同様、4つの**掌側骨間筋**がある。近位では、第1、第2、第4および第5中手骨の手掌面に付着する。中指には付着せず、機能も持たない。遠位では、近

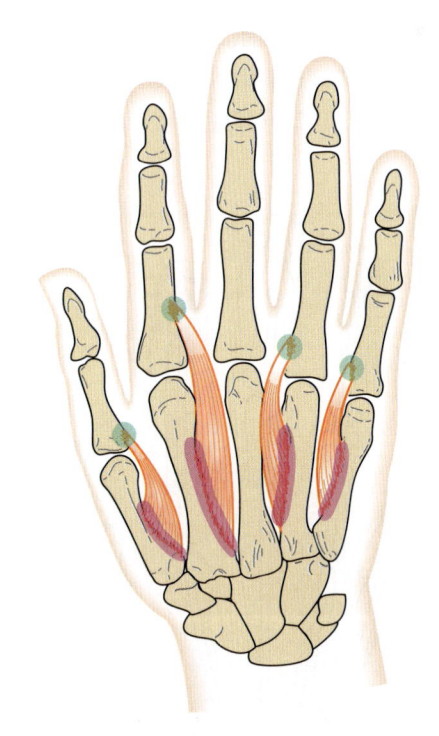

図13-26　掌側骨間筋(前面)。中指には付着部がないことに注意。

表13-2	手の背側骨間筋		
筋	近位付着部	遠位付着部	作用
第1	第1および第2中手骨	小指の外側	小指の外転
第2	第2および第3中手骨	中指の外側	中指の外側外転
第3	第3および第4中手骨	中指の内側	中指の内側外転
第4	第4および第5中手骨	環指の内側	環指の外転

表13-3　掌側骨間筋

筋	近位付着部	遠位付着部	作用
第1	第1中手骨	母指の内側	母指の内転
第2	第2中手骨	示指の内側	示指の内転
第3	第4中手骨	環指の外側	環指の内転
第4	第5中手骨	小指の外側	小指の内転

　紹介する最後の筋群は、非常に特殊である。**虫様筋**は4つあり、骨に付着部を持たない。極めて深部に位置し、腱にのみ付着する。近位では、MP関節の前面に広がり深指屈筋の腱に付着する(図13-27)。これにより、MP関節の屈曲が可能になる。それから基節骨の後部を通って、指伸筋腱膜に付着する(図13-28)。これにより、PIP関節とDIP関節の伸展を可能にする。従って、その作用は第2指から第5指のMP関節の屈曲とPIP関節およびDIP関節の伸展である。この組み合わせ運動を「テーブルトップ・ポジション」という。ちなみに、虫様筋の英語表記 lumbrical の複数形は、-s でも -es でもよい。

虫様筋	Lumbricales
起始部(O)	深指屈筋腱
付着部(I)	指伸筋腱
動き(A)	PIP関節とDIP関節を伸展しながらMP関節を屈曲
神経支配(N)	第1および第2虫様筋：正中神経第3および第4虫様筋：尺骨神経(C6、C7、C8)

　母指球筋群の相対するのが小指球筋群である。**小指屈筋**は、母指での短母指屈筋の機能と同じ機能を小指で持つ。近位では有鈎骨鈎と屈筋支帯に付着し、遠位では小指の基節骨底に付着する(図13-22を参照)。小指のMP関節を屈曲する。母指運動のほとんどはCM関節で起こるが、指運動のほとんどはMP関節で起こることを覚えておく。

小指屈筋	Flexor Digiti Minimi
起始部(O)	有鈎骨および屈筋支帯
付着部(I)	第5指の基節骨底
動き(A)	第5指のCM関節およびMP関節の屈曲
神経支配(N)	尺骨神経(C8、T1)

　小指外転筋は、小指球の尺側縁で小指屈筋のすぐ内側の表層にある。近位では豆状骨と尺側手根屈筋腱に付着し、遠位では第5指の基節骨底に付着する(図13-23を参照)。小指のMP関節を外転する。

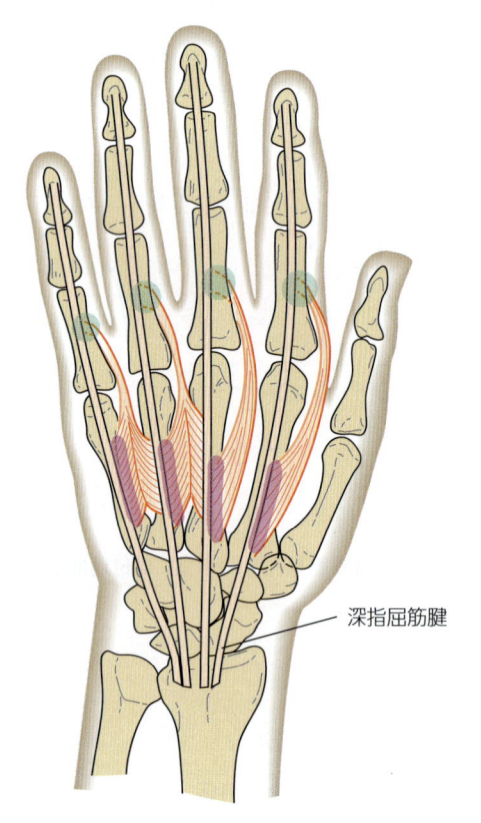

図13-27　虫様筋(手掌側)。指伸筋腱にある遠位付着部がこの図では見えないことに注意。

図13-28　虫様筋(側面)

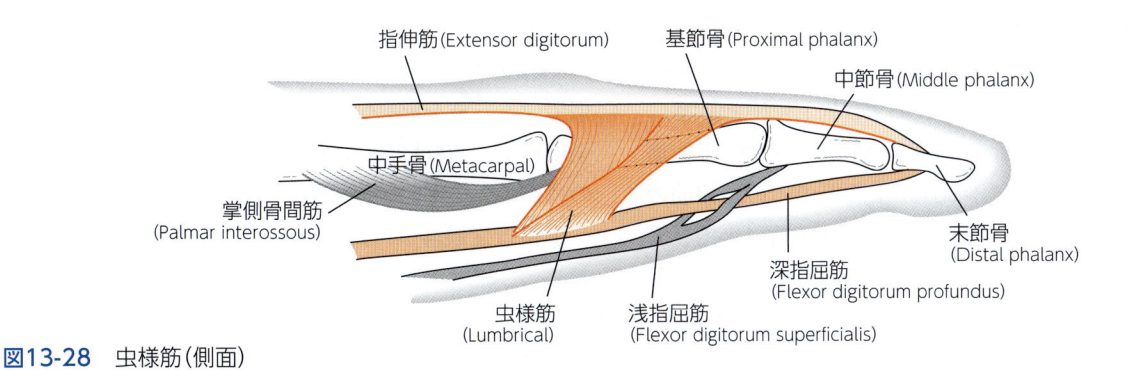

小指外転筋　Abductor Digiti Minimi

起始部(O)	豆状骨および尺側手根屈筋腱
付着部(I)	第5指の基節骨
動　き(A)	第5指のMP関節の外転
神経支配(N)	尺骨神経(C8、T1)

小指対立筋は、他の小指球筋の深部に位置する。近位付着部である有鈎骨鈎および屈筋支帯は、小指屈筋の近位付着部と同じである。遠位では、第5中手骨の尺側縁に付着する(図13-24を参照)。その主な作用は、第5指の対立である。これはCM関節で起こる。

小指対立筋　Opponens Digiti Minimi

起始部(O)	鈎骨および屈筋支帯
付着部(I)	第5指中手骨
動　き(A)	第5指の対立(CM関節)
神経支配(N)	尺骨神経(C8、T1)

解剖学的関係

手の筋を相互の関係性の中で説明することは複雑な作業である。手関節と手の外在筋を区別することが難しい。前部の筋群と後部の筋群だけでなく、外在筋と内在筋も考慮する必要がある。まず、手関節の前部に広がる外在筋から説明する。長掌筋は、最も表層の筋だが、機能的に重要ではない。浅指屈筋腱がその深部にある。深指屈筋腱は、その二つの深部にあり、基本的に手掌の外在筋の3つ目の層を形成している。前面の他の外在筋は、手関節を交叉して母指に付着する長母指屈筋である。

図13-29は、長掌筋を取り除いた手掌を示している。第5指側から母指の方に向かって、小指を動かす3つの内在筋、小指対立筋、小指外転筋および小指屈筋がある。手掌の中間部は、浅指屈筋(各指の中節骨の片側に付着)腱とその下の深指屈筋(各指の末節骨に付着)腱がある。各筋には第2指、第3指、第4指および第5指へと向かう腱がある。深指屈筋は、虫様筋の近位付着部を生じている。母指側へ動くと、母指を動かす筋である、母指内転筋、短母指屈筋、短母指外転筋および母指対立筋と、長母指屈筋腱がある。浅指屈筋および深指屈筋の腱を取り除くと、最も深層の掌側骨間筋が分かる。

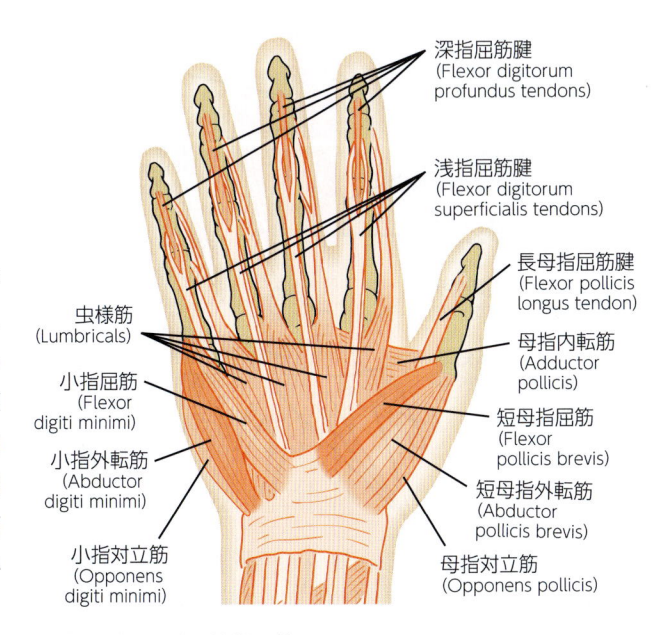

図13-29　手の前部の筋

母指の後外側の外在筋は、長母指外転筋、短母指伸筋および長母指伸筋の順に現れ、これらが共に解剖学的タバコ窩を形成する（図13-18および図13-20を参照）。次に、前腕後部の中間部の最も表層にあるのが、指伸筋と小指伸筋である（図13-30）。手関節の上の指伸筋の深部にあるのが、示指伸筋である。後部の唯一の内在筋は、背側骨間筋である。手関節の下の指伸筋腱の深部が、背側骨間筋である。

手関節および手の一般的な病態

関連する多くの腱が手関節を交叉して手に付着するため、手関節および手の病態は一括りにされる。**コーレス骨折**は、伸ばした手の上に転倒した結果起こる、高齢者に多く見られる損傷である。この遠位橈骨の横骨折には、遠位骨片の後方偏位が含まれる。**スミス骨折**では、遠位骨片が前方に転位し（コーレス骨折と逆）、後ろ手への転倒によって起こる。**若木骨折**は不全骨折を意味し、通常は、コーレス骨折より近位に橈骨で起こる。成人よりも子どもによく見られる。この骨折は、若い新しい枝が折れるのと似ている。枝を折ろうとするとき、古く脆い枝のように完全に真っ二つには折れない。**ガングリオン嚢胞**は、手関節の背側に突出する良性の腫瘤である。

手根管症候群は、手根管内の正中神経の圧迫によって起こるごく一般的な症状である。症状としてしびれ感と刺痛が見られ、夜に始まることが多い。患者は手、特に母指、示指および中指刺痛や脱力感を訴える場合が多い。手根管の上を軽く叩くと、症状が生じる。症状を緩和するために、横手根靱帯の線維の一部を切除する場合が多い。**ド・ケルバン病**は、短母指伸筋および長母指外転筋を含む腱鞘の炎症および肥厚によって起こり、手関節の橈側に疼痛を及ぼす。腱と腱を包む鞘の炎症であることから、**腱鞘炎**と呼ばれる。母指を内側にした握り拳を作り、手関節を尺側偏位させると、これらの腱に疼痛を誘発することができ、検査は陽性とみなされる。正常な手関節に不快感を及ぼすことが多いため、この検査を行う際には注意が必要である。

デュピュイトラン拘縮は、掌側腱膜に結節状肥厚が生じるときに起こる。環指と小指の直線状の手掌に最もよく見られる。多くの場合、これらの指が屈曲拘縮を起こす。**狭窄性腱鞘炎**は、**ばね指**とも呼ばれ、鞘に含まれる腱の滑りの仕組みに問題が生じる。鞘の被覆や腱の小結節または腫脹が生じるとき、腱が潤滑に滑らなくなる。指を屈曲するときには鞘が通り抜けるが、伸展しようとすると引っかかってしまう。この肢位で指がひっかかると、手で伸展してやらなければならない。中指と環指の屈筋腱が最も一般的に関与する。**スキー母指**は、スポーツ選手に多く見られる手の損傷で、母指の尺側側副靱帯の急性断裂に関わっている。**ゲームキーパー母指**は、かつてイギリスの猟番人が小さな鳥獣の首をひねるうちにこの靱帯の伸展損傷を発症したことに由来する、古い用語である。

スワンネック変形は、MP関節の屈曲、PIP関節の（過）伸展およびDIP関節の屈曲を特徴とする。**ボタン穴変形**の場合変形は逆方向で、MP関節の伸展、PIP関節の屈曲およびDIP関節の伸展を特徴とする。**尺側偏位**は、MP関節で指が尺側偏位する。**槌指**は、腱が切断されたかまたは腱の付着する骨の位置が末節骨から剥離したために、DIP関節の伸筋の構造が分裂することによって起こる。いずれの場合も、末節骨が屈曲位のままとなり伸展で

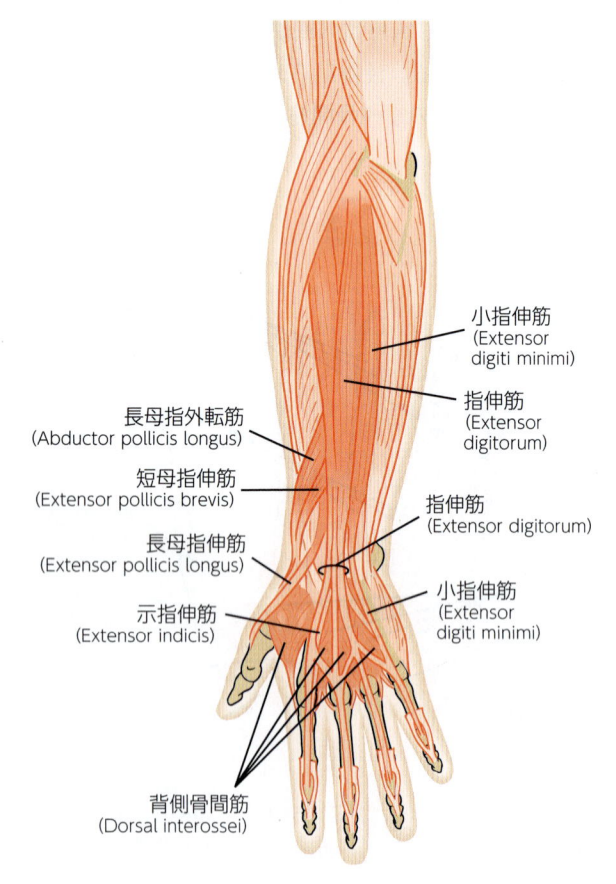

図13-30　手の後部の筋

きない。手根骨のうち舟状骨の損傷が最も頻繁である。**舟状骨骨折**は通常、伸ばした手の上に転倒することによって起こり、若い人に多い。血流の悪さにより、無血性壊死の発症率が高くなる。**キーンベック病**は月状骨の壊死であり、外傷後に発症する。

筋の作用の概要

手の主動作筋の作用を表13-4にまとめる。

筋神経支配の概要

手の神経支配は、手関節の神経支配と同様に分かりやすい（図13-31）。しかしいくつかの例外について説明する必要がある。手関節と同様、手の後面の筋の大半が橈骨神経に支配されている。前面では、母指側の筋は主に正中神経の支配を受け、小指側の筋は主に尺骨神経の支配を受ける。

母指内転筋は例外で、正中神経の支配を受けている他

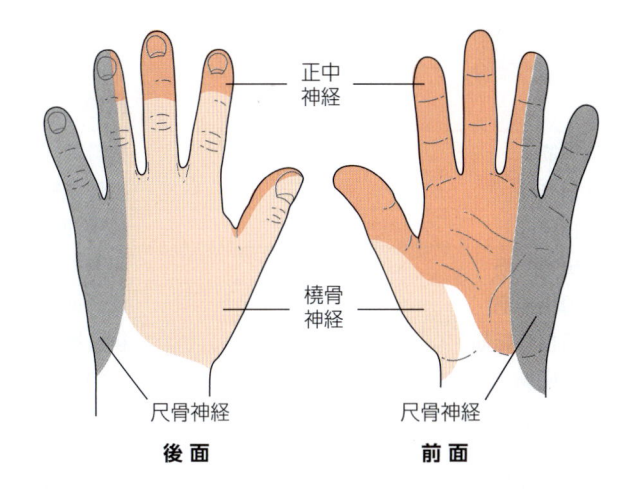

図13-31 手の感覚神経支配。運動神経支配も同じ様式に従う。

のすべての母指筋と異なり、尺骨神経によって支配されている。ただし、母指内転筋は手掌の中部で第3中手骨に付着していることを覚えておく（図13-24を参照）。尺骨神経が方向を変えて母指へと走行するのがこの位置である。その後、母指内転筋および背側・掌側骨間筋へと分岐す

表13-4　手の主動作筋

作用	関節	筋
母指		
屈曲（尺側内転）	CM、MP	短母指屈筋
	IP（MP、CM）	長母指屈筋
伸展（橈側外転）	CM、MP	短母指伸筋
	IP（MP、CM）	長母指伸筋
外転（掌側外転）	CM	短母指外転筋、長母指外転筋
内転（掌側内転）	CM	母指内転筋
対立	CM	母指対立筋
復位	CM	母指内転筋、長母指伸筋、短母指伸筋

作用	関節	筋
指		
屈曲	MP	虫様筋、浅指屈筋、深指屈筋
	PIP	浅指屈筋、深指屈筋
	DIP	深指屈筋
伸展	MP	指伸筋、示指伸筋、小指伸筋
	PIPおよびDIP	虫様筋、指伸筋、小指伸筋、示指伸筋
外転	MP	背側骨間筋、小指外転筋
内転	MP	掌側骨間筋
対立（第5指）	CM	小指対立筋

表13-5　手の筋の神経支配

筋	神経	脊髄分節
指伸筋	橈骨神経	C6、C7、C8
示指伸筋	橈骨神経	C6、C7、C8
小指伸筋	橈骨神経	C6、C7、C8
長母指伸筋	橈骨神経	C6、C7、C8
短母指伸筋	橈骨神経	C6、C7
長母指外転筋	橈骨神経	C6、C7
浅指屈筋	正中神経	C7、C8、T1
深指屈筋	正中神経	C8、T1
	尺骨神経	C8、T1
長母指屈筋	正中神経	C8、T1
短母指屈筋	正中神経	C6、C7
短母指外転筋	正中神経	C6、C7
母指対立筋	正中神経	C6、C7
第1および第2虫様筋	正中神経	C6、C7
第3および第4虫様筋	尺骨神経	C8
小指屈筋	尺骨神経	C8、T1
小指外転筋	尺骨神経	C8、T1
小指対立筋	尺骨神経	C8、T1
母指内転筋	尺骨神経	C8、T1
背側および掌側骨間筋	尺骨神経	C8、T1

表13-6　手の分節支配

脊髄レベル	C6	C7	C8	T1
指伸筋	X	X	X	
示指伸筋	X	X	X	
小指伸筋	X	X	X	
長母指伸筋	X	X	X	
短母指伸筋	X	X		
長母指外転筋	X	X		
短母指外転筋	X	X		
短母指屈筋	X	X		
母指対立筋	X	X		
浅指屈筋		X	X	X
深指屈筋			X	X
長母指屈筋			X	X
虫様筋	X	X	X	
小指屈筋			X	X
小指外転筋			X	X
小指対立筋			X	X
母指内転筋			X	X
背側および掌側骨間筋			X	X

る(図6-27を参照)。深指屈筋は、虫様筋と同様、正中神経と尺骨神経の両方から支配を受ける。虫様筋は深指屈筋の腱に近位付着部を持つので、これは別段驚くことではない。表13-5に手の神経支配をさらにまとめる。この表を見れば、下位頸椎への損傷がすべての手の機能に影響することが分かる。表13-6に、分節的神経支配をまとめる。脊髄分節の神経支配については、文献によって記述が異なることに注意する。

手の機能

人の手は多くの機能を行う。主要な作用は、つかむことすなわち「把持」である。これは、手が物を持ったり操作するよう設計されていることを意味する。また、感情表現する、引っ掻く、げんこつをする、肘掛を押して立ち上がるために手を広げるなど、つかむ以外の手の機能も多い。操作運動はこれらの種類の活動では発生しないため、ここでは、つかむ以外の機能については詳しく説明しない。

把持(物をつかんだり持ったりすること)において手を用いる方法は、手の大きさ、形、物の重さ、物の使い方、上肢の近位分節の関与によって異なる。一般的に、肩甲帯と肩関節が手を位置づける。肘関節は手を身体、特に顔に近づけたり遠ざけたりする。手関節は手が物を操作しているときの安定性をもたらし、第5章で述べた腱固定作用において重要である。手のつかむ機能の方に注意が奪われがちだが、離す機能も同様に重要である。離すのは、MP伸筋、PIP伸筋およびDIP伸筋の役割である。離す能力がなくては、手のつかむ機能は大幅に損なわれる。

手の機能のうち最も重要なものは感覚である。完全な感覚がなければ、物を探し、持っているものが何か、つかんでいるものの硬さを知るために、視覚的な手がかりを代わりに用いなければならない。例えば、洗濯物がいっぱいたまっているかごの中から、石鹸の箱を取り出そうとする場合、かごの中で手をかき回して石鹸の箱を見つけることができる。だが、手の感覚が不完全な場合、かごの中を空にして石鹸の箱を目で探さなければならない。手の機能はあるが感覚がない人の例としては、上肢を切断して人工装具を用いる例が分かりやすい。その人は石鹸を探しそれを人口装具がつかんだか否かを知るために、視覚的なフィードバックを必要とする。手の感覚は、橈骨神経、尺骨神経および正中神経によってもたらされる。図13-31に感覚神経分布のパターンを示す。この分布は文献によって異なる場合がある。

強度と精度の点で最も効果的な、最適な手関節および手の肢位がある。この肢位を**手の機能肢位**という。この肢位では、手関節がわずかに伸展し、指のMP関節およびPIP関節がわずかに屈曲し、母指が対立する。図13-32にこの肢位を示す。母指球の水かきの維持は、母指の対立に欠かせない。

把持(Grasps) 握る、つかむ、つまむ etc.

基本的に握りと指尖つまみという2種類の把持がある。必要な把持は活動によって決まる。**握り**は、近位の関節筋を動かしながら物を握る必要があるときに用いられる(ハンマーやドアノブを持つときなど、図13-33)。握りは手と握る物との間に運動の起こらない、等尺性収縮に関わることも多い。

指尖つまみは、ペンを握ったり、釘を打つなど、微細な運動で物を操作しなければならないときに用いられる(図13-34)。

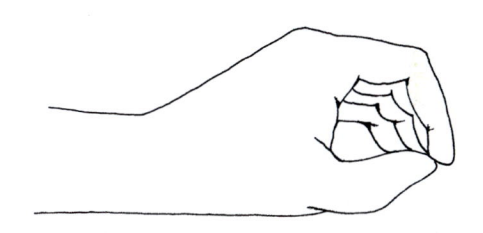

図13-32 手関節と手の機能肢位。手関節はやや伸展し、MP関節とPIP関節は屈曲し、母指は対立している。

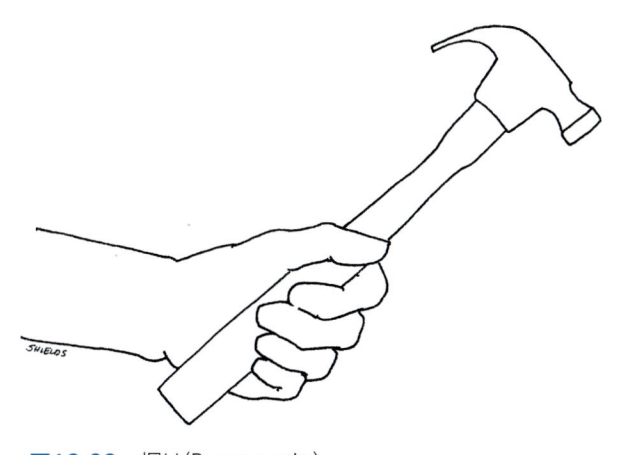

図13-33 握り(Power grip)

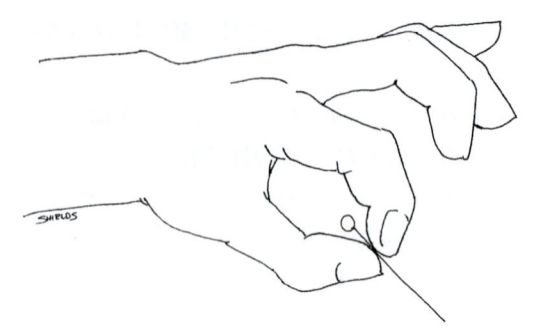

図13-34　指尖つまみ(Precision grip)

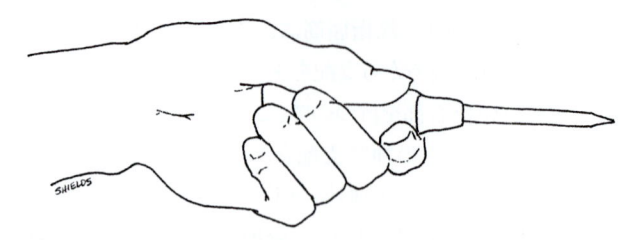

図13-36　筒握りの一種(Cylindrical grip variation)

握り(Power grip)

　握りは通常、大きな力が関わっており、最も強力な把持である。四指は物の周囲を一方向に屈曲し、母指は反対方向に包んで、物を手掌や指と接触させておくための反力を及ぼす。物が手にしっかりと納まったら、近位関節組織をさらに用いて物を動かすことができる。中指の屈筋(外在筋)は物をつかみ、中指の伸筋(やはり外在筋)は手関節を中間位またはやや伸展位に維持するのを補助する。母指が関わると、内転位になる。

　握りに一般に説明される3つの特徴は、筒、球および鉤である。**筒握り**(図13-35)は、通常は前腕を直角にし、四指を物の周囲に屈曲させる。母指は物の周囲を他の指に反対方向からかぶさるように丸める。筒握りの例は、ハンマーやラケット、車のハンドルをつかむ場合など挙げられる。

　筒握りの変形としては、持ち手の周囲の指の屈曲を段階的にする方法がある(図13-36)。第5指を最も屈曲し、第2指は一部だけ屈曲する。母指はハンドルに平行に置き、手関節はやや尺屈させる。この握り方が筒握りに勝る点は、力を及ぼしつつも道具をコントロールしながら用いることができることである。この握り方の例としては、ゴルフのクラブやスクリュードライバーを握る場合が挙げられる。

　球握りは、四指と母指を物の周囲に外転させ、筒握りとは異なり指の間を広げることである。手掌はあまり関係しない(図13-37)。球握りを用いる活動としては、りんごやドアノブを持つ、コップの上を持ち上げる場合などが挙げられる。

　鉤握りは、第2から第5指を物の周囲で引っ掛けるように屈曲させる(図13-38)。MP関節は伸展し、PIP関節とDIP関節はやや屈曲する。母指は通常は関係しない。そのためこれは、正中神経損傷で母指の対立ができなくなっ

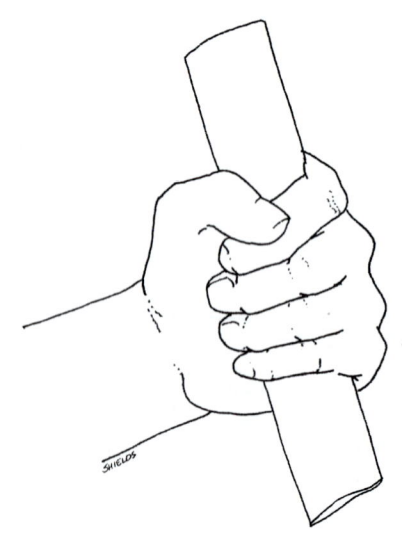

図13-35　筒握り(Cylindrical grip)

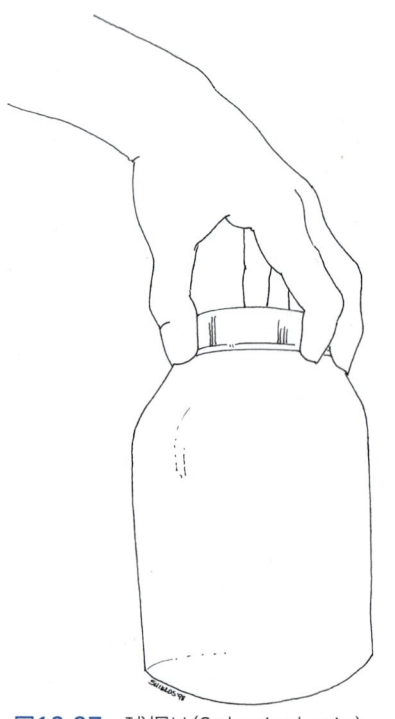

図13-37　球握り(Spherical grip)

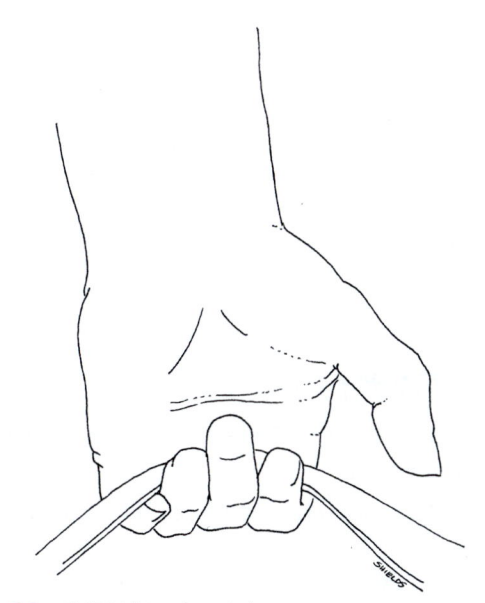

図13-38　鉤握り(Hook grip)

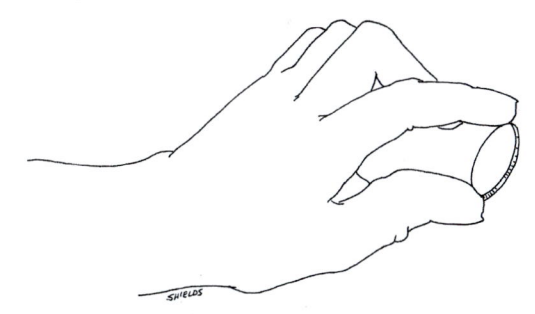

図13-39　指腹掴み(Pinch grip)

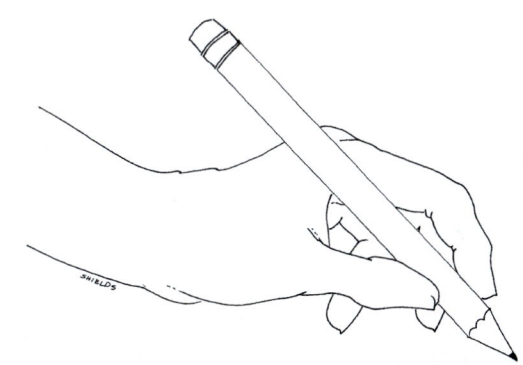

図13-40　三点掴み(Three-jaw chuck grip)

た人にも可能な唯一の握力把持である。鉤握りの例は、スーツケースやワゴン、かごの持ち手をつかむ場合などに見られる。

指尖つまみ(Precision grip)

　指尖つまみは、指先と母指の間で物をつかむ傾向がある。外在筋と内在筋が共に関わっている。母指は外転または対立される傾向がある。これらの把持は、微細な運動と精密さをもたらす。通常、物は小さく、壊れやすい場合もある。手掌は関係しないことが多く、近位関節はあまり動かない。指尖つまみは一般的に4種類に判別される。

　つまみでは、指のMP関節とPIP関節を屈曲し、母指を外転および対立して、指と母指の指腹が向かい合うよう、両方の遠位関節を伸展する。母指と1指（通常は示指）を用いるときは、**指腹つまみ**と呼ばれる（図13-39）。母指と2指（通常は示指と中指）を用いる場合もある。これを**三点掴み**という。電気ドリルにドリルがどのように取り付けられるかを観察すると、この把持を見ることができる（図13-40）。ドリルに3本の爪が付いており、全体を固定する仕組みを「チャック」という。ペンや鉛筆を持つときがこの例である。これは、最も一般的な精密把持である。

　指腹つまみと似た**指尖つまみ**は、母指の先を他の指（通常は示指）の先と向かい合わせて、コインやピンなどの小さい物をつかむ（図13-34を参照）。このつかみ方は、爪が非常に長いと、不可能ではなくとも難しい。

　横掴みは「横つまみ」とも呼ばれ、伸展した母指の指腹で物を示指の橈側に押し付ける（図13-41）。これは強い把持だが、他の2種類のつまみ方ほど微細な運動ができない。義肢の先端装置にこの種類の把持が用いられる。また、この把持は母指の対立を必要としないため、対立のできない人が母指を内転したまま小さな物をつまんで持つことができる。

　たばこつまみは、横掴みと似ているが、2本の指（通常は示指か中指）の内転を要する（図13-42）。弱い把持であり、精密性は高くない。たばこを持つときによく用いられる。また、鉛筆などの物を2本の指では挟んで持ちながら、他の鉛筆やペンを使うときなどにも用いられる。母指は関

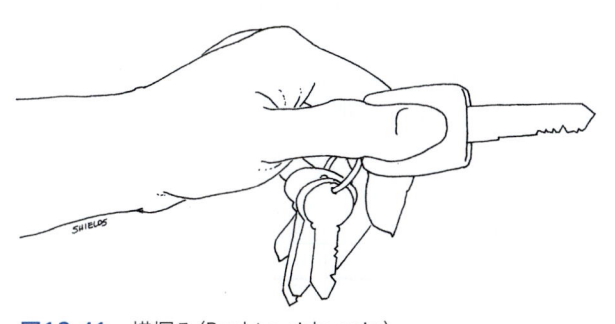

図13-41　横掴み(Pad-to-side grip)

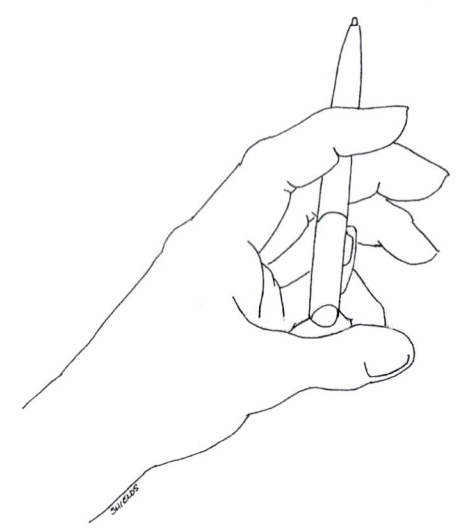

図13-42　たばこつまみ(Side-to-side grip)

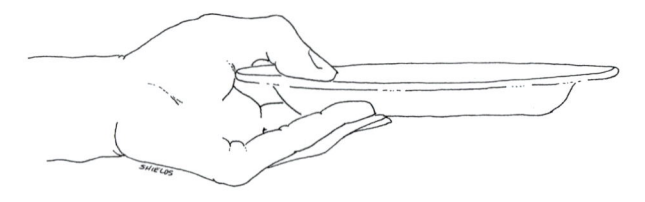

図13-43　虫様筋握り(Lumbrical grip)

係ないため、この把持は母指がない場合に用いることができる。

　虫様筋握りは、MP関節を屈曲し、PIP関節とDIP関節を屈曲する。母指は、物を水平に持つ指に対立させる(図13-43)。この把持は通常、皿やトレーなどを水平に維持しなければならないときに用いられるので、plate grip(平らなお皿を持つ時の握り)と呼ばれることもある。IP関節を伸展しながらMPを屈曲するのは虫様筋の作用であることから、虫様筋握りと呼ばれている。

重要なポイント
- 身体部位の固定や肢位の維持には等尺性収縮が用いられる。
- 筒握り、球握りおよび鉤握りは、手の握力運動に用いられる。
- 指腹つまみ、つまみ、3指つまみ、指尖つまみ、側腹つまみ、内転つまみおよび虫様筋握りは、手の精密運動に用いられる。
- 凸形関節面は身体分節の運動と反対方向に動く。
- 凹形関節面は身体分節の運動と同じ方向に動く。
- 解剖学的肢位では、矢状面が身体を左右に分ける。前頭面が身体を前後に分ける。横断面が身体を上下に分ける。

復習問題

解剖学一般問題

1. 次の面で起こる指および母指の運動はどれか。
   a. 矢状軸周囲の前頭面
   b. 前額軸周囲の矢状面
   c. 垂直軸周囲の横断面

2. 母指と第2指から第5指の四指を比較せよ。
   a. 骨の数
      母指 ＿＿＿＿＿＿＿＿＿
      四指 ＿＿＿＿＿＿＿＿＿
   b. 関節の数
      母指 ＿＿＿＿＿＿＿＿＿
      四指 ＿＿＿＿＿＿＿＿＿
   c. 関節名
      母指 ＿＿＿＿＿＿＿＿＿
      四指 ＿＿＿＿＿＿＿＿＿

3. 母指の対立はどの運動を組み合わせたものか。

4. 母指対立運動の副運動はどれか。

5. 支帯の目的は何か。

6. 手根管はどのような構造をしているか。また、手根管内を走行する腱および神経を答えよ。

7. 外在筋とは何か。また、手の外在筋を挙げよ。

復習問題（続き）

8. 内在筋とは何か。また、手の内在筋を挙げよ。
9. 母指球の筋と小指球の筋の違いを説明し、それぞれの例を挙げよ。
10. 「解剖学的タバコ窩」とは何か。また、この部位を仕切るために作用する筋はどれか。
11. 骨の付着部を持たない手の筋はどれか。また、その筋が付着する2つの腱は何か。
12. a. 指の基節骨の近位端の形状は何か。
    b. 指の中手骨の遠位端の形状は何か。
    c. 指がMPで屈曲/伸展するとき、基節骨の関節面の動く方向は同じか、反対か。

機能的アクティビティ問題

問1-9の活動に用いられる、握りまたは指尖つまみの種類を答えよ。

1. フライパンの柄を持つ
2. 小さい台車を引っぱる
3. 本のページをめくる
4. スナップやボタンを留める
5. コーヒーカップの持ち手を持つ
6. トランプの手札を持つ
7. りんごをつかむ
8. バーベルを持ち上げる
9. CDを抜き出す
10. 上肢の運動全体に関して、次の活動を分析せよ。幼児の身体の両脇に手を添え、目が合う高さまで抱き上げる（図13-44）。
    a. 組み合わせて用いられている、2種類の把持動作は何か。
    b. 異なる2平面で起こっている等尺性収縮により、手関節が中間位に維持されている。関わっている2つの筋群はどれか。
    c. これら2つの筋群のうち、主動作筋となっている手関節筋を答えよ。
    d. 前腕は回内と回外の間の中間地点にある。等尺性収縮によりこの肢位に肘関節を維持している筋群はどれか。
    e. この筋群のうち肘関節の主動作筋を答えよ。
    f. 肩関節は、異なる2つの面で起こっている等尺性収縮により肢位を維持している。関わっている2つの筋群はどれか。
    g. これら筋群のうち肩関節の主動作筋を答えよ。
    h. 肩関節の肢位と共に起こっている肩甲帯の肢位はどれか。
    i. 肩甲帯の主動作筋を答えよ。

臨床演習問題

次のエクササイズに関係している関節運動と主動作筋を答えよ。

1. 指を真っ直ぐにし、間を広げ、間を寄せる。
2. 前腕を回外し、母指を示指の橈側の隣から手掌に垂直に上げる。
3. 母指の先を小指の先に触れる。
4. 指を真っ直ぐにしたままMP関節で屈曲する。
5. 母指を示指の橈側の隣から、手掌を横切って小指へと動かす。

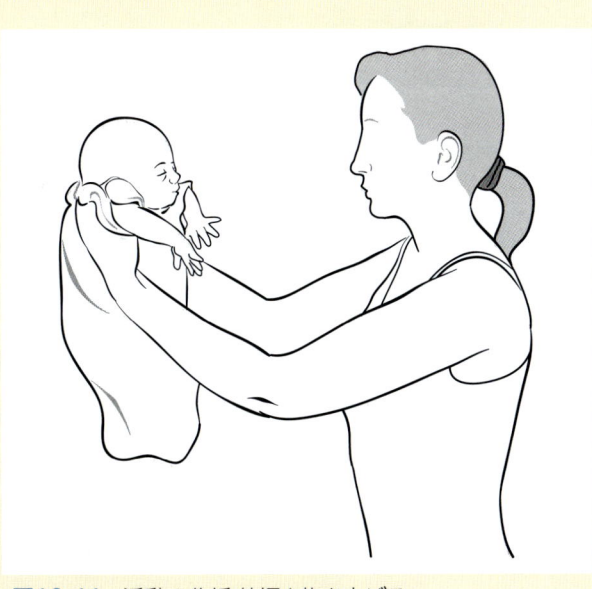

図13-44　活動の分析：幼児を抱き上げる。

第 III 部

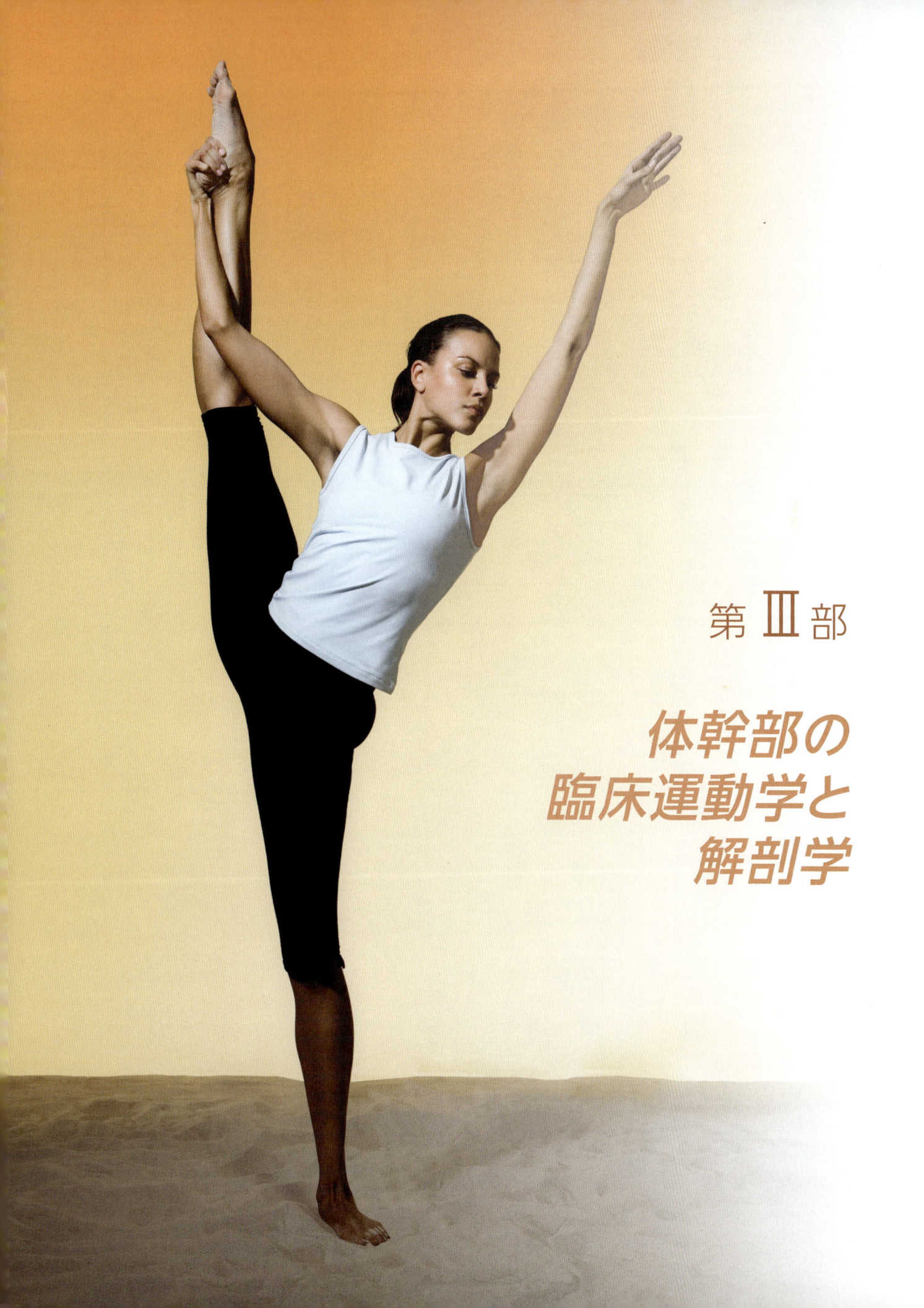

体幹部の
臨床運動学と
解剖学

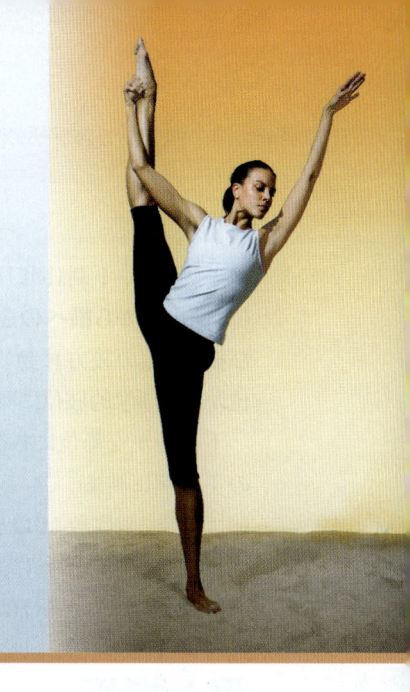

第14章
側頭下顎関節

- 関節の構造と運動
- 骨と指標
- 靭帯その他の構造
- 運動の仕組み
- 側頭下顎関節の筋
  - 解剖学的関係
  - 筋の作用の概要
  - 筋神経支配の概要
- 重要なポイント
- 復習問題
  - 解剖学一般問題
  - 機能的アクティビティ問題
  - 臨床演習問題

関節の構造と運動

　側頭下顎関節は顎関節とも呼ばれ、身体で最もよく使われる関節の1つである。咀嚼、嚥下、あくび、会話、その他、顎の運動に関わるあらゆる活動に用いられる。顎関節は耳の前方、顎の後上端に位置する（図14-1）。下方の下顎骨の下顎頭と関節を成す、上方の側頭骨の関節窩で構成されている。顎関節は滑膜関節で、蝶番のような形をしていると言えば最も分かりやすい。滑り運動も可能であるため、純粋な蝶番関節ではない。

　顎関節は、2つの骨、関節を2つの関節腔に区切る1つの円板、1つの関節包、4つの靭帯、5種類の運動を作り出す4つの主要な筋で構成されている。図14-2に示す通り、関

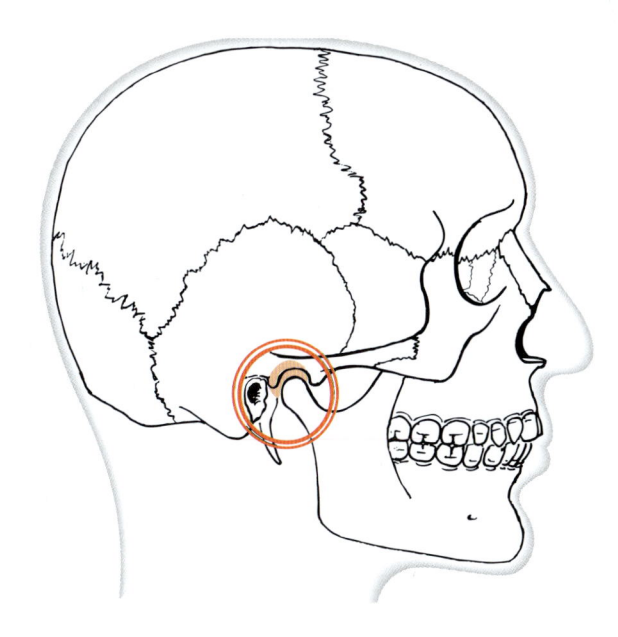

図14-1　側頭下顎関節を円内に強調している（側面）。

節運動には、**下制**（開口）、**下顎骨の挙上**（閉口）、**側方偏位**（顎の横から横への運動）、**前突**（顎の前方移動）および**後退**（顎の後方移動）がある。後退は基本的に、前突位から解剖学的肢位に戻る運動である。

下顎骨が安静位にあるとき、下顎骨の下顎頭は側頭骨の下顎窩に納まっている。下顎骨の正常な安静位では、唇は閉じ、歯は数ミリほど開いている。この肢位は、低レベルの側頭筋の活動によって維持される。上歯と下歯の間に指が2、3本入るには、口を開かなければならない。

骨と指標

頭蓋骨には2つの部位がある。脳を収める大きな頭蓋洞と、顔の骨である（図14-3）。顎関節は、頭蓋骨である側頭骨と関節を成す顔の骨である下顎骨で構成されている。骨の周囲には、筋と靭帯の付着部となっている部位がある。次に、顎関節に重要な骨と指標について説明する。

下顎骨（図14-4および14-5）は馬蹄のような形をしており、顔の両側で側頭骨と関節を成す。骨と上方に隆起する2つの下顎枝で構成されている。下顎骨は1つの骨と思われているが、各外側端は側頭骨と関節を成し、顔の両側に同じ2つの関節を形成している。下顎骨は顔の下部を構成しており、「あご」または「下あご」と呼ばれる。重要な指標を次に挙げる：

下顎角
下顎体と下顎枝の間に位置し、2つの指標の結合点である。「下顎枝角」とも呼ばれる

下顎体
下顎骨の水平部。下顎体の上面に下歯が固定されている

下顎頭
「関節突起」とも呼ばれる。下顎枝の後部の隆起で、側頭

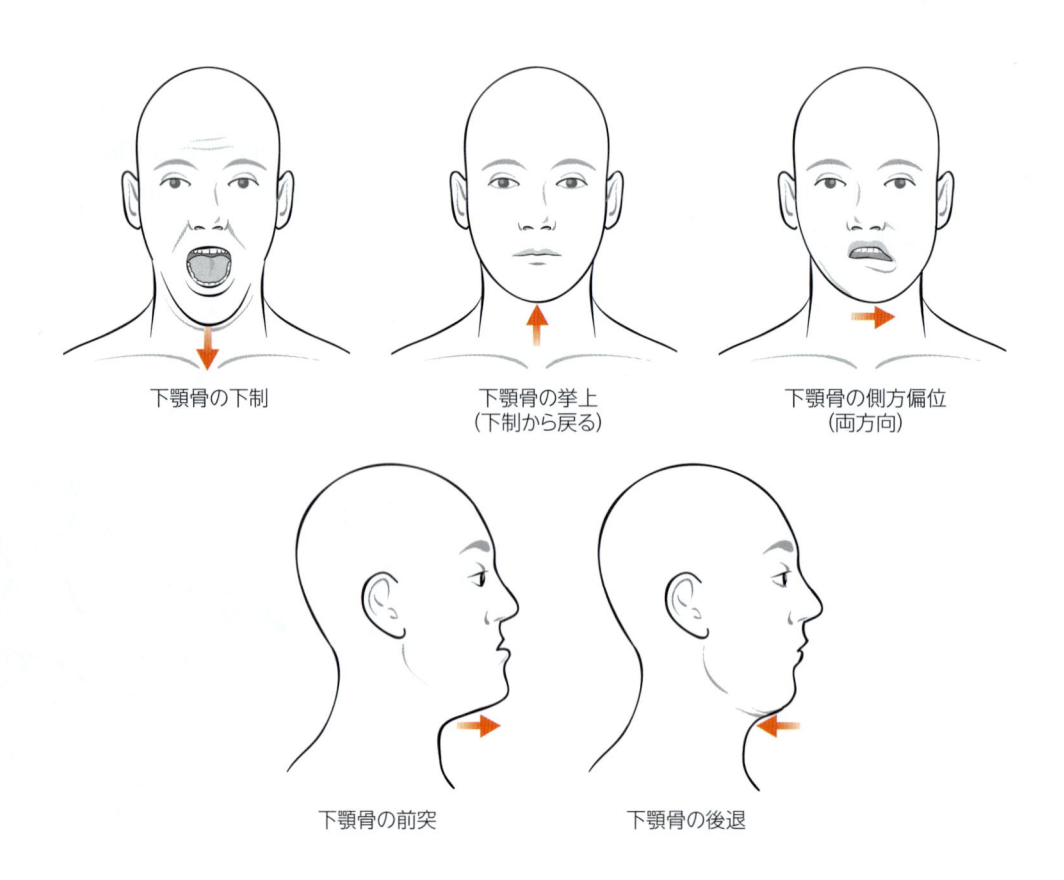

図14-2　顎関節運動

第14章　側頭下顎関節　199

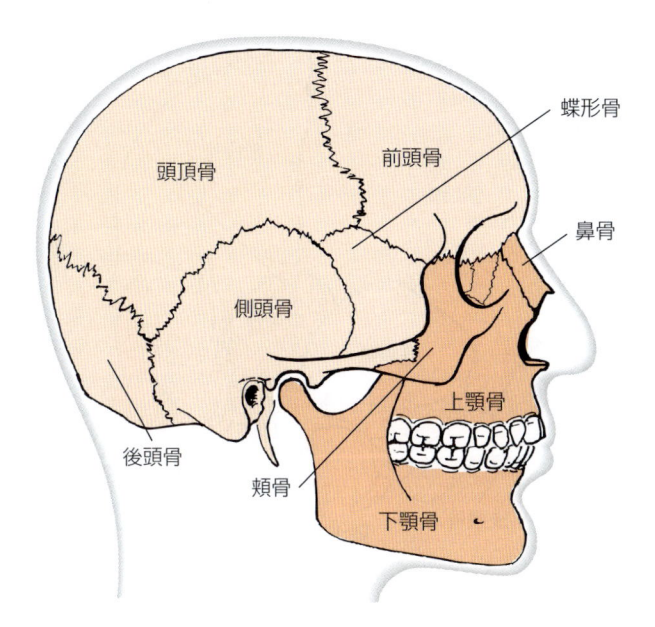

図14-3　頭蓋骨の骨(側面)

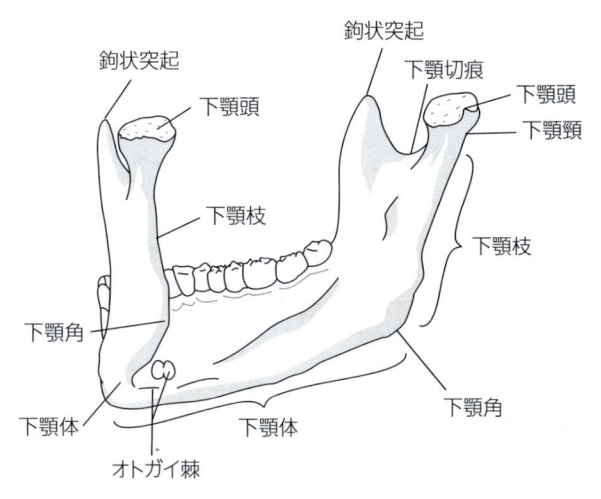

図14-5　下顎骨の骨標識。後部やや側面

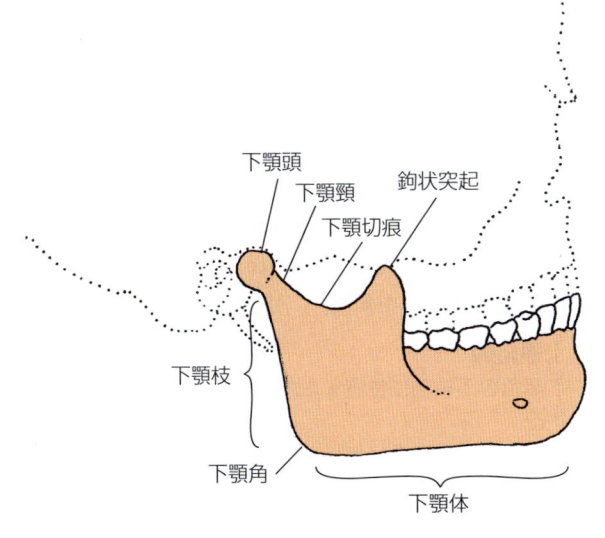

図14-4　下顎骨の骨標識(右側面)。

骨と関節を成す

鉤状突起
下顎枝の下顎頭の前部に位置する。咬筋の付着部となる

オトガイ棘
下顎骨の正中線に近い下側(内側)に位置する。オトガイ舌骨筋の付着部となる

下顎頸
下顎頭のすぐ下に位置する

下顎切痕
下顎枝の下顎頭と鉤状突起の間に位置する

下顎枝
下顎角から下顎頭までの下顎骨の垂直部

側頭骨は、頭蓋骨の横側、頬骨の後方、頭頂骨の下方、蝶形骨の大翼の後方、および、後頭骨の前方に位置する(図14-3を参照)。側頭骨の関節部は、中間部の凹形の関節(下顎骨の)窩と、前部に位置する凸形の関節結節、後部に位置する凸形の関節後突起で構成されている(図14-6)。主な指標を次に挙げる:

関節結節
側頭骨の関節面の前部を構成する。下顎骨が下制されているとき、下顎骨の下顎頭はこの指標で安静を保っている

関節窩
「下顎窩」とも呼ばれ、外耳道の前部に位置し、下顎骨の下顎頭と関節を成す

関節後突起
関節窩の後部の壁を構成し、外耳道のすぐ前部に位置する

茎状突起
側頭骨の下前方、下やや内面に位置する、細い隆起。様々な筋および靭帯の付着部となる

乳様突起
顎二腹筋が付着する、耳の下後部の骨突起部

外耳道
顎関節の後部に位置する。耳の外側開口部

頬骨突起

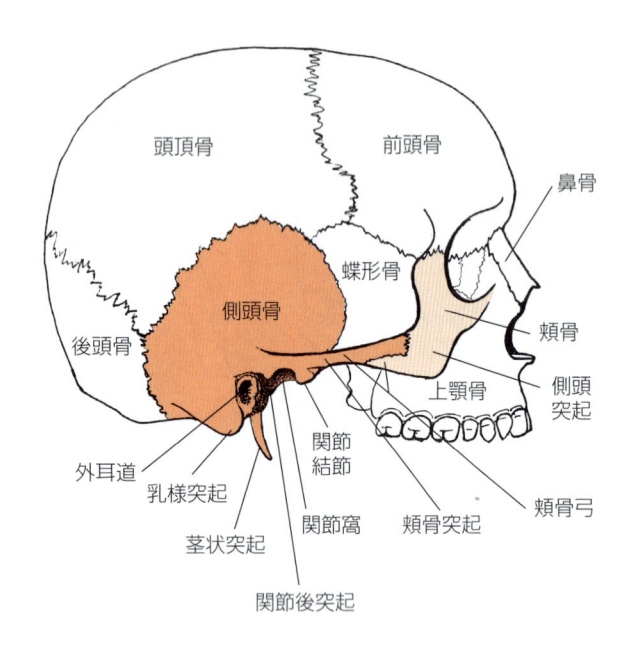

図14-6 側頭骨および頬骨の骨指標。下顎骨を切除した頭蓋骨の右側面。

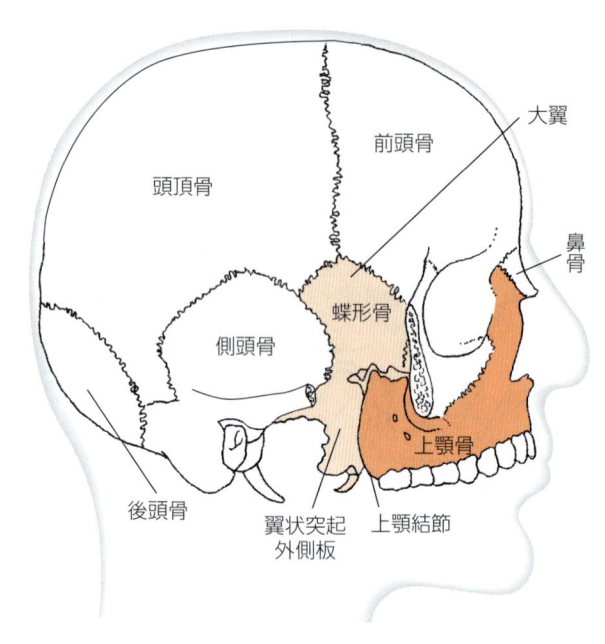

図14-7 蝶形骨と上顎骨。頬骨弓を切除した右側面。

頬骨弓の後部を形成する。咬筋の付着部となる

蝶形骨は、側頭骨の前部、頭蓋骨の外側底部に位置する。翼を広げた蝙蝠に似ている（図14-7）。その位置により、蝶形骨は他の6つの頭蓋骨および2つの顔面骨とつながっている。次に挙げる外面の特徴だけが、顎関節の機能に関係している：

大 翼
頬骨と頬骨弓の内側、他の側頭骨の前方に位置する、大きな骨突起。側頭窩の一部として、側頭筋および外側翼突筋の付着部となる

翼状突起外側板
頬骨弓の深部に位置する。外側・内側翼突筋の付着部となる

オトガイ棘
側頭骨の関節窩の深部に位置し、蝶下顎靭帯の付着部となる

頬骨は、頬の隆起を形成し、眼窩の外側壁および底部を担っている（図14-6を参照）。前頭骨、上顎骨、蝶形骨および側頭骨がこれを区切る。頬骨と側頭骨の頬骨突起は共に頬骨弓を形成し、咬筋がこれに付着する。次に挙げる特徴が、顎関節の機能に関係する：

側頭突起
下後部に位置し、頬骨突起と結合して、頬骨弓を形成する

次に挙げる特徴は、頭蓋骨の組み合わせでできている：

側頭窩（図14-8）
頬骨、前頭骨、頭頂骨、蝶形骨および側頭骨によって形成される骨の床部分。側頭筋の付着部を含む

頬骨弓（図14-6を参照）
2つの骨、すなわち、後方の側頭骨の頬骨突起と前方の頬骨の側頭突起によって形成されている

上顎骨は通常、「上あご」と呼ばれる。顔の上部に位置し、上歯を納めている。上方の鼻骨、外側の頬骨とつながっている（図14-7を参照）。次が主な指標である：

上顎結節
下顎角の下後部に位置する丸い隆起。内側翼突筋が付着する

第14章　側頭下顎関節　201

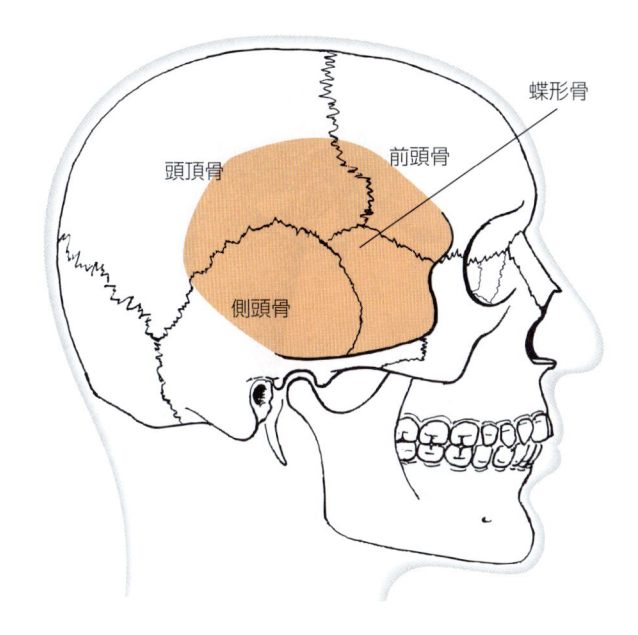

図14-8　側頭窩には、側頭骨、頭頂骨、前頭骨および蝶形骨の部分が含まれている（側面）。

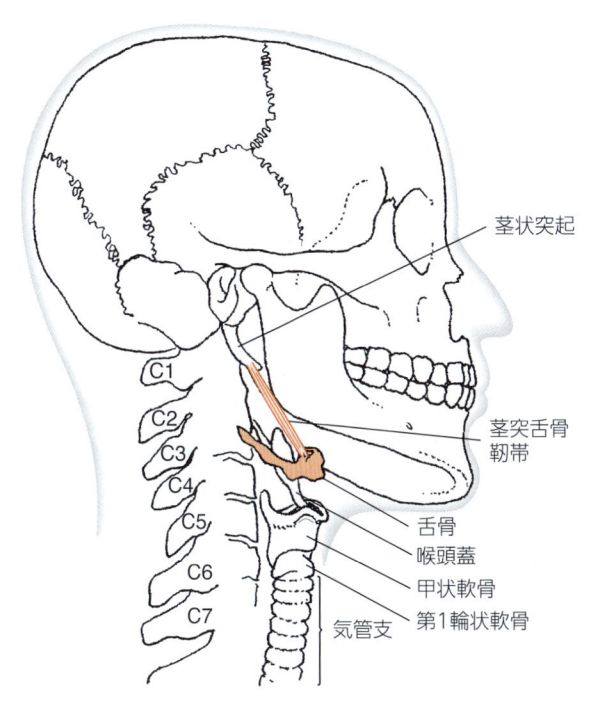

図14-9　舌骨は、茎突舌骨靱帯によって側頭骨の茎状突起から吊り下げられている（右側面）。

舌骨は、C3のレベルで甲状軟骨のすぐ上に位置する馬蹄形の骨である。骨関節部はないが、茎突舌骨靱帯によって側頭骨の茎状突起から吊り下げられている（図14-9）。主な機能は、舌筋の付着部を呈することである。しかし、下顎骨の下制を補助する舌骨上筋および舌骨下筋も付着する。

甲状軟骨は、喉頭の9つの軟骨のうち最大のものである。通常、「喉仏」と呼ばれ、男性の方が目立っている。C3からC4のレベルで舌骨のすぐ下に位置する（図14-9を参照）。舌骨下筋の付着部となる。

靱帯その他の構造

外側靱帯は**顎関節靱帯**とも呼ばれる。前部で下顎頸と円板に付着し、側頭骨の関節結節へと上方に走行する（図14-10）。下顎骨の下方、後方および側方運動を制限する。

蝶下顎靱帯は、蝶形骨のオトガイ棘に付着し、下顎骨の内面の下顎枝の中間部まで走行する（図14-10および14-11を参照）。下顎骨を吊り下げ、過度な前方運動を制限する。

茎突下顎靱帯は、側頭骨の茎状突起から下顎枝の下縁に走行する（図14-10および図14-11を参照）。咬筋と内側翼突筋の間に位置し、過度な前方運動を制限する役割を担っている。

茎突舌骨靱帯は、側頭骨の茎状突起から舌骨に走行する（図14-9を参照）。機能は、舌骨の位置を維持することである。

関節包は、上部の関節結節および側頭窩の縁部に付着して、顎関節を包み込む。下部では、下顎頸に付着している（図14-10および図14-11を参照）。

顎関節の**関節円板**は、胸鎖関節と同様である。関節包と外側翼突筋腱の周囲につながれている（図14-12）。また、関節腔を大きな上関節腔と小さい下関節腔とに分けている。上面は、窩の形状に沿って凹形と凸形を成す。関節円板の凹型の下面は、下顎頭の凸面に沿っているため、運動の間も関節が調和（適合性）を保つことができる。円板の形状と付着部も、下顎頭の前後方向への回旋を可能にしている。関節円板は、側頭骨よりも下顎骨にしっかりと付着しているため、開口したときに下顎頭が前に動くことができる。閉口すると、後方に戻る。

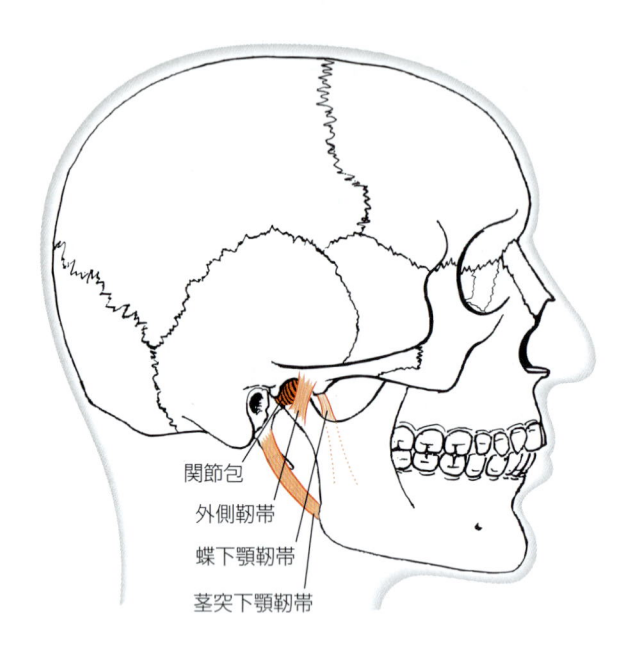

図14-10　釣り下がって、下顎骨の過度な運動を制限する靭帯（右側面）。点線は、蝶下顎靭帯を示す（内側の遠位付着部）。

図14-12　頬骨弓を切除し、関節突起を切断した、右顎関節の側面図。この図は、顎閉鎖位での下顎頭、関節円板および関節窩の関係を示す。関節円板が関節包を上部と下部に区切る。

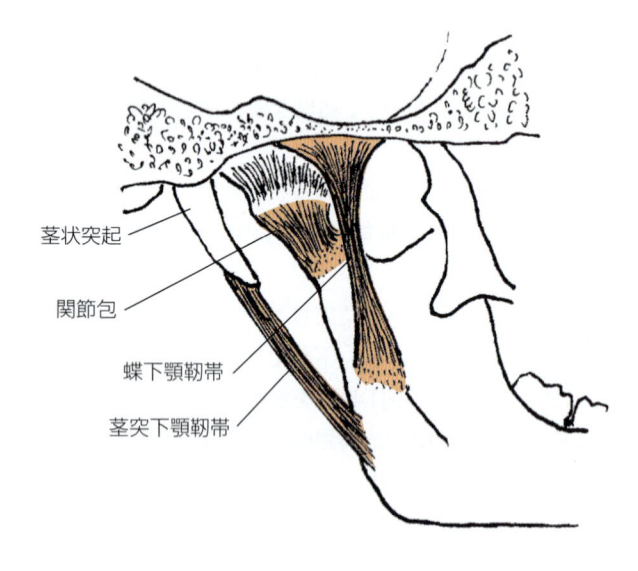

図14-11　関節包および靭帯を示す、左顎関節の内側面図。外側靭帯はこの面からは見えない。

運動の仕組み

下顎骨の下制（顎の開口）には2つの運動が関わっている（図14-13）。1つ目の運動は、関節円盤での下顎頭の前方回旋によって実現される（図14-13Aを参照）。2つ目の運動では、関節円板と下顎頭が関節隆起の下を前後方向に滑る（図14-13Bを参照）。下顎骨の挙上（顎の閉口）は、その反対の作用である。関節円板と下顎頭が前後に滑り、下顎頭が関節円板上を後方に回旋する。これらの運動は、矢状面で起こる。

前突と後退は、水平面での前後運動が関わっている。回旋はない。下顎骨の全部位の前後運動は均等である。下顎頭と円板は、側頭骨の関節窩に対して1つの単位で動く。

側方運動も、水平面で起こる。片方の下顎頭が関節窩で回旋し、もう片方の下顎頭が前方に滑る。下顎骨が左に動くには、左下顎頭が軸回旋し、右下顎頭が前方へ滑る（図14-14）。この回旋は、垂直軸の周囲で起こる。

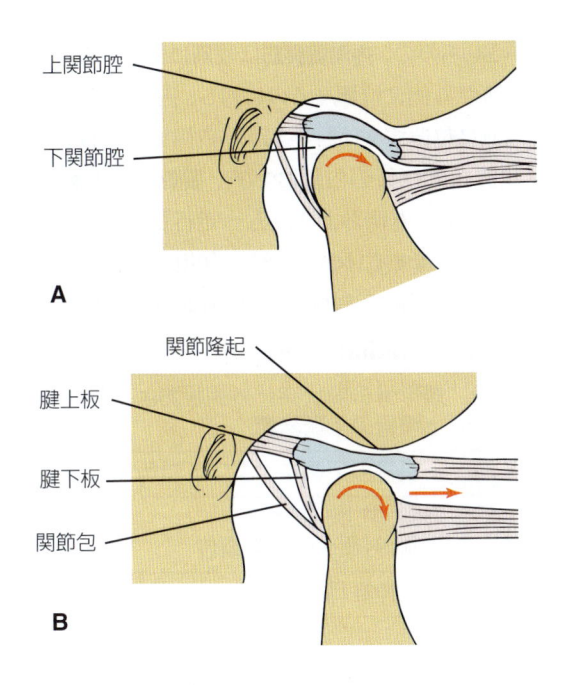

図14-13　下顎骨の下制（開口）時の関節運動。下顎頭は、(A)まず下顎窩で回旋し、(B)その後、関節結節の上を前後に滑る。

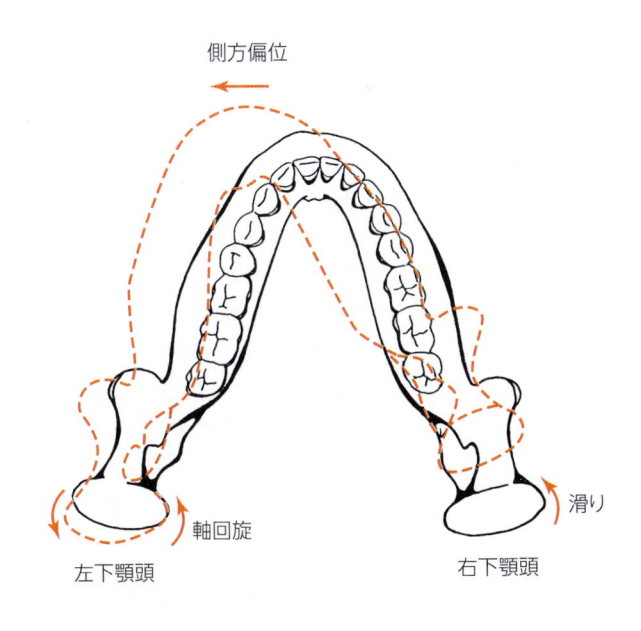

図14-14　左側への側方偏位時の下顎骨の運動（上面）。

側頭下顎関節の筋

顎関節は、会話、咀嚼、嚥下およびあくびなどの活動に関わっている。複数の筋が、ときに協働して役割を担っている。基本的に関わっている筋を次に挙げる。説明しない限り、作用は両側で左右の各関節に同時に起こる。

側頭筋	内側翼突筋
咬筋	外側翼突筋

顎関節運動に関わるその他の筋を次に挙げる：

舌骨上筋	舌骨下筋
顎舌骨筋	胸骨舌骨筋
オトガイ舌骨筋	胸骨甲状筋
茎突舌骨筋	甲状舌骨筋
顎二腹筋	肩甲舌骨筋

側頭筋は、側頭窩に広がる扇形の筋である（図14-8および図14-15を参照）。扇形のため、前部線維はほぼ垂直、中部線維は斜方向、後部繊維は水平に近い。線維は、側頭窩からまとまって、頬骨弓の深部を通過する腱を形成し、鉤状突起と下顎枝の前縁に停止する。主要な機能は、下顎骨の挙上である。後部線維が水平方向である

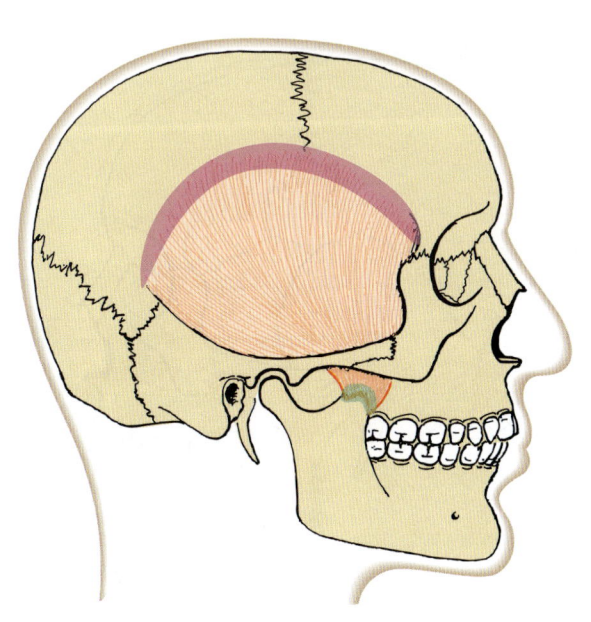

図14-15　側頭筋（側面）

ため、顎の後退も行う。横方向の運動では、側頭筋が片側で収縮し、その方向へ下顎骨を動かす（同側）。

側頭筋	Temporalis
起始部(O)	側頭窩
付着部(I)	鉤状突起および下顎枝
動き(A)	両側：挙上、後退（後部線維） 片側：同側への側方偏位
神経支配(N)	三叉神経（脳神経 V）

強力な**咬筋**は、下顎角と頬骨弓の間の頬の後部を膨張させる、ほぼ四角形の厚い筋である（図14-16）。大きい表層部と小さい深部の2つで構成されている。表層部は、上顎骨の頬骨突起および側頭骨の頬骨弓の下縁から起こる。深部は、頬骨弓の下縁と内側縁から起こる。2つの部位は、下後側へと走行してまとまり、下顎骨の下顎枝角と鉤状突起に付着する。両部位は、1つの筋として作用し、下顎骨の挙上（顎の閉口）を行う。片側で作用する場合、咬筋は同側への側方偏位筋となる。

咬筋	Masseter
起始部(O)	側頭骨の頬骨弓および 上顎骨の頬骨突起
付着部(I)	下顎骨の下顎枝角と鉤状突起
動き(A)	両側：挙上　片側：同側への側方偏位
神経支配(N)	三叉神経（脳神経 V）

筋力は小さいものの、**内側翼突筋**は咬筋に似ている。より表層の咬筋が外側に位置するのに対し、内側翼突筋は下顎枝の内側に位置する（図14-17）。内側翼突筋は、蝶形骨の翼状突起外側板の内側および上顎骨の上顎結節から起こる。下方、外側および後方へ走行して、下顎枝および下顎角に付着する（図14-18）。作用は、下顎骨の挙上、前突および対側（反対側）への側方偏位である。

内側翼突筋	Medial Pterygoid
起始部(O)	蝶形骨の翼状突起外側板および 上顎骨の上顎結節
付着部(I)	下顎骨の下顎枝および下顎角
動き(A)	両側：挙上、前突 片側：対側への側方偏位
神経支配(N)	三叉神経（脳神経 V）

外側翼突筋は、幾分円錐形をした、短く厚い筋である。上下に2つの頭を持つ。上部は、蝶形骨の大翼の外側面から起こる。より水平な下部は、翼状突起外側板の外側面から起こる。両部位は後外側方向へほぼ水平に走行し、下顎骨の下顎頸、関節円板および関節包に付着する（図14-17および図14-18を参照）。外側翼突筋は、下顎骨を下制、前突および反対側（対側）へ偏位する。

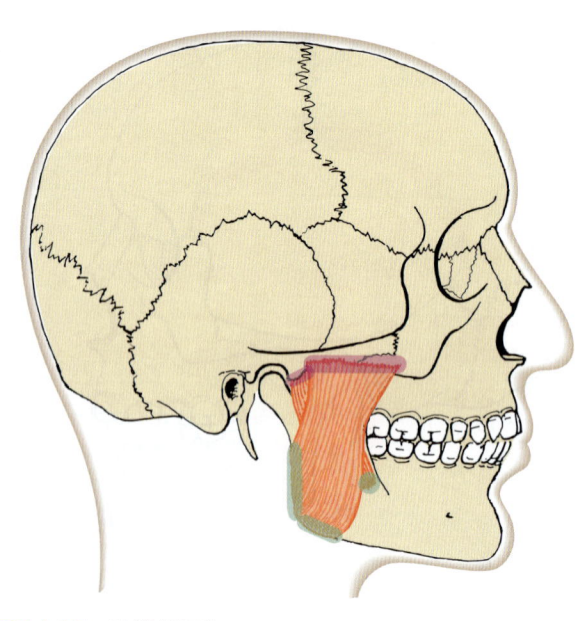

図14-16　咬筋（側面）

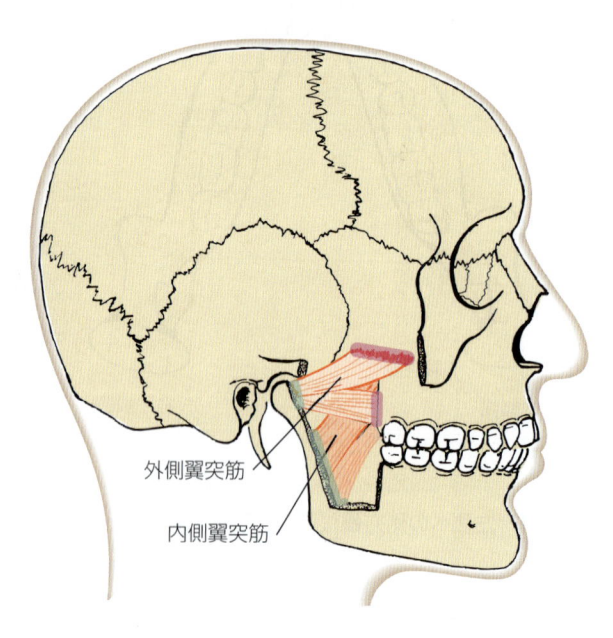

図14-17　外側および内側翼突筋（側面）。下顎骨の内部を示すため、下顎骨と頬骨弓を切断している。

第14章　側頭下顎関節　205

オトガイ舌骨筋が顎舌骨筋の深部にある。**顎二腹筋**は、腱によって中部に接続される2つの筋腹を持つ（図14-20および図14-21）。前腹は、舌骨で腱画に付着する下後方の正中線近くで下顎骨の内下面から起こる。腱は、舌骨に付着した吊り紐状の線維で固定されている。この地点から、後腹が後上方へ走行して、側頭骨の乳様突起に付着する。この滑車状の腱は、筋がどのように牽引線を変えるのかを示す例である。**茎突舌骨筋**は、顎二腹筋とほぼ平行している。側頭骨の茎状突起に付着し、舌骨へと向かう（図14-20を参照）。

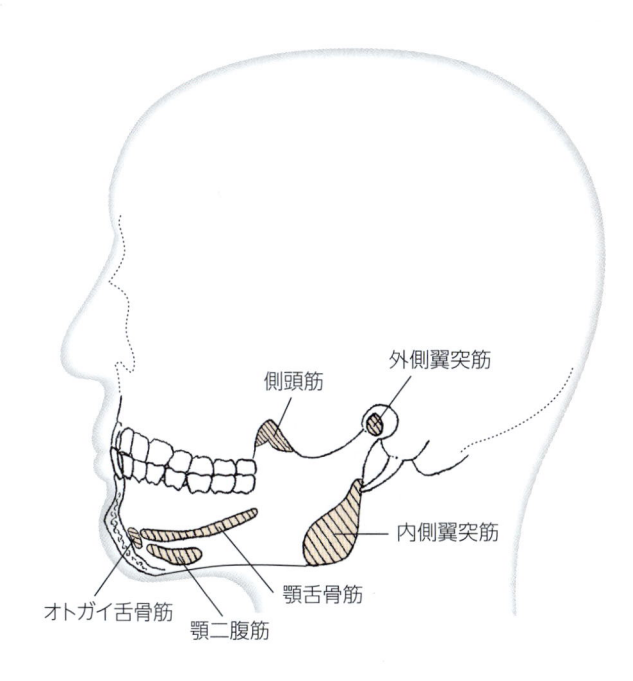

図14-18　筋付着部を示す、下顎骨の内側面。

顎舌骨筋	Mylohyoid
起始部(O)	下顎骨の下内側
付着部(I)	舌骨
動　き(A)	下顎骨の下制の補助
神経支配(N)	三叉神経枝（脳神経 V）

オトガイ舌骨筋	Geniohyoid
起始部(O)	下顎骨のオトガイ棘
付着部(I)	舌骨
動　き(A)	下顎骨の下制の補助
神経支配(N)	舌下神経（脳神経 XII）から第1頸神経枝

外側翼突筋	Lateral Pterygoid
起始部(O)	蝶形骨の翼状突起外側板および大翼
付着部(I)	下顎骨の下顎頭および関節円板
動　き(A)	両側：下制、前突 片側：対側への側方偏位
神経支配(N)	三叉神経（脳神経 V）

舌骨上筋はその名の通り、舌骨の上に位置する筋群である。舌骨を頭蓋骨、基本的に下顎骨につないでいる。個々の筋肉は、顎舌骨筋、オトガイ舌骨筋、茎突舌骨筋および顎二腹筋である。主要な機能は舌骨の挙上だが、舌骨下筋が舌骨を固定しているときは、下顎骨の下制を補助することができる。よって、顎関節における重要性だけに的を絞ってこれらの筋を説明する。

顎舌骨筋は、下顎骨の下内側部から舌骨の上縁に走行する広い筋である（図14-18から図14-20）。**オトガイ舌骨筋**は、顎舌骨筋の上部に位置する細い筋である（図14-19を参照）。下顎骨の内部の正中線でオトガイ棘にも付着し、舌骨へと下行する。図14-20ではオトガイ舌骨筋が、邪魔にならないよう反転して描かれた顎舌骨筋と顎二腹筋と共に右側に見える。この下顎骨の下からの図では、

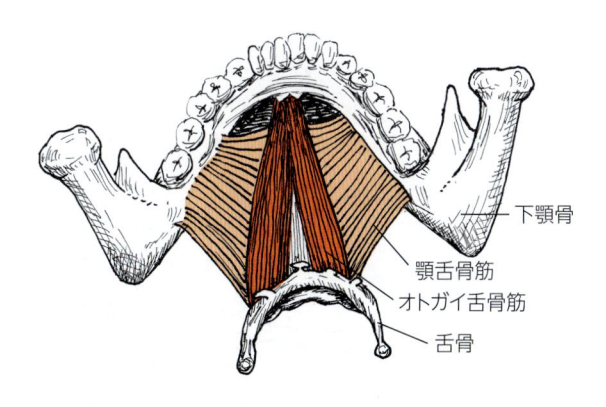

図14-19　口の底部の筋。後上面（下顎骨の内部の前を見下ろしている図）。

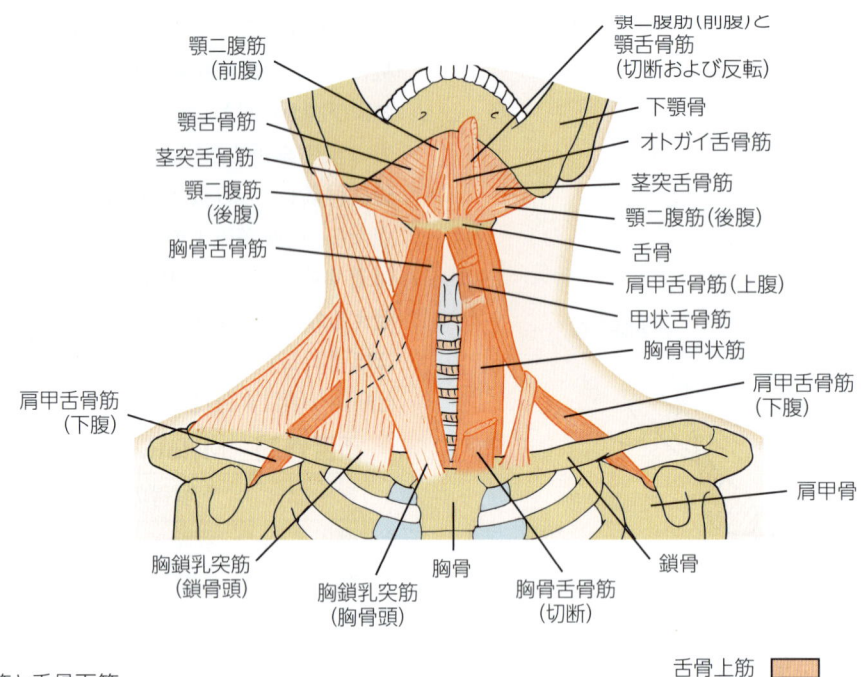

206　第Ⅲ部　体幹部の臨床運動学と解剖学

図14-20　舌骨上筋と舌骨下筋。

舌骨上筋
舌骨下筋

茎突舌骨筋　Stylohyoid

起始部(O)	側頭骨の茎状突起
付着部(I)	舌骨
動き(A)	下顎骨の下制の補助
神経支配(N)	顔面神経枝(脳神経 Ⅶ)

顎二腹筋　Digastric

起始部(O)	前部：下顎骨の内下部 後部：乳様突起
付着部(I)	滑車状の腱を介して舌骨へ
動き(A)	下顎骨の下制の補助
神経支配(N)	三叉神経枝(脳神経 Ⅴ)および 顔面神経枝(脳神経 Ⅶ)

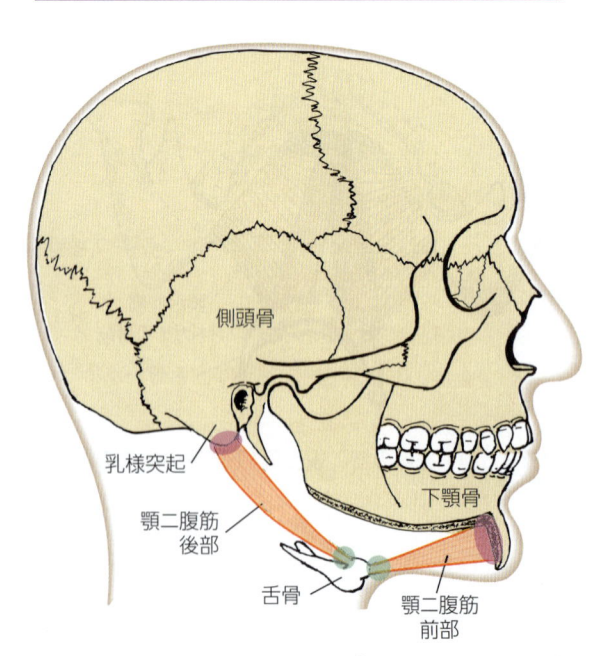

図14-21　顎二腹筋。前部付着部が分かるよう下顎骨を切除した、右外側面。

　名前が示すように、**舌骨下筋**は、舌骨の下に位置して舌骨の下制を行う(図14-20を参照)。個々には、胸骨舌骨筋、胸骨甲状筋、甲状舌骨筋および肩甲舌骨筋である。これらの筋は舌骨を固定して、舌骨上筋による下顎骨の下制を可能にする。顎関節における重要性だけに的を絞ってこれらの筋を説明する。

　胸骨舌骨筋は、鎖骨の内側端の後面、胸鎖靭帯および胸骨柄から正中線の横を垂直に走行する細長い筋である。遠位を胸鎖乳突筋に覆われている。他のすべての舌骨下筋と同様、胸骨舌骨筋は舌骨の下縁に付着する。**胸骨甲状筋**は、それよりも短くて幅広く、胸骨舌骨筋の深部に位置して、胸骨柄と第1肋軟骨から甲状軟骨へ垂直に走行する。甲状舌骨筋を介してつながれている甲状軟骨を下に引くことにより、舌骨を間接的に下に引く。**甲状舌**

骨筋は、胸骨甲状筋の延長であるかのように作用する、長方形の短い筋である。甲状軟骨から舌骨の下縁まで垂直に走行する。甲状舌骨筋は、咽頭の開口を閉じる役割を果たすため、嚥下時に喉頭の開口部から食物が入るのを防ぐ。顎関節に関しては、舌骨上筋が顎の下制を補助できるよう、舌骨を下に引いて固定する。

肩甲舌骨筋は、顎二腹筋と同様、間を腱でつながれた2つの筋腹を持つ。下腹は肩甲骨の上縁から起こり、ほぼ水平に走行する。腱の停止部で筋の方向が変わり、上腹は舌骨の下縁にほぼ垂直に走行する。腱は、筋がほぼ直角に曲がるよう、鎖骨に付着した釣り紐状の線維によって固定されている。これも、筋の牽引線を変える内部の定滑車の例である。この筋が引き下げることによって、舌骨も固定されている。

解剖学的関係

側頭下顎関節の4つの主動筋と多数の補助筋がある。側頭筋と咬筋は、最も表層である。側頭筋の筋腹は頬骨弓の上、咬筋の筋腹は頬骨弓の下にある（図14-22）。頬骨弓のレベルの下顎骨の内側でこれらの筋の深部にあるのは、外側および内側翼突筋である。内側翼突筋は、外側翼突筋の深部にある（図14-23）。

やはり咬筋の深部で、水平方向に位置するのは頬筋である。頬筋は、関節を交叉しないため、顎関節の筋とはみなされない。しかし、歯に対して頬を押し付けることによって咀嚼を補助する役割を担っている。頬筋は外側軟骨を

胸骨舌骨筋　Sternohyoid

起始部(O)	鎖骨の内側端、胸鎖靭帯および胸骨柄
付着部(I)	舌骨の下縁
動 き(A)	舌骨の固定
神経支配(N)	C1からC3と通信する舌下神経枝（脳神経 XII）

胸骨甲状筋　Sternothyroid

起始部(O)	胸骨柄および第1肋軟骨
付着部(I)	甲状軟骨
動 き(A)	舌骨の固定
神経支配(N)	C1からC3と通信する舌下神経枝（脳神経 XII）

甲状舌骨筋　Thyrohyoid

起始部(O)	甲状軟骨
付着部(I)	舌骨の下縁
動 き(A)	舌骨の固定
神経支配(N)	C1と通信する舌下神経枝（脳神経XII）

肩甲舌骨筋　Omohyoid

起始部(O)	肩甲骨の上縁
付着部(I)	舌骨の下縁
動 き(A)	舌骨の固定
神経支配(N)	C1からC3と通信する舌下神経枝（脳神経 XII）

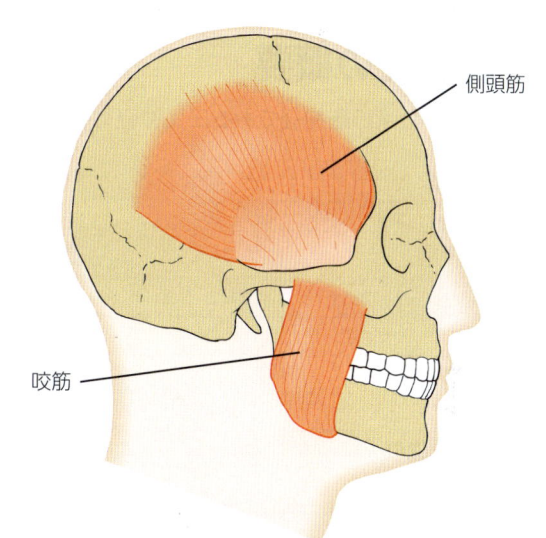

図14-22 側頭筋と咬筋。

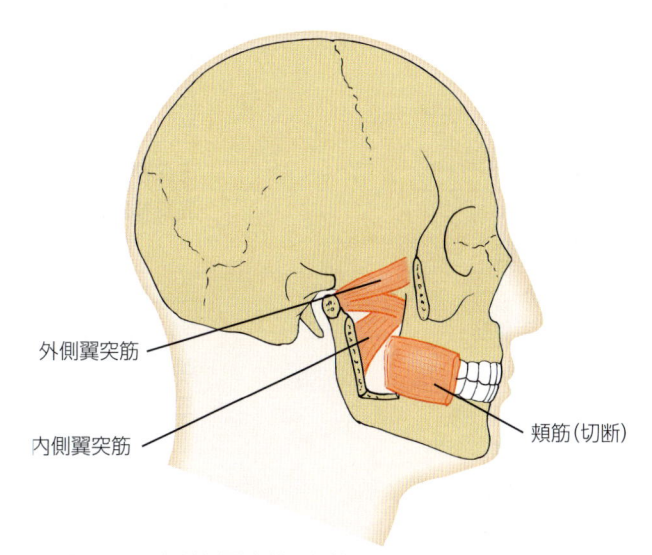

図14-23 内外側翼突筋と頬筋。

形成し、これが口の外側壁を形成しており、頬を圧縮することから、英語では *whistling muscle*（口笛の筋）としてよく知られている。頬筋は基本的に唇から後方へ、下顎骨と上顎骨の各臼歯のすぐ下とすぐ上に走行する（図14-23を参照）。

舌骨上筋および舌骨下筋という2つの補助筋群がある（図14-20）。これらは、下顎骨の下制を補助するために一丸となって働く深部筋である。舌骨下筋群は舌骨筋を固定する。遠位付着部を固定された舌骨上筋群により、下顎骨の下制を補助することができる。

筋の作用の概要

表14-1に側頭下顎関節の主動筋の作用をまとめる。

筋神経支配の概要

顎関節の筋は、第5脳神経である三叉神経の神経支配を受ける。舌骨上筋および舌骨下筋群の筋を補助する場合はさらに、第7脳神経と第12神経（顔面神経と舌下神経）による支配が加わる。舌下神経は第1から第3頸神経とも通信する。表14-2に顎関節のすべての筋の神経支配をまとめる。

> **重要なポイント**
> - 三叉神経は第5脳神経であり、感覚要素と運動要素の両方を持つ。
> - 三叉神経の感覚要素は顔面に関わり、運動要素は咀嚼筋に関わっている。
> - 顔面神経は第7脳神経であり、これも感覚要素と運動要素の両方を持つ。
> - 顔面神経の感覚要素は舌の領域に関わり、運動要素は顔の筋に関わっている。

表4-1　顎関節の主動作筋

下顎骨の作用	筋
挙上	側頭筋、咬筋、内側翼突筋
下制	外側翼突筋
前突	外側翼突筋、内側翼突筋
後退	側頭筋（後部）
同側への側方偏位	側頭筋、咬筋
対側への側方偏位	内側翼突筋、外側翼突筋

表14-2　顎関節の筋の神経支配

筋	神経	脳神経の番号
側頭筋	三叉神経	CN 5
咬筋	三叉神経	CN 5
外側翼突筋	三叉神経	CN 5
内側翼突筋	三叉神経	CN 5
舌骨上筋群		
顎舌骨筋	三叉神経	CN 5
オトガイ舌骨筋	C1、舌下神経	CN 12
茎突舌骨筋	顔面神経	CN 7
顎二腹筋	三叉神経、顔面神経	CN 5, 7
舌骨下筋群		
胸骨舌骨筋	C1からC3、舌下神経	CN 12
胸骨甲状筋	C1からC3、舌下神経	CN 12
甲状舌骨筋	C1、舌下神経	CN 12
肩甲舌骨筋	C1からC3、舌下神経	CN 12

復習問題

解剖学一般問題

1. 頬骨弓を形成する2つの骨は何か。
2. 顎関節の運動に関して次の用語の同義語を答えよ。
   a. 顎の開口
   b. 顎の閉口
   c. 顎を後方へ動かす
   d. 顎を前方へ動かす
   e. 顎を横へ動かす
3. 側頭下顎関節を形成する2つの骨は何か。
4. 耳の上前部で触診できる筋は何か。
5. 頬の後部の膨張を形成する筋は何か。
6. 滑車のように機能する筋は何か。
7. 第5および第7脳神経のうち、損傷すると顎関節の機能がより損なわれるのはどちらか。
8. 下顎骨の下制時、2つの運動が起こる：(1)関節円板と下顎頭が前下方へ滑る、(2)下顎骨が円板を前方へ回旋する。最初に起こるのはどちらか。
9. 下顎骨の左への側方偏位には、軸回旋運動と滑り運動の両方が関わっている。どのように起こるかを説明せよ。
10. 「喉仏」を表す別の用語は何か。

機能的アクティビティ問題

1. 唇を「O」の字にするには、顎関節のどの運動を要するか。
2. 固いパンを噛むとき、通常は口の片側にパンを入れて噛む。
   a. 噛む作用には、顎関節のどの運動が必要か。
   b. 顎のどちら側が伸延するか。
   c. 顎のどちら側が圧縮するか。
3. 歯の咬合には、矢状面と前頭面での運動が関係している。それらの運動とは何か。
4. 歯の噛み締めには、どの顎関節運動と筋が関わるか。

臨床演習問題

1. 顎の片側に手を置いて、正しい姿勢で座る。顎を横へわずかに抵抗させながら動かす。
   a. どの関節運動か。
   b. どの種類の収縮（等尺性、求心性、遠心性）が起こっているか。
   c. 右への顎の運動を担う筋の名前を挙げよ。
2. 下顎前面の正中線に示指と中指を置いて、正しい姿勢で座る。指を動かさないようにして、下顎で指を押す。
   a. どの関節運動か。
   b. どの種類の収縮（等尺性、求心性、遠心性）が起こっているか。
   c. 右への顎の運動を担う筋の名前を挙げよ。
3. 顎の下に母指を置いて正しい姿勢で座る。わずかな圧迫に対して口を開く（図14-24）。
   a. どの関節運動か。
   b. どの種類の収縮（等尺性、求心性、遠心性）が起こっているか。
   c. 右への顎の運動を担う筋の名前を挙げよ。

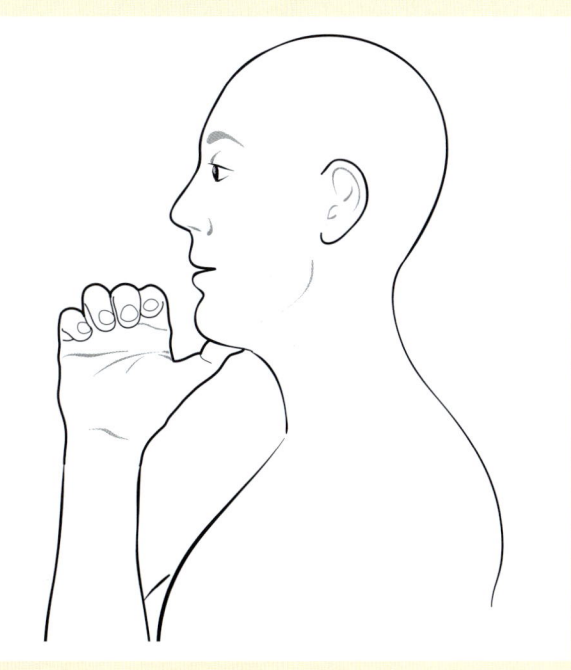

図14-24 わずかな圧迫に対して口を開く。

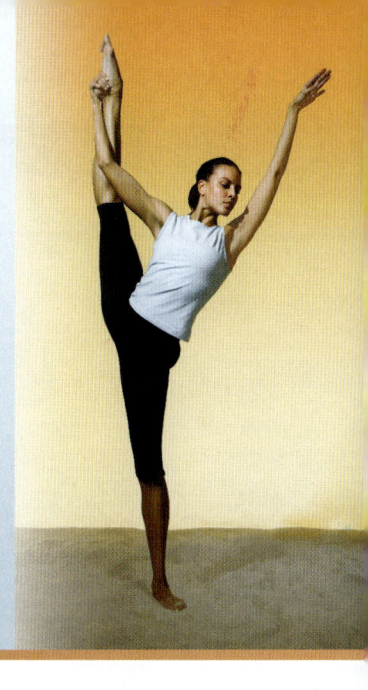

第15章
頸部および体幹

- 脊椎弯曲
- 用語の意味
- 関節運動
- 骨と指標
- 関節と靭帯
- 頸部および体幹部の筋
  - 頸椎の筋
  - 体幹の筋
  - 解剖学的関係
  - 筋の作用の概要
  - 筋神経支配の概要
  - 脊柱の一般的な病態
- 重要なポイント
- 復習問題
  - 解剖学一般問題
  - 機能的アクティビティ問題
  - 臨床演習問題

脊柱は身体の縦軸を構成し、維持している。複数の関節を持つ桿体であるため、脊柱の運動は個々の椎骨の組み合わせ運動によって起こる。

脊柱は、運動の旋回点となり、また、頸部で頭を支えている。頭、肩甲帯、上肢および体幹の重みは、脊柱から伝達される。脊柱は脊髄を包み、保護している。この複数関節を持つ桿体が運動を及ぼすだけでなく、これらの分節の配置により、衝撃を効果的に吸収および伝達している。

頭蓋は脊柱の真上に乗っている。頭蓋はいくつかの骨に分けられ、頭蓋骨は、脳と顔の骨を納めて保護する、頭部の骨構造である。視覚、聴覚、味覚および前庭反応を担う感覚組織は頭蓋および頭部内にあるため、頭部が自由に動くことは重要である。これは、様々なレベルでの頸椎の運動によって起こる。

脊椎弯曲

椎骨は、横から見ると分かる脊柱の前後（凹凸）曲線を形成するよう配置されている（図15-1）。これらの曲線は、直線の桿体の約10倍の強度と弾性を脊柱に持たせている。表15-1に、脊柱の曲線についてまとめる。

用語の意味

英語の *spine* という用語は複数の意味で用いられる。*spine* は、神経組織で構成される脊髄を指す場合がある。また、*spine*、*vertebral column* および *spinal column* はいずれも、肋骨と背職する脊髄を納める骨組織である脊柱を意味する。本章では、骨組織である脊柱について取り上げる。

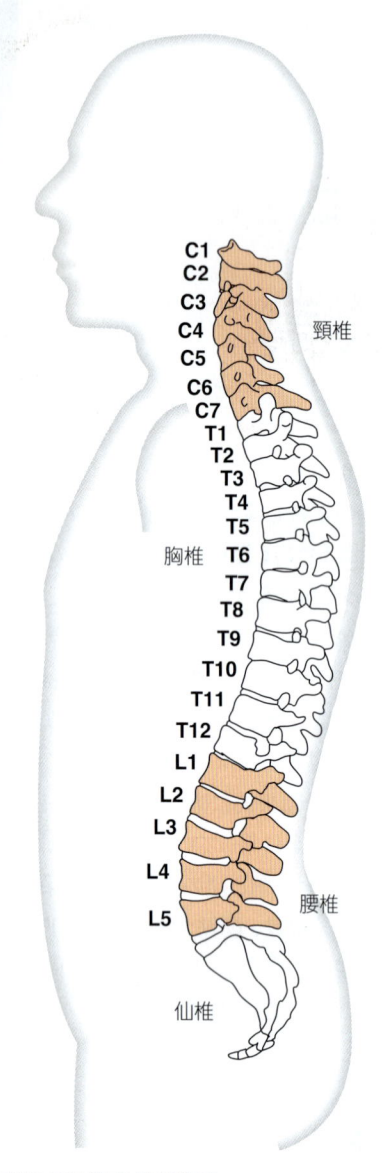

図15-1 脊柱の前後曲線（側面）

分類の必要な次の用語は、「小関節面」（*facet*）である。**小関節面**は、小さく平滑な骨面である。小関節面は、胸椎と肋骨との接触点でも見られる（図15-9を参照）。**椎間関節**は、椎骨の上関節突起の下面と下関節突起の上面との間の関節である（図15-5を参照）。

関節運動

脊柱は全体的には三軸であるとみなされる。このため、全3平面で運動が起こる（図15-2）。**屈曲**、**伸展**は、前額軸周囲の矢状面で起こる。**側屈**は、矢状軸周囲の前額面で起こる。必ず同側に向かって起こる。**回旋**は、垂直軸周囲の水平面で起こる。ただし、頭蓋と環椎（C1）の間の

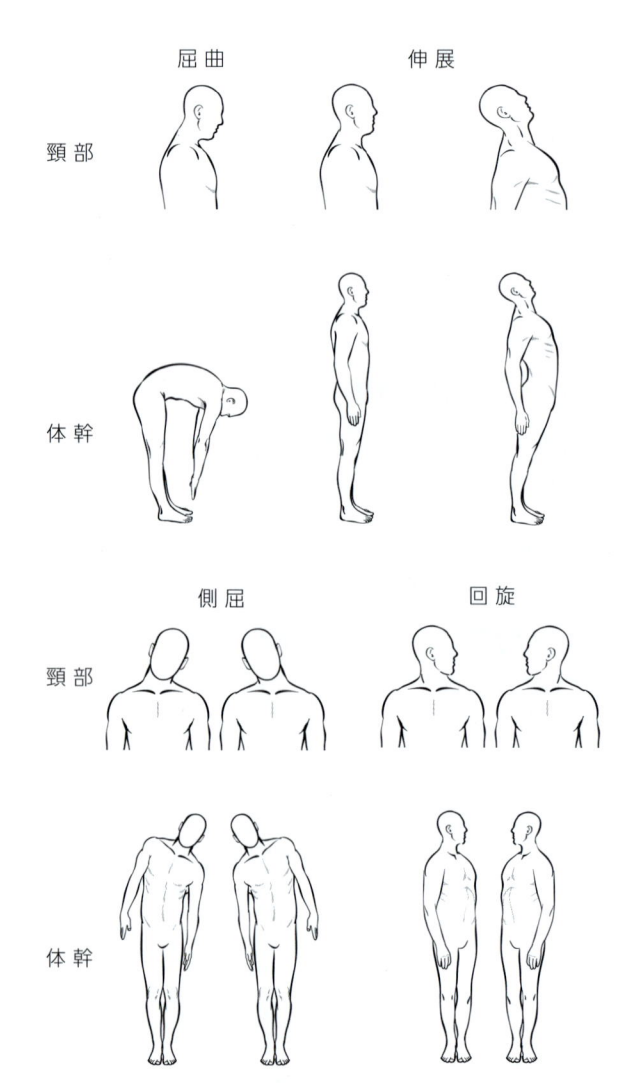

図15-2 頸部と体幹の運動

表15-1	脊椎分節	
分節	番号	前部の曲線
頸椎	7	凸
胸椎	12	凹
腰椎	5	凸
仙椎	5（融合）	凹

関節では回旋は起こらない。回旋の程度およびその他の可能な運動は、椎間関節の配置によってほぼ決まる。

頸椎は頭部の運動と位置づけを可能にしているが、さらに説明が必要である。頭部とC1（環椎）の間の関節は**環軸後頭関節**と呼ばれる。ここでの主な運動は、頷くときに起こる**屈曲**と**伸展**である。C1とC2の間（環軸関節）では側屈も若干起こる。頭を横に振るときに起こる、頸部での頭部の**回旋**の大部分は**環軸関節**で起こる。頸部で頭部を動かすのを制御する筋は、前部の椎前筋と後部の後頭下筋である。筋が頸部で頭部を動かせるため当然、頭部と頸部に付着部がある。顎を寄せる運動には、C1での頭部の屈曲と、頸部（C2-C7）での伸展が関わっている。この組み合わせ運動を**頸椎伸展**または「頸椎後退」と呼ぶ。逆に、C1で頭部を伸展し、頸部（C2-C7）で屈曲する運動は、「頸椎前突」である。頭を前に弛緩した姿勢や二重焦点でコンピュータの画面を見る場合、頸椎前突が強調されやすい。「直立姿勢」は、頸椎伸展が強調されている。

骨と指標

頭蓋骨は、21個の骨で構成され、頭部の骨格であるといえる（図15-3AおよびB）。脊柱と直接つながる骨だけを説明する：

後頭骨
頭蓋の下後部を形成する

後頭隆起
後頭骨の中央にある小さい隆起

項線
後頭隆起から乳様突起の方へ後頭部に沿って水平に走行する稜線

頭蓋底
後頭骨の底部、すなわち下部を意味する

大後頭孔
脊髄が頭蓋に入る後頭骨の開口

後頭顆
後頭骨の大後頭孔の外側に位置し、環椎（C1）と関節を成す

側頭骨
頭蓋の底部と下外側を形成する

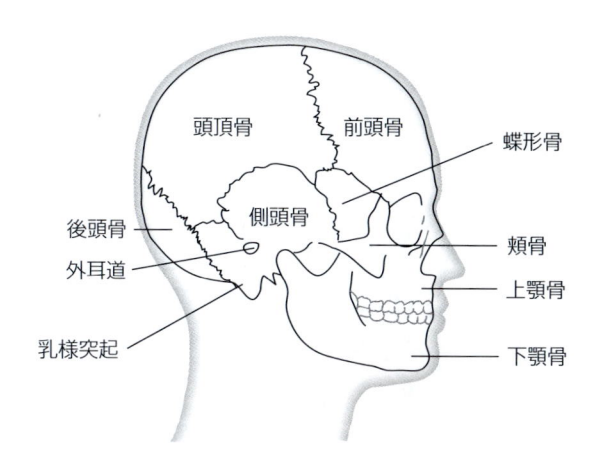

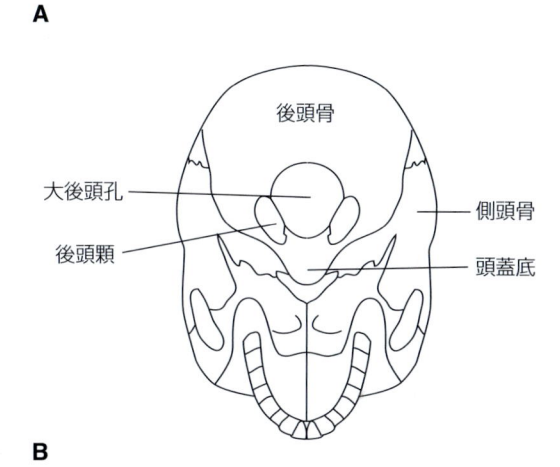

図15-3 **(A)** 側面と **(B)** 頭蓋底部の下から見た頭蓋骨

乳様突起
胸鎖乳突筋が付着する耳の後ろの骨隆起

椎骨は、サイズも形状も異なる。だが基本的には同じレイアウトを持つ（図15-4）。椎骨の基本部位は次の通り：

椎体
椎骨の前部にある、基本的に海綿骨の円筒状の固まりで、体重のかかる主要な構造である。環椎（C1）には存在しない（図15-7を参照）。C3からS1にかけて、椎体は徐々に大きくなり、体重の負荷が大きくなる（図15-10を参照）。

椎弓
「神経弓」とも呼ばれ、多くの異なる部位とともに椎骨の後部にある

関節突起
各椎弓板の後面の上下への突出。上関節突起は後方または内側に面し、下関節突起は前方または外側に面している（図15-10を参照）。

棘突起
神経弓で最も目立つ突出で、2つの椎弓板の接合部に位置する。多くの筋および靭帯の付着点となっており、脊柱を端から端まで触診できる

椎骨の間は、近接する椎体と関節を成す、**椎間円板**である（図15-5および15-6を参照）。C2とC3の間を皮切りに23の椎間円板がある。これらの主な機能は、衝撃を吸収および伝達し、脊柱の柔軟性を維持することである。円板は脊柱の全長の約25%を構成している。

環状線維
髄核を含むため、同心円的に配置された複数の線維軟骨輪から成る円板の外部（図15-6を参照）。

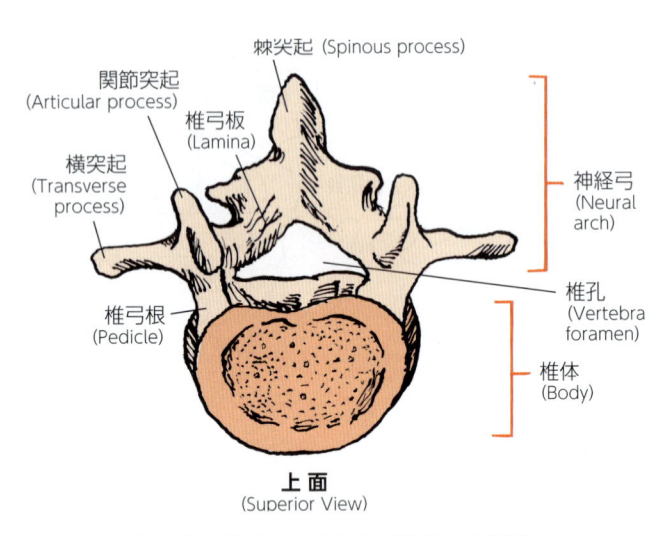

図15-4 基本的な椎骨の前部および後部の骨指標

椎 孔
椎体と神経弓が結合して形成される、脊髄の通る開口部

椎弓根
椎体のすぐ後部、椎弓板の前部にある神経弓の一部

椎弓板
正中線で両側から結合する神経弓の後方部位

横突起
椎弓板と椎弓根が結合して形成される、筋および靭帯の付着する弓の外側隆起

椎切痕
椎弓根の上下面に位置する窪み（図15-10を参照）

椎間孔（図15-5）
下位の椎骨の上椎切痕と上位の対骨の下椎切痕により形成される開口部

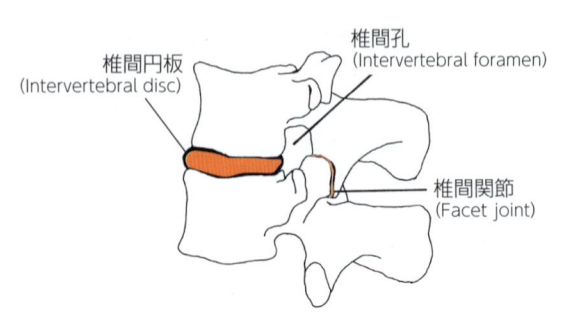

図15-5 椎間孔と椎間関節を示す、2つの椎骨の側面図。いずれも相互の椎骨の部位によって形成されている。椎骨は前部を椎間円板によって区切られる。

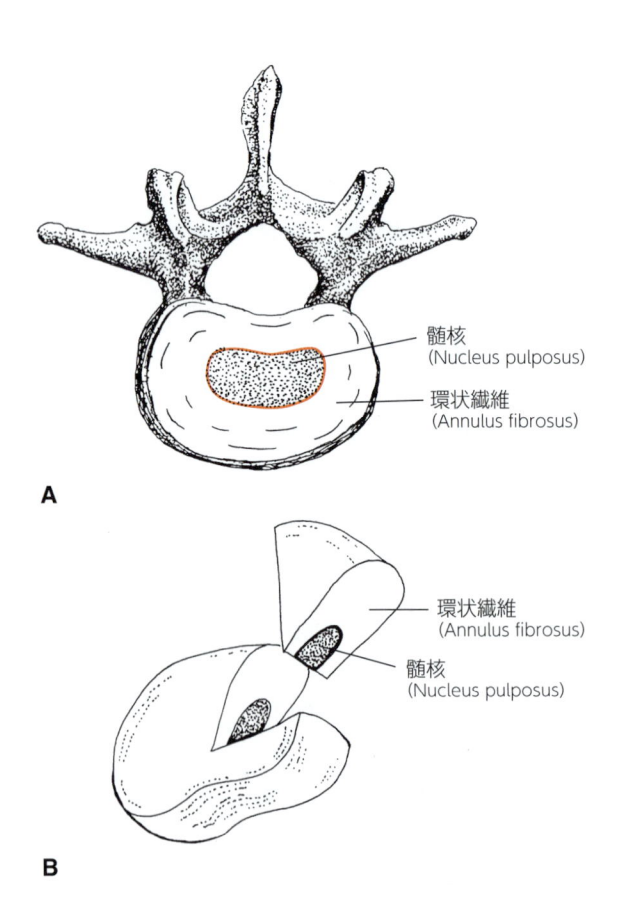

図15-6 椎間円板の2つの部位。
(A) 上から見ると、髄核は環状繊維に囲まれているため見えない。おおよその位置が赤線内に示されている。**(B)** 縦方向の断面で環状繊維と髄核の関係を示す。

髄核
円板の中心部にある、含水量の多い髄質様の膠状物質（図15-6を参照）。誕生時は約80%が水で、60歳では70%未満まで減少する。これは一部には、高齢になると身長が低くなるためである。

認識すべき識別特性を持つ椎骨がいくつかある。次に挙げる:

環椎（アトラス）（C1）
頭蓋の乗る第1頸椎（図15-7）。球体の頭部を支えるため、地球を持ち上げたと言われるギリシャ神話のタイタン族のアトラスから命名された。環椎は輪状で椎体も棘突起もない。

前弓
C1の前部

軸椎（C2）
第2頸椎（図15-8）は、頭部を支える環椎（C1）の回旋を可能にする回旋軸を形成することから、このように命名されている。

歯突起
「歯状突起」とも呼ばれる。軸椎の前方に位置する大きな垂直の隆起。頸椎の回旋は、環椎とこの歯突起との関節によって起こる。

第7頸椎（C7）
棘突起が長く突出しているため、「隆椎」とも呼ばれる。胸椎に似ており、頸部を屈曲すると容易に触診できる。

横突孔
椎骨動脈が通る、各頸椎の横突起の孔または開口（図15-7および15-8を参照）。

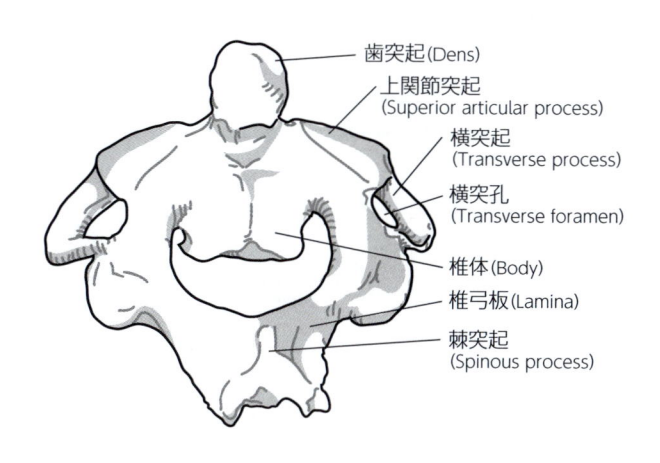

図15-8 「軸椎」とも呼ばれる第2頸椎（C2）（後面）。

小関節面（facet）
「肋骨窩」とも呼ばれ、胸椎の椎体の上下と横突起にある（図15-9）。肋骨が椎骨と関節を成す場所である。

関節窩（demifacet）
demi はラテン語で「半分」を意味するため、関節面の一部、または半分である。肋骨が胸椎と関節を成している椎体の上縁と下縁の外側に位置する。椎体での肋骨の位置によって、小関節面やこの半円形の関節面がこれらの縁部に見られる。

頸椎、胸椎および腰椎はすべて同じパーツを持っているが、違いがある（図15-10、表15-2）。

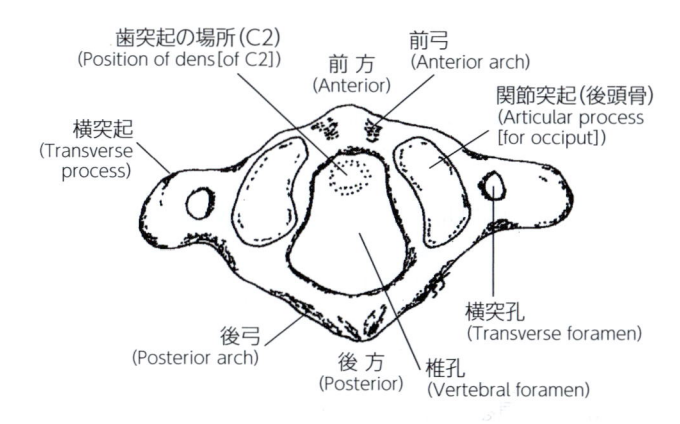

図15-7 「環椎」とも呼ばれる第1頸椎（C1）の各部位（上面）。

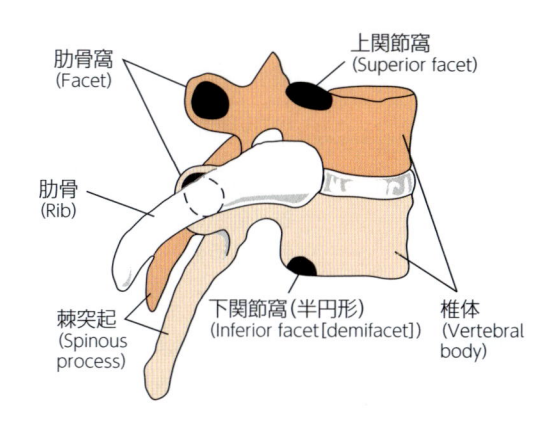

図15-9 胸椎の肋骨窩（肋骨の接続部）（側面）。

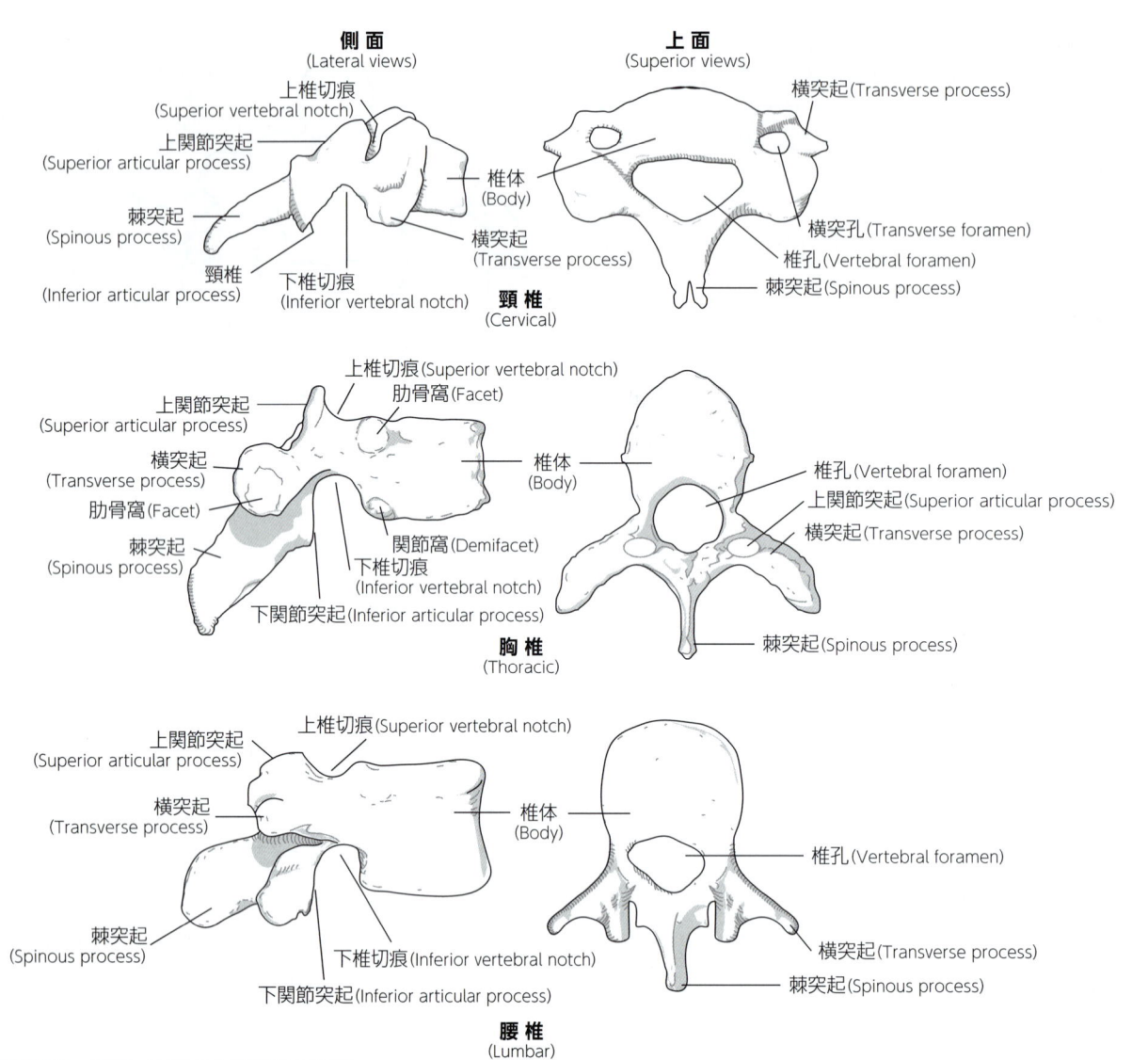

216　第Ⅲ部　体幹部の臨床運動学と解剖学

図15-10 頸椎、胸椎および腰椎の比較

表15-2	椎骨の部位		
	頸椎	胸椎	腰椎
大きさ	最小	中間	最大
椎体の形状	小さい卵形	肋骨とつながる肋骨窩を持つハート形	大きい卵形
椎孔	大きい三角形	最小	中間
横突起	椎骨動脈のための孔あり。外側にある	肋骨とつながる肋骨窩あり。長く太い。後外側を指している	孔も関節面もない
棘突起	短く頑丈で、二分している	長細く、下方を指している	太く、後方を指している
上関節突起	上方、内側および後方を向いている	後外側を向いている	後方を向いている
下関節突起	外側を向いている	前内側を向いている	前方を向いている
椎切痕	同じ深さ	下切痕の方が深い	下切痕の方が深い

関節と靭帯

頸椎は、全く異なる関節から始める。**環軸後頭関節**は、環椎の上関節突起と関節を成す後頭骨の顆によって形成される。この結合は強く、頭部の重みを支えている。前環椎後頭膜は、上方に幾分細くなる前縦靭帯の伸展（図15-14AおよびBを参照）である。蓋膜は、後縦靭帯から続いたものである。脊髄を吊り下げて、脊柱に入るときの支えとなっている。後環軸靭帯は、頸部で頭部の重みを固定する役目を果たす。後頭顆と環椎の上関節突起の結合によって形成される各顆状関節は、関節包に包まれた滑膜を持つ滑膜関節である。

環椎と軸椎の間の関節は**環軸関節**であり、3種類がある。**正中環軸関節**（図15-11）は、軸椎の歯状突起（歯突起）と環椎の前弓の間の前方の滑膜性連結と後方の横靭帯で構成される。2つの滑膜腔があり、歯突起の両側に1つずつある。いずれも、関節包に包まれている。前環軸靭帯と後環軸靭帯は、前縦靭帯と後縦靭帯から続いており、脊柱を縦貫する。2つの**外側環軸関節**は、2つの椎骨の関節突起の間にある（図15-11を参照）。

C2からS1までの間の関節はすべて、基本的に同じである。体重の負荷に耐える強い関節が椎骨の前方で椎体の間に起こる。椎骨の後部には、**椎間関節**（「関節突起間関節」とも呼ばれる、図15-5を参照）という関節が2つある。

椎間関節は、下位の椎骨の上関節突起と上位の椎骨の下関節突起の間の関節によって形成される。各椎間関節は、滑膜に覆われた滑膜関節であり、関節包靭帯に包まれている。各椎骨には、上関節突起と下関節突起がそれぞれ2つずつある。従って、各椎骨には2つの椎間関節が関わっている。椎間関節の面する方向が定義されていることにより、その部分の脊柱で可能な運動の種類や程度は大方決まる（図15-12）。

腰椎の突起は矢状面にあるが、胸椎の突起は前頭面にある。このため、脊柱の大半の屈曲および伸展は腰椎で起こり、大半の回旋および側屈は胸椎で起こる（図15-13）。椎骨が肋骨に接合していることも、胸椎で屈曲および伸展ができないことに起因している。頸椎の突起は、矢状面と前頭面の間で対角線上に位置するため、3種類のすべての運動が行える。

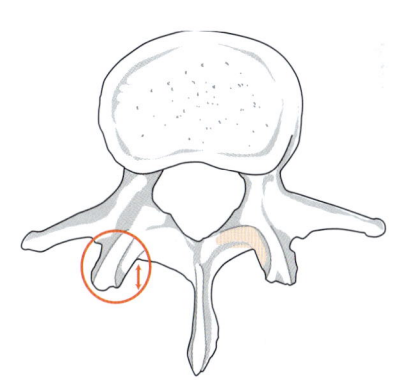

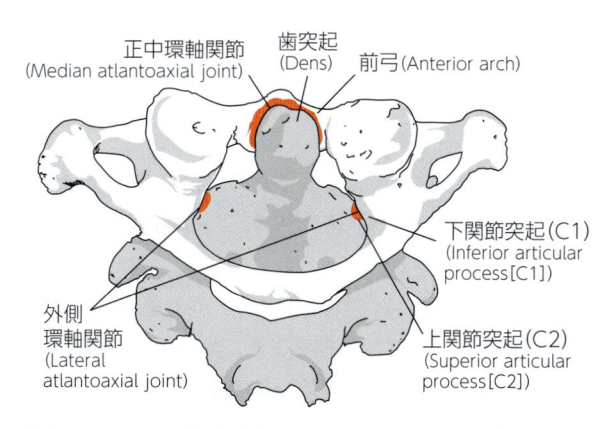

図15-11 3つの環軸関節を示す、C2とその上に乗るC1との関係（後面）。

図15-12 頸椎、胸椎および腰椎の上関節突起（円内）の配向の比較（上面）。

腰椎の配向は矢状面にある。

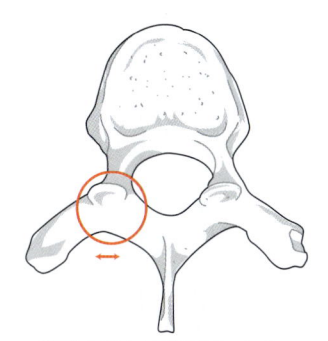

胸椎の配向は前額面にある。

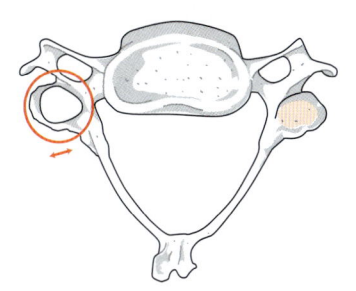

頸椎の配向は3平面である。

多くの靭帯がこれらの椎骨をつなぎとめている(図15-14)。**前縦靭帯**は、椎体の前面で脊柱を下行し、過度な伸展を防いでいる。上方では細く、下方で太くなって仙骨に融合する胸部と腰部の大動脈のすぐ深部にある。**後縦靭帯**は、椎孔の中を椎体後部に沿って走行する。その目的は、過度の屈曲を防ぐことである。上方では太く、頭蓋を支えるのに役立っている。下方では細いため、腰部の不安定および円板損傷が起こりやすい。**棘上靭帯**は、第7頸椎の遠位から仙骨へと棘突起の先端に沿って後方に伸びる。**棘間靭帯**は、連続する棘突起の間を走行する。頸部では、非常に太い項靭帯が棘上靭帯と棘間靭帯の位置を占める(図15-15)。**黄色靭帯**は、近接する椎弓板を前部でつないでいる。

　腰椎は、靭帯で最も損傷の多い部位である。体重に加え、抱えた物の重みまで吸収する。重心は、第2仙椎の前部にある。腰椎の大半の運動は、L4とL5の間およびL5とS1の間で起こる。椎間円板のヘルニア形成のほとんどが、これら2つのレベルで起こる。

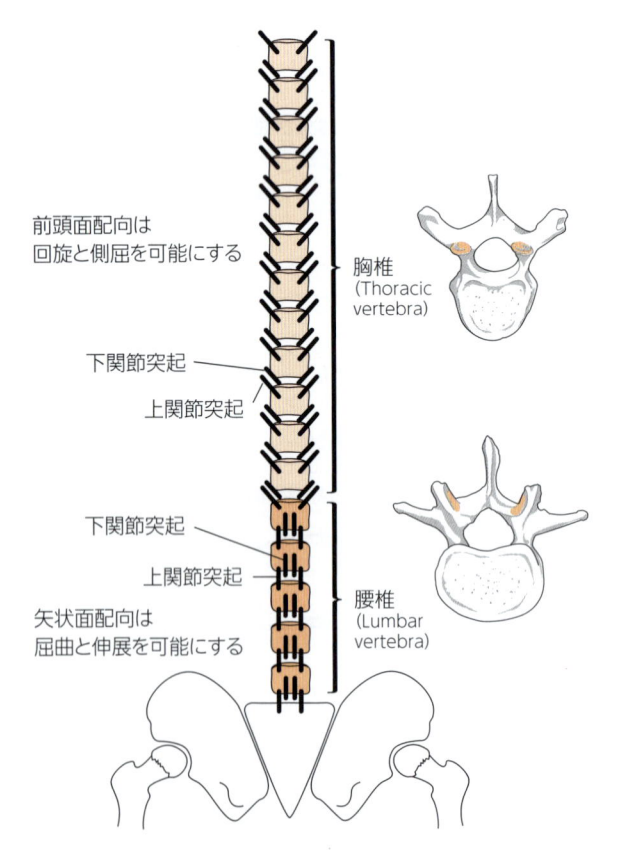

図15-13 椎間関節の配置される方向によって可能な運動の種類が決まる(後面)。

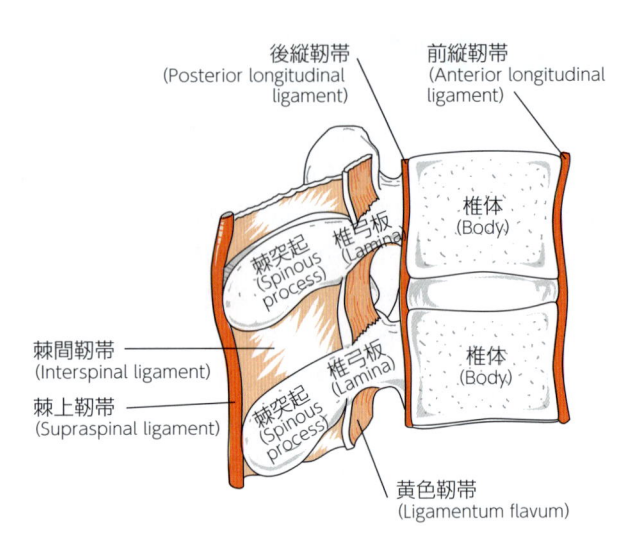

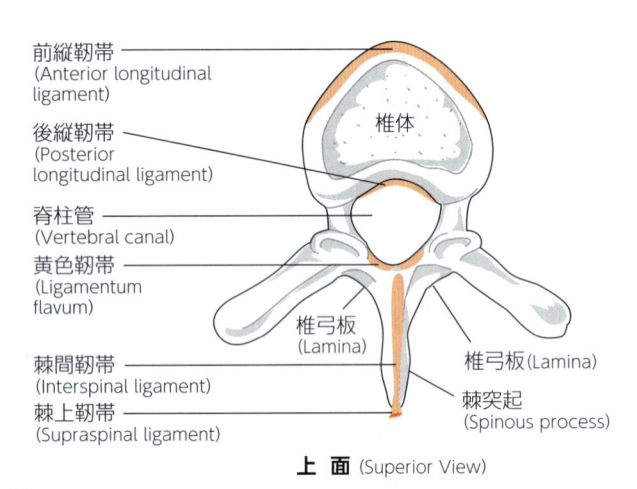

図15-14 脊柱靭帯。(**A**)脊柱管内外の靭帯を示す矢状断面。(**B**)椎骨上の靭帯の付着部を示す上面。

　胸椎は、胸郭に接合しているため、頸椎や腰椎ほど運動が起こらない。椎体の形状や棘突起の長さからも、胸椎の運動が制限される。

　頸椎は自由に動く。腰椎と異なり、重みを受けることが仕事ではない。頸部は頭部を支え、頸部での頭部の自由な運動を可能にし、脊柱管に神経組織を通らせ、頭蓋の主要な血管の出入り口となっている。

第15章　頸部および体幹　223

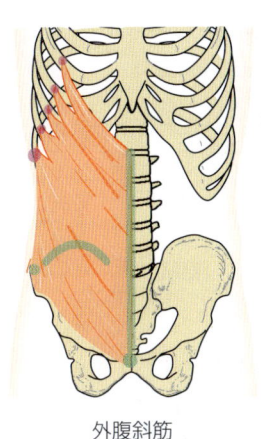

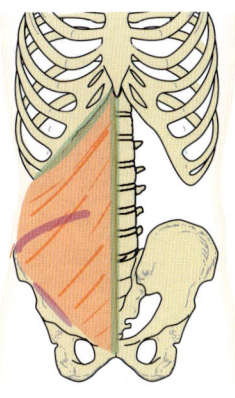

外腹斜筋
(External oblique)

内腹斜筋
(Internal oblique)

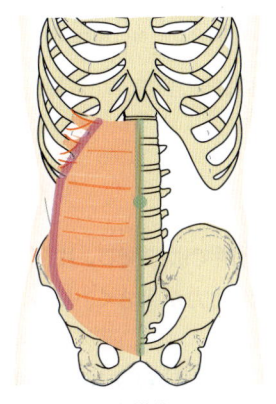

腹横筋
(Transverse abdominis)

図15-22　3層の腹筋（前面）。外腹斜筋は表層、内腹斜筋はその下、腹横筋は最も深層にある。

外腹斜筋は、腹部の前外側の表層に位置する、幅広く扁平な筋である（図15-22を参照）。遠位で下位8肋骨に起こり、下内側に走行して、腸骨稜および腹部腱膜を介して白線の正中線に停止する。左右の外腹斜筋の線維を合わせて「V」字を形成している。両側が収縮すると、体幹を屈曲して腹腔内部を圧縮する。片側が収縮すると、外腹斜筋が同側に側屈し、体幹を反対側に回旋する。これは、右外腹斜筋が体幹の右側を正中線に向かって回旋することを意味する。右肩を前方および左方へ動かすところを見てみるとよい。

外腹斜筋の深部を直行するのが、**内腹斜筋**である。鼠径靭帯、腸骨稜および胸腰筋膜から起こり、上内側へ走行して、下位3肋骨および腹部腱膜を介して白線に停止する（図15-22を参照）。左右の内腹斜筋の線維を合わせて、逆さにした「V」字を形成する。外腹斜筋と同様、両側が収縮すると、屈曲して腹腔内部を圧縮する。片側が収縮すると、内腹斜筋が体幹を同側へ側屈する。しかし、体幹を同側へ回旋することによって、内腹斜筋は対側への回旋作用を持つ。これは、右内腹斜筋が体幹の右側を正中線から遠ざかる方向へ回旋することを意味する。右肩を後方および右方へ動かすところを見てみるとよい。従って、右外腹斜筋と左内腹斜筋は体幹の左回旋における作動筋である。同じ作用を行うとき、左外腹斜筋と右内腹斜筋は拮抗筋である。

外腹斜筋	External Oblique
起始部(O)	下位8肋骨の外側
付着部(I)	腸骨稜および白線
動　き(A)	両側：体幹の屈曲、腹部の圧縮 片側：側屈、対側への回旋
神経支配(N)	第8から第12肋間神経、腸骨下腹神経および腸骨鼠径神経

内腹斜筋	Internal Oblique
起始部(O)	鼠径靭帯、腸骨稜、胸腰筋膜
付着部(I)	第10、第11、第12肋骨、腹部腱膜
動　き(A)	両側：体幹の屈曲、腹部の圧縮 片側：側屈、同側への回旋
神経支配(N)	第9から第12肋間神経、腸骨下腹神経および腸骨鼠径神経

坐位で体を起こす運動を行うと、筋作用の逆転によって、股関節屈筋も関与する。このため、腹筋（股関節屈筋ではない）の強化を目的とするならば、股関節と膝関節を屈曲し、足首を押さえつけずに行うとよい。股関節と膝関節を屈曲することによって股関節屈筋を短縮し、これらの効力を少なくする。股関節屈筋は遠位分節（足または脚）が固定（押さえつけ）されていなければ、筋作用の逆転によって機能しない。

腹直筋	Rectus Abdominis
起始部(O)	恥骨
付着部(I)	剣状突起および 第5、第6、第7肋骨の肋軟骨
動　き(A)	体幹の屈曲、腹部の圧縮
神経支配(N)	第7から第12肋間神経

最も深部の腹筋は**腹横筋**で、内腹斜筋の深部にある。線維が横方向であることからこのように命名されている。鼠径靱帯、腸骨稜、胸腰筋膜および下位6肋骨の外側部から起こり、腹部を水平に広がって、腹部腱膜および白線に停止する（図15-22を参照）。牽引線が水平であるため、体幹を動かすのに効力を及ぼさない。しかし、他の腹筋と協働して腹腔内部を圧縮し、支えている。このことは、咳、くしゃみ、笑い、努力呼気および出産時の「娩出」などの活動、あるいは、排便時の運動に重要である。

腹横筋　Transverse Abdominis

起始部（O）	鼠径靱帯、腸骨稜、胸腰筋膜および下位6肋骨
付着部（I）	腹部腱膜および白線
動き（A）	腹部の圧縮
神経支配（N）	第7から第12肋間神経、腸骨下腹神経および腸骨鼠径神経

後部には多くの筋群があり、これらを表15-7にまとめる。付着部と作用に関しては全般的に言えることがいくつかある（図15-23）。一般的に、棘突起から棘突起に付着する筋は、垂直な牽引線を持つため、伸展する。正中線に位置しているため、1セットしかない。横突起から横突起に走行する筋は、正中線の外側に垂直な牽引線を持つ。片側で作用するときは側屈し、両側で作用するときは伸展する。肋骨から肋骨へ付着する筋は、横突起間で付着する筋と同じ牽引線を持つ。肋骨に付着する筋は、外側にあるほど側屈での効力が大きい。棘突起から横突起に、あるいは横突起から棘突起に付着する筋は、斜めの牽引線を持つため、両側では伸展し、片側では回旋する。短い筋ほど回旋での効力が大きく、長い筋ほど伸展での効力が大きい。

背部の伸筋の中間層は**脊柱起立筋群**であり、「仙棘筋群」と呼ばれることもある。この筋群はさらに3つの群に分けられ、脊柱に並走し、棘突起、横突起および肋骨につながっている（図15-24）。最も内側にある群は**棘筋群**で、基本的に項靱帯と頸椎および胸椎の棘突起に付着する。この筋群のうち、後頭骨に付着する部分は、頸椎の横突起にも付着している。正中線に位置するため、これらの筋は体幹の伸展における主動作筋である。

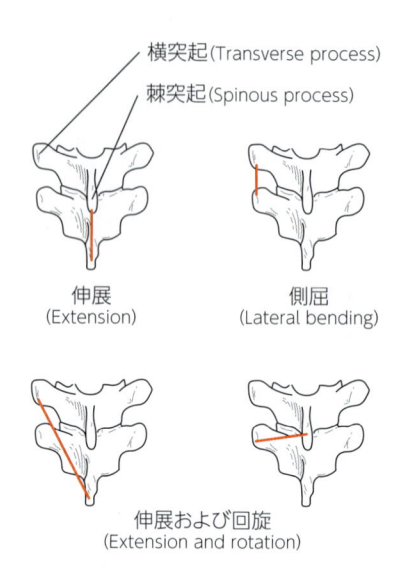

図15-23 後部体幹筋の表で分かるように、牽引線によって筋の作用が決まる。

表15-7　後部の体幹筋

付着部	作用	筋
棘突起から棘突起	伸展	棘筋（ES） 棘間筋
横突起から横突起	伸展、側屈	最長筋（ES） 横突間筋
棘突起から横突起	伸展、回旋	頸板状筋
横突起から棘突起	伸展、回旋	半棘筋（T） 多裂筋（T） 回旋筋（T）
横突起から肋骨、肋骨から肋骨	伸展、側屈	腸肋筋（ES）

ES＝脊柱起立筋、T＝横突棘筋

第15章　頸部および体幹　225

脊柱起立筋群　Erector Spinae

起始部(O)	後頭骨から仙骨および腸骨までの棘突起、横突起、および肋骨後部
付着部(I)	後頭骨から仙骨および腸骨までの棘突起、横突起、および肋骨後部
動　き(A)	両側：頸部および体幹の伸展 片側：頸部および体幹の側屈
神経支配(N)	脊髄神経

背部の最も深部の伸筋は、**横突棘筋群**と呼ばれる3つの筋の群である（図15-25）。これらは付着部から命名されている。斜めの牽引線を持ち、基本的に横突起から上位椎骨の棘突起に付着する。このため回旋に大きな効力を及ぼす「半棘筋」は、5つ以上の椎骨を横断し、「多裂

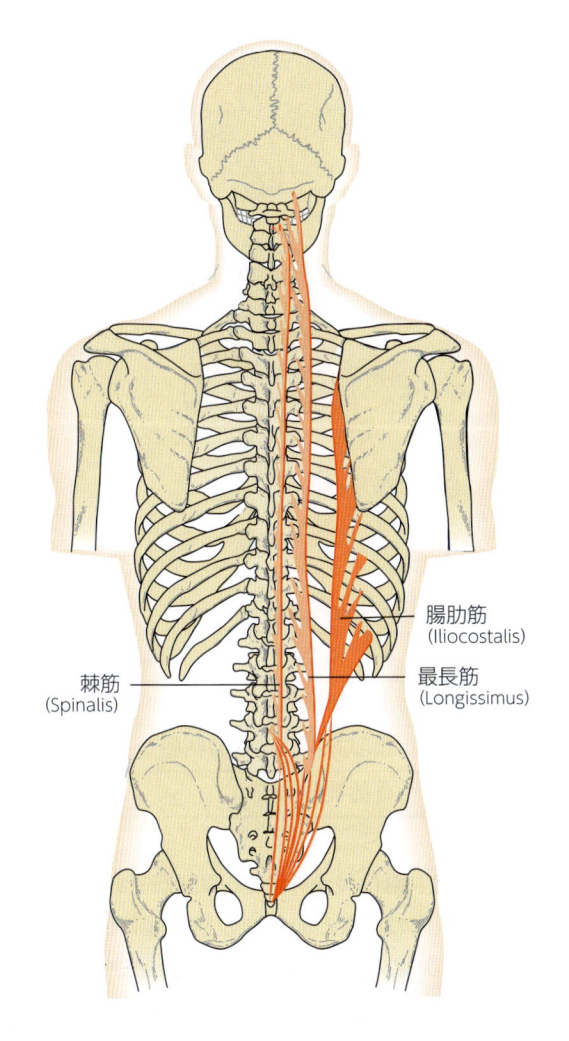

図15-24　脊柱起立筋群の3部位（後面）。

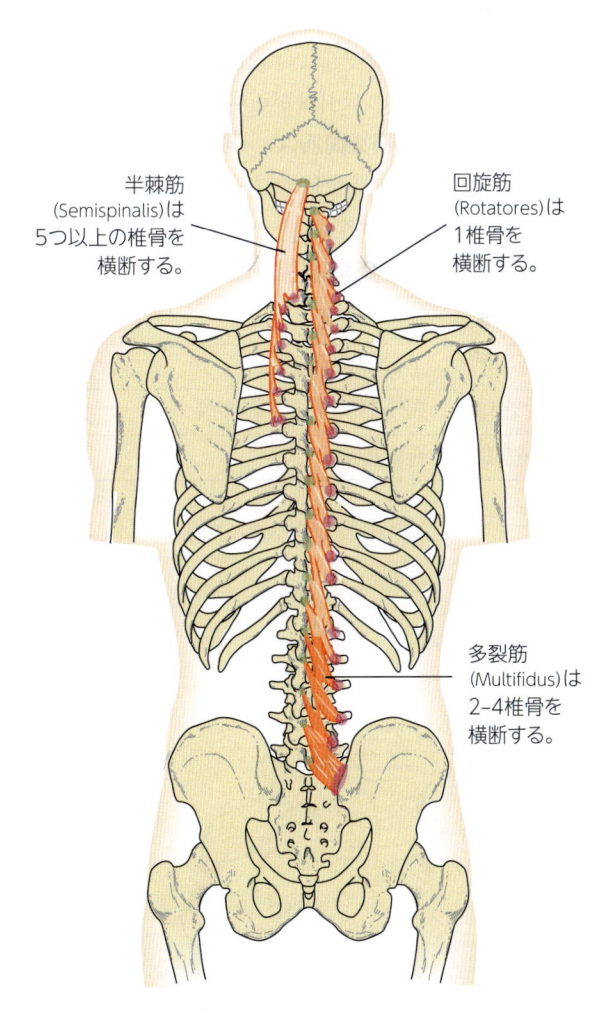

腸肋筋(Iliocostalis)
棘筋(Spinalis)
最長筋(Longissimus)

半棘筋(Semispinalis)は5つ以上の椎骨を横断する。
回旋筋(Rotatores)は1椎骨を横断する。
多裂筋(Multifidus)は2-4椎骨を横断する。

図15-25　横突棘筋群（後面）。分かりやすくするため、脊柱の異なる部位に示している。実際にはどの層も脊柱全体を走行している。

　中間の筋である**最長筋群**は、棘筋群の外側に位置しており、後頭骨から仙骨まで棘突起に付着している。これらの筋は正中線の外側にあるため、垂直の牽引線を持っており、片側が収縮するときは側屈を及ぼし、両側が収縮するときは伸展を及ぼす。**腸肋筋**は最も外側の筋群で、基本的に肋骨の後方に付着する。上方では横突起に付着し、下方では仙骨と腸骨に付着する。外側にあるため、側屈に大きな効力を及ぼす。両側で作用すると、効果的な伸筋となる。3つの筋群は一般的に「脊柱起立筋群」と呼ばれるため、1つの筋群としてまとめておく。しかし、棘筋群と最長筋群の上部線維は後頭骨に付着しているため、頸部で頭部を伸展できることに留意しなければならない。

筋」は2から4椎骨を横断し、最も短く最も深部にある「回旋筋」は1つの椎骨だけを横断する。これらの筋は対側に回旋し、脊椎を伸展する。半棘筋は最も表層の筋である。多裂筋がその下にあり、回旋筋は最も深部にある。

横突棘筋群	Transversospinalis
起始部(O)	横突起
付着部(I)	上位椎骨の棘突起
動き(A)	両側：頸部および体幹の伸展 片側：頸部および体幹の対側回旋
神経支配(N)	脊髄神経

横突棘筋群と同様、次に紹介する2つの筋も深部に位置するが、斜めではなく垂直の牽引線を持つ。従って、別のものとして考えなければならない。棘間筋と横突間筋の名前は、それらの付着部を表している。**棘間筋**は、下位の棘突起から上位の棘突起に付着し、脊柱全体に見られる（図15-26）。垂直の牽引線が正中線上にあるため、効果的な伸筋となる。**横突間筋**は、下位の横突起から上位の横突起に付着し、脊柱全体で見られる（図15-27）。これらは側屈に効力を及ぼす。

棘間筋	Interspinales
起始部(O)	下位棘突起
付着部(I)	上位棘突起
動き(A)	頸部および体幹の伸展
神経支配(N)	脊髄神経

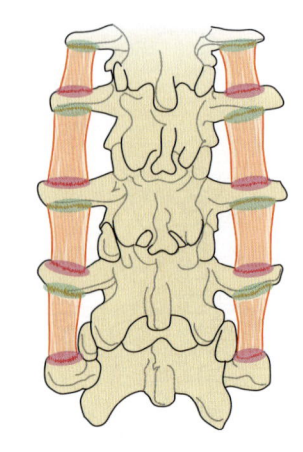

図15-27　横突間筋（後面）

横突間筋	Intertransversarii
起始部(O)	下位横突起
付着部(I)	上位横突起
動き(A)	頸部および体幹の側屈
神経支配(N)	脊髄神経

腰方形筋は、腸骨稜から起こる深部筋である。上方に走行し、最下位の肋骨と前腰椎の横突起に付着する（図15-28）。正中線の前後に位置するため屈曲や伸展の機能はなく、垂直であるため回旋の役割はない。しかし、正中線の外側であるため側屈に効力を及ぼす。起始部が停止部へ引かれると、別の機能が起こる（筋作用の逆転）。

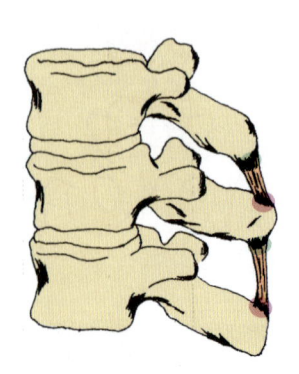

図15-26　棘間筋（側面）

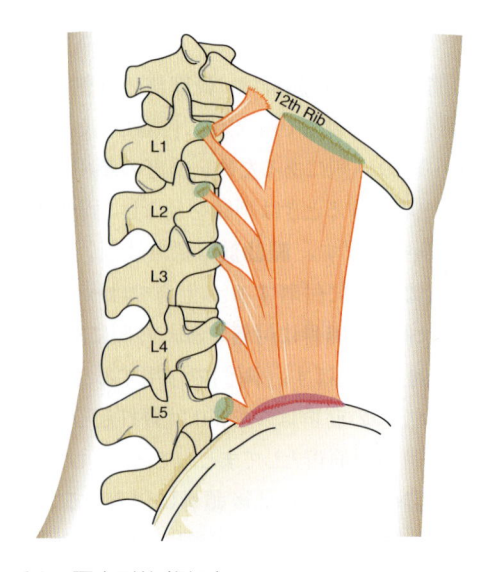

図15-28　腰方形筋（側面）

第15章 頸部および体幹　227

作用は、片側の「骨盤挙上」である。これは、膝を曲げなくても歩を進めることができるので、脚にギブスをはめている人や膝を固定されている人には重要な機能である。

腰方形筋	Quadratus Lumborum
起始部(O)	腸骨稜
付着部(I)	第12肋骨、全腰椎の横突起
動 き(A)	体幹の側屈
神経支配(N)	第12胸神経および胸椎および第1腰神経

解剖学的関係

　前頸部を見ると、最も表層の筋は、非常に広く細い広頸筋である（図15-29）。この筋は前頸部と頸部外側の大半を覆っている。この筋は顔の表情に関するものであり、頸部での機能はない。広頸筋の下を鎖骨内側から斜めに出て耳の後ろの乳様突起まで走行するのは、胸鎖乳突筋である（図15-30）。胸鎖乳突筋の深部は舌骨下筋で、前頸部を垂直に配置されている。顎の下を見ると、舌骨上筋がある。椎前筋は最も深層の筋群で、脊柱の横に位置する（見えない）。

　後面からは、広頸筋が胸鎖乳突筋の上半部を除くすべてを覆っている（図15-29を参照）。胸鎖乳突筋は後上方から前下方へと斜めに走行しているため、前方の舌骨下筋と外側の正中線に近い3つの斜角筋の部分を覆っている（図15-31）。後斜角筋は見えない。後部では、胸鎖乳突筋が上部付着部近くの肩甲挙筋と頭板状筋の部分を覆っている。僧帽筋上部は後部で最も表層の筋である。

　後頸部には筋の層が複数ある（図15-32）。先述の通り、最も表層の筋は僧帽筋上部である（図9-12を参照）。図15-32では、頸板状筋を一部覆う頭板状筋が分かるよ

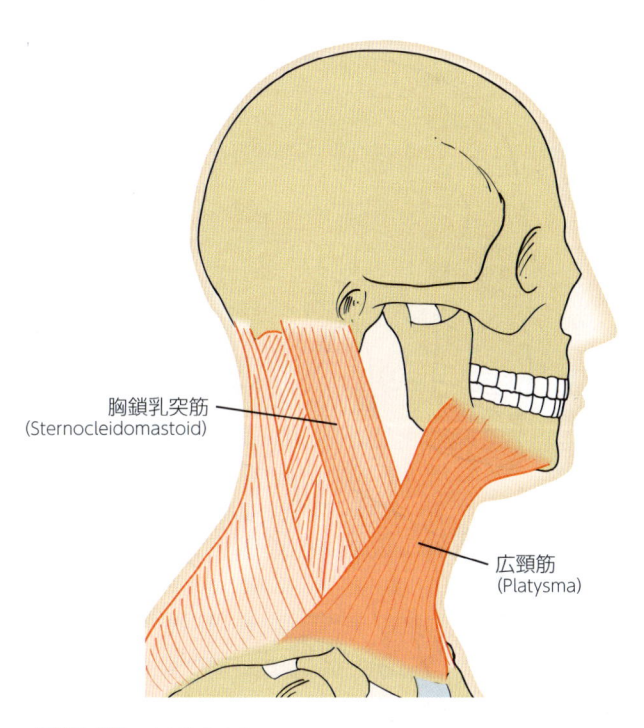

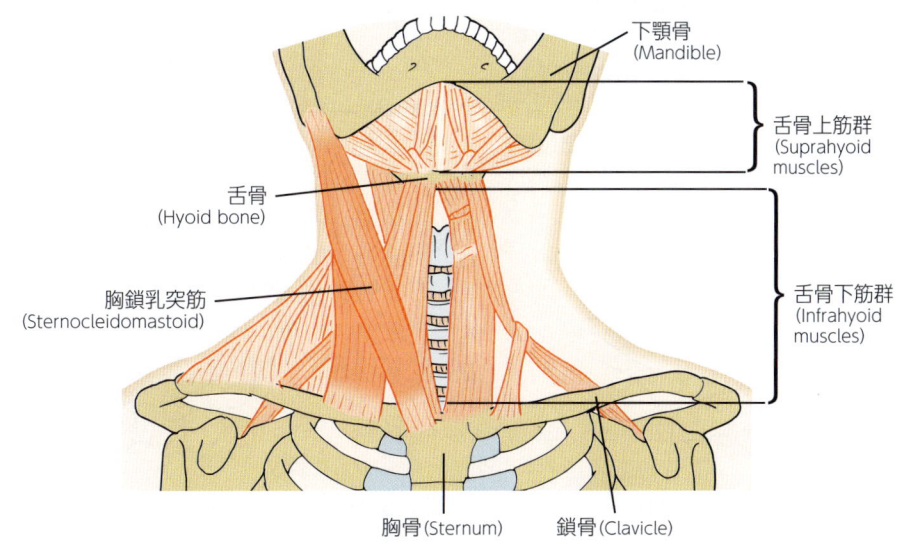

図15-29　広頸筋（側面）

図15-30　頸部の筋（前面）

228　第Ⅲ部　体幹部の臨床運動学と解剖学

う、僧帽筋上部が省かれている。これらの筋の下は、横突棘筋群の半棘筋がある。この群は、脊柱起立筋を覆っている（脊柱起立筋群は見えない）。頸部の最深部層には、最も短い筋である、後頭下筋（頭部近く）と棘間筋および横突間筋が含まれる。棘間筋および横突間筋は見えない。

体幹筋は、前部の筋と後部の筋に別れる。腹部、すなわち前部の体幹壁には4層の筋がある（図15-33）。大腿直筋は最も表層の正中線にある。外腹斜筋は腹壁の横の表層であり、前部では大腿直筋のすぐ下にある。外腹斜筋の直下には内腹斜筋がある。腹横筋は最も深部の腹筋であり、その線維は水平方向に走行する。

後部の体幹筋は、肩甲帯および肩関節筋の深部にある（図9-21を参照）。図15-34の通り、背部の筋の最も表層は、脊柱起立筋群の腸肋筋（脊柱外側）、最長筋（脊柱中間部）および棘筋（脊柱内側）である。脊柱起立筋の深部は、横突棘筋群（半棘筋、多裂筋および回旋筋）に属する内在背部筋である。これらの筋は横突起と棘突起の間の溝に垂直に位置する。体幹の最も深部の筋は、単関節節の棘間筋と横突間筋である。棘間筋は、図15-34では見えない。

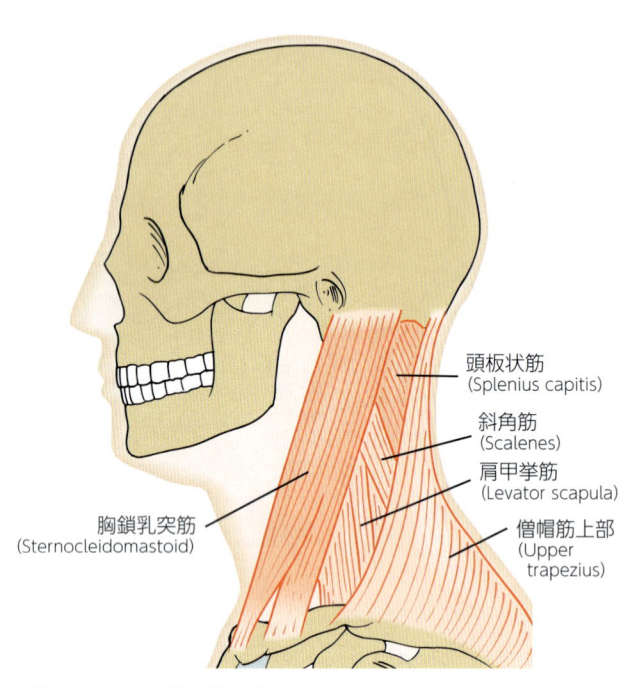

図15-31　頸部の筋（側面）

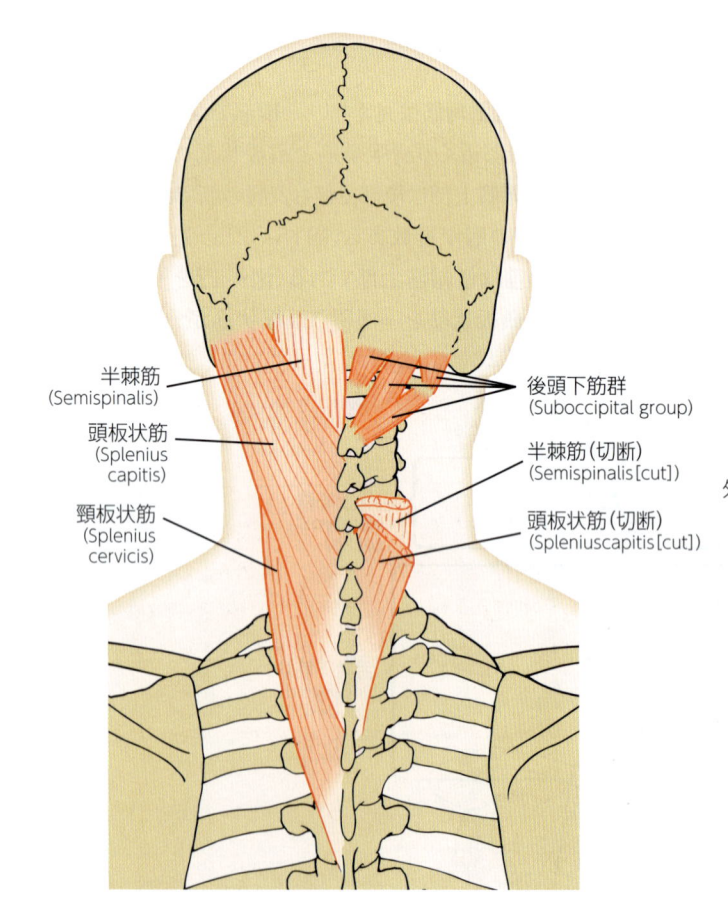

図15-32　頸部の筋（後面）

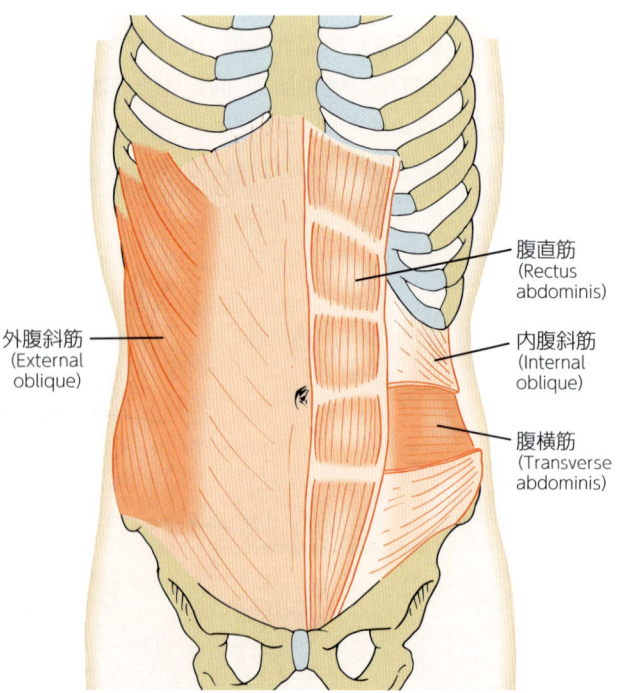

図15-33　体幹の筋（前面）。外腹斜筋は片側だけ示し、深部の腹横筋が見えるよう内腹斜筋の一部が切除されていることに注意。

図15-34 体幹の筋(後面)

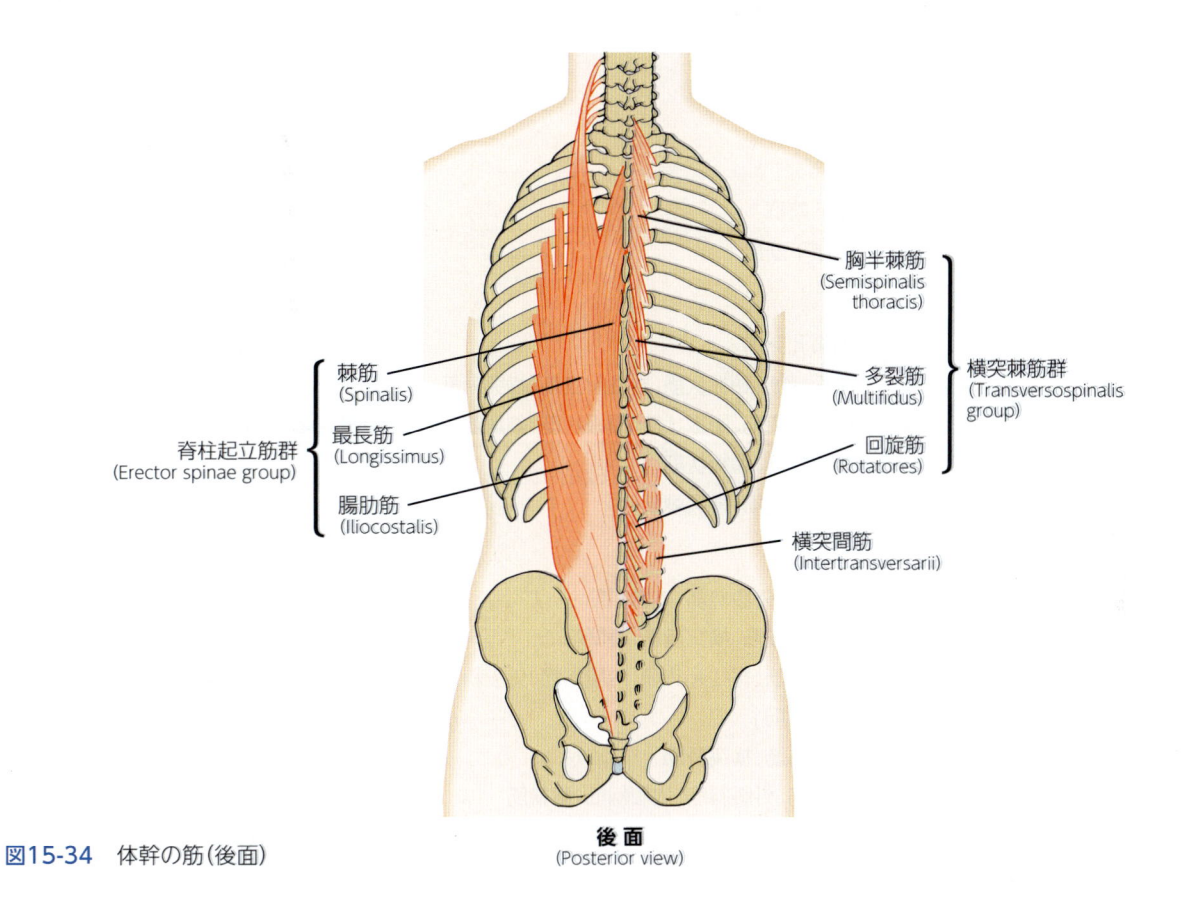

筋の作用の概要

表15-8に、頸部および体幹の主動作筋の筋作用をまとめる。

筋神経支配の概要

頸部および体幹の筋の多くは、神経枝や神経叢の終神経からの神経支配を受けない。複数の脊椎レベルにまたがる群であるため、神経支配は基本的にそれを反映している。これらの筋群は一般的に、様々なレベルで脊髄神経からの神経支配を受けている。例えば、T12の脊髄損傷は、いずれの脊柱起立筋にも麻痺を及ぼさないが、T12のレベルよりも下位にある筋の麻痺を及ぼす。

脊柱の一般的な病態

胸郭出口症候群は、頸部から腋窩へと走行する神経血管構造(腕神経叢および鎖骨下動静脈)の圧迫を意味する一般的な用語である。胸郭出口は、第1肋骨、鎖骨および斜角筋の間に位置する。腕神経叢および鎖骨下動脈は、前斜角筋、中斜角筋、第1肋骨および鎖骨の間を通る。関連する構造によって、様々な徴候および症状が起こる。**斜頸**は、頭部が片側に側屈し、反対側に回旋される、頸部の変形である。「頸部硬直」ともいう。**頸部捻挫**は、頭部が突然乱暴に過伸展され、屈曲するときに起こる。俗に「鞭打ち症」と呼ばれる。**坐骨神経痛**は、大腿部と下腿部の後部を下行する傾向がある疼痛である。坐骨神経根の圧迫に起因し、通常、腰椎椎間板ヘルニアなどの基礎病変の症状が見られる。

表15-8　頸部と体幹の主動作筋

作用	筋
頭部（C1上の後頭骨）	
屈曲	椎前筋群
伸展	後頭下筋群
頸部	
屈曲	胸鎖乳突筋
伸展	頭板状筋、頸板状筋、脊柱起立筋、横突棘筋、棘間筋
側屈	胸鎖乳突筋、頭板状筋、頸板状筋、斜角筋、脊柱起立筋、横突間筋
回旋（同側）	頭板状筋、頸板状筋
回旋（対側）	胸鎖乳突筋、横突棘筋
体幹	
屈曲	腹直筋、外腹斜筋、内腹斜筋
伸展	脊柱起立筋、横突棘筋、棘間筋
側屈	腰方形筋、脊柱起立筋、内腹斜筋、外腹斜筋、横突間筋
回旋（同側）	内腹斜筋
回旋（対側）	外腹斜筋、横突棘筋
腹部の圧縮	腹直筋、外腹斜筋、内腹斜筋、腹横筋

　脊柱は正常な前後弯曲を描いている。頸部と腰部では、曲線は後部に凹形、胸部と仙椎部では後部に凸形をしている（図15-1を参照）。**脊椎前弯症**は、腰椎の弯曲が異常に大きくなることである。「凹円背姿勢」ともいう。**平背**は腰椎の弯曲が異常に小さくなることである。**脊椎後弯症**は、胸椎の曲線が異常に大きくなることである。側方弯曲が大きくなることは、**脊柱側弯症**という病状である。

　脊椎症（変形性脊椎炎）は、脊椎構造および機能の変性疾患である。骨棘、靱帯肥厚症、および、正常な老化プロセスである髄核の含水量の減少を原因とする円板高の減少によって起こる。これらの問題はいずれも、神経根および脊髄の圧迫へとつながる。**脊柱管狭窄症**は、脊髄を納める脊柱管が狭くなる症状である。神経根の通る椎間孔の狭窄症も起こりうる。**椎間板ヘルニア**は、環状線維（外部層）に脆弱化または変性が見られるときに起こる。これは、環状部を通る髄核の一部が膨隆またはヘルニア形成される。ヘルニア形成によって脊髄やさらに一般的には神経根に圧迫が起こると症候性になる。L4とL5は、円板障害が最も多く見られる場所であり、第4および第5腰部神経根は最も一般的に罹患する。脊柱および仙腸関節の慢性的な炎症である**強直性脊椎炎**は、融合を及ぼす。進行性のリウマチ性疾患であり、進行すると、脊椎の可動性がすべて損なわれる。

　脊椎分離症は、椎間関節部（上・下関節突起の間の椎弓板の部分）の脊椎障害である。この障害は、L5で最も多く見られ、L4では通常少ない。**脊椎すべり症**は通常、骨折や膝くずれをきっかけに、または、椎間関節部の不全によって起こる。1つの椎骨が近接する椎骨よりも前に滑る。通常は、L5がS1よりも前に滑る。

　「多孔質の骨」を意味する**骨粗鬆症**は、骨が構築されるよりも速く壊れてしまう疾患である。これにより、骨質量および骨密度が低下し、骨折が起こりやすくなる。骨折の一般的な部位は、股関節、胸椎および手首である。

　圧迫骨折は基本的に、椎骨の前部（椎体）の圧壊であ

る。通常、腰部の外傷や骨粗鬆症に起因する。このタイプの骨折は通常は安定性なので、一般的には脊髄損傷や麻痺を引き起こさない。安定骨折では、進行性の偏位や脱臼は起こらない3。不安定骨折すなわち**脱臼骨折**は通常、脊髄損傷および麻痺を及ぼす。C2が関連する骨折は一般に**ハングマン骨折**と呼ばれ、基本的には強く急激な頭部の過伸展により起こる。自動車事故ではフロントガラスに頭を打ち付けることが原因となる場合が多い。これは通常は安定骨折だが、適切に治療し、扱わなければ、不安定骨折にもなりうる。このレベルでの脊髄麻痺は、呼吸が停止するため死に至る。

> ### 重要なポイント
> - 筋が収縮するとき、筋自体は方向性を持たない。筋は短縮するのみである。
> - 筋が収縮するとき、筋は通常は停止部（動きやすい端部）から起始部（固定された端部）へと動く。
> - 筋の停止部は通常、遠位端であり、動きやすい。
> - 筋の起始部は通常、近位端であり、固定されている。
> - 筋作用の逆転は、起始部が動きやすくなって、固定された停止部へと動くときに起こる。
> - 求心性収縮は、身体部位が重力に逆らって動くときに起こる。
> - 遠心性収縮は、身体部位が引力と同じ方向に動くときに起こる。
> - 等尺性収縮は、筋が収縮するが大きな関節運動が起こらないときに起こる。
> - 等尺性収縮している筋群は、その関節で求心性収縮を起こす筋群と同じである。

復習問題

解剖学一般問題

1. 次の面での頸部運動と体幹運動を説明せよ。
   a. 矢状軸周囲の前額面
   b. 垂直軸周囲の水平面
   c. 前額軸周辺の矢状面
2. 頸椎、胸椎および腰椎に触れるとき、これらを識別するために役立つ特徴は何か。
3. 胸椎の回旋を可能にし、屈曲を不能にしている構造的特徴は何か。
4. 腰椎の屈曲を可能にし、回旋を不能にしている構造的特徴は何か。
5. 後頭骨からC7、および、C7から仙骨の棘突起に広がる靭帯をそれぞれ答えよ。
6. 脊柱全体に沿って、上位の椎弓板から下位の椎弓板へとつながる一連の靭帯の名前を答えよ。
7. 椎体に付着し、脊柱全体を走行する靭帯の名前を答えよ。
8. 腰方形筋が体幹の屈曲、伸展また回旋に役割を持たないのはなぜか。
9. 最も表層にある後部の筋群はどれか。
10. 患者に、背臥位になり左肩を右膝へ近づけるよう指示する。どの関節運動および主動作筋が関係するか。

機能的アクティビティ問題

次の活動における主な頸部の肢位を答えよ。

1. うつ伏せに寝る。
2. 耳と肩の間に受話器をはさんで固定する。

(次ページに続く)

復習問題（続き）

3. 通りから高いビルのてっぺんを見上げる。
4. ソファに背臥位になり、枕かソファの肘掛けで頭を高く支える。
5. 天井にペンキを塗る。

次の活動における主な体幹の肢位を答えよ。

6. テニスラケットを右手に持って、バックハンドでボールを打つ準備をする（図15-35）。
7. バックハンドでボールを打つ（図15-36）。
8. 体を傾けて横のスーツケースを持つ（図15-37）。
9. フットボールをパントキックする。

臨床演習問題
頭部と頸部

1. 腹臥位になり、頭部と肩を台の外へ出して頭部を下げる。顎を引き、頭部を解剖学的肢位へと挙げる。
   a. 顎を引くときに頸部で起こる関節運動は何か。

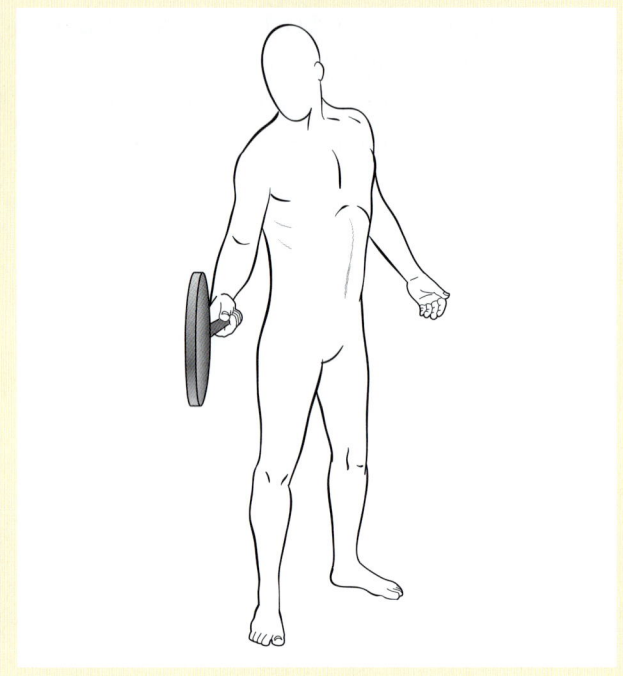

図15-36　バックスウィングで打つ。

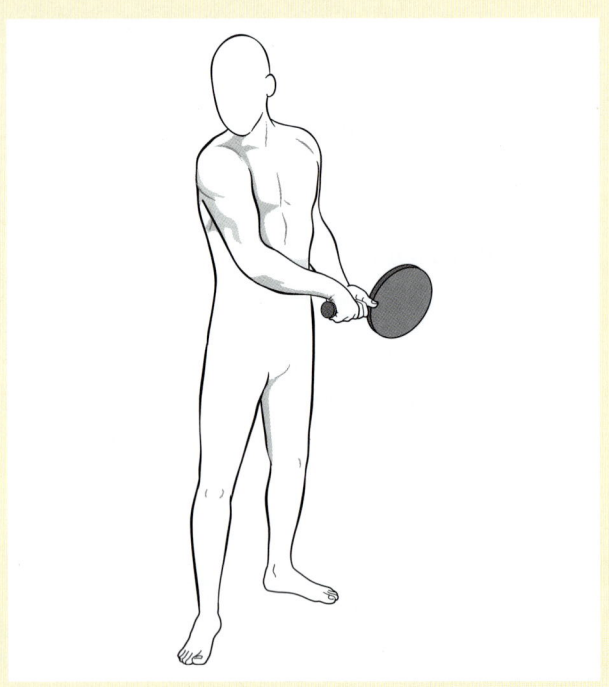

図15-35　テニスのバックスウィングの準備。

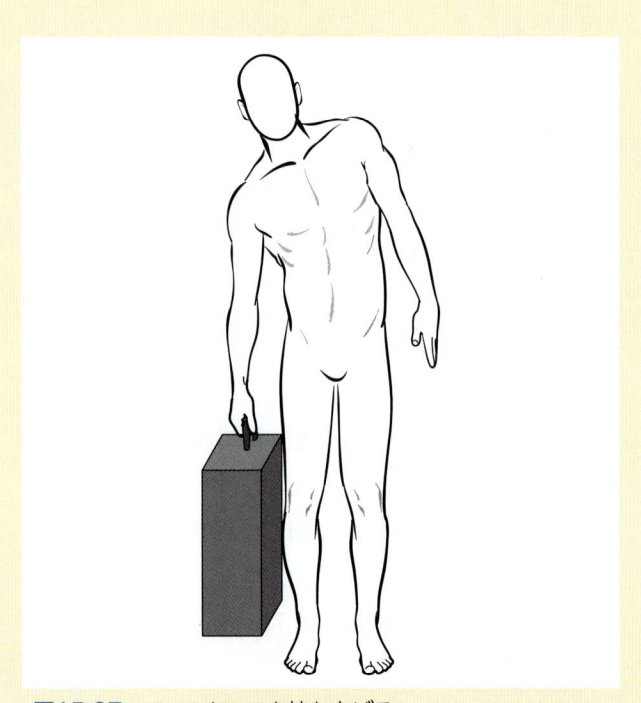

図15-37　スーツケースを持ち上げる。

復習問題(続き)

　　b. 頭部を挙げるときに頸部で起こる関節運動は何か。
　　c. 頭部を挙げるときにどの種類の収縮（等尺性、求心性、遠心性）が起こるか。
　　d. この腹臥位で頭部を解剖学的肢位で維持するとき、どの種類の収縮（等尺性、求心性、遠心性）が起こるか。
　　e. 頭部を挙げるために働く主動作筋はどれか。
2. 頭部と頸部を解剖学的肢位にして座るかまたは立つ。右手で頭部の右側を押す。頭部を動かそうとするが、手の運動がこれに抵抗する。
　　a. どの関節運動が起こっているか（あるいは起ころうとしているか）。
　　b. どの種類の収縮（等尺性、求心性、遠心性）が起こっているか。
　　c. この関節運動の主動作筋はどれか。
3. 背臥位になり、頭部を右肩の方へ傾ける。右肩は挙げない。筋の伸張と強化が両方起こっている。左右どちらかを明確にしながら次の問いに答えよ。
　　a. どの関節運動が起こっているか（あるいは起ころうとしているか）。
　　b. どの筋群が伸張されているか。
　　c. この関節運動の主動作筋はどれか。
　　d. 強化されている筋群はどれか。
　　e. この関節運動の主動作筋はどれか。
4. 頭部を右肩の方へ傾け、頭部を左に回旋する場合、どの筋が伸張されるか。
5. 背臥位から、顎を引いて頭部をマットから浮かせ、5まで数えてこれを維持した後、開始の肢位に戻る。
　　a. 顎を引くとき、C1で頭部は屈曲しているか、または、伸展しているか。
　　b. どの種類の収縮（等尺性、求心性、遠心性）が起こっているか。
　　c. 顎を引くときに関わっている筋群はどれか。
　　d. 頭部を挙げるとき、頸部は屈曲しているか、または、伸展しているか。
　　e. 頭部を挙げるとき、どの種類の収縮が起こっているか。
　　f. この関節運動の主動作筋はどれか。
　　g. 頭部を維持しているとき、どの種類の収縮が起こっているか。
　　h. この作用の主動作筋はどれか。
　　i. 開始の肢位に戻るとき、頸部は屈曲と伸展のどちらが起こっているか。
　　j. この運動のとき、どの種類の収縮が起こっているか。
　　k. この作用に関わっている筋はどれか。

体 幹

1. 脚を外転して椅子に座る。股関節と体幹を曲げ、膝の間に肩が来るまで頭部と肩を前に降ろす。
　　a. この活動では体幹の屈曲または伸展のどちらが起こっているか。
　　b. 体幹の屈筋または伸筋のどちらが伸張されているか。
　　c. どの筋が伸張されているか。
2. 背臥位になって膝を伸展し、腕を横につける。始めに、腰をマットに押し付け、体幹を丸める。肩甲骨が床から離れるまで、頭部と肩を持ち上げる（顎は引いたままにする）。
　　a. この活動では体幹の屈曲または伸展のどちらが起こっているか。
　　b. どの種類の収縮（等尺性、求心性、遠心性）が起こっているか。
　　c. この体幹運動の主動作筋はどれか。
3. 足をマットにつけて誰かに固定された状態で、問2のエクササイズの動作をもう一度行う。このエクササイズでは、股関節屈筋が収縮している。
　　a. 体幹運動は問1と同じか。
　　b. 股関節は屈曲しているか、または、伸展しているか。
　　c. 股関節筋は、起始部から停止部へ動くか、または、停止部から起始部へ動くか。
　　d. この方向で筋が収縮することを運動学的に何というか。

(次ページに続く)

復習問題（続き）

  e. この運動で収縮している主な単関節股関節筋はどれか。
  f. 足を床につけたままにすると、特定の股関節筋がどのように収縮できるかを説明せよ。

4. 背臥位になり、膝を曲げて足をマットにつける。右手を頭部の後ろに置く。右の肩と肩甲骨をマットから浮かせて左膝の方へ動かす。
  a. 起こっている2つの体幹運動はどれか（屈曲、伸展、右回旋、左回旋、右側屈、左側屈）。
  b. どの種類の収縮（等尺性、求心性、遠心性）が起こっているか。
  c. 体幹運動を及ぼしている筋はどれか。どちら側の筋が収縮しているかを明確にして答えよ。

5. 腹臥位になって顔をマットに、腕を横につける。顎を引いて頭部を挙げ、肩をマットから浮かせる。顎を引いたまま、マットの方を見たまま維持する。
  a. 顎を引くとき、頭部はC1で屈曲しているか、または、伸展しているか。
  b. 顎を引くとき、どの種類の収縮（等尺性、求心性、遠心性）が起こっているか。
  c. 顎を引いた状態を維持しているとき、どの種類の収縮が起こっているか。
  d. 顎を引く運動には、どの筋群が関わっているか。
  e. 頭部を挙げて肩をマットから浮かせるとき、頸部は屈曲しているか、または、伸展しているか。
  f. 肩をマットから浮かせるとき、どの種類の収縮が起こっているか。
  g. 肩をマットから浮かせるときの頸部の主動作筋はどれか。
  h. 肩をマットから浮かせるとき、体幹は、屈曲、伸展、過伸展のどの状態か。
  i. 肩を挙げるときに起こっているとき、体幹筋にどの種類の収縮が起こっているか。
  j. 肩を挙げる体幹運動を及ぼすのはどの筋か。

第16章
呼吸器系

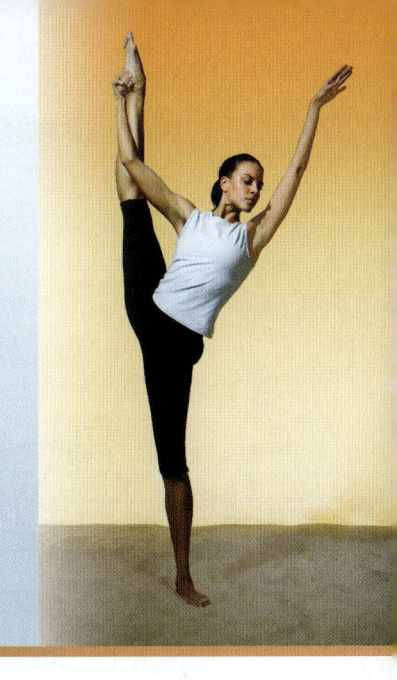

胸部
　関節と接合
　胸部の運動
呼吸器の構造
　呼吸の仕組み
呼吸相
呼吸筋
　横隔膜
　肋間筋
　吸気補助筋
　呼気補助筋
　解剖学的関係
　腹式呼吸と胸式呼吸の違い
　呼吸筋の神経支配の概要
　バルサルバ効果
　一般的な呼吸状態または病態
復習問題
　解剖学一般問題
　機能的アクティビティ問題
　臨床演習問題

端的に言うと、呼吸器系の主な機能は、肺に酸素を供給し、肺から二酸化炭素を排出することである。呼吸器官は空気が肺を出入りする空気路である。胸部は、骨で肺を保護し、空気の交換を補助している。呼吸器官を通る空気の経路についても簡潔に説明するが、本章では主に空気の交換を可能にする骨および筋の仕組みについて取り上げる。

胸部

胸部は、胸骨、肋骨と肋軟骨、および、胸椎で構成されている（図16-1）。前方を胸骨で、後方を12胸椎の椎体で、上方を鎖骨で、下方を横隔膜で区切られている。胸部は、前後より左右の方が広い。胸腔は、胸部の内部である。肺、心臓およびその他重要な構造がこの胸腔内に収まっている。

胸郭は、後方で脊柱に、前方で胸骨に接続されている。これらの接続のため、胸椎内の運動は非常に制限されている。胸部器官（心臓、肺、大動脈、胸腺、気管支、食道、リンパ節および重要な神経）は、胸郭に収められ、保護されている。両側にそれぞれ12本、計24本の肋骨がある。上位7肋骨（**真肋**ともいう）は前部で胸骨に直接付着している。第8から第10肋骨は、第7肋骨の肋軟骨を介して間接的に胸骨に付着していることから、**仮肋**とも呼ばれる。第11肋骨および第12肋骨は、前部付着部を持たないことから、**浮肋**とも呼ばれる。

胸骨は、前胸壁の正中線上にある長く扁平な骨である。小刀に形が似ていて、3つの部位（胸骨柄、胸骨体および剣状突起）で構成されている（図16-1を参照）。

235

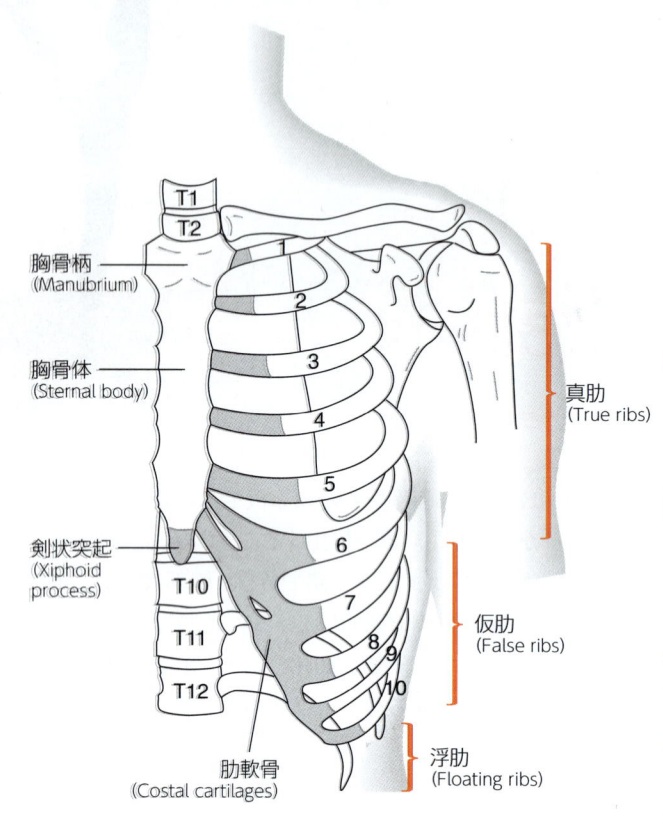

図16-1 胸部(前面)

「胸骨柄」は上部、「胸骨体」は中間の最も長い部分、「剣状突起」は下端部である。胸部は、肋骨、胸骨および椎体で構成されている。

関節と接合

　肋骨は主に、脊椎の2つの部位、すなわち(1)椎体および(2)横突起と関節を成す。これらの関節を**肋椎関節**(図16-2)という。椎体の関節面である**肋骨窩**は、椎体の神経弓の始まる部分近くの後外側に位置する。いくつかの肋骨は近接する2つの椎体と部分的に関節を成している。これらは、下位の椎体の上部と上位の椎体の下部と関節を成している。これらの関節窩は、肋骨と半分だけ関節を成しているので、英語では*demifacet*(*demi*はラテン語で「半分」を意味する)と呼ばれる。つまり、肋骨は上位脊椎の関節窩および下位脊椎の関節窩と関節を成している。肋骨結節および肋骨頸は、脊椎の横突起の前端に位置する。図16-3に肋骨窩と関節窩を示す。

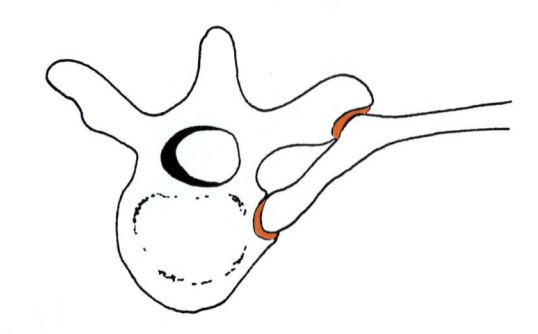

図16-2 肋椎関節(上面)

胸部の運動

　肋椎の関節と同様、肋軟骨をはさむ肋骨と胸骨の関節は、非軸可動滑走関節である。ほとんどの肋骨が前後に接続されているためほとんど運動しないが、胸郭の**挙上**と**下制**が起こる。これらの運動はそれぞれ、吸気と呼気に関係している。

　息を吸うと胸郭は上外側に動いて、胸部の内外側径を拡張する。このため、息を吐くと、胸郭は下内側に動いて開始位置に戻り、内外側胸部径を小さくする。この種類の運動は、バケツの取っ手の上下運動に例えられる(図16-4A)。取っ手がバケツの横に収まっているときは、呼気時に胸郭の下がった状態に例えることができる。取っ手(肋骨の外側面)がバケツ(脊柱および胸骨)から離れて上に動いたときは、吸気時に胸郭の内外側径が拡張された状態に例えることができる。

　内外側径の変化に加え、胸の前後径も変化する。これは「ポンプハンドル効果」と呼ばれる(図16-4B)。息を吸

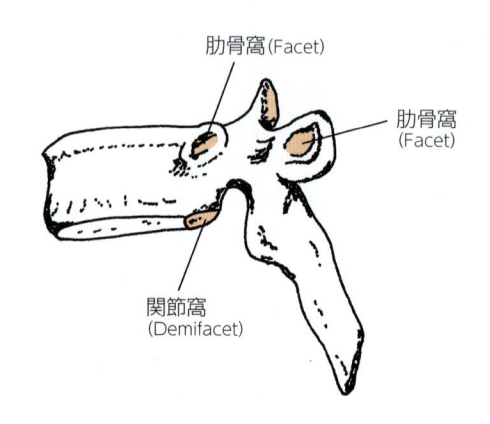

図16-3 胸椎の肋骨窩と関節窩(外側面)。

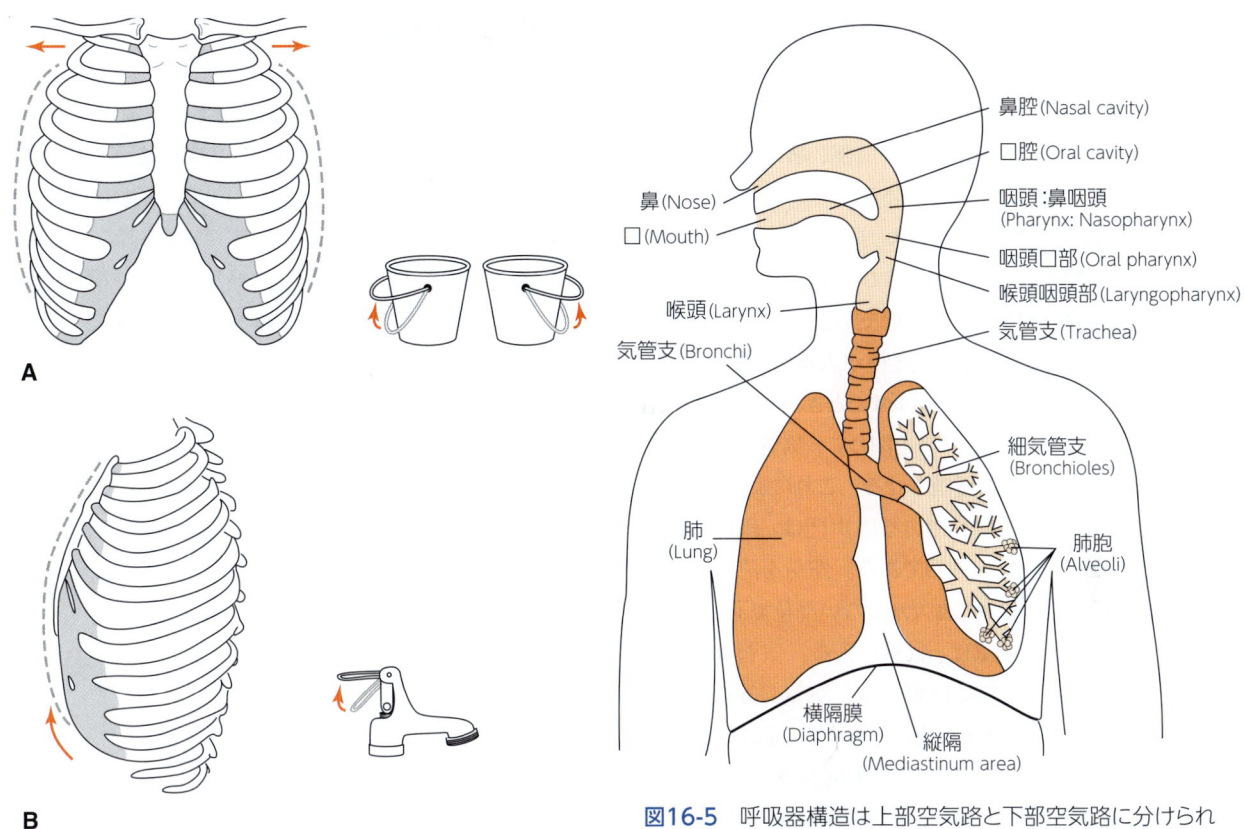

図16-4 バケツとポンプのハンドルの動きを用いた、呼吸時の胸部の運動の比較。**(A)** 胸部の内外側径と**(B)**胸部の前後径。

図16-5 呼吸器構造は上部空気路と下部空気路に分けられている（前面）。末端構造を示すため左肺は断面を切断していることに注意。

うとき、胸骨と肋骨は上外方（前方）に動き、胸部の前後径を拡張する。これは、ポンプのハンドルが上に動いた状態に例えることができる。逆に、肋骨と胸骨が下がると、胸部の前後径が小さくなり、呼気が起こる。この運動は、ポンプハンドルが元の位置に下がった状態に例えることができる。

呼吸器の構造

呼吸器の構造は、上部空気路と下部空気路に分けることができる（図16-5）。**上気道**は、鼻腔、口腔、咽頭および喉頭で構成されている。**下気道**は、気管支と気管支樹で構成されている。空気路を常に開いておけるよう、すべての構造は気管支の最も細部に至るまで、軟骨質の材料でできている。**鼻**はその大半が比較的軟らかい軟骨でできており、2つの外鼻孔で構成されている。上部のブリッジだけが骨性である。2つの外鼻孔は**鼻腔**へとつながる。鋤骨と篩骨の一部で構成されている鼻中隔は、鼻腔を均一な2つの部屋に区切っている。篩骨、蝶形骨、および、前頭骨のほんの一部が鼻腔の屋根を形成し、口蓋骨と上顎骨の一部が鼻腔の底部を形成している。これらの骨は、口の硬口蓋も構成している。鼻腔の機能は、吸った空気を温め、ろ過し、湿らせることである。

口から呼吸する場合、空気は、唇の間と舌の上から**口腔**に入り、咽頭へと入る。口の屋根の部分は骨性の硬口蓋と線維性の軟口蓋で構成されている。口蓋垂は、口の背部で正中線に垂れ下がる軟部組織構造で、軟口蓋の一部である。軟口蓋の機能は、嚥下、息を吹く、特定の発音をするなどといった活動中に鼻咽頭と口咽頭の間の開口を閉じることである。これにより、嚥下の間に飲食物が喉へと下り、息を吹いたり話したりするときに空気が口から外へ排出される。

空気はいったん鼻腔を通ると、鼻咽頭から咽頭に入る。**咽頭**は、3つの部位で構成されている。すなわち、主に呼

吸機能を持つ鼻咽頭、口から食べ物を受け取る咽頭口部、および、喉頭咽頭部である。喉頭咽頭部は、舌底部と食道への入り口の間に位置する。次に、空気は**喉頭**を通過する。喉頭は、C4からC6の前部、咽頭と気管支の間に位置する。前部では、喉頭隆起すなわち「喉仏」が容易に見つけられる。喉仏は女性より男性の方が目立っている。喉頭は、軟骨、靭帯、筋および声帯で構成されている。その機能は、(1)咽頭と気管支の間の空気の通り道として作用し、(2)気管支に飲食物が入るのを防ぎ、(3)音声を生成することである。嚥下するとき、喉頭の軟骨構造の一つである喉頭蓋が声帯を閉じて、気管支に入らないように飲食物を食道に通過させる。これにより、肺に飲食物が吸引されるのを防いでいる。声門は、声帯と音声が生成される部位の間の開口である。空気を清浄に保つために重要な咳の仕組みにも欠かせない部位である。

喉頭を通り過ぎた空気は、**気管**に入る。気管は、食道およびC6からT4の前部に位置する。空気の通り道を常に確保するため、気管は後面を除くすべての面がC形の軟骨で構成されている。気管は左右**主気管支**に分かれる。右主気管支は短く広く、さらに3つの葉気管支に分かれ（上、中、下）、各肺葉へとつながる。長細い左主気管支はさらに2つの葉気管支に分かれる（上、下）。気管支は分かれるうちに徐々に細長くなり、無数に増えていく。気管、気管支および葉気管支は「気管支樹」と呼ばれる。最も小さい気管支は径が1 mm未満で、**細気管支**という。ここで、通気路は非軟骨質になる。**肺胞**は気管支樹の最末端部である。末端の細気管支周辺にあるこれらの袋状の肺胞群はぶどうの房に似ている。肺胞は酸素と二酸化炭素を交換する。

気管支は、左右気管支に分かれて肺に入る。**肺**はやや三角形で、下側が広く凹状をしている。この凹形が、その下にある横隔膜の凸形にフィットしている。右肺には上葉、中葉、下葉があるのに対し、左肺には上葉と下葉がある。各肺は、二重の壁を持つ**胸膜**という嚢に収められている。胸膜の外側の壁は胸壁に沿って横隔膜を覆っており、内側の壁は肺に密着している。胸膜腔はその2つの壁の間にあり、**縦隔**は肺の間にある。縦隔には、心臓、食道、並びに、複数の血管および神経などといった複数の構造が含まれている。

呼吸の仕組み

肺は呼吸の過程において他動的である。肺周辺の胸腔は閉じているが、肺の内部は外気とやり取りし、気圧にさらされる。空気は、気圧が均等になるまで、気圧の高い方から低い方へと流れる。吸気の間、胸腔が膨らんで胸部内の気圧を下げ、空気を肺に送り込ませる。蛇腹のハンドルを引き離すことでこの吸気運動を再現できる（図16-6A）。ハンドルが引き離されると、蛇腹が膨らんで空気が送り込まれる。呼気時にはその反対のことが起こる。同様に、胸腔が縮んで胸部の気圧が上がり、空気が肺から排出される。蛇腹のハンドルを押し寄せることでこれが再現できる。ハンドルが押し寄せられると、蛇腹が小さくなって空気が送りだされる（図16-6B）。

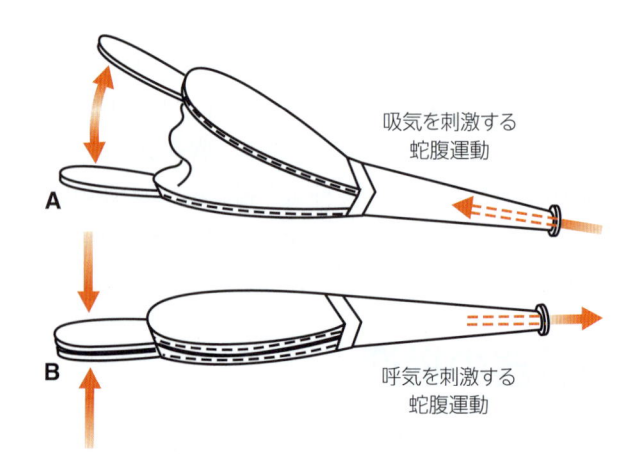

図16-6　(**A**)吸気の刺激。蛇腹のハンドルが引き離されると、空気が蛇腹に送り込まれる。肋骨が挙上して横隔膜が下に動くと、胸腔が広がり、空気が肺に押し込まれる。
(**B**)呼気の刺激。蛇腹のハンドルが押し寄せられると、空気が蛇腹の外に押し出される。
同様に、肋骨が下方に動き、横隔膜が上方動くと、胸腔が小さくなり、空気が肺の外に押し出される。

気道内閉塞を起こした人の咽頭または喉頭から異物を取り除くためのハイムリッチ操作を用いて、呼気の仕組みを示す。ハイムリッチ操作を行うには、気道内閉塞を起こした人の背後に立ち、腰に両腕を回す。片手を握り、臍と胸郭の間に置く。もう片方の手で握り拳を包み、素早く強く、胸部を上へ動かす（図16-7）。これにより横隔膜が上方へ動いて肺を圧迫し、空気と異物を気管支の外へと押し出す。この動作は、強制的な咳と同じである。

呼吸相

吸気は一般に呼吸を高める3つの相に分けられる。安静吸気、深吸気および強制吸気である。**安静吸気**は、安静にしているかまたはじっと座っているときに起こる。横隔膜および外肋間筋が主動筋である。安静吸気の作用は、**深吸気**の間に高められる。人は酸素をさらに必要とし、より強く呼吸する。肋骨を引き上げる筋が作用に用いられる。**強制吸気**は、非常に激しく活動して多量の酸素を必要とし、「空気飢餓」状態になるときに起こる。安静吸気と深吸気の筋が働くとき、肩甲帯を固定または挙上する筋が直接的または間接的に肋骨を挙上する。

呼気は2つの相に分けられる。安静呼気と強制呼気である。**安静呼気**は主に他動運動である。横隔膜と外肋間筋が弛緩し、肺の胸壁と組織および気管支が弾性収縮し、挙上した肢位から胸郭が引力によって引き下げられることで起こる。基本的に、筋の作用は起こらない。**強制呼気**は、肋骨を引き下げる筋と腹部を圧迫する筋を用いて、横隔膜を上方へ動かす。

呼吸筋

呼吸は、胸郭体積、すなわち胸腔内部圧力が変化した結果である。胸郭体積を変えるには、(1)肋骨を動かす、(2)横隔膜を下げるという2つの方法がある。いずれの作用も筋を必要とする。呼吸時の主要な筋は、横隔膜と肋間筋である。強制呼吸時に用いられる補助筋の役割は、筋の作用が肋骨を引き上げるのか（吸気）、引き下げるのか（呼気）に注目すれば分かる。筋がどちらの呼吸相で作用するのかについては、大きな争点となっている。近年、筋電図測定（EMG）の技術や装置の改良が進んだおかげで、様々な筋の働きが明らかになっている。多くの研究が行われているが、矛盾するものも多いため、いまだに解明に至っていない。

横隔膜

胸腔は、大きな膜様のドーム型の筋である横隔膜によって腹腔と区切られている（図16-8）。前部の剣状突起、外側の下位6肋骨、後部の上位腰椎に輪状の起始部を持つ。停止部は非常に特殊である。筋は輪状であるため、自体の広い腱中心に停止する。食道、大動脈および下大静脈が横隔膜の3つの開口を通るようになっている。停止部（腱中心）は起始部より高いため、横隔膜は収縮すると下がる（図16-9）。これにより、胸腔が広がり、腹腔は小さくなって、吸気が起こる。強い強制吸気では、横隔膜が約10cmも下がる。

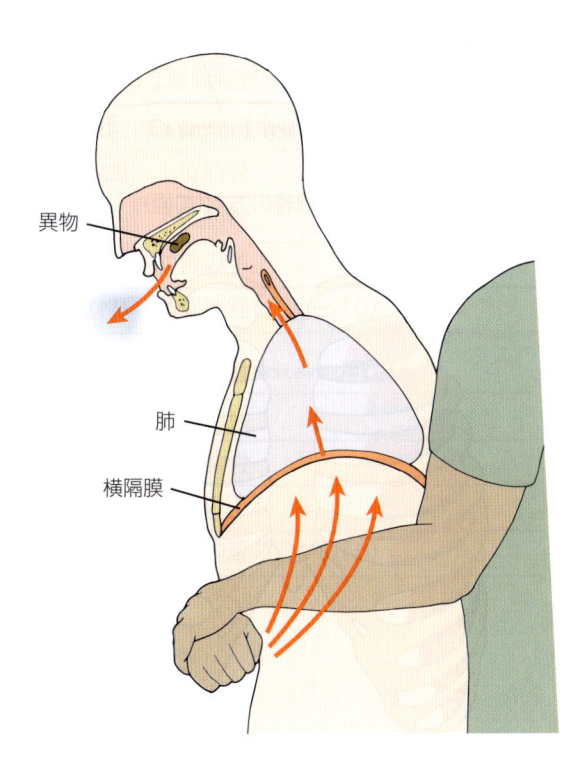

図16-7　ハイムリッチ操作

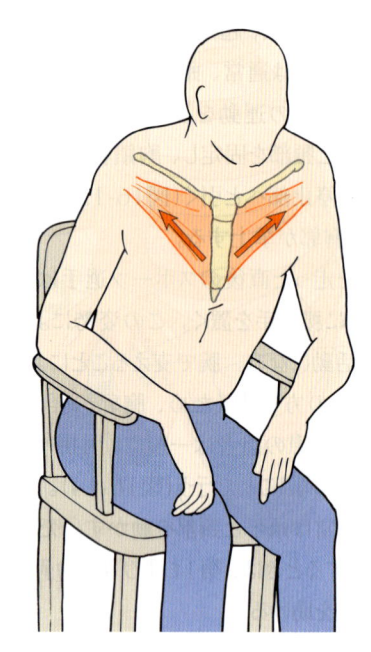

図16-14　吸気を補助する大胸筋。肘掛けに前腕を置き、固定した上腕骨の方へ胸骨を引くことにより、筋作用が逆転している(閉運動連鎖の作用)。

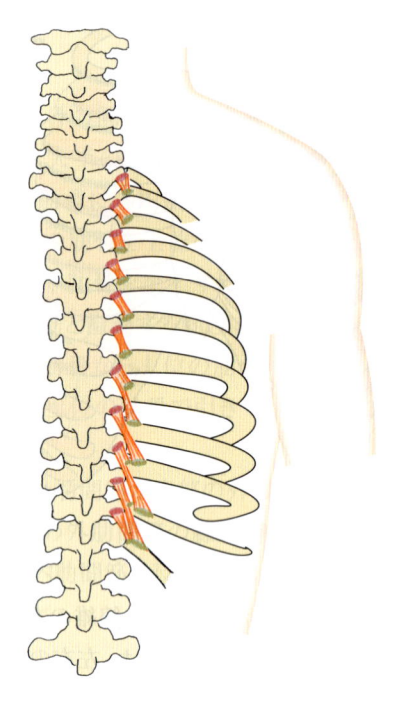

図16-15　肋骨挙筋(後面)

呼気補助筋

呼気補助筋の働きは、胸郭を下に引くことを除いてほぼ同じである。例えば、腹直筋は通常は体幹を屈曲するが、この場合は筋作用の逆転により恥骨の方へ胸骨を引き、呼気を助ける(図16-13を参照)。腰方形筋は同様に、下位肋骨を腸骨稜の方へ引く。

多くの呼気補助筋については、脊柱(第15章を参照)ないし肩甲帯(第9章を参照)ですでに取り上げた。ここでも前章でも取り上げない筋については、図16-15と図16-16および表16-1に掲載する。

呼吸相については表16-2にまとめる。

解剖学的関係

頸部および体幹、肩甲帯、肩関節の筋、および呼吸筋を含む多くの筋が胸郭に付着している。主な呼吸筋は最も深部にあり、呼吸補助筋はより表層にある。前述の通り、胸郭に直接的または間接的に(肩甲挙筋の例などのように)付着し、上方に引く力を及ぼす筋は、補助吸気筋として作用することができる。図16-17には、表16-2に挙げる筋のほとんどが示されている。後部では、肩甲挙筋、僧帽筋上部および菱形筋など、脊柱と肩甲骨に付着する肩甲帯筋が、肩甲骨と鎖骨の接続を介し、筋作用の逆転によって上方に引く力を及ぼす。

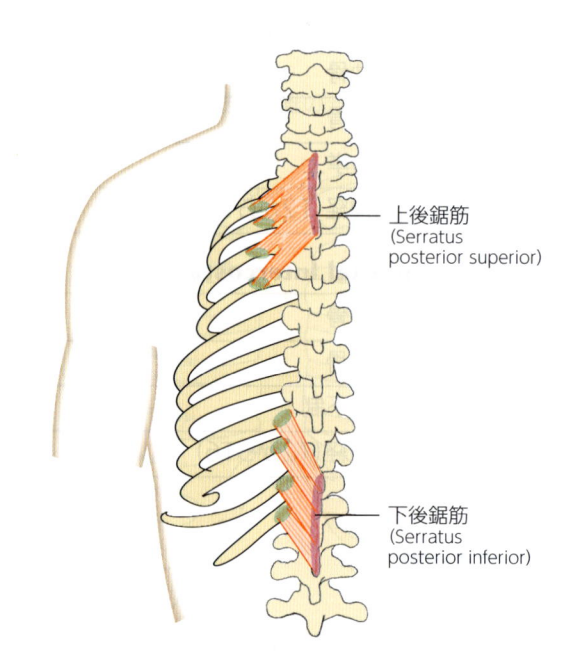

上後鋸筋 (Serratus posterior superior)

下後鋸筋 (Serratus posterior inferior)

図16-16　上後鋸筋と下後鋸筋(後面)

第16章　呼吸器系　243

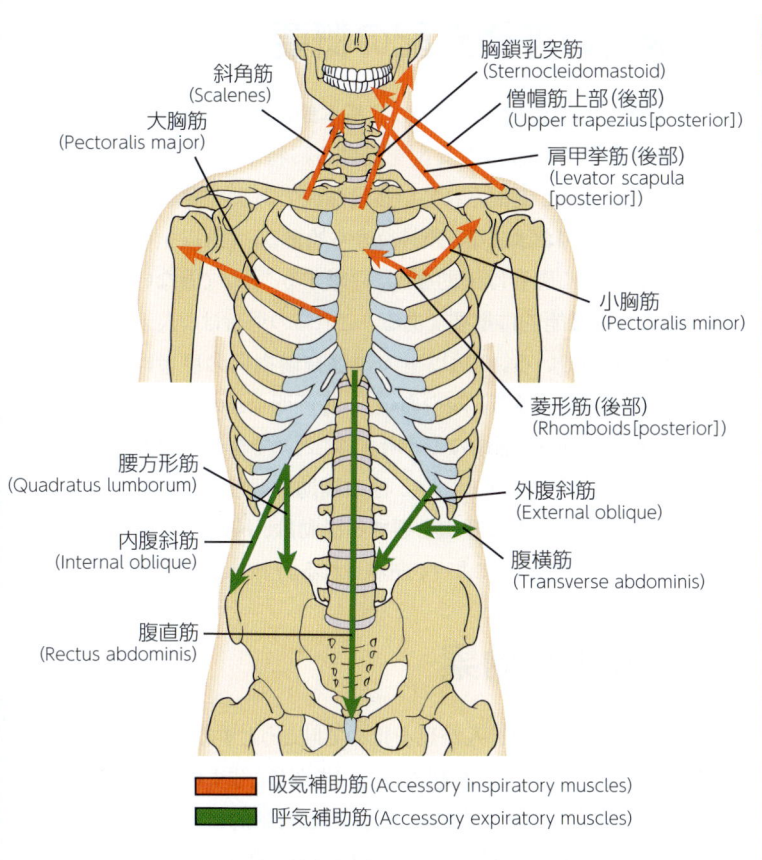

図16-17　呼吸筋（前面）

吸気補助筋（Accessory inspiratory muscles）
呼気補助筋（Accessory expiratory muscles）

表16-1　呼吸の補助筋

補助吸気筋	補助呼気筋
深吸気筋 胸鎖乳突筋 大胸筋 斜角筋 肋骨挙筋（図16-15を参照） 上後鋸筋（図16-16を参照） **強制吸気筋** 肩甲挙筋 僧帽筋上部 菱形筋 小胸筋	**強制呼気筋** 腹直筋 外腹斜筋 内腹斜筋 腹横筋上部 腰方形筋 下後鋸筋 （図16-15を参照）

表16-2　呼吸相

吸気
肋骨を挙上して、横隔膜を下げることにより胸腔を拡張する。

相	筋
安静吸気	横隔膜 外肋間筋
深吸気	安静吸気の筋 および 胸鎖乳突筋 斜角筋 大胸筋 肋骨挙筋 上後鋸筋
強制吸気	安静吸気と深吸気の筋 および 肩甲挙筋 僧帽筋上部 菱形筋 小胸筋

呼気
肋骨を下制し、胸腔を小さくする。

相	筋
安静呼気	横隔膜と外肋間筋の弛緩 胸壁、肺 および 気管の弾性収縮 重力（内肋間筋）
強制呼気	内肋間筋 および 腹直筋 外腹斜筋 内腹斜筋 腰方形筋 腹横筋 下後鋸筋

　前部では、小胸筋、腹直筋、内・外腹斜筋および腰方形筋が肋骨に付着し、同様の筋作用の逆転によって下方に引く。腹横筋は、肋骨に引力を及ぼさず、腹腔をできる限り圧迫して、空気を肺から出す。上後鋸筋および下後鋸筋は、肋骨をそれぞれ上下に引くのを助ける。これらは、背部の表層の肩甲帯筋と深部の体幹筋の間に位置する中間筋である（図16-16を参照）。

腹式呼吸と胸式呼吸の違い

腹式呼吸は最も効果的な呼吸法で、最小限のエネルギーを要する。通常、横隔膜が収縮して下がると、腹部が外側に動いて肺が拡張し、空気が肺へと吹き込む。横隔膜が弛緩して上がると、腹部が内側に動いて肺が反動し、空気が肺から出る。座位または立位のとき、腹部内臓にかかる引力によっても、横隔膜が下がる。しかし、横になるときは腹部内臓にかかる引力が横隔膜を胸腔へと押し上げ、横隔膜は強く働く。ベッドで頭を高くすると呼吸がしづらくなるのは、この引力が作用するためである。高い肢位では呼吸しやすくなる。

特定の習慣、状況または病態により、横隔膜が効果的に機能しなくなる。この場合、胸部と胸郭の上部が大きな役割を担うことになる。**胸式呼吸**は、腹式呼吸より大きな労力を要し、腹式呼吸ほど効果的ではない。前述の通り、吸気の間、胸郭は上外側（内外側方向と前後方向の両方）に動き、肺が拡張して、空気が肺に吹き込まれる。呼気の間、胸郭が弛緩して肺が反動し、空気は肺から外に吹き出る。胸式呼吸では、肺に取り込まれる空気の容積が少ない。呼吸が短くなるほど、速く呼吸をしなければならない。胸式呼吸をする人は、腹臥位になると過呼吸で気絶する。

2つの方法での呼吸の意識を高めるには、膝と頭の下に枕を敷いて、楽に仰向けになる。片手を上胸部に、もう片方の手を肋骨のすぐ下の腹部に当てる。口を閉じ鼻からゆっくりと息を吸う。腹式呼吸では、吸気・呼気に合わせて手を当てた腹部が上・下に動くことが分かる。胸部の手はほとんど動かない。胸式呼吸では、反対のことが起こる。腹部ではなく、胸部に当てた手が動くことが分かる。

一世紀前、西洋の女性はきつく締められたコルセットを装着することがおしゃれとされていた。美的にはウエストが細く見えるが、機能的には内臓を横隔膜から上に押し上げることによってその効果を大幅に制限され、女性は胸式呼吸をするようになった。女性が気絶したり失神したりするという場面が文学に多く見られるのも不思議はない。今日では、「デザイナー・ジーンズ」が流行している。タイトフィットする服やベルトが腹式呼吸を制限し、胸式呼吸を強いている。極度の肥満の人や妊娠後期の女性は横隔膜を効果的に収縮できないため、やはり胸式呼吸になりやすい。

呼吸筋の神経支配の概要

呼吸筋は他の体幹筋のように、基本的に胸部の様々なレベルで脊髄神経からの支配を受ける。特筆すべきは、横隔神経によって支配されている横隔膜である。横隔神経は、第3、第4および第5頸神経から始まる。C3以上に脊髄損傷のある患者は補助なしに呼吸することができないため、これは機能的に重要である。これらの患者は、人工呼吸器に頼っている。C3以下の頸部脊髄損傷の患者は吸気に呼吸障害があり、咳やあくび、深呼吸などの活動は制限されるものの、補助なく呼吸することはできる。肋間筋だけが関与しているのではなく、他の補助呼吸筋も必要である。強制吸気または呼気を要する活動は、補助呼吸筋がどれほど関与するかによって左右される。

バルサルバ効果

バルサルバ効果は、人が息を止めて吐こうとするときに起こる。いくつかのことが起こる。口を閉じたまま鼻の穴をつまみ、エウスタキオ管に息を送ろうと強制的に呼気すると、鼓膜内の圧力が増す。これは、潜水したり、高いところから急に下りたりするときの耳の詰まりを治すのに用いることができる。

長い間息を止めると、閉じた声門に呼気の圧力がかかる。これにより胸腔内圧が増し、血液を静脈に留めて、心臓に流れ込むのを防ぐ。呼吸を開放すると、胸腔内圧が下がり、留められていた血液が一気に心臓に流れ込み、心拍が上がり（頻拍）、血圧も上がる。その後すぐに、反射性徐脈（心拍の低下）が起こる。この事象の後、何も起こらない場合もあるが、心停止も起こりうる。

ぐずった幼児が、何回か深く速く息を吸い、親指を口に含んで、息を吸いなおすことなく一生懸命吹き出していることがある。これによりめまいがし、失神が起こる。身体運動の間、成人は息を深く吸い、呼気せずに吹き出すことがある。この方法により、腹腔内圧が生じ、重い荷物を持つときに脊椎を固定して体幹の緊張を保つ、腹筋が強く収縮する。これは、エクササイズの間に意図的に行われる場合がある。また、出産時、ベッドで起き上がる時、排尿、排便、嘔吐、咳、くしゃみ時のいきみ時にも一般的である。

健康な心臓であれば通常はこれらの突然の要求の変化に耐えることができる。だが、心臓が弱っていると心停止が起こる場合がある。従って、エクササイズの際は、息をゆっくりと吐き出し、息を止めないようにすることが原則である。

一般的な呼吸状態または病態

上気道感染(URI)は、鼻、咽喉および喉頭に限定される感染である。喉頭は上部と下部の空気路の切換え地点である。一般的な風邪は、URIの最も多い例である。他のURIの例としては、インフルエンザ、喉頭炎、鼻炎(鼻粘膜の炎症)および花粉症が含まれる。

下気道感染(LRI)は、気管から肺胞までの構造に関わる。**肺炎**は、最も多く見られるLRIである。肺炎は、細菌感染やウイルス感染による肺胞の炎症である。肺葉全体に感染する場合もあれば(大葉性肺炎)、肺全体に拡散する場合もある(気管支肺炎)。気管支肺炎は、幼児と高齢者に多く見られる。「遊走性肺炎」は、疾患が就床や入院が必要なほど重篤ではないことから命名されている。気管支炎、気腫および喘息もまた一般的なLRIである。**気管支炎**は、気管支とその多くの細気管支に関係する。**肺気腫**では、慢性気管支閉塞によって肺胞壁が膨張しその弾性が失われる。**喘息**は通常、気管支壁の攣縮によって起こる症状で、呼気が非常に困難になる。

過呼吸は、急速な呼吸の間に代謝的に産生されるより多くの二酸化炭素が体内から排出されるときに起こる。過呼吸の一般的な治療法は、紙袋に息を吐いて、二酸化炭素をもう一度吸い込むことである。**脇腹の痛み**は、ランナーによく見られる一過性症状である。通常は胸郭のすぐ下に鋭い痛みが感じられ、一般的に横隔膜の痙攣が原因で起こる。**しゃっくり**は、声門が急速に閉じ、短く鋭い吸気音が共に起こる、横隔膜の不随意攣縮である。

胸膜炎は、胸膜の炎症によって起こる静かな有痛症状である。**気胸**(別名「肺虚脱」)は、胸膜腔に空気が入るか、あるいは、胸膜腔の真空が破壊されて換気能力が低下することによって起こる。

肋骨分離は、肋骨と肋軟骨の間の偏位を意味する。**肋骨脱臼**は、胸骨からの肋軟骨の偏位である。**動揺胸郭**は、4つ以上の肋骨が2箇所で骨折される(粉砕)ときに起こる。これにより、吸気時に、胸壁のその部分は拡張せずに虚脱する。逆に、胸壁も呼気時に拡張する。

復習問題

解剖学一般問題

1. 胸部を構成する骨構造を答えよ。
2. 肋椎関節に含まれる骨構造を答えよ。
3. 肋椎関節で可能な運動の種類を答えよ。
4. どのような(a)胸部の運動、および(b)横隔膜の運動が吸気と呼気に関わっているか。
5. 胸郭に関わるすべての補助吸気筋の起始部を答えよ。
6. 左右の外肋間筋の牽引線は、左右の外腹斜筋と同様、前面で「V」字を形成する。だが背部では、牽引線の向きは反対になる。それはなぜか。
7. 横隔膜は骨付着部が1箇所しかない。他端はどのように付着しているか。この筋はどのように働くか。
8. 吸気、呼気、あるいは両方の、いずれの間に話しているか。
9. 補助筋はどのように呼吸を補助しているか。

(次ページに続く)

復習問題（続き）

10. 胸郭の運動は、構造的に何によく例えられるか。胸腔の運動（肺の拡張・減圧）は、何によく例えられるか。
11. C3に脊髄損傷を有する場合とC5に損傷を有する場合とで、呼吸に関する機能的に重大な違いは何か。

機能的アクティビティ問題

次の活動中に起こる呼吸相を答えよ：

1. 風船を膨らませる
2. 15秒間息を止める
3. くしゃみ
4. 口笛を吹く
5. 安静に座る

臨床演習問題

1. 楽な姿勢で仰向けになり、膝と頭の下に枕を入れる。右手を上胸部に、左手を肋骨のすぐ下の腹部に当てる。口を閉じて鼻からゆっくりと息を吸う。
   a. 右手が上下に動く場合に起こっている呼吸の種類は何か。
   b. 左手が上下に動く場合に起こっている呼吸の種類は何か。

2. 同じ肢位で、片手を腹部に、もう片方の手を口に当てる。

咳をする。どの筋の収縮が触知できるか。

3. 片手を胸に、もう片方の手を頸部外側に当てる。勢いよく鼻をすする。
   a. 胸部でどのような運動が起こるか。
   b. 頸部で筋収縮は触知したか。
   c. 鼻をすするときに起こる呼吸相は何か、また、筋作用の逆転によって鼻をすする動作を可能にした頸筋は何か。

4. 肘掛けに肘をついて椅子に座る。右手を左胸に当て、指先を左肩に向ける。深く息を吸う。
   a. どの肋郭運動が起こったか、また、どの呼吸相が起こったか。
   b. どの補助呼吸筋が作用しているか。
   c. どの種類の運動連鎖活動が起こっているか。

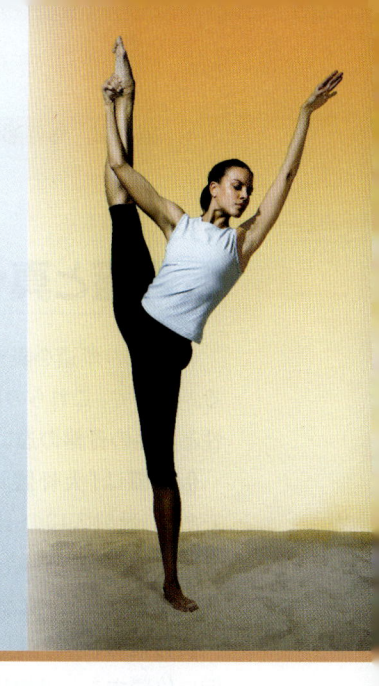

第17章 下肢帯

構造と機能
仮骨盤と真骨盤
 仙腸関節
 恥骨結合
 腰仙骨関節
下肢帯の運動
 筋の制御
復習問題
 解剖学一般問題
 機能的アクティビティ問題
 臨床演習問題

構造と機能

下肢帯は、仙骨と尾骨、そして、腸骨、坐骨および恥骨から成る2つの寛骨を合わせた、合計4つの骨で構成される。下肢帯の関節または結合としては、後外側にある左右**仙腸関節**、前部にある**恥骨結合**、上部にある**腰仙骨関節**が挙げられる（図17-1）。

下肢帯は**骨盤**とも呼ばれ、いくつかの機能を持つ。運動と姿勢に最も重要な機能は、脊柱全体で体重を支え、その力を寛骨へと渡すことであろう。また逆に、足が着地したときに生成され脊柱から上方へと伝わる床反力を受け取る。歩行中、下肢帯は3平面すべてにおいて一体となって動き、比較的滑らかな運動を可能にしている。さらに下肢帯は、骨盤内臓器を支えて保護し、筋の付着部となり、女性の産道の骨性部分を構成している。

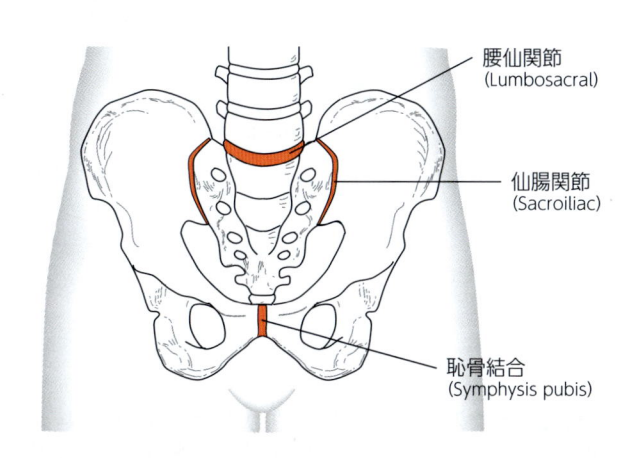

図17-1 下肢帯の関節（前面）

仮骨盤と真骨盤

骨盤内の産道を表すために複数の用語が用いられている。従って、これらの用語のいくつかを簡潔に説明し、男性と女性の骨盤の違いを明らかにしておくことが望ましい。

仮骨盤は「大骨盤」とも呼ばれ、腸骨稜の間の骨領域であり、骨盤入口の上部である。**骨盤入口**は、後部の仙骨岬と前部の恥骨結合上縁の間に線を引くと分かる（図17-2）。仮骨盤内に骨盤内臓器はない。

真骨盤は「小骨盤」とも呼ばれ、骨盤入口と骨盤出口の間に位置する。**骨盤出口**は、尾骨の先端から恥骨結合の下面まで線を引くと分かる（図17-2を参照）。真骨盤の領域が**骨盤腔**を形成している。胃腸（GI）管、尿路およびいくつかの生殖器官が含まれている。女性では、「産道」を形成している。

男性と女性の骨盤にはいくつかの違いがある（図17-3）。上部の骨盤腔への開口は、女性ではやや卵形、男性ではややハート形をしている。女性の方が、骨盤腔が短く男性ほど漏斗状ではない。また、仙骨も短く男性ほどは曲がっていない。壁は垂直ではなく、寛骨臼と坐骨粗面が離れている。これらの特徴によって、女性の骨盤腔は、長く漏斗状の男性の骨盤よりも広くなっている。さらに、骨盤弓は女性の方が広く丸みがある。これらの骨盤弓の違いは、手を用いて再現できる。片手の母指と示指を伸展して弓を作ると女性の骨盤、示指と中指を伸展して弓を作ると男性の骨盤が表せる。

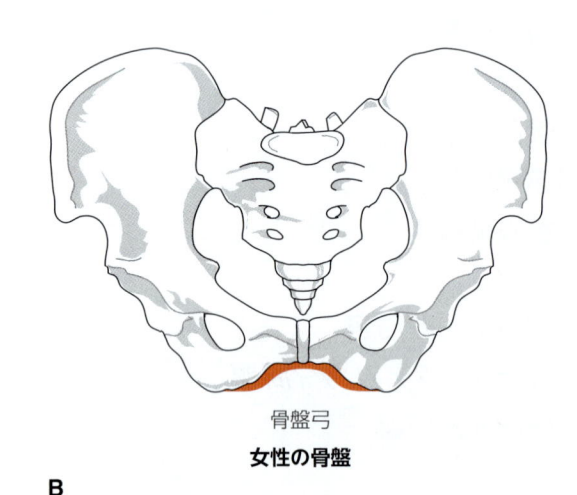

図17-3 男性と女性の骨盤の比較（前面）。**(A)**男性の骨盤。**(B)**女性の骨盤。

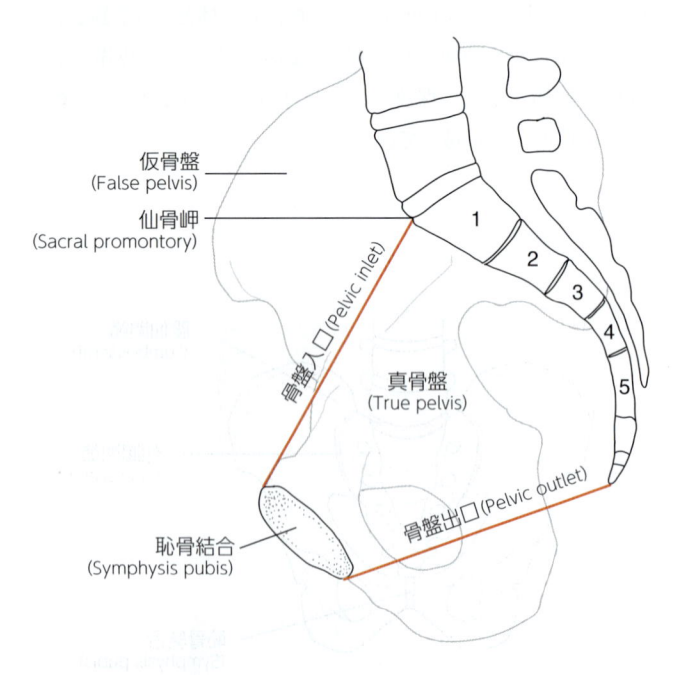

図17-2 骨盤入口と骨盤出口の矢状断面。間の骨領域は「真骨盤」と呼ばれ、骨盤腔を形成している。骨盤入口の上の領域は「仮骨盤」という。

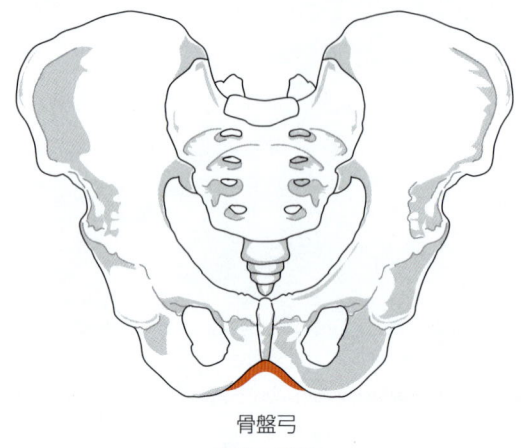

仙腸関節

関節の構造と運動

一般に**SI関節**とも呼ばれる**仙腸関節**は、仙骨と腸骨の間の滑膜非軸関節である。平面関節と表現されるが、その関節面は非常に不規則である。この不規則性が、2つの

関節面の固定に役立っている。

仙腸関節の機能は、上体からの重みを脊柱から寛骨へ伝えることである。仙腸関節は、安定性が大きく可動性が少なく設計されている。他の滑膜関節と同様、その関節面は硝子質軟骨で覆われている。滑膜が関節の非関節部分を覆っている。靭帯によって強化される線維被膜を持つ。

SI関節運動

SI関節で起こる運動の実質的な種類と程度については、様々な意見がある。だが、SI関節で起こる運動は前屈と後屈である、という見解が一般的に認められている（図17-4）。

「仙骨の屈曲」とも呼ばれる**前屈**は、仙骨底（上端）が前下方に動くときに起こる。これにより、仙骨と鼻骨の下部が後方に動く。骨盤出口は大きくなり、尾骨の先端から恥骨結合の下面に線を引くとそれが分かる。

「仙骨の伸展」とも呼ばれる**後屈**は、反対の運動を意味する。仙骨底が後上方に動くことにより、尾骨の先端が前方に動く。骨盤入口が大きくなる。骨盤入口は、仙骨底から恥骨結合の先端を通る線を引くと分かる。

前屈と後屈において起こる運動の程度は小さく、他の関節運動と連動してのみ起こる。前屈は、体幹の屈曲または股関節の伸展に伴って起こる、逆に、後屈は体幹の伸展または股関節の屈曲に伴って起こる。これらの運動は、出産時にも重要である。分娩の初期段階で胎児が骨盤入口から動くとき、前後（A-P）径が大きくならなければならない。このため、SI関節が後屈する。分娩の後期段階では、胎児が骨盤出口を通過するときに、このA-P径が大きくなることが重要である。すると今後は、SI関節を前屈してA-P径を広げる。

骨と指標

SI関節の2つの骨は、仙骨と腸骨であり、腸骨が寛骨の上部である。**仙骨**は楔形をしており、5つの仙椎が融合してできている。2つの寛骨の間に位置し、骨盤の後縁を形成する。その前面は「骨盤面」と呼ばれることが多く、凹状である（図17-5）。傾斜しているため、仙骨は「腰仙角」と呼ばれる角度で、第5腰椎と関節を成す。重要な指標を次に挙げる（図17-5および図17-6）：

仙骨底
S1の上面。

仙骨岬
S1の椎体の前縁に沿って突出する畝。

上関節突起
仙骨底の後方に位置し、L5の下関節突起と関節を成す。

仙骨翼
横突起と融合した、外側に広がる翼。

仙骨孔
前面（骨盤）と背面にある、4対の孔。仙骨神経の前索と後索の出口となる。前仙骨孔の方が大きい。

耳状面
外耳と同じ形をしていることから命名されている。仙骨の外側面に位置し、腸骨と関節を成す。不規則な面であるために、2面をしっかりと固定し、安定性を及ぼしている。

骨盤面
凹状の前面。

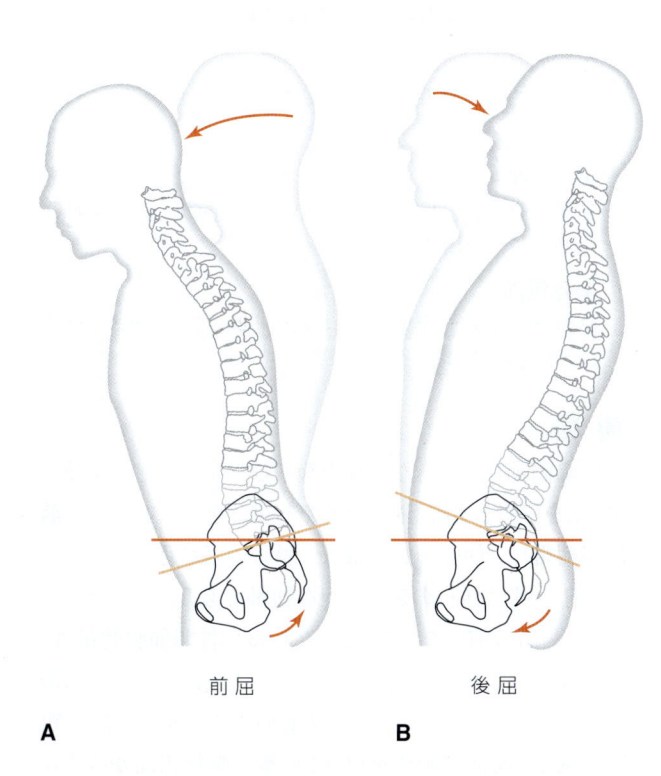

図17-4 仙腸関節運動。**(A)** 前屈は、仙骨岬が前下方に動いて、尾骨の先端が反対方向に動くときに起こる。**(B)** 後屈は、仙骨岬が後上方に動いて、尾骨の先端が反対方向に動くときに起こる。

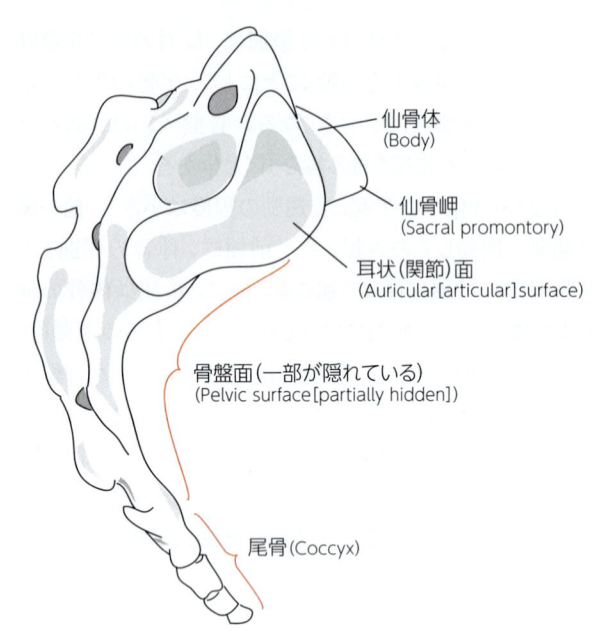

図17-5 仙骨（側面）

腸骨については、第18章で詳しく述べる。腸骨は、寛骨の上部を形成している。仙腸関節に関係する指標を次に挙げる（図17-7）：

腸骨粗面
腸骨稜の後部と耳状面の間の、広く粗い部位。下腿骨間膜の付着部となる。

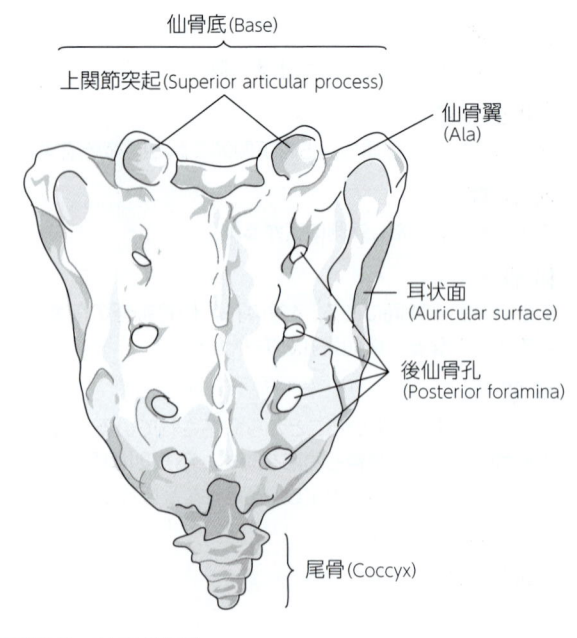

図17-6 仙骨（後面）

耳状面
耳の形をしていることから命名され、仙骨との腸骨の関節面である。腸骨粗面の前下部に位置する。

腸骨稜
腸骨の上縁。股関節に手を当てると触知される骨。

上後腸骨棘
PSISと略されることが多い。腸骨稜の後部の突起部で、後仙腸靭帯の付着部となる。

下後腸骨棘
PIISと略されることが多い。PSISの下に位置し、仙結節靭帯の付着部となる。

大坐骨切痕
上部を腸骨に、下部を腸骨および坐骨により形成される。

大坐骨孔
靭帯付着部よって、大坐骨切痕から形成される。仙結節靭帯が孔の後内縁を形成し、仙棘靭帯が下縁を形成する（図17-8および図17-9）。坐骨神経がこの孔を通る。

坐骨については、第18章で詳しく取り上げる。仙腸関節に関連する坐骨の部位を次に挙げる（図17-7を参照）：

坐骨体
坐骨粗面の上部の坐骨全体を構成する。

小坐骨切痕
大坐骨切痕坐骨粗面の間の坐骨体後部に位置する、小さな凹面。

坐骨棘
坐骨体後部の、大坐骨切痕と小坐骨切痕の間に位置する。仙棘靭帯の付着部となる。

坐骨粗面
坐骨体の下部の平滑な粗い隆起。座っているときに体重のかかる面である。

靭 帯

仙腸関節は、大きな負荷を吸収しながら安定性を及ぼすことを目的とするため、多くの靭帯に恵まれている。**前仙腸靭帯**は、仙骨の骨盤面から腸骨の耳状面へとつながる、前面（骨盤面）の広く平坦な靭帯である（図17-8を参照）。関節の前部をつなぎとめている。**骨間仙腸靭帯**は、仙腸靭帯のうち最も深部にあり、最も短く最も強力な靭帯である（図17-9を参照）。耳状面の後ろのすぐ上部の粗い領域と、前仙腸靭帯を覆っている。腸骨粗面から仙骨にもつながっている。

第17章 下肢帯 251

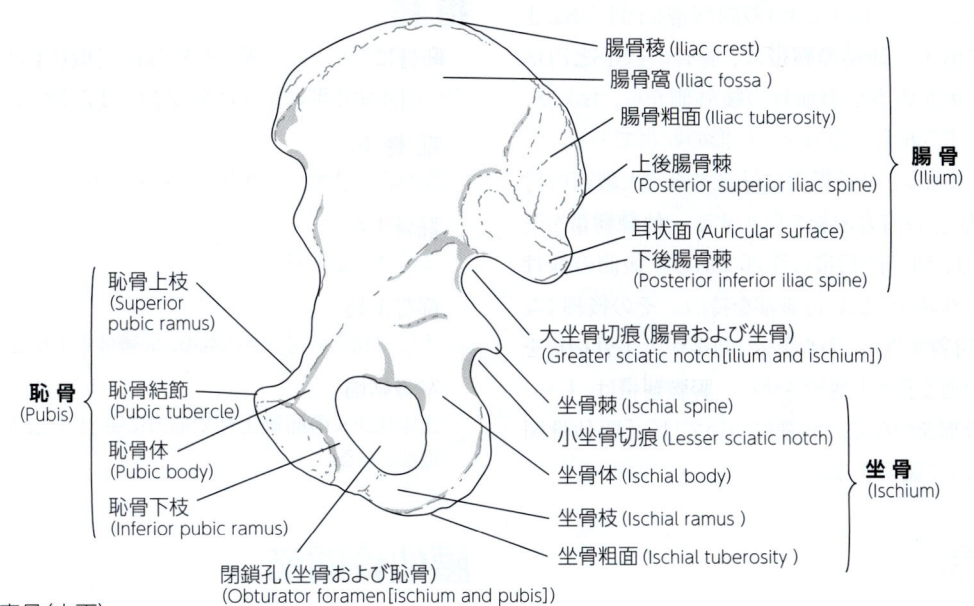

図17-7 右寛骨(内面)

後仙腸靱帯は2つの部位から成る。**短後仙腸靱帯**は、腸骨と仙骨の背側上部の間を斜めに走行する。この靱帯は、仙骨の前方運動を抑止する。**長後仙腸靱帯**は、上後腸骨棘と仙骨の下部の間を垂直に走行する。仙骨の下方運動を抑止する。

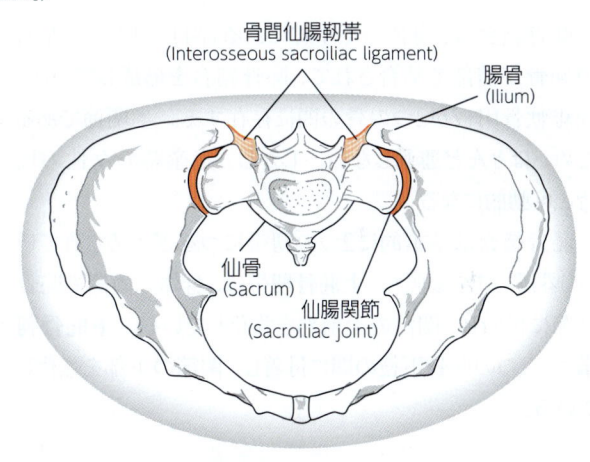

図17-9 仙腸関節の断面(上面)

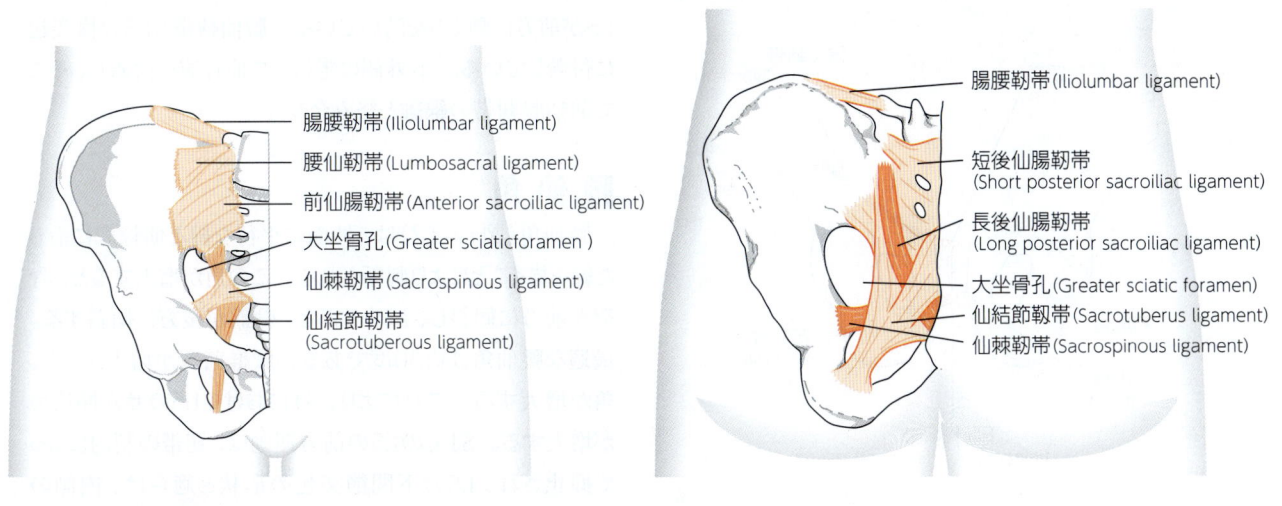

図17-8 骨盤の靱帯(前面)

図17-10 骨盤の靱帯(後面)

仙腸関節をさらに強化する3つの副靱帯を図17-8および図17-10に示す。**仙結節靱帯**は、腸骨のPSISとPIISの間から、耳状面の下部の仙骨の後外側から、および、尾骨から走行する非常に強力な三角形の靱帯である。これらの線維が集まって坐骨粗面に付着する。大殿筋の付着部となり、仙骨の前方回旋を抑止する。**仙棘靱帯**も三角形をしており、仙結節靱帯の深部にある。後側の仙骨と尾骨の下位外側から広い付着部を持つ。その後細くなり、坐骨棘に付着する。これら2つの靱帯が大坐骨切痕を坐骨神経野の通る孔へと変形させる。**腸腰靱帯**は、L5の横突起と仙骨翼をつなぐ。詳細については、「腰仙骨関節」のセクションで説明する。

恥骨結合

恥骨結合は、身体の正中線にある（図17-11）。左右の恥骨が前部で結合されて、恥骨結合を形成している。線維軟骨円板が2つの骨の間に存在する。半関節であるため、ほとんど運動しない。しかし、出産時の女性の場合、可動的になる。

恥骨結合は基本的に2つの靱帯につなぎ止められている（図17-11を参照）。**上恥骨靱帯**は、身体の両側で恥骨結節に付着し、関節の上前部を強化している。**下恥骨靱帯**は、2つの恥骨下枝の間に付着し、関節の下部を強化している。

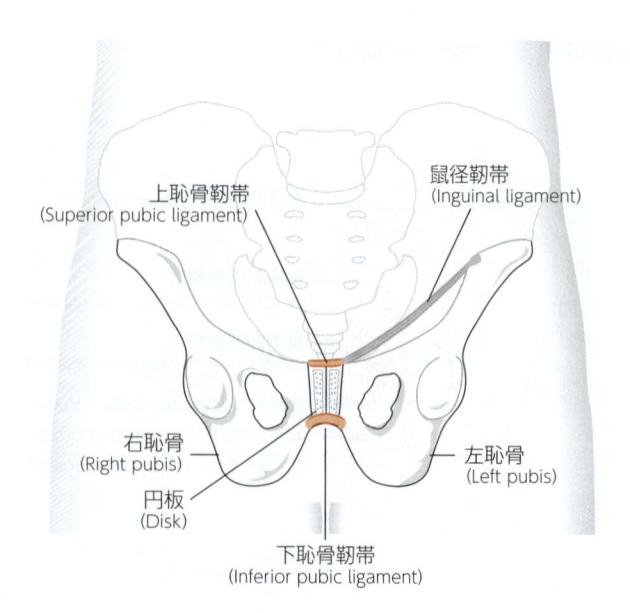

図17-11 恥骨結合、恥骨の前面は切断されている。

指 標

恥骨については、第18章で詳しく取り上げる。恥骨結合に関連する指標を次に挙げる（図17-7を参照）：

恥骨体
恥骨の主要部位。上下2つの隆起（枝）の間にある。

恥骨上枝
恥骨体の上部隆起。

恥骨下枝
下恥骨靱帯の付着部となる、恥骨体の下部隆起。

恥骨結節
正中線近くの恥骨上枝で前方に突出し、上恥骨靱帯の付着部となる。

腰仙骨関節

関節の構造と靱帯

腰仙骨関節は、第5腰椎と第1仙椎で構成されている。これらの椎骨間の関節は、他の椎骨の関節と同じである。これら2つの骨の椎体は椎間円板で仕切られ、前縦靱帯と後縦靱帯によってつなぎ止められている。椎骨は、関節突起で関節を成す（L5の下関節突起とS1の上関節突起）。関節のこの部分をつなぎとめている靱帯は、棘上靱帯、棘間靱帯および黄色靱帯である。これらについては、第15章で説明する。

さらに2つの靱帯が専門的に腰仙関節をつなぎとめている（図17-8を参照）。**腸腰靱帯**はL5の横突起に付着し、腸骨稜の後部の内唇へと外側に走行する。この靱帯は、S1でのL5の回旋を制限し、関節突起を補助して、S1でL5が前方に動くのを防いでいる。**腰仙靱帯**もL5の横突起に付着している。下外側に走行して仙骨翼に付着し、そこで前仙腸靱帯の線維と絡み合う。

腰仙角

腰仙角（図17-12）は、地面に平行な線と仙骨底に沿った線を描くことにより判断される。この角が増大すると、骨盤が前方に傾斜し、減少すると、骨盤が後方に傾斜する。最適な腰仙角は約30度である。腰椎前弯が増大すると、角が増大する。これにより、S1におけるL5のせん断応力が増大する。S1でのL5の前方運動は、靱帯の制約によって抑止され、L5の下関節突起の形状と適合は、内側のS1の下関節突起の背後に収まる。逆に、腰椎前弯が減

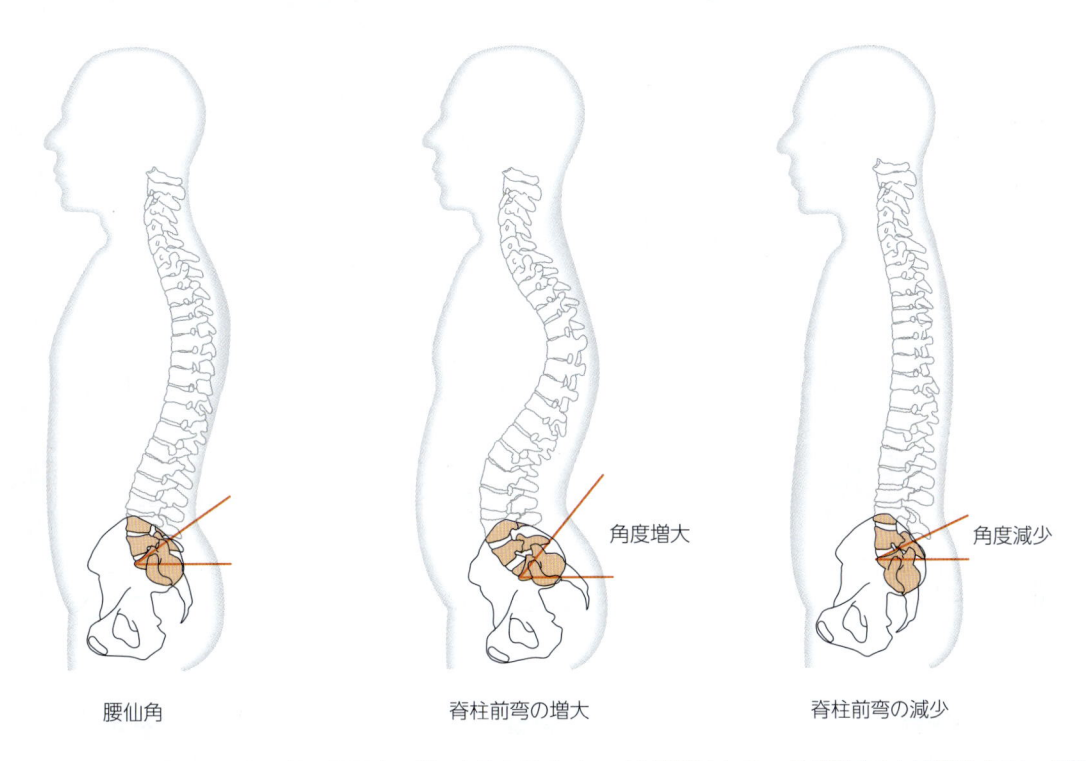

| 腰仙角 | 脊柱前弯の増大（角度増大） | 脊柱前弯の減少（角度減少） |

図17-12 腰仙角は、地面に平行な線と仙骨底に沿った線を描くことにより判断される。角が増大または減少すると、腰椎前弯が増大または減少する。

少すると、腰仙角は減少する。

下肢帯の運動

下肢帯の運動に直接関わる関節としては、2つの股関節、腰部関節、特にL5とS1の間の腰仙関節が挙げられる。骨盤運動は3平面すべてで起こる。直立姿勢のとき、骨盤は水平で、矢状面では上前腸骨棘（ASIS）と恥骨結合が同じ垂直面になければならない（図17-13）。**前傾**は、骨盤が前方へ傾斜し、ASISが恥骨結合の前方に動くときに起こる。**後傾**は、骨盤が後方へ傾斜し、ASISが恥骨の後方に動くときに起こる。これらの運動を図17-13に示す。

骨盤が前方へ傾斜しているときに身体を直立に保とうとすると、骨盤の上下の関節が反対方向へ動かなければならない。このため、骨盤が前方へ傾斜しているときは、腰椎の脊柱が過伸展し、股関節が屈曲する。従って、股関節が屈曲位拘縮した人が直立しているとき、骨盤は前方に傾斜し、腰部は過伸展する。逆に、ハムストリングスの緊張した人は、骨盤を後方へ傾斜し、腰部の弯曲を平坦にして立っている場合がある。

前額面では、腸骨稜は水平である（図17-14）。ASISに母指を当て、母指が同じ高さにあるかどうかを確認することによって、評価することができる。**側方傾斜**は、2つの腸骨稜が水平ではないときに起こる。骨盤は一体となって動くので、片側が上がると反対側は下がる（図17-15）。従って、基準点を用いなければない。**支えられていない側を基準点とする**。基準点を特定するもう1つの方法は、**関節軸から骨盤が遠い側**を特定することである。例えば、右側から見ると、関節軸は右股関節である。骨盤から離れているのは左側である。歩くとき、両脚が着地しているときは骨盤は水平である。しかし、片脚が地面から離れるとき（遊脚相）、支えられていない状態になり、そちら側の骨盤がやや降下する。体重のかかる側の骨盤を降下することは不可能である。よって、側方傾斜の基準点は、支えられていない側または支えの弱い側、若しくは、体重のかかる関節軸から遠い側である。図17-16に左側方傾斜を示す。右脚に体重をかけながら、左脚を地面から離す。骨盤の左側が支えられずに降下する、すなわち、左に側方傾斜する。

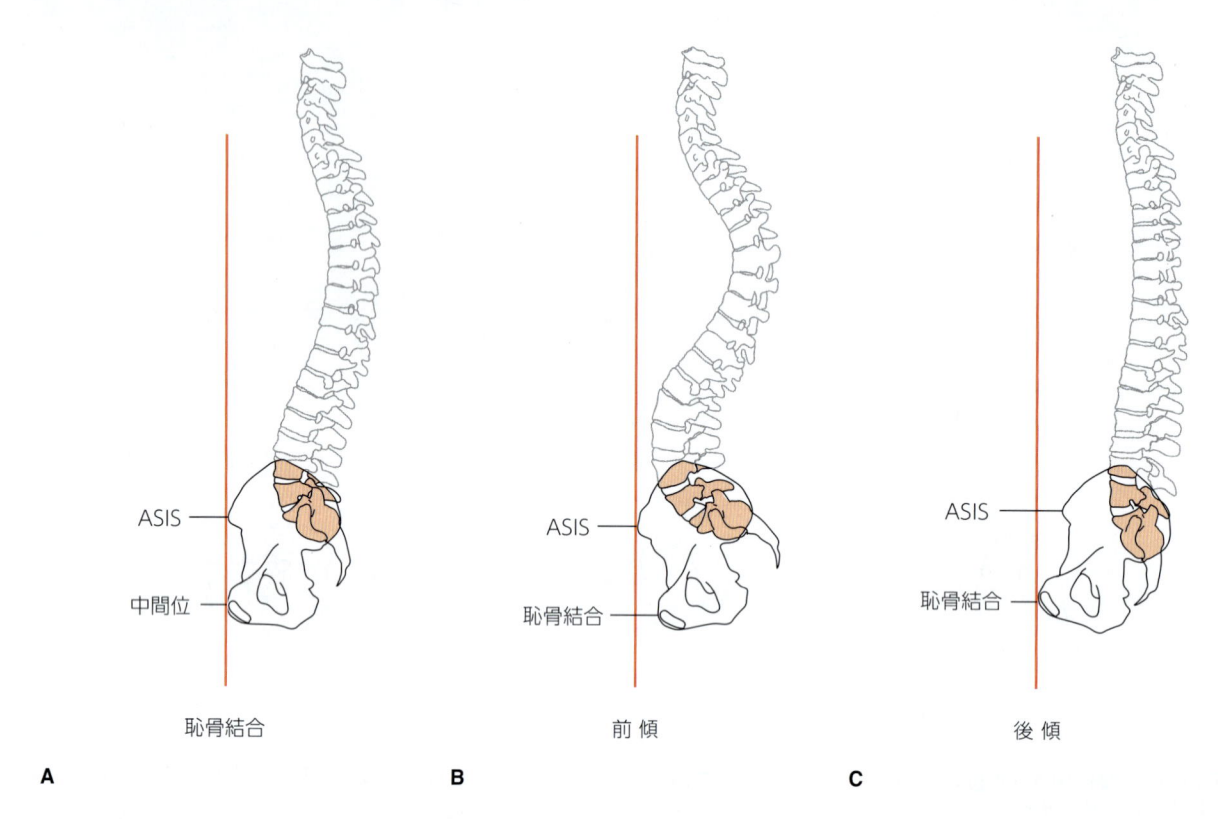

図17-13 矢状面の骨盤運動。**(A)** 上前腸骨棘（ASIS）と恥骨結合は同じ垂直面になる。**(B)** 前傾は、骨盤が前方へ傾斜し、ASISが恥骨結合の前方へ動くときに起こる。**(C)** 後傾は、骨盤が後方へ傾斜し、ASISが恥骨結合の後方へ動くときに起こる。

　身体のバランスを保つため、上下の関節は反対方向にシフトする。図17-17では、骨盤が右に傾斜（降下）すると、脊柱が左に側屈することが分かる。体重のかかる股関節（左）が内転すると、支えられていない股関節（右）が外転する。

　これは、反対側の骨盤が下がることに注目して説明しているが、支えられていない側の骨盤を上げることは可能である。これは一般に「骨盤挙上（*hip hiking*）」と呼ばれる。大きい歩幅で歩くときや、ギプスをはめて歩くとき、骨

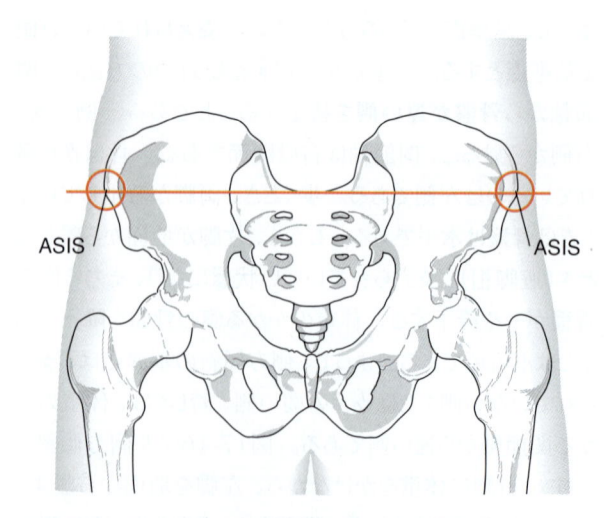

図17-14 前額面の骨盤運動。両足で直立するとき、腸骨稜とASISは水平になる。

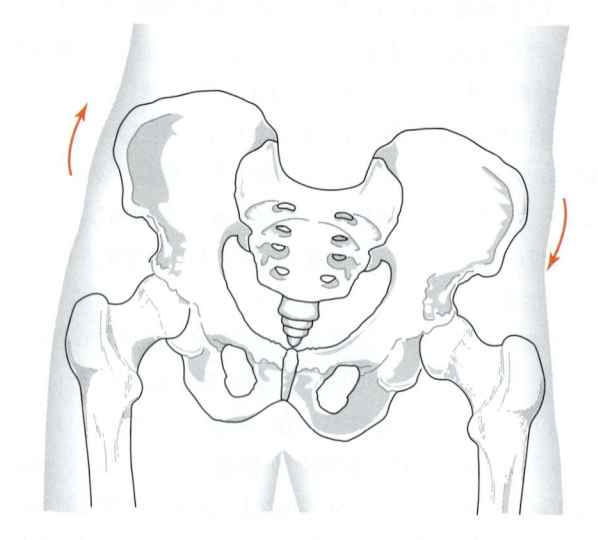

図17-15 側方傾斜（前面）。骨盤の片側が上に動き、もう片側が下に動く。

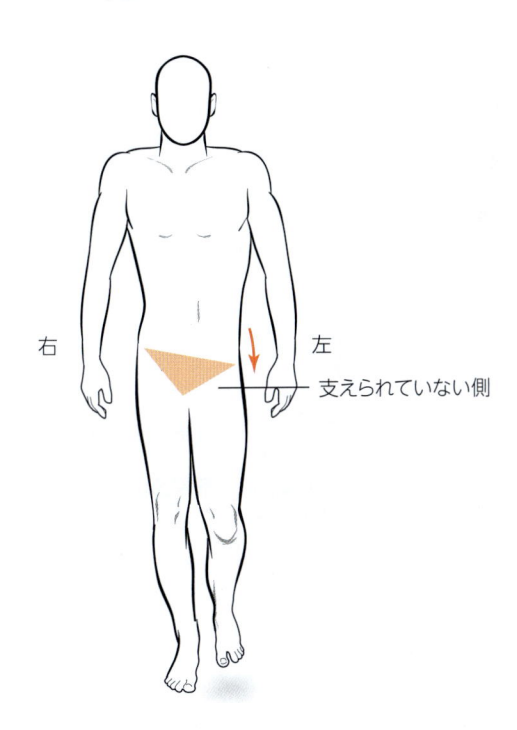

図17-16 左側方傾斜(前面)。片方の脚が地面から離れるとき、同側の骨盤が支えを失う。これにより、同側の骨盤がやや降下する。従って、側方傾斜は支えられていない側の名前で呼ばれる。

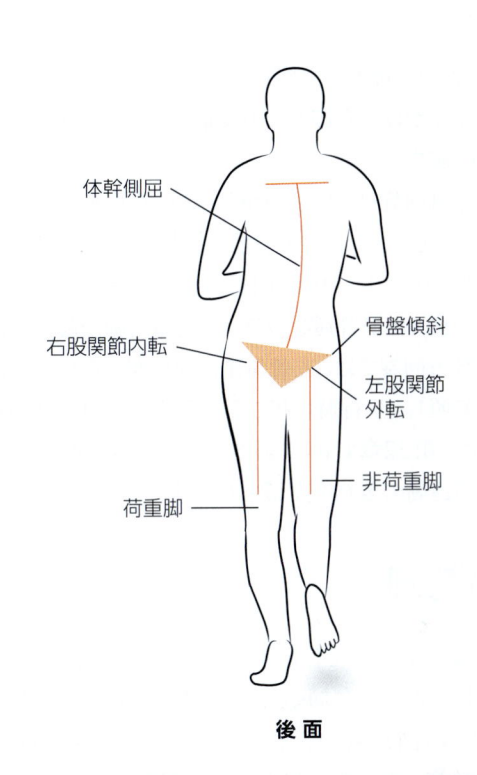

図17-17 骨盤傾斜によって影響される他の関節運動。骨盤が右に傾斜すると、脊柱が左に側屈する。左股関節(荷重側)が内転し、右股関節(非荷重の側)が外転する。

盤挙上によって、遊脚相の間、足が床に触れないようにすることができる。

片方の坐骨粗面から反対側へ移動するときも、片側の骨盤の挙上が関わっている。この運動は、座っているときの圧迫を開放するために役立つ。

骨盤回旋は、片側の骨盤が他方よりも前方または後方に動くときに、垂直軸周囲の水平面で起こる。骨盤を上から見ると、重要な指標はやはりASISである。解剖学的肢位(中間位)では(図17-18A)、両側のASISは同じ面になければならない。骨盤が前方回旋しているとき(図17-18B)、左脚に体重がかかっており、右脚は前方に揺れている。ここで再び、支えられていない側を基準点とする。この作用により、骨盤の右側が前方に回旋し、右ASISが左ASISの前に動く。右脚が後方に揺れると(図17-

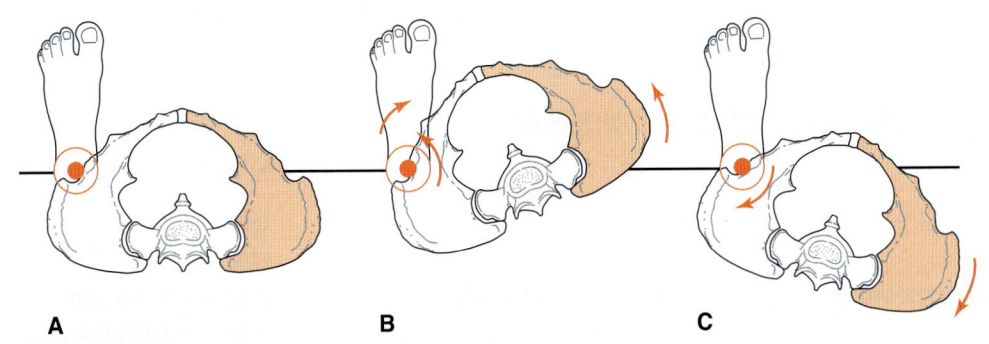

図17-18 水平面の骨盤回旋(上面)。(A)解剖学的肢位(中間位)では、両側のASISが同じ平面上にある。(B)前方回旋すると、右側の骨盤が前方に動く。これにより、左の骨盤が大腿骨頭を回旋して、その結果、股関節が内旋する。(C)後方回旋すると、右側の骨盤が後方に動く。これにより、左の骨盤が大腿骨頭を回旋して、その結果、股関節が外旋する。

18C)、骨盤は後方に回旋する。別の言い方をすると、左脚に体重をかけて右脚を後方に揺らすと、骨盤の右側が後方に回旋する。

この骨盤回旋は、体重のかかっている股関節で骨盤が動くために起こる。骨盤の右前方回旋が見られる場合は、左股関節内旋が見られる（図17-18Bを参照）。骨盤は大腿骨頭で動くのが普通なので、股関節内旋が起こる。骨盤の右後方回旋では、左骨盤側方回旋が見られる（図17-18Cを参照）。歩行時に起こる関節運動の組み合わせについては、第22章で詳しく述べる。だが、関連するいくつかの関節運動の要約を表17-1に示す。

筋の制御

骨盤は、偶力として作用する筋群によって動き、制御される。骨盤が前後に傾くとき、反対側の筋群が運動と制御を及ぼす（図17-19）。骨盤を前方に傾斜するには、腰部の体幹筋、主に脊柱起立筋が後部を引き上げながら、股関節屈筋が前部を引き下げる。反対に、骨盤を後方に傾斜するには、腹筋が前方を引き上げながら、大殿筋とハムストリングスが後方を引き下げる（図17-20）。いずれの場合も、これらの筋群が反対方向に引くことで偶力として作用し、骨盤を傾斜させる。

筋の作用がなければ、脚が支えられていないときに、重力が骨盤を外側に傾斜する。しかし、側方傾斜を制御するか若しくはその程度を制限するため、身体の反対側の筋群も偶力として作用する。図17-21に示す例では、筋作用の逆転により、左体幹側屈筋（主に脊柱起立筋群と腰方形筋）が骨盤の左側を引き上げながら、右股関節外転筋（中殿筋と小殿筋）が右側を引き下げることにより骨盤を水平に保っている

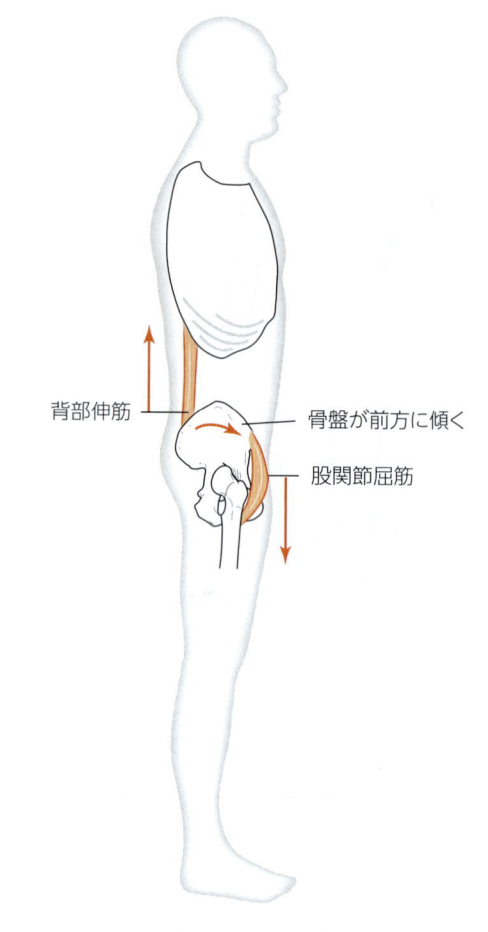

図17-19 前方骨盤傾斜を及ぼす偶力（側面）。体幹伸筋の引き上げ（後部）と前部の股関節屈筋の引き下げ（前部）により、骨盤が前方に傾斜する。

これらの同じ筋群のすべての筋が、協働して骨盤の運動を抑止することにより、安定性をもたらしている。骨盤と体幹の制御は、頭部と四肢が動くための安定した基盤をもたらすために必要なのである。

表17-1　下肢帯、脊柱および股関節の関連運動

下肢帯	脊柱	股関節
前傾	過伸展	屈曲
後傾	屈曲	伸展
側方傾斜（支えられていない側）	側屈（支えられている方へ）	内転：体重のかかる側 外転：体重のかからない側
回旋（前方）	回旋：反対側へ	内旋：体重のかかる側
回旋（後方）	回旋：反対側へ	外旋：体重のかかる側

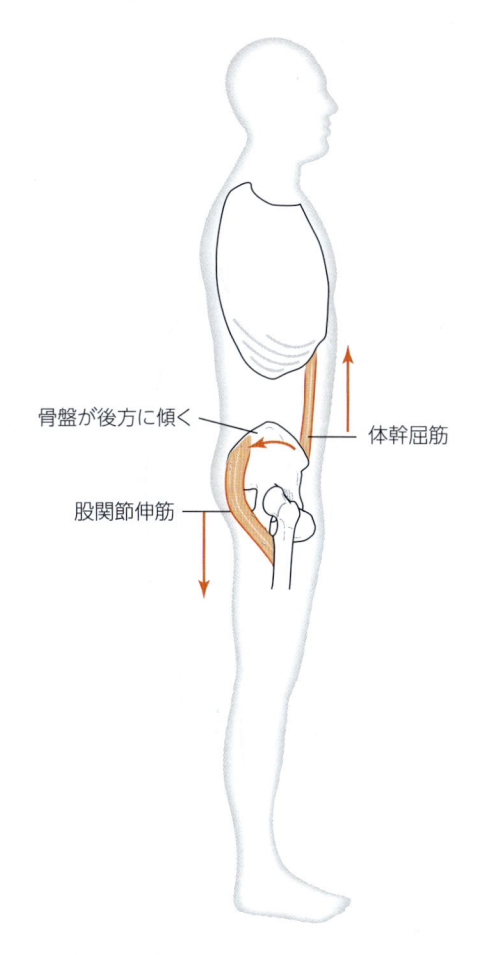

図17-20 後方骨盤傾斜を及ぼす偶力。体幹屈筋の引き上げ（前部）と股関節伸筋の引き下げ（後部）が骨盤の後方傾斜をもたらす。

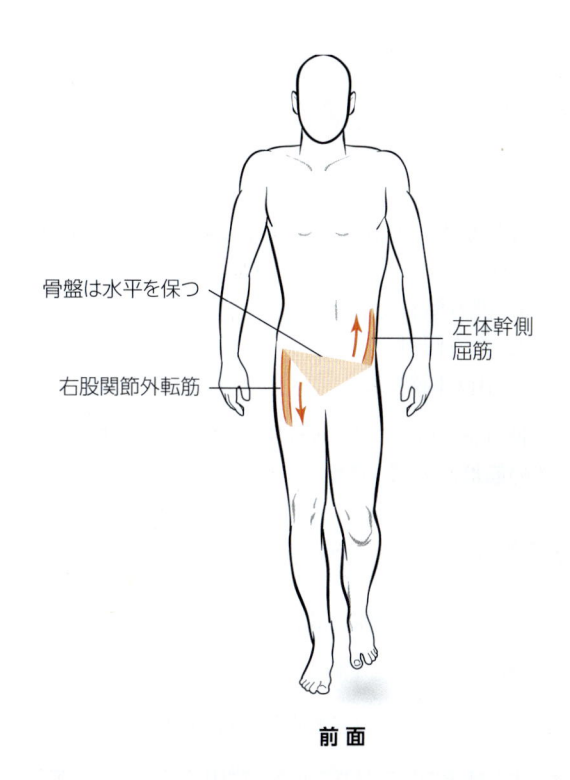

図17-21 偶力が前頭面で骨盤の高さを維持する。筋作用の逆転により、左体幹側屈筋が引き上げながら、右股関節外転筋が引き下げる。これにより、支えられていない側に降下する骨盤に対し、骨盤を維持する。

復習問題

解剖学一般問題

1. 次の面でどのような下肢帯の運動が起こるか。
    a. 前額軸周囲の矢状面
    b. 矢状軸周囲の前額面
    c. 垂直軸周囲の水平面

2. 右腰方形筋の求心性収縮により骨盤はどちら側へ側方傾斜するか。

3. 骨盤が前後へ傾斜するとき腰仙骨関節の他にどの遠位関節で運動が起こるか。

4. 骨盤が次の方向へ傾斜するときに関連する股関節運動は何か。
    a. 前方傾斜
    b. 後方傾斜
    c. 側方傾斜

5. 骨盤の左側が次の方向へ回旋するときに関連する股関節運動は何か。
    a. 前方回旋
    b. 後方回旋

（次ページへ続く）

復習問題（続き）

6. 骨盤が次の方向へ傾斜するときに関連する腰椎運動は何か。
   a. 前方傾斜
   b. 後方傾斜
   c. 側方傾斜

7. 骨盤を過度に前方に傾斜した姿勢を維持する場合、どの筋群が緊張するか。

機能的アクティビティ問題

次の活動における骨盤の肢位を答えよ：

1. 背臥位で、右脚を胸の方に引き上げる。
2. 手と膝をついてひざまずき、体幹を凹状に下げる。
3. 手と膝をついてひざまずき、背中をアーチ状にする。
4. 電話帳に左足を乗せ、右足を床に置いて両足に体重をかけて立つ。内転位または外転位に関して左右股関節の肢位を答えよ（図17-22）。

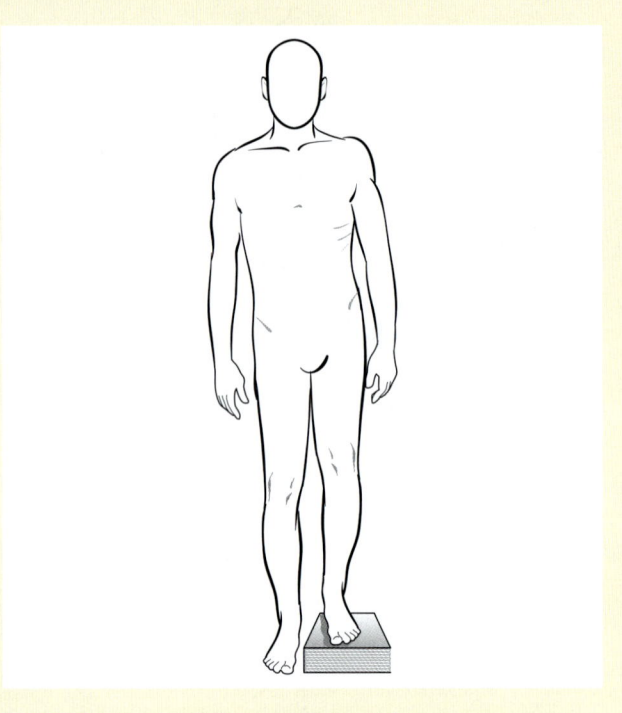

図17-22　片足を電話帳にのせ、もう片足を床につけて立つ

臨床演習問題

1. 背臥位になり、膝関節を屈曲し足の踵をマットにぴったりとつける。手を背中の腰のくびれた部分（腰椎）に当てる。手に背中を押し付ける。主要な体幹、骨盤および股関節運動を答えよ。また、この偶力作用を及ぼしている筋はどれか。

   運動：

   筋：

2. 解剖学的肢位で立ち、左の股関節と膝関節を伸展したまま左足を床から離す。主要な骨盤および股関節運動を答えよ。また、この偶力作用を及ぼしている筋はどれか。

   運動：

   筋：

第 IV 部

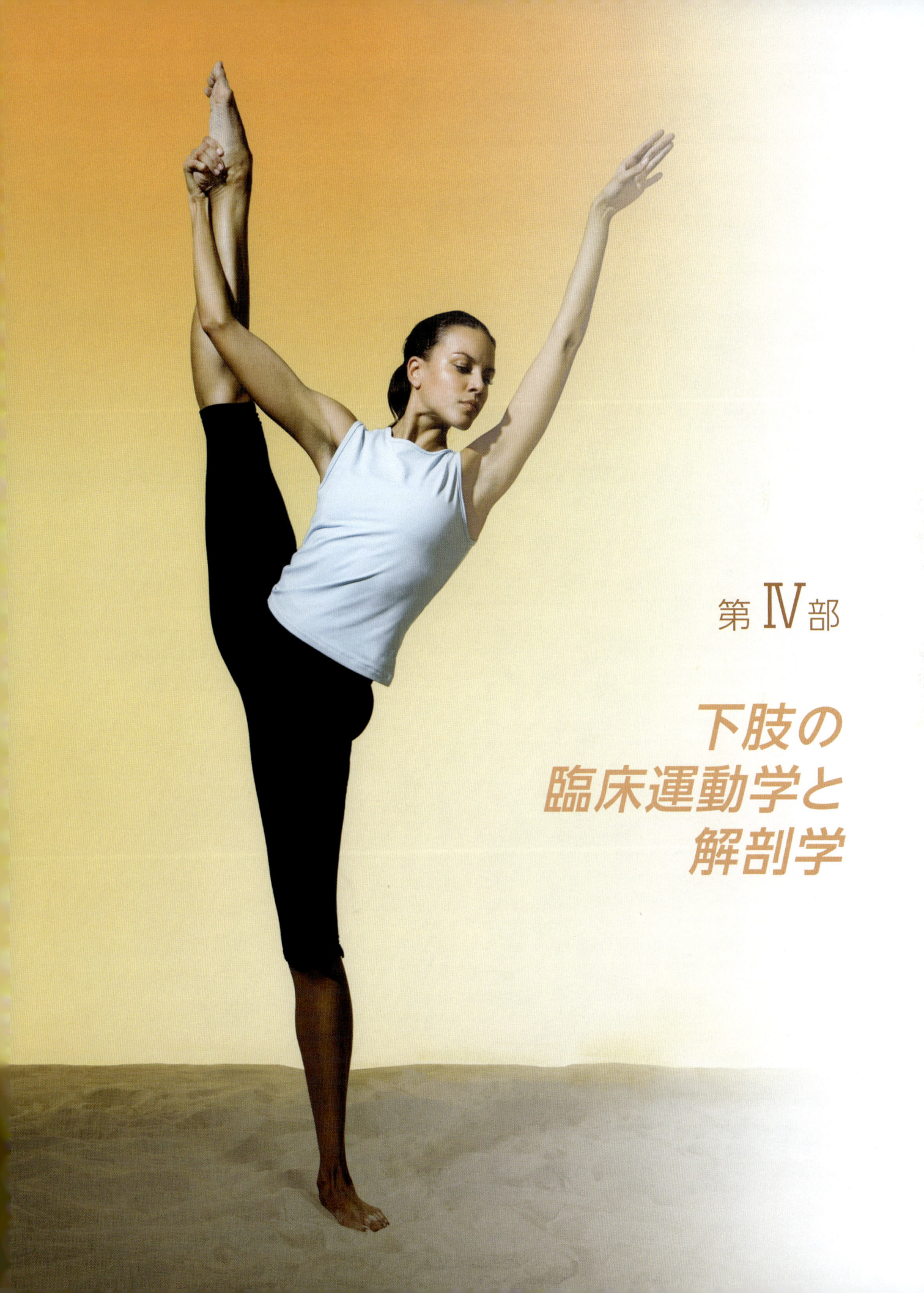

下肢の
臨床運動学と
解剖学

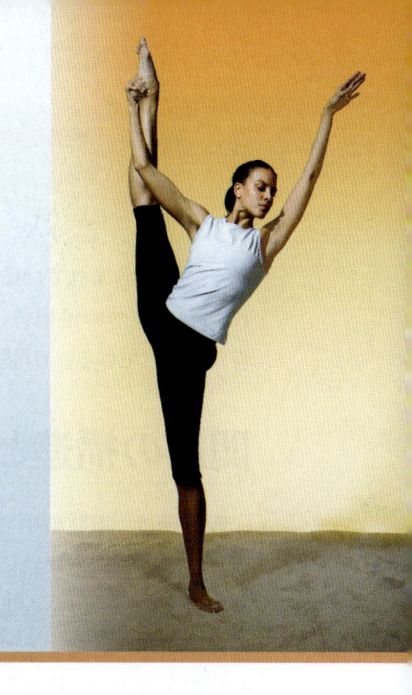

第18章
股関節

関節の構造と運動
骨と指標
靭帯その他の構造
股関節の筋
　解剖学的関係
　股関節の一般的な病態
　筋の作用の概要
　筋神経支配の概要
重要なポイント
復習問題
　解剖学一般問題
　機能的アクティビティ問題
　臨床演習問題

　下肢には、骨盤、大腿部、下腿部および足が含まれる（図18-1）。骨盤の骨は、2つの寛骨、仙骨および尾骨で構成されている。寛骨は、共に融合する3つの骨（腸骨、坐骨および恥骨）で構成されている。大腿部には大腿骨

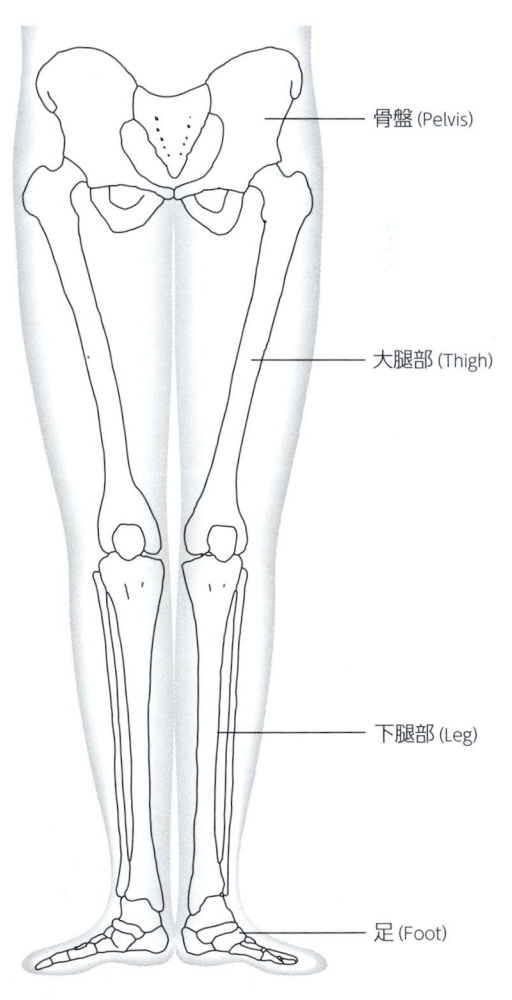

図18-1　下肢の骨（前面）

と膝蓋骨が含まれている。下腿部には脛骨と腓骨が含まれ、足には7つの足根骨、5つの中足骨および14個の趾節骨が含まれている。下肢の骨を表18-1にまとめる。

関節の構造と運動

股関節は、下肢の中で最も近位の関節である。体重負荷と歩行において非常に重要である。肩関節と同様、球関節である（ただし、肩関節よりも関節窩が深いので股関節は臼関節に分類することもある）。丸い凸形の大腿骨頭が凹形の寛骨臼にはまって関節を成す（図18-2）。凸形の大腿骨頭は、大腿部の運動と反対方向に滑る。肩関節と異なり、股関節は関節可動域を犠牲にした非常に安定した関節である。反対に、大きな運動が可能な肩関節は、不安定である。

三軸関節である股関節は、3平面すべてにおいて運動する（図18-3）。屈曲、伸展は矢状面で起こり、屈曲角度は約120度、伸展は15度である。外転および内転は前額面で起こり、外転角度は約45度である。内転は通常、解剖学的肢位へ戻る運動とされているが、解剖学的肢位をさらに約25度超えることができる。水平面では、内旋と外旋が起こる。解剖学的肢位から各方向に回旋できる角度は、約45度である。

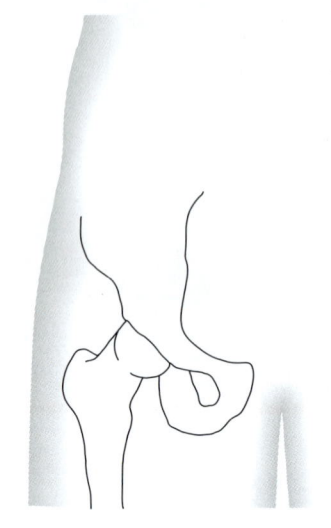

図18-2 股関節（前面）

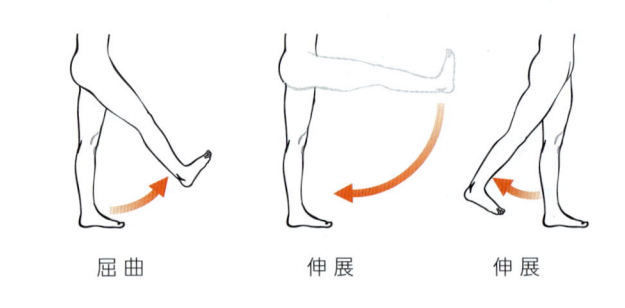

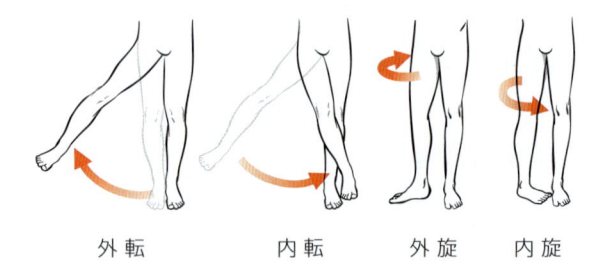

図18-3 股関節の運動

表18-1	下肢の骨	
領域	骨	個々の骨
骨盤	寛骨	腸骨、坐骨、恥骨
	仙骨	
	尾骨	
大腿部	大腿骨	
	膝蓋骨	
下腿部	脛骨	
	腓骨	
足	足根骨(7)	踵骨、距骨、立方骨、舟状骨、楔状骨(3)
	中足骨(5)	第1から第5
	趾節骨(14)	基節骨(5)、中節骨(4)、末節骨(5)

2つの寛骨が前部で相互に、後部で仙骨に接続されている。仙骨は遠位で尾骨にも接続されている。これら4つの骨（2つの寛骨、仙骨および尾骨）はまとめて**骨盤**または**骨盤帯**と呼ばれる（図18-4）。骨盤には大腿骨は含まれないことに注意する。

第18章　股関節　263

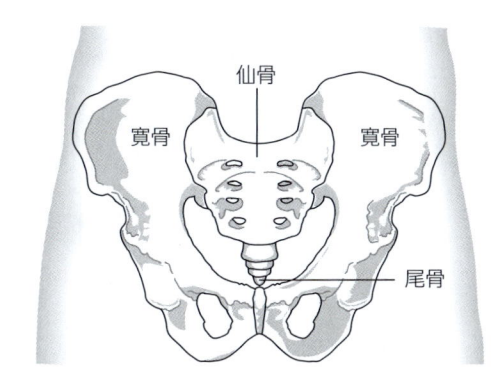

図18-4　骨盤の骨（前面）

図18-6　右寛骨（外側面）

骨と指標

今述べたように、股関節は寛骨と大腿骨で構成されている。寛骨は不規則な形状をしており、実際には、腸骨、坐骨および恥骨の3つから成る（図18-5）。成人になるまでに、これらの骨は融合する。

扇形の**腸骨**は、寛骨の上部を形成している。重要な指標を次に挙げる（図18-5および図18-6）：

腸骨窩
腸腰筋の腸骨部分が付着する、内面の大きい滑らかな凹領域

腸骨稜
手を腰に当てたときに手が安静にのる骨部分。その縁が上前腸骨棘（ASIS）と上後腸骨棘（PSIS）である。

上前腸骨棘
ASISと略される。腸骨稜の前端の隆起。大腿筋膜張筋、縫工筋および鼠径靭帯がここに付着する。

下前腸骨棘
AIISと略される。ASISのすぐ下の隆起で、大腿直筋が付着する。

上後腸骨棘
PSISと略される。腸骨稜の後部隆起。

下後腸骨棘
PIISと略される。PSISのすぐ下に位置する。

坐骨は、寛骨の下後部である。重要な指標を次に挙げる（図18-6を参照）：

坐骨体
寛骨臼の約5分の2を構成する。

坐骨枝
坐骨体から内側に伸びて恥骨の恥骨下枝とつながる。大内転筋、外閉鎖筋および内閉鎖筋が付着している。

坐骨粗面
坐骨体の下部の粗い平滑な隆起で、座っているときに体重のかかる場所である。ハムストリングスと大内転筋の付着部となる。

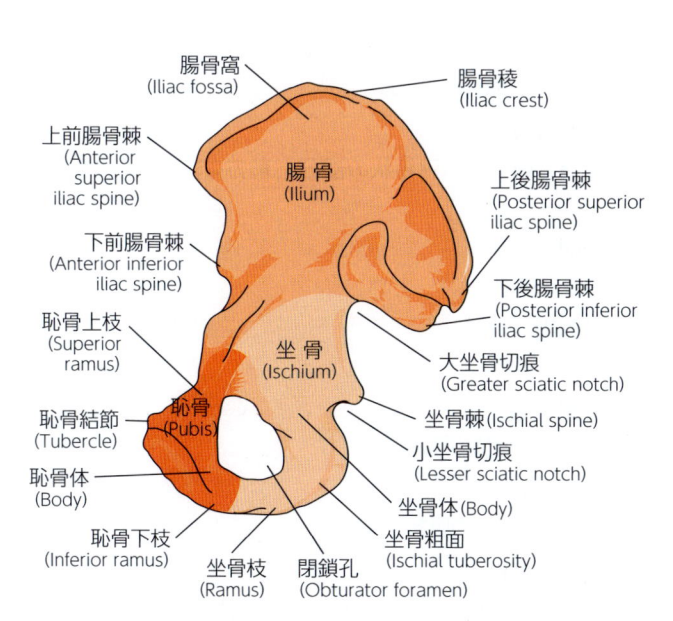

図18-5　腸骨、坐骨および恥骨で構成される右寛骨（内側面）。大坐骨切痕、寛骨臼および閉鎖孔は、これらの骨のいずれかの組み合わせによって形成されている。

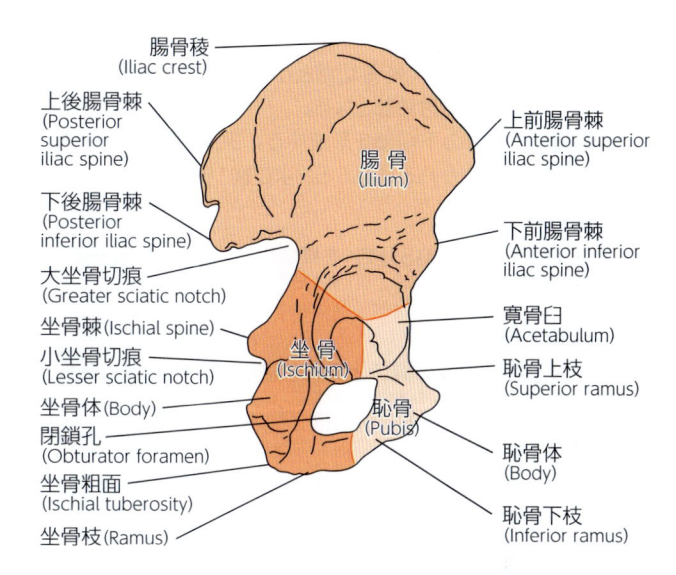

坐骨棘
坐骨体の後部の大坐骨切痕と小坐骨切痕の間に位置する。仙棘靭帯の付着部となる。

恥骨は、寛骨の下前部を形成する。3つの部位（恥骨体と2つの枝）に分かれる（図18-5および図18-6を参照）：

恥骨体
外側は寛骨臼の約5分の1を構成し、内側は内閉鎖筋の付着部となる。

恥骨上枝
寛骨臼と恥骨体の間の上部に位置し、恥骨筋の付着部となる。

恥骨下枝
恥骨体の後部、下部および外側に位置する。大内転筋、短内転筋および薄筋の付着部となる。

恥骨結合
前部正中線で2つの恥骨体をつなぐ軟骨性関節。

恥骨結節
前部の恥骨結合に近い恥骨上枝の隆起で、鼠径靭帯の付着部となる。

次の指標は、寛骨の組み合わせによって形成されている（図18-5を参照）：

寛骨臼
大腿骨と関節を成す深いカップ状の窩。腸骨、坐骨および恥骨が均等に構成している。

閉鎖孔
坐骨と恥骨の体と枝に囲まれた大きな開口部で、血管と神経がここを通る。

大坐骨切痕
仙棘靭帯と仙結節靭帯によって孔が形成される、PIISのすぐ下の大きい切痕（図17-8を参照）。坐骨神経、梨状筋その他の構造がこの開口を通る。

大腿骨は、最長、最強、最重量の骨である。人の身長は、大腿骨の長さの約4倍である（Moore、1985年）。寛骨と関節を成して股関節を形成し、次の重要な指標を持つ（図18-7）：

大腿骨頭
寛骨臼と関節を成す、関節軟骨に覆われた丸い部分。

大腿骨頸
大腿骨頭と転子の間の狭い部分。

大転子
大腿骨頸と大腿骨体の間の外側に位置する大きい隆起。中殿筋と小殿筋およびほとんどの深部回旋筋の付着部となる。

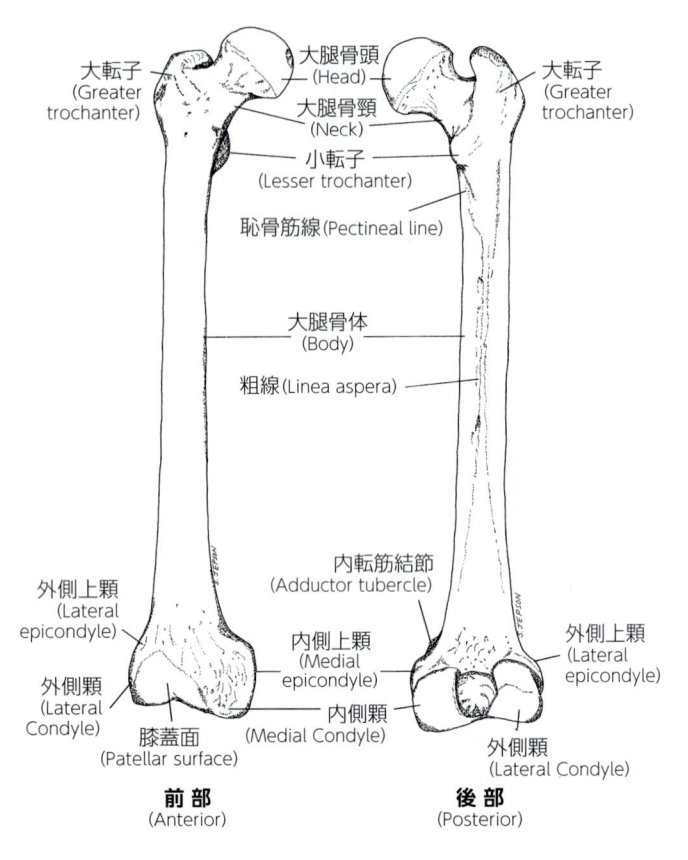

図18-7 右大腿骨

小転子
大転子のすぐ外側の内側後部に位置する小さい隆起で、腸腰筋の付着部となる。

大腿骨体
骨端の間の長い円筒状の部分。前方にやや弓形をしている。

内側顆
遠位内側端

外側顆
遠位外側端

外側上顆
外側顆の近位の隆起。

内側上顆
内側顆の近位の隆起。

内転筋結節
内側上顆の遠位の小さい隆起で、大内転筋の一部が付着する。

粗線
後部を端から端まで走行する、縦に突出する稜線または隆線。

恥骨筋線
小転子の下から粗線に向かって斜めに走行する。短内転筋の付着部となる。

膝蓋面
前部の内側顆と外側顆の間に位置する。膝蓋骨の後面と関節を成す。

脛骨については第19章で詳しく取り上げるが、ここで1つの指標を明らかにしておくことが重要である(図18-8)：

脛骨粗面
正中線の近位端の大きい隆起。膝蓋腱の付着部となる。

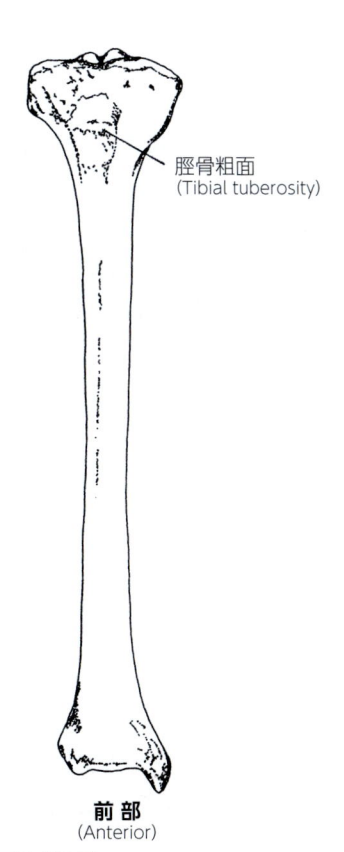

脛骨粗面
(Tibial tuberosity)

前 部
(Anterior)

図18-8 右脛骨(前面)

靭帯その他の構造

すべての滑膜関節がそうであるように、股関節にも線維性の**関節包**がある。頑丈で厚く、円筒状に股関節を覆っている。近位では寛骨臼の唇周囲に付着し、遠位では大腿骨頸に付着する(図18-9)。関節と大腿骨頸の大半を包み隠す、円筒状の裾を形成している。

3種類の靭帯がこの関節包を強化している。腸骨大腿靭帯、恥骨大腿靭帯および坐骨大腿靭帯である(図18-10)。これらの靭帯のうち最も重要なものは、**腸骨大腿靭帯**である。この靭帯は、下前腸骨棘の近位に付着し関節の前部を交叉することで関節包の前部を強化している。遠位で2つの部分に分かれ、大腿骨の転子間線に付着する。逆「Y」の字に似ていることから、「Y靭帯」とも呼ばれる。また、「ビゲローY靭帯」としても知られる。その主な機能は、過伸展を制限することである。

恥骨大腿靭帯は、股関節の内下部に広がる。寛骨臼縁の内部と恥骨の恥骨上枝から付着し、下後方へと走行して、大腿骨頸に付着する。腸骨大腿靭帯と同様、過伸展を制限する。さらに外転も制限する。

坐骨大腿靭帯は、関節包の後部を覆う。寛骨臼の坐骨部分に付着し、関節を外側上方に交叉して、大腿骨頸に付着する。この線維は過伸展と内旋を制限する。

これら3つのすべての靭帯は、寛骨臼縁に沿って付着し、股関節を螺旋状に交叉して、大腿骨頸に付着する。これらの螺旋状の付着の組み合わせ効果により、ある方向での運動(過伸展)を制限しつつ、他方向での完全な運動(屈曲)を可能にしている。従って、これらの靭帯は屈曲時には弛み、股関節を過伸展すると張る。肩と膝よりも前

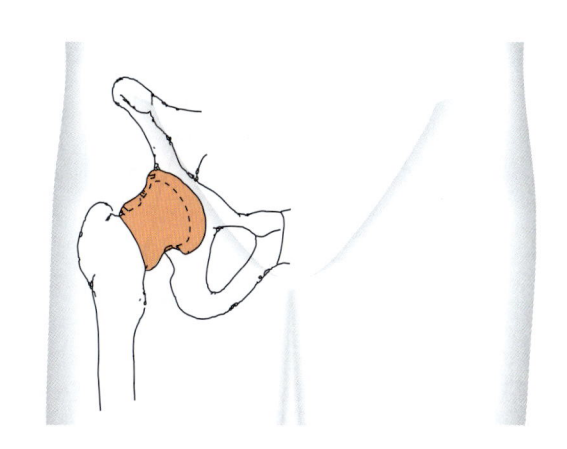

図18-9 股関節包(前面)

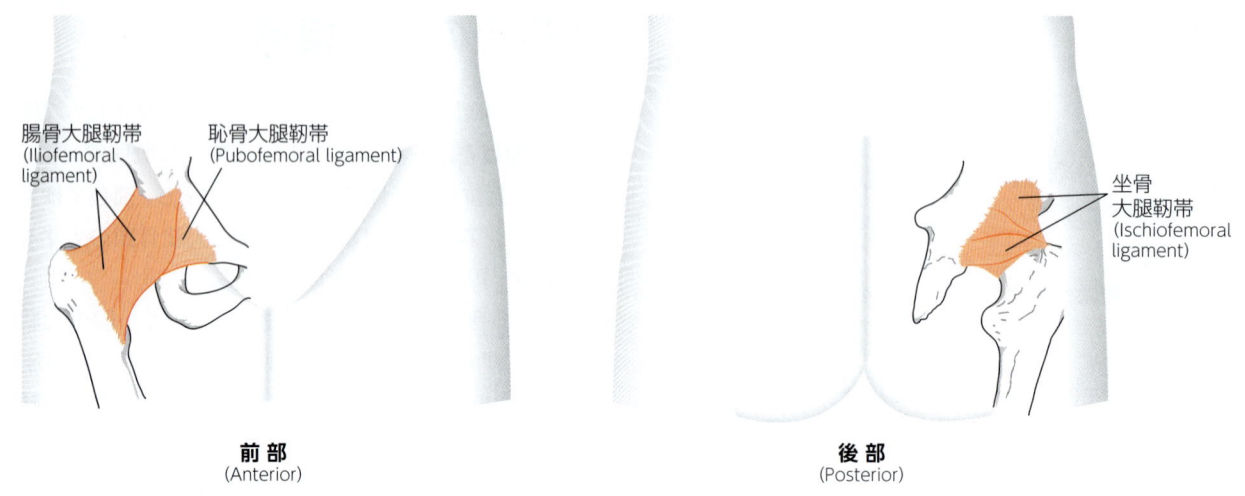

266　第Ⅳ部　下肢の臨床運動学と解剖学

前部
(Anterior)

腸骨大腿靭帯
(Iliofemoral ligament)

恥骨大腿靭帯
(Pubofemoral ligament)

後部
(Posterior)

坐骨大腿靭帯
(Ischiofemoral ligament)

図18-10　股関節包は、3つの靭帯（腸骨大腿靭帯、恥骨大腿靭帯および坐骨大腿靭帯）によって強化されている。

に来るよう股関節を前に突き出すと、基本的に腸骨大腿靭帯で静止することより、いずれの筋も使わずに直立に立つことができる。これは、脊髄損傷後の麻痺がある患者の立位の基本である（図18-11）。

　大腿骨頭靭帯（円索） は小さい関節包内靭帯で、重要性には異論がある（図18-12）。近位では寛骨臼に付着し、遠位では大腿骨頭の窩に付着する。文献によっては、股関節が半ば屈曲するとき、内転または外旋の間に緊張すると説明されているが、その大きさから考えて、関節の強度に重要性を持つとは考えにくい。別の機能としては、大腿骨頭に血液供給する血管を含むことが言われている。だが、この血管単独では、大腿骨頭に必要なだけの血液を供給することはできない。

　寛骨臼の深さは、縁の周囲に位置する線維軟骨性の **関節唇** が深めている。唇の自由端が大腿骨頭をとり囲み、寛骨臼を大腿骨頭に固定するのに役立っている。

　鼠径靭帯 は股関節での機能を持っていないが、存在するものとして紹介しておくべきだろう。鼠径靭帯は上前腸骨棘から恥骨結節まで走行し、大腿部を前腹壁と区切る指標となる（図18-13）。外腸骨動脈と外腸骨静脈が鼠径靭帯の下を通ると、「大腿動脈」と「大腿静脈」に名前が変わる。

　腸脛靭帯 は非常に長い、大腿筋膜張筋の腱部分である

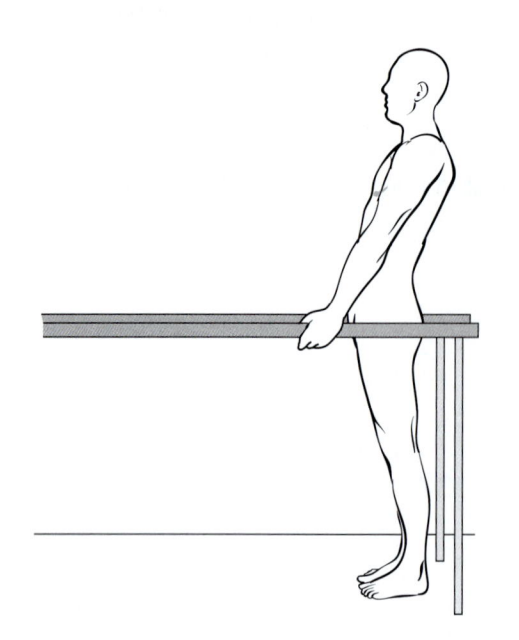

図18-11　股関節靭帯の螺旋状の付着部は、過伸展を制限する。これにより、対側麻痺の患者は、肩と膝の前に股関節を突き出すことによって直立することができる。

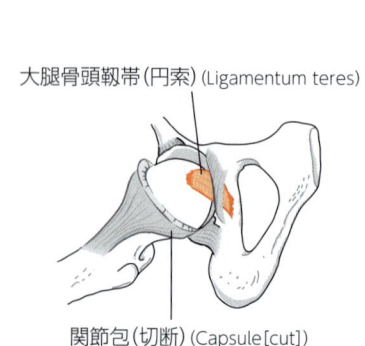

大腿骨頭靭帯（円索）(Ligamentum teres)

関節包（切断）(Capsule [cut])

図18-12　大腿骨頭靭帯（円索）。大腿骨を外旋し、関節包を切断した斜方図。

第18章 股関節 267

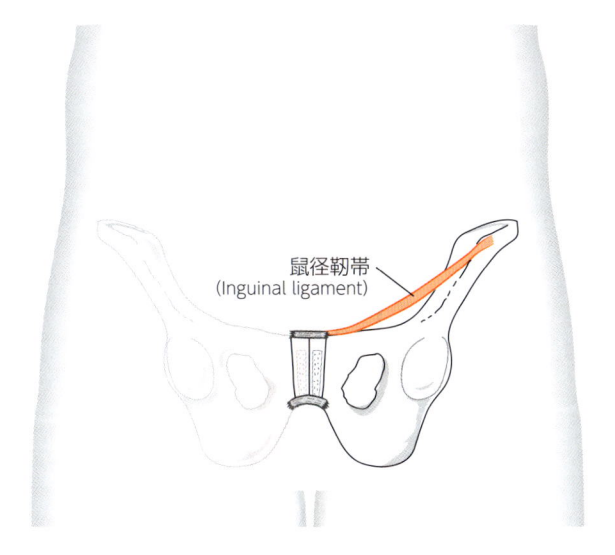

図18-13 鼠径靱帯（前面）

表18-2 股関節の筋

筋群	単関節筋	二関節筋
前部	腸腰筋	大腿直筋 縫工筋
内側	恥骨筋 大内転筋 長内転筋 短内転筋	薄筋
後部	大殿筋 深部回旋筋（6）	半膜様筋 半腱様筋 大腿二頭筋（長頭）
外側	中殿筋 小殿筋	大腿筋膜張筋

（図18-26を参照）。腸骨稜の前部に付着し、大腿部の外側の表層を下行して、脛骨に付着する。大殿筋と大腿筋膜張筋は共に、ここに付着する線維を持つ。

屈曲を除く全股関節のエンドフィールは、関節包、靱帯および筋の緊張によって起こるため固い（軟部組織伸張感）。股関節の屈曲については、大腿部前部と腹部の間の収縮によるため、エンドフィールは柔らかい（軟部組織衝突感）。

股関節の筋

肩関節と股関節には多くの共通点がある。肩関節と同様、股関節には、制御を及ぼす単関節筋群と、関節可動域をもたらす長い二関節筋群が備わっている。これらの筋は、その位置によって、また、機能によってもグループ分けできる。例えば、前部の筋は屈筋が多く、外側の筋は外転筋が多く、後部の筋は伸筋が多く、内側の筋は内転筋が多い。表18-2に、股関節筋を部位別、機能別にまとめる。

腸腰筋は実質的には、別の近位付着部と共通の遠位付着部を持つ、2つの筋である（図18-14）。腸骨筋部は腸骨窩から起こり、大腰筋部はT12からL5の横突起、椎体および椎間円板から起こる。これらの筋が融合して、大腿骨の小転子に付着する。腸腰筋は股関節屈曲の主動作筋である。脊椎に付着部を持つため、腰筋部は大腿骨が固定されているときに体幹の屈曲を及ぼす。

腸腰筋　Iliopsoas

起始部（O）	腸骨窩、T12からL5の前面および外側面
付着部（I）	小転子
動き（A）	股関節の屈曲
神経支配（N）	腸骨筋部：大腿神経（L2、L3） 大腰筋部：L2およびL3

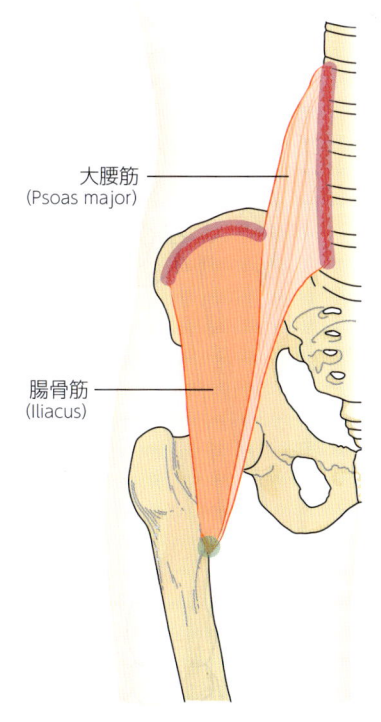

図18-14 腸腰筋は、大腰筋と腸骨筋で構成されている（前面）。

短内転筋　Adductor Brevis

起始部(O)	恥骨
付着部(I)	恥骨筋線および近位粗線
動き(A)	股関節の内転
神経支配(N)	閉鎖神経(L3、L4)

　内転筋のうち最大で最も深部にあるのが、**大内転筋**である。坐骨粗面と坐骨枝、および、恥骨の恥骨下枝から起こる。大腿部内側の大半を構成する。粗線全体および内転筋結節に沿って停止する。粗線と内転筋結節の間の遠位付着部に中断部、すなわち裂孔がある。大腿動脈と大腿静脈がこの開口を通る。大腿動脈と大腿静脈は後面へ通り抜けると、「膝窩動脈」と「膝窩静脈」に名前を変える。その大きさから、大内転筋は非常に強力な股関節内転筋である。

大内転筋　Adductor Magnus

起始部(O)	坐骨および恥骨
付着部(I)	粗線全体および内転筋結節
動き(A)	股関節の内転
神経支配(N)	閉鎖神経および坐骨神経(L3、L4)

　二関節筋である唯一の股関節内転筋は、**薄筋**である（図18-19）。恥骨結合と恥骨下枝から起こり、大腿部の内側表層を下行する。膝関節の後部を交叉し、内側顆を回って、近位脛骨の前内側面で遠位に付着する。膝関節の屈曲を補助する。

薄筋　Gracilis

起始部(O)	恥骨
付着部(I)	脛骨の近位端の前内側面
動き(A)	股関節の内転
神経支配(N)	閉鎖神経(L2、L3)

　大殿筋は、臀部後部の表層に位置する、大きく厚い四辺形の単関節筋である（図18-20）。仙骨、尾骨および腸骨の後部全体から起こり、大転子の下部の大腿骨後部へと遠位外側に斜めに走行する。一部の線維が腸脛靱帯にも付着する。この斜方向で股関節後部に広がるため、股関節の伸展および外旋に非常に強力である。

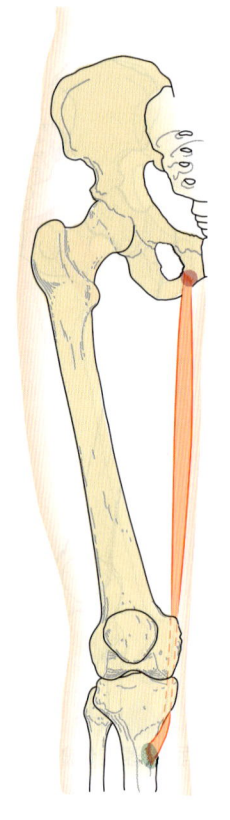

図18-19　薄筋（前面）。膝関節の後部を通るが、前部に付着している。

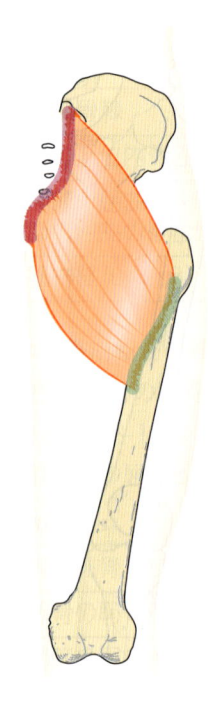

図18-20　大殿筋（後部）

大殿筋　Gluteus Maximus

起始部(O)	仙骨と腸骨の後部
付着部(I)	大転子と腸脛靭帯の遠位の近位大腿骨
動き(A)	股関節の伸展、過伸展、外旋
神経支配(N)	下殿神経(L5、S1、S2)

股関節に水平方向に広がる小さな深部筋が6つあり、大半が後部に位置し、いずれも股関節を外旋する。すべてが協働して同じ運動を及ぼすため、個々の付着部は機能的に重要ではない。従って、**深部回旋筋**とまとめることができる(図18-21)。しかし、坐骨神経と密接な関係を持つ梨状筋はこの筋群で最も知られている。これらの付着部と神経支配を表18-3にまとめる。

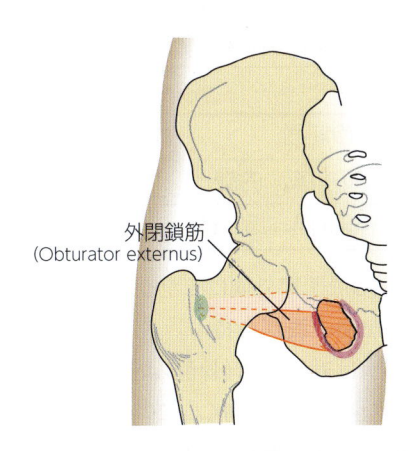

深部回旋筋　Deep Rotators

起始部(O)	仙骨、坐骨、恥骨の後部
付着部(I)	大転子の領域
動き(A)	股関節の外旋
神経支配(N)	多数(表18-3を参照)

まとめて**ハムストリングス**として知られる3つの筋が大腿部後部を覆っている。これらは、半膜様筋、半腱様筋および大腿二頭筋で構成されている(図18-22)。坐骨粗面に共通の起始部を持つ。**半膜様筋**は、大腿部の内側の半腱様筋の深部を下行し、脛骨の内側顆の後面に停止する。**半腱様筋**は、膝関節の後部に広がった後、前部に移動し、薄筋および縫工筋と共に脛骨の前内側面に付着する、長細い遠位腱を持つ。**大腿二頭筋**は、2つの頭を持ち、後側で大腿部を遠位に下行する。長頭は坐骨粗面で他の2つの筋とともに起こるが、短頭は粗線の外側唇から起こる。両頭は融合して、膝関節の後部に広がり、外側で腓骨頭に、一部が脛骨の外側顆に付着する。膝関節の後部に広がるため、膝関節を屈曲する。長頭は股関節の後部に広がるため、股関節を伸展する。

半膜様筋　Semimembranosus

起始部(O)	坐骨粗面
付着部(I)	脛骨の内側顆の後面
動き(A)	股関節の伸展および膝関節の屈曲
神経支配(N)	坐骨神経(L5、S1、S2)

半腱様筋　Semitendinosus

起始部(O)	坐骨粗面
付着部(I)	近位脛骨の前内側面
動き(A)	股関節の伸展および膝関節の屈曲
神経支配(N)	坐骨神経(L5、S1、S2)

大腿二頭筋　Biceps Femoris

起始部(O)	長頭：坐骨粗面 短頭：粗線の外側唇
付着部(I)	腓骨頭
動き(A)	長頭：股関節の伸展および膝関節の屈曲 短頭：膝関節の屈曲
神経支配(N)	長頭：坐骨神経(S1、S2、S3) 短頭：総腓骨神経(L5、S1、S2)

前部 (Anterior)

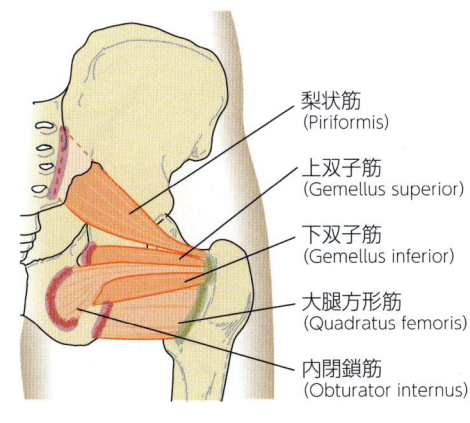

後部 (Posterior)

外閉鎖筋 (Obturator externus)
梨状筋 (Piriformis)
上双子筋 (Gemellus superior)
下双子筋 (Gemellus inferior)
大腿方形筋 (Quadratus femoris)
内閉鎖筋 (Obturator internus)

図18-21　深部回旋筋

272　第Ⅳ部　下肢の臨床運動学と解剖学

表18-3	深部回旋筋		
筋	近位付着部	遠位付着部	神経支配
外閉鎖筋	恥骨枝と坐骨枝	転子窩	閉鎖神経
内閉鎖筋	恥骨枝と坐骨枝	大転子	内閉鎖筋神経
大腿方形筋	坐骨粗面	転子間稜	大腿方形筋神経
梨状筋	仙骨	大転子	S1、S2分節
上双子筋	坐骨	大転子	内閉鎖筋神経
下双子筋	坐骨粗面	大転子	大腿方形筋神経

　その他2つの殿筋がさらに外側に位置する。**中殿筋**は、肩の三角筋のような、三角形の筋である（図18-23）。近位では腸骨の外面に付着し、遠位では大転子の外側面に付着する。股関節の外側に広がるため、大殿筋は股関節の外転を行う。その前部線維は小殿筋による股関節の内旋を補助する。

中殿筋	Gluteus Medius
起始部（O）	腸骨の外面
付着部（I）	大転子の外側面
動 き（A）	股関節の外転
神経支配（N）	上殿神経（L4、L5、S1）

　近位では、**小殿筋**が腸骨外側で中殿筋の深下部にある（図18-24）。遠位付着部は大転子の前面にある。これが斜方向の牽引線を及ぼし、小殿筋による股関節の内旋が可能になる。股関節の外側に広がるため、股関節の外転も行える。

小殿筋	Gluteus Minimus
起始部（O）	腸骨外側
付着部（I）	大転子の前面
動 き（A）	股関節の外転、内旋
神経支配（N）	上殿神経（L4、L5、S1）

　腸骨と大腿骨に付着し股関節外側に広がるこれら2つの殿筋は、非常に重要な別の機能を持つ。片脚で立つとき、遠位分節（大腿骨）は近位分節（骨盤）より安定する。このため、起始部が停止部の方へ動く。この変化を別に言い表す言葉が**筋作用の逆転**（reversal of muscle

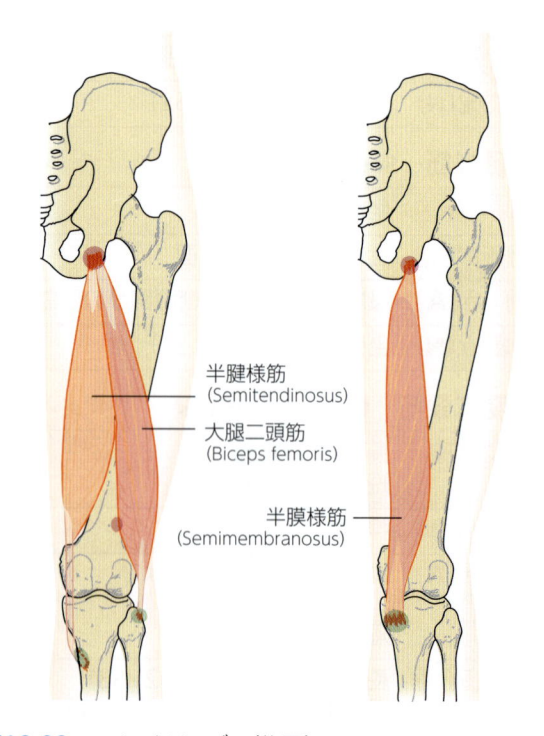

図18-22　ハムストリングス（後面）
　半腱様筋（Semitendinosus）
　大腿二頭筋（Biceps femoris）
　半膜様筋（Semimembranosus）

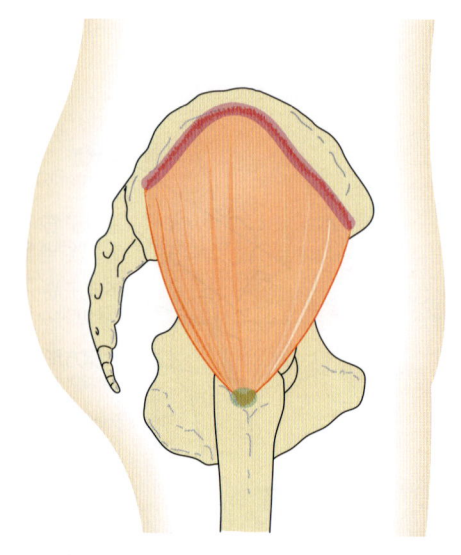

図18-23　中殿筋（外側面）

第18章 股関節 273

骨盤の反対側が大きく降下するのを防いでいる。これは、歩行時に片脚を上げるたびに起こる。これらの筋の筋力低下または喪失により、「トレンデレンブルグ歩行」が起こる。例えば、右股関節外転筋の筋力が低下している場合、右脚で立って左脚を地面から離したときに、骨盤の左側が大きく降下する。

大腿筋膜張筋は、非常に長い腱性付着部を持つ、非常に短い筋である（図18-26）。上前腸骨棘（ASIS）から起こり、股関節の外側やや前部を交叉して、「腸脛靭帯」と呼ばれる筋膜の帯に付着する。ここから大腿部外側を下へ続き、脛骨の外側顆に付着する。股関節の外転筋だが、やや前部に位置するため、屈曲と外転の複合運動において最も強力である。別の言い方をすると、やや前方に外転するとき、より効力を及ぼす。

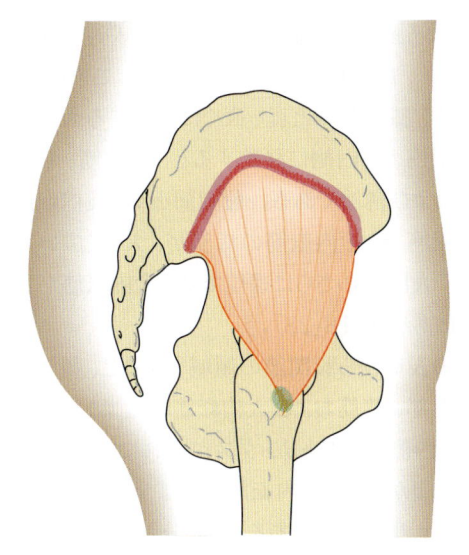

図18-24 小殿筋（外側面）

function）である。

片脚で立ったときにこれらの筋が収縮しなければ、骨盤の反対側が降下する（図18-25）。従って、中殿筋と小殿筋が収縮して、骨盤を水平に維持し、片脚で立ったときに

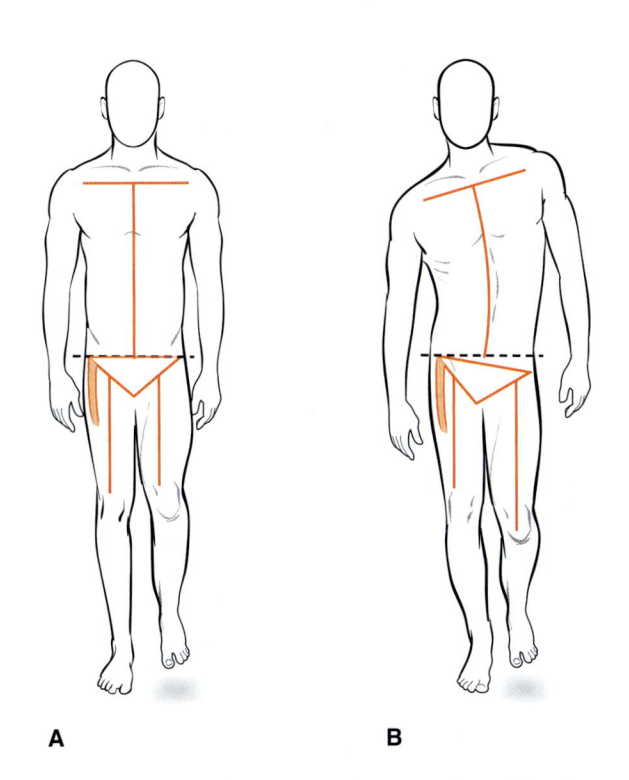

A　　　B

図18-25 前面。**(A)** 筋作用の逆転により、左下腿部を持ち上げるときに、右股関節外転筋が収縮して、骨盤を水平に保つ。**(B)** 右股関節外転筋が弱っているとき、骨盤の左側が降下する。

腸脛靭帯
(Iliotibial band)

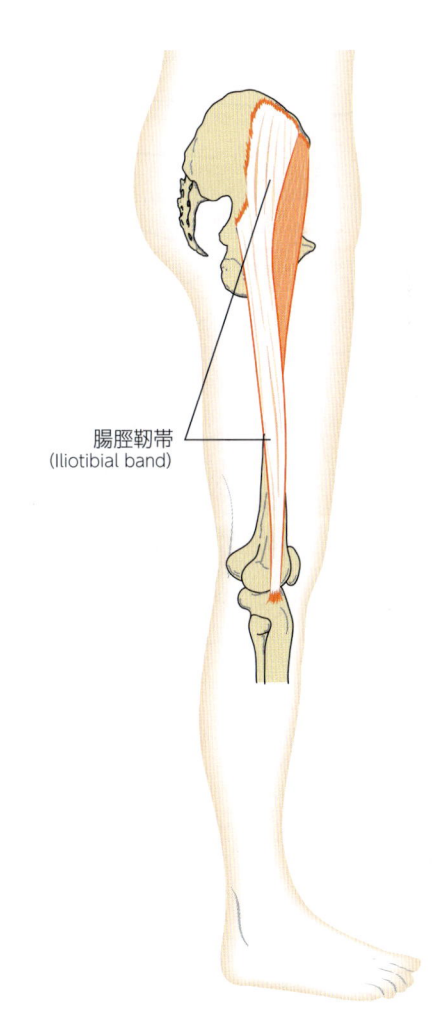

図18-26 大腿筋膜張筋（外側面）。この筋の非常に長い腱性部分は、「腸脛靭帯」として知られる。

大腿筋膜張筋　Tensor Fascia Lata

起始部(O)	上前腸骨棘
付着部(I)	脛骨の外側顆
動き(A)	股関節の屈曲と外転の複合運動
神経支配(N)	上殿神経(L4、L5)

解剖学的関係

表18-2に、股関節筋を位置ごとにまとめる。このグループ分けに、表層筋と深部筋という因子を加えることにより、股関節筋の解剖学的関係が説明しやすくなる。

前部から始めると、まず2つの表層筋がある。大腿筋膜張筋と縫工筋である。これらは上前腸骨棘に起始部を持ち(図18-27)、共通の付着部から逆「V」字を形成している。大腿筋膜張筋は膝関節に向かってやや外側に下行するのに対し、縫工筋は内側に下行する。これらの2つの筋の間には、膝関節へと真っ直ぐに下行する大腿直筋がある。縫工筋から内側に移動すると、腸腰筋、恥骨筋、長内転筋および薄筋である。股関節近くの長内転筋の深部は短内転筋で、短内転筋の深部が、大きく広い大内転筋である。大腿部のさらに遠位では、大内転筋が長内転筋の深部にある(図18-28)。

内側の表層から股関節の領域を見ると、縫工筋、長内転筋の上部、薄筋および大内転筋の上半分が前から後ろに見え、内側ハムストリングスがそれに続く(図18-29)。この内側面からは、長内転筋のほぼ全部と短内転筋の大内転筋の大半が深部にあることが分かる。

後面では、大殿筋が近位後部の股関節部分を覆っている(図18-30)。大殿筋の遠位で大腿部後部の大半を占めているのが、ハムストリングスである。大殿筋の深部、やや

図18-27　前部の表層筋(右下腿部)

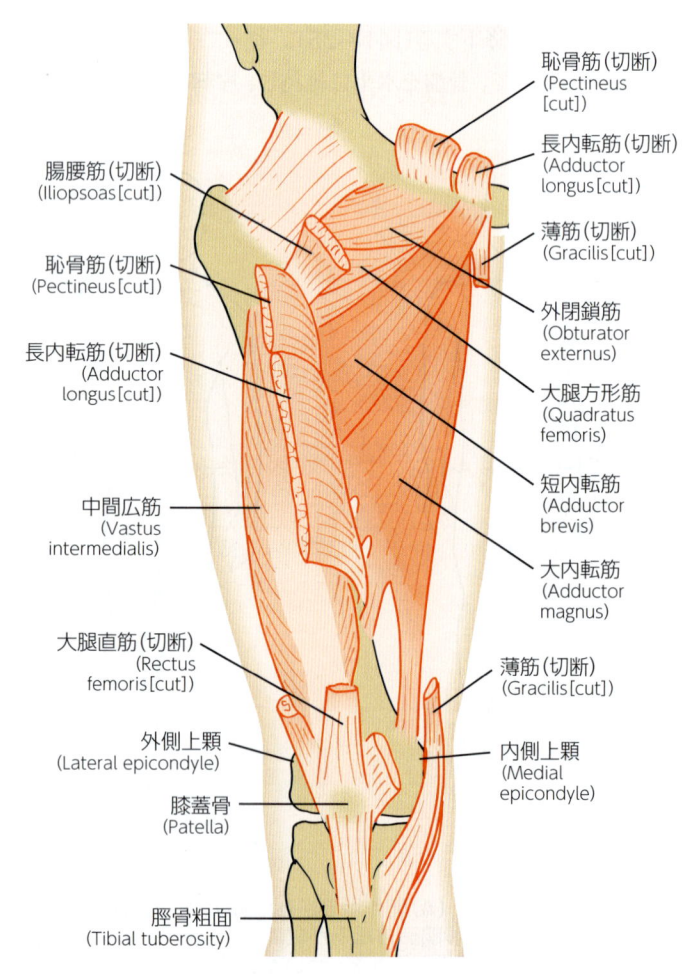

図18-28　前部の深部筋(右下腿部)

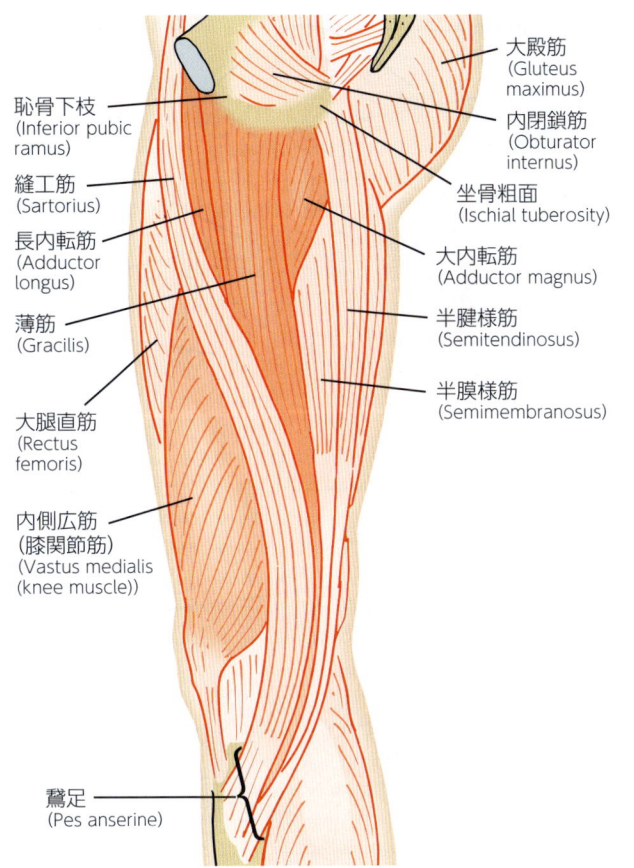

図18-29 内側の筋（右下腿部）

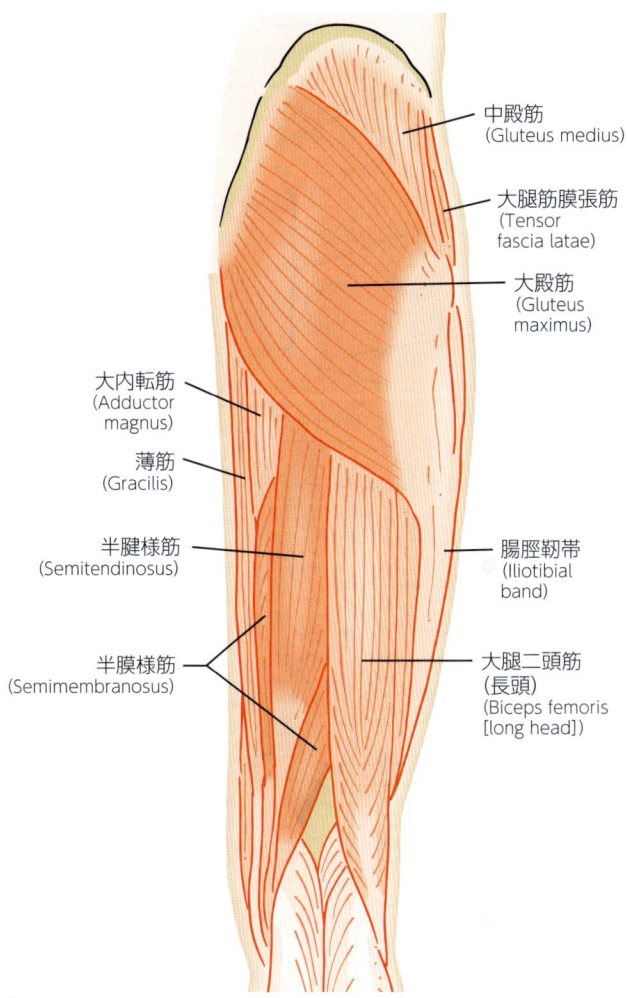

図18-30 後部の表層筋（右下腿部）

外側にあるのが中殿筋で、さらに深部にあるのが小殿筋である（図18-31）。6つの深部回旋筋が最も深部の筋であり、6つのうち5つは図で確認できる。ハムストリングスは、坐骨粗面の近位付着部で大殿筋の深部にある。

図18-32の外側から近位股関節を見ると、後部に大殿筋、外側に腸脛靭帯、前部に大腿筋膜張筋が確認できる。中殿筋はこれらの構造の深部にあり、小殿筋は中殿筋の深部にある。

股関節の一般的な病態

股関節は、生涯に渡って多くの整形外科的症状が起こる部位であり、下肢のアライメントにも影響を及ぼす。**先天性股関節脱臼**または**形成異常**は、寛骨臼が異常に浅いために大腿骨頭が上方に滑るときに起こる。関節包は伸張はするが無傷である。**レッグカルペルテス病**すなわち**扁平股**は、大腿骨頭が壊死を起こす症状である。通常は、5歳から10歳までの小児に見られる。疾患の経過において、壊死した大腿骨頭が再建し、再形成されるのに2年から4年かかる。**大腿骨頭すべり症**は、成長過程の小児に見られる。近位骨端が大腿骨頭の正常な位置から滑る。

前額面における大腿骨体と大腿骨頸の間の角度は**頸体角**(けいたいかく)と呼ばれ、正常な場合は125度である。この角度は誕生時から成人になるまでに変化する。誕生時は、この角度は170度もあるが、成人になるまでに大幅に減少する。だが、先天性変形、外傷または疾患などの要因がこの角度に影響する。**外反股**は、大腿骨頸と大腿骨体の角度が125度以上である場合を指す（図18-33）。この角度が広がるほど肢部が長くなるため、体重をかけたときに股関節が内転位になる。**内反股**は、大腿骨頸と大腿骨体の角度が正常な125度よりも小さい場合である。屈曲が大きい

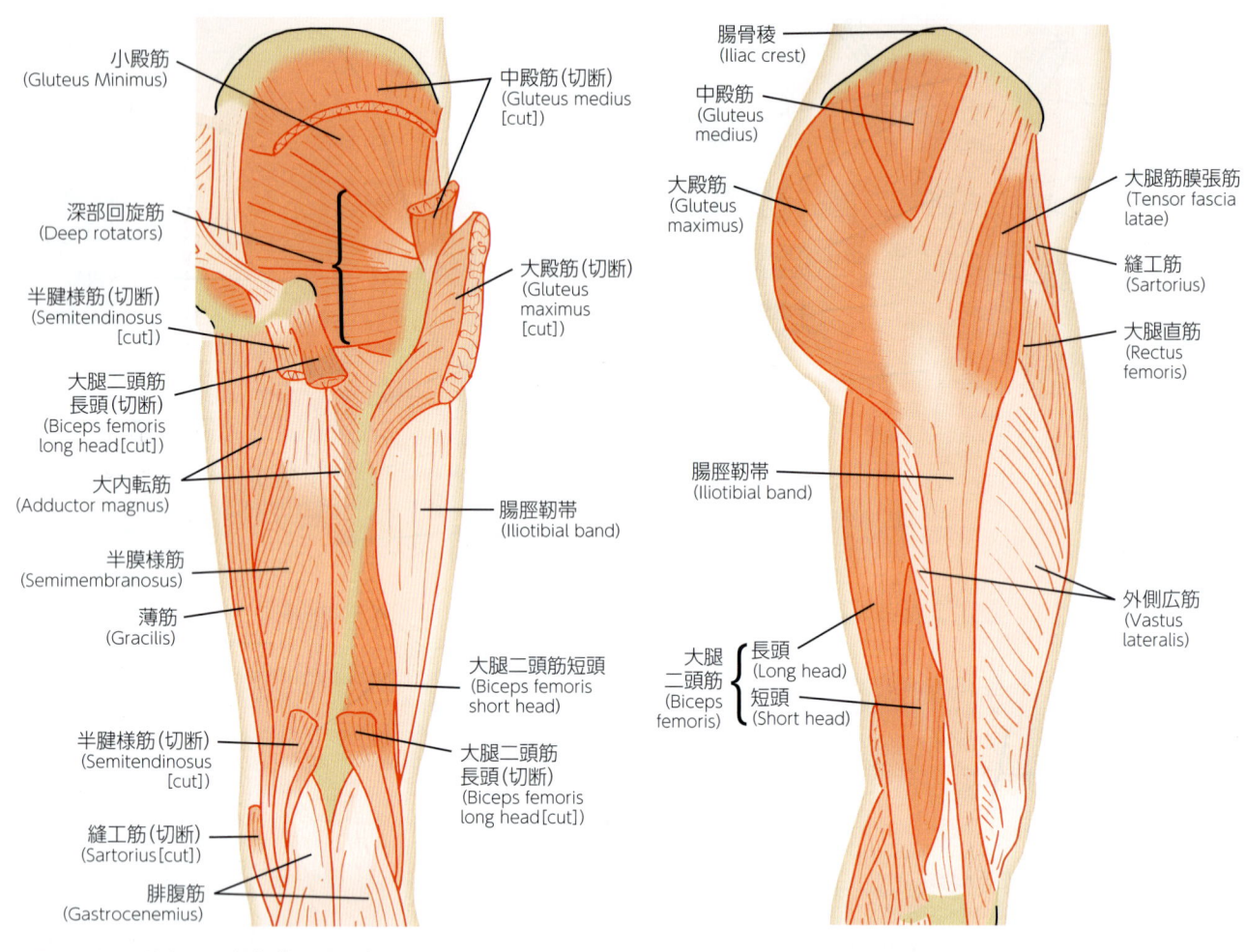

図18-31　後部の深部筋(右下腿部)

図18-32　外側の筋(右下腿部)

ため肢部が短くなり、体重をかけたときに、同側の骨盤が降下する。

横断面での大腿骨体と大腿骨頸の角度は**前捻角**と呼ばれ、正常な場合は、大腿骨頭と大腿骨頸が大腿骨体から15〜25度外向きに回旋している。大腿骨を上からみると(図18-34A)、大腿骨体の上に大腿骨頭と大腿骨頸が重なっているのが見える。大腿骨体は、遠位に大腿骨体に付着する大腿顆から線を引くとよく分かる。大腿骨体が回旋すると、大腿顆も回旋する。この角度が大きくなることを**前傾**といい、股関節を内旋位にする(図18-34B)。これにより、歩くときに「爪先が内側を向く姿勢」になりやすい。捻転角が小さくなることを**後傾**という。これにより、股関節がより外旋位となり、歩くときに「爪先が外側を向く姿勢」になりやすい(図18-34C)。

骨関節炎は、関節軟骨の変性である。外傷や磨耗および断裂によって起こり、基本的に老年期に起こる。一般的

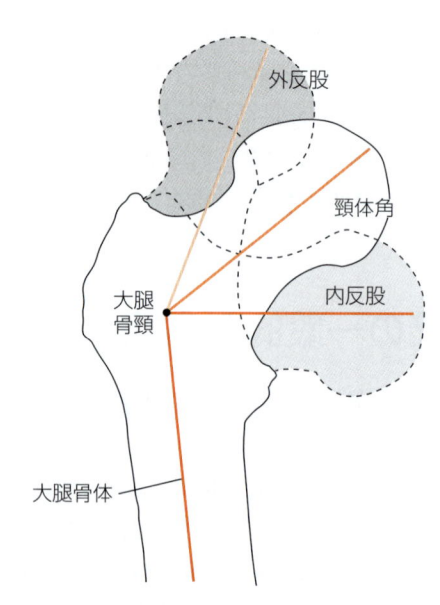

図18-33　正常な頸体角は125度である。外反股は125度より大きい角度で、内反股は125度より小さい角度である。

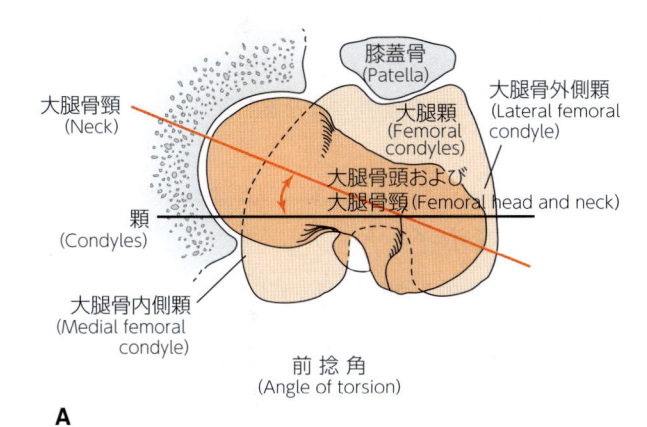

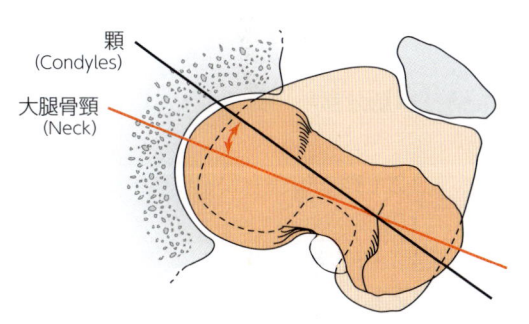

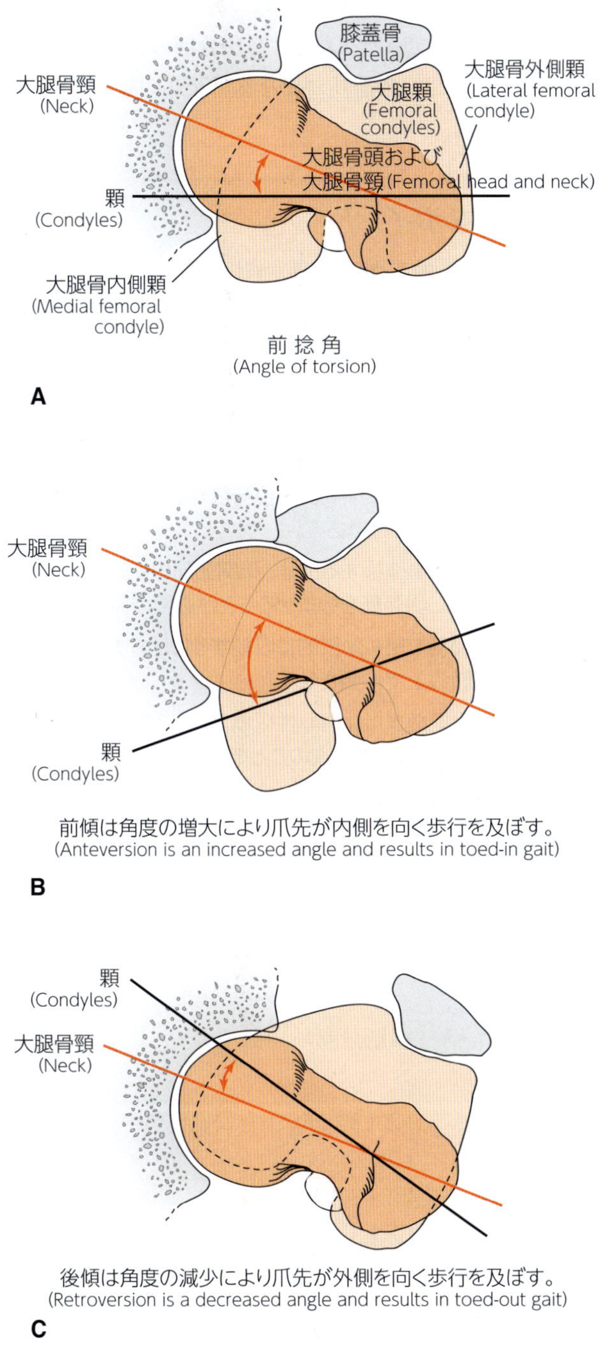

節骨折が起こる。

腸脛靭帯症候群は、外側膝関節痛を及ぼす過用損傷である。ランナーやサイクリストに多く見られる。この症状は、膝関節の運動時に大腿骨外側顆を滑る靭帯の反復摩擦によるものと考えられている。これは、筋緊張、磨り減った靴、凸凹した面でのランニングに起因する。多くの筋は大転子に停止するため、筋と骨の間には摩擦を軽減するための滑液が多く存在する。**転子滑液包炎**は、急性外傷や過用によって起こる。ランナーやサイクリスト、脚長差のある人に多く見られる。あるいは、大転子に反復ストレスを与えるその他の要因で見られる。**ハムストリングス損傷**は、「膝腱の肉離れ」とも呼ばれ、身体で最も多い筋の症状である。不幸にも、この症状は再発することが多い。筋への過負荷や筋を速く動かそうとした結果起こる。従って、これは短距離選手、並びに、サッカーや陸上競技、ラグビーなど、速度や加速が要求されるスポーツの選手によく見られる損傷である。ハムストリングス損傷は、筋の付着部位の1つ、あるいは、端から端までに沿ったいずれかの地点に起こる。

股疝痛は、股関節ではなく骨盤で起こるため、誤称である。骨盤の腸骨稜への直接的な外傷によって引き起こされる重度の挫傷である。サッカーに関連する場合が最も多いが、接触の多いスポーツではほぼ見られる。股関節／骨盤にヘルメットでタックルすることが最も一般的な原因である。

筋の作用の概要

表18-4に、股関節の主動作筋の作用をまとめる。

筋神経支配の概要

一般に、大腿神経は股関節部と大腿部の前面の筋を支配する（股関節屈筋）。閉鎖神経は内側の股関節内転筋を支配する。上殿神経は外側の股関節外転筋を支配する。股関節伸筋であり後部に位置するハムストリングスは、坐骨神経からの神経支配を受ける。

いうまでもなく、一般規則に例外はある。後部筋である大殿筋は、下殿神経からの神経支配を受ける。深部回旋筋はどのカテゴリーにも適さないので、表18-3および表18-5の股関節筋の神経支配のまとめには、群としてでは

図18-34 上面。**(A)** 前捻角が正常な場合は、大腿骨頭と大腿骨頸が大腿骨体から15〜25度外向きに回旋している。角度の増大は「前傾」**(B)** と呼ばれ、角度の減少は「後傾」**(C)** と呼ばれる。

に、関節全置換手術で治療する。**股関節骨折**は、転子間子骨折と大腿骨頸部骨折のいずれかの場合が多い。これらは高齢者にかなり多く見られ、転倒によって起こる。自動車事故など強い衝撃による外傷によって、若者でも股関

なく個々に記述する。表18-6は、分節的神経支配のまとめである。前章でも述べたが、脊髄分節の神経支配については、文献によって記述が異なる。深部回旋筋は群としてここに含む。

表18-4 股関節主動作筋の作用

作用	筋
屈曲と外転の組み合わせ	大腿筋膜張筋
屈曲、外転および外旋の組み合わせ	縫工筋
屈曲	大腿直筋、腸腰筋、恥骨筋
伸展	大殿筋、半腱様筋、半膜様筋、大腿二頭筋（長頭）
外転	中殿筋、小殿筋
内転	恥骨筋、長内転筋、短内転筋、大内転筋、薄筋
内旋	小殿筋
外旋	大殿筋、深部回旋筋

重要なポイント

- てこを判断するには、筋が骨に付着する点が用いられる。
- 第2のてこでは、軸と力の間に抵抗がある。第3のてこでは力が中間に来る。
- エンドフィールは、他動関節可動域の終端にやや圧迫をかけたときの感覚の質である。
- 閉運動連鎖の要件は、遠位分節が固定され近位分節が動くことである。
- 単関節筋を伸張するには、単関節筋の交叉しない関節で二関節筋を弛ませることが必要である。
- 二関節筋を最も効果的に収縮するにはまず、両方の関節の上で伸張させる。
- 求心性収縮または遠心性収縮が起こっているか否かを判断するとき、次のことを判断する。
- 活動が重力に逆らって加速しているか、重力に従って減速しているか
- 引力より大きい重みが活動に影響しているか

表18-5 股関節の筋の神経支配

筋	神経	脊髄分節
腸腰筋		
腰筋部	前枝	L2、L3
腸骨筋部	大腿神経	L2、L3
大腿直筋	大腿神経	L2、L3、L4
縫工筋	大腿神経	L2、L3
恥骨筋	大腿神経	L2、L3、L4
薄筋	閉鎖神経	L2、L3
長内転筋	閉鎖神経	L3、L4
短内転筋	閉鎖神経	L3、L4
大内転筋	閉鎖神経	L3、L4
大殿筋	下殿神経	L5、S1、S2
中殿筋	上殿神経	L4、L5、S1
小殿筋	上殿神経	L4、L5、S1
大腿筋膜張筋	上殿神経	L4、L5
半腱様筋	坐骨神経	L5、S1、S2
半膜様筋	坐骨神経	L5、S1、S2
大腿二頭筋（長頭）	坐骨神経	S1、S2、S3

表18-5　股関節の筋の神経支配（続き）

筋	神経	脊髄分節
外閉鎖筋	閉鎖神経	L3、L4
内閉鎖筋	仙骨神経叢の枝	L5、S1
上双子筋	仙骨神経叢の枝	L5、S1
大腿方形筋	仙骨神経叢の枝	L5、S1
下双子筋	仙骨神経叢の枝	L5、S1
梨状筋	仙骨神経叢の枝	S1、S2

表18-6　股関節の筋の分節神経支配

脊髄レベル	L2	L3	L4	L5	S1	S2	S3
腸腰筋	X	X					
縫工筋	X	X					
薄筋	X	X					
大腿直筋	X	X	X				
恥骨筋	X	X	X				
長内転筋		X	X				
短内転筋		X	X				
大内転筋		X	X				
大腿筋膜張筋			X	X			
中殿筋			X	X	X		
小殿筋			X	X	X		
半腱様筋				X	X	X	
半膜様筋				X	X	X	
大腿二頭筋（長頭）					X	X	X
深部回旋筋		X	X	X	X	X	

復習問題

解剖学一般問題

1. 次の構造を構成する骨を挙げよ。
   a. 骨盤
   b. 寛骨
   c. 股関節
   d. 寛骨臼
   e. 閉鎖孔
   f. 大坐骨切痕

2. 接合されていない寛骨に触れたとき、左右どちらの寛骨かを判断するための指標は何か。

3. 接合されていない大腿骨の左右はどのように判断できるか。

4. 股関節について次の問いに答えよ：
   a. 軸数：
   b. 関節の形状：
   c. 可能な運動の種類：

5. 次の面で起こる股関節運動は何か。
   a. 垂直軸周囲の水平面
   b. 前額軸周囲の矢状面
   c. 矢状軸周囲の前額面

6. 「Y靭帯」とは何を指しているか。その理由も答えよ。

7. 股関節が脱臼しにくいのはなぜか。

（次ページへ続く）

復習問題（続き）

8. 股関節の靱帯の付着の方向は、垂直、水平または螺旋状のいずれか。この付着の方向によって何が可能になるか。
9. 膝関節の下に付着する、二関節の股関節筋はどれか。
10. 単一の作用の主動作筋ではないが、複合運動に効力を及ぼす股関節筋はどれか。運動も挙げよ。
11. 片足を床から上げたときにそちら側の骨盤が降下しないように維持する筋はどれか。何が起こるかを説明せよ。
12. 股関節屈曲・伸展の間、大腿骨頭の面は、大腿部と同じ方向に滑るか、あるいは異なる方向に滑るか。
13. 屈曲のエンドフィールはどれか。股関節伸展のエンドフィールはどれか。

機能的アクティビティ問題

1. 右利きのテニスプレーヤーがフォアハンドでボールを打ち、フォロースルーする。左股関節はどの肢位に動いているか（図18-35）。

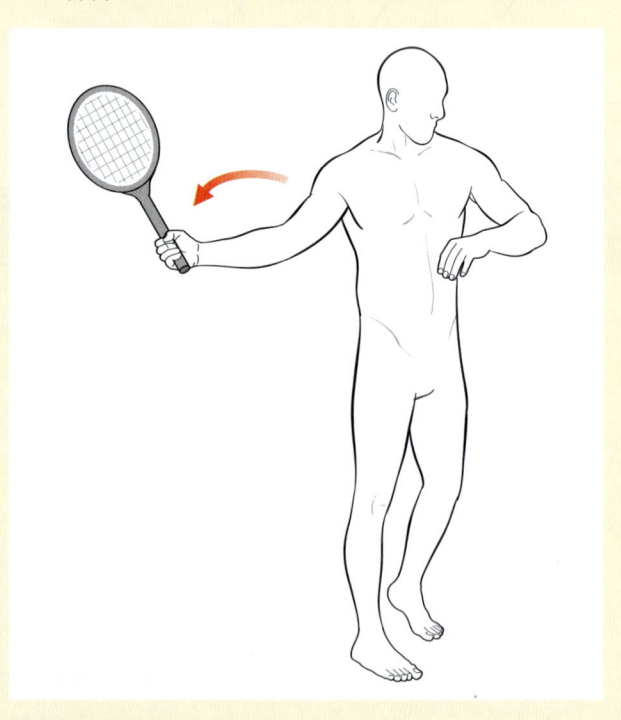

図18-35 フォアハンドスイングでボールを打つときのテニスプレーヤーの肢位。

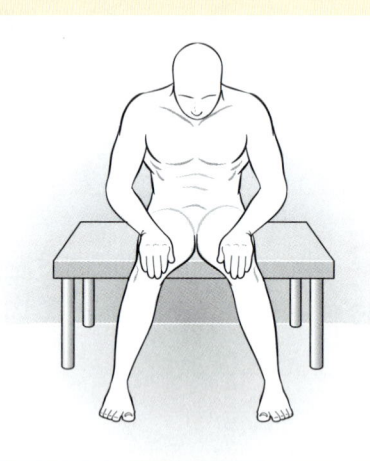

図18-36 立ち上がるときの股関節の肢位。

2. a. 低い面に座る場合と高い面に座る場合で、股関節の屈曲にどのような影響があるか。
   b. 足を広げて膝を合わせ、両膝を両手で押して支えながら立つときに伴われる股関節運動または肢位はどれか（図18-36）。
3. 解剖学的肢位で立ち、骨盤を水平に保ち、体重を右足に移す。
   a. 右股関節ではどの股関節運動が起こったか。
   b. この作用を引き起こす筋群はどれか。
   c. これは開運動連鎖活動か閉運動連鎖活動のどちらか。
4. 左下腿部に体重をかけ、次の活動において右下腿部を動かすときの右股関節の運動を答えよ：
   a. 歩行
   b. 縁石の上にのる
   c. 乗車する
   d. マウンテンバイク（ハンドルとサドルの間に棒があるもの）に乗る
5. 台に背臥位になり、膝関節を屈曲し足の裏を台につける。骨盤の肢位に注意し、腰の後ろのくびれに手を置けるかどうかを判断する。
   a. 置けない場合、骨盤の肢位は何か。
   b. 置ける場合、骨盤および腰椎の肢位は何か。

復習問題（続き）

6. 問5の肢位から、ゆっくりと足を滑らせ、股関節と膝関節を伸展する。再び、骨盤の肢位に注意し、手を腰の後ろにおけるかどうかを判断する。これを繰り返し、右膝関節と股関節を屈曲して足の裏をつけ、左足は左股関節と膝関節が伸展するまで下ろす。
   a. 右股関節および膝関節の屈曲を維持することによって、骨盤で何が起こるか。
   b. 左大腿部が完全に台に安置できない場合、左股関節筋についてどのようなことが言えるか。すなわち、なぜ左股関節を伸展できないのか。
   c. 骨盤とこの制約に関わっている腰椎に付着している単関節筋はどれか。
   d. 骨盤の肢位によって、前部の股関節筋の長さにどのような違いがあるか。

7. 股関節伸筋の緊張によって股関節が完全に伸展できないものとする。立つときこれをどのように代償すればよいか。

8. 台に座る。右に回転しながら立ち上がる。この運動を途中で（足を動かす前に）止める。
   a. 右股関節はどの肢位にあるか。(1)屈曲／伸展、(2)外転／内転、(3)内旋／外旋
   b. 左股関節はどの肢位にあるか。(1)屈曲／伸展、(2)外転／内転、(3)内旋／外旋

9. テニスプレーヤーはいつボールを打つか（図18-35を参照）。股関節ではどの種類の運動連鎖活動が起こっているか。肩関節ではどうか。

臨床演習問題

1. 右膝関節を屈曲して腹臥位になり、骨盤は台につけたまま、右下腿部を真っ直ぐ挙げる。次について説明せよ。
   a. 股関節の運動
   b. 伸張または強化が起こっているかどうか。
   c. 関係する筋。

2. 図18-37の肢位では、右膝関節が右足首の上に来るまで右下腿部を前に動かす。左股関節は伸展し、左膝関節は屈曲して、床に置く。右足を動かさないで、体重を前の（右）下腿部に前にかけていく。次について、左股関節で起こることを説明せよ。
   a. 股関節の運動
   b. 伸張または強化が起こっているかどうか。
   c. 関係する筋

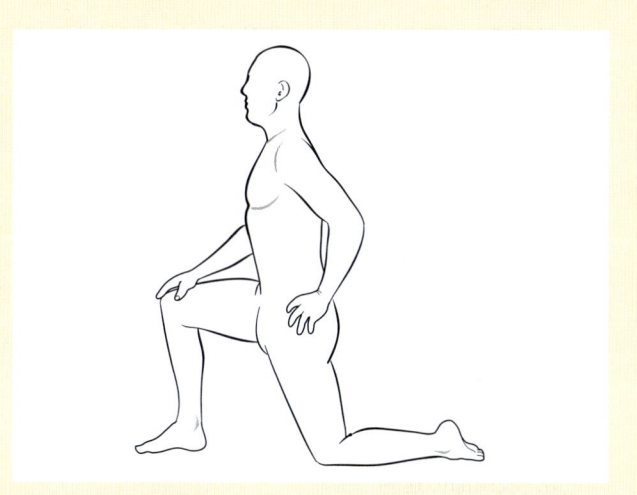

図18-37　開始肢位

3. 左膝関節をさらに屈曲することによって（快適に行うことは難しいが、しようと努める）、図18-37の肢位が変わった場合、これは大腿直筋を伸張するのに適した肢位だと思うか。その理由も答えよ。

4. 左股関節および膝関節を伸展して右を下にして横になり、左下腿部を天井の方へ60cmほど挙げる。次について起こることを説明せよ。
   a. 股関節の運動
   b. 伸張または強化が起こっているかどうか。
   c. 関係する筋

5. 問4について左股関節を約30度屈曲した状態で行う。次について起こることを説明せよ。
   a. 股関節の運動
   b. 伸張または強化が起こっているかどうか。
   c. 関係する筋

（次ページへ続く）

復習問題（続き）

6. 股関節と膝関節を伸展して背臥位になる。右下腿部を天井に向けて挙げる。
   a. 股関節では、求心性収縮と遠心性収縮のどちらが起こっているか。
   b. 股関節屈筋は、どの種類のてこを用いているか。

7. 左膝関節を屈曲して腹臥位になり、骨盤は台につけたまま、左下腿部を真っ直ぐ上に伸ばす。
   a. ハムストリングスは最も強く収縮しているか。
   b. それはなぜか。

8. 脚を開いて床に座り、腰を真っ直ぐにしたまま、股関節から前に傾く。次について起こることを説明せよ。
   a. 股関節の運動
   b. 伸張または強化が起こっているかどうか。
   c. 関係する筋

9. 図18-38は、2種類の方法で股関節の屈曲エクササイズを行う人を表している。両エクササイズの開始肢位は、股関節の伸展と膝関節の伸展である。エクササイズAでは、膝関節を屈曲しながら、股関節を屈曲する。エクササイズBでは、股関節の屈曲運動は同じだが、膝関節を伸展して行う。
   a. どちらのエクササイズの方が難しいか。
   b. それはなぜか。

10. 膝関節を屈曲した背臥位から始め、図18-39の肢位へと動く。
    a. どの種類の運動連鎖活動か。
    b. どの股関節運動が起こっているか。
    c. どの種類の収縮が起こっているか。
    d. どの股関節筋群が動筋か。
    e. この運動が筋の他動運動不可能によって行えない場合、どの筋を指すか。

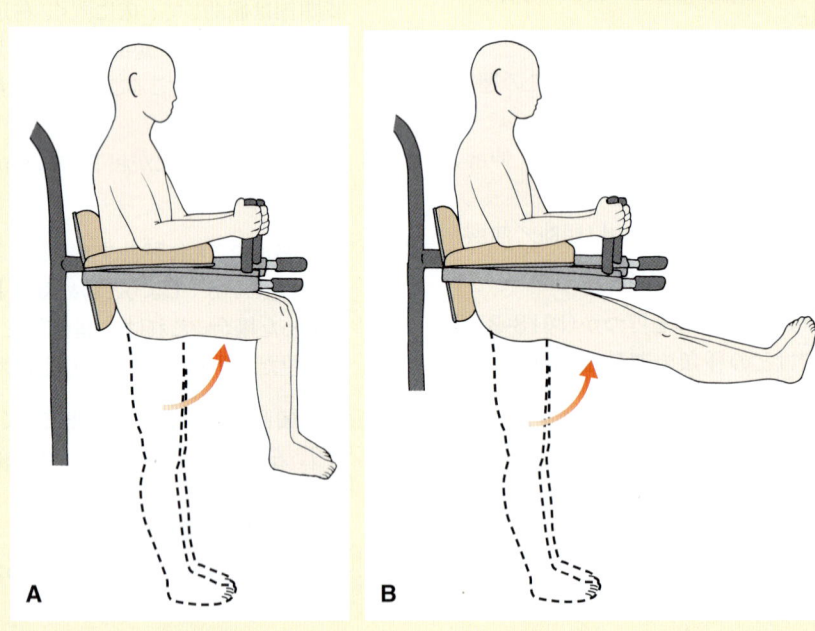

図18-38　股関節屈曲エクササイズ

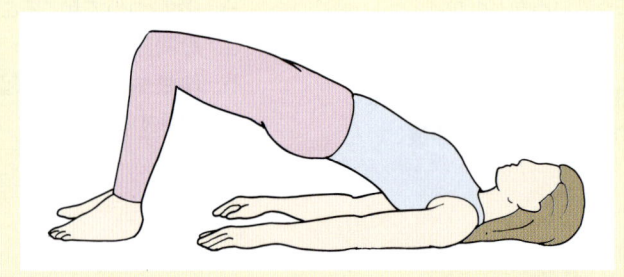

図18-39　完了肢位

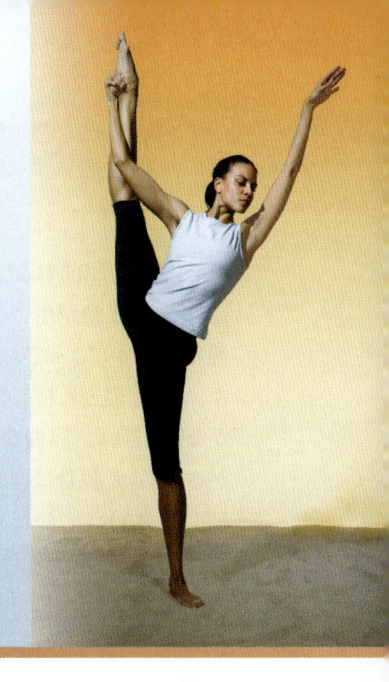

第19章 膝関節

- 関節の構造と運動
- 骨と指標
- 靭帯その他の構造
- 膝関節の筋
  - 前部の筋
  - 後部の筋
  - 解剖学的関係
  - 筋の作用の概要
  - 筋神経支配の概要
  - 膝関節の一般的な病態
- 重要なポイント
- 復習問題
  - 解剖学一般問題
  - 機能的アクティビティ問題
  - 臨床演習問題

関節の構造と運動

　膝関節は一見、比較的単純な構造に見える。だが、身体でも複雑な関節の一つである。膝関節は、骨の固定がなく、完全に筋と靭帯によって支持および維持されており、大きな負荷や歪みを受けやすい。従って、身体中最も損傷の多い部位の1つであることはなんら驚くべきことではない。膝関節は身体最大の関節であり、滑膜性の蝶番関節（螺線関節に分類することもある）に分類される（図19-1）。膝関節で可能な運動は、屈曲と伸展である（図19-2）。0度の伸展から約125～135度屈曲する。いくつかの靭帯が弛緩することにより、膝関節は0度からさらに少し過伸展できる。5度を超える過伸展は反張膝とみなされる。肘関節と異なり、膝関節は回旋要素を持たないため、完全な蝶番ではない。この回旋は自由運動ではなく、屈曲と伸展に伴う副運動である。

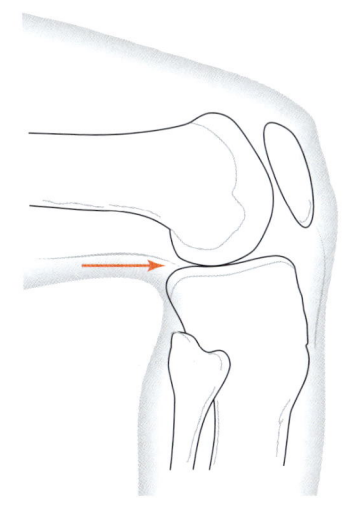

図19-1　膝関節（外側面）

膝関節の屈曲および伸展時には、3種類すべての関節運動学的運動が用いられる。開運動連鎖活動か閉運動連鎖活動かによって、凸形の大腿顆が凹形の脛骨顆で動き、またその逆も起こる。大腿顆の関節面は、脛骨顆よりかなり大きい。屈曲から伸展へと大腿骨が脛骨の上を転がるとき、大腿骨は運動が完了する前に脛骨を転がり出る（図19-3A）。このため、大腿骨は伸展へと**転がる**とき、脛骨で後方へ**滑らなければならない**（図19-3B）。大腿骨内側顆の関節面は外側顆よりも長いことに注意する（図19-4A）。伸展が起こると、関節面の一部は内側顆に残り、大腿骨外側顆の関節面は滑り切る（図19-4B）。従って、大腿骨の内側顆は、全関節面を使い切るよう、後方へも滑らなければならない（図19-4C）。体重をかけた伸展（閉運動連鎖活動）の最後の数度に起こるこの内側顆の後方滑動が、脛骨で大腿骨の**軸回旋**（内旋）を及ぼす（図19-3Bを参照）。

体重をかけていない伸展（開運動連鎖活動）における同じ軸回旋運動では、脛骨が大腿骨で外旋することに注意する（図19-4を参照）。これらの運動の最後の数度は、膝関節を伸展位に固定する。これはしばしば、膝関節の「ホームスクリューメカニズム」と呼ばれる。膝関節を完全に伸展すると、筋を使わずに長時間立つことができる。膝関節の屈曲が起こると、膝関節は脛骨で大腿骨を外旋して「固定解除」される必要がある。このように脛骨で大腿骨が（大腿骨が脛骨で）わずかに回旋するため、膝関節は真の蝶番関節ではない。この回旋は独立運動ではないので、膝関節運動とはみなされない。

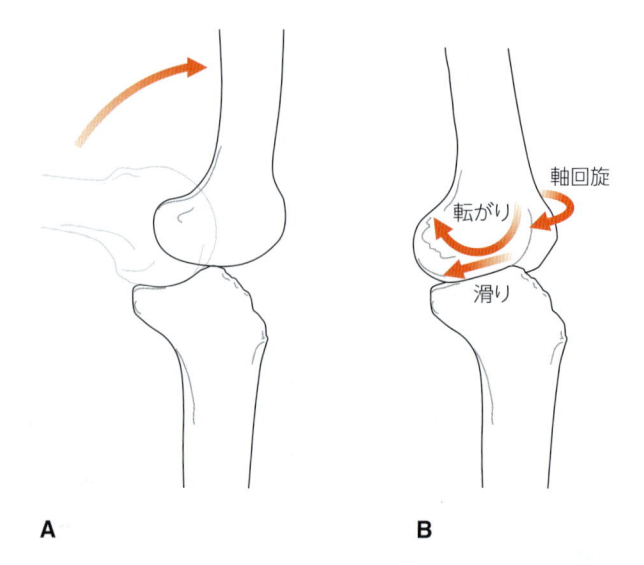

図19-3 脛骨を動くときの膝関節伸展の閉運動連鎖活動における、膝関節面の関節運動学的運動（内側面）。**(A)** 膝関節が伸展するときに、大腿骨の純粋な転がりによって、脛骨を転がり出る。**(B)** 膝関節の正常な運動は、伸展の最後20度で、転がり、滑り（後方）および軸回旋（内側）の複合運動を呈する。

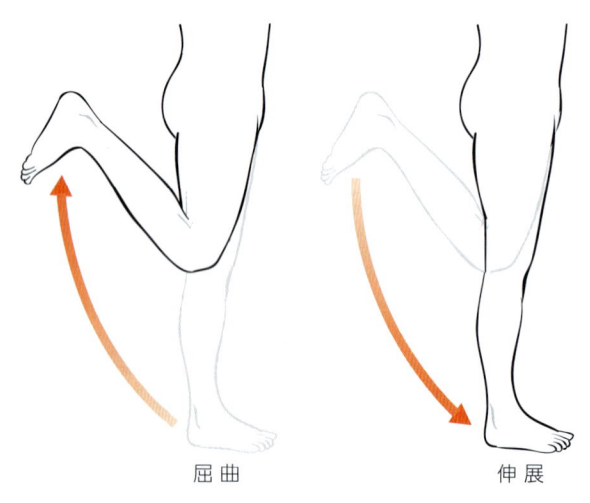

図19-2 膝関節運動（外側面）

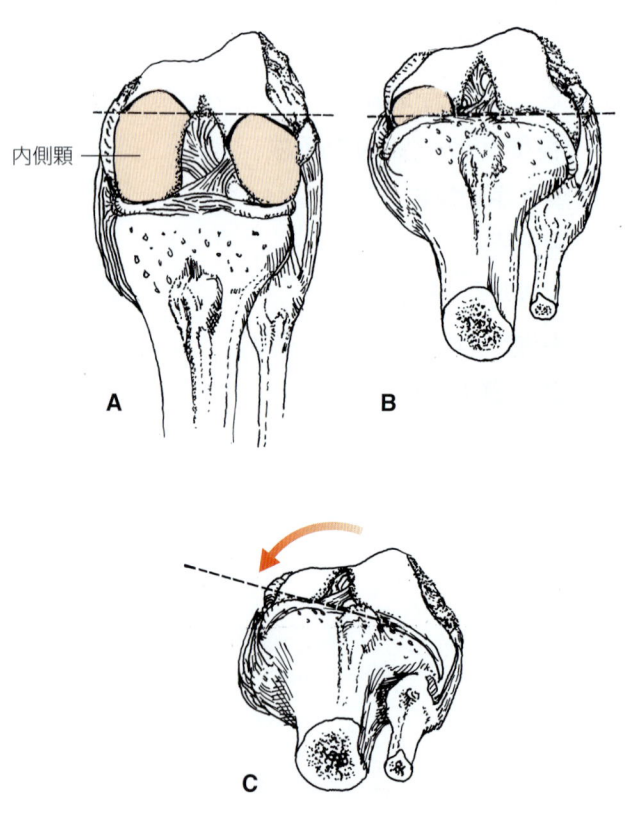

図19-4 左膝関節のホームスクリュー運動。体重のかかる肢位では（閉運動連鎖活動）、膝関節が伸展の最後数度へ動くときに、大腿骨が脛骨で内旋する。

大腿骨と膝蓋骨との関節を**膝蓋大腿関節**という（図19-5）。膝蓋骨の滑らかな後面が大腿骨の膝蓋面を滑る。膝蓋骨の主な機能は、大腿四頭筋の構造的利点を高めることと、膝関節を保護することである。構造的利点は、大腿四頭筋のモーメントアームを長くすることによって高まる。第8章（「トルク」の項）で述べたように、モーメントアームは筋の作用線と関節の中心（軸）との間の垂直距離である。大腿四頭筋または膝蓋腱と大腿骨の間に膝蓋骨を配置することで、大腿四頭筋の作用線は遠ざかる（図19-6）。従って、モーメントアームが長くなり、筋が大きな角変化力を持つことができる。膝蓋骨がなければ、モーメントアームが短くなり、筋力の大きさは関節に戻る固定力になる。

Q角すなわち「膝蓋大腿角」は、大腿四頭筋（主に大腿直筋）と膝蓋腱の間の角である。上前腸骨棘（ASIS）から膝蓋骨の中間点と脛骨粗面から膝蓋骨の中間点に線を引くことによって決まる。大腿直筋は下前腸骨棘（AIIS）に付着するが、ASISはAIISのすぐ上にあり触診が容易である。これらの線の交差によって形成される角がQ角を表す（図19-7）。膝関節の伸展では、この角度は正常な場合13～19度である。女性は骨盤が広いので、この角度は女性の方が大きい傾向にある。膝蓋大腿部痛症候群など、膝関節と膝蓋骨の様々な問題は、Q角がこの角度より大きいかまたは小さいことに関連している。

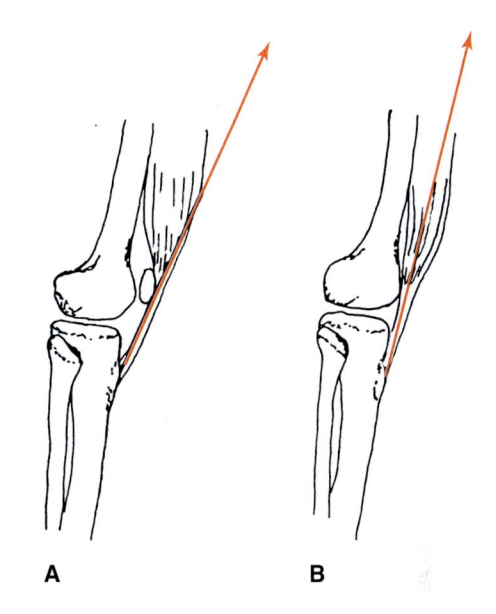

図19-6 大腿四頭筋のモーメントアームは、膝蓋骨のある場合(**A**)の方が、膝蓋骨のない場合(**B**)よりも大きい（側面）。

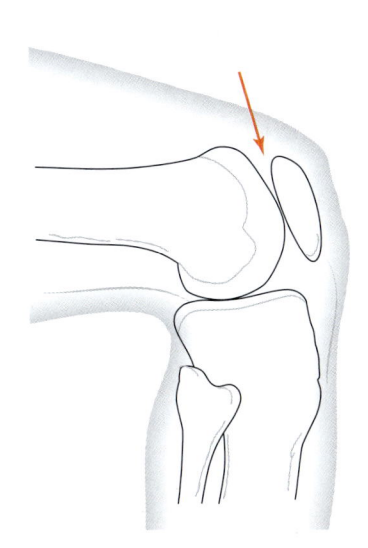

図19-5 膝蓋大腿関節（外側面）

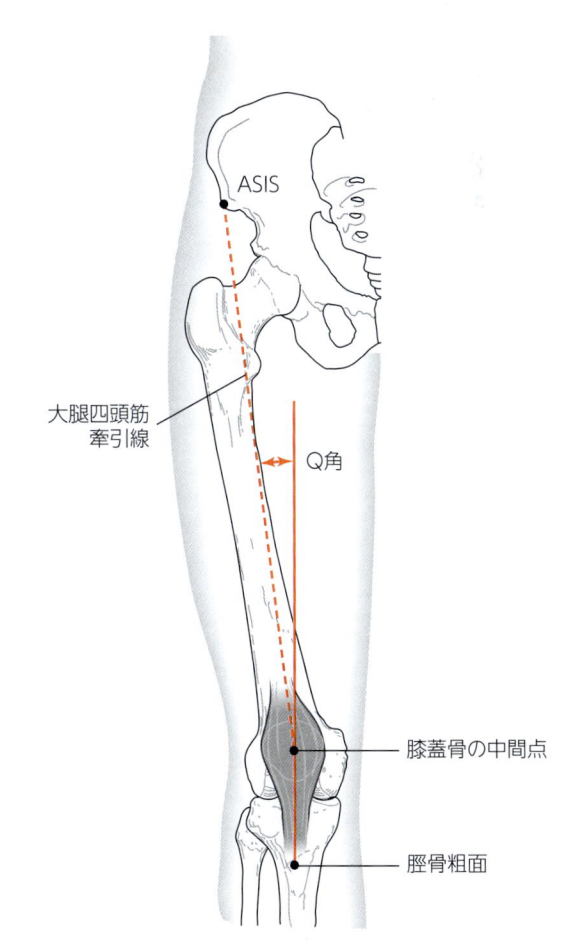

図19-7 膝関節のQ角（前面）

骨と指標

膝関節は、脛骨の近位端と関節を成す大腿骨の遠位端で構成されている。膝関節に重要な大腿骨の指標を次に挙げる(図18-7および図19-8を参照):

大腿骨頭
寛骨臼と関節を成す、覆われた丸い部分

大腿骨頸
大腿骨頭と転子の間に位置する狭い部分。

大転子
大腿骨頸と大腿骨体の間の外側に位置する大きい隆起。中殿筋と小殿筋および最も深部の回旋筋の付着部となる。

小転子
大転子のすぐ遠位、内側後部に位置する小さい隆起。腸腰筋の付着部となる。

大腿骨体
骨端部の間の長い円筒形の部分。前方にやや弓なりになっている。

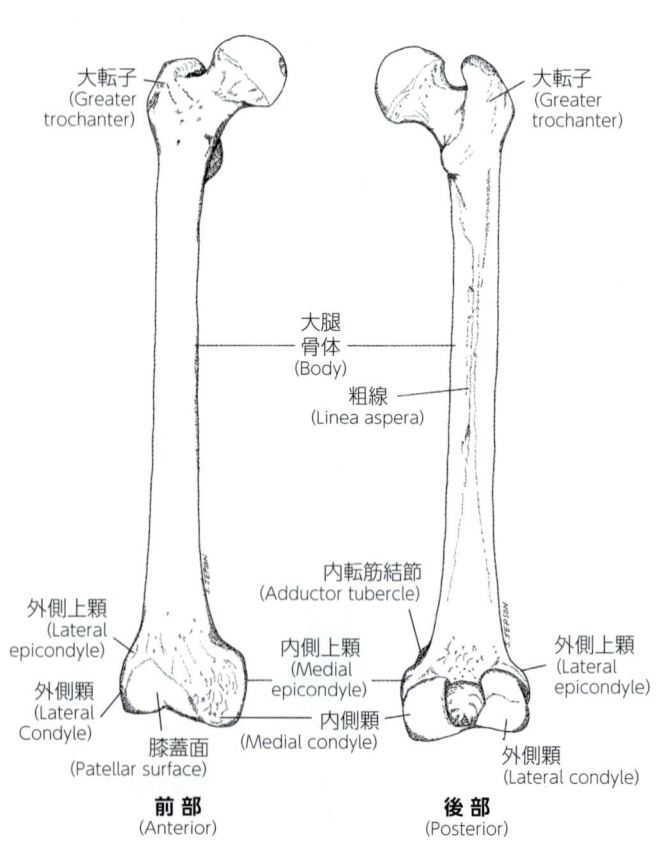

内側顆
遠位内側端

外側顆
遠位外側端

外側上顆
外側顆の近位の隆起。

内側上顆
内側顆の近位の隆起。

内転筋結節
内側上顆の近位の小さい隆起で、大内転筋の一部がここに付着する。

粗線
後部を端から端まで走行する、縦に突出する稜線または隆線。

恥骨筋線
小転子の下から粗線へ斜めに走行する。短内転筋の付着部となる。

膝蓋面
前面の内側顆と外側顆の間に位置する。膝蓋骨の後面と関節を成す。

膝関節に重要な脛骨の指標を次に挙げる(図19-9):

顆間隆起
近位面の中間地点辺りにある2点の隆起。大腿骨の顆間窩まで伸びる。

内側顆
近位内側端

外側顆
近位外側端

脛骨高原
近位端の大きい部分で、内側顆と外側顆、および顆間隆起が含まれる。

脛骨粗面
前面の正中線に近位端の大きい隆起。

腓骨は、脛骨の外側にあり、脛骨より小さい。脛骨の前面から奥まっており、筋付着部となる大きな空間をもたらしている(図19-10)。

図19-8　右大腿骨

第19章　膝関節　287

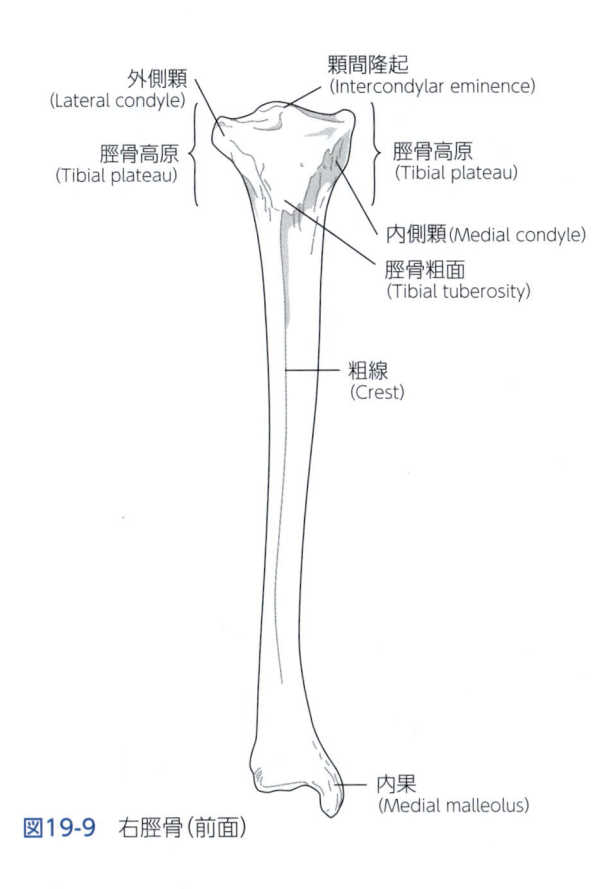

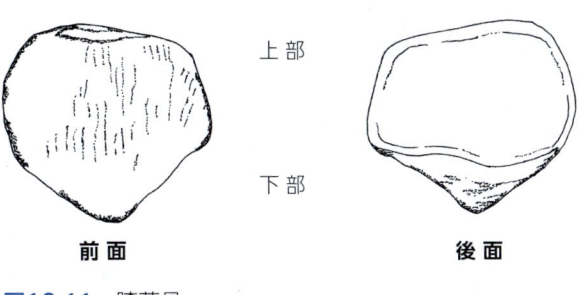

図19-9　右脛骨（前面）

図19-11　膝蓋骨

この特徴によって、下腿部の周径は丸みを帯びている。腓骨は、大腿骨と関節を成さないため、膝関節の一部ではない。いくつかの膝関節構造の付着部となっているが、足関節で大きな役割を持つ。

膝蓋骨は、大腿四頭筋腱内の三角形の種子骨である（図19-11）。上縁が広く、遠位部は先が尖っている。

踵骨（図19-10を参照）は足根骨の最も後部にあり、一般的に「踵」として知られている。腓腹筋の付着部であることから、ここで紹介した。

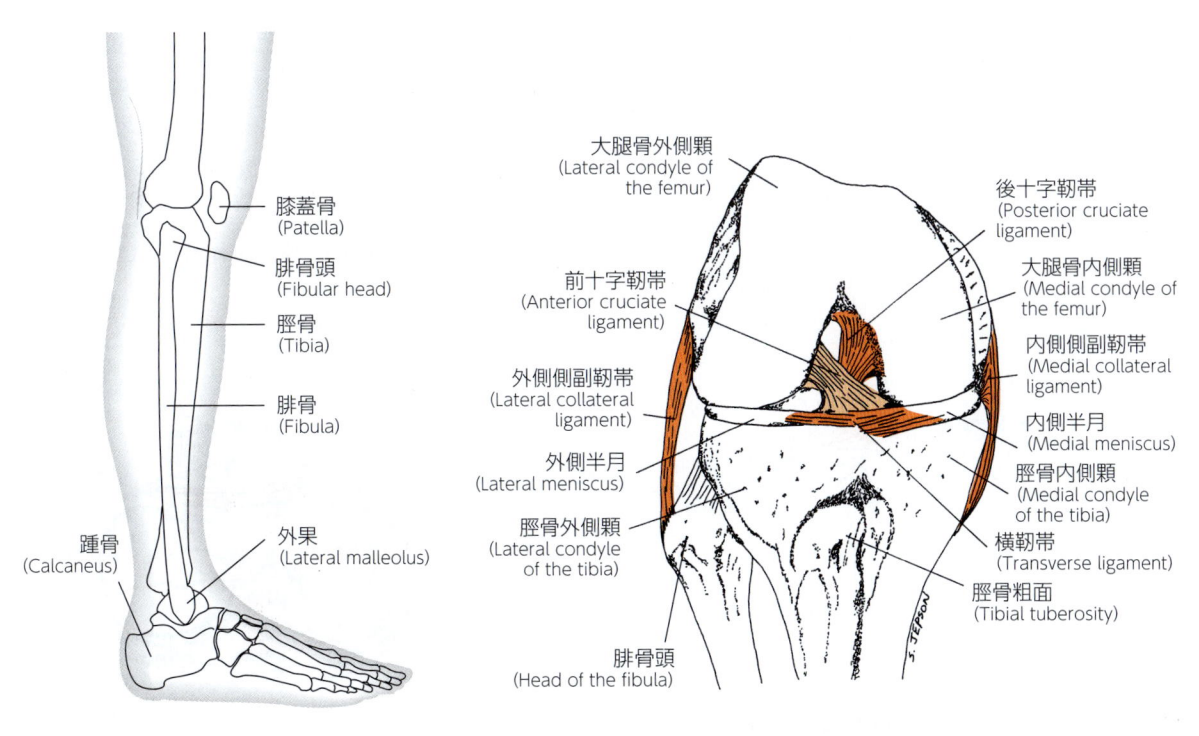

図19-10　右下腿部（外側面）

図19-12　屈曲位の右膝関節（前面）

靭帯その他の構造

既に述べたように、膝関節は骨組織ではなく、靭帯および筋によって結合されている。十字靭帯と側副靭帯の2つが主にこの役割を担っている（図19-12）。十字靭帯は関節包内に位置しているため、「関節包内靭帯」と呼ばれる。十字靭帯は互いに斜めに交叉している。脛骨での付着部によって名前が付けられている（図19-13）。**前十字靭帯**は、内側半月のすぐ内側の顆間領域で脛骨の前面に付着している。膝関節の外側を後十字靭帯まで広がり、上後方に走行して、大腿骨外側顆に後部で付着する。**後十字靭帯**は、顆間領域で脛骨の後部に付着し、前十字靭帯の内側で上前方に走行する。内側顆で大腿骨の前部に付着する。まとめると、前十字靭帯は脛骨前部から大腿骨後部に付着し、後十字靭帯は脛骨後部から大腿骨前部に走行する。

十字靭帯は矢状面の安定性をもたらしている。前十字靭帯は、脛骨で大腿骨が後方に偏位しないよう維持する。また逆に、大腿骨で脛骨が前方に偏位しないよう維持する。伸展時に張り、膝関節の過剰な過伸展を防ぐ。膝関節が部分的に屈曲しているときは、前十字靭帯が脛骨を前方に動かないよう維持する。また逆に、後十字靭帯は大腿骨が脛骨で前方に偏位しないよう、あるいは、脛骨が大腿骨で後方に偏位しないよう維持する。屈曲時に張り、前十字靭帯よりも損傷は少ない。

膝関節の両側に位置するのが側副靭帯である（図19-12を参照）。**内側側副靭帯**すなわち脛骨側副靭帯は、大腿骨と脛骨の内側顆に付着する扁平な広い靭帯である。内側半月の線維がこの靭帯に付着しているため、内側側副靭帯に過剰な負荷がかかるときに内側半月が断裂することが多い。

外側にあるのが**外側側副靭帯**すなわち腓骨側副靭帯である。この丸いコード状の靭帯は、大腿骨の外側顆に付着し、外側半月へのいずれの付着部からも独立して腓骨頭まで下行する。膝関節の内側にかかる負荷から関節を保護している。非常に強いため、あまり損傷しない。

側副靭帯は前頭面に安定性をもたらす。内側側副靭帯は内側に安定性をもたらし、膝関節の外側に衝撃を受けた場合の過度な運動を防ぐ。外側側副靭帯は内側に安定性をもたらす。付着部が屈曲の軸の後上方に偏っているため、側副靭帯は伸展時には緊張して膝関節の安定性に寄与し、屈曲時には弛む。

脛骨の上面に位置する**内側半月**および**外側半月**は、半月状の楔形の線維軟骨円板である。これらは衝撃を吸収するようにできている（図19-14）。内側より外側の方が厚く、近位面が凹形であるため、半月が脛骨の扁平な関節面を深くしている。内側側副靭帯への付着部により、おそらく内側半月の方が断裂しやすい。

膝関節では2種類のエンドフィールがある。膝関節の屈曲では、大腿部と下腿部の筋腹が接触することにより、エンドフィールは軟らかい（軟部組織衝突感）。膝関節の伸展では、関節包と靭帯の緊張により、エンドフィールは堅い（軟部組織伸張感）。

滑液包の目的は、摩擦を軽減することであり、膝関節に

図19-13 十字靭帯は脛骨での付着部によって名前が付けられている（側面）。

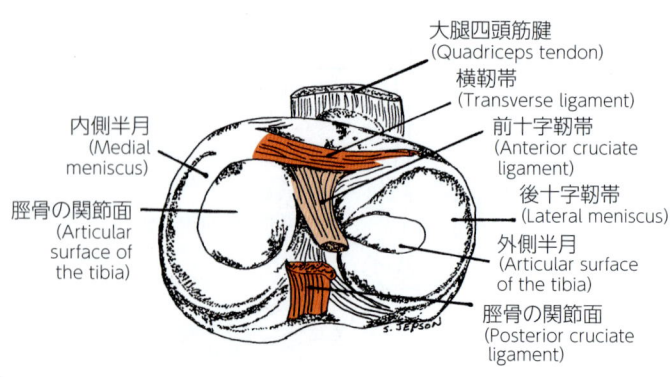

図19-14 右膝関節（上面）

は約13の滑液包がある。膝関節周辺に存在する多くの腱が骨部位または他の腱に対して比較的垂直な牽引線を持つため、これらが必要となる。図19-15に、内側から見た膝関節周辺の多くの滑液包を示す。表19-1に最もよく取り上げられる滑液包についてまとめる。

膝窩は、膝関節の後ろ側の部位であり、重要な神経（脛骨神経と総腓骨神経）および血管（膝窩動脈と膝窩静脈）が含まれている。この菱形の窩は、上部の内側を半腱様筋と半膜様筋で、外側を大腿二頭筋で区切られている（図19-16）。下側の境界は、腓腹筋の内側頭と外側頭である。

鵞足に付着する筋群は、縫工筋、薄筋および半腱様筋で構成されている（図19-17）。各筋は、異なる近位付着部を持つ。縫工筋は前部で腸骨棘から起こり、薄筋は内側で恥骨から起こり、半腱様筋は後部で坐骨粗面から起こる。いずれも膝関節の後内側を交叉した後に融合し、遠位で近位脛骨の前内面に付着する。この配置は図18-29でも見ることができる。整形外科手術によって、この共通の付着部を整形して膝関節の内側を安定化する場合がある。

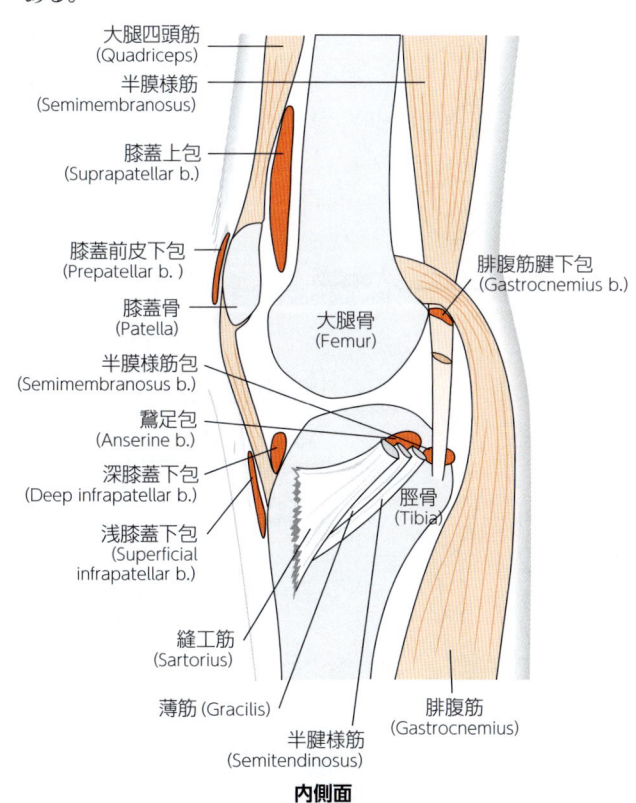

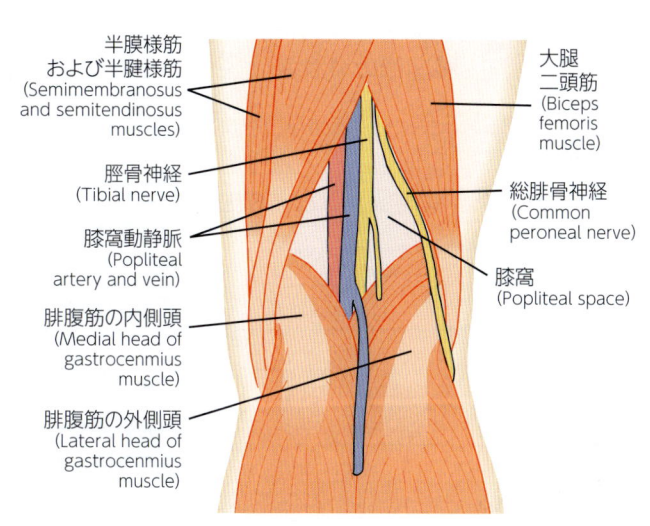

図19-16 右膝窩の筋の境界（後面）。

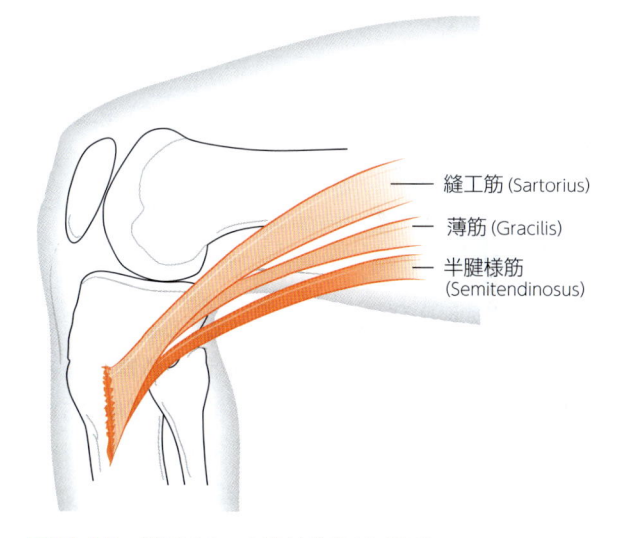

図19-17 鵞足の3つの筋付着部（内側面）。

膝関節の筋

膝関節の多くの二関節筋は股関節と共に扱われてきた。だが、これらの筋を分類する必要がある。主要な機能を持たないものも含め、膝関節を交叉する筋を表19-2に示す。

図19-15 膝関節周辺の滑液包（側面）。

表19-1　膝関節の滑液包

名前	位置
前部	
膝蓋前皮下包	膝蓋骨と皮膚の間
深膝蓋下包	近位脛骨と膝蓋靭帯の間
膝蓋下包	脛骨粗面と皮膚の間
膝蓋上包*	遠位大腿骨と大腿四頭筋腱の間
後部	
腓腹筋包*	腓腹筋外側頭と関節包の間
大腿二頭筋包	腓骨側副靭帯と大腿二頭筋腱の間
膝窩筋包*	膝窩筋腱と大腿骨外側顆の間
腓腹筋包*	腓腹筋の内側頭と関節包の間
半膜様筋包	半膜様筋腱と脛骨の間
外側	
腸脛靭帯包	遠位付着部の腸脛靭帯の深部
腓骨側副靭帯包	骨の隣の腓骨側副靭帯の深部
内側	
鵞足包	縫工筋、薄筋および半腱様筋腱の深部

*膝関節と関わっている。

前部の筋

　大腿四頭筋は、膝関節の前面を交叉する4つの筋で構成されている（図19-18）。**大腿直筋**は、この群で唯一、股関節を交叉する。近位付着部は下前腸骨棘（AIIS）にある。大腿部をほぼ真っ直ぐ下行し、3つの広筋がこれに融合して、大腿四頭筋腱となる（「膝蓋腱」とも言う）。この腱は膝蓋骨を包み、膝関節を交叉して、脛骨粗面に付着する。大腿直筋は、股関節の屈曲および膝関節の伸展

表19-2　膝関節の筋

領域	単関節筋	二関節筋
前部	外側広筋 内側広筋 中間広筋	大腿直筋
後部	大腿二頭筋（短頭） 膝窩筋	大腿二頭筋（長頭） 半膜様筋 半腱様筋 縫工筋 薄筋 腓腹筋
外側		大腿筋膜張筋

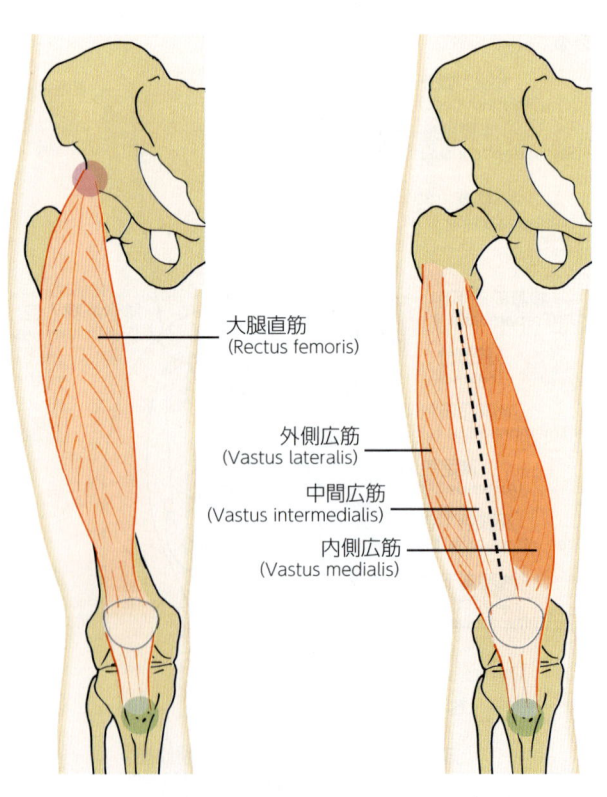

図19-18　大腿四頭筋群（前面）。3つの広筋が大腿直筋の深部にある。内側広筋および外側広筋は、近位では大腿骨後部に付着するが、他の2つの筋と融合して、膝関節を前部で交叉する。

における主動作筋である。

外側広筋は、大腿直筋の外側に位置する。大腿骨の粗線から起こり、大腿部の外側に広がり膝蓋骨で他の大腿四頭筋と融合する。**内側広筋**も粗線から起こるが、大腿部の内側に広がる。大腿直筋の深部に位置するのが**中間広筋**である。大腿骨の前面から起こり、大腿部の前部に広がる。筋の縦に沿って他の広筋と融合する。4つのすべての大腿四頭筋が、膝蓋腱を介して膝蓋骨底と脛骨粗面に付着する。これら4つの筋はすべて、膝関節の前部に広がるため、いずれも膝関節を伸展する。大腿直筋も股関節の前部に広がるため、股関節を屈曲する。

大腿直筋　Rectus Femoris

起始部(O)	下前腸骨棘（AIIS）
付着部(I)	膝蓋腱を介して脛骨粗面
動 き(A)	股関節の屈曲、膝関節の伸展
神経支配(N)	大腿神経（L2、L3、L4）

外側広筋　Vastus Lateralis

起始部(O)	大腿骨粗線
付着部(I)	膝蓋腱を介して脛骨粗面
動 き(A)	膝関節の伸展
神経支配(N)	大腿神経（L2、L3、L4）

内側広筋　Vastus Medialis

起始部(O)	大腿骨粗線
付着部(I)	膝蓋腱を介して脛骨粗面
動 き(A)	膝関節の伸展
神経支配(N)	大腿神経（L2、L3、L4）

中間広筋　Vastus Intermedialis

起始部(O)	大腿骨前部
付着部(I)	膝蓋腱を介して脛骨粗面
動 き(A)	膝関節の伸展
神経支配(N)	大腿神経（L2、L3、L4）

後部の筋

まとめて「ハムストリングス」と呼ばれる3つの筋が、大腿後部を覆っている。これらは、半膜様筋、半腱様筋および大腿二頭筋で構成される（図19-19）。坐骨粗面に共通の起始部を持つ。

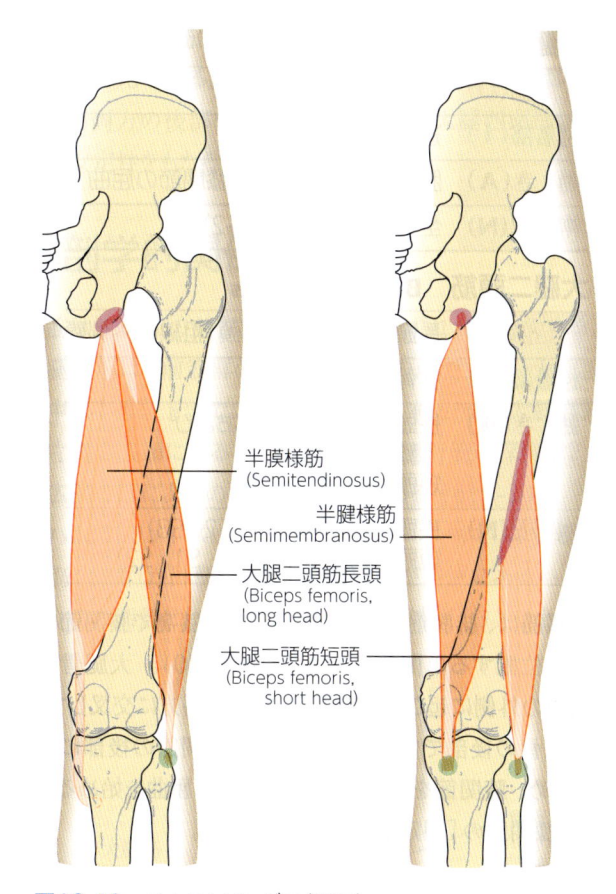

図19-19 ハムストリングス（後面）

半膜様筋は、半腱様筋の深部の大腿部内側を下行して、脛骨の内側顆の後面に停止する。**半腱様筋**は、膝関節の後部に広がった後、前方へと移動する、細長い遠位腱を持つ。薄筋および縫工筋と共に、脛骨の前内側面に付着する。**大腿二頭筋**は2つの頭を持ち、大腿部の後部の外側を下行する。長頭は他の2つの筋と共に坐骨粗面から起こるが、短頭は粗線の外側唇から起こる。両頭は融合し、膝関節の後部に広がって、腓骨頭の外側に付着し、脛骨の外側顆へとわずかに滑る。大腿二頭筋の短頭は、膝関節でのみ機能を持つハムストリングスの唯一の部位である。他の部位は股関節と膝関節の両方で機能を持つ。

半膜様筋　Semimembranosus

起始部(O)	坐骨粗面
付着部(I)	脛骨内側顆の後面
動 き(A)	股関節の伸展および膝関節の屈曲
神経支配(N)	坐骨神経（L5、S1、S2）

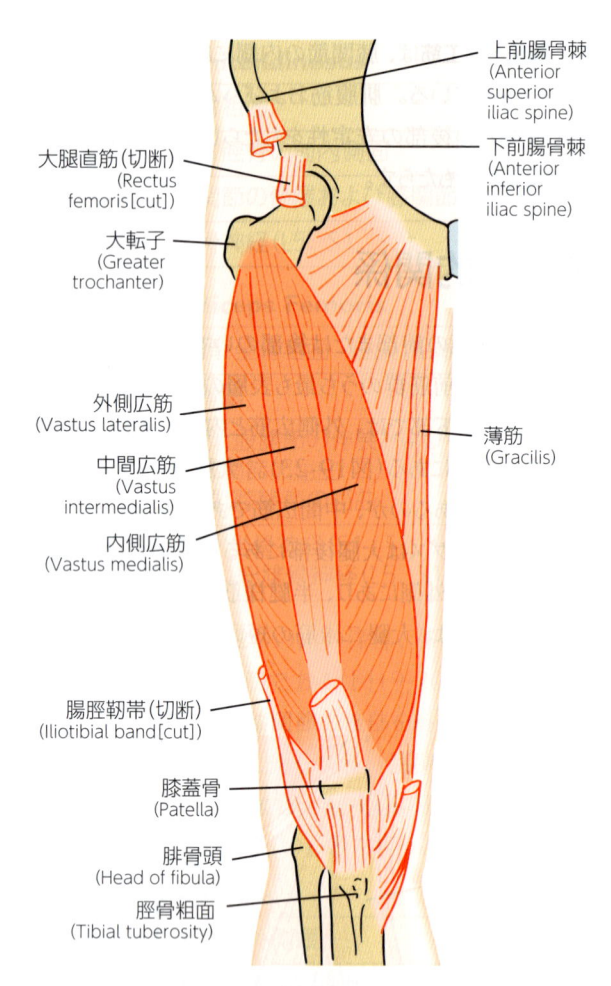

図19-24 前部の膝関節筋（深部）。

表19-3	膝関節の主動作筋
作用	筋
伸展	大腿四頭筋
	大腿直筋
	内側広筋
	中間広筋
	外側広筋
屈曲	ハムストリングス
	半膜様筋
	半腱様筋
	大腿二頭筋
	膝窩筋
	腓腹筋

筋（内側）である。大腿部遠位端の最も深部の筋が膝窩筋である。この筋は、腓腹筋の近位頭の深部にある。

縫工筋は、薄筋の前部にあって内側で膝関節を交叉し、その後方に半腱様筋が続く（鵞足：図18-29を参照）。大腿筋膜張筋は腸脛靱帯を経由して、外側で膝関節に交叉する。

筋の作用の概要

表19-3に膝関節の主動作筋の作用をまとめる。

筋神経支配の概要

大腿神経と坐骨神経は、膝関節の神経支配を主に担っている。大腿神経は大腿四頭筋を支配し、坐骨神経はハムストリングスを支配する。

他の2つの膝関節屈筋である膝窩筋と腓腹筋は、脛骨神経から神経支配を受ける。（膝関節に広がるが主動作筋として膝関節で作用しない二関節筋、すなわち縫工筋、薄筋および大腿筋膜張筋については、ここでも表19-4でも取り上げない。）膝関節伸筋は、膝関節屈筋の支配よりも高いレベルの脊髄から始まる大腿神経からの神経支配を受ける。これは、脊髄損傷の患者を扱う際に重要である。表19-4および表19-5に膝関節の神経支配をまとめる。脊髄分節の神経支配については、文献によって記述が異なることに注意する。

膝関節の一般的な病態

外反膝は「X脚」ともいい、遠位分節（足関節）が正常よりも外側にくる下肢のアライメントである。足関節が離れながら、膝関節は近づく。反対に、**内反膝**（O脚）は遠位分節が正常よりも内側にくるアライメントの問題である。膝関節が離れながら、足関節は近づく。ある関節の疾患が近接する関節のアライメントに影響を及ぼす場合が多い。そのため、内反股は外反膝とともに見られ、外反股は内反膝とともに見られる場合が多い。**反張膝**は「バックニー」とも呼ばれ、脛骨大腿関節の関節可動域が0度を超えて伸展する肢位である。

膝蓋腱炎、別名「ジャンパー膝」は、膝蓋腱の圧痛を特徴とし、ジャンプに関係する過用ストレスまたは強い瞬時過負荷によって起こる。バスケットボール、高飛びおよびハードルの選手に多く見られる。

オスグッド・シュラッター病は、青年期に多く見られる過

表19-4　膝関節の筋の神経支配

筋	神経	脊髄分節
大腿四頭筋		
大腿直筋	大腿神経	L2、L3、L4
外側広筋	大腿神経	L2、L3、L4
中間広筋	大腿神経	L2、L3、L4
内側広筋	大腿神経	L2、L3、L4
ハムストリングス		
半膜様筋	坐骨神経	L5、S1、S2
半腱様筋	坐骨神経	L5、S1、S2
大腿二頭筋―長頭	坐骨神経	L5、S1、S2
大腿二頭筋―短頭	総腓骨神経	L5、S1、S2
その他		
膝窩筋	脛骨神経	L4、L5、S1
腓腹筋	脛骨神経	S1、S2

用損傷である。大腿四頭筋腱が付着する成長骨の脛骨粗面の被牽引骨端に関連している。**膝窩嚢胞**、別名「ベイカー嚢胞」は、「嚢胞」という名前に語弊がある。これは一般に、膝関節の後面に関わる滑液嚢ヘルニアまたは滑液包炎を意味する。

用語および原因について共通する見解はないが、**膝蓋大腿部痛症候群**は基本的に、膝関節前部の広汎性疼痛を引き起こす共通の問題を意味する。Q角の増大、膝蓋高位症、大腿四頭筋の筋力低下または緊張、股関節外旋筋の筋力低下側および過度の足回内など、アライメントの様々な要因の結果であると考えられている。**膝蓋軟骨軟化症**は、膝関節前部の疼痛を引き起こす、膝蓋骨後面の軟骨の軟化および変性である。膝蓋骨が膝蓋大腿溝を異常に滑ることにより、膝蓋骨の関節軟骨に炎症をきたし、変性が招く。

膝蓋骨前滑液包炎（家政婦膝）は、皮膚と膝蓋骨との間に一定の圧迫がある場合に起こる。家がカーペット敷きの場合に多く見られ、膝関節への反復的な直接の衝撃またはせん断応力の結果である。

不幸の三主徴は、膝関節への一度の打撃によって起こ

表19-5　膝関節の分節神経支配

脊髄レベル	L2	L3	L4	L5	S1	S2
膝関節伸筋群						
大腿直筋	X	X	X			
外側広筋	X	X	X			
中間広筋	X	X	X			
内側広筋	X	X	X			
膝関節屈筋群						
膝窩筋			X	X	X	
半腱様筋				X	X	X
半膜様筋				X	X	X
大腿二頭筋				X	X	X
腓腹筋					X	X

る膝関節損傷で、前十字靱帯、内側側副靱帯および内側半月の断裂に関係する。**不幸の三徴候**（*miserable cruciate syndrome*）は、大腿骨頭の前傾の増大に関わる下肢アライメントの問題で、外反膝、脛骨捻転増大および回内した扁平足に関連している。

重要なポイント

- 身体は一般に、牽引、接近、せん断、屈曲および回旋などの力を受ける。これらの力には別の名前がついている。
- 筋の骨付着部は、てこを判断するのに用いられる。第2のてこでは、軸と力の間に抵抗が起こる。第3のてこでは、力が中間である。
- 力のアームが長いと、部位を動かすのは容易になる。逆に、抵抗のアームが長いと、部位を動かすのは困難になる。
- エンドフィールは、他動関節可動域の終端でわずかな圧迫をかけたときの感覚の質である。
- 開運動連鎖では、遠位分節が自由に動き、近位分節が固定されていることを要する。
- 単関節筋を伸張するには、単関節筋の交叉しない関節の上で二関節筋を弛ませることが必要である。
- 二関節筋を最も効果的に収縮するには、まず、両関節の上で伸張させるとよい。
- 筋は同時にすべての関節上で収縮するとき、自動運動不可能になる。
- 求心性収縮または遠心性収縮のどちらが起こっているかを判断するとき、次のことを判断する
- 活動が重力に逆らって加速しているか、または、重力に従って減速しているか。
- 引力より大きい重みが活動に影響しているか、
- 起始部が停止部の方へ動くとき、筋作用の逆転が起こる。

復習問題

解剖学一般問題

1. 膝関節について答えよ：
   a. 軸の数：
      膝関節 ＿＿＿＿＿＿＿＿＿＿
      膝蓋大腿関節 ＿＿＿＿＿＿＿＿＿＿
   b. 関節の形状：
      膝関節 ＿＿＿＿＿＿＿＿＿＿
      膝蓋大腿関節 ＿＿＿＿＿＿＿＿＿＿
   c. 可能な運動の種類：
      膝関節 ＿＿＿＿＿＿＿＿＿＿
      膝蓋大腿関節 ＿＿＿＿＿＿＿＿＿＿
2. 平面と軸を用いて膝関節運動を説明せよ。
3. 「Q角」とは何か。なぜ重要なのか。
4. 膝関節を構成する骨を挙げよ。
5. 膝窩筋の作用を関節の「固定解除」と説明できるのはなぜか。
6. 鵞足とは何か。
7. L3の脊髄損傷の人は、どの膝関節運動が行えると期待できるか。
8. 図19-22について：
   a. どの種類の運動連鎖活動を示しているか。
   b. 筋は、開運動連鎖と閉運動連鎖のどちらでもこの機能を実行できるか。
   c. 腓腹筋または大殿筋のどちらが、筋作用の逆転によって機能しているか。
9. スノーボーダーがエッジをつかんで着地する。身体をある方向にひねると、ボードが反対方向にねじれる。膝関節にどの種類の力がかけられているか。
10. 膝関節の側副靱帯を評価するとき、検査者は足関節を外側に引きながら、膝関節を内側に押す。
    a. 下肢にはどのような種類の負荷がかかるか。
    b. どちら側の膝関節に引張応力がかかるか。
    c. どちら側の膝関節に圧縮応力がかかるか。

復習問題（続き）

機能的アクティビティ問題

1. 図19-25に描かれた、ベンチに寝そべる人の2種類の肢位を分析し、レッグカールを行った方が、ハムストリングスの強化に対する利点が大きいかどうかを判断せよ。両肢位も膝関節は伸展したままとする。
   a. 股関節と膝関節でのハムストリングスの作用は何か。
   b. 図19-25Aでの股関節の肢位は何か。
   c. 図19-25Bでの股関節の肢位は何か。
   d. ハムストリングスが自動運動不可能になるのはどのような肢位か。
   e. ハムストリングスをより効果的に作用させるのはどちらの肢位か。
   f. それはなぜか。

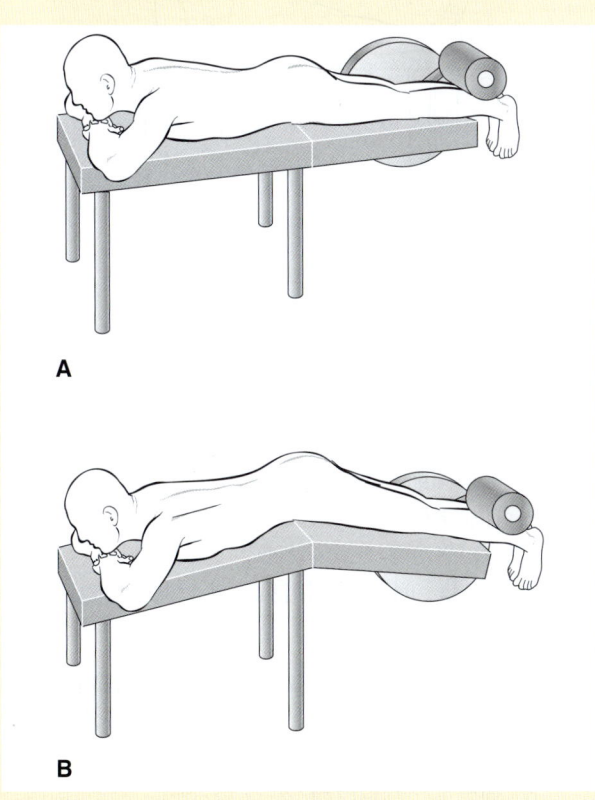

図19-25 ベンチ上でのハムストリングスカールエクササイズの肢位。

2. 図19-26に描かれた座位を分析し、どちらかの肢位が膝関節伸筋の強化に対する利点が大きいかどうかを判断せよ。実行される運動は膝関節の伸展である。

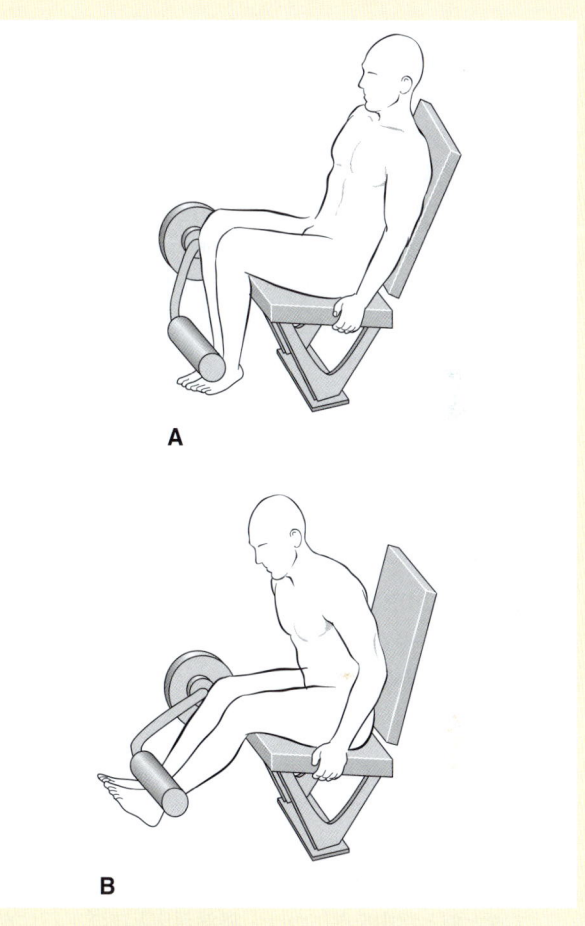

図19-26 膝関節の伸展エクササイズの開始肢位。

   a. 図19-26Aおよび図19-26Bの股関節の肢位は何か。
   b. 膝関節伸展を実行する単関節筋の名前を挙げよ。
   c. 二関節筋の名前を挙げ、その筋が実行する股関節および膝関節の運動を答えよ。
   d. 各肢位において、これらの筋に及ぼされる長さ-張力効果を説明せよ。
   e. どちらの人の肢位がより効果的に大腿直筋を作用するか。
   f. どちらの人の肢位がより効果的に内側広筋、外側広筋および中間広筋に作用するか。

3. 右膝関節を伸展した状態から、右足を先にのせて縁石の上に立つときの一連の右膝関節運動を答えよ。
   a. 右足を縁石にのせたとき：

（次ページに続く）

復習問題（続き）

   b. 左足を縁石にのせたとき：
4. ボールを蹴るときの一連の膝関節運動（膝関節の伸展から始める）を答え、各運動の間の大腿直筋の活動を答えよ。
   a. 蹴る準備をするときの膝関節運動は何か。
   b. 大腿直筋はどの関節の上を伸びているか。
   c. ボールと接触したときの膝関節運動は何か。
   d. ボールと接触したとき膝関節で大腿直筋に何が起こっているか。
   e. フォロースルーの間の膝関節運動は何か。
   f. フォロースルーの間、大腿直筋に何が起こっているか。
5. 右脚に長下肢ギプスを装着しているとき、縁石に立とうとすると、どのような代償運動が起こるか。
   a. どちらの脚を先にのせるか。
   b. 右脚を縁石にのせる時にどの骨盤運動がこれを補助するか。

臨床演習問題

1. 背中を壁につけた状態で膝を曲げて腰掛ける姿勢になる間、どの種類の運動が起こっているか。足幅を広げて頭と肩と背中を壁につけ大腿部が床とほぼ平行になるまで、ゆっくりと壁を滑り下りる。この肢位を維持して5まで数える。開始肢位に戻る。

   滑り下りるとき：
   a. 膝関節運動は何か。
   b. どの種類の収縮（等尺性、求心性および遠心性）が起こっているか。
   c. この作用を行っている筋はどれか。
   d. これは、開運動連鎖活動または閉運動連鎖活動のどちらか。

   維持するとき：
   a. どの種類の収縮（等尺性、求心性および遠心性）が起こっているか。
   b. この作用を行っている筋はどれか。

   戻るとき：
   a. 膝関節運動は何か。
   b. どの種類の収縮（等尺性、求心性および遠心性）が起こっているか。
   c. この作用を行っている筋はどれか。

2. 床に左足をつけ、右脚は台にのせて台の縁に座る。背中と右脚は真っ直ぐにしたまま、右股関節で前に傾く。開始肢位を図19-27に示す。
   a. 右股関節および右膝関節の運動は何か。
   b. 伸張または強化は起こっているか。
   c. どの筋が関わっているか。

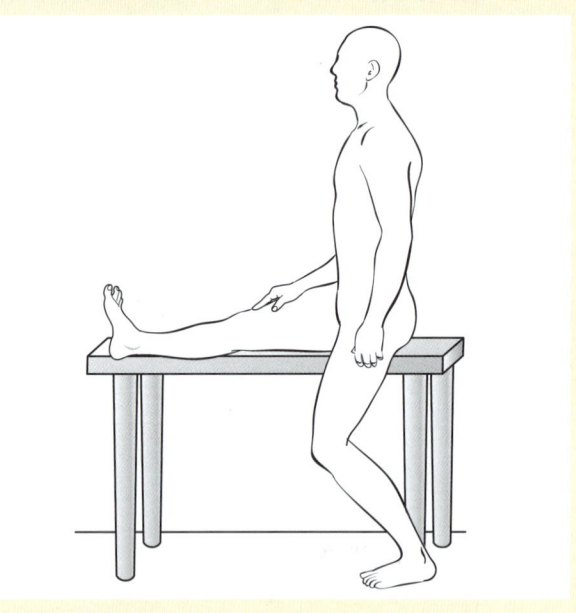

図19-27 開始肢位

3. 背臥位になり、右膝関節は真っ直ぐのまま、右脚を天井に向けて60cmほど挙げる。
   a. 右股関節および右膝関節の運動は何か。
   b. 伸張または強化は起こっているか。
   c. どの筋が関わっているか。
   d. これは、開運動連鎖活動または閉運動連鎖活動のどちらか。

4. バランスを保ちながら左脚で立ち、右膝関節を屈曲して右足をつかむ。右踵を右臀部の方へゆっくりと引く。
   a. 右股関節および右膝関節の運動は何か。
   b. 伸張または強化は起こっているか。
   c. どの筋が関わっているか。

5. 膝関節に他動関節可動域（PROM）を及ぼしているときのエンドフィールは、屈曲では＿＿＿＿＿＿＿、伸展では＿＿＿＿＿＿＿＿＿＿である。

6. 足関節に4.5kgの重りをつけて台の縁に座る。次の肢位を30秒間維持する：

復習問題（続き）

- 膝関節を完全に伸展する（肢位A）
- 膝関節を30度屈曲する（肢位B）
- 膝関節を60度屈曲する（肢位C）

a. どの肢位が最も維持しやすいか。最も維持しづらいのはどれか。
b. 力、抵抗、軸、てこの種類を答えよ。
c. 肢位Aから肢位Cに動くとき、抵抗のアームの長さはどのように変わるか。
d. 肢位を変えるとき、力のアームの長さはどのように変わるか。

7. 開始肢位において、輪にしたゴムバンドを膝関節の後ろに回して、他端を重いテーブルの脚やドアノブにかけて固定する。膝関節の後ろに小さいタオルを当てておく。固定した地点に顔を向け、ゴムバンドが十分に張るまで遠ざかる（図19-28）。膝関節をやや屈曲した肢位から、ゆっくりと真っ直ぐに伸ばし、足は床につけておく。これを維持して5つ数え、膝関節を屈曲する（開始肢位に戻る）。

真っ直ぐに伸ばすとき：
a. どの膝関節運動が起こっているか
b. どの種類の収縮が起こっているか。
c. どの筋が関わっているか。
d. これは、開運動連鎖活動または閉運動連鎖活動のどちらか。

維持するとき：
a. 膝関節の肢位は何か。
b. どの種類の収縮が起こっているか。
c. どの筋が関わっているか。

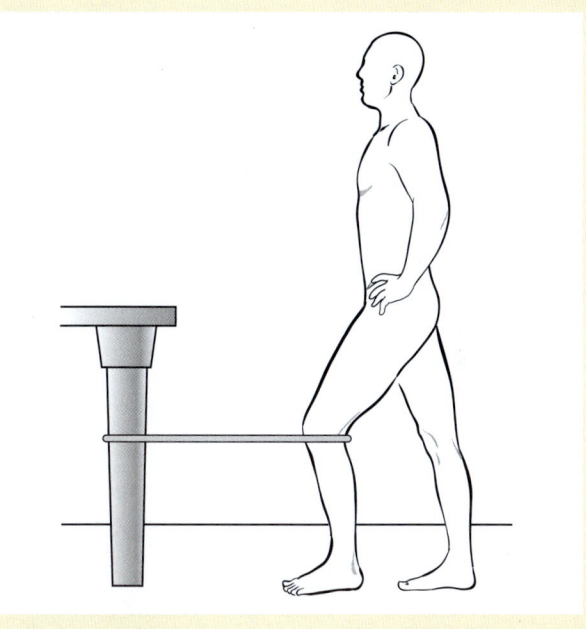

図19-28　開始肢位

屈曲するとき：
a. どの膝関節運動が起こっているか
b. どの種類の収縮が起こっているか。
c. どの筋が関わっているか。

8. 治療者が、膝関節を伸展使用とする患者の下腿部に力をかけている（図19-29）。膝関節のすぐ下（A）または足関節のすぐ上（B）のどちらを下向きに押せば、患者の脚により大きな力をかけることができるか。それはなぜか。

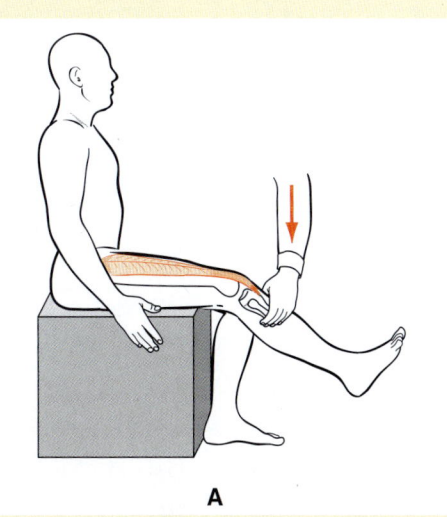

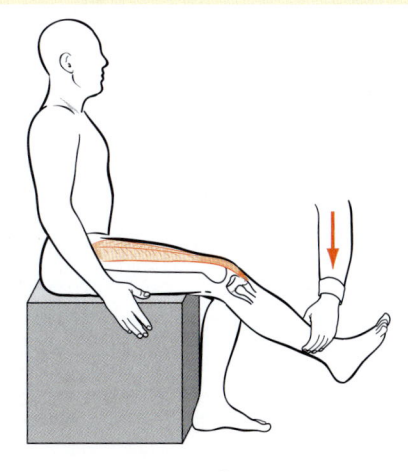

図19-29　力をかける地点

第20章 足関節と足

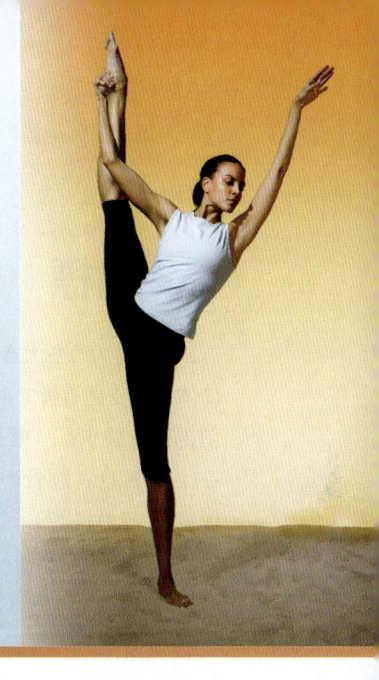

骨と指標
    足の機能的側面
関節と運動
    足関節の運動
    足関節
    足の関節
靭帯その他の構造
    足のアーチ
足関節と足の筋
    外在筋
    内在筋
    解剖学的関係
    筋神経支配の概要
    足関節の一般的な病態
重要なポイント
復習問題
    解剖学一般問題
    機能的アクティビティ問題
    臨床演習問題

　下腿部（膝関節から足関節までの下肢の部位）は、脛骨と腓骨で構成されている。強靭な骨間膜が2つの骨をつなぎ、筋付着部となる広い表面をもたらしている（図20-1）。

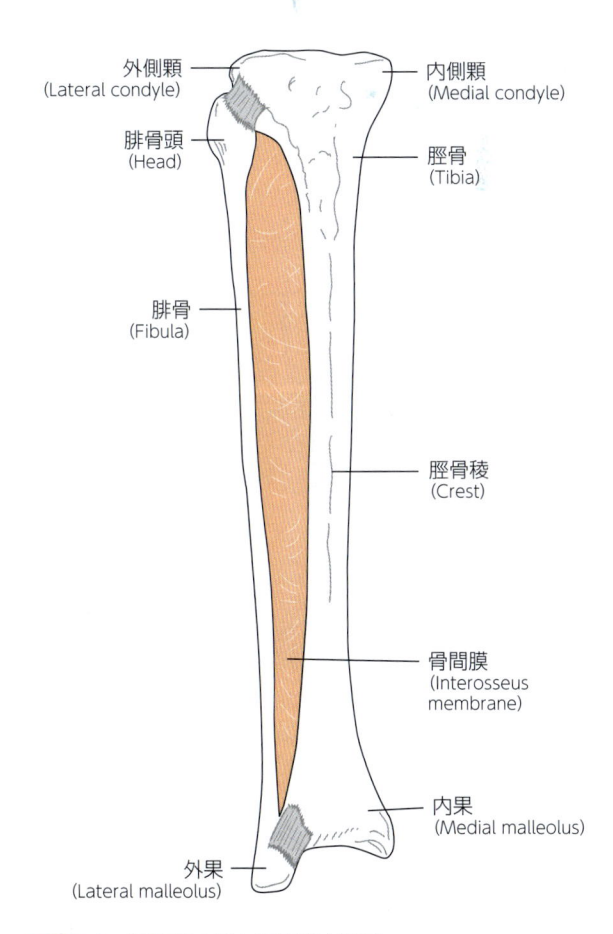

図20-1　下腿部の骨と骨間膜（前面）

骨と指標

2つの骨のうち大きい方の脛骨は、下腿部で唯一実際に体重を支える骨である。三角形をした脛骨の尖（稜）は前部に位置する。細長い腓骨は、脛骨の後面に沿っている（図20-2）。脛骨の外側に、底部の骨間膜とともに溝を形成し、これにより、下腿部の形状をゆがめることなく複数の筋を付着させることができる。足関節に関係する**脛骨**の指標を次に挙げる（図20-1を参照）：

内側顆
近位内側端

外側顆
近位外側端

脛骨稜
3つの稜線のうち前面で最も目立つ稜線。

内果
肥大した遠位内側面。

腓骨の指標を次に挙げる：

腓骨頭
肥大した近位端。

外果
肥大した遠位端。

足の骨には、足根骨、中足骨および趾節骨が含まれる。7つの**足根骨**およびそれぞれの指標を次に挙げる（図20-3）：

踵骨
最も後部にある最大の足根骨。

踵骨隆起
踵骨の後下面の隆起。

載距突起
踵骨の残りの部分から突出する上内側部で、距骨の内側を支える。この突起を3つの腱が、下腿後部から足底へと向きを変えて取り巻いている。

距骨
踵骨の上にのる、2番目に大きい足根骨。

舟状骨
距骨の前の内側面、3つの楔状骨の近位にある。

舟状骨粗面
舟状骨の内側にある隆起。足の内縁に容易に確認できる。

立方骨
第4および第5中足骨の近位（上部）の足の外側、踵骨の遠位（下部）にある。

楔状骨
中足骨に沿って内側から外側に並び、第1から第3まで番号が付けられた3つの骨。第1楔状骨が3つのうち最大である。

中足骨は、内側から順に第1〜第5と番号が付けられている（図20-3を参照）。通常は、第1および第5中足骨が体重を支え、第2、第3および第4中足骨は体重を支えない。三角状に立つ傾向がある。体重は、踵骨底から第1および第5中足骨の頭部にかかる。中足骨の重要な特徴および指標を次に挙げる：

中足骨底
各中足骨の近位端。

中足骨頭
各中足骨の遠位端。

第1中足骨
最も太く短い中足骨。足の内側に位置する。第1楔状骨と関節を成す。

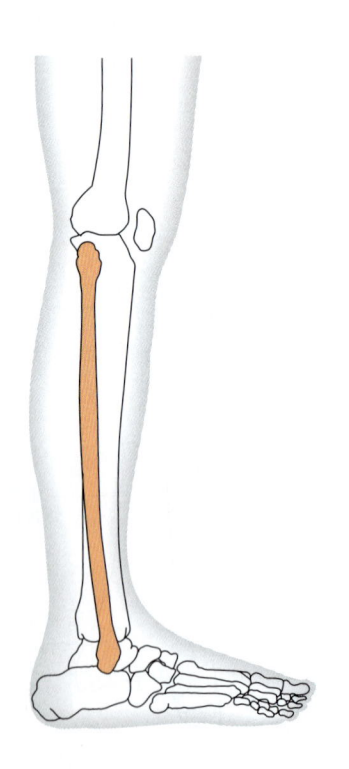

図20-2 右下腿部（外側面）。腓骨の後部に注意。

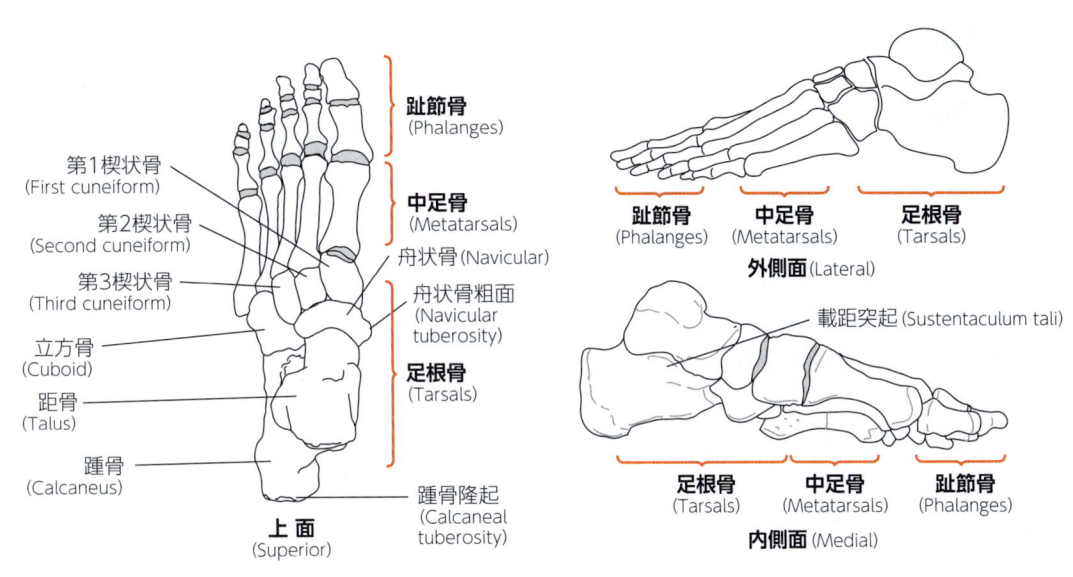

図20-3　左足の骨（上面、外側面、および内側面）

第2中足骨
最長。第2楔状骨と関節を成す。

第3中足骨
第3楔状骨と関節を成す。

第4中足骨
第5中足骨と共に、立方骨と関節を成す。

第5中足骨
底部の外側に突出した粗面を持つ。

趾節骨は、手と同じ構成を持つ（図20-3を参照）。第1趾すなわち**母趾**は、基節骨と末節骨を持つが、中節骨はない。第2趾から第5趾にはそれぞれ、基節骨、中節骨および末節骨がある。

足の機能的側面

足は3つの部位に分けることができる（図20-4）。後足部は、距骨と踵骨で構成されている。歩行周期において、後足部は最初に接地する足の部位であるため、他の2つの部位の機能および運動を左右する。中足部は、舟状骨、立方骨および3つの楔状骨で構成されている。この部位の構造は、後足部から前足部へ運動を移すときの安定性と可動性をもたらしている。前足部は、5つの中足骨とすべての趾節骨で構成されている。この部位は、地平面に適応する。また、立脚相において最後に接地する部位でもある。

足関節と足は、主に3つの機能を行う。すなわち、立脚相の始めに踵が地面に当たるときの緩衝材として作用すること、地平面（不均一面）に適応すること、および、身体を前に押し出すための安定した土台となることである。

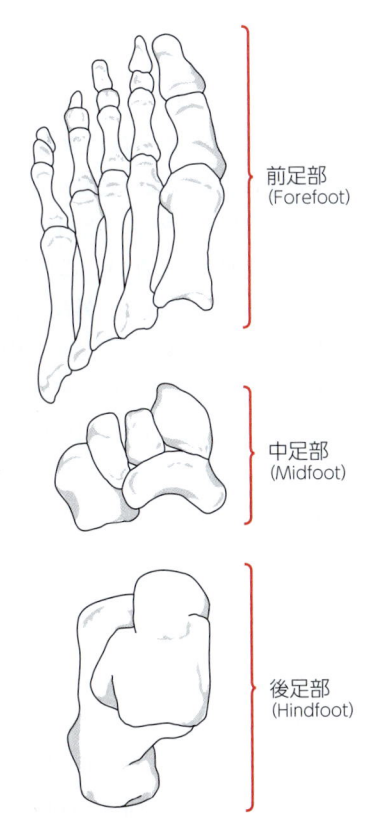

図20-4　足の機能的部位（上面）

関節と運動

足関節の運動

　統一した見解がないため、足関節と足の運動を定義しておく必要がある(図20-5)。**底屈**は、足の足底面に向かう運動であるのに対し、**背屈**は、足の背面が下腿部の前面に向かって動くときに起こる。これらの運動は、「前額軸周囲の矢状面」で起こる。定義が異なるため、**屈曲**および**伸展**という用語はここでは用いない。厳密には、底屈は、股関節、膝関節および足関節での一般的な伸展運動の一部の伸展と機能的には同じである。しかし、2つの分節が近接しないため、解剖学的には、底屈は真の屈曲ではない。

　「矢状軸周囲の前額面」での運動は、「内返し」および「外返し」と呼ばれる。内返しは、足の内側縁を挙げることであり、前足部が内方を向く。その反対の運動である**外返し**は、足の外側縁を挙げることであり、前足部が外方を向く。横断面での運動は、**内転**および**外転**と呼ばれる。これらの運動は基本的に前足部で起こり、それぞれ、内返しと外返しを伴う。

　この数年、臨床家の間で、足関節と足の運動を表すのに「回外」と「回内」が用いられるようになってきている。**回外**は、底屈、内返しおよび内転の複合運動を表し、**回内**は、背屈、外返しおよび外転の複合運動を表す。用語の混乱を避けるため、「外反(*valgus*)」と「内反(*varus*)」についても定義しておかねばならない。これらの用語は、異常な肢位を表すために用いられる。**外反**は、遠位分節が正中線より離れる肢位を意味する。逆に、**内反**は、遠位分節が正中線の方に位置する肢位を意味する。従って、外反踵骨は踵骨の遠位(下)部が正中線から離れた向きに回旋した肢位である(図20-6)。これらの用語は、「肢位」ではなく「運動」を強調するものであるため、ここでは用いない。

　まとめると、臨床家が足関節と足の運動を表すために一般に用いる用語は、「背屈」、「底屈」、「回外」(底屈、内返しおよび前足部内転の複合運動)、および、回内(背屈、外返しおよび前足部外転の複合運動)である。これらの運動を図20-5に図示する。ただし、筋の作用を説明するときは「内返し」および「外返し」を「回外」および「回内」の代わりに用いる。

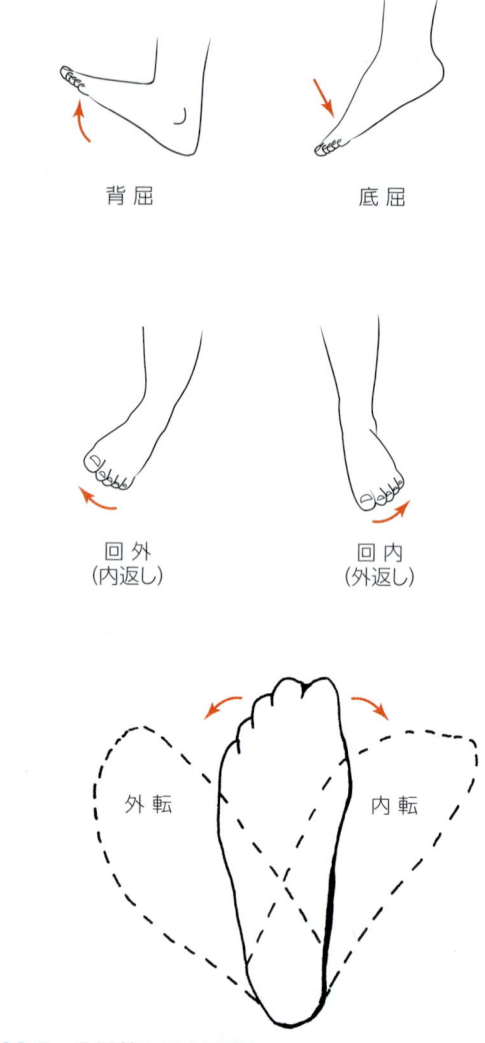

図20-5 足関節と足の運動

　真の足関節の一部ではないが足関節が正しく機能する上で役割を果たす、小さな運動を持つ2つの関節が、脛腓関節である(図20-7)。**上脛腓関節**は、腓骨頭と近位脛骨の後外側面との間の関節である。脛骨での比較的小さい腓骨の滑動および回旋を可能にする平面関節である。滑膜関節であり、関節包を持つ。靱帯が、関節包と、足関節に及ぼされるねじり応力を分散させる関節機能を強化している。**下脛腓関節**は、凹形の遠位脛骨と凸形の遠位腓骨の間の靱帯結合(線維結合)である。滑膜関節ではないため、関節包はない。だが線維組織が、骨と、関節をつなぎ止める複数の靱帯を隔てている。足関節の強度はほぼ、この関節の結合の強度によって決まる。下脛腓関節をつなぎ止める靱帯は、距骨の運動を調整するためわずかに運動できる。

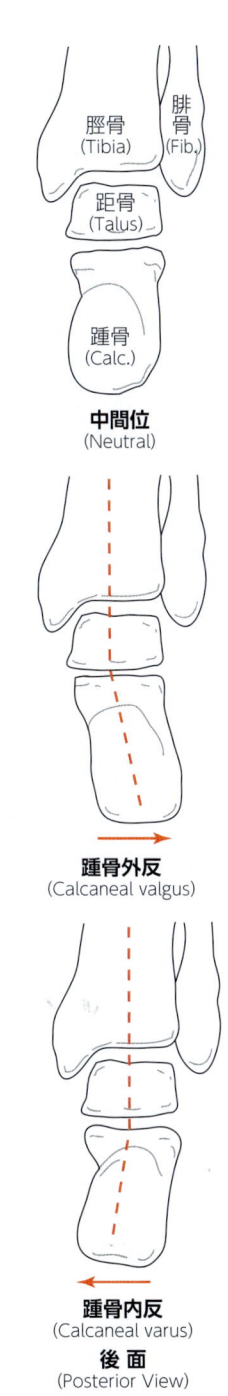

図20-6 踵骨の肢位

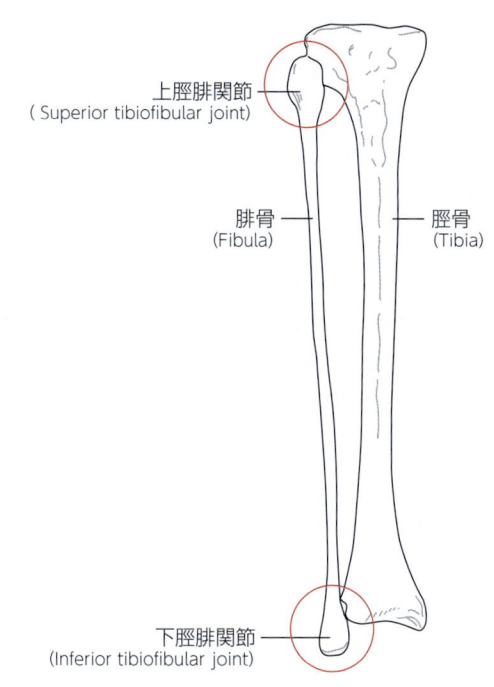

図20-7 2つの脛腓関節（前面）

の一部に刻まれた切り目である。従って、脛骨と腓骨の果がほぞ穴、距骨がほぞである（図20-8）。この関節は、下腿部と足をつないでおり、下腿部に対する足の大半の運動を制御する役割を担う。

　まとめると、足関節は、脛骨の遠位端および内果と、距骨と接する腓骨外果との関節を構成する単軸関節である。足関節は、約30～50度底屈でき、約20度背屈できる。解剖学的肢位では、足関節は中間位である。回旋の軸に角度がついているため、3平面すべてを通る斜方向軸周囲の運動を意味する***triplanar***（3平面）運動関節とみなされる。

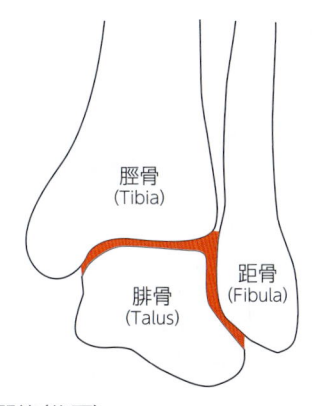

図20-8 足関節（後面）

足関節

　真の**足関節**（「距腿関節」）は、距骨の上にのり、距骨の内側面に内果を沿わせる遠位脛骨、および、外側面に沿う腓骨の外果で構成されている。この関節の種類は、大工用語を用いて、「ほぞ穴結合」と呼ばれることが多い。ほぞ穴は、形の一致する突出片（ほぞ）を受けるために、木

この軸では、外果がより遠位に伸展し、内果よりも後方に来る。この肢位を可視化するには、示指の先を左足関節の果の遠位端にあてる（図20-9）。上から見ると、外果側の指の方が後方にあることが分かる。前から見ると、指はより遠位にある。指を、関節を通過する赤い点線だと考える。指は、左右に真っ直ぐ並んでいないことが分かる。左指はやや後下方にあり、右指はやや前上方にある。これが基本的な足関節の軸である。横断面から約8度、矢状面から約82度、前額面から約20～30度傾いている。足関節の背屈時、足はただ上がるのではなく、やや外に動く（外転）。足関節の底屈時、足はやや内に下がる（内転）。

足関節での運動

下腿部が屈曲され足が自由に動く開運動連鎖では、関節軸の角度により、背屈時に足が外転し、底屈時に足が内転する。閉運動連鎖では、これと反対の作用が起こる。すなわち、足が地面で屈曲され、下腿部がその方向に動く。背屈時、下腿部は足の方へ内旋する。足が屈曲され下腿部がその方向に動くと、関節軸の角度によって、下腿部が足で内旋する。足関節の底屈時は、下腿部が足で外旋する。この回旋は、脛腓関節でわずかに運動できることによって可能となる。母趾のCM関節の回旋と同様の副運動である。この運動は、開運動連鎖においては不可能である。表20-1に足関節と足の運動をまとめる。

関節運動学的に、足関節背屈の間、凸形の距骨は凹形の脛骨を後方に滑り、足関節底屈の間、前方に滑る。背屈と底屈のエンドフィールはいずれも堅く、軟部組織伸張感に分類される。これは、関節包、靭帯および腱の緊張によるものである。

距骨下関節は、踵骨の上面と関節を成す距骨の下面で構成されている（図20-10）。自由度が1の平面滑膜関節である。斜軸の周囲で内返しおよび外返しの運動が起こる。

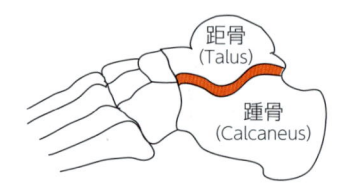

図20-10　距骨下関節（外側面）

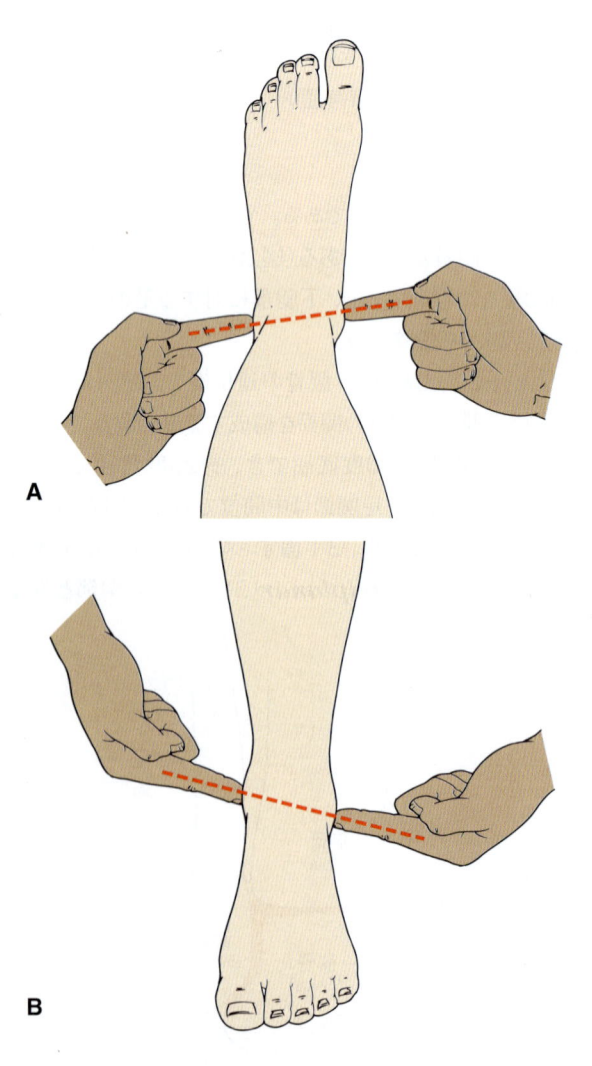

図20-9　足関節の運動の軸。(A)上面。(B)前面。

表20-1	足関節と足の運動	
	足関節背屈	足関節底屈
開運動連鎖		
下腿部の屈曲		
足の運動	足の外転	足の内転
閉運動連鎖		
足の屈曲		
下腿部の運動	下腿部の内旋	下腿部の外旋

横足根関節（図20-11）は、舟状骨と立方骨の後面とそれぞれ関節を成す距骨と踵骨の前面で構成されている。互いに隣合っているが、舟状骨と立方骨の間でほとんど運動は起こらない。横足根関節の運動は、後足部と前足部の内返しおよび外返しに関係している。

これら2つの関節の運動は斜軸で起こるため（3平面関節）、これらは複合運動である。機能的には、距骨下関節と横足根関節を区切ることはできない。分かりやすくするため、距骨下関節と横足根関節の両方で起こる運動を表すのに「内返し・外返し」を用いる。**内返し**は、内転、回外および底屈の複合運動であり、**外返し**は、外転、回内および背屈の複合運動である。従って、足関節が底屈および背屈するとき、これらの運動は基本的に距腿関節で起こる。足関節が内返しおよび外返しするとき、これらの運動は基本的に距骨下関節と横足根関節で起こる。これらすべての複合運動により、足は空中でどのような肢位をとることもできる。これは、凸凹した地面を歩くときなど、不規則な面に足を適応させるために非常に便利である。例えば、浜や山で岩を登るときに必要な多くの足の肢位を考えてみるとよい。

足の関節

中足趾節関節（MP） は、基節骨と関節を成す中足骨頭で構成される（図20-12）。手の中手指節関節と同様、屈曲、伸展、過伸展、外転および内転を可能とする5つの関節がある（図20-13）。第1 MP関節は、可動性が高い。屈曲および伸展は約45度、過伸展は約90度可能である。第2から第5MP関節は、屈曲および伸展は約40度、過伸展は45度しかできない。伸展は、歩行時の足趾離地において非常に重要である。外転と内転の基準点は、第2趾である。中趾と同様、第2趾は両側に外転するが、外転から戻る運動としてのみ内転する。

手と同様、4趾それぞれ（第2趾から第5趾）に**近位趾節間関節（PIP）** と**遠位趾節間関節（DIP）** がある。足ではそれほど器用さが要求されないため、これらの関節は個々には手の関節ほど重要ではない。母趾には基節骨と末節骨はあるが、中節骨はない。このため母指と同様、唯一の趾節骨である**趾節間関節（IP）** がある（図20-12を参照）。

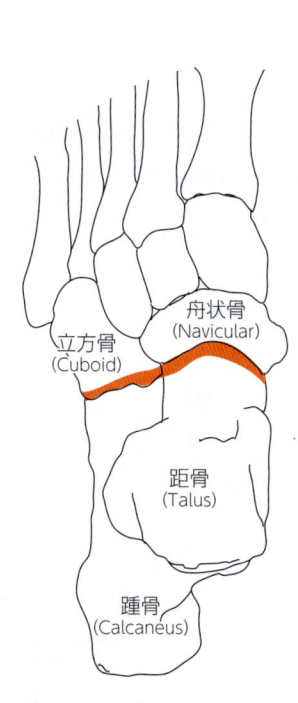

図20-11 横足根関節（上面）

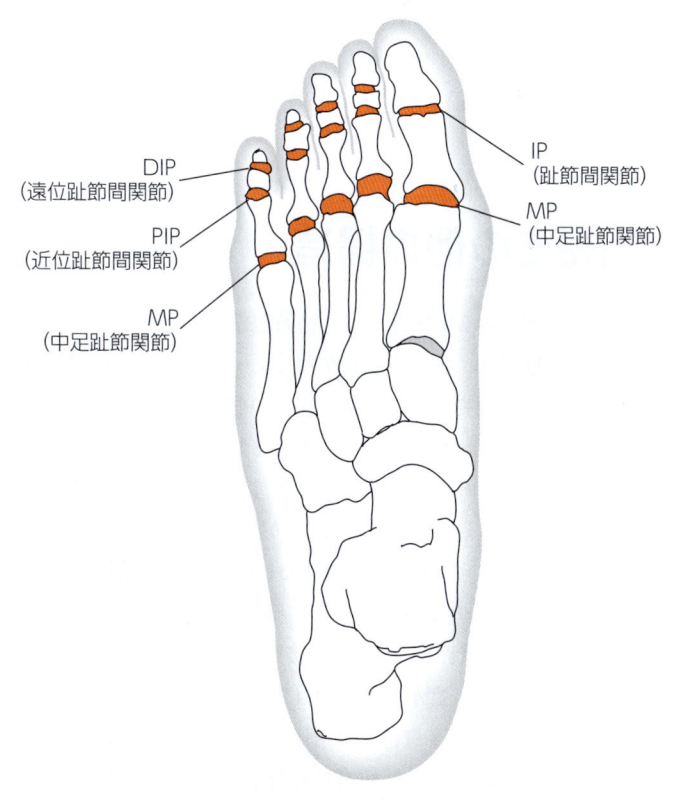

図20-12 足の趾節骨の関節（上面）。母趾には2つしか関節がないが、他の指には3つ関節があることに注意。

308　第Ⅳ部　下肢の臨床運動学と解剖学

屈曲

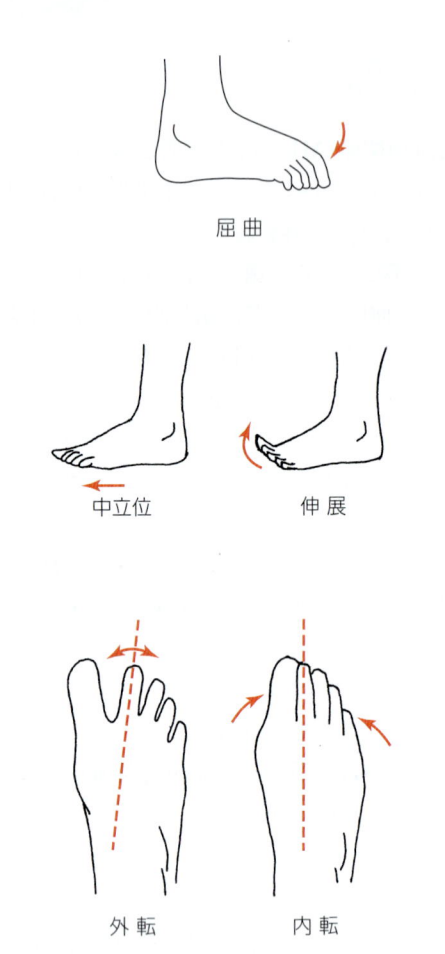

中立位　伸展

外転　内転

図20-13　趾の運動

靱帯その他の構造

滑膜関節である足関節には、関節包がある。

この**関節包**は、前方と後方が薄くなっているが、両側を側副靱帯で強化されている。これらの側副靱帯は実際にはいくつかの靱帯が集まったものである。内側の側副靱帯は、尖部が内果の先端に沿って位置する、三角形の**三角靱帯**である。広い底部が外へと広がって、距骨、舟状骨および踵骨に4つの部位で付着する(図20-14)。前部線維は、舟状骨(脛舟靱帯)に付着する。中部線維(脛踵靱帯)は、踵骨の載距突起へと直接下行する。後部線維(後距腓靱帯)は、距骨へと後方に走行する。深部線維(前脛距靱帯)は、脛舟部の深部にあるため、内側からはなかなか見えない。三角靱帯は足関節の内側を強化し、踵骨と舟状骨を距骨に固定し、足の内側縦アーチを維持する。

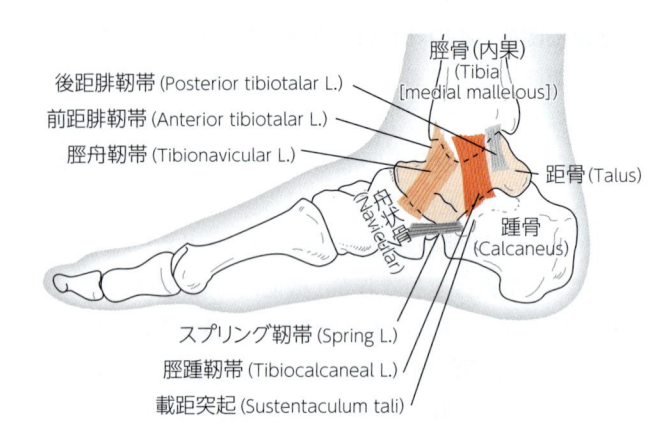

後距脛靱帯 (Posterior tibiotalar L.)
前距脛靱帯 (Anterior tibiotalar L.)
脛舟靱帯 (Tibionavicular L.)
脛骨(内果) (Tibia [medial mallelous])
舟状骨 (Navicular)
距骨 (Talus)
踵骨 (Calcaneus)
スプリング靱帯 (Spring L.)
脛踵靱帯 (Tibiocalcaneal L.)
載距突起 (Sustentaculum tali)

図20-14　右内側足関節の靱帯。三角靱帯の4部位。点線は靱帯の下の距骨の外形を示す。

足関節の外側は、通常3つの靱帯の集まりであり、まとめて**外側靱帯**という(図20-15)。この靱帯の3つの部位が外果を距骨と踵骨につなぐ。どちらかというと弱い前距腓靱帯が外果を距骨に付着させる。後部では、非常に強い後距腓靱帯がほぼ水平に走行して、外果を距骨につなぐ。中部では、果を踵骨に付着する長くほぼ垂直の踵腓靱帯がある。他の膨大な靱帯は様々な足根骨を相互に、中足骨に付着する。これらは概ね、付着する骨が名前につけられている。個々の名前と場所については、ここでは扱わない。

足のアーチ

足は地面からの衝撃を受けやすい場所であるため、大きな衝撃を吸収し、地形の変化に適応して、身体を前へと推し進める必要がある。

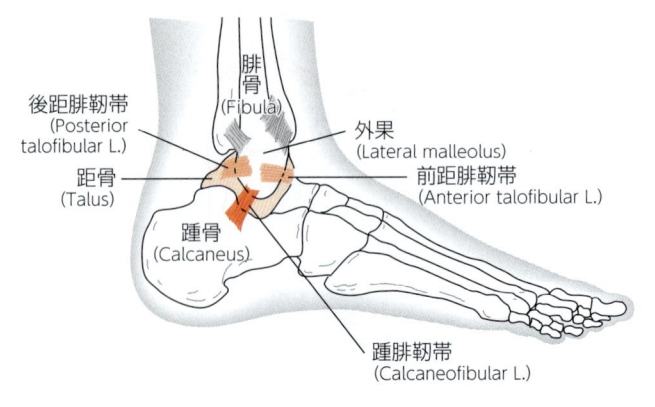

腓骨 (Fibula)
後距腓靱帯 (Posterior talofibular L.)
外果 (Lateral malleolus)
距骨 (Talus)
前距腓靱帯 (Anterior talofibular L.)
踵骨 (Calcaneus)
踵腓靱帯 (Calcaneofibular L.)

図20-15　右外側足関節の靱帯。外側靱帯の3部位。

これらの作用を可能にするため、足の骨はアーチ形に配置されている。我々は、第1および第5中足骨の骨頭まで体重を分散する三角形の上に立っている(図20-16)。これらの地点の間には、2つの足の縦アーチ(足の内側縦アーチおよび外側部、図20-17)があり、それと直交する3つ目のアーチ(足の横アーチ)がある(図20-18)。

足の内側縦アーチは、足の内側縁で構成され、前部の踵骨から距骨、舟状骨および3つの楔状骨を経て、第1か

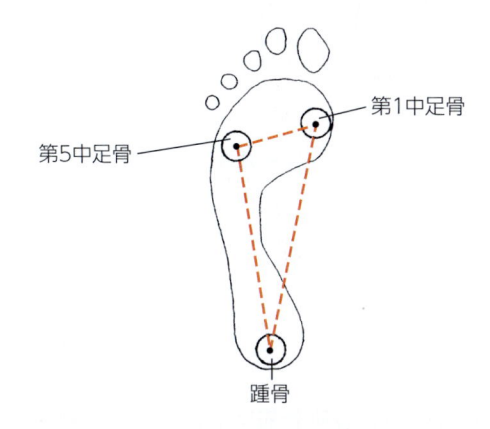

図20-16　右足の主要な体重負荷面(足底面)

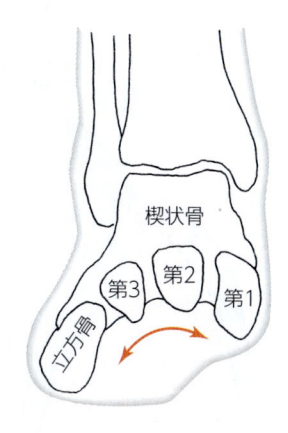

図20-18　足の横アーチ(正面)

ら第3中足骨の前部まで走行する(図20-17A)。距骨がアーチの最上部にあり、体重を受けることから、「楔石」と形容される。アーチの主要部分である楔石は通常、中央または最も高い部分である。アーチは体重がかかると若干下がり、負荷がなくなると元に戻る。正常な場合、アーチが平坦であったり、地面に接触していたりすることはない。

足の外側縦アーチは、前部の踵骨から立方骨を経て、第4および第5中足骨まで走行する(図20-17B)。正常な場合、体重がかかっているときには地面についている。

足の横アーチ(図20-18を参照)は、3つの楔状骨を経て立方骨へと左右に走行している。第2楔状骨がこのアーチの楔石である。

これら3つのアーチは、(1)骨の形状と骨同士の関係、(2)足底靱帯および腱膜(図20-19および図20-20)および(3)筋によって維持されている。最も重要な部位はおそらく、靱帯と腱膜であろう。**スプリング靱帯**(底側踵舟靱

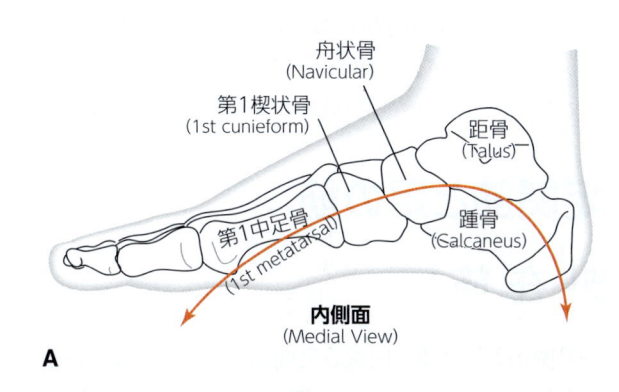

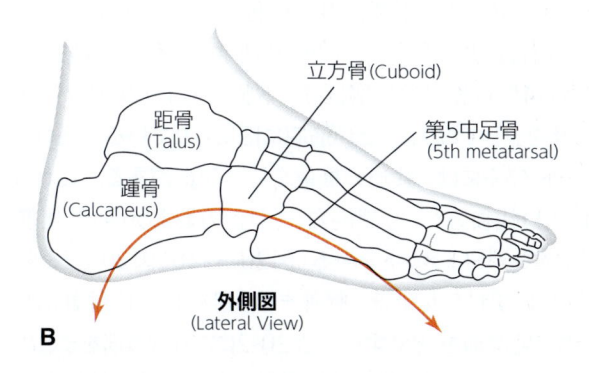

図20-17　右足の2つの足の縦アーチ：**(A)** 内側縦アーチ。**(B)** が外側縦アーチ。

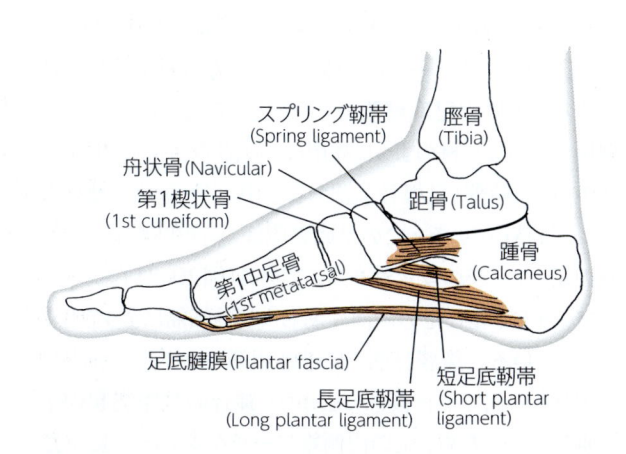

図20-19　右足およびアーチの支持構造(内側面)

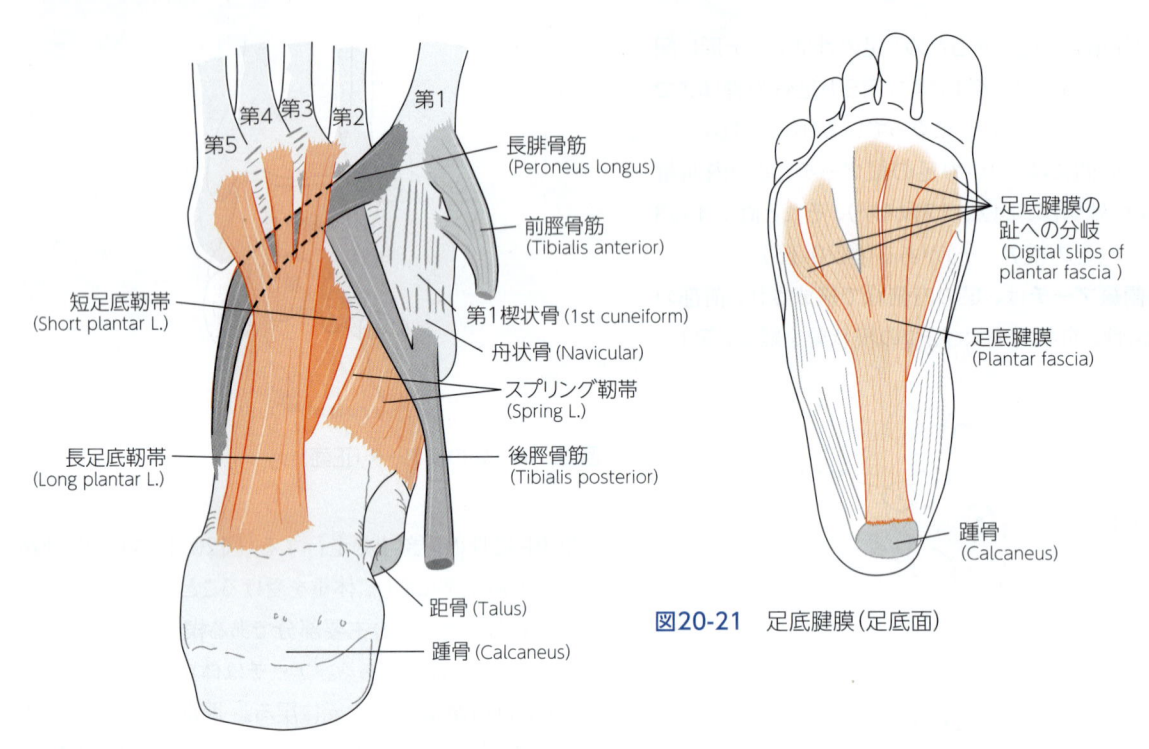

図20-20 右足およびアーチの支持構造（下面）

図20-21 足底腱膜（足底面）

帯）は、踵骨に付着し、舟状骨へと前方に走行する。短くて幅広く、足の縦アーチの内側を支えていることから最も重要である。

長足底靱帯は、足根骨の靱帯のうち最長で、スプリング靱帯よりも表層にある。後部で踵骨に付着し、前方へ走行して、立方骨と、第3、第4および第5中足骨の骨底に付着する。外側縦アーチを主として支える。長足底靱帯は、これもやはり踵骨から立方骨に付着する、**短足底靱帯**によって補助されている。長足底靱帯の深部に広く位置している。両足の縦アーチは、踵骨から前方へ基節骨まで走行する、表層の**足底腱膜**によって支えられている。足底腱膜は、つなぎ材のように作用し、後部の靱帯（踵骨および距骨）が前部（足根骨前部および中足骨頭）から離れないよう維持している。この足底腱膜は、荷重時および歩行時の足とアーチの安定性を高めている（図20-21）。

アーチは、主に足の内回旋筋および外転筋によっても支えられている。後脛骨筋、長母趾屈筋および長趾屈筋はいずれも内側で足首後部に広がり、踵骨の載距突起の下を通る。このため、足の内側縦アーチを支える。長母趾屈筋および長趾屈筋は、縦足弓内側部に広がり、この支えに役立っている。長腓骨筋は足の外側から内側へと広がり、足の横アーチと外側縦アーチを支える。これらに関与する運動を持つ内在筋は、外在筋よりも大きな支えとなっている。だが、筋がアーチに及ぼす支えをすべて合わせても、アーチにかかる負荷のわずか15～25%である。

足関節と足の筋

外在筋

手関節および手と同様、足関節および足には内在筋と外在筋がある。外在筋は下腿部から起こり、内在筋は足根骨から起こる。下腿部の外在筋は、3つの筋群または3つの複合運動で存在し、4つの解剖学的部位に位置する。これら4つの解剖学的部位は、下腿部の4つのコンパートメントを表しており、大きい筋膜に区切られている。各コンパートメントには、共通の機能を持つ筋群がある。これらは、(1)浅後方、(2)深後方、(3)前方および(4)外側筋群／コンパートメントである（図20-33から図20-37を参照）。いずれも大腿骨、脛骨または腓骨に近位付着部を持ち、足関節を交叉する。表20-2にこれらの筋をまとめる。カッコ内に記す筋は補助動筋である。他の筋はすべて主動作筋である。

表20-2　足関節と足の外在筋

筋	関節の交叉	可能な作用
後方筋群		
浅後方筋群		
腓腹筋	後部	底屈
ヒラメ筋	後部	底屈
（足底筋）	後部	底屈
深後方筋群		
後脛骨筋	後部、内側	底屈、内返し
長趾屈筋	後部、内側	底屈、内返し、趾の屈曲
長母趾屈筋	後部、内側	底屈、内返し、母趾の屈曲
前方筋群		
前脛骨筋	前部、内側	背屈、内返し
長母趾伸筋	前部、内側	背屈、内返し、母趾の伸展
長趾伸筋	前部	背屈、趾の伸展
外側筋群		
長腓骨筋	後部、外側	外返し、底屈
短腓骨筋	後部、外側	外返し、底屈
（第3腓骨筋）	前部	外返し、背屈

浅後方筋群

　浅後方筋群には、腓腹筋、ヒラメ筋および足底筋が含まれる。**腓腹筋**は、膝関節と足関節を交叉する二関節筋である（図20-22）。非常に強力な足関節底屈筋である。大腿骨の内側顆および外側顆の後面の2つの頭に付着する。下腿後部の表層を下行して、ヒラメ筋と共通の「アキレス腱」（「踵骨腱」とも呼ばれる）を構成し、踵骨の後面に付着する。主要な機能は足関節にあるが、膝関節の後面に広がるため、膝関節でも重要な役割を持つ。

腓腹筋

起始部(O)	大腿骨の内側顆および外側顆
付着部(I)	踵骨後部
動き(A)	膝関節の屈曲、足関節の底屈
神経支配(N)	脛骨神経（S1、S2）

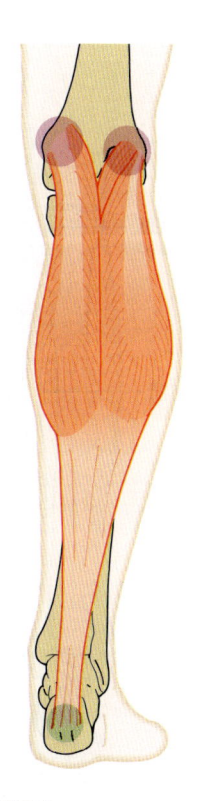

図20-22　腓腹筋（後面）

ヒラメ筋は、腓腹筋の深部に位置する、大きい単関節筋である(図20-23)。脛骨後部と腓骨から起こり、下腿後部を通って、腓腹筋と融合し、大きく強力なアキレス腱を形成し、踵骨後部に停止する。ヒラメ筋は足関節の正中線に広がるため、機能は足関節の底屈だけである。腓腹筋の2つの頭とヒラメ筋は、**下腿三頭筋**と呼ばれる筋を構成する。

ヒラメ筋　Soleus

起始部(O)	脛骨後部および腓骨
付着部(I)	踵骨後部
動　き(A)	足関節の底屈
神経支配(N)	脛骨神経(S1、S2)

足底筋は、重要な機能を持たない、長細い二関節筋である(図20-23を参照)。大腿骨の外側上顆の後面から起こり、下腿後部を内側に広がり、アキレス腱で腓腹筋およびヒラメ筋と融合する。理論的には、膝関節の屈曲と足関節の底屈を行ってもよいはずである。しかし、これらの作用の主動作筋に比べて小さいため、せいぜい補助する程度である。

足底筋　Plantaris

起始部(O)	大腿骨の外側顆の後部
付着部(I)	踵骨後部
動　き(A)	膝関節の屈曲と足関節の底屈をわずかに補助する
神経支配(N)	脛骨神経(L4、L5、S1)

深後方筋群

　深後方筋群は、後脛骨筋、長母趾屈筋および長趾屈筋で構成される。これらはすべて、脛骨後部と腓骨のいずれかまたは両方に付着し、足に停止する。すべて、足関節後面を交叉するため、足関節を底屈することができる。だが、ヒラメ筋や腓腹筋に比べて小さいため、足関節の底屈を補助する役割しかない。

　後脛骨筋は、深層の後部筋である。その近位付着部は骨間膜および脛骨と腓骨の傍にある(図20-24)。下腿部の後面を下行し、内果を回って、舟状骨に付着しながら、立方骨、3つの楔状骨、踵骨の載距突起および第2から第4中足骨の底部に線維展開部を持つ。後脛骨筋は足関節

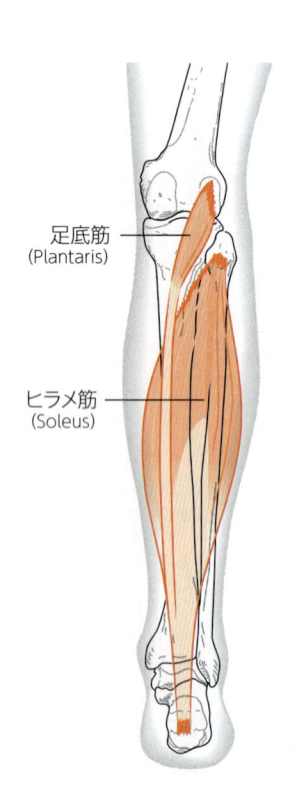

図20-23　ヒラメ筋と足底筋(後面)

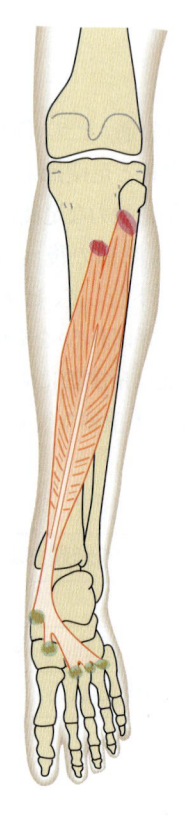

図20-24　後脛骨筋(後面)。足を大きく底屈している。

の内側後面を交叉するため、足関節を内返しおよび底屈できる。上述の通り、他の底屈筋より小さいため、底屈を補助するのみである。

後脛骨筋	Tibialis Posterior
起始部(O)	骨間膜、脛骨と腓骨の傍
付着部(I)	舟状骨、および足根骨と中足骨の大半
動き(A)	足関節の内返し、底屈の補助
神経支配(N)	脛骨神経(L5、S1)

大半が下腿部の外側に位置する**長母趾屈筋**は、腓骨後部および骨間膜から起こる。下腿部の後部を下行し、内果を回って距骨後部の溝を抜け、踵骨の載距突起に下る。この筋は、足の短母趾屈筋の2つの頭を通って、母趾の末節骨底に付着する(図20-25)。この遠位付着部は、手の深指屈筋および浅指屈筋と同じである。長母趾屈筋は母趾を屈曲し、足関節の内返しを補助し、足関節の底屈をわずかに補助する。

長母趾屈筋	Flexor Hallucis Longus
起始部(O)	腓骨後部および骨間膜
付着部(I)	母趾の末節骨
動き(A)	母指の屈曲、足関節の内返しと底屈の補助
神経支配(N)	脛骨神経(L5、S1、S2)

大半が下腿部の内側に位置する**長趾屈筋**は、脛骨後部から起こる(図20-26)。下腿部の後部を下行し、内果を回って、足まで走行し、4つの腱に分かれて、第2趾から第5趾の末節骨に停止するこの筋は、手の浅指屈筋に分かれる深指屈筋と同様に、短趾屈筋腱に分かれる。4趾を屈曲し、足関節の内返しと底屈を補助する。

図20-25 長母趾屈筋(後面)。足を大きく底屈している。

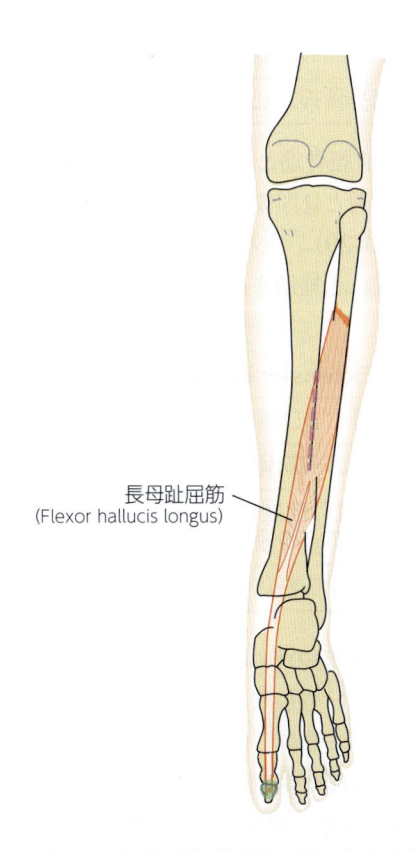

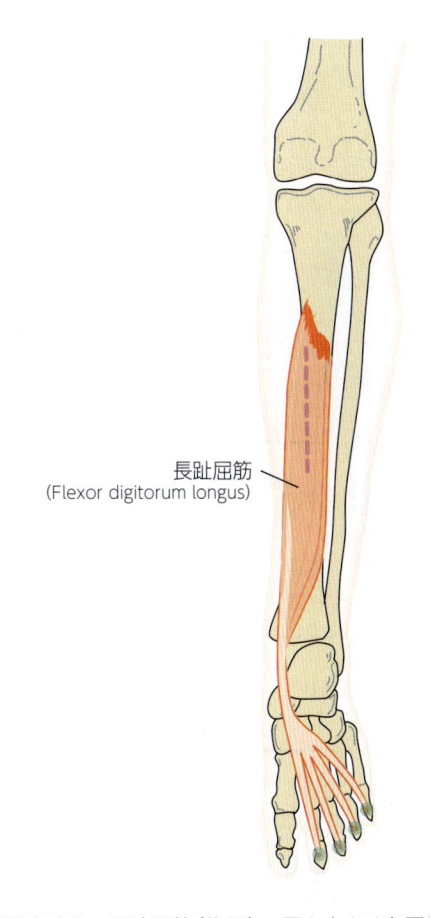

図20-26 長趾屈筋(後面)。足を大きく底屈している。

長趾屈筋　Flexor Digitorum Longus

起始部(O)	脛骨後部
付着部(I)	4趾の末節骨
動き(A)	4趾の屈曲、足関節の内返しおよび底屈の補助
神経支配(N)	脛骨神経（L5、S1）

深後方筋の間の関係は興味深い。これらは、近位付着部から遠位付着部へと交差し、絡み合っていく（図20-27）。これらの変化の関係を表20-3にまとめる。後脛骨筋は、起始部ではこれら3つの筋の中間にあることに注意する。内果を回るとき、長趾屈筋が中間にある。停止部では、長母趾屈筋が中間にある。長趾屈筋は起始部とは反対側にある。個々の線維が平行している紐よりも組紐の方が丈夫であるように、この関係性の変化によって強度を増している。

表20-3　深後方筋群

位置		関係	
起始部（内側から外側）	FDL	TP	FHL
内果（上部から下部）	TP	FDL	FHL
停止部（内側から外側）	TP	FHL	FDL

FDL：長趾屈筋　FHL：長母趾屈筋　TP：後脛骨筋

前方筋群

前方筋群は、前脛骨筋、長母趾伸筋および長趾伸筋で構成される。いずれも近位で下腿部前外側に付着し、足関節の前部を交差する。

前脛骨筋は、脛骨の外側と骨間膜から起こり、下腿部を下行して、内側で第1楔状骨と第1中足骨底に停止する（図20-28）。前外側の下腿部の筋の大半を構成する。前脛骨筋は足関節の前内側に広がるため、足関節を背屈および内返しする。

前脛骨筋　Tibialis Anterior

起始部(O)	脛骨外側および骨間膜
付着部(I)	第1楔状骨および第1中足骨
動き(A)	足関節の内返しと背屈
神経支配(N)	深腓骨神経（L4、L5、S1）

長母趾伸筋は、前脛骨筋と長趾伸筋の間の深部に位置する細い筋で、腓骨と骨間膜から起こり、母趾の末節骨底に停止する（図20-29）。主な機能は母趾の伸展だが、足関節の背屈と内返しも補助する。

長母趾伸筋　Extensor Hallucis Longus

起始部(O)	腓骨および骨間膜
付着部(I)	母趾の末節骨
動き(A)	第1趾の伸展、足関節の内返しと背屈の補助
神経支配(N)	深腓骨神経（L4、L5、S1）

長趾伸筋は、前部の筋のうち最も外側にある。腓骨前部の大部分、骨間膜および脛骨外側顆に付着する。下腿部を下行し、第4趾の末節骨に付着する（図20-30）。長趾伸筋の基本的な機能は第2趾から第5趾の伸展だが、足関節の背屈も補助する。関節の軸の中間を交差するため、内返し/外返しの役割はない。

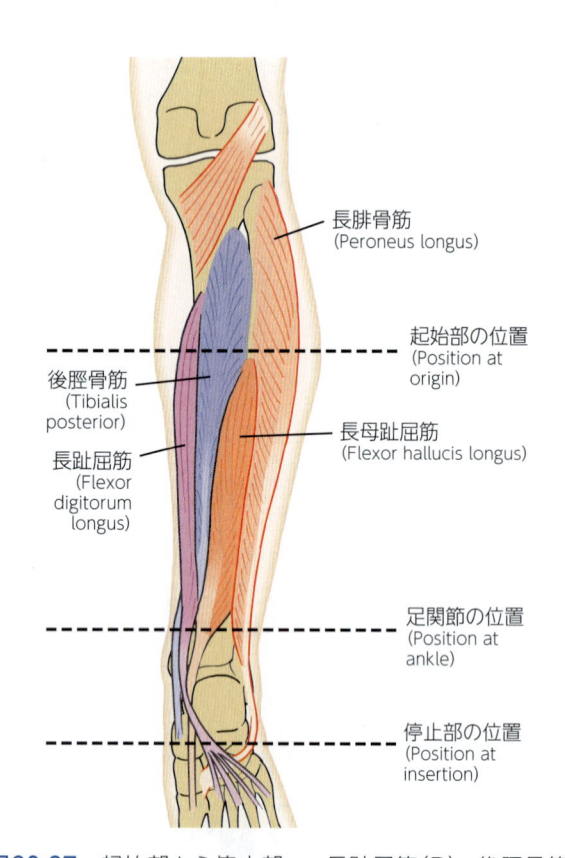

図20-27 起始部から停止部へ、長趾屈筋(D)、後脛骨筋(T)および長母趾屈筋(H)の位置が変化することによって、強度が強められる（下腿部および足の後面および足底面）。

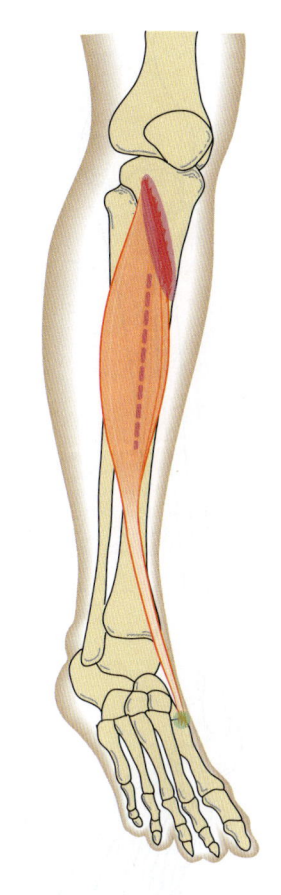

図20-28　前脛骨筋（前外側図）

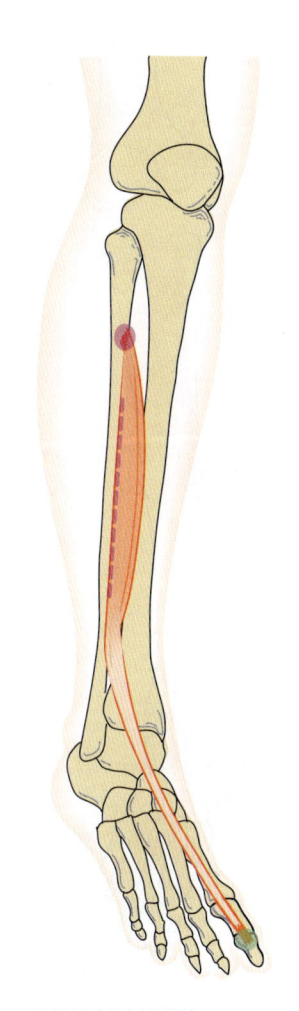

図20-29　長母趾伸筋（前外側図）

長趾伸筋	Extensor Digitorum Longus
起始部（O）	腓骨、骨間膜、脛骨
付着部（I）	四趾の末節骨
動　き（A）	四趾の伸展、足関節背屈の補助
神経支配（N）	深腓骨神経（L4、L5、S1）

側方筋群

　側方筋群は、長腓骨筋、短腓骨筋および第3腓骨筋で構成されている。これらはすべて、近位で腓骨に付着し、足に遠位に走行する。3つのうち2つが足関節の後部を交叉し、1つが足関節の前部を交叉する。

　長腓骨筋は、腓骨筋のうち最も表層の筋である。腓骨の近位端および骨間膜から起こり、下腿部外側を下って、短腓骨筋に沿って外果の後ろを回る。この地点で、長腓骨筋は深部に進み、外側から内側へ足を斜めに交叉して、第1中足骨および第1楔状骨の足底面に停止する（図20-31）。この遠位付着部は、前脛骨筋の付着部に近接している。長腓骨筋は、下腿部の外側を下り、足の内側を交叉して前脛骨筋に合流するため、長腓骨筋と前脛骨筋を合わせて**足のあばら筋**（*stirrup of the foot*）とも呼ばれる。前脛骨筋は下腿部の内側を下り、長腓骨筋に合流して「U」字、すなわちあばら筋を形成する（図20-20を参照）。長腓骨筋はこのように足を交叉することで、足の縦足弓外側部と横足弓を支えている。その主要な機能は足関節の外返だが、足関節の底屈も多少補助することができる。

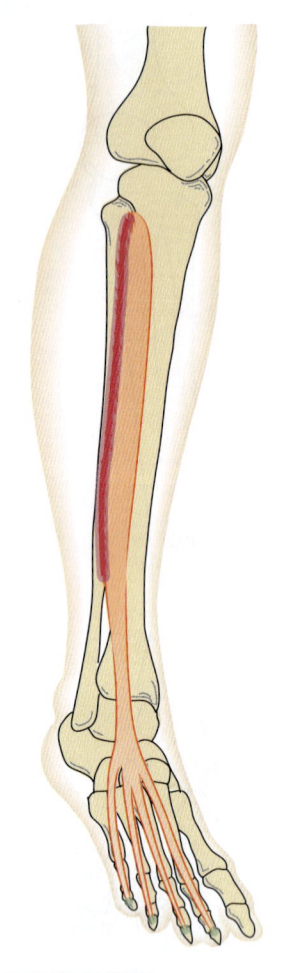

316　第Ⅳ部　下肢の臨床運動学と解剖学

図20-30　長趾伸筋（前外側図）

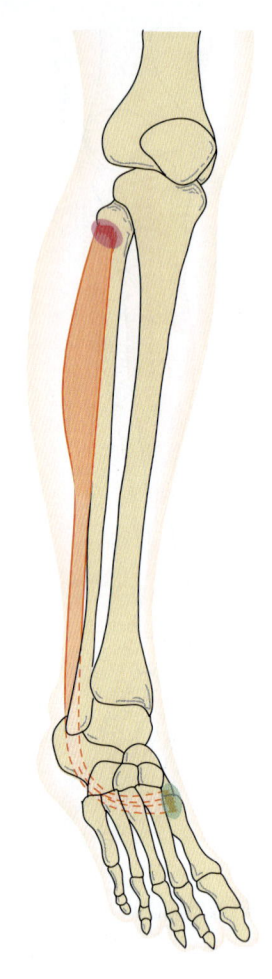

図20-31　長腓骨筋（前外側図）。点線は足底面での位置を示す。

長腓骨筋	Peroneus Longus
起始部（O）	近位腓骨外側および骨間膜
付着部（I）	第1楔状骨および第1中足骨の足底面
動き（A）	足関節の外返し、足関節の底屈の補助
神経支配（N）	浅腓骨神経（L4、L5、S1）

短腓骨筋	Peroneus Brevis
起始部（O）	遠位腓骨外側
付着部（I）	第5中足骨底
動き（A）	足関節の外返し、底屈の補助
神経支配（N）	浅腓骨神経（L4、L5、S1）

　長腓骨筋の深部にあるのが、小さくて短い**短腓骨筋**である。遠位腓骨の外側に付着し、下腿部を下り、外果の後ろを回って前方に進み、第5中足骨底に付着する（図20-32）。短腓骨筋は外果の前方から表層になる。長腓骨筋と同様、主要な機能は足関節の外返しだが、底屈も補助する。

　第3腓骨筋は、すべての人に備わっているわけではなく、特定が難しく、長趾伸筋の一部と混同することが多い。この筋は、遠位腓骨内側および骨間膜から起こる。足関節の前部を交叉し、短腓骨筋近くで第5中足骨底の背面に停止する（図20-32を参照）。理論的には、この筋は足関節の背屈と外返しを行ってもよいはずだが、小さいため、せいぜい補助の役割しかない。

表20-4	足関節の主動作筋の作用
作用	筋
底屈	腓腹筋、ヒラメ筋
背屈	前脛骨筋
内返し	前脛骨筋、後脛骨筋
外返し	長腓骨筋、短腓骨筋
第2趾から第5趾の屈曲	長趾屈筋
第1趾の屈曲	長母趾屈筋
第2趾から第5趾の伸展	長趾伸筋
第1趾の伸展	長母趾伸筋
主動作筋作用なし	足底筋、第3腓骨筋

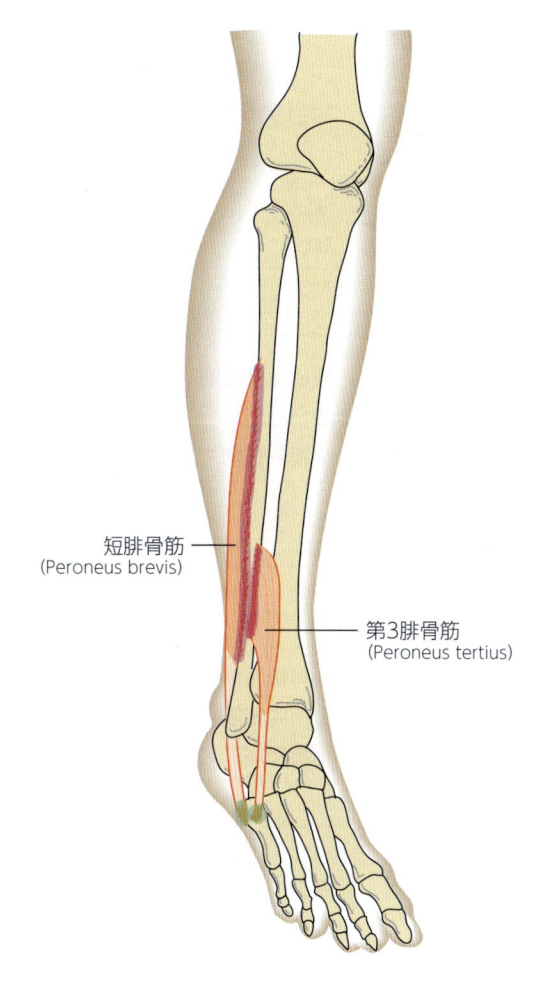

図20-32 短腓骨筋と第3腓骨筋（前外側図）

第3腓骨筋	Peroneus Tertius
起始部（O）	遠位腓骨内側
付着部（I）	第5中足骨底
動き（A）	足関節の外返しと背屈の補助
神経支配（N）	深腓骨神経（L4、L5、S1）

表20-4に足関節の主動作筋の作用をまとめる。

内在筋

内在筋は、遠位から足関節に両方の付着部を持つ。足には複雑な作用を行う筋がないため、これらは手の筋ほど発達していない。名前からその位置と作用が分かる。基本的に内在筋は足底面に位置する。その例外が短趾伸筋、短母趾伸筋および背側骨間筋で、これらは中足骨と底側骨間筋の間にある。表20-5に、内在筋の表層の位置、深部の位置、機能および手の同等の構造をまとめる。表20-6には、内在筋の神経支配をまとめる。

解剖学的関係

足関節と足の筋の関係を理解するには、前方、側方、後方群、さらに、浅層群と深層群に分類する必要がある。後方筋群には、3層に配置された6つの筋がある。腓腹筋は後方に位置する唯一の表層筋である（図20-33）。その深部にあるのが、非常に長く細い足底筋と大きな単関節筋のヒラメ筋である（図20-34）。最も深層には、長趾屈筋、後脛骨筋および長母趾屈筋が内側から外側に並んでいる（図20-35）。前述のように、これらの筋は停止部に到達するまでに相互関係が2回変化する（表20-3を参照）。

側方筋群のうち、長腓骨筋は表層で、短腓骨筋はその深部にある。外果のすぐ上の短腓骨筋は、長腓骨筋のすぐ前部で触診できる（図20-36）。果の奥にある長腓骨筋は、足の底面を深部で交叉するため、見ることも触診することもできない。だが、第5中足骨底では、短腓骨筋の腱が果の背後から、第3腓骨筋腱は果の前から来るのが分かる。長趾伸筋の腱と混同しないこと。長趾伸筋の腱は第5趾までは走行しない。

表20-5　足の内在筋

筋	作用	相当する手の筋
背面		
短趾伸筋	第2-4趾のPIP関節の伸展	なし
短母趾伸筋	第1趾のPIP関節の伸展	なし
足底面		
第1層（最も表層）		
母趾外転筋	外転、第1趾のIP関節の屈曲	短母指外転筋
短趾屈筋	第2-4趾のPIP関節の屈曲	浅指屈筋
小趾外転筋	屈曲、第5趾の外転	小指外転筋
第2層		
足底方形筋	長趾屈筋の斜方牽引線を真っ直ぐにする	なし
虫様筋	MP関節の屈曲、PIP関節およびDIP関節の伸展	同名
第3層		
短母趾屈筋	第1趾のMP関節の屈曲	短母指屈筋
母趾内転筋	内転、第1趾の屈曲	母指内転筋
小趾屈筋	第5趾のPIP関節の屈曲	小指屈筋
背面		
第4層（最も深部）		
背側骨間筋	第2-4趾の外転	同名
底側骨間筋	第2-4趾の内転	掌側骨間筋

表20-6　足の内在筋の神経支配

筋	神経
背面	
短趾伸筋	深腓骨神経
短母趾伸筋	深腓骨神経
足底面	
母趾外転筋	脛骨神経
短趾屈筋	脛骨神経
小趾外転筋	脛骨神経
足底方形筋	脛骨神経
虫様筋	脛骨神経
短母趾屈筋	脛骨神経
母趾内転筋	脛骨神経
小趾屈筋	脛骨神経
背側骨間筋	脛骨神経
底側骨間筋	脛骨神経

　前脛骨筋は、近位脛骨外側から起こり、足関節の内側に進むに従って表層になる。足関節のすぐ上では、前脛骨筋、長母趾伸筋および長趾伸筋の腱が内側から外側に見られる（図20-37）。長趾伸筋は、第2趾、第3趾、第4趾および第5趾へと走行する腱を持つことに注意する。また、第5趾へと走行する長趾伸筋腱と、第5中足骨底にしか走行しない第3腓骨筋腱の違いにも注意する。

　足の内在筋は、足底面では基本的に4層に配置されている。第1筋層は足底腱膜の深部に位置する（図20-21を参照）。短趾屈筋は正中線に位置し、第2趾から第5趾に進む腱を持つ。内側には母趾外転筋が、外側には小趾外転筋がある（図20-38）。第2層には2つの内在筋、および、2つの外在筋（長趾屈筋と長母趾屈筋）の腱がある（図20-39）。足底方形筋は踵骨から長趾屈筋腱に向かって走行し、長趾屈筋が第2趾から第5趾に進む4つの腱に分かれる直前に付着する。収縮するとき、足底方形筋は屈筋の長い牽引線を真っ直ぐにする。長母趾屈筋の腱は

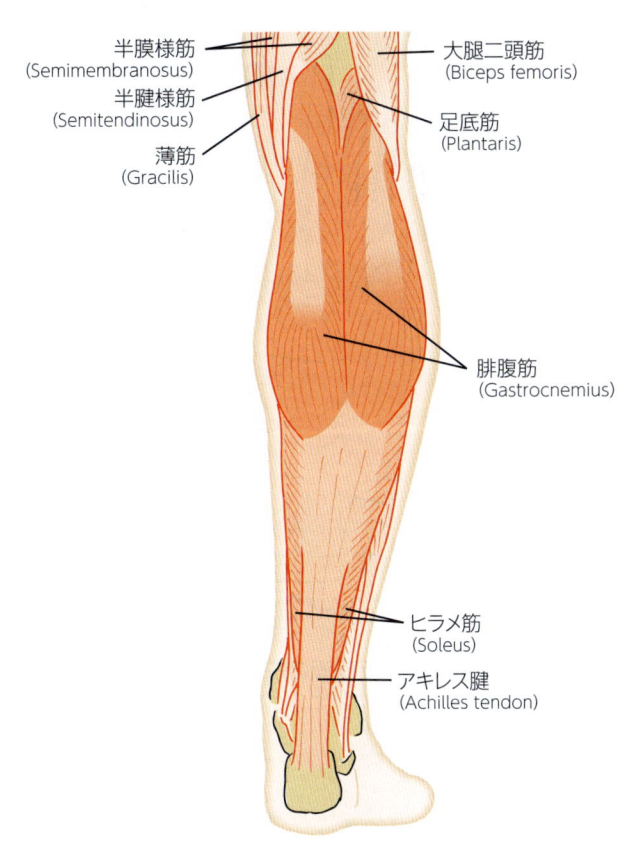

図20-33 下腿後部の筋、表層（後面、右脚）

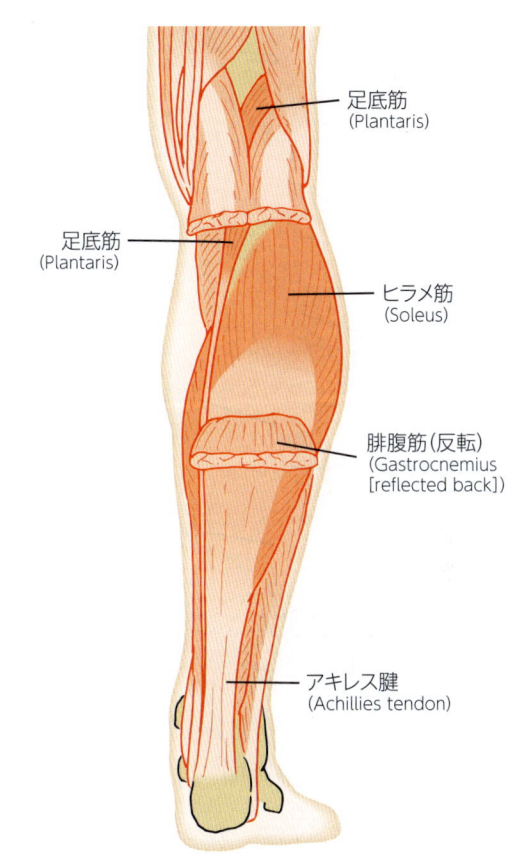

図20-34 後方筋群の中間層。腓腹筋の中間部は切除されている。

この層で見られる。

　虫様筋は、長趾屈筋の腱から起こる4つの内在筋で、4趾の内側を通過して、背面で長趾伸筋腱に付着する。第3層は、内側に短母趾屈筋の2つの頭、外側に小指屈筋を持つ（図20-40）。最も深部の第4層には、骨間筋が含まれる。これらの名前は、底側および背側で骨（中足骨）の間に位置することを意味している（図20-41）。これらは手の虫様筋と同じ機能を持ち、同様の付着部を持つ（比較のため、図13-25および図13-26を参照）。手の指と異なり、第2趾から他の指を外転または内転できる。

　足の背側の内在筋は、相当する外在筋のすぐ下または隣に位置する（図20-42）。短母趾伸筋は、長母趾伸筋のすぐ外側にある。短趾伸筋の3つの腱は、長趾伸筋の深部にあり、第2趾、第3趾および第4趾の遠位付着部に外側で付着する。

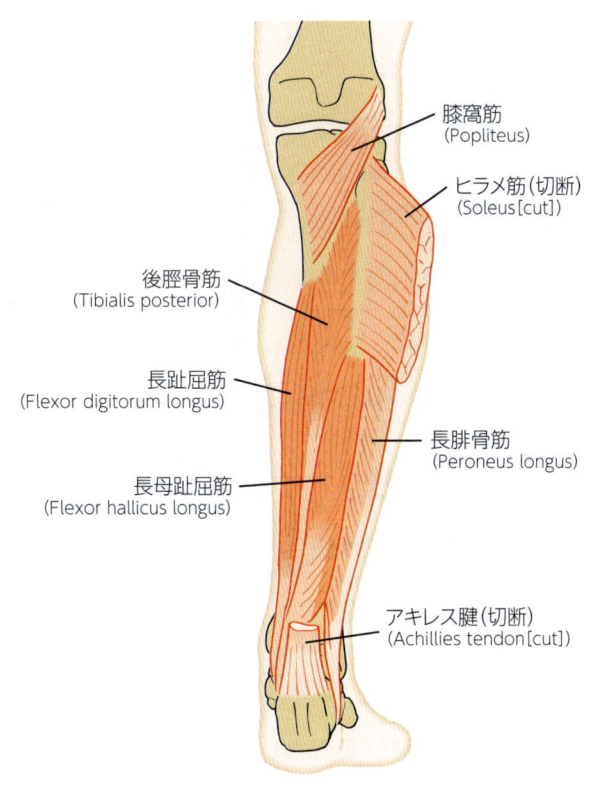

図20-35 後方筋群の深層

320　第Ⅳ部　下肢の臨床運動学と解剖学

図20-36　右側方筋群の筋（外側面）

図20-37　右前方筋群の筋（前面）

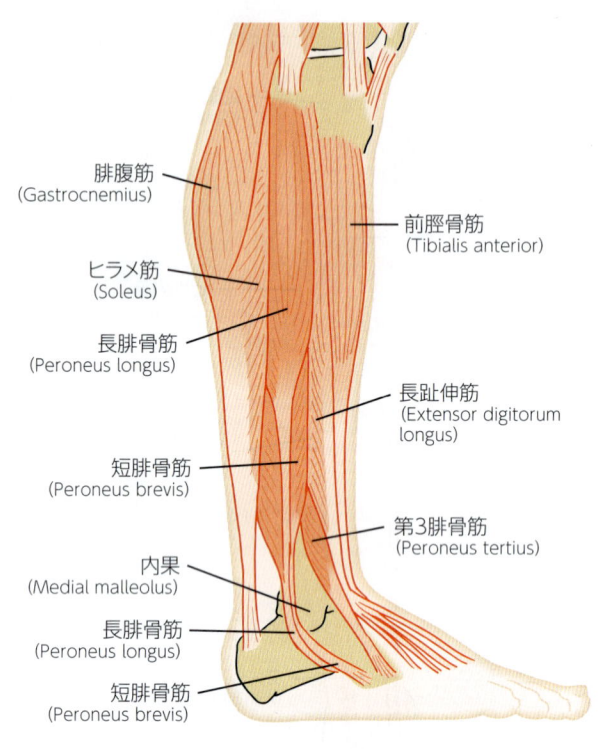

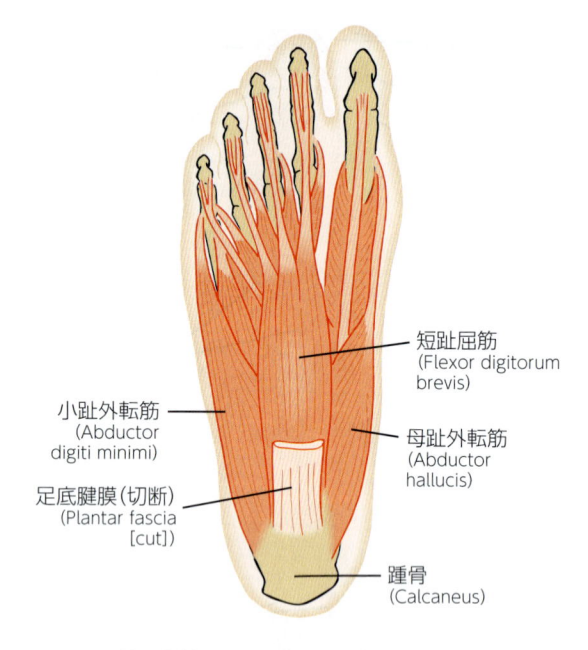

図20-38　第1（浅）層の足底面の筋（足底面）

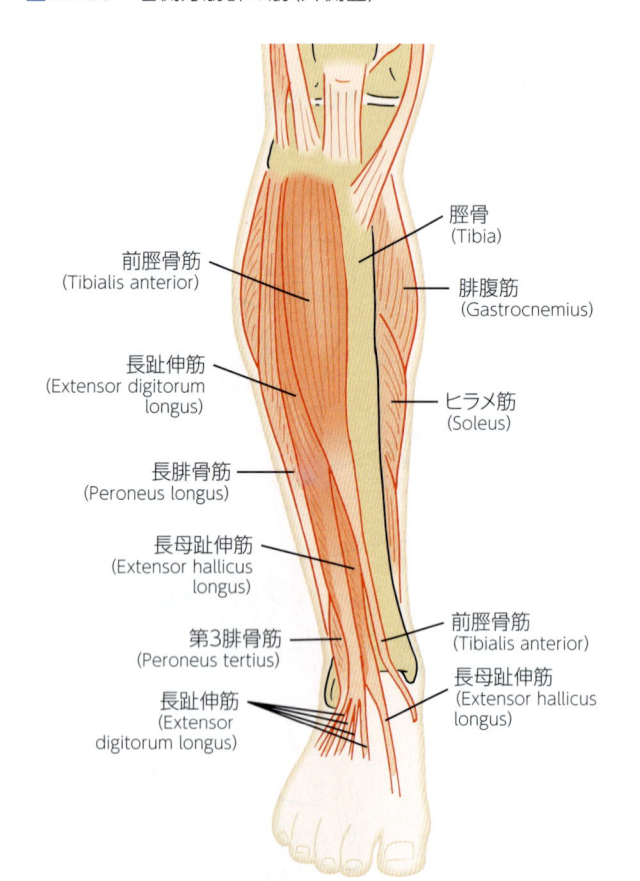

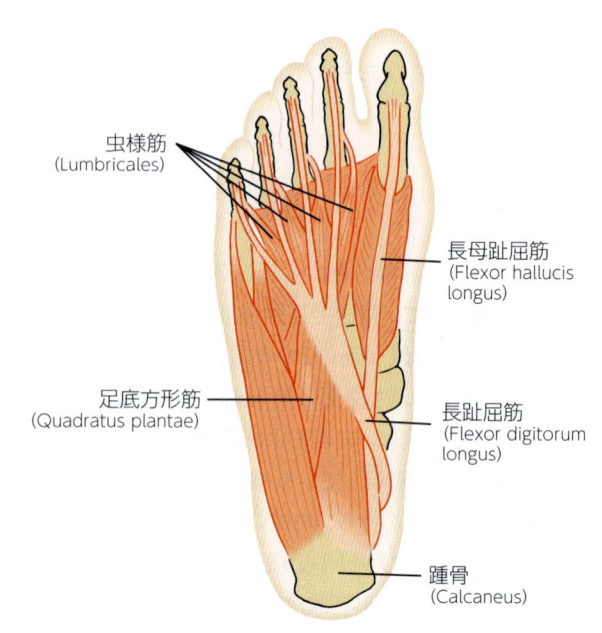

図20-39　第2層の足底面の筋（足底面）

図20-40　第3層の足底面の筋（足底面）

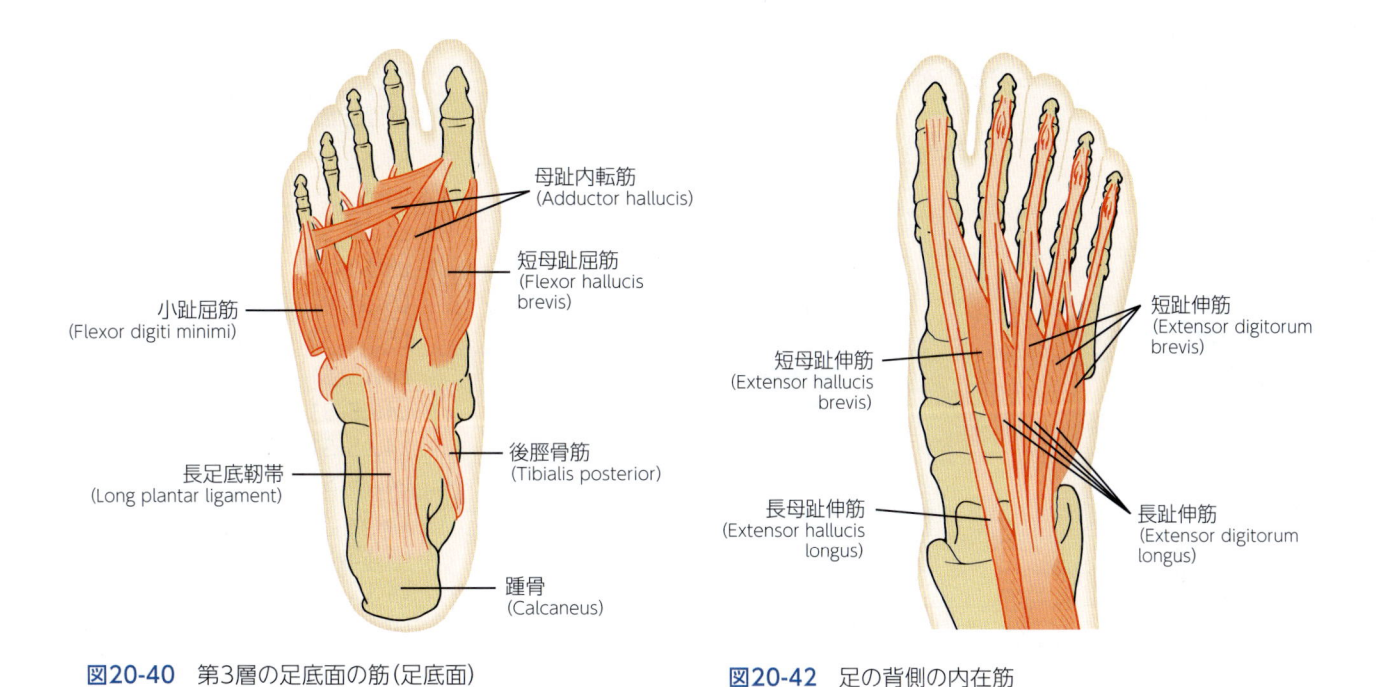

図20-42　足の背側の内在筋

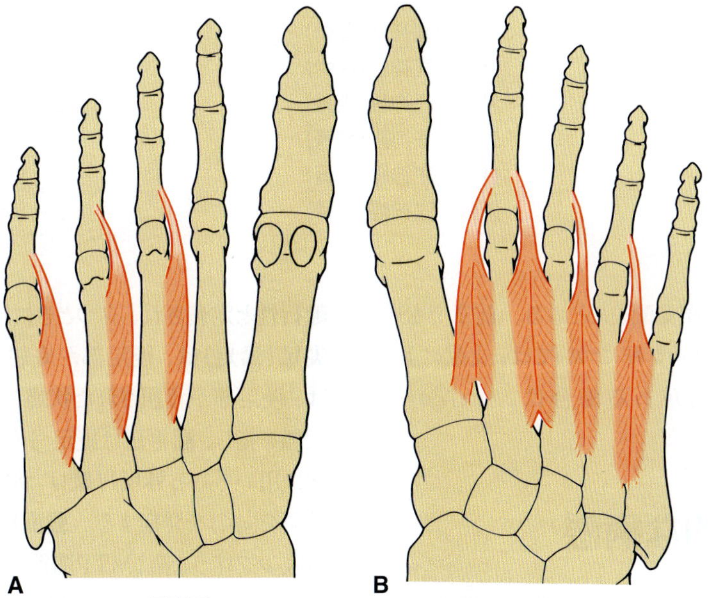

図20-41　第4層（最も深部）の足底面の筋　**(A)** 底側骨間筋　**(B)** 背側骨間筋

筋神経支配の概要

　足関節と足の筋は、神経支配に従って比較的すっきりと分類できる。下腿後部と足の底面に位置するこれらの筋は、**脛骨神経**からの支配を受ける。手と同様に、足底部は2つの群に分けることができる。脛骨神経の外側足底神経枝は、外側に位置する筋を支配し、内側足底神経枝は、内側に位置する筋を支配する。

　浅腓骨神経は、下腿部外側の筋を支配する（腓骨筋）。足関節前部を交叉する第3腓骨筋は例外で、他の前部の筋と共に**深腓骨神経**の支配を受ける。

　表20-6、表20-7および表20-8に、神経および脊髄分

表20-7　下腿部と足の筋の神経支配

筋	神経	脊髄分節
腓腹筋	脛骨神経	S1、S2
ヒラメ筋	脛骨神経	S1、S2
足底筋	脛骨神経	L4、L5、S1
後脛骨筋	脛骨神経	L5、S1
長趾屈筋	脛骨神経	L5、S1
長母趾屈筋	脛骨神経	L5、S1、S2
長腓骨筋	浅腓骨神経	L4、L5、S1
短腓骨筋	浅腓骨神経	L4、L5、S1
第3腓骨筋	深腓骨神経	L4、L5、S1
長趾伸筋	深腓骨神経	L4、L5、S1
短趾伸筋	深腓骨神経	L5、S1
長母趾伸筋	深腓骨神経	L4、L5、S1
前脛骨筋	深腓骨神経	L4、L5、S1
母趾外転筋	内側足底神経（脛骨）	L4、L5
短母趾屈筋	内側足底神経（脛骨）	L4、L5、S1
短趾屈筋	内側足底神経（脛骨）	L4、L5
虫様筋（内側1つ）	内側足底神経（脛骨）	L4、L5
虫様筋（外側3つ）	外側足底神経（脛骨）	S1、S2
小趾外転筋	外側足底神経（脛骨）	S1、S2
足底方形筋	外側足底神経（脛骨）	S1、S2
母趾内転筋	外側足底神経（脛骨）	S1、S2
小趾屈筋	外側足底神経（脛骨）	S1、S2
背側骨間筋	外側足底神経（脛骨）	S1、S2
底側骨間筋	外側足底神経（脛骨）	S1、S2

節に従う足関節と足の神経支配をまとめる。前章でも述べたように、脊髄分節の神経支配については、文献によって記述が異なる。矛盾がある場合は、"Gray's Anatomy"を参照する。

足関節の一般的な病態

脛痛症は、脛骨の内側縁に沿って、通常は足関節の上数センチから脛骨の中ほどまで広がる、運動誘発性の疼痛である。最も多い場合は、骨膜の炎症によって疼痛が及ぼされる。脛痛症は固い地面での走行、つま先走行、ジャンプの頻繁なスポーツによって引き起こされる過用損傷である。**脛骨内側症候群**というのは、疲労骨折に関連しない下腿前部の疼痛を含むより特殊な用語である。

足と趾の変形は、特に歩行時や走行時に下肢および体幹の他の関節に影響を及ぼす場合が多い。正常な足は蹠行性と定義され、立つときに踵が下腿部に垂直である。**尖足**（馬足）は、後足部が底屈された状態である。**踵足**は、後足部が背屈された状態である。**凹足**は弓が異常に状態を指し、**扁平足**は縦足弓内側部の欠損である。病理学に用いられる**外反母趾**は、母趾が外反変性（遠位端が外側を向く）を発症する。**強直母趾**は、疼痛と関節可動域の減少を伴う、第1MTP関節の変性症状である。四趾が変性すると、すべてのMTP関節が過伸展する。**槌状趾**は、PIP関節が屈曲しDIP関節が伸展する。**マレット趾**はその反対で、PIP関節が伸展し、DIP関節が屈曲する。**鉤爪趾**はPIP関節が屈曲しDIP関節も屈曲する。

中足骨痛は、中足骨頭周辺の疼痛に関連する全般的な用語である。挫傷に似た、あるいは、「砂利の上を歩くような」疼痛と表されることが多い。疼痛は通常、活動に伴い悪化する。**モートン神経腫**は、第3中足骨と第4中足骨の間の水かきにある足底指神経にかかる異常な圧迫に

表20-8	足関節と足部の脊髄分節支配				
脊髄レベル		L4	L5	S1	S2
腓腹筋				X	X
ヒラメ筋				X	X
足底筋		X	X	X	
後脛骨筋			X	X	
長趾屈筋			X	X	
長母趾屈筋			X	X	X
長腓骨筋		X	X	X	
短腓骨筋		X	X	X	
第3腓骨筋		X	X	X	
長趾伸筋		X	X	X	
短趾伸筋			X	X	
長母趾伸筋		X	X	X	
前脛骨筋		X	X	X	
母趾外転筋		X	X		
短母趾屈筋		X	X	X	
短趾屈筋		X	X		
虫様筋		X	X	X	X
小趾外転筋				X	X
足底方形筋				X	X
母趾内転筋				X	X
小趾屈筋				X	X
背側骨間筋				X	X
底側骨間筋				X	X

よって引き起こされる。この圧迫が、趾の疼痛としびれ感を及ぼし、走行などの活動によって悪化する。**ターフトゥ**は、MTP関節での母趾の強制的な過伸展によって引き起こされる。フットボール、野球またはサッカーの選手によく見られる。

足関節は、身体で最も損傷の多い関節であると思われる。**足関節捻挫**はおそらく、アマチュアおよびプロの運動選手に最も多く見られる損傷であり、最も損傷が多い靭帯は外側靭帯である。外反または内反捻挫は、足が底屈または内返しの肢位にあるときに起こる。外側靭帯の3部位の1つ以上が伸張または断裂する。

足関節部骨折は、予想外の障害物につまずいたときや、高いところから転落したときに起こることが多く、足関節をひねる要素にも関連している。外果が関係することが最も多い。**両果骨折**は両方の果に関連し、**三果部骨折**は両方の果と脛骨の後唇に関連する。

足底腱膜炎は、多く見られる過用損傷で、踵に疼痛が及ぼされる。足底腱膜は、縦足弓内側部の維持を助け、体重負荷時の緩衝材として作用する。疼痛は通常、腱膜が足底面で踵骨に付着する箇所に起こる。**アキレス腱炎**は、腓腹筋-ヒラメ筋腱の炎症であり、**アキレス腱断裂**の前症状である場合がある。完全断裂すると、足関節を底屈できなくなる。腱が無傷か否かを判断するには、患者を腹臥位にして、台の縁から足を出す。腓腹筋の筋腹を締め付ける。腱が無傷であれば、わずかに底屈が起こるが、腱が断裂していると、運動が起こらない。

三関節固定術は、距骨下関節、踵立方関節および距舟関節を融合する外科的処置である。これにより、足の内側-外側を固定し、距骨下関節の疼痛を緩和するが、足関節での内返しおよび外返しが不能になる。距脛関節は関係しないため、足関節の背屈と底屈は残る。

重要なポイント

- 筋の伸張は、弛緩した筋に行われ、筋の強化は筋が収縮するときに起こる。
- 二関節筋を伸張するには、その筋に疼痛が及ばない範囲で、同時に二つの関節で伸張する。
- 二関節筋が同じ関節を交叉するとき、単関節筋を伸張するには、二関節筋が1つの関節だけで伸張するような関節の肢位にする。
- 伸張された単関節筋の長さは、関節で可能な可動域よりも大きい。
- 二関節筋の伸張幅は、両関節で可能な複合運動可動域よりも小さい。
- 筋収縮は、収縮前に伸張させた場合が最も強い。
- 筋は短縮するとすぐに筋力を失う。
- 二関節筋は、単関節筋よりも長時間、収縮力を維持する。これは、他の関節を短縮しながらその筋を伸ばすことができるためである。

復習問題

解剖学一般問題

1. 足（距腿）関節について次の問いに答えよ：
   a. 軸の数：
   b. 関節の形状：
   c. 可能な作用の種類：
   d. 関係する骨：
2. 距骨下関節にはどの骨が関係しているか。
   横足根関節にはどの骨が関係しているか。
3. 骨間膜の機能は何か。
4. 足関節の内側を安定化する靭帯を挙げよ。また、それらを合わせて何と呼ぶか。
5. 足関節の外側を安定化する靭帯を挙げよ。また、それらを合わせて何と呼ぶか。
6. 2つの足の縦アーチの名前を答えよ。
7. 各足の縦アーチに関係する骨を挙げよ。
8. 足の横アーチに関係する骨を挙げよ。
9. アーチの機能は何か。
10. 内果の後ろを通る筋はどれか。
11. 足の内側に付着する外在筋はどれか。
12. 外果の後ろを通る筋はどれか。
13. 足の外側に付着する外在筋はどれか。
14. 足の「あばら筋」を形成する筋はどれか。
    あばら筋がどのように形成されるかを説明せよ。
15. L4の脊髄損傷を持つ患者は自動的に足関節を底屈できるか。

機能的アクティビティ問題

次の活動における主な足関節の作用または肢位を答えよ：

1. 運転中にアクセルペダルを踏む
2. ヒールの高い靴で立つ
3. 急な坂を登る
4. 急な坂を下る
5. 床に足をつけ、靴の踵を旋回点として足で床ぶきする
6. 踵で歩く
7. ジャンプ、ホップまたはスキップのために離地する

臨床演習問題

1. 各筋について、次の問いに答えよ：

腓腹筋

復習問題（続き）

　　a. 交叉する関節の数はいくつか。
　　b. 膝関節運動は何か。
　　c. 足関節運動は何か。
　ヒラメ筋
　　a. 交叉する関節の数はいくつか。
　　b. 膝関節運動は何か。
　　c. 足関節運動は何か。

2. 手を肩の高さで壁につける。左足を壁から60cm、右脚を30cm離して立つ（図20-43）。左脚は真っ直ぐのまま、右足を床につけ、骨盤を前へ移動しながら壁の方へ傾き、右膝関節を屈曲する。膝関節と足関節で起こっていることを中心として、次の問いに答えよ：
　　a. 次の関節で起こっている肢位または運動は何か。
　　　左膝関節 ＿＿＿＿＿＿＿＿＿＿
　　　左足関節 ＿＿＿＿＿＿＿＿＿＿
　　b. 上記の肢位になるために、左腓腹筋は収縮しているか、または伸張しているか。
　　c. 上記の肢位になるために、左ヒラメ筋は収縮しているか、または伸張しているか。
　　d. これら2つの筋のどちらがより伸張するか。
　　e. それはなぜか。

3. 問2のエクササイズの肢位を、今度は左膝関節を屈曲してもう一度行う。
　　a. 次の関節で起こっている肢位または運動は何か。
　　　左膝関節 ＿＿＿＿＿＿＿＿＿＿
　　　左足関節 ＿＿＿＿＿＿＿＿＿＿
　　b. この新たな肢位において、左腓腹筋は膝関節で伸張しているか、または弛んでいるか。
　　c. この新たな肢位において、左腓腹筋は足関節で伸張しているか、または弛んでいるか。
　　d. この新たな肢位において、左ヒラメ筋は膝関節で伸張するか。
　　e. この新たな肢位において、左ヒラメ筋は足関節で伸張するか。
　　f. これら2つの筋のどちらがより伸張するか。
　　g. それはなぜか。

4. 直立して、椅子の背もたれにつかまってバランスをとりながら、つま先をできるだけ高く上げる。
　　a. 次の関節で起こっている肢位または運動は何か。
　　　膝関節 ＿＿＿＿＿＿＿＿＿＿
　　　足関節 ＿＿＿＿＿＿＿＿＿＿
　　b. 腓腹筋は膝関節の上で短縮しているかまたは伸張しているか。
　　c. 腓腹筋は足関節の上で短縮しているかまたは伸張しているか。
　　d. ヒラメ筋は膝関節の上で短縮しているかまたは伸張しているか。
　　e. ヒラメ筋は足関節の上で短縮しているかまたは伸張しているか。
　　f. この肢位では腓腹筋の方がヒラメ筋より強いのはなぜか。

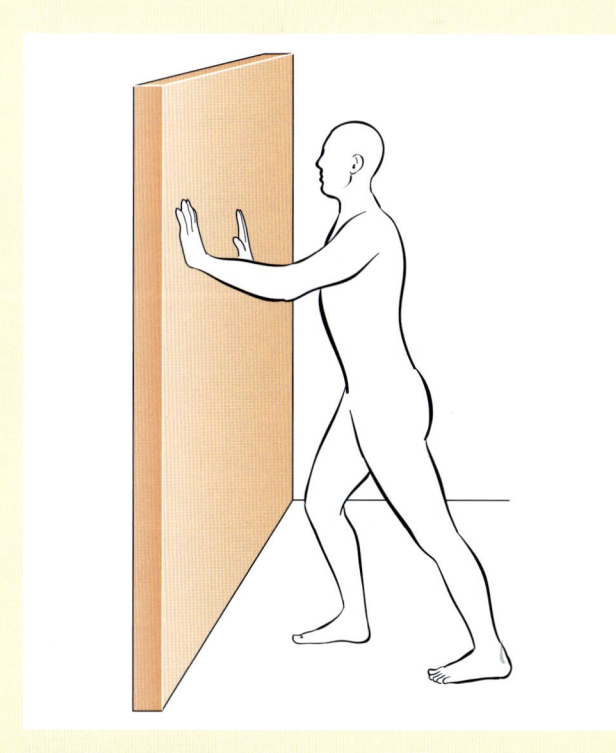

図20-43　開始肢位

（次ページに続く）

復習問題（続き）

5. 膝関節を屈曲して座り、足と脚を丸めて足の裏を合わせる（図20-44）。
   a. 足関節での関節運動（あるいは試みている関節運動）は、内返しと外返しのどちらか。
   b. どの種類の収縮（等尺性、求心性または遠心性）が起こっているか。
   c. この作用の主動作筋はどれか。

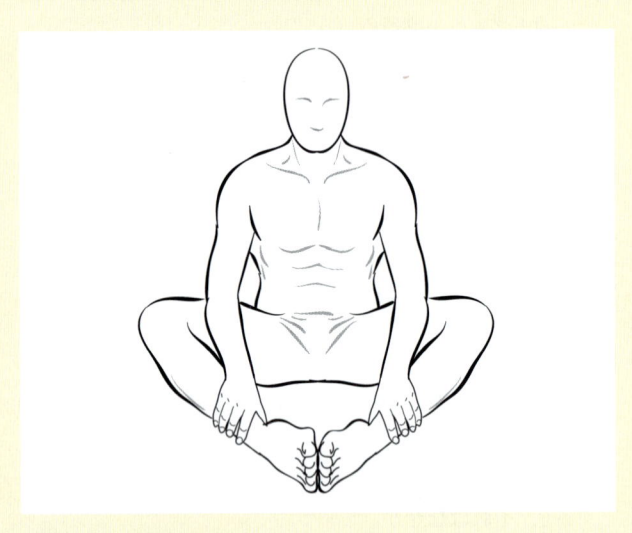

図20-44　開始肢位

6. 膝を伸展して床に座り、足関節を底屈して中足部にゴムバンドを巻き、輪にした反対端を重いテーブルの脚に固定する。ゴムバンドが充分に張るまで遠くに離れる。趾を膝関節の方へできるだけ高く上げる。5まで数えて維持する。開始肢位に戻る。
   a. 3段階それぞれで起こっている運動は何か。
   b. 3段階それぞれで起こっている収縮の種類は何か。
   c. 主動作筋とて関与している筋はどれか。
   d. これは開運動連鎖または閉運動連鎖のどちらか。

第 V 部

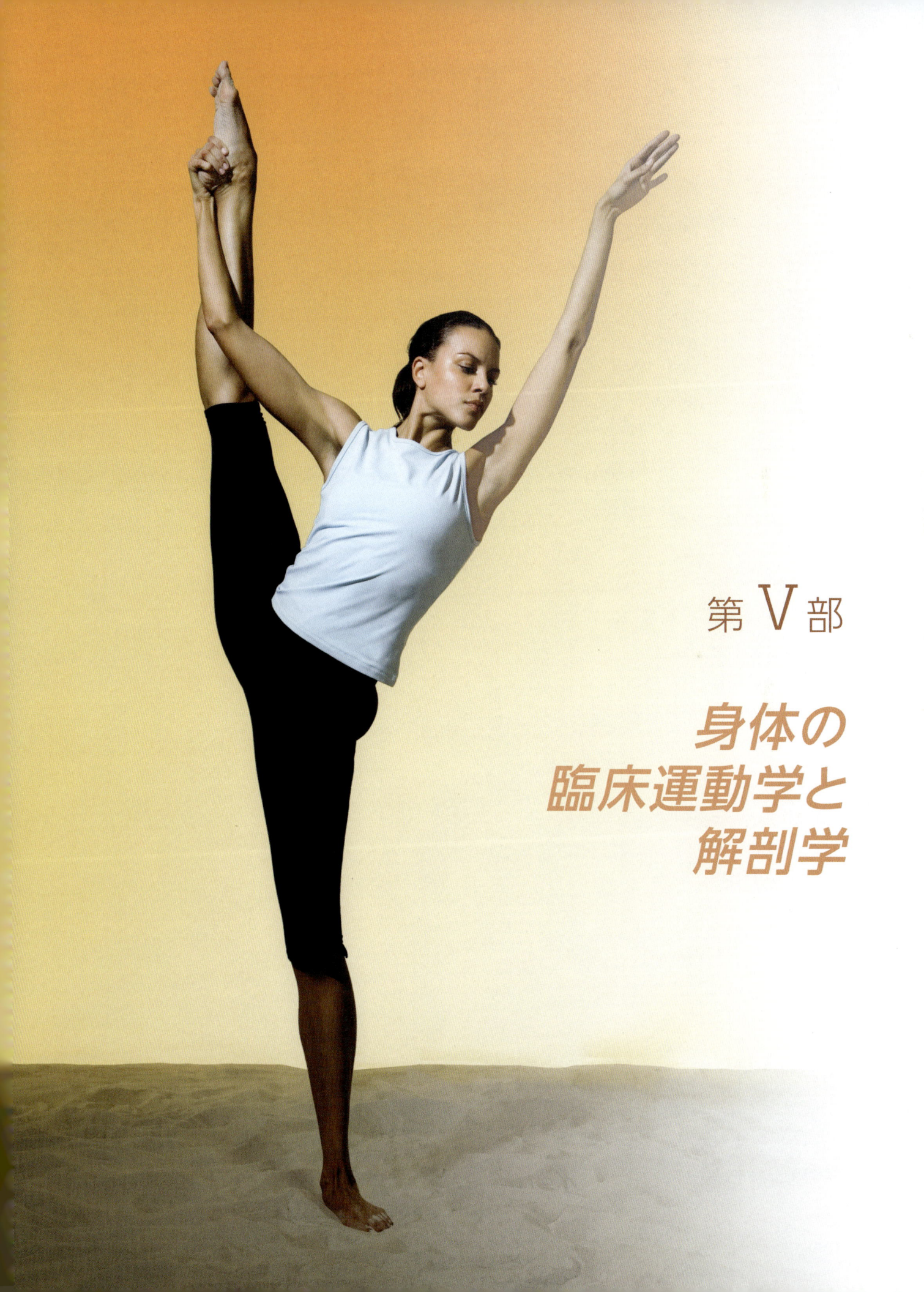

身体の
臨床運動学と
解剖学

第21章
姿勢

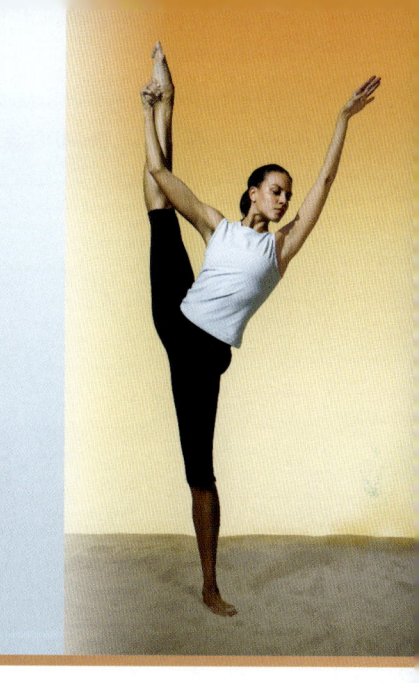

脊椎アライメント
 脊椎弯曲の発達
立位
 側面
 前面
 後面
座位
背臥位
一般的な姿勢の偏位
復習問題
 解剖学一般問題
 機能的アクティビティ問題
 臨床演習問題

 一般的に、姿勢はその時々の身体部位の相互の関係における位置である。姿勢は、立位、座位または臥位などの静止姿勢のように静的な場合もある。また、身体がある肢位から別の肢位に動くような動的な場合もある。姿勢は、様々な身体分節のアライメントを扱う。これらの身体分節は、ブロックに例えることができる。ブロックを積み始めるとき、ブロックを別のブロックのちょうど真上にのせていくと、ブロックでできる柱は比較的安定が保たれる。ところが、それぞれを中心からずらして積んでいくと、上のブロックが下のブロックを補正し、支持基底面内に収まらない限り、柱は直立を保てない。人体では、体重の負荷に関わる各筋を姿勢分節とみなすことができる。

脊椎アライメント

 脊柱は、ブロックの柱に例えることができる。完全に直立ではなく、つりあいの取れた前後方向の一連の弯曲を持つ。これらの弯曲は、安静時および活動時に維持され、緩衝材として作用し、損傷の程度を軽減しなければならない。胸椎および仙椎の弯曲は、腰椎の弯曲と均衡している（図21-1）。胸椎および仙椎の弯曲は、前方に凹形、後方に凸形であり、矢状面で見ることができる。腰椎および頸椎の弯曲はそれとは逆に、前方に凸形、後方に凹形をしている。弯曲には、凹形と凸形の2つの側があることを覚えておく。従って、弯曲は、基準となる側によって、凹形または凸形になる。

 これらの脊柱弯曲が、良姿勢の状態より1箇所でも大幅に増大あるいは減少すると、不良姿勢が起こる。例えば、「脊柱前弯」は腰椎の弯曲が増大するのに対し、「平背」

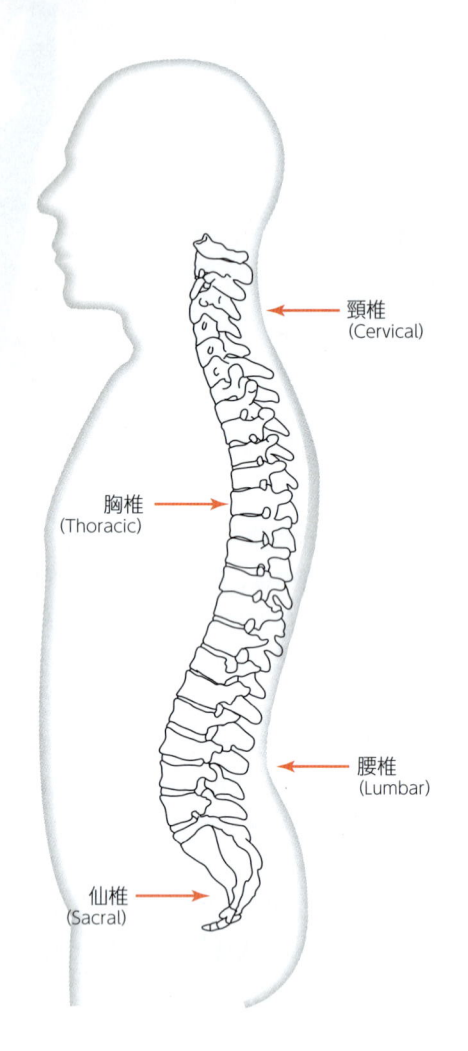

図21-1　脊柱の主要な4つの弯曲（側面）

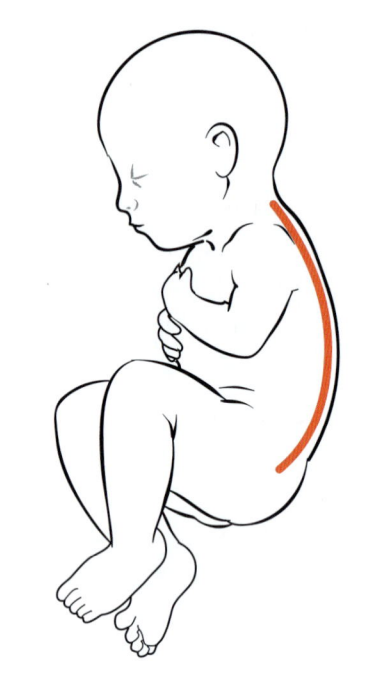

図21-2　新生児の基本的な弯曲（側面）

は胸椎の弯曲が減少する。多くの場合、腰椎の弯曲が増大すると、胸椎の弯曲も増大する。側弯も存在する。脊椎の側弯は、「脊柱側弯症」と呼ばれる病理学的症状である。

脊椎弯曲の発達

　誕生時は、脊柱全体が屈曲している。矢状面から見ると、前方に凹形をしている。この凹形弯曲は**主たる弯曲**（*primary curve*）という（図21-2）。よって、胸椎と仙椎は主たる弯曲であるといえる。腹臥位になったとき、2～4歳の幼児は頭を上げるようになり、5、6歳の幼児は下肢の両側を上げるようになる。重力に逆らうこれら2つの伸展作用が、**二次的弯曲**（*secondary curve*）を作る。これらは、頸部と腰部の前方への凸形弯曲である。

　直立時の骨盤を水を張ったボウルと考えてみる。ボウルが水平であれば、水はこぼれない。ボウルが前方や後方に傾くと、水はこぼれる。同様に、骨盤の肢位は脊柱、特に腰部に大きく影響する。骨盤は、中間位を維持しなければならない。（1）上前腸骨棘（ASIS）と上後腸骨棘（PSIS）が横断面で互いに水平で、（2）ASISが恥骨結合と同じ垂直面にあるとき、骨盤の肢位は中間位にある。骨盤が中間位にあるとき、腰椎は理想的な弯曲を有する。骨盤が前方に傾いているとき、腰椎の弯曲は増大する（**脊椎前弯**）。骨盤が後方に傾いているとき、腰椎の弯曲は減少する（平背）。図17-13にこれらの肢位を図示する。

　体重が両脚に均等にかかっているとき、骨盤は左右の水平を維持し、両ASISが同じ高さになければならない。だが歩行時は、立脚相から遊脚相に体重が移動するので、骨盤は左右に傾く。この**側方骨盤傾斜**は、主に中殿筋や小殿筋などの股関節外転筋、および、主に脊柱起立筋や腰方形筋などの体幹側屈筋によって制御される。左膝関節を屈曲して左足を浮かせる場合、左側の骨盤は支えを失い降下する。股関節外転筋と体幹側屈筋の偶力の作用により、骨盤の高さが維持される。対側の右股関節外転筋が収縮して右側の骨盤を引き下げ、左（同側）の体

幹側屈筋が収縮して左側の骨盤を引き上げる。これらの運動を図17-21に示す。両脚の長さが異なると、異常な側方骨盤傾斜が生じる。その結果、側弯、すなわち脊柱側弯症が起こる。

　筋収縮は基本的に静的姿勢および動的姿勢の両方において身体を直立に維持する役目を担う。主にこれに関与する筋を**抗重力筋**という（図21-3）。これらは、股関節と膝関節の伸筋、および、体幹と頸部の伸筋である。その他に関与する（関わりは小さいが直立の維持にやはり重要である）筋は、体幹と頸部の屈筋および側屈筋、股関節の外転筋と内転筋、並びに、足関節の回内筋と回外筋である。これらの筋をすべて弛緩すると、姿勢は崩れる。

　足関節の底屈筋と背屈筋は、姿勢動揺を制御する上で重要である（図21-4）。**姿勢動揺**は、主に足関節で起こる運動によって引き起こされる、直立した身体の前後運動である。この動揺は、支持基底面内の重心を一定間隔で移動させて元に戻す結果である。これを実践するには、両足をやや開いて、直立する。足関節を曲げて身体全体をゆっくりと前に傾ける。前傾を修正しなければならない、あるいは、バランスを失う地点に到達する。すると、足関節の底屈筋が収縮して直立姿勢に戻る。次に、後方に傾くとどうなるかが分かる。この場合も、姿勢を修正しなければならない、あるいは、バランスを失う地点まで到達する。すると、足関節の背屈筋が収縮して、直立姿勢に戻る。

図21-4　姿勢動揺

重心を高く、支持基底面を小さくすると、姿勢動揺は大きくなる。これを再度実践するため、両足をやや開いて直立する。身体が前後にどの程度動くのかを確かめてみる。次に、両足を寄せ、つま先で直立して確かめる。すると、重心が高く、支持基底面が小さくなったことにより、後の肢位の方が運動は大きいことが分かる。

　良姿勢は、アライメントが正しいことを意味し、骨、靭帯、筋および腱にかかる負荷が軽減されるため、重要である。正しいアライメントにより、機能も改善し、身体を直立に維持するために要する筋のエネルギーが少なくなる。例えば、膝関節が完全に伸展している場合、膝関節が座屈しないよう維持するために筋収縮をほとんど必要としない。しかし、膝関節がやや屈曲している場合、膝関節が崩れないよう維持するには、膝関節の筋（膝関節伸筋）が収縮する必要がある。立位は閉運動連鎖活動であるため、股関節および足関節の筋も収縮して、身体の重心を支持基底面で維持する必要がある。

　バレエダンサーの動きをみることは、運動中の良姿勢を見ることである。バレエは、美的に優れた方法で運動を見せようとするものである。最も美しい運動は、最も機能的である。正しい姿勢アライメントを保ち、支持基底面内に

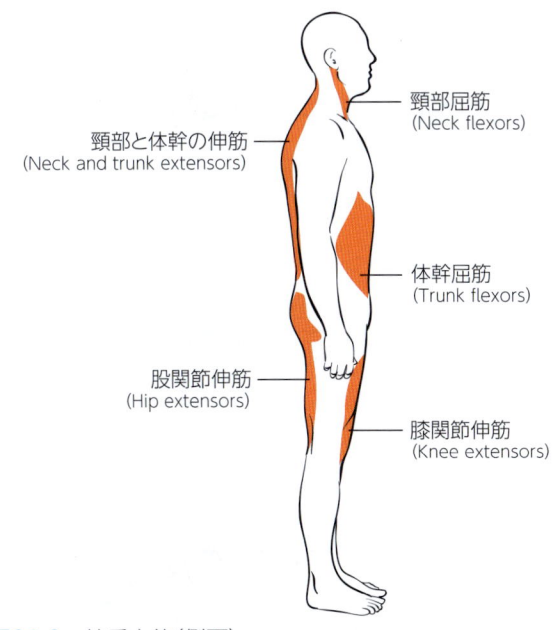

図21-3　抗重力筋（側面）

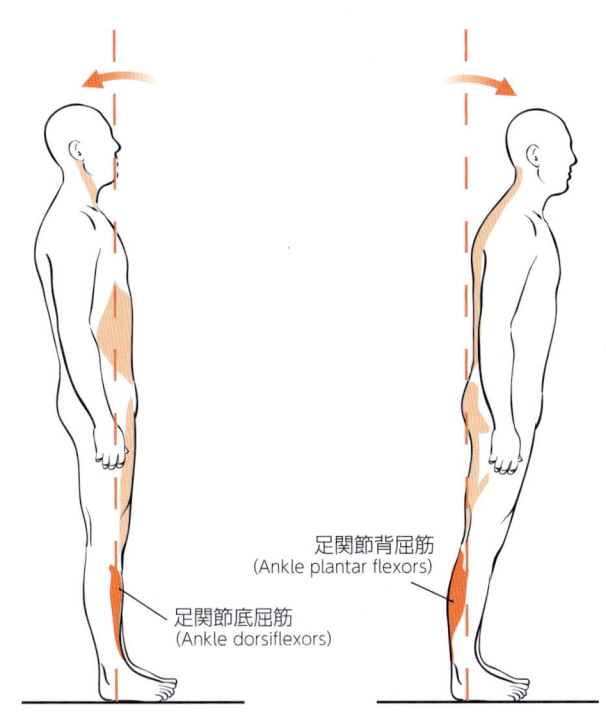

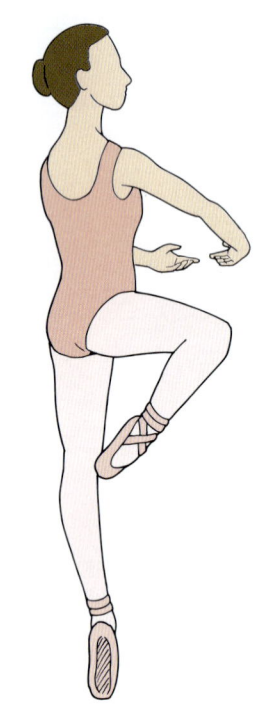

332　第Ⅴ部　身体の臨床運動学と解剖学

図21-5　バレエダンサーは運動中、良姿勢を維持しなければならない。

重心を維持すると、身体部位への負荷が軽減され、バランスが良くなる。バレエダンサーは習い始めるうちから、良姿勢の基本的な要素を学ぶ。背を伸ばし、膝関節筋を緊張させ、腹筋を緊張させて「パンケーキのように」腹部を平らにし、「岩のように」臀部を維持する様々な方法を教わる。言い換えると、ダンサーは正しいアライメントを想定し、これを維持するのである。図21-5のダンサーは、かなり小さい支持基底面の上でバランスをとりながら、優れた身体アライメントを維持している。彼女はこの姿勢を動的に維持しながら、ポアント（趾を伸展し、足関節を大きく底屈する）で旋回（ピルエット）している。

立 位

　姿勢については、静的な立位で説明する方が易しい。やや動揺する場合を除き、身体が動かないからである。だが、静的姿勢に関する指針の多くは、動的姿勢にも当てはめることができる。
　人の姿勢の評価は、天井から吊り下げた下げ振りを用いるか、あるいは、人の背後に描いた姿勢のグリッドを基準点に用いることによって最も正確に行える。下げ振りは、下端に重りをつけた糸または紐である。紐に重りがついているので、完全に真っ直ぐな鉛直線になる。

側 面

　立位を**側方**から見たときに、下げ振りが外果のやや前を通るように配置する（図21-6）。理想的な姿勢では、下げ振りが次に上げる指標を通るよう身体分節が配置されるはずである。

頭部
耳垂を通る。

肩
肩峰突起の先端を通る。

胸椎
椎体の前部。

腰椎
椎体を通る。

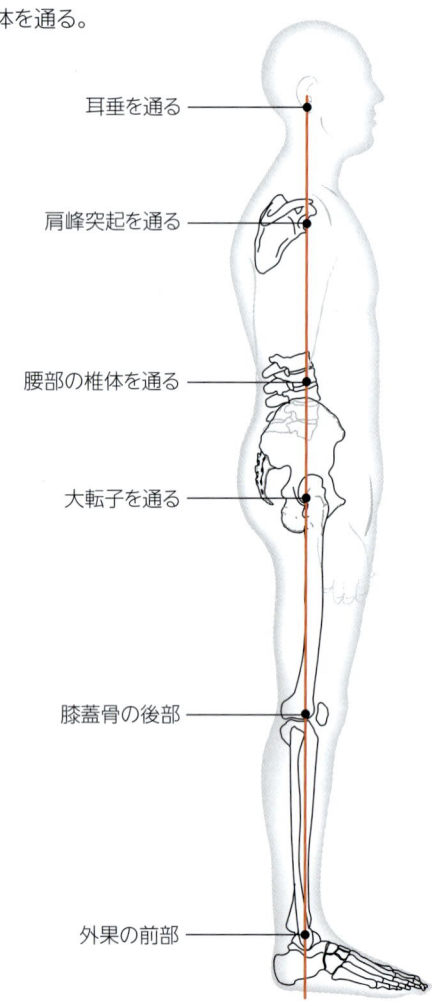

図21-6　姿勢（側面）

骨盤
水平

股関節
大転子を通る(股関節の軸のやや後方)。

膝関節
膝関節を伸展した状態で、膝蓋骨のやや後方(膝関節の軸のやや前方)

足関節
足関節を背屈と底屈の中間位にした状態で、外果のやや前方。

表21-1に、側面から分かる一般的な姿勢の偏位をまとめる。立位は閉運動連鎖活動であるため、1つの関節の肢位または運動が他の関節の肢位または運動に影響する。

前面

立位を**前方**から見たとき、下げ振りは身体の矢状面中心を通り、身体を左右均等に隔てていなければならない(図21-7)。身体分節は次の順に配置されなければならない:

頭部
伸展し水平である。屈曲や過伸展しない。

肩
水平である。挙上または下制していない。

胸骨
正中線に位置する。

股関節
水平で、両上前腸骨棘(ASIS)が同じ平面にある。

両脚
わずかに開いている。

膝関節
水平で、弓なりまたは外反していない。

足関節
足の弓が正常である。

両足
つま先がわずかに外を向く。

後面

立位を**後方**から見たとき、下げ振りは身体の矢状面中心を通り、身体を左右均等に隔てていなければならない

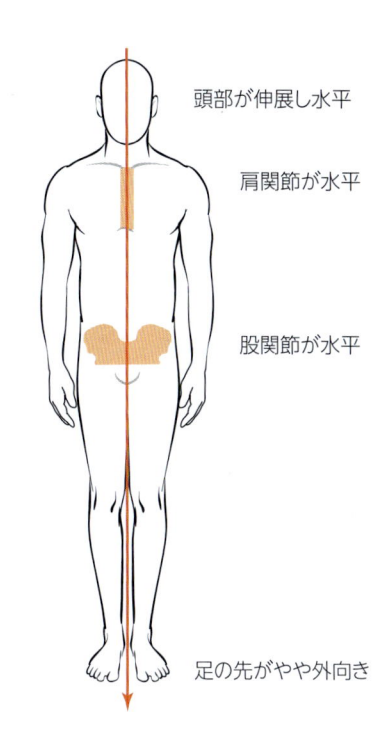

図21-7 姿勢(前面)

(図21-8)。身体分節が次の順に配置されなければならない:

頭部
伸展し水平である。屈曲や過伸展しない。

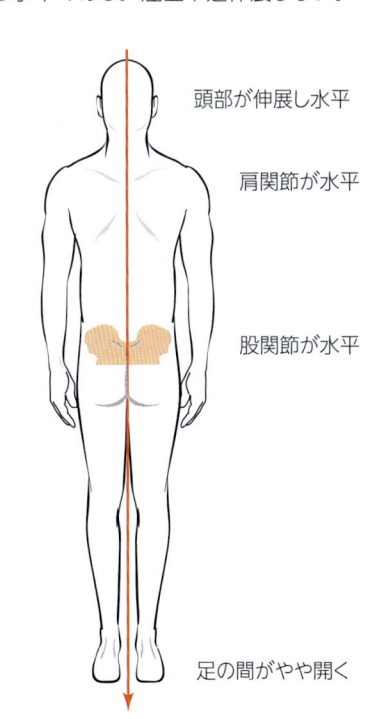

図21-8 姿勢(後面)

表21-1　一般的な姿勢の偏位の一覧

	側面	後面	前面
頭部	前方	傾斜 回旋	傾斜 回旋 下顎骨の非対称
頸椎	過度の弯曲 弯曲の平坦化		
肩	丸くなる	挙上 下制	挙上 下制
肩甲骨		外転 内転 翼状	
胸椎	過度の弯曲	側方偏位	
腰椎	過度の弯曲 弯曲の平坦化	側方偏位	
骨盤	前方骨盤傾斜 後方骨盤傾斜	側方骨盤傾斜 骨盤回旋	
股関節			内旋 外旋
膝関節	反張膝 膝関節屈曲	内反膝 外反膝	外方脛骨捻転 内方脛骨捻転
足関節／足	前方姿勢 縦足弓の平坦化 過度の縦足弓	扁平足 凹足	外反母趾 鉤爪趾 槌状趾 マレット趾

肩
水平である。挙上または下制していない。

棘突起
正中線に位置する。

両脚
わずかに開いている。

股関節
水平で、両上後腸骨棘(PSIS)が同じ平面にある。

両脚
わずかに開いている。

膝関節
水平で、弓なりまたは外反していない。

足関節
踵骨が真っ直ぐである。

座位

　座っているときは、椎間円板にかなりの圧迫がかかるため、座位での正しい姿勢アライメントは重要である。研究によると、座位での円板の圧迫は、立位での圧迫の半分近く増加する。分かりやすく言えば、脊椎の前の部分に重みが移動するために、椎間円板にかかる圧迫が増加する。人が前方に傾くと、円板の圧迫は増大する。人が前方に手を伸ばすかまたは重りを持ち上げると、てこのアームの長さまたは重みが増すことによって、椎間円板の圧迫がさらに増大する。様々な肢位における円板の圧迫を図21-9に示す。円板の圧迫は、背臥位をとるとき最小となる。立っても座っても増大する。これらの肢位で前方に傾くと円板の圧迫が増大し、手に物を持ちながら前方に傾くとさらに増大する。

　背をもたれずに座る場合に(図21-10)よく起こるが、腰椎の弯曲が減少すると、椎間円板と後部構造にかかる圧

第21章 姿勢 335

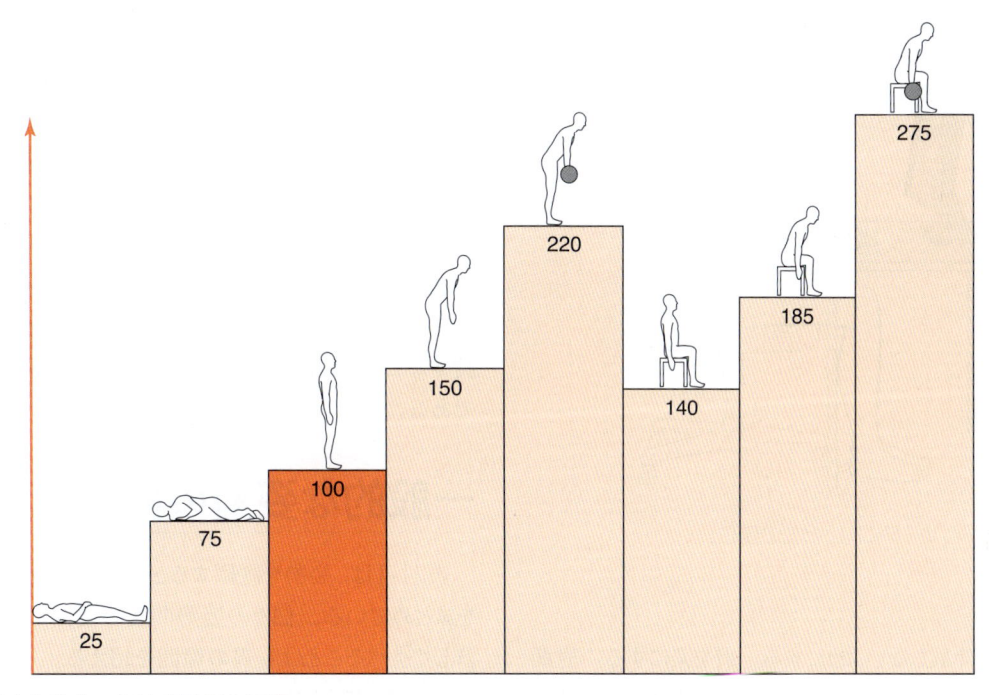

図21-9 様々な肢位における円板の圧迫。

迫は増大する。前傾座面椅子など(図21-11)の椅子は、骨盤をやや前方に傾斜することによって、椎間円板への圧迫を減少できる。これにより、腰椎の弯曲が維持できる。だが、背中が支えられていないため、身体を直立に維持するために持続的でさらに強い筋収縮が必要である。

体重が脊椎の前部に移動することはかならずしも問題ではない。この肢位では椎間円板への圧迫は増大するが、脊椎の後部分(椎間関節)にかかる負荷は軽減される。従って、椎間関節に問題がある人は、一般に屈曲位をとることが望ましい。逆に、円板に問題のある人は、伸展位をとることが望ましい。

座位では、腰椎の前弯を維持して腰部をもたれる椅子に座ることで、円板への圧迫が最も小さくなる。脊椎弯曲を維持し、床に足をつけ、腰をもたれ、上体のアライメントを正しく保つことが、正しい座位の重要な要素である。図21-12に、コンピュータに向かうときの最適の姿勢を示す。頸部と体幹を直立し、体幹をもたれることで、腰椎を支える。画面の最上部を目の高さに合わせる。画面を見るた

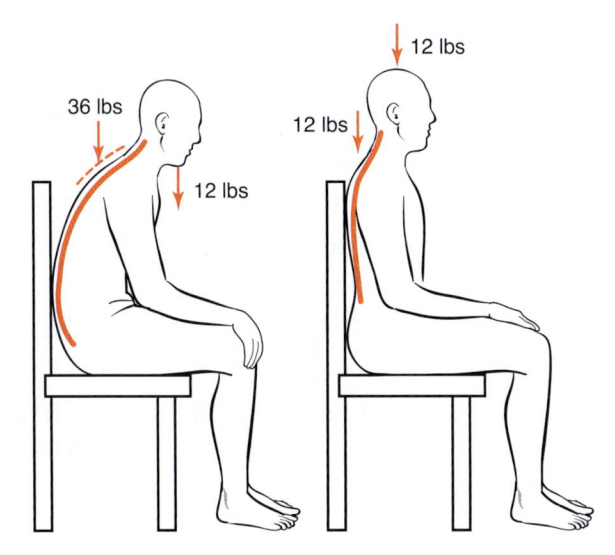

図21-10 前かがみの姿勢は円板の圧迫を増大する。

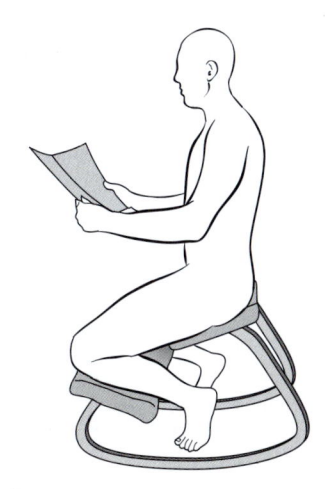

図21-11 バランスチェアーの姿勢は円板の圧迫を軽減する。

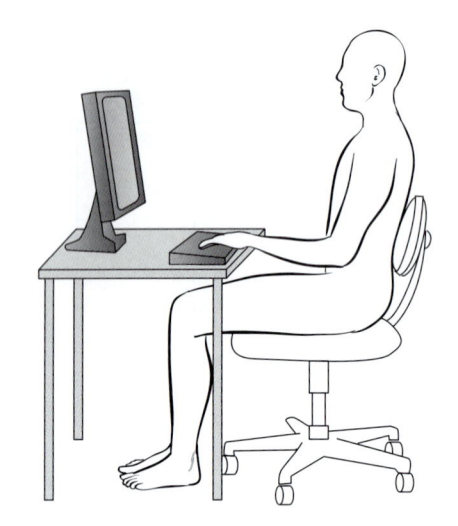

図21-12　コンピュータに向かっての座位。

めに頭部を過伸展しないようにする。肩を楽にする。肘関節を屈曲し、身体に近づける。手、手首および前腕を地面と平行に真っ直ぐにする。股関節と膝が屈曲できるように椅子に座る。大腿部は地面と平行に、下腿部は垂直にして、足裏が床や足掛けにつくようにする。

背臥位

　横になることは、安静位とみなされる(図21-13)。背臥位のとき、椎間円板の圧迫が最も小さい(図21-9を参照)。下げ振りを水平に進むと、立位と同じ多くの指標と交差する。この肢位における正しいアライメントも重要である。正しい安静面は、腰椎の弯曲を損なわないようしっかりと安定しつつ正常な弯曲を確保し、支えられる程度に柔らかくなければならない。側臥位では、下側の脚が伸展され、上側の脚が屈曲する。脚の間に枕を置くと、股関節を正しい姿勢に維持することで快適性が増す。腹臥位は、頸部にかかる圧迫が増大することから、通常は推奨されない。この肢位では、枕を用いても頸部にかかる圧迫が増すばかりである。

　ラグに掃除機をかけたり、床の上の箱を拾い上げたり、落ち葉を熊手で掃いたりなど、自動的に動いて肢位を変えるとき、身体の(特に体幹の)正しい姿勢アライメントを維持することは、重要である。正しい身体メカニズムの原則のほとんどに、体幹への負荷をなくし、頸椎の弯曲を維持することが含まれており、これは良姿勢を維持することである。

一般的な姿勢の偏位

　表21-1は、姿勢を評価するときの一般的な姿勢の偏位をまとめている。個々の姿勢問題の要因と影響について詳しく述べることは本書の範囲を超える。しかし、要因と影響に関して全般に言えることがある。

　「良」姿勢からの偏位は「不良」姿勢と考える。不良姿勢の要因は、構造的問題によるものである。これらの構造的問題は、半椎体症などの先天性奇形の結果である。偏位は、圧迫骨折などの外傷に起因する後天性の変形である。姿勢偏位は、麻痺または痙直を及ぼす神経症状によっても起こる。さらに、姿勢の問題は、機能的な性質や非構造的な性質を持つ場合がある。長時間立つかまたは座っていると、前かがみになりがちである。これにより、筋の平衡失調が起こる。

　一般に、弯曲の増大するような姿勢を維持していると、凹形の側の筋が緊張し、凸形の側の筋が弱くなる傾向がある。例えば、腰椎の脊椎前弯を有する人は、背部の伸筋が緊張し、腹筋が弱くなると予測される。また、前弯(頸椎および腰椎)が増大しがちな姿勢は、後部の椎間関節にかかる圧迫を増大させ、前部の椎間円板にかかる圧迫を減少させる。逆に、後弯(胸椎および仙椎)が増大すると椎間円板にかかる圧迫が増大し、椎間関節にかかる圧迫が減少する。

　「脊柱後弯」および「脊柱前弯」という用語は混乱しがちなので注意が必要である。これらは、正常な弯曲と異常なまたは過度な弯曲の両方を意味して用いられる。「脊柱側弯」は、側方弯曲を意味する用語である。だが、脊柱側弯は程度に関わらず異常である。

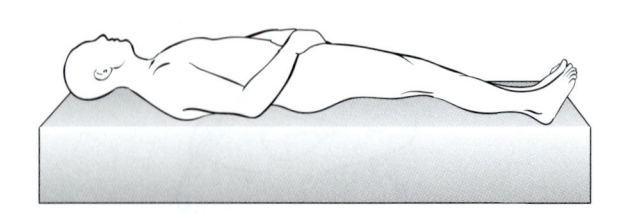

図21-13　臥位

復習問題

解剖学一般問題

1. 過度の頸椎脊椎前弯を有する場合、頸椎の伸筋または屈筋のどちらが緊張すると予測されるか。
2. 問1の状態を評価するには、側位、前位または後位のいずれの肢位が最適か。
3. 骨盤が前方傾斜している場合、股関節屈筋と伸筋のどちらが緊張すると予測されるか。
4. 問3の状態を評価するには、側位、前位または後位のいずれの肢位が最適か。
5. 両肩はどのような位置関係および肢位でなければならないか。
6. 両肩の位置関係の肢位を評価するには、側位、前位または後位のいずれの肢位が最適か。
7. 下げ振りを用いて立位側面で姿勢を評価するとき、下げ振りはまず最初にどの身体構造に並んでいるべきか。
8. 理想の姿勢（側方から見て）では、下げ振りは次の構造のどこを通過するべきか：
    a. 膝関節
    b. 股関節
    c. 肩関節
    d. 頭部

機能的アクティビティ問題

1. 背もたれと肘掛けのある椅子に座り、両手を合わせて膝関節近くの大腿部の間に置く。肩甲帯はどのような肢位にあるか。
2. 問1と同じ肢位で座り、この肢位から、椅子の肘掛けに前腕をのせるよう動く。肩甲帯の肢位は、問1からどのように変わるか。
3. 椅子に前かがみで座り、背中を背もたれにつけたまま、臀部を前に滑らせる。頭の肢位はどのようになると推定されるか。
4. 右肩に重いカバンをかける。姿勢を変えることによって、どのように肩からカバンの紐がずれないようにするか。

妊娠中：

5. 女性の重心はどの方向に移動するか。
6. 骨盤は、矢状面のどの方向に傾斜する傾向があるか。
7. 腰椎にはどのような種類の変化が起こるか。
8. 骨盤と腰椎の肢位におけるこれらの変化によって、
    a. どの体幹筋群が緊張するか。
    b. どの体幹筋群が伸張するか。
9. 代償性姿勢として、股関節屈筋または伸筋のどちらが緊張すると予測されるか。

臨床演習問題

1. コンピュータの前に座る。遠近両用眼鏡をかけて近方を見るためにレンズの下の方から見ることを想定する。これは、眼鏡やサングラスの上半分をプラスチック製ラップで覆うことによって代用できる。画面の字を読むために、頭部と頸部はどのような肢位になると考えられるか。
2. 問1のエクササイズの肢位が慢性的な姿勢となる場合、
    a. 頸部のどちら側の筋群が緊張するか。
    b. 頸部のどちら側の筋群が伸張するか。
3. 左足の下に2.5〜7.5cmのブロックを置き、両足に均等に重みをかけて直立する（身長によって異なる）。骨盤は水平に保たれるか。そうでない場合、骨盤のどちら側が高くなるか。

（次ページへ続く）

復習問題

4. 問3のエクササイズの姿勢が永続的な状態になった場合、
   a. 体幹のどちら側の筋群が緊張するか。
   b. 体幹のどちら側の筋群が伸張するか。

5. 問3のエクササイズを続けると、
   a. 椎間円板のどちら側が圧迫されるか。
   b. 椎間円板のどちら側が伸延されるか。
   c. どちら側の椎間孔がより開くか。
   d. どちら側の椎間孔がより小さくなるか。

6. 背臥位をとり、膝関節を抱えて胸につけ、膝関節と額を寄せる。膝関節を胸にしっかりとつける（図21-14）。
   a. どの体幹筋群が伸張するか。
   b. 椎間円板のどの部位が圧迫されるか。

7. 股関節と膝関節を伸展して、腹臥位になる。起き上がり、肘関節でもたれる（図21-15）。
   a. どの体幹筋が伸張されるか。
   b. 椎間円板のどの部位が圧迫されるか。

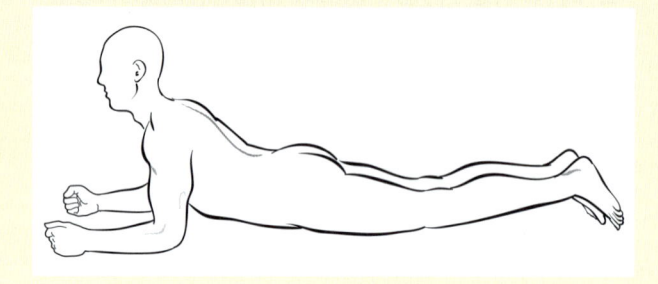

図21-15　エクササイズの肢位。腹臥位をとり、肘関節でもたれる。

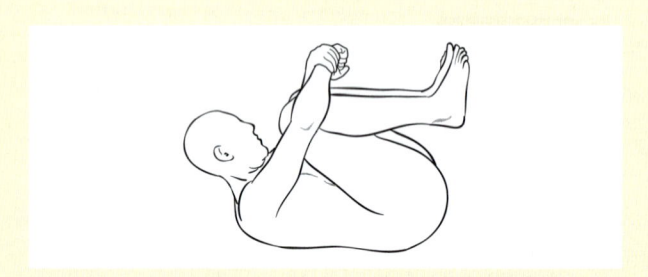

図21-14　エクササイズの肢位。背臥位をとり、膝関節を胸に寄せる。

第22章
歩行運動

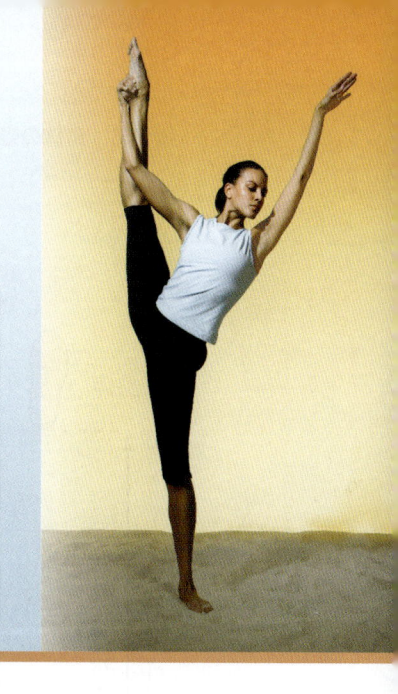

- 定 義
- 立脚相の分析
- 遊脚相の分析
- 他の歩行運動決定要因
- 年齢による歩行パターン
- 異常(異型)な歩行運動
  - 筋力低下／麻痺
  - 関節／筋可動域の制限
  - 神経学的障害
  - 疼痛
  - 脚長差
- 重要なポイント
- 復習問題
  - 解剖学一般問題
  - 機能的アクティビティ問題
  - 臨床演習問題

「歩行」は、ある場所から別の場所に足で移動する方法である。「歩行運動」とは、歩行の過程または要素を意味する。それぞれに独自の歩き方があり、その歩き方は気分によっても若干変化する。幸せなときは足取りが軽くなり、弾むように歩くこともある。逆に、悲しかったり落ち込んでいたりするときは、足取りは重くなる。歩き方があまりに独特で、遠くからでもすぐに誰と分かる人もいる。歩き方は様々だが、正常な歩行運動の要素は同じである。

最も基本的な感覚として、歩行では、片脚を前に動かす間にもう片方の脚のバランスをとることが要求される。この運動には、下腿部だけではなく体幹や腕も必要である。歩行運動を分析するにはまず、どの関節運動が起こっているのかを決定する必要がある。次に、その情報に基づいて、どの筋または筋群が作用しているかを決定する必要がある。

定 義

歩行運動を表す特定の定義付けが必要である。**歩行周期**は**重複歩**とも呼ばれ、足が接地してから再び接地するまでに起こる活動である(図22-1)。**重複歩幅**は、歩行周期の間に進む距離である。

一歩は基本的に、1重複歩の半分である。1重複歩すなわち歩行周期を進むのに、2歩かかる(右一歩と左一歩)。これらの各一歩は均等でなければならない。**歩幅**は、片足の踵が接地してからもう片方の足の踵が接地するまでの距離である(図22-1を参照)。歩行速度の増減に伴って、歩幅も増減する。速度に関わらず、各脚の歩幅は均等である。

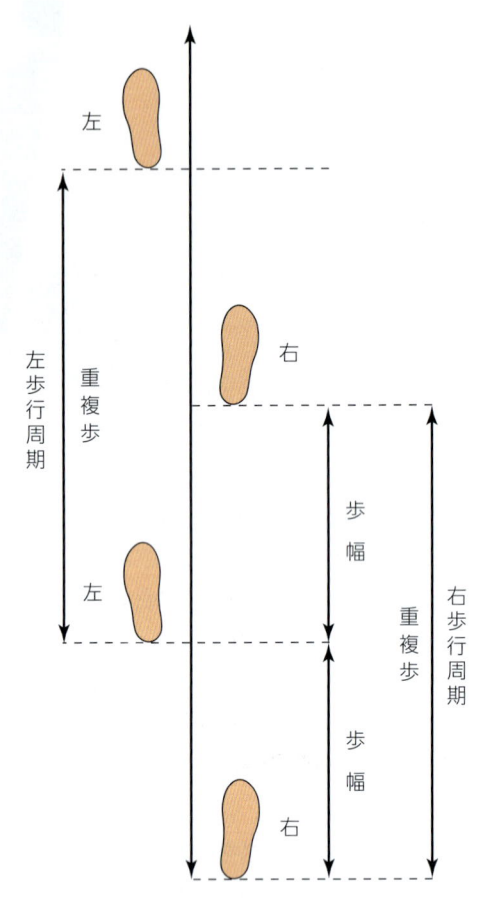

図22-1　歩行周期の用語。左右の一歩が歩行周期（「重複歩」とも呼ぶ）を構成する。

歩行速度すなわち**歩調**は、1分あたりの歩数である。歩調はさまざまである。ゆっくり歩くと、1分あたり70歩ほどになる。だが、苦手科目の試験を受けに行く学生はもっと足取りが遅くなるかもしれない。速く歩くと1分あたり130歩ほどになるが、競歩の選手だとこれよりもっと速い。速度に関わらず、歩行周期は同じであり、すべての部分が適切な時間、適切な場所で起こる。

歩行周期には2つの相がある（図22-2）。**立脚相**は、足を接地するときに起こる活動である。片足の踵を接地するところから始まり、その足が地面を離れるときに終わる。この相は、歩行運動周期のおよそ60％を占める。**遊脚相**は、足が地面に触れていないときに起こる。足が地面を離れてすぐに始まり、同じ足の踵が再び接地するときに終わる。遊脚相は、歩行周期の約40％を占める。

Perry（1992）は、歩行周期のこれらの相の間に経なければならない3つのタスクを特定している。(1)荷重の受け継ぎ、(2)片脚での支持、および、(3)脚の前進である。図22-2は、歩行運動周期の相を示している。**荷重の受け継ぎ**は、立脚相の最初、足が接地して、体重がその脚に移動し始めるときに起こる。その次に起こる**片脚支持**は、反対側の脚を前に振れるよう、体重を立脚に完全に移動するときに起こる。**脚の前進**のタスクは、遊脚相で起こる。

歩行周期には、2回の両脚支持期と2回の片脚支持期がある（図22-2を参照）。両足が同時に接地していると

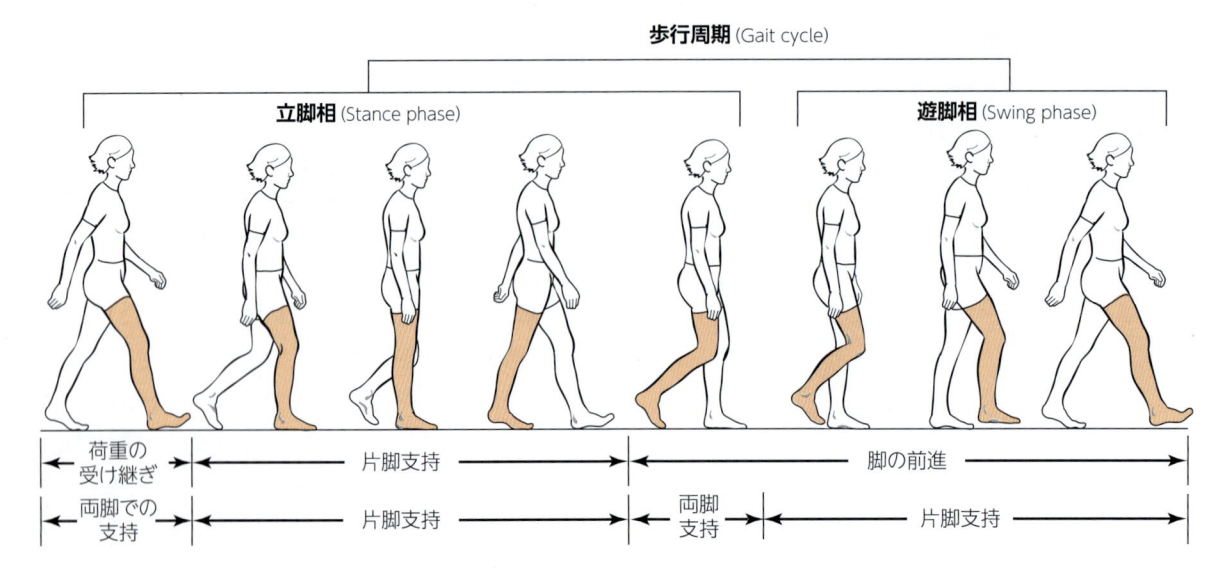

図22-2　歩行周期の相

き、これを**両脚支持**期という。これは、片脚が立脚相を始め、もう片方の脚が立脚相を終えるときに起こる。例えば、最初の両脚支持期は右脚が立脚相を始め、左脚が立脚相を終えるときに起こるとする。2番目の両脚支持期は右足が立脚相を終え、左足が立脚相を始めるときに起こる。各両脚支持期相は、平均歩行速度で歩行周期の約10%を占める。歩行速度を速める場合は、両足が接地している時間は短くなる。逆に、ゆっくり歩くときは、両脚支持期が長くなる。

非支持期は、どちらの足も接地していないときで、歩行中には起こらない。しかし、走行中には起こる。歩行と走行には、速度以外に大きな違いがある。ホップ、ステップ、ジャンプなどの他の活動には非支持期があるが、歩行や走行に見られるような進行の順序はない。すなわち、これらの活動には、歩行や走行に見られる立脚相および遊脚相はすべてはない。

片脚支持は、片足だけが接地しているときに起こる（図22-2を参照）。このため、歩行周期において2回の片脚支持期が起こる。右足が接地すると、左足が前に振れ、今度はまた、左脚に体重がかかると、右足が前に振れる。各片脚支持期は、歩行運動周期の約40%を示す。

歩行の要素を説明するために、従来の用語から様々な改良が試みられてきた。その多くは、正確なものであっても厄介であることが多かった。だが、Rancho Los Amigos（RLA）Medical Center のGait Laboratoryの開発した用語が受け入れられている。従来の用語との最大の違いは、従来の用語が「時点」を示すのに対し、RLA用語では「期間」を示すことである。従来の用語は、歩行周期内の主要な時点を正確に反映するものであるのに対し、RLAの期間は、歩行運動の運動または動的な性質を正確に反映している。どちらの用語も文献に見られるので、どちらにも精通しておくことが望ましい。図22-1は、従来の用語とRLA用語の比較である。いくつかの例外はあるがどちらも同じであることがわかる。344ページと345ページの表22-2は、各相の活動と主要な観察時点を説明する。同表で、これらの用語のわずかな差異を繰り返し述べる。ただし、用いられる用語に関わらず、主要な時点は歩行周期の同じ進行中にある。

表22-1　歩行用語の比較

従来の用語		Rancho Los Amigos	
用語	定義	用語	定義
立脚相			
踵接地	踵が接地する	初期接地	同じ
足底接地	足底面が接地する	荷重応答	開始：体重が脚に移動し、足全体が接地した、初期接地の直後 終了：反対側の足が地面を離れるとき
立脚中期	身体が荷重脚の上を通る時点	立脚中期	開始：反対側の足が地面を離れるとき 終了：身体が荷重脚の上にあるとき
踵離地	踵が地面を離れ、足の球と足尖が接地したままのとき	立脚終期	開始：荷重脚の踵が上がるとき 終了：反対側の足の初期接地；身体が荷重脚の前に移動したとき
足尖離地	足尖が地面を離れるとき、立脚相の終了	前遊脚期	開始：初期接地と反対側の足への移動 終了：荷重脚の足尖が地面を離れる直前

（続く）

表22-1　歩行用語の比較（続き）

従来の用語		Rancho Los Amigos	
用語	定義	用語	定義
遊脚相			
加速期	遊脚が前に動き始める	遊脚初期	開始：足尖が地面を離れる
			終了：遊脚の足が荷重脚の足に対向し、膝関節が最も屈曲している
遊脚中期	遊（非荷重）脚が身体の真下にある	遊脚中期	開始：遊脚の足が荷重脚の足に対向する
			終了：遊脚が身体の前に移動し、脛骨が垂直位にある
減速期	脚が踵接地の準備をしながら減速している	遊脚終期	開始：脛骨が垂直位にある
			終了：初期接地の直前

立脚相の分析

すでに定義した通り、「立脚」は、足が接地する時点である。従来的に、立脚相は5つの要素に分解できる：(1) 踵接地、(2) 足底接地、(3) 立脚中期、(4) 踵離地および (5) 足尖離地 (図22-3)。文献によっては、踵離地と足尖離地を「踏切期」として1つにまとめ、立脚相を4つの要素に分けるものもある。これら2つの期の間に起こる活動はかなり異なるため、分けておいた方がよい。

踵接地は、立脚相の最初である、踵が接地する瞬間を意味する。この時点では、足関節は背屈と底屈の間の中間位にあり、膝関節は屈曲し始める。この膝関節のわずかな屈曲により、足が地面に当たるときの衝撃が吸収される。股関節は約25度屈曲している。体幹は、歩行周期全体に渡って垂直である。体幹は反対側（対側）へ回旋し、反対側の上腕は前にあり、同じ側（同側）の上腕は肩が過伸展した状態で後ろにある。この時点では、体重が立脚へ移動し始める。RLAでは、これを「初期接地相」という。

足関節背屈筋は、足関節が中間位の状態で作用している。求心性収縮している大腿四頭筋が遠心性収縮へと切り替わり、膝関節の屈曲を最小化する。股関節屈筋は作

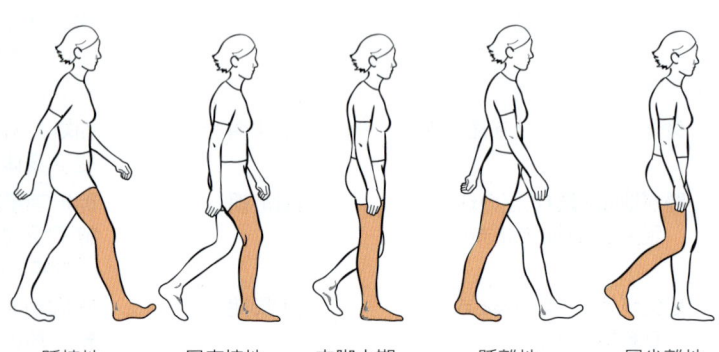

従来の用語	踵接地	足底接地	立脚中期	踵離地	足尖離地
RLA用語	初期接地	荷重応答期	立脚中期	立脚終期	前遊脚期

図22-3　立脚相の5つの要素

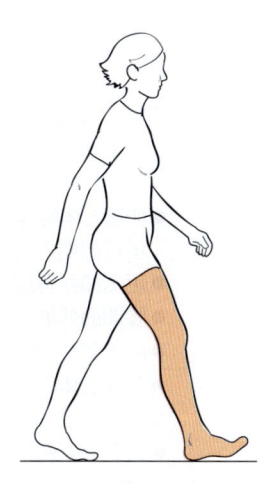

図22-4　踵接地(Heel strike)(初期接地—RLA)

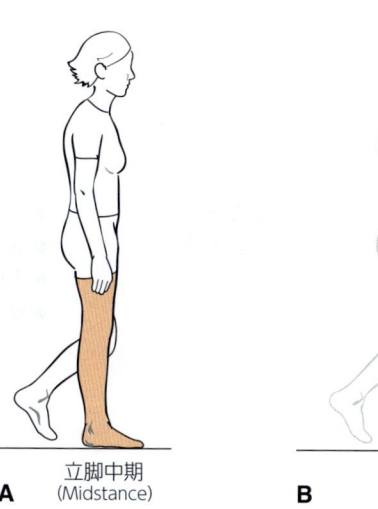

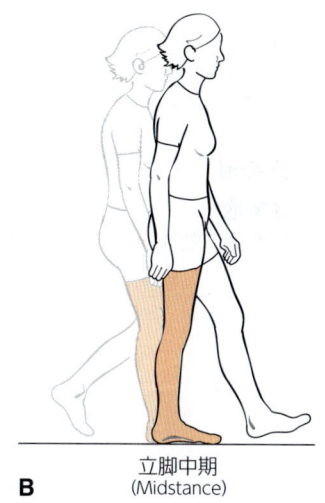

図22-6　**(A)**立脚中期。**(B)**立脚中期(RLA)。色の薄い方は荷重応答の開始を示し、色の濃い方は期の終了を示す。

用している。だが、股関節がこれ以上屈曲しないよう、股関節伸筋が収縮を始める。脊柱起立筋群は、体幹が屈曲しないよう作用している。足が地面を打つ力が足関節、膝関節および股関節を通して体幹に伝わる。この力に脊柱起立筋群が反作用しなければ、これにより、骨盤が前方に回旋し、体幹がやや屈曲する。

　足全体が接地する**足底接地**は、踵接地のすぐ後に起こる(図22-5)。足が床を摺らないよう、背屈筋の遠心性収縮によって足関節が約15度底屈する。膝関節は約20度屈曲する。上体が脚に追いつけるよう、股関節が伸展する。立脚への体重移動が続く。足底接地は、RLAの「荷重応答」という期にほぼ該当する。荷重応答期は、踵接地が終了してから足底接地が終了するまでの間である。

　身体が荷重足の上を通過する時点を**立脚中期**という(図22-6)。この相では、足関節がわずかに背屈する。しかし、背屈筋は作用しなくなる、底屈筋が収縮し始め、脚

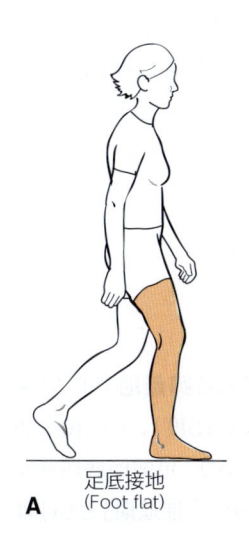

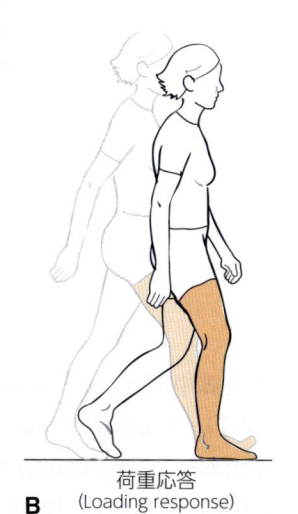

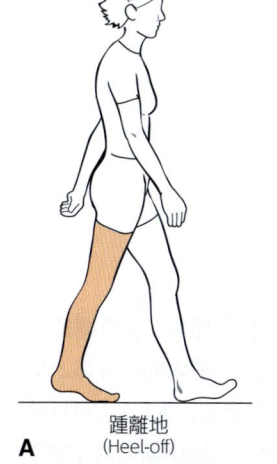

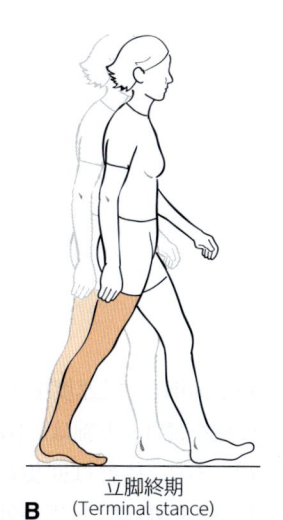

図22-5　**(A)**足底接地。**(B)**荷重応答期(RLA)。色の薄い方は荷重応答の開始を示し、色の濃い方は期の終了を示す。

図22-7　**(A)**踵離地。**(B)**立脚終期(RLA)。色の薄い方は開始を示し、色の濃い方は期の終了を示す。

表22-2　正常な歩行周期の主要なイベント

従来の用語	RLAの用語	活動	観察の主要ポイント
立脚相			
踵接地* 足が床に触れる	「初期接地」 足が床に触れる	● 立脚相が始まる ● 荷重の受け継ぎが始まる ● 両脚支持が始まる ● 身体の位置は歩行周期中最も低い	● 頭部と体幹は歩行周期の間、直立 ● 足関節が背屈から中間位に ● 膝関節伸展 ● 股関節が屈曲 ● 脚は身体の前 ● 骨盤が前に(同側に)回旋 ● 対側の上腕が後ろに、対側の上腕が前に
足底接地 足全体が接地	「荷重応答」 足が床に触れてから、反対の足が床を離れるまで	● 立脚への体重移動が続く ● 両脚支持が終わる	● 足関節が底屈し、足が接地 ● 膝関節が少し屈曲し、衝撃を吸収 ● 股関節が伸展方向に運動する ● 身体が脚に追いつく ● 同側の上腕が前に振れる
立脚中期 身体が立脚の上を通る	「立脚中期」 もう片方の脚が床を離れてから、身体が立脚を通るまで	● 身体の位置は歩行周期中最も高い ● 片脚支持が始まる	● 足関節がやや背屈 ● 膝関節と股関節が伸展し続ける ● 身体が荷重足の上を通る ● 骨盤が中間位に ● 両上腕は身体に平行
踵離地 踵が床を離れ、踏切期が始まる	「立脚終期」 踵が上がってから、もう片方の足が床に触れるまで	● 身体が足の前に動く ● 片脚支持が終わる	● 足関節がやや背屈した後、底屈を始める ● 膝関節が伸展した後、やや屈曲を始める ● 股関節が伸展位 ● 身体が立脚の前に ● 骨盤が後ろに(同側に)回旋 ● 同側の上腕が前に振れる

が足関節を動く速度を制御する。膝関節および股関節は伸展を続け、両腕は肩関節で伸展し、基本的に身体と平行であり、体幹は回旋の中間位にある。RLAにおける「立脚中期」は、足底接地の終了から立脚中期の終了までの期間である。

立脚中期の次が、踵が床から離れる**踵離地**である(図22-7)。足関節はやや背屈し(およそ15度)、その後底屈を始める。これが**踏切期**の始まりであり、足関節底屈筋が自動的に身体を前に押し出すことから、「推進期」とも呼ばれる。膝関節はほぼ完全に伸展し、股関節は伸展されて

表22-2　正常な歩行周期の主要なイベント(続き)

従来の用語	RLAの用語	活動	観察の主要ポイント
足尖離地 足尖が床を離れる	「前遊脚期」 もう片方の足が床に触れてから、足尖が床を離れるまで	●脚の前進 ●両脚支持が始まって終わる	●足関節は底屈 ●膝関節と股関節が屈曲している ●右側に側方骨盤傾斜 ●同側の上腕が前方に
遊脚相			
加速期 脚は身体の後ろにあり、前に動いて追いつく	「遊脚初期」 足が床を離れてから、遊脚が立脚に対向するまで	●遊脚相(非荷重)が始まる ●片脚支持が対側で始まる	●足関節が背屈を始める ●膝関節と股関節がる屈曲を続け ●脚は身体の後ろだが前に動いている ●骨盤が前に回旋を始める ●同側の上腕が後ろに振れる
遊脚中期 足が振れ身体の下を通り抜ける	「遊脚中期」 足が立脚の足に対向してから脛骨が垂直になるまで	●床にすれないよう脚が短縮する ●対側の片脚支持が続く	●足関節が背屈する ●膝関節が最大に屈曲し、伸展を始める ●股関節が最大に屈曲 ●脚が下を通って、身体の前へ ●骨盤が中立位に ●上腕が身体と平行で、反対方向に動く
減速期 脚が減速し、接地の準備をする	「遊脚終期」 脛骨が垂直になってから足が床に触れるまで	●脚の前進が終わる ●片脚支持が終わる	●足関節が背屈を続ける ●膝関節が伸展 ●股関節が屈曲 ●脚が身体の前へ ●骨盤が前方へ(同側へ)回旋 ●同側の上腕が後ろへ、対側の上腕が前へ

***太字**は、従来の用語を意味する。括弧内は、Rancho Los Amigos (RLA)の用語を意味する。

いる。脚は身体の後ろにある。体幹は同側に回旋を始め、上腕は前に振れ、肩関節が屈曲する。RLAにおける「立脚終期」は、立脚中期の終了から踵離地の終了までの期間である。

立脚相の踏切期の最後は、**足尖離地**である(図22-8)。足尖がMP関節(中足趾間関節)で著しく伸展する。足関節は約10度底屈し、膝関節と股関節は屈曲している。大腿部は地面に垂直である。RLAにおける「前遊脚期」は、足尖が地面を離れる直前の期間であり、立脚相の終了から遊脚相の開始までを意味する。

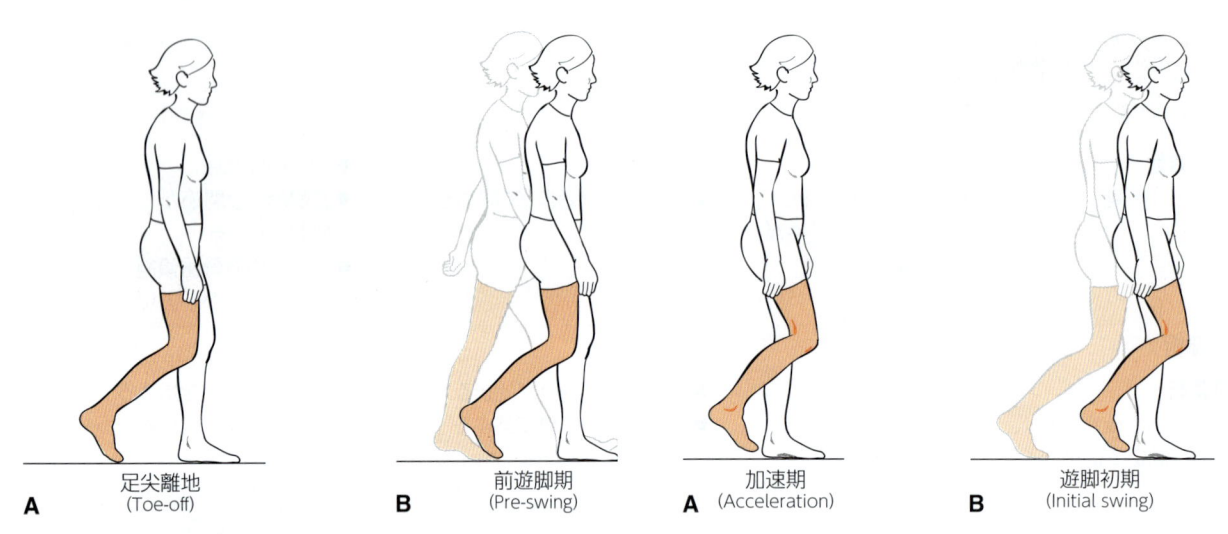

図22-8 (A) 足尖離地。(B) 前遊脚期(RLA)。色の薄い方は開始を示し、色の濃い方は期の終了を示す。

図22-10 (A) 加速期。(B) 遊脚初期(RLA)。色の薄い方は開始を示し、色の濃い方は期の終了を示す。

遊脚相の分析

遊脚相は、加速期、遊脚中期および減速期という3つの要素で構成されている(図22-9)。これらの要素はすべて非荷重の活動である。第1部が**加速期**である(図22-10)。脚は身体の後ろで、追い付こうと動いている。足関節は背屈しており、膝関節と股関節は屈曲を続け、脚が前に動いている。RLAにおける「遊脚初期」は、足尖離地の終了から加速期の終了までの期間である。

遊脚中期では、足関節の背屈筋が足関節を中間位にする。膝関節は最大に屈曲し(約65度)、股関節も屈曲する(約25度)。これらの運動が作用して脚が短縮し、足が振れる際に床にすらないようにする。股関節はさらに屈曲して脚を身体の前に動かし、下肢を垂直にする。RLAにおける「遊脚中期」は、加速期の終了から遊脚中期の終了までの期間である。

減速期では、足関節の背屈筋が作用し、踵接地の準備のため足関節を中間位に維持する(図22-12)。膝関節は伸展しており、ハムストリングスは遠心性収縮して脚を減速させ、振り切って伸展しないようにする。脚はできる限り前へ振れる。股関節は屈曲したままである。RLAにおける「遊脚終期」は、遊脚中期の終了から減速期の終了までの期間である。

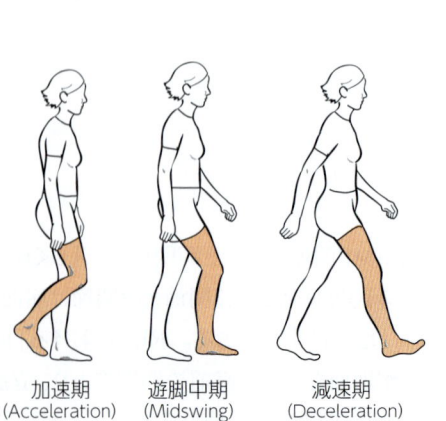

従来の用語	加速期 (Acceleration)	遊脚中期 (Midswing)	減速期 (Deceleration)
RLAの用語	遊脚初期 (Initial swing)	遊脚中期 (Midswing)	遊脚終期 (Terminal swing)

図22-9 遊脚相はこの期間の終了を示す。

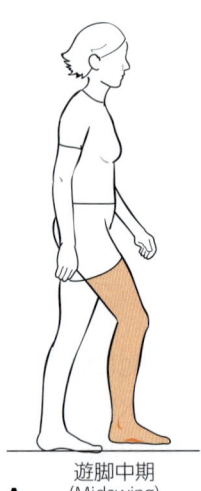

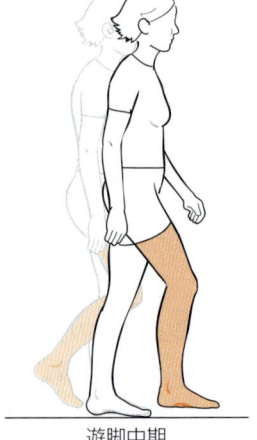

図22-11 (A) 遊脚中期。(B) 遊脚中期(RLA)。色の薄い方は開始を示し、色の濃い方は期の終了を示す。

第22章　歩行運動　347

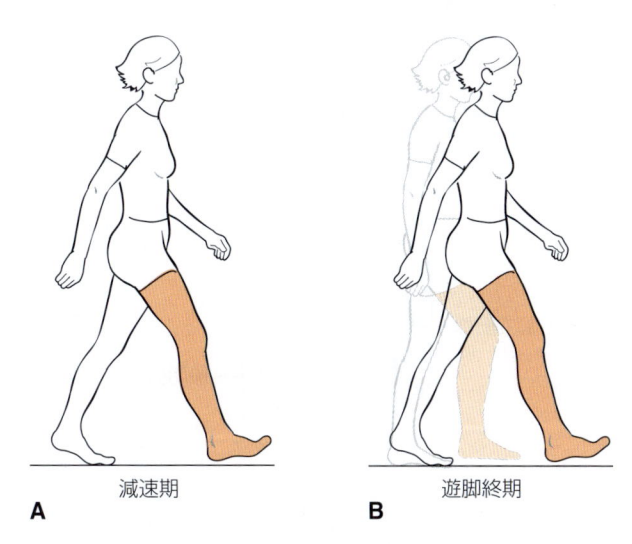

図22-12　(A)減速期。(B)遊脚終期(RLA)。色の薄い方は開始を示し、色の濃い方は期の終了を示す。

他の歩行運動決定要因

これまでは、下腿を中心に歩行運動を説明した。しかし、他のイベントがやはり考慮の必要な身体の別の部位で起こっている。

黒板にチョークを立てて持ち、黒板に沿って歩くと、波状の線が描かれる。これは、重心の**垂直変位**と説明される（図22-13）。この変位の正常な幅は約5cmで、立脚中期に最高となり、踵接地（初期接地）で最低となる。体重が横から横に移動するとき、重心の**水平変位**も同等に起こる。この変位は、立脚中期の片脚支持期に最大となる。

言い換えると、これは、片足を前に揺らせるために身体の重心をもう片方の足へと水平に移動する距離を表す。この横から横への変位は通常約5cmである。

歩くとき、片方の足の前にもう片方の足を置くのではなく、わずかに幅がある。各足の踵接地（初期接地）の連続する中間点を通る線を引くと、この距離は5cmから10cmになる。これは、**左右の足の間の幅**(width of walking base)と説明される（図22-14）。

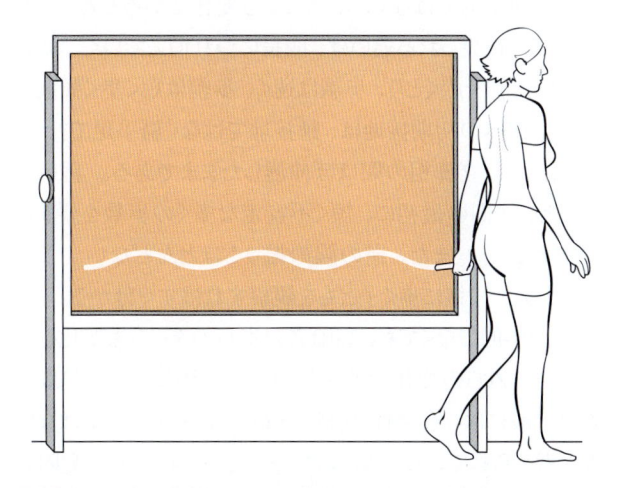

図22-13　歩行周期における身体の重心の垂直変位

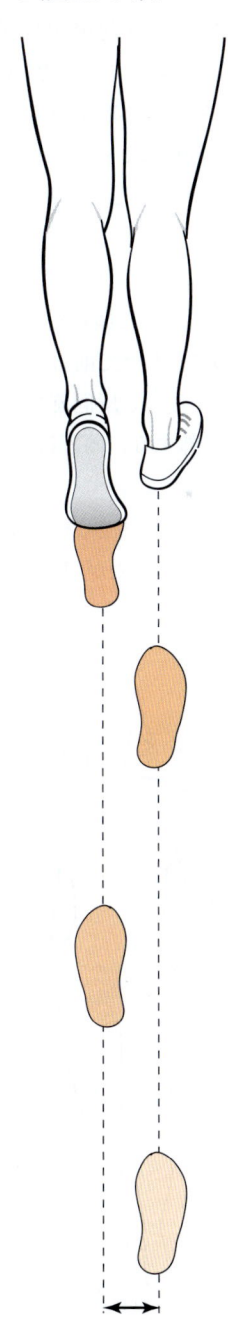

図22-14　左右の足の間の幅

股関節に手を当てて部屋の中を歩き回ると、片側の骨盤がわずかに下がるときに、股関節が上下に動くことが分かる。図22-15に示すように、この**側方骨盤傾斜**は、足尖離地（「前遊脚期」）時に脚の荷重がなくなるときに起こる。このわずかな降下は、「トレンデレンブルグ徴候」と呼ばれることがある。反対側（荷重側）の股関節外転筋と同側の脊柱起立筋群が協働して基本的な骨盤の高さを維持しなければ、降下は大きくなる。骨盤が右側（非荷重側）に降下するとき、左股関節（荷重側）は強制的に内転する。骨盤の高さを維持するため、実際にはわずかに下がっているものの、左股関節の外転筋群が収縮して、股関節の内転を回避する。同時に、骨盤に付着している右脊柱起立筋群が収縮して、降下しようとする側の骨盤を引き上げる（図22-16）。

さらに、歩幅は正常な場合は距離も時間も等しいはずである。上腕は反対の脚と共に振れる。体幹は、遊脚相の間に脚が前に進むのに合わせて前方へ回旋する。体幹の回旋と反対に振れる上腕は、反回旋することによって、体幹の回旋の程度を制御する。頭部は直立し、肩は水平、体幹は伸展する。

人の歩行運動を分析するとき、横と前の両方（および、場合によって後ろ）から見ることが望ましい。歩幅、上腕の

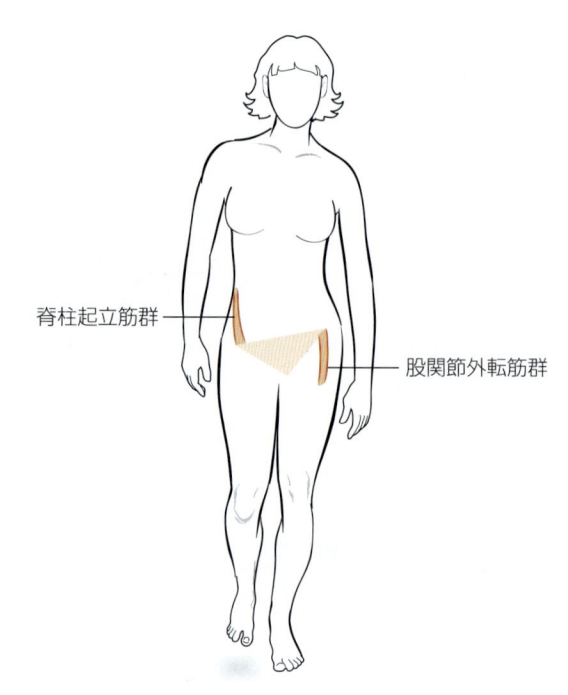

図22-16 側方骨盤傾斜を最小化するために作用する筋。**(A)** 股関節外転筋群。**(B)** 脊柱起立筋群。

振り、頭部と体幹の肢位、および下腿部の活動は通常、横から見ることが望ましい。歩行幅、骨盤の沈み、肩と頭部の肢位は、前か後ろから見る。

年齢による歩行パターン

「正常」に当てはまらない歩行がすべて病理学的結果であるとは限らない。幼児の歩行パターンと高齢者の歩行パターンは、若年成人とは特徴的に異なる。これらの違いは、病理学的ではなく、年齢による変化であると考えられる。幼児に見られる違いは、成長につれ消えていく。幼児は、歩行幅を広くとり、歩調は速く、歩幅は短く歩く傾向がある。床への初期接地は、踵接地ではなく扁平足で行う。膝関節は、立脚相の間ほぼ伸展したままである。言い換えると、期間の最初に、短く不安定な多くの歩数を要する傾向がある。また、逆の腕の振りもほとんどない。これは、大人と一緒に歩く子どもを観察すればすぐ分かる。

病理学的でなくても、高齢者の歩行パターンも変化を遂げる。これらの変化の原因について一致した見解はないが、一般には、安全性と恐怖感が主な寄与因子ではないかと考えられている。基本的に、高齢者は筋量が減少し、活動が低下し、聴覚や視覚が劣っていることが多い。加

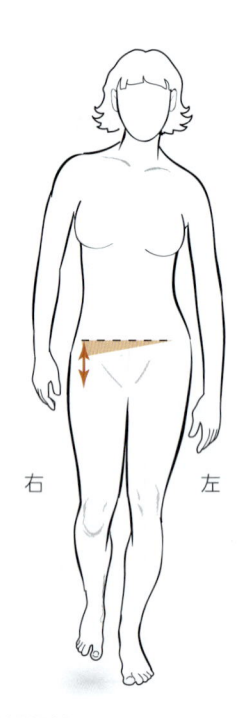

図22-15 側方骨盤傾斜

齢の影響は健康や活動レベル、態度など多くの要因に関係する。70代の人が、10歳年上の人よりも老いて見えることがある。これらの因子を提示した上で、高齢者の歩行パターンの変化について一般的に言えることがある。高齢者は、ゆっくり歩き、立脚相に時間をとる傾向がある。従って、両脚支持期の時間が長い。一歩が短くなることから、垂直変位が小さくなる。広い歩行幅で歩くため、水平変位が大きくなる。自発運動が少なく遅くなるため、よろめきや転倒の機会が多くなる。代わりに、足尖と床の摺れが大きくなる。

異常（異型）な歩行運動

異常な歩行運動の原因は様々である。足関節の捻挫など一時的な場合もあれば、脳卒中後など永続的な場合もある。問題の重症度によって、大きく異なる。筋力が低下している場合、どのように弱るのか。関節運動が制限される場合、どのように制限されるのか。異常な運動のすべての原因について、関与する程度や重症度によってあらゆる変化が及ぼされる。異常な歩行運動を分類する多くの方法がある。次に挙げるのは、異常の一般的な原因または基礎疾患に基づく、異常な歩行運動である。

　　筋力低下／麻痺
　　関節／筋の可動域（ROM）の制限
　　神経学的障害
　　疼痛
　　脚長差

筋力低下／麻痺

原因や症状の重症度によって、わずかな筋力低下から、全く筋力を失う完全な麻痺まで、様々な筋力低下があり、程度は様々である。一般的に筋力低下では、関与する部位へあるいはその方向へ重心を移動することで、身体が代償する傾向がある。基本的に、これにより関節の力のモーメント（トルク）が減少し、必要な筋力が小さくなる。明らかに、歩行周期の関係する部分は、筋または関節が大きな役割を持つ部分となる。用語に違いがあるときは、従来の用語を用い、かぎ括弧を付したRLA用語を併記する。

大殿筋歩行の場合、踵接地（「初期接地」）時に体幹がすぐに後方へ移動する。これにより重心が後方に大殿筋の上へと移動し、股関節の後方に力線が移動する（図22-17）。足を接地するとき、立脚相の間に股関節の伸展を維持するための筋力が少なくてすむ。体幹が過剰に後方運動することから、この移動は「揺り木馬歩行」とも呼ばれる。

中殿筋歩行では、立脚相の間に関与する側へと体幹を移動する。図22-18では、左中殿筋すなわち股関節外転筋が筋力低下しており、2つのことを引き起こしている。すなわち、（1）脚の立脚相の間に身体が左脚に傾き、（2）右脚が地面を離れて遊脚相が始まるときに骨盤の右側が降下する。この歩行運動は、「トレンデレンブルグ歩行」とも呼ばれる。正常な範囲の骨盤降下と混同しないこと。関与する側に体幹が移動することは、骨盤を安定させるために中殿筋に要する筋力を減少させるための試みである。

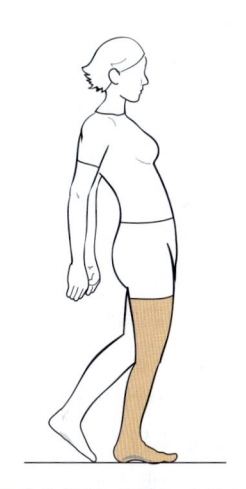

図22-17　右側の筋力低下・麻痺による大殿筋歩行

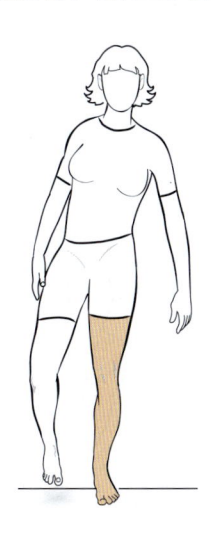

図22-18　中殿筋歩行

大腿四頭筋が筋力低下しているとき、いくつかの異なる代償メカニズムが用いられる。大腿四頭筋だけが筋力低下しているのか、あるいは、下肢に他にも筋力低下が見られるかによって、様々な代償方法が用いられる。大腿四頭筋が筋力低下すると、立脚相の最初に、大腿四頭筋の方へ身体を傾けるため、体重が立脚に移動する。このとき通常は、力線が膝関節の後ろを通り、膝関節が膝折れしないための大腿四頭筋の作用が必要になる。股関節で前に傾くことによって、重心が前に移動して、今度は力線が膝関節の前を通る。これにより、膝関節が後方へ伸展する。別の代償方法としては、閉運動連鎖作用において股関節伸展と足関節の底屈筋群を用いて踵接地（初期接地）時に膝関節を伸展の方に引く方法がある。この筋作用の逆転は図19-22で見ることができる。さらに、立脚相の間、大腿前部を物理的に押して、膝関節の伸展を維持する方法がある（図22-19）。

ハムストリングスが筋力低下している場合、2つのことが起こる。立脚相の間、膝関節が過度に過伸展する。これを「反張膝歩行」という（図22-20）。遊脚相の減速期（「遊脚終期」）にハムストリングスが下腿の前方への振りを遅めなければ、膝関節は伸展へと振り切ってしまう。

足関節の背屈筋群の筋力低下の程度によって、代償の方法が決まる。立脚相の開始時に足関節を背屈できる充分な筋力がない場合、足は扁平な状態で床にぴったりと着地する。しかし、足関節の背屈筋群がなければ、足尖がまず接地する。これを**尖足歩行**という（図22-21A）。次に、足関節の背屈筋群が筋力低下すると、踵接地後に体重を支えることができないため、遠心性収縮しながら、足底接地（「荷重応答」）の方へと動く。その結果が、**フットスラップ**である。背屈筋が足の降下を遅らせることができなければ、荷重による底屈へのフットスラップが脚に及ぼされる。遊脚相の間、足関節を背屈することができないと、足が地面を離れるとき、重力により足が底屈の方へ下垂する。これを**下垂足**という。その結果、膝関節は下垂した足が床に摺れないよう高く上げる必要があり、結果的に**鶏状歩行**になる（図22-21B）。マーチングバンドでドラムを担当する人は、この歩行運動を用いている。

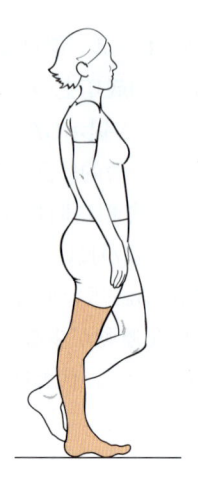

図22-20　反張膝歩行運動

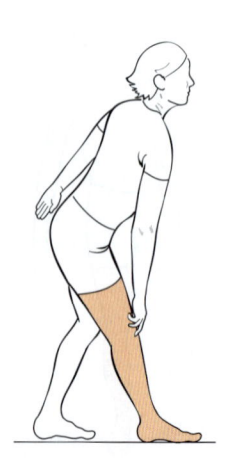

図22-19　大腿四頭筋の筋力低下/麻痺による歩行

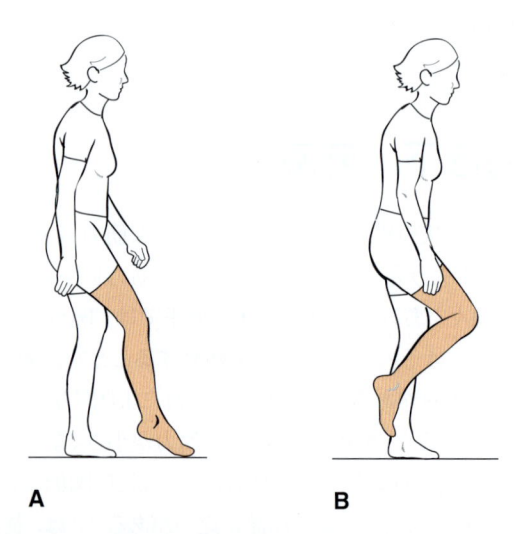

図22-21　足関節背屈筋の筋力低下、麻痺または欠損による、**(A)** 踵接地（「初期接地」─RLA）時における尖足歩行および**(B)** 遊脚相における鶏状歩行。

下腿三頭筋（腓腹筋およびヒラメ筋）が筋力低下するとき、踏切期（「立脚終期」）時に踵が上がらない結果、関与しない側のステップ長が短くなる。これを「疼痛性跛行」という。この歩行運動は水平面でも分かるが、斜面を歩くとき最も顕著になる。

アヒル歩行は、多くの筋群に拡散的に筋力低下が見られる、筋ジストロフィーおよびその他のジストロフィー症に多く見られる。立つときに肩が股関節の後ろになり、対麻痺の患者の多くは、股関節の腸骨大腿靭帯の上にのるようにバランスをとる（図22-22）。腰部前弯増大、骨盤不安定およびトレンデレンブルグ歩行が見られる。骨盤および体幹の逆回旋はほとんどあるいは全く起こらない。脚を前方に振るために、身体全体が前に振れる。例えば、正常な場合は右脚を前方に振ると右腕は後方に振れる。この場合では、右腕と右脚がどちらも前方に振れる。両側のトレンデレンブルグ歩行による過剰な体幹傾斜にこれを加えると、アヒルのような歩行運動が見られる。鶏状歩行が見られる場合がある。

関節／筋可動域の制限

この場合、骨の固定や軟部組織の制限のどちらかによって、関節を正常な可動域で動かすことができない。この制限は、筋、関節包または皮膚の拘縮の結果である可能性がある。

股関節の屈曲拘縮を有する人は、立脚中期および踏切期（「立脚終期」）の間に、関与する股関節を伸展できない。代償するため通常は、股関節が屈曲し体幹が会釈するときのように前に傾いた会釈の肢位になる（図22-23）。関与する脚は、正常に伸展する膝関節も同時に屈曲する。

股関節癒合では、腰椎と骨盤の運動を増大することで、股関節運動を大幅に代償できる。脊椎前弯の減少と後方骨盤傾斜により、脚を前方へ振れることができ（図22-24A）、脊椎前弯の増大と前方骨盤傾斜により、脚を後方へ振れることができる（図22-24B）。これは、「鐘の舌（ぜつ）運動（*bell-clapper gait*）」とも呼ばれる。鐘が前後に揺れると、内部の舌も前後に動く。

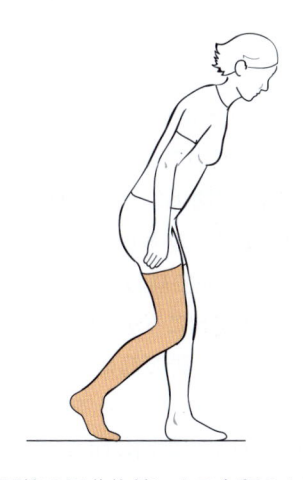

図22-23　股関節の屈曲拘縮による会釈のような歩行

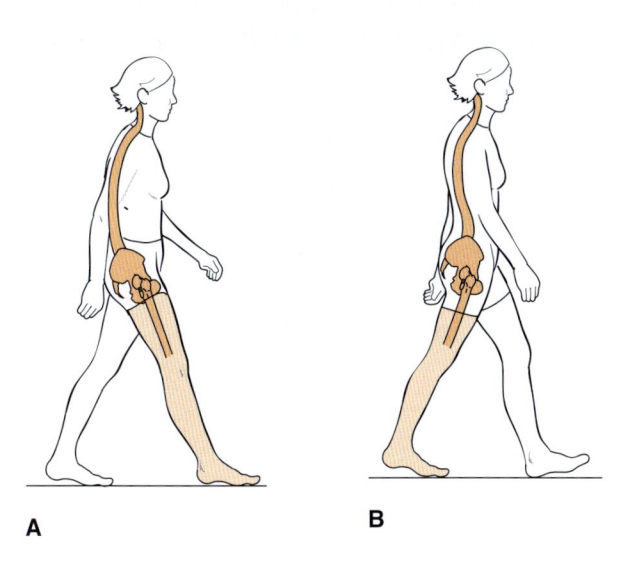

A　　　　　　　B

図22-24　股関節の固定による鐘の舌運動。
(A) では、腰部前弯が平坦化し、骨盤が後方に傾斜することによって、脚が前方に振れる。**(B)** では、腰部前弯が増大し、骨盤が前方に傾斜することによって、脚が後方に振れる。

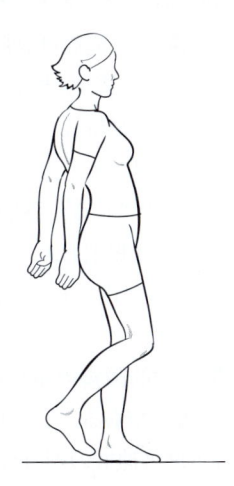

図22-22　アヒル歩行

膝関節の屈曲拘縮により、立脚中期の間に過度の背屈が起こり、踏切期(「立脚終期」)の間に踵を上げるのが早くなる。関与しない側の歩幅の短縮も起こる。**膝関節癒合**が見られる場合、下腿の長さが固定される。この長さは、関節の肢位によって決まる。膝関節が伸展している場合、遊脚相の間に脚を短くすることができない。これを代償するには、(1)**伸び上がり歩行**で関与していない脚をつま先で高く上げる(図22-25)、(2)関与する側の股関節を高くする、(3)脚を外側へ振れる、または、(4)これら3つの方法を変形させて行う、必要がある。**分回し歩行**では、脚を踏切期(「立脚終期」)に正中線近くで始め、遊脚相の間に外側へ振れた後、踵接地で正中線に戻る(図22-26)。歩行周期の間、脚が外転位のままである場合は、**外転歩行**と呼ばれる。

下腿三頭筋拘縮の重症度によって、いくつかの結果が起こる。底屈筋が背屈のできる充分な長さを持たないため、立脚中期の間、膝関節に過度の伸展が強いられる。腓腹筋が足関節と膝関節の両方で伸張できる十分な伸展性を持たない場合、何かで補わなければならない。制限された足関節の背屈が起こるか、あるいは、膝関節が過度の伸展へと引かれる。腓腹筋は、足関節を底屈し、膝関節を屈曲する二関節筋であることを覚えておく。体重により、ある程度の背屈が強制的に起こるため、緊張した腓腹筋が膝関節を伸展の方へ引く。さらに、早く踵が上がる。さらに、踏切期(「立脚終期」)の間に早く踵が上がるため、遊脚相の間に膝関節が高い位置に移動し、足尖は

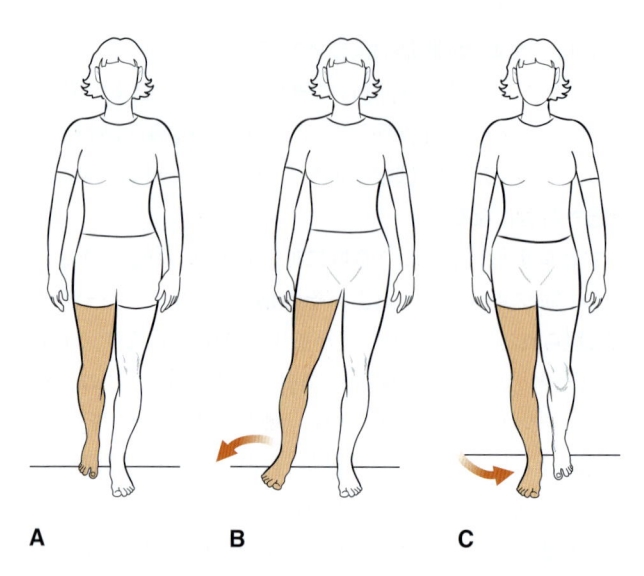

図22-26 分回し歩行。**(A)** 立脚相の終了時、脚は正常な肢位にある。その後脚は外側に振れ、遊脚相の間に回り**(B)**、立脚相の開始時に正常な肢位に戻る**(C)**。

踵接地(初期接地)の間、最初に着地する。後者を「鶏状歩行」という。

足関節癒合は、距骨下関節と、足根間関節を構成する2つの関節面から、「三関節固定」と呼ばれる。これにより、足関節の回内と回外が損なわれる。底屈と背屈はできるが、制限される。通常、歩幅は短くなる。足の回内および回外をする能力が損なわれるため、不均一な面を歩くことが難しくなる。

神経学的障害

歩行障害の程度は、神経学的障害の程度と重症度による。例えば、股関節屈筋群の痙直は立脚中期および立脚終期における脚の前方移動に影響する。ハムストリングス痙直は、膝関節を屈曲位に維持し、これにより、立脚相における脚の前方移動が阻害され、遊脚相の終わりに脚を真っ直ぐにする効果が制限される。下腿三頭筋の痙性は足関節の底屈させ続け、立脚相および遊脚相に問題を引き起こす。痙性によって足は内反位に、弛緩によって足は外反位になる傾向がある。

片麻痺歩行は、神経学的障害の重症度、および、痙性の存在と程度によって様々である。一般的に、痙性が見られる場合、関与する下肢に伸展の相互作用が及ぶ。股関節は伸展、内転、および内旋する。膝関節は、不安定で

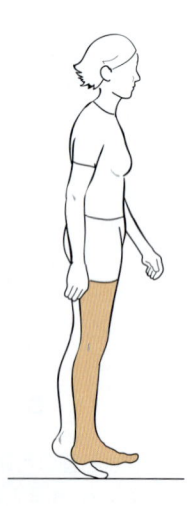

図22-25 伸展に固定された右膝関節による伸び上がり歩行。関与する右脚が振れるよう、左側を足尖で高くする。

はあるが伸展する。足関節は、足関節の底屈と内返し（内転尖足）を伴う下垂足を呈し、これは立脚相と遊脚相の両方で見られる。関与する上肢は基本的に屈曲の相互作用が及ぶ（図22-27）。通常、腕の逆振りはない。ステップ長は、関与する側で長くなり、反対側で短くなる傾向がある。

小脳が関わると、**失調性歩行**を引き起こす場合が多い。調性の喪失により、むらのあるぎこちない運動が及ぼされる。バランスを失い、基底支持面を広くとって歩行する傾向がある（外転歩行）。通常は直線を歩くことが困難になり、よろめきがちになる。腕の逆振りもぎこちなくむらが見られる。すべての運動が大掛かりになる。

パーキンソン歩行は振戦を伴い、運動の低下が認められる。下肢と体幹の姿勢は屈曲しがちである。肘関節はやや屈曲し、腕の逆振りはほとんどまたは全くない。歩幅は大幅に小さくなり、前の足の踵が後ろの足より前に振れない。足が扁平になり、体重が足尖でほぼ前にかかった状態の引きずり歩行で歩く（図22-28）。運動を始めるのが困難である。この引きずり歩行は、ゆっくり始まって速度を増す傾向があり、多くの場合は止めることが難しい。前に傾く体幹に足が追いつこうとするかのように見える。これを**加速歩行**という。

股関節内転筋の痙直によって、**はさみ歩行**になる。この歩行運動は、支持されない脚が立脚を交差して振れるとき、遊脚相の間に最も顕著である。言うまでもなく、歩行幅は狭い。遊脚相の脚が振れて立脚を通り過ぎようとすると、体幹が立脚にもたれかかる（図22-29）。

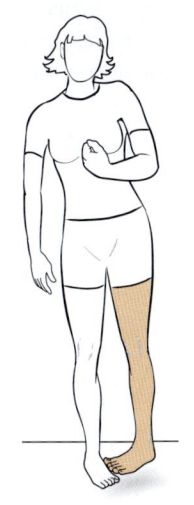

図22-27　片麻痺歩行

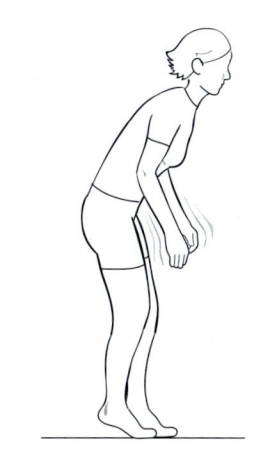

図22-28　パーキンソン歩行

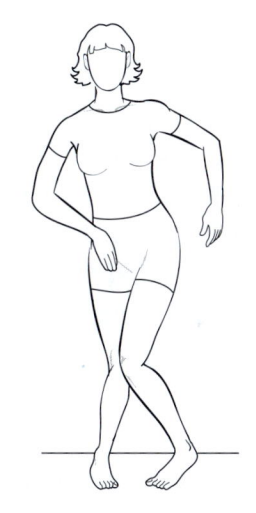

図22-29　はさみ歩行

かがみ歩行は、脳性麻痺に関連する痙性対麻痺で見られる両側下肢の現象である。「典型的」と呼ばれる歩行からかなりの変化がある。股関節での過度の屈曲、内転および内旋、並びに、膝関節での屈曲が見られる。足関節は底屈する。骨盤は、前方骨盤傾斜を維持し、腰部前弯の増大が見られる。代償するため、腕の逆振りと水平変位が過大になる。

疼痛

下肢のいずれかの関節に疼痛があるとき、立脚相が短縮する傾向がある。言い換えると、立脚に痛みがあるため立脚しない。関与する側で立脚相が短縮され、多くの場合は立脚が外転することにより、関与しない側のステップ

が速くなり、歩幅が短くなる。腕の逆振りにおける代償も明白である。歩幅が短く、強調され、場合により外転され、腕の逆振りは短くなる。この歩行運動は**有痛性歩行**とも呼ばれる。疼痛が股関節の問題による場合、荷重時にその股関節にもたれる。これにより、関節に生じるトルクと、大腿骨頭に生じる圧迫が小さくなる。Magee(1987)は、圧迫の程度は、体重の約2倍以上から、体重と同程度まで減少すると述べている。

脚長差

だれしも、脚長は均等ではない。多くの人は、右脚と左脚の間に0.6cmほどの差がある。両足は立位の間に地面と接する必要があるので、身体は脚長差をいかに調整するのだろうか。臨床的には、これらのずれは、靴の中に様々な厚みのかかと革を入れて修正される。この他の修正がなければ、短い方の脚(関与する側)の骨盤が、脚長差を最小にするために代償することがある。これは異常ではないようだが、腰、股関節および膝関節に余計な負荷を及ぼす。側方骨盤傾斜の増大に加え、短い方の脚に傾くことによって代償する場合がある。これにより、上半身が大きく外側に傾く。これらの方法で、脚長差を最大7.5cm調整することができる。

7.5cmから12.5cmほど(身長による)の**中等度の差**があるとき、関与する側での骨盤の降下はもはや効果がない。関与しない脚を短くするか、関与する脚を機能的に長くする必要がある。脚を長くすることが必要であるため、通常は、関与する(短い方の)脚の母趾球で歩く。これを**尖足歩行**という。歩行パターンにおいて最も明白な変化は、踵接地(「初期接地」)と足底接地(「荷重応答」)の喪失である。

様々な方法を用いて、重度の脚長差(差が12.5cm以上の場合など。身長による)を代償することができる。骨盤の降下および尖足歩行に加え、関与しない側で膝関節を屈曲する場合がある。この場合、立脚相は、踵接地からではなく扁平な足から始まる。膝関節は、歩行周期を通して屈曲位のままである。これがどのように見えるかを理解するには、片脚で道を、もう片脚で縁石を歩く。

かかと革では調整できないような脚長差があるとき、通常は病理学的な結果である。例えば、骨折した大腿骨が骨折端交差の状態で治癒すると、脚は短くなる。成長過程の幼児が脚の1本以上の長骨の骨端軟骨板に損傷を有する場合、その脚が成長停止する可能性がある。早期に成長停止すると、子供の成長が完了していない場合、重大な脚長差が起こる。これらの病態は一般的ではないが、歩行に重大な変化を及ぼす。

重要なポイント

- 立脚相と遊脚相は、歩行周期の2つの相である。
- 従来の用語を用いる場合、立脚相は、踵接地、足底接地、立脚中期、踵離地および足尖離地の5つの期に分けられる。
- 遊脚相には、加速期、遊脚中期および減速期がある。
- RLA用語を用いる場合も、立脚相は5つの期に分けられ、初期接地、荷重応答期、立脚中期、立脚終期および前遊脚期である。
- RLA用語を用いたときの遊脚相は、「遊脚初期」、「遊脚中期」および「遊脚終期」である。
- 歩行運動のその他の要因は、垂直変位と水平変位、歩行幅、側方骨盤傾斜、歩幅、および逆方向および同方向の腕の揺れである。

復習問題

解剖学一般問題

1. 歩行と走行を比較対照せよ。
2. 従来の用語と、Rancho Los Amigosによって開発された用語の主な違いは何か。
3. 踵接地と足尖離地の間に起こる期間を意味する相は何か。
4. 両足が地面に接しているときの期間を何と呼ぶか。この期間の各足は立脚相のどの段階にあるか。
5. 立脚相のうち、全体の垂直高が最大なのはどの期間か。
6. 足が地面に接していないのは、どの相のどの期間か。
7. 歩行速度が速まるとき、歩幅および歩調はどうなるか。
8. 不安定な場合、人は歩行をどのように調節しようとするか。
9. 「下垂足」が見られる場合、遊脚相と立脚相のどちらの歩行運動が変化するか。
10. 非修復のアキレス腱断裂が認められる場合、どちらの相の歩行運動が変化するか。

機能的アクティビティ問題

次の活動の間に変化する歩行運動の部位を答えよ：

1. 氷の上を歩く
2. 10cm幅の梁の上を歩く
3. 片足を線路の横に置き、線路の上を歩く（電車に注意！）
4. 乾いた軟らかい砂を歩く（険しい登り斜面を走るのと同様）
5. 長い歩幅をとって歩く
6. 長下肢装具をつけて歩く（膝関節-足関節-足装具、すなわちKAFOともいう）
7. 歩行中に起こる垂直変位はどの種類の運動を示すか。

臨床演習問題

1. 両膝関節が約45度屈曲拘縮した状態で直立する。直立姿勢を維持するため、他の関節の肢位がどのように変化するかを答えよ。
    a. 足関節
    b. 股関節
    c. 骨盤
    d. 腰椎
2. 次の歩行の相において筋収縮の種類と関与する筋群を答えよ：
    a. 踵接地に入る膝関節
        筋収縮の種類 ＿＿＿＿＿＿＿＿＿＿
        関与する筋群 ＿＿＿＿＿＿＿＿＿＿
    b. 足底接地中の足関節
        筋収縮の種類 ＿＿＿＿＿＿＿＿＿＿
        関与する筋群 ＿＿＿＿＿＿＿＿＿＿
    c. 脚が立脚中期へと動いているときの股関節
        筋収縮の種類 ＿＿＿＿＿＿＿＿＿＿
        関与する筋群 ＿＿＿＿＿＿＿＿＿＿
    d. 足尖離地の間の股関節（前頭面で）
        筋収縮の種類 ＿＿＿＿＿＿＿＿＿＿
        関与する筋群 ＿＿＿＿＿＿＿＿＿＿
    e. 減速期の間の膝関節
        筋収縮の種類 ＿＿＿＿＿＿＿＿＿＿
        関与する筋群 ＿＿＿＿＿＿＿＿＿＿
3. 脚長差を代償するために用いられる、歩行運動における機能的変化を挙げよ。最小の脚長差から始め、重度の脚長差を最後とする。

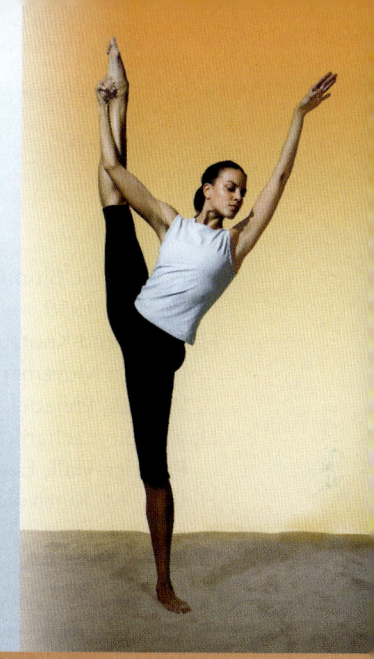

参考図書

Anderson, MK: Fundamentals of Sports Injury Management. Lippincott Williams & Wilkins, Philadelphia, 2002.

Anderson, MK and Hall, SJ: Fundamentals of Sports Injury Management, ed 2. Lippincott Williams & Wilkins, Philadelphia, 1997.

Anderson, MK, Hall, SJ, and Martin, M: Sports Injury Management, ed 2. Lippincott Williams & Wilkins, Philadelphia, 2002.

Basmajian, J and Blonecker, CE: Grant's Method of Anatomy. Williams & Wilkins, Baltimore, 1989.

Basmajian, J and DeLuca, C: Muscles Alive: Their Functions Revealed by Electromyography, ed 5. Williams & Wilkins, Baltimore, 1985.

Beachey, W: Respiratory Care Anatomy and Physiology: Foundations for Clinical Practice. Mosby, St. Louis, MO, 1998.

Bertoti, DB: Functional Neurorehabilitation Through the Life Span. FA Davis, Philadelphia, 2004.

Brunnstrom, S: Clinical Kinesiology, ed 3. FA Davis, Philadelphia, 1972.

Burt, J and White, G: Lymphedema. Hunter House, Berkeley, 2005.

Cailliet, R: Hand Pain and Impairment, ed 3. FA Davis, Philadelphia, 1982.

Cailliet, R: Hand Pain and Impairment, ed 4. FA Davis, Philadelphia, 1994.

Cailliet, R: Knee Pain and Disability, ed 3. FA Davis, Philadelphia, 1992.

Cailliet, R: Low Back Pain Syndrome, ed 4. FA Davis, Philadelphia, 1988.

Cailliet, R: Neck and Arm Pain, ed 3. FA Davis, Philadelphia, 1991.

Cailliet, R: Shoulder Pain, ed 3. FA Davis, Philadelphia, 1991.

Cailliet, R: Soft Tissue Pain and Disability, ed 3. FA Davis, Philadelphia, 1996.

Calais-Germain, B: Anatomy of Movement. Eastland Press, Seattle, 1993.

Carlin, E: Human Anatomy and Biomechanics: Tapes 1–10 [audio tape]. Audio-Learning, Norristown, PA, 1975.

Cooper, J and Glassow, R: Kinesiology, ed 3. CV Mosby, St. Louis, MO, 1972.

Curtis, BA: Neurosciences: The Basics. Lea & Febiger, Malvern, PA, 1990.

Cyriax, J and Cyriax, P: Illustrated Manual of Orthopaedic Medicine. Butterworth-Heinemann, London, 1983.

Daniels, L and Worthingham, C: Muscle Testing: Techniques of Manual Examination, ed 5. WB Saunders, Philadelphia, 1986.

DesJardins, T: Cardiopulmonary Anatomy and Physiology, ed 4. Thomson Delmar Learning, Clifton Park, NY, 2002.

Donatelli, RA: The Biomechanics of the Foot and Ankle, ed 2. FA Davis, Philadelphia, 1996.

Dufort, A: Ballet Steps: Practice for Performance. Hodder Arnold, London, 1993.

Ellis, H: Clinical Anatomy: A Revision and Applied Anatomy for Clinical Students, ed 10. Blackwell, Malden, MA, 2002.

Evjenth, O and Hamberg, J: Muscle Stretching in Manual Therapy: A Clinical Manual, vol. 1: The Extremities. Alfta Rehab, Alfta, Sweden, 1984.

Gilman, S and Newman, SW: Essentials of Clinical Neuroanatomy and Neurophysiology, ed 10. FA Davis, Philadelphia, 2003.

Goldberg, S: Clinical Anatomy Made Ridiculously Simple. MedMaster, Miami, 1990.

Goodman, CC and Fuller, KS: Pathology: Implications for the Physical Therapist, ed 3. Saunders-Elsevier, St. Louis, MO, 2009.

Goss, CM (ed): Gray's Anatomy of the Human Body, American, ed 29. Lea & Febiger, Philadelphia, 1973.

Gould, J and Davies, G (eds): Orthopaedic and Sports Physical Therapy, ed 2. CV Mosby, St. Louis, MO, 1985.

Hall, SJ: Basic Biomechanics, ed 3. McGraw-Hill, Boston, 1999.

Hamill, J and Knutzen, KM: Biomechanical Basis of Human Movement, ed 2. Lippincott Williams & Wilkins, Philadelphia, 2003.

Hay, J: Biomechanics of Sports Techniques, ed 1. Prentice-Hall, Englewood Cliffs, NJ, 1973.

Hinson, M: Kinesiology, ed 2. WC Brown, Dubuque, Iowa, 1981.

Hole, Jr., JW: Human Anatomy and Physiology, ed 5. WC Brown, Dubuque, IA, 1990.

Hoppenfeld, S: Physical Examination of the Spine and Extremities. Appleton-Century-Crofts, NY, 1976.

Jacob, S and Francone, C: Elements of Anatomy and Physiology, ed 3. WB Saunders, Philadelphia, 1989.

Jenkins, DB: Hollinshead's Functional Anatomy of the Limbs and Back, ed 7. WB Saunders, Philadelphia, 1998.

Jenkins, DB: Hollinshead's Functional Anatomy of the Limbs and Back, ed 8. WB Saunders, Philadelphia, 2002.

Jones, K and Barker, K: Human Movement Explained. Butterworth-Heinemann, Oxford, 1996.

Kapandji, I: Physiology of the Joints: Upper Limbs, vol. 1, ed 2. Livingstone, Edinburgh, 1970.

Kendall, FP and McCreary, EK: Muscles: Testing and Function, ed 3. Williams & Wilkins, Baltimore, 1983.

Kessler, R and Hertling, D: Management of Common Musculoskeletal Disorders: Physical Therapy Principles and Methods. Harper & Row, Philadelphia, 1983.

King, B and Showers, M: Human Anatomy and Physiology, ed 6. WB Saunders, Philadelphia, 1969.

Kingston, B: Understanding Joints: A Practical Guide to Their Structure and Function. Stanley Thornes Ltd, Cheltenham, UK, 2000.

Kisner, C and Colby, LA: Therapeutic Exercise: Foundations and Techniques, ed 4. FA Davis, Philadelphia, 2002.

Lamport, NK, Coffey, MS, and Hersch, GI: Activity Analysis and Application, ed 4. Slack, Thorofare, NJ, 2001.

Landau, BR: Essential Human Anatomy and Physiology, ed 2. Scott, Foresman, Glenview, IL, 1980.

Leeson, C and Leeson, T: Human Structure: A Companion to Anatomical Studies. WB Saunders, Philadelphia, 1972.

Lehmkuhl, LD and Smith, LK: Brunnestrom's Clinical Kinesiology, ed 4. FA Davis, Philadelphia, 1983.

Lesh, SG: Clinical Orthopedics for the Physical Therapist Assistant, ed 1. FA Davis, Philadelphia, 2000.

Levangie, PK and Norkin, CC: Joint Structure and Function, ed 3. FA Davis, Philadelphia, 2001.

Levangie, PK and Norkin, CC: Joint Structure and Function, ed 4. FA Davis, Philadelphia, 2005.

Low, J and Reed A: Basic Biomechanics Explained. Butterworth-Heinemann, Oxford, 1996.

MacConaill, M and Basmajian, J: Muscles and Movements: A Basis for Human Kinesiology. Williams & Wilkins, Baltimore, 1969.

MacLeod, D, Jacobs, P, and Larson, N: The Ergonomics Manual. The Saunders Group, Minneapolis, MN, 1990.

Magee, D: Orthopedic Physical Assessment. WB Saunders, Philadelphia, 1987.

Magee, KR and Saper, JR: Clinical and Basic Neurology for Health Professionals. Year Book Medical, Chicago, 1981.

Manter, JT and Gatz, AJ: Essentials of Clinical Neuroanatomy and Neurophysiology, ed 8. FA Davis, Philadelphia, 1993.

Marieb, EN and Mitchell, SJ: Human Anatomy and Physiology Laboratory Manual, ed 9. Pearson Benjamin Cummings, San Francisco, 2008.

Martini, FH: Fundamentals of Anatomy and Physiology, ed 7. Pearson Benjamin Cummings, San Francisco, 2006.

McGinnis, PM: Biomechanics of Sport and Exercise. Human Kinetics, Champaign, IL, 1999.

McKinnis, LN: Fundamentals of Musculoskeletal Imaging, ed 2. FA Davis, Philadelphia, 2005.

McMillan, B: The Illustrated Atlas of the Human Body, Weldon Owen Pty Ltd, Sydney, 2008.

Melloni, J, et al: Melloni's Illustrated Review of Human Anatomy. JB Lippincott, Philadelphia, 1988.

Miller, B and Keane, C: Encyclopedia and Dictionary of Medicine, Nursing, and Allied Health, ed 4. WB Saunders, Philadelphia, 1989.

Minor, MA and Lippert, LS: Kinesiology Laboratory Manual for Physical Therapist Assistants. FA Davis, Philadelphia, 1998.

Minor, M and Minor, S: Patient Evaluation Methods for the Health Professional. Reston Publishing, Reston, VA, 1985.

Moore, K: Clinically Oriented Anatomy, ed 2. Williams & Wilkins, Baltimore, 1985.

Moore, K: Clinically Oriented Anatomy, ed 3. Williams & Wilkins, Baltimore, 1992.

Moore, K: Clinically Oriented Anatomy, ed 4. Williams & Wilkins, Baltimore, 2004.

Moore, K and Agur, A: Essential Clinical Anatomy, ed 2. Lippincott Williams & Wilkins, Philadelphia, 2002.

Netter, FH: Ciba Collection of Medical Illustrations: Musculoskeletal System: Part I, Anatomy, Physiology, and Metabolic Diseases, vol. 8, ed 1. Ciba-Geigy, Summit, NJ, 1987.

Netter, FH: Ciba Collection of Medical Illustrations: Nervous System, Part I, Anatomy and Physiology, ed 1. Ciba Pharmaceutical, West Caldwell, NJ, 1983.

Neumann, DA: Kinesiology of the Musculoskeletal System: Foundations for Physical Rehabilitation, ed 1. Mosby, St. Louis, MO, 2002.

Nolan, MF: Clinical Applications of Human Anatomy: A Laboratory Guide, ed l. Slack, Thorofare, 2003.

Nordin, M and Frankel, VH: Basic Biomechanics of the Musculoskeletal System, ed 3. Lippincott Williams & Wilkins, Baltimore, 2001.

Norkin, C and Levangie, P: Joint Structure and Function: A Comprehensive Analysis. FA Davis, Philadelphia, 1983.

Norkin, C and Levangie, P: Joint Structure and Function: A Comprehensive Analysis, ed 2. FA Davis, Philadelphia, 1992.

Norkin, C and White, D: Measurement of Joint Motion: A Guide of Goniometry. FA Davis, Philadelphia, 1985.

Oatis, CA: Kinesiology: The Mechanics and Pathomechanics of Human Movement. Lippincott Williams & Wilkins, Philadelphia, 2004.

Oliver, J: Back Care: An Illustrated Guide. Butterworth–Heinemann, Oxford, 1994.

Olson, TR: ADAM: Student Atlas of Anatomy. Williams & Wilkins, Baltimore, 1996.

Palastanga, N, Field, D, and Soames, R: Anatomy and Human Movement: Structure and Function, ed 2. Butterworth-Heinemann, Oxford, 1994.

Palmer, M and Epler, M: Clinical Assessment Procedures in Physical Therapy. JB Lippincott, Philadelphia, 1990.

Palmer, M and Epler, M: Clinical Assessment Procedures in Physical Therapy, ed 2. JB Lippincott, Philadelphia, 1998.

Paris, SV and Patla, C: E-1 Course Notes: Introduction to Extremity Dysfunction and Manipulation. Institute Press, Atlanta, 1986.

Pedretti, LW: Occupational Therapy: Practice Skills for Physical Dysfunction, ed 4. CV Mosby, St. Louis, MO, 1996.

Pedretti, LW and Early, MB: Occupational Therapy: Practice Skills for Physical Dysfunction, ed 5. CV Mosby, St. Louis, MO, 2001.

Perry J: Gait Analysis: Normal and Pathological Function. Slack, Thorofare, NJ, 1992.

Perry, JF, Rohe, DA, and Garcia, AO: The Kinesiology Workbook, ed 2. FA Davis, Philadelphia, 1996.

Pratt, NE: Clinical Musculoskeletal Anatomy. JB Lippincott, Philadelphia, 1991.

Rasch, P: Kinesiology and Applied Anatomy, ed 7. Lea & Febiger, Philadelphia, 1989.

Richardson, JK and Iglarsh, ZA: Clinical Orthopaedic Physical Therapy. WB Saunders, 1994.

Rolak, LA: Neurology Secrets, ed 4. Elsevier Mosby, St. Louis, MO, 2005.

Romanes, G (ed): Cunningham's Textbook of Anatomy, ed 10. Oxford University Press, New York, 1964.

Rothstein, JM, Roy, SH, and Wolf, SL: The Rehabilitation Specialist's Handbook. FA Davis, Philadelphia, 1991.

Rothstein, JM, Roy, SH, and Wolf, SL: The Rehabilitation Specialist's Handbook, ed 2. FA Davis, Philadelphia, 1998.

Rothstein, JM, Roy, SH, and Wolf, SL: The Rehabilitation Specialist's Handbook, ed 3. FA Davis, Philadelphia, 2005.

Roy, S and Irvin, R: Sports Medicine: Prevention, Evaluation, Management, and Rehabilitation. Prentice-Hall, Englewood Cliffs, NJ, 1983.

Rybski, M: Kinesiology for Occupational Therapy. Slack, Thorofare, NJ, 2004.

Scanlon, VC and Sanders, T: Essentials of Anatomy and Physiology, ed 3. FA Davis, Philadelphia, 1999.

Scanlon, VC and Sanders, T: Essentials of Anatomy and Physiology, ed 4. FA Davis, Philadelphia, 2003.

Shumway-Cook, A and Woollacott, M: Motor Control: Theory and Practical Applications. Williams & Wilkins, Baltimore, 1995.

Sieg, K and Adams, S: Illustrated Essentials of Musculoskeletal Anatomy, ed 2. Megabooks, Gainesville, FL, 1985.

Smith, LK, Weiss, EL, and Lehmkuhl, LD: Brunnstrom's Clinical Kinesiology, ed 5. FA Davis, Philadelphia, 1996.

Soderberg, G: Kinesiology: Application of Pathological Motion. Williams & Wilkins, Baltimore, 1986.

Somers, MF: Spinal Cord Injury—Functional Rehabilitation. Appleton & Lange, Norwalk, CT, 1992.

Stanley, BG and Tribuzi, SM: Concepts in Hand Rehabilitation. FA Davis, Philadelphia, 1992.

Starkey, C and Ryan, J: Evaluation of Orthopedic and Athletic Injuries, ed 2. FA Davis, Philadelphia, 2002.

Steindler, A: Kinesiology of the Human Body: Under Normal and Pathological Conditions. Charles C. Thomas, Springfield, IL, 1955.

Thibodeau, G: Anatomy and Physiology. Times Mirror/Mosby College Publishing, St. Louis, MO, 1986.

Tomberlin, JP and Saunders, HD: Evaluation, Treatment and Prevention of Musculoskeletal Disorders, vol 2: Extremities, ed 3. The Saunders Group, Minneapolis, 1994.

Tortora, G: Principles of Human Anatomy, ed 5. Canfield Press, San Francisco, 1990.

Tortora, G and Anagnostakos, N: Principles of Anatomy and Physiology, ed 3. Harper & Row, New York, 1981.

Tovin, BJ and Greenfield, BH: Evaluation and Treatment of the Shoulder: An Integration of the Guide to Physical Therapist Practice. FA Davis, Philadelphia, 2001.

Tyldesley, B and Grieve, JI: Muscles, Nerves and Movement: Kinesiology in Daily Living. Blackwell Scientific, Oxford, 1989.

Venes, D: Taber's Cyclopedic Medical Dictionary, ed 20. FA Davis, Philadelphia, 2005.

Vidic, B and Suarez, F: Photographic Atlas of the Human Body. CV Mosby, St. Louis, MO, 1984.

Warwick, R and Williams, P (eds): Gray's Anatomy, British ed 35. WB Saunders, Philadelphia, 1973.

Wells, K and Luttgens, K: Kinesiology: Scientific Basis of Human Motion, ed 7. WB Saunders, Philadelphia, 1982.

Whittle, MW: Gait Analysis: An Introduction, ed 4. Butterworth-Heinemann, Oxford, 1996.

Williams, M and Lissner, H: Biomechanics of Human Motion. WB Saunders, Philadelphia, 1962.

Yokochi, C: Photographic Anatomy of the Human Body. University Park Press, Baltimore, 1971.

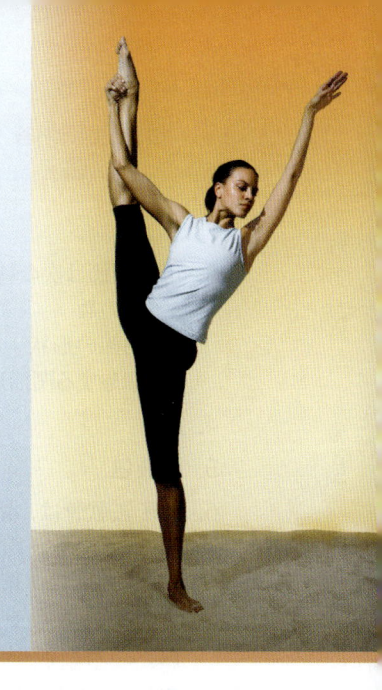

復習問題の解答

第1章　基礎知識

1. a. 前部
   b. 後部
   c. 下部
   d. 近位
   e. 外側
2. サッカーボールは曲線運動を示し、蹴った人の脚は角運動を示す。
3. 頸部の過伸展
4. 肩関節の内旋
5. 体幹の側屈
6. 股関節の外旋
7. 解剖学的肢位と基本的肢位の唯一の違いは前腕であり、解剖学的肢位では前腕が回外し、基本的肢位では中間位（回外と回内の間）にある。
8. 犬の背面、人の後面。
9. 角運動は、上肢の関節（肩関節、肘関節、手関節）で車椅子を推進するのに用いられる。線形運動は、人が車椅子で部屋を移動するときに起こる。
10. 背臥位
11. 同側
12. 左股関節の（わずかな）屈曲、内転、外転
13. 左膝関節の伸展
14. 右前腕の回外
15. 頸部の伸展、左回旋

第2章　骨格系

1. 軸骨格には長骨または短骨が含まれないのに対し、体肢骨格には不規則骨は含まれない。軸骨格の骨は、支持と保護をもたらすために特に重要であり、体肢骨格は運動の枠組みをもたらす。
2. 緻密骨は長骨の骨幹に見られ、海綿骨は骨幹端と骨端に見られる。他の種類の骨では、海綿骨は緻密骨の層にはさまれている。
3. 緻密骨は、多孔質ではないため、海綿骨より重い。
4. 身長の発達は主に長骨で起こる。長骨の骨端で成長が起こる。
5. 種子骨は、腱の過度の磨耗を防ぐ。膝蓋骨は、大腿四頭筋の牽引角度をさらに増大する役割を持つ。
6. a. 孔、窩、溝、道、洞
   b. 顆、隆起、小関節面、頭
   c. 稜、上顆、粗線、棘、転子、粗面、結節
7. 二頭筋溝：水路状の溝
8. 上腕骨頭：関節に適合する丸い関節突起
9. 寛骨臼：深い窪み
10. 骨内膜
11. 骨幹
12. 被圧迫骨端
13. 体肢骨格
14. 体肢骨格
15. 軸骨格

第3章　関節系

1. 運動がほとんどあるいはまったく行われない関節を「線維性関節」という。線維性関節の3つの種類は、不動関節、靱帯結合および丁植である。
2. 大きな運動が可能な関節は、「滑膜関節」もしくは「可動関節」と呼ばれる。

3. 可動関節は次の特徴によって説明できる。
    a. 軸の数
    b. 関節の形状
    c. 関与する関節運動
4. 腱
5. 滑液包
6. 硝子質軟骨は、滑膜関節の骨端に位置し、関節面を滑らかにする。線維軟骨は硝子質軟骨より厚みがあり、骨の間に位置する。線維軟骨は緩衝材となり、空間を作っている。線維軟骨の例は、膝関節の半月板および椎骨の円板である。
7. 関与する関節運動は肘関節の屈曲であり、これは前額軸周囲の矢状面で起こる。
8. 関与する関節運動は前腕の回内であり、これは垂直軸周囲の水平面で起こる。
9. 関与する関節運動は指の(MP)内転であり、これは矢状軸周囲の前額面で起こる。
10. 肩関節＝3、肘関節＝1、橈尺関節＝1、手関節＝2、MP＝2、PIP＝1、DIP＝1
11. 頭蓋の骨
12. 上肢では肩関節に、下肢では股関節に適用できる
13. 母指のCM関節
14. 半関節および軟骨
15. 関節包

第4章　関節運動学

1. a. 骨運動
   b. 関節運動学的運動
2. 軟部組織衝突感
3. a. 上腕骨が肩甲骨の上で動いている。
   b. 上腕骨の近位端は凸状である。
   c. 肩甲骨の関節窩は凹状である。
   d. 凸関節面が固定された凹関節面上を動いている。
   e. 反対方向
4. a. 圧縮
   b. せん断
   c. 牽引または伸延
   d. ねじれ
   e. 牽引または伸延
5. 歯ぎしりをするときにTMJが締まりの位置になる。
6. a. 凸状
   b. 凹状
   c. 凹状
   d. 凸状
   e. 鞍形
7. 転がり
8. 滑り
9. a. 到達する
   b. 滑り
10. 軸回旋
11. 軟部組織伸張感
12. a. 圧縮
    b. 伸延
13. ねじれ
14. 卵形
15. 副運動：回旋は単独では行えない。関節が関節および屈曲するときに起こり、それによって対立が行える。

第5章　筋系

1. a. 停止部
   b. 起始部
2. 筋作用の逆転
3. a. 手関節の屈曲において作動筋となる
   b. 尺屈／橈屈において拮抗筋となる
4. a. 大殿筋とハムストリングス
   b. 股関節の外旋
   c. 小殿筋
5. 自動運動不可能
6. 遠心性収縮
7. a. 肩関節の外転
   b. 求心性収縮
   c. 肩関節の外転筋群
   d. 等尺性収縮
   e. 肘関節の伸筋
8. a. 肩関節の屈曲
   b. 求心性収縮
   c. 最初の90度の間、肩関節屈筋が関わっている
   d. 遠心性収縮
   e. 次の90度の間、肩関節の伸筋が関わっている
9. a. 車椅子の運転：閉運動連鎖活動
   b. 重錘カフを用いたエクササイズ：開運動連鎖活動
   c. 吊り下げ滑車：開運動連鎖活動

10. 背(または腹)臥位
11. 前面
12. 大腿直筋を弛緩した状態で股関節を屈曲し、膝関節を屈曲する。
13. 斜方向
14. 平行
15. a. 収縮
    b. 弾性

第6章　神経系

1. L2
2. 灰白質は無髄組織で、白質は有髄組織である。
3. 脳は、(1)「頭蓋骨」と呼ばれる外層、(2)「髄膜」と呼ばれる3層の膜、および(3)脳脊髄腋の緩衝作用によって、外傷から守られている。
4. 脊髄の前角のレベルより上位を連接する運動ニューロンは、上位運動ニューロンである。細胞体または軸索において連接する運動ニューロンは、下位運動ニューロンである。上位または下位運動ニューロンのいずれかに起こる病状は、全く異なる臨床徴候を持つ。
5. 胸神経は、脊髄から起こる場所の近傍の筋を直接支配する。頸神経または腰神経は、分枝して叢を形成し、神経の起こる脊髄のレベルから離れた筋を支配する。
6. 求心性神経線維は感覚刺激を末梢から脳に送る。遠心性神経線維は、脳または脊髄からの運動刺激を末梢神経へ送る。
7. 関与する神経は正中神経である。症状は「猿手」と呼ばれる。
8. 関与する神経は腓骨神経である。症状は「下垂足」と呼ばれる。
9. 鷲手に関与する筋群は、主に尺骨神経に支配される内在筋である。
10. 血腫は、脳の最も外側を覆う硬膜の深部にできる。
11. 上位椎骨の下椎切痕と下位椎骨の上椎切痕で構成される椎間孔
12. 下位運動ニューロン障害
13. 脊髄はL2で終わるため、末梢神経病変の徴候を呈する。L2より下の脊髄は、神経根が集まって構成されている。
14. 脊髄から末梢神経へ送る

第7章　循環器系

心血管系

1. 三尖
2. a. 二尖
   b. 僧帽
3. 肺動脈、大動脈
4. 肺動脈、肺静脈
5. a. 脱酸素化血液
   b. 肺静脈
   c. 酸素化血液
   d. 肺動脈
6. a. 房室弁
   b. SL弁
7. 通れないほど径の小さい、下腿動脈の発生部位の遠位または細動脈で止まる。
8. 通れないほど径の小さい血管に到達するまで進むため、肺の肺動脈(または細動脈)の1つで止まる。
9. 外腸骨動脈および静脈から大腿動脈および静脈
10. 外頸静脈と内頸静脈
11. 総頸動脈
12. 左大腿静脈から肺までの主な構造：
    (1)左大腿静脈、(2)左外腸骨静脈、
    (3)左総腸骨静脈、(4)下大静脈、
    (5)右心房、(6)右房室弁、(7)右心室、(8)肺動脈弁、(9)肺動脈、(10)肺
13. a. 心臓が拍動の間に弛緩するとき、拡張期圧(最低血圧)が起こる。
    b. 心臓が収縮するとき、収縮期圧(最高血圧)が起こる。

リンパ系

1. 輸入リンパ管
2. 鎖骨下静脈
3. (c)筋
4. 弁、リンパ弁膜管、筋の絞り作用、横隔膜の運動、良い姿勢
5. 頸部、腋窩および鼠径部
6. 胸管
7. 回収し、濾過して、リンパから血流に戻す

第8章　生体力学基礎

1. a. 手関節。手関節に装着した方が、肘関節に装着するよりも抵抗のアームが長くなるため。
2. b. 高脚台に乗っていない低い人のほうが、重心(COG)が低い。
3. a.

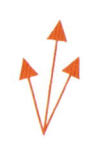

   b.

4. a. スカラー量＝ 8km（大きさのみ）
   b. ベクトル＝ 北に9m（大きさと方向）
5. 台車が水平な方が大きな力を要する。力のアームが一定で、台車の角度の変化によって抵抗のアームが長くあるいは短くなる。荷物を低くする（角度が水平になる）と、抵抗のアームが長くなり、より大きい力を要する。荷物を高くする（角度が縦向きになる）と、抵抗のアームが短くなり、少ない力で台車を押すことができる。
6. これは、輪軸の概念を示している。ハンドリムが小さいと大きな力を要するが、一回の押しで車椅子の進む距離が長くなる。
7.

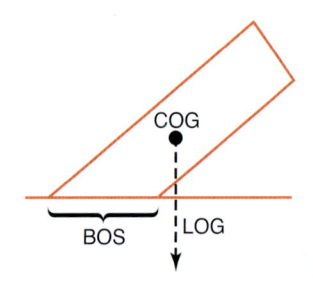

   できない。重心線(LOG)（および重心[COG]）が支持基底面(BOS)の外側になるため、物体は転倒する。
8. キャスター上げ状態の車椅子の支持基底面(BOS)は非常に狭い。バランスを保つには、身体の重心(COG)をBOS内に維持する必要がある。しかし、車椅子が4輪とも地に着いているときは支持基底面(BOS)が非常に広いため、身体の重心(COG)をBOS内に維持することは容易である。
9. 一直線上の力
10. ベッドにできるだけ近づき、てこの腕を短くする。両脚を前後方向に離し、支持基底面(BOS)を広くする。膝関節をやや屈曲し、重心(COG)を下げる。
11. 胡桃を軸に近づけると抵抗のアームが短くなるため、胡桃を割りやすくなる。
12. 平行力。2人がマットに上向きの力をかけており、マット（重力）は下向きの力をかけている。上向きの力と下向きの力は平行である。
13. 脛骨と大腿骨の内側顆が薄筋の牽引角度を大きくする。膝蓋顆と大腿顆が大腿四頭筋の牽引角度を大きくする。
14. 左手にスーツケースを持つと、重心(COG)が左に移る。右に傾くことによって、重心(COG)を支持基底面(BOS)の上に戻している。スーツケースが非常に重い場合、重心(COG)はさらに左に移動するので、右に傾くだけでなく、右腕を外向きに挙げて、重心(COG)をさらに右に移動させようとする。
15. 松葉杖の先と地面との摩擦が増大し、滑りを防ぐ。

第9章　肩甲帯

解剖学一般問題

1. 肩甲帯には、肩甲骨と鎖骨との関節が含まれる。肩関節には、肩甲骨と上腕骨が含まれる。肩関節複合体には、肩甲骨、鎖骨、上腕骨、胸骨および胸郭が含まれる。
2. a. 下角を基準点とする。
   b. 脊柱から離れて動くときの運動が、肩甲骨の上方回旋である。脊柱の方へ開始肢位に戻るときの運動は、肩甲骨の下方回旋である。
3. 挙上／下制および外転／内転が線形に近い。
4. 上方回旋と下方回旋は角運動に近い。
5. 肩甲上腕リズムは、肩甲帯と肩関節との運動の関係である。最初の30度の後、肩関節が2度屈曲または外転するごとに、肩甲帯は1度ずつ上方回旋する。
6. この肩甲帯運動がなければ、上腕を頭の上に正常かつ完全に挙げることはできない。
7. a. 僧帽筋の異なる3つの付着部が異なる3つの牽引線をもたらし、それにより3つの部位が異なる筋作用を持つ。
   b. 菱形筋は同じ牽引線を持つことから、同じ筋作用を持つ。さらに、2つの菱形筋に機能的な差異がない。

8. 前鋸筋と、僧帽筋上部および下部
9. 偶力：2つ以上の筋が異なる（多くの場合は反対の）方向に引き合って、同じ運動を行うこと。
10. 菱形筋、僧帽筋下部および中部、肩甲挙筋、および、僧帽筋上部
11. 大胸筋
12. a. 大胸筋
    b. 広背筋

機能的アクティビティ問題

1. 下方回旋
2. 上方回旋
3. 挙上
4. 上方回旋および内転
5. 外転
6. （1）求心性収縮、（2）求心性収縮、（3）等尺性収縮、（4）等尺性収縮、（5）求心性収縮

臨床演習問題

1. a. 肩甲骨の内転
   b. 僧帽筋中部、菱形筋
   c. 開運動連鎖
2. a. 肩甲骨の内転
   b. 僧帽筋中部および菱形筋.
   c. 求心性収縮
3. a. 肩甲骨の下制。詳しくは、伸展位からの肩関節の屈曲により、小さな上方回旋が生じる。これにより若干、肩甲骨が上方回旋する。
   b. 僧帽筋下部、小胸筋：僧帽筋上部、前鋸筋
   c. 求心性収縮
4. a. 肩甲骨の外転と上方回旋
   b. 前鋸筋、小胸筋、僧帽筋上部および下部
   c. 閉運動連鎖
5. a. 肩甲骨の内転 と下方回旋
   b. 僧帽筋中部、菱形筋、肩甲挙筋、小胸筋
   c. 求心性収縮。重りは引力より大きいので、力は減速ではなく加速する。

第10章　肩関節

解剖学一般問題

1. a. 矢状軸周囲の前額面：肩関節の外転／内転
   b. 垂直軸周囲の水平面：肩関節の内旋／外旋、水平外転／内転
   c. 前額軸周囲の矢状面：肩関節の屈曲／伸展
2. e 肩関節運動―屈曲、外転、伸展および内転の組み合わせによって形成される、上肢の円弧
3. 肩甲下窩
4. 棘上窩と棘下窩
5. 上腕骨を垂直位にして、二頭筋溝を前面に向け、上腕骨頭を内側に向けると、右上腕骨頭は左を向く。
6. 棘上筋、棘下筋、小円筋および肩甲下筋。これらは、関節窩を動く上腕骨頭を窩の内部に維持している。
7. 肩甲下筋と烏口腕筋、および上腕二頭筋の短頭
8. 大円筋、小円筋、棘下筋、棘上筋、および、三角筋後部
9. 三角筋前部、大胸筋および広背筋
10. a. 鎖骨部
    b. 可動域の最初、約60度まで
    c. 可動域の最初では垂直な牽引線がより効力を及ぼし、牽引線が水平に近づくにつれ効力が失われるため。

機能的アクティビティ問題

1. a. 肩関節の伸展および内旋
   b. 肩甲骨の傾斜および外転
2. a. 肩関節の外転および外旋
   b. 肩甲骨の上方回旋および内転
3. a. 肩関節の内転および内旋
   b. 肩甲骨の下方回旋および外転
4. a. 肩関節の屈曲
   b. 肩甲骨の上方回旋および外転
5. a. 肩関節の内転
   b. 肩甲骨の下方回旋

臨床演習問題

1. a. 肩関節の水平外転
   b. 肩関節の水平外転筋の求心性収縮

c. 三角筋後部、棘下筋、小円筋
2. a. 短くならない
   b. 短くなる
   c. 抵抗のアームが短いと、力で動かさなければならない抵抗が少ないため。
3. a. 肩関節の伸展
   b. 肩関節の伸展筋群の求心性収縮
   c. 広背筋、三角筋後部
4. a. 肩関節の屈曲
   b. 肩関節の伸展筋群の遠心性収縮
   c. 広背筋、三角筋後部
5. a. 肩関節の屈曲
   b. 肩関節の外転
   c. 肩甲骨面
6. 1部：
   a. 肩関節の外旋
   b. 求心性収縮
   c. 肩関節外旋筋：棘下筋、小円筋、三角筋後部
   2部：
   a. 肩関節の外旋
   b. 等尺性収縮
   c. 肩関節外旋筋
   3部：
   a. 肩関節の内旋
   b. 遠心性収縮
   c. 肩関節外旋筋
7. 肩関節内転筋

第11章　肘関節

解剖学一般問題

1. a. 関係する骨：
      前腕：橈骨、尺骨
      肘関節：上腕骨、橈骨、尺骨
   b. 軸の数：
      前腕：1
      肘関節：1
   c. 関節の形状：
      前腕：車軸関節
      肘関節：蝶番関節
   d. 可能な関節運動：
      前腕：回外／回内
      肘関節：屈曲／伸展

2. 上端の滑車切痕は前を向き、同上端の橈骨切痕は外側を向き、下端の茎状突起は内側にある。
3. a. 外側または橈側側副靱帯
   b. 内側または尺側側副靱帯
   c. 輪状靱帯
4. 上腕二頭筋および上腕三頭筋長頭
5. 橈骨。これらの運動は、橈骨が尺骨周囲を動くことによって及ぼされるため。
6. 方形回内筋、上腕二頭筋および上腕三頭筋長頭
7. 上腕二頭筋（橈骨へ）および上腕三頭筋長頭（尺骨へ）
8. 肘筋、上腕三頭筋および上腕筋
9. 上腕三頭筋長頭
10. a. 肩関節の屈曲、肘関節の屈曲、前腕の回外
    b. 肩関節の過伸展、肘関節の伸展、前腕の回内
11. 同じ方向
12. a. 上腕二頭筋
    b. 上腕三頭筋
    c. 腕橈骨筋

機能的アクティビティ問題

1. a. 肘関節の運動：伸展
   b. 前腕の運動：回外
2. a. 肘関節の運動：屈曲
   b. 前腕の運動：回外（あるいは中間位）
3. a. 肘関節の運動：伸展
   b. 前腕の運動：回内
4. a. 肘関節の運動：屈曲
   b. 前腕の運動：回外
5. a. 肘関節の運動：伸展
   b. 前腕の運動：中間位

臨床演習問題

1. a. 前腕の回外
   b. 円回内筋、方形回内筋
2. a. 肘関節の伸展
   b. 求心性収縮
   c. 上腕三頭筋
   d. 閉運動連鎖
3. a. 肘関節の屈曲
   b. 上腕三頭筋

4. a. 肘関節の伸展
   b. 等尺性収縮
   c. 上腕三頭筋
5. a. 肘関節の伸展
   b. 遠心性収縮
   c. 上腕二頭筋、上腕筋、腕橈骨筋
   d. 開運動連鎖

第12章　手関節

解剖学一般問題

1. 近位列外側から内側：舟状骨、月状骨、三角骨、豆状骨
   遠位列外側から内側：大菱形骨、小菱形骨、有頭骨、有鉤骨
2. a. 手関節の屈曲および伸展
   b. 手関節の橈側および尺屈
   c. 垂直軸周囲の水平面で手関節運動は起こらない。
3. a. 軸の数：
   橈骨手根関節：2
   手根間関節：0
   b. 関節の形状：
   橈骨手根関節：顆状関節
   手根間関節：平面関節または不規則関節
   c. 可能な関節運動：
   橈骨手根関節：屈曲／伸展、橈側／尺屈
   手根間関節：滑り
4. 尺側手根屈筋、橈側手根屈筋、長掌筋
5. 長・短橈側手根伸筋、尺側手根伸筋
6. 豆状骨と有鉤骨鉤が見える場合、手関節の前面図である。
7. 長橈側手根伸筋および橈側手根屈筋
8. 尺側手根伸筋および尺側手根屈筋
9. 手関節の前面中部に位置する、長掌筋
10. 尺側手根屈筋、長掌筋（その下に浅指屈筋と深指屈筋がある）、橈側手根屈筋（長母指外転筋、長・短母指伸筋［基本的に母指の筋だがこれらも手関節を交叉する］）、長・短橈側手根伸筋（指伸筋）および尺側手根伸筋
11. 関節円板が尺骨と手根骨近位列の間に位置するため。
12. てこの腕が長くなり、大きい筋肉を用いるため。
13. 腰の高さでハンマーを用いるときは重力に従っているが、頭の高さで用いるときは重力に逆らっているため。
14. 手関節の屈曲、伸展および尺屈のエンドフィールは軟部組織伸張感である。手関節の橈屈のエンドフィールは、骨と骨の衝突感である。
15. 外側上顆稜

機能的アクティビティ問題

1. a. 手関節の肢位：中間位またはやや伸展
   b. 手関節筋群：橈屈筋群
2. a. 手関節の肢位：中間位またはやや伸展
   b. 手関節筋群：伸筋群
3. a. 手関節の肢位：中間位／伸展
   b. 手関節筋群：屈筋群
4. a. 手関節の肢位：中間位またはやや屈曲
   b. 手関節筋群：屈筋群
5. a. 手関節の肢位：中間位
   b. 手関節筋群：屈筋群

臨床演習問題

1. a. 手関節の屈曲
   b. 求心性収縮
   c. 手関節屈筋
2. a. 手関節の伸展
   b. 遠心性収縮
   c. 手関節屈筋
3. a. 手関節の伸展
   b. 求心性収縮
   c. 手関節伸筋
   d. 肘関節屈曲
   e. 等尺性収縮
4. a. 手関節の屈曲
   b. 遠心性収縮
   c. 手関節伸筋
5. a. 手関節の尺屈
   b. 求心性収縮
   c. 手関節の尺屈筋群
6. a. 手関節の橈屈筋群
   b. 遠心性収縮
   c. 尺屈筋群が運動を遅くしなければ、チューブの弾性によって手関節が中間位に戻る。

d. 手関節の尺屈筋

第13章　手

解剖学一般問題

1. a. 指：MPの外転／内転
      母指：CMの屈曲／伸展、MPおよびIPの屈曲／伸展
   b. 指：MP、PIP、DIPの屈曲／伸展
      母指：CMの外転／内転
   c. 母指：CMの対立／復位（対立位から中立位に戻ること）
2. 母指と四指の比較：
   a. 骨の数：
      母指：4
      指：5
   b. 関節の数：
      母指：3
      指：4
   c. 関節名：
      母指：CM、MP、IP
      指：CM、MP、PIP、DIP
3. CMの屈曲、外転および回旋
4. 回旋
5. 外在筋腱を手関節に固定する。
6. 手根管の床部は手根骨で構成され、天井部は屈筋支帯の横手根靱帯の部分である。
   深・浅指屈筋と長母指屈筋、および正中神経が手根管を通っている。
7. 外来筋は手関節の上に近位付着部を持ち、手関節の下に遠位付着部を持つ。指の外来筋には、浅指屈筋と深指屈筋、指伸筋、小指伸筋および示指伸筋が含まれる。母指の外来筋には、長母指屈筋、長母指外転筋、および、長母指伸筋と短母指伸筋が含まれる。
8. 内在筋は、手関節の下に両付着部を持つ。9つの内在筋には、短母指屈筋と短母指外転筋、母指対立筋と母指内転筋、小指屈筋と小指外転筋と小指対立筋、骨間筋、および、虫様筋が含まれる。
9. 母指球筋は手の母指側（外側）にある内在筋で、小指球筋は小指側（内側）にある。名前に「母指」が付く内在筋は母指球筋で、「小指」が付く内在筋は小指球筋である。
10. 長母指外転筋と外側の短母指伸筋、内側の長母指伸筋の腱で形成された窪みを解剖学的タバコ窩という。
11. 虫様筋。近位で深指屈筋腱に付着し、遠位で指伸筋腱に付着する。
12. a. 凹形
    b. 凸形
    c. 同じ

機能的アクティビティ問題

1. フライパンの柄を持つ：筒握り
2. 小さい台車を引っぱる：鉤握り
3. 本のページをめくる：指腹掴みまたは横掴み
4. スナップやボタンを留める：指尖つまみ
5. コーヒーカップの持ち手を持つ：側腹掴み
6. トランプの手札を持つ：虫様筋握り
7. りんごをつかむ：球握り
8. バーベルを持ち上げる：筒握り
9. CDを抜き出す：指腹掴みまたは横掴み
10. a. 球握りと虫様筋握りの複合
    b. 手関節の屈筋および橈屈筋によって中間位に維持する
    c. 尺側手根屈筋と橈側手根屈筋、長橈側手根伸筋
    d. 中間地点の肘関節屈筋
    e. 上腕二頭筋、上腕筋、および、特に腕橈骨筋
    f. 肩関節屈筋および内転筋
    g. 三角筋前部、大胸筋、大円筋および広背筋
    h. 肩甲帯の上方回旋および外転
    i. 僧帽筋上部および下部、前鋸筋、小胸筋

臨床演習問題

1. 関節運動：指のMPの外転後、MPの内転
   主動作筋：背側骨間筋と小指外転筋の後、掌側骨間筋
2. 関節運動：母指の外転
   主動作筋：長・短母指外転筋
3. 関節運動：母指と小指の対立
   主動作筋：母指対立筋、小指対立筋
4. 関節運動：指のMPの屈曲とIPの伸展
   主動作筋：虫様筋
5. 関節運動：母指のCM、MPおよびIPの屈曲
   主動作筋：長・短母指屈筋

第14章　側頭下顎関節

解剖学一般問題

1. 頬骨および側頭骨
2. 同義語は、下顎骨の
   a. 下制
   b. 挙上
   c. 内転または後退
   d. 外転または前突
   e. 側方偏位
3. 下顎骨と側頭骨
4. 側頭筋
5. 咬筋
6. 顎二腹筋および肩甲舌骨筋
7. 第5脳神経（三叉神経）
8. 関節円板での下顎頭の前方回旋
9. 左下顎頭が窩で軸回旋しつつ、右下顎頭が前へ滑る。
10. 甲状軟骨

機能的アクティビティ問題

1. 下顎骨の下制
2. a. 下顎骨の挙上
   b. パンと反対側
   c. パンと同じ側
3. 左右運動―側方偏位
   前後運動―外転／内転
4. 運動：下顎骨の挙上
   筋：側頭筋、咬筋、内側翼突筋

臨床演習問題

1. a. 下顎骨の側方偏位
   b. 求心性収縮
   c. 右側頭筋と右咬筋、左の内側および外側翼突筋
2. a. 下顎骨の外転
   b. 等尺性収縮
   c. 内側および外側翼突筋
3. a. 下顎骨の下制
   b. 求心性収縮
   c. 外側翼突筋

第15章　頸部および体幹

解剖学一般問題

1. a. 頸部と体幹の側屈
   b. 頸部と体幹の回旋
   c. 頸部と体幹の屈曲、伸展
2. 頸椎は、棘突起が二分しており、横突起に孔がある。胸椎は、長細く下向きの棘突起を持ち、椎体と横突起に肋骨窩がある。上関節突起が後方を向いている。腰椎は、真後ろを向く大きい棘突起を持つ。上関節突起は内側を向いている。
3. 上関節突起と下関節突起の前額面の位置。
4. 上関節突起と下関節突起の矢状面の位置。
5. 後頭骨からC7：項靭帯
   C7から仙骨：棘上靭帯
6. 黄色靭帯
7. 前縦靭帯と後縦靭帯
8. 筋の牽引線が体幹の屈曲および伸展の前額軸の中心に近いため、この運動においては効力が小さくなる。回旋に効力を及ぼすには、筋の牽引線が水平または斜めでなければならない。腰方形筋は垂直の牽引線を持つ。
9. 脊柱起立筋群
10. 腹直筋、左外腹斜筋および右内腹斜筋による、体幹の屈曲および右回旋の複合運動

機能的アクティビティ問題

1. 頸部の回旋および若干の伸展
2. 頸部の側屈
3. 頸部の伸展
4. 頸部の屈曲
5. 頸部の伸展
6. 体幹の左回旋
7. 体幹の右回旋
8. 体幹の側屈
9. 体幹の屈曲
10. 体幹の伸展

臨床演習問題

頭部と頸部

1. a. C1での頭部の屈曲
   b. 頸部の伸展
   c. 求心性収縮
   d. 等尺性収縮
   e. 頸部伸筋（頭板状筋、頸板状筋、脊柱起立筋群、棘間筋および横突棘筋）
2. a. 頭部と頸部の側屈
   b. 等尺性収縮
   c. 右胸鎖乳突筋、右頭板状筋、右頸板状筋、右斜角筋、右脊柱起立筋群および右横突間筋
3. a. 頸部の右側屈
   b. 左頸部側屈筋
   c. 右胸鎖乳突筋、右斜角筋、右頭板状筋、右頸板状筋、右脊柱起立筋群および右横突間筋
   d. 右側屈筋
   e. 左胸鎖乳突筋、左斜角筋、左頭板状筋、左頸板状筋、左脊柱起立筋群および左横突間筋（cと左右反対）
4. 左胸鎖乳突筋
5. a. 頭部はC1で屈曲している
   b. 求心性収縮
   c. 椎前筋
   d. 頸部の屈曲
   e. 求心性収縮
   f. 胸鎖乳突筋（椎前筋群の頸長筋も挙げられていればなおよい。）
   g. 等尺性収縮
   h. 胸鎖乳突筋（頸長筋も挙げられていればなおよい。）
   i. 頸部の伸展
   j. 遠心性収縮
   k. 胸鎖乳突筋および頸長筋

体幹

1. a. 体幹、特に腰部の屈曲
   b. 体幹の伸筋
   c. 脊柱起立筋群、横突棘筋、棘間筋
2. a. 体幹の屈曲
   b. 求心性収縮
   c. 両側の腹直筋、外腹斜筋および内腹斜筋
3. a. 同じ
   b. 屈曲している
   c. 起始部から停止部へ
   d. 筋作用の逆転
   e. 腸腰筋
   f. 足を床につけたままにすると、遠位分節がさらに安定し、近位分節がさらに動きやすくなる。すると、筋作用の逆転によって股関節屈筋が股関節（および体幹）を屈曲できる。
4. a. 体幹の左回旋を伴う屈曲
   b. 求心性収縮
   c. 両腹直筋、右外腹斜筋および左内腹斜筋
5. a. 頭部はC1で屈曲している
   b. 求心性収縮
   c. 等尺性収縮
   d. 椎前筋群
   e. 頸部の伸展
   f. 等尺性収縮
   g. 頭板状筋と頸板状筋、脊柱起立筋群
   h. 体幹の過伸展
   i. 求心性収縮
   j. 脊柱起立筋群、横突棘筋、横突間筋

第16章　呼吸器系

解剖学一般問題

1. 胸骨、肋骨、肋軟骨および胸椎
2. 胸椎の椎体と横突起が肋骨結節および肋骨頸と関節を成す。
3. 吸気および呼気をもたらす挙上および下制
4. 吸気の間、肋骨が挙上して横隔膜が下がり、呼気の間、肋骨が下制して横隔膜が挙上する。
5. 起始部すなわち固定されている方の付着部は、胸郭の上の、胸郭を引き上げる場所にある。
6. 牽引線は前と後ろで変わらないが、筋が胸郭の周囲を180度動くため、見た目の方向が前と後ろで変化する。
7. 起始部すなわち固定されている方の付着部は骨付着部を持つが、停止部は腱中心に付着している。筋は、弛緩するとドーム型になる。収縮すると、平坦にあり、胸腔に空間ができる。
8. 空気が気道から外に出る呼気の間に話している。
9. 吸気補助筋が胸骨と胸郭を引き上げ、呼気補助筋が引き下げる。

10. 胸郭の運動は、バケツの取っ手運動に例えられる。胸腔の運動は、蛇腹の運動に例えられる。
11. C3脊髄損傷のある人は、横隔膜が神経支配されないため、人工呼吸器によって呼吸を補助する必要がある。C5脊髄損傷のある人は、横隔膜の神経学的な損傷がないため、人工呼吸器による補助がなくても呼吸できる。

機能的アクティビティ問題

1. 強制吸気の後、強制呼気
2. 深空気
3. 強制呼気
4. 強制呼気
5. 安静吸気および安静呼気

臨床演習問題

1. a. 胸式呼吸
   b. 腹式呼吸
2. 体幹前部の筋―腹直筋、外腹斜筋、内腹斜筋および腹横筋
3. a. くしゃみの間に胸部が上がる
   b. 筋は収縮する
   c. 鼻をすするには、深吸気を要する。筋作用の逆転によって、吸気補助筋が胸郭を引き上げることで吸気を補助している。これらの筋は、斜角筋と胸鎖乳突筋である。
4. a. 吸気の間、胸郭が上外方に動く。
   b. 大胸筋が肋骨を引き上げることによって深吸気を補助している。
   c. これは、閉運動連鎖活動である。

第17章　下肢帯

解剖学一般問題

1. a. 前方／後方骨盤傾斜
   b. 側方傾斜
   c. 骨盤の回旋
2. 左側
3. 股関節
4. a. 股関節の屈曲
   b. 股関節の伸展
   c. 支持されていない側の股関節の外転と体重がかかる側の股関節の内転
5. a. 右股関節の内旋／左股関節の外旋
   b. 右股関節の外旋／左股関節の内旋
6. a. 伸展
   b. 屈曲
   c. 対側への側屈
7. 背部伸筋、股関節屈筋

機能的アクティビティ問題

1. 後方骨盤傾斜
2. 前方骨盤傾斜
3. 後方骨盤傾斜
4. 左の股関節の内転および右股関節の外転

臨床演習問題

1. 運動：後方骨盤傾斜、体幹 屈曲、股関節伸展
   筋：大殿筋および腹筋群
2. 運動：左側方骨盤傾斜、左股関節内転および右股関節外転
   筋：右股関節外転筋群（中殿筋および小殿筋）および左腰方形筋

第18章　股関節

解剖学一般問題

1. a. 2つの寛骨、仙骨および尾骨
   b. 腸骨、坐骨および恥骨の融合
   c. 寛骨の寛骨臼および大腿骨頭
   d. 腸骨、坐骨および恥骨
   e. 坐骨と恥骨
   f. 腸骨と坐骨
2. 大坐骨切痕を後方に、恥骨体を前方にすると、寛骨臼は外側を向く。従って、この位置で寛骨臼の開口部が右を向く場合は、右寛骨である。
3. 大腿骨を垂直にし、粗線と小転子を後方にすると、大腿骨頭は内側を向く。従って、この位置では右大腿骨頭が左を向く。
4. a. 軸の数：3
   b. 関節の形状：球関節又は臼関節
   c. 可能な運動の種類：屈曲／伸展、外転／内転、回旋

5. a. 内旋および外旋
   b. 屈曲／伸展
   c. 外転／内転
6. 腸骨大腿靭帯の遠位付着部。
   2つの部位に分かれ、逆「Y」字を形成しているため。
7. 寛骨臼は、大腿骨頭をほぼ収める深い窩を形成し、関節が非常に強力な3つの靭帯に囲まれているため。
8. 靭帯の付着する方向は螺旋状である。この配向によって、関節が伸展するときは緊張し、屈曲するときは弛むので、によって弛むときに靭帯が強く張るため、屈曲を妨げることなく過伸展を制限する。
9. 大腿直筋、縫工筋、薄筋、半腱様筋、半膜様筋、大腿二頭筋(長頭)および大腿筋膜張筋
10. 縫工筋は股関節の屈曲、外転および外旋に関わっている。大腿筋膜張筋は屈曲および外転に関わっている。
11. 右足を床から離すとき、左股関節外転筋と右体幹伸筋が収縮し、右の骨盤が降下しないようにする。股関節外転筋が引き下げ、体幹の伸筋が引き上げるときに、偶力がもたらされる。
12. 逆方向
13. 股関節の屈曲—軟部組織衝突感、股関節の伸展—軟部組織伸張感

機能的アクティビティ問題

1. 股関節の伸展と内旋、および、若干の内転
2. a. 低い面では、股関節を大きく屈曲することが必要である。
   b. 内旋と内転によって屈曲の増大が起こる。
3. a. 内転
   b. 右股関節内転筋
   c. 閉運動連鎖活動
4. a. 遊脚相には、股関節の屈曲、伸展が含まれる。
   b. 歩行時より大きな股関節の屈曲
   c. 股関節の屈曲および外転
   d. 脚を自転車にまたがせるときに股関節の伸展、外転、屈曲、内転の複合運動が起こり、回旋も若干起こる。
5. a. 後方骨盤傾斜
   b. 腰部前湾の増大と前方骨盤傾斜
6. a. 骨盤の後方傾斜が維持される。
   b. 股関節屈筋の長さが、可動域をすべて動かせるほど充分でないため。
   c. 腸腰筋

   d. 骨盤が前方傾斜の肢位よりも後方傾斜の肢位にある方が、前部の股関節筋がさらに伸長する必要がある。
7. 腰椎を前湾し、骨盤を前方傾斜して立つ、もしくは、股関節をやや屈曲して前方に傾くことによって代償できる。
8. a. 右股関節は屈曲、内転および内旋している。
   b. 左股関節は伸展、外転および外旋している。
9. 股関節—閉運動連鎖、肩関節—開運動連鎖

臨床演習問題

1. a. 股関節の伸展
   b. 伸張
   c. 大殿筋
2. a. 股関節の伸展
   b. 伸張
   c. 腸腰筋
3. a. 適している。大腿直筋が同時に両方の関節の上で伸張されるため。
4. a. 股関節の外転
   b. 強化
   c. 股関節の外転筋群—中殿筋と小殿筋
5. a. 股関節の外転と屈曲の複合運動
   b. 強化
   c. 大腿筋膜張筋
6. a. 求心性収縮
   b. 第3のてこ
7. a. していない
   b. 膝関節を屈曲することによって、ハムストリングスはすでに短縮している。股関節がさらに過伸展するとすぐ、自動運動不可能になる。
8. a. 股関節の外転および屈曲
   b. 伸張
   c. 内転筋—恥骨筋、長内転筋、短内転筋、大内転筋
      伸筋(ハムストリングス)—半膜様筋、半腱様筋、大腿二頭筋
9. a. エクササイズBの方が難しい。
   b. 膝関節を伸展することによって、抵抗のアームがエクササイズAよりも長くなる。力のアームの長さは両方とも変わらない。
10. a. 閉運動連鎖活動
    b. 股関節の伸展
    c. 求心性収縮

d. 股関節伸筋—大殿筋およびハムストリングス
   e. 股関節屈筋—大腿直筋

第19章　膝関節

解剖学一般問題

1. a. 軸の数：
      膝関節：1
      膝蓋大腿関節：0
   b. 関節の形状：
      膝関節：蝶番関節
      膝蓋大腿関節：不規則関節
   c. 運動の種類：
      膝関節：屈曲／伸展
      膝蓋大腿関節：滑り
2. 膝関節の屈曲と伸展は、前額軸周囲の矢状面で起こる。
3. Q角は、脛骨粗面から膝蓋骨の中部までの線と上前腸骨棘（ASIS）から膝蓋骨の中部まで間の線の交差によって形成される。Q角が大きくなると、膝関節が屈曲および伸展している間に膝蓋大腿関節にかかる負荷が高くなる。
4. 大腿骨と脛骨
5. 膝関節の屈曲を始めるので、伸展を解除する肢位に膝関節を動かすため。
6. 縫工筋、薄筋および半腱様筋の遠位付着部
7. 膝関節の伸展が弱くなり（大腿四頭筋＝L2–L4）、膝関節の屈曲が不可能になる（ハムストリングス＝L5–S2）
8. a. 閉運動連鎖
   b. できない。閉運動連鎖の作用としてのみ起こる。
   c. 腓腹筋が起始部を停止部の方へ引いている—筋作用の逆転
9. 回旋
10. a. 屈曲
    b. 内側に引張応力がかかる
    c. 外側に圧縮応力がかかる

機能的アクティビティ問題

1. a. ハムストリングスの作用：股関節の伸展および膝関節の屈曲
   b. 股関節の肢位（図19-25Aを参照）：伸展
   c. 股関節の肢位（図19-25Bを参照）：部分的な屈曲
   d. ハムストリングスが自動運動不可能になる肢位：股関節の伸展および膝関節の屈曲
   e. 図19-25Bを参照：股関節の部分的な屈曲
   f. 股関節をやや屈曲することによってハムストリングスが若干伸長し、膝関節では短縮するため、自動運動不可能が回避される。股関節を伸展すると、股関節でハムストリングスが短縮し、膝関節でも短縮している。このため、すぐに自動運動不可能になる。
2. a. 図19-26Aの股関節の肢位＝部分的な股関節の屈曲、図19-26Bの股関節の肢位＝股関節の大きい屈曲
   b. 内側広筋、外側広筋および中間広筋
   c. 大腿直筋—股関節の屈曲および膝関節の伸展
   d. 単関節筋である内側広筋、外側広筋および中間広筋は、膝関節の屈曲により伸長する。股関節を交叉しないため、股関節の肢位は内側広筋、外側広筋および中間広筋には影響しない。二関節筋である大腿直筋は、股関節の伸展と膝関節の屈曲により伸長する。このため、Aの肢位ではさらに伸長する。Bの肢位では、股関節ですでに短縮される（弛む）。
   e. 大腿直筋を強化したい場合、股関節をさらに伸展させる（図19-26Aを参照）。
   f. 内側広筋、外側広筋および中間広筋だけを独立して強化したい場合、股関節をさらに屈曲すると（図19-26Bを参照）、大腿直筋が短縮されて、強化されない。
3. a. 足を縁石にのせる—膝関節の屈曲
   b. 縁石の上に上がる—膝関節の伸展
4. a. 蹴る準備をする—膝関節を屈曲し、股関節を過伸展する
   b. 大腿直筋は、股関節と膝関節の両方で伸長されている。
   c. ボールと接触したとき—膝関節の伸展および股関節の伸展
   d. 大腿直筋は膝関節では短縮しているが、股関節では伸長している。
   e. フォロースルー—膝関節は伸展したままで、股関節は屈曲する
   f. 大腿直筋は両関節で短縮し、自動運動不全になっている。
5. a. 右足ではなく左足が先
   b. 骨盤挙上（*hip biking*）（右側の骨盤の挙上、筋作用の逆転による右体幹の側屈ともいう）

臨床演習問題

1. 滑り下りるとき：
   a. 膝関節の屈曲
   b. 遠心性収縮
   c. 膝関節伸筋（大腿四頭筋）
   d. 閉運動連鎖
   維持するとき：
   a. 等尺性収縮
   b. 膝関節伸筋（大腿四頭筋）
   戻るとき：
   a. 膝関節の伸展
   b. 求心性収縮
   c. 膝関節伸筋（大腿四頭筋）

2. a. 股関節の屈曲および膝関節の伸展
   b. 股関節を伸展し、膝関節を屈曲するハムストリングスの伸張
   c. ハムストリングスは、半膜様筋、半腱様筋、大腿二頭筋で構成されている

3. a. 股関節の屈曲および膝関節の伸展
   b. 強化
   c. 股関節屈筋（大腿直筋、腸腰筋および恥骨筋）と膝関節伸筋（大腿四頭筋）
   d. 開運動連鎖

4. a. 股関節の伸展および膝関節の屈曲
   b. 伸張
   c. 大腿直筋（股関節の屈曲および膝関節の伸展を行う筋である）

5. 屈曲―軟部組織衝突感；伸展―軟部組織伸張感

6. a. 肢位Cが維持しやすい。
   b. 力は大腿四頭筋、抵抗は脚と足、軸は膝関節である。これは第3のてこである（AFR）。
   c. 抵抗のアームは短くなる
   d. 力のアームは同じである

7. 図19-28を参照
   膝関節を真っ直ぐに伸ばすとき：
   a. 膝関節の伸展
   b. 求心性収縮
   c. 膝関節伸筋（大腿四頭筋）
   d. 閉運動連鎖活動
   維持するとき：
   a. 膝関節の伸展
   b. 等尺性収縮
   c. 膝関節伸筋（大腿四頭筋）
   膝関節を屈曲するとき：
   a. 膝関節の屈曲
   b. 遠心性収縮
   c. 膝関節伸筋（大腿四頭筋）

8. 膝関節のすぐ下より、足関節のすぐ上の方が、力のアームが長くなるので、大きい力をかけることができる。軸は膝関節である。抵抗はこの場合、患者によってかけられる。抵抗のアームは軸と、大腿四頭筋の停止部との距離であって、変化しない。力のアームは軸と力をかける患者の脚の部位の間の距離である。別の言い方をすると、短い力のアームをかけても同じことはできるが、長い力のアームを用いると大きい力をかける必要がない。

第20章　足関節と足

解剖学一般問題

1. a. 1
   b. 蝶番関節
   c. 背屈、底屈
   d. 脛骨と距骨（基本的に）

2. 距骨下関節には、距骨と踵骨が関係している。横足根関節には、距骨と踵骨、および、舟状骨と立方骨が関係している。

3. 脛骨と腓骨の間に位置する骨間膜の機能は、2つの骨をつなぎとめ、筋が付着する広い部位を提供することである。

4. 三角靭帯。脛舟靭帯、脛踵靭帯および後距腓靭帯で構成されている。

5. 外側靭帯。後距腓靭帯、前距腓靭帯および踵腓靭帯で構成されている。

6. 足の内側縦アーチと外側縦アーチ

7. 足の内側縦アーチは、踵骨と舟状骨、楔状骨および第1～第3中足骨で構成されている。縦足弓外側部は、踵骨、立方骨、第4および第5中足骨で構成されている。

8. 足の横アーチは、立方骨と3つの楔状骨で構成されている。

9. 足のアーチ機能は、緩衝作用をもたらし、不均一な地勢に適応し、身体を前進させることである。

10. 後脛骨筋、長趾屈筋および長母趾屈筋

11. 後脛骨筋、前脛骨筋、長腓骨筋

12. 長腓骨筋と短腓骨筋

13. 短腓骨筋と第3腓骨筋
14. 前脛骨筋と長腓骨筋が共に形成している。長腓骨筋と前脛骨筋は、足のあばら筋と呼ばれることがある。これは、長腓骨筋が脚の外側を下って、足の内側に交叉し、前脛骨筋に融合するためである。前脛骨筋は脚の内側を下って長腓骨筋に癒合し、「U」字すなわちあばら筋を形成する。
15. できない。最も強力な底屈筋は、腓腹筋とヒラメ筋であり、これらはS1-S2レベルで神経支配されている後方深部筋群は基本的にL5-S1のレベルで神経支配されている。

機能的アクティビティ問題

1. 足関節の底屈
2. 足関節の底屈
3. 足関節の背屈
4. 足関節の底屈
5. 足関節の内返し／外返し
6. 足関節の背屈
7. 足関節の底屈

臨床演習問題

1. 腓腹筋：
   a. 交叉する関節の数：2
   b. 膝関節運動：膝関節の屈曲
   c. 足関節運動：足関節の底屈
   ヒラメ筋：
   a. 交叉する関節の数：1
   b. 膝関節運動：膝関節運動はない
   c. 足関節運動：足関節の底屈
2. a. 左膝関節：伸展
      左足関節：背屈
   b. 左腓腹筋は伸張している
   c. 左ヒラメ筋は伸張している
   d. 腓腹筋
   e. 腓腹筋は、膝関節と足関節の両方の複合可動域を伸張する必要があるので伸張されるが、ヒラメ筋は足関節の上だけを伸張される。
3. a. 左膝関節：屈曲
      左足関節：背屈
   b. 左腓腹筋は膝関節で弛んでいる。
   c. 左腓腹筋は足関節で伸張している。
   d. 左ヒラメ筋は、膝関節を交叉しないため、膝関節で伸張しない。
   e. する。左ヒラメ筋は足関節で伸張する。
   f. ヒラメ筋
   g. ヒラメ筋の方が足関節のROMが大きいので、伸張する。腓腹筋が膝関節で弛むと、足関節の運動がさらに可能になり、ヒラメ筋はさらに伸張する。
4. a. 左膝関節：伸展
      左足関節：底屈
   b. 左腓腹筋は伸長している。
   c. 左腓腹筋は短縮している。
   d. 左ヒラメ筋は膝関節で作用していない。
   e. 左ヒラメ筋は足関節で短縮している。
   f. 二関節筋である腓腹筋は、膝関節で伸長しながら足関節で短縮することができるので、さらに広い可動域で筋の張力を維持する。単関節筋であるヒラメ筋は、足関節で短縮すると、すぐに張力を失う。
5. a. 内返し
   b. 求心性収縮の後、足の肢位を維持するため等尺性収縮が起こる
   c. 前脛骨筋と後脛骨筋
6. a. 足関節の背屈、足関節の背屈、足関節の底屈
   b. 求心性収縮、等尺性収縮、遠心性収縮
   c. 足関節の背屈—前脛骨筋は、全3平面の主動作筋である。
   d. 閉運動連鎖

第21章　姿勢

解剖学一般問題

1. 頸椎の伸筋
2. 側位
3. 股関節屈筋
4. 側位
5. 水平で、挙上も下制もされない
6. 前位または後位
7. 外果のやや前
8. a. 膝関節—膝蓋骨のやや後部
   b. 股関節—大転子を通る
   c. 肩関節—肩峰突起の端を通る
   d. 頭部—耳垂を通る

機能的アクティビティ問題

1. 肩甲帯の外転
2. 肩甲帯の内転、若干の挙上
3. 頸椎が屈曲し頭部が若干前傾する
4. 右の肩関節を高くする
5. 女性の重心(COG)は前方に移動する
6. 前方傾斜
7. 前弯の増大
8. a. 体幹後部—腰部の脊柱起立筋群と傍脊柱筋群が緊張する。
   b. 体幹前部—腹筋が伸張する。
9. 股関節屈筋群

臨床演習問題

1. 頸部の伸展
2. a. 頸部の伸筋が緊張する
   b. 頸部の屈筋が伸張する
3. 骨盤の左側が高くなる。
4. a. 左側の筋が緊張する
   b. 右側の筋が伸張する
5. a. 円板の左側が圧迫される
   b. 右側が伸延される
   c. 椎間孔は右側の方が開く
   d. 椎間孔は左側が小さくなる
6. a. 後部の体幹伸筋
   b. 前部
7. a. 前部の体幹屈筋
   b. 後部

第22章　歩行運動

解剖学一般問題

1. どちらも同じ要素を持ち、事象の順序も同じである。歩行は両脚支持期があり、走行にはない。走行は非支持期があるのに対し、歩行にはない。
2. 従来の用語は、時間枠のある一時を表すのに対し、RLA用語は時間枠内の期間を表す。
3. 立脚相
4. 両脚支持期：片足の踵離地から足尖離地まで、および、反対の足の踵接地から足底接地まで
5. 立脚相の立脚中期の間
6. 遊脚相
7. 歩幅が長く、歩調は大きくなる
8. 左右の足の間の幅を広くするために両足を離して歩く。
9. 立脚相の踵接地と遊脚相の遊脚中期
10. 立脚相の開始

機能的アクティビティ問題

1. 歩幅が短くなる
   立脚相の間、足が平坦になる
   腕の振りが小さくなる
2. 左右の足の間の幅が狭くなる
   バランスを維持するために腕を外へ広げる
3. 左右の足の間の幅が広くなる
   水平変位が大きくなる
4. 前傾が大きくなる
5. 垂直変位が大きくなる
   腕の振りが大きくなる
6. 遊脚の間、分回し歩行になる
   立脚の間、水平変位が大きくなる
7. 曲線運動

臨床演習問題

1. a. 足関節—背屈
   b. 股関節—屈曲
   c. 骨盤—前方骨盤傾斜
   d. 腰椎—前湾
2. a. 収縮の種類：求心性収縮
      関与する筋群：膝関節伸筋群
   b. 収縮の種類：遠心性収縮
      関与する筋群：足関節底屈筋群
   c. 収縮の種類：求心性収縮
      関与する筋群：股関節伸筋群
   d. 収縮の種類：等尺性収縮
      関与する筋群：対側の股関節外転筋群
   e. 収縮の種類：遠心性収縮
      関与する筋群：膝関節屈筋群
3. a. 関与する側への側方骨盤傾斜
   b. 立脚相の間、関与する(短い)脚の方へ傾く
   c. 尖足歩行する
   d. 関与しない(長い)脚の膝関節の屈曲

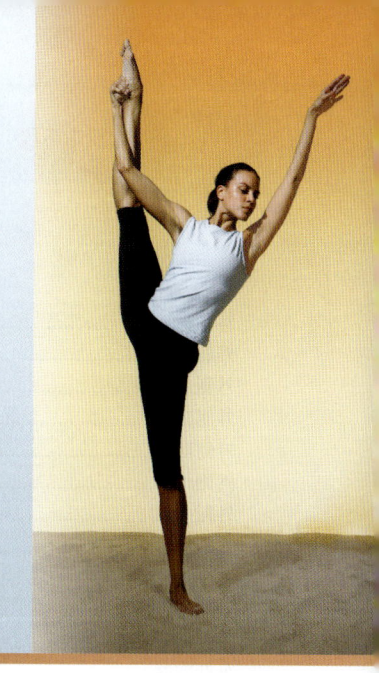

日英用語対応表

あ

アキレス腱炎	achilles tendonitis
アキレス腱断裂	ruptured achilles tendon
足関節癒合	ankle fusion
足関節背屈筋	ankle dorsiflexors
足尖離地	toe-off
足のあばら筋	strrup of the foot
脚の前進	leg advancement
足の横アーチ	transverse arch
亜脱白	subluxation
足の外側縦アーチ	lateral longitudinal arch
足の内側縦アーチ	medial longitudinal arch
圧縮力	approximation
圧迫骨折	compression fractures
アテローム性動脈硬化症	atherosclerosis
アヒル歩行	waddling gait
アルツハイマー症	alzheimer's disease
安静吸気	quiet inspiration
安静呼気	quiet expiration
安静肢位	restiong position
安定筋	stabilizer
安定平衡	stable equilibrium
異常な骨と骨の衝突感	abnormal bony end feel
一直線上の力	linear force
引張力（引張、張力）	tension
咽頭	pharynx
一歩	step
ウイリス動脈輪	circle of Willis
上または近位橈尺関節	superior or proximal radioulnar joint
烏口肩峰靭帯	coracoacromial ligament
烏口鎖骨靭帯	coracoclavicular ligament
烏口上腕靭帯	coracohumeral ligament
烏口腕筋	coracobrachialis muscle
内返し	inversion
内側側副靭帯	medial and collatral ligament
うっ血性心不全	congrestive heart failure
運動学	kinesiology
運動終板（軸索終末）	motor and plate (axon terminal)
運動力学	kinematics
運動（遠心性）ニューロン	motor(efferent)neuron
H（型）	H
腋窩動脈	axillary artery
SI関節	SI joint
エルブ麻痺	erb's palsy
遠位	distal
遠位趾節間関節（DIP）	distal interphalangeal(DIP)joint
遠位手根弓	distal carpal arch
円回内筋	pronator teres muscle
円靭帯	ligamentum teres
遠心性	efferent
遠心性収縮	eccentric contraction
延髄	medulla ablongata
エンドフィール	end-feel
凹関節面	concave joint surface
横手根靭帯	transverse carpal ligament
黄色靭帯	ligamentum flavum
凹足	pes cavus
横足根関節	transverse tarsal joint
横突間筋	intertransversarii muscles
横突棘筋群	transversospinails (transverse spinal) muscle group
凹凸の法則	concave-convex rule
オスグッド・シュラッター病	Osgood-Schlatter disease
オトガイ舌骨筋	gemiohyoid
同じ方向	same direction

か

外在筋	extrinsic muscles
外旋	lateral rotation
外側	lateral
外側広筋	vastus lateralis muscle
外側靱帯	lateral ligament
外側頭	lateral head
外転	abduction/protraction
外転歩行	abducted gait
外反股	coxa valga
外反膝	genu valgum
外反母趾	hallux valgus
外肋間筋	external intercostal muscles
鵞足	pes anserine
ガングリオン嚢胞	granglion cyst
下位運動ニューロン	lower motor neurons
回外	supination
回外筋	supinator muscle
介在ニューロン	interneuron
回内	pronation
解剖学的嗅ぎタバコ窩	anatomical snuff-box
解剖学的肢位	anatomical position
開運動連鎖	open kinetic chain
海面骨	cancellous bone
下顎骨	mandible, or mandibular bone
下顎骨の挙上	mandibular elevation
かがみ歩行	crouch gait
下行大静脈	inferior vena cava
下行大動脈	descending aorta
下気道感染(LRI)	lower respiratory infections (LRIs)
鉤爪趾	claw toe
角運動	angular motion
過呼吸	hyperventilation
顆状関節	condyloid joint
顆状関節	condyloid joints
顆上骨折	supracondylar fractures
外側環軸関節	lateral atlantoxial joints
外側靱帯	lateral ligament /temporomandibular ligament
外側翼突筋	lateral pterygoid muscle
外腹斜筋	external oblique muscle
顎関節靱帯	temporomandibular ligament/ lateral ligament
顎舌骨筋	mylohyoid
顎二腹筋	digastric
回旋	rotation
下気道	lower respiratory tract
下肢帯	pelvic girdle
過伸展	hyperextension
下垂足	drop foot
下制	depression
加速期	acceleration
加速歩行	festinating gait
下腿三頭筋	triceps surae muscle
下腿三頭筋群	triceps surae group
下腿三頭筋拘縮	triceps surae contracture
下腿部	leg
肩関節前方脱臼	anterior shoulder dislocations
肩ぶつかり症候群	impingement syndrome
下恥骨靱帯	inferior public ligament
滑液	synovial fluid
滑液包	bursae
滑液包炎	bursitis
滑膜	synovial membrane
滑膜炎	synovitis
滑膜関節	synovial joint
下殿神経	inferior gluteal nerve
可動関節	diarthrodial joint
下部	inferior
外頸動脈	external carotid artery
外腸骨静脈	external iliac vein
外転	abduction
外転/内転	protraction/retraction
顔面神経麻痺	bell's palsy
回旋筋腱板	ratator cuff
拡張蛇行静脈	varicose veins
角運動力	angular force
下垂手	wrist drop
下垂足	foot drop
加速度	acceleration
加速度の法則	law of acceleration
片脚支持	sigle leg support／single support
肩関節	shoulder joint
滑車	pulley
下方回旋	downward rotation
仮骨盤	false pelvis
幹	trunks
感覚神経線維	sensory fibers
感覚(求心性)ニューロン	sensory (afferent) neuron
環軸関節	atlantoaxial joint
環軸後頭関節	atlanto-occipital joint
間質腔	interstitial spaces
慣性	inertia
慣性の法則	law of inertia
関節運動学	arthrokinematics
関節運動学的運動	arthrokinematic motion
関節円板	articular disk
関節上腕靱帯	glenohumeral ligaments
関節唇	acetabular labrum/ glenoid labrum/labrum
関節軟骨	articular cartilage
関節の遊び	joint play
関節包	joint capsule

関節包炎	capsulitis
関節モビライゼーション	joint mobilization
回旋筋腱板断裂	torn rotator cuff
冠動脈	coronary arteries/coronary artery
偽肋	false ribs
気管	trachea
気管支炎	bronchitis
気胸	pneumothorax
起始部(O)	origin(O)
拮抗筋	antagonist
基本的肢位	fundamental position
弓	arch
求心性	afferent
Q角	Q angle
求心性収縮	concentric contraction
胸郭	rib cage
胸郭出口症候群	thoracic outlet syndrome
胸管	thoracic duct
教皇の祝福	pope's blessing
胸骨	sternum
頬骨	zygomatic bone
胸骨甲状筋	sternothyroid muscle
胸骨舌骨筋	sternohyoid
胸骨部	sternal portion
胸鎖関節	sternoclavicular joint
狭窄性腱鞘炎	stenosing tenosynovitis
胸鎖靱帯	sternoclavicular ligament
胸鎖乳突筋	sternocleidomastoid muscle
胸式呼吸	chest breathing
狭心症	angina
共同筋	synergist
強制吸気	forced inspiration
強制呼気	forced expiration
強直性脊椎炎	ankylosing spondylitis
強直母趾	hallux rigidus
胸部	thorax
胸膜	pleura
胸膜炎	pleurisy
胸腰筋膜	thoracolumbar fascia
棘下筋	infraspinatus muscle
棘間筋	interspinales muscles
棘間靱帯	interspinal ligament
棘筋群	spinalis muscle group
棘上筋	supraspinatus muscle
棘上靱帯	supraspinal ligament
曲線運動	curvilinear motion
虚血	ischemia
距骨下関節	subtalar or, talocalcaneal,joint
挙上/下制	elevation/depression
近位	proximal
近位趾節間関節(PIP)	proximal interphalangeal(PIP)
筋萎縮性側索硬化症	amyotrophic lateral sclerosis
筋作用の逆転	reversal of muscle function
筋ジストロフィー	muscular dystrophy
筋スパズム	muscle spasm
筋トーヌス	tone
筋の腱作用	tendon action of a mascle
筋の作用の逆転	reversal of muscle action
キーンベック病	kienboöck's disease
偶力	force couple
空虚感	empty end feel
屈曲	flexion
屈筋支帯	flexor retinaculum
クモ膜	arachnoid
クモ膜下腔	subarachnoid space
鞍関節	saddle-shaped,joint
月状骨	lunate
減速期	deceleration
ゲームキーパー母指	gamekeeper's thumb
脛骨	tibia
脛骨神経	tibial nerve
脛骨内側症候群	medial tibial stress syndrome
鶏状歩行運動	steppage gait
頸神経叢	cervical plexus
形成異常	dysplasia
頸椎伸展	axial extension
頸体角	angle of inclination
脛痛症	shin splints
茎突下顎靱帯	stylomandibular ligament
茎突舌骨筋	stylohyoid
茎突舌骨靱帯	stylohyoid ligament
頸板状筋	splenius cervicis muscles
脛腓関節	superior tibiofibular joint
頸部	cervical/neck
頸部捻挫	cervical sprains
血栓症	thromobosis
血栓性静脈炎	thromobophlebitis
血圧	blood pressure
腱	tendon
牽引力	traction
腱炎	tendonitis
肩関節	shoulder joint
肩関節複合体	shoulder complex
肩甲下筋	subscapularis
肩甲胸郭結合	scaplothoracic articulation
肩甲挙筋	levator scapula muscle
肩甲骨	scapula
肩甲骨傾斜	scapular tilt
肩甲骨面	scapular plane
肩甲骨面外転	scaption
肩甲上腕関節亜脱臼	glenohumeral subluxation
肩甲上腕リズム	scapulohumeral rtyhm
肩甲舌骨筋	omohyoid

肩甲帯	shoulder gridle
肩鎖関節	acromioclavicular joint
肩鎖靭帯	acromioclavicular ligament
肩鎖靭帯断裂	acromioclavicular separation
腱鞘	tendon sheaths
腱鞘炎	tenosynovitis
腱膜	aponeurosis
小趾	lesser toes
合力	resultant force
ゴルフ肘	golfer's elbow
後位	posterior position
後角	posterior horn
咬筋	masseter
口腔	oral cavity
後屈	counternutation
後傾	retroversion
後脛骨筋	tibialis posterior muscle
後交通動脈	posterior communicating artery
後縦靭帯	posterior longitudinal ligament
抗重力筋	antigravity muscles
甲状舌骨筋	thyrohyoid
甲状軟骨	thyroid cartilage
後傾	posterior tilt
後斜角筋	posterior scalene muscle
構成運動	component movements
後大脳動脈	posterior cerebral arteries
後退	retrusion
後柱	posterior columns
喉頭	larynx
後頭下筋	suboccipital muscles
後頭葉	occipital lobe
広背筋	latissimus dorsimuscle
後部	posterior
硬膜	dura mater
硬膜外出血	epidural bleeds
後枝（背側）	posterior(dorsal)ramus
股関節の屈曲拘縮	hip flexion contracture
股関節骨折	hip fractures
股関節癒合	fused up
小指外転筋	abductor digiti minimi muscle
小指球筋	hypothenarmuscles
小指屈筋	flexor digiti minimi muscle
小指伸筋	extensor digitiminimi muscle
小指対立筋	opponens digiti minimi muscle
股疝痛	hip ponter
骨幹	diaphysis
骨折	fracture
骨粗鬆症	osteoporosis
骨運動	osteokinematic motion
骨間仙腸靭帯	interosseous sacroiliac ligament
骨幹端	metaphysis
骨間膜	interosseous membrane
骨髄炎	osteomyelitis
骨粗鬆症	osteoporosis
骨端	epiphysis
骨端軟骨板	epiphyseal plate
骨内膜	endosteum
骨盤	pelvis
骨盤	pelvis
骨盤入口	pelvic inlet
骨盤回旋	pelvic rotation
骨盤腔	pelvic cavity
骨盤帯	pelvic girdle
骨盤出口	pelvic outlet
骨膜	periosteum
固定力	stabilizing force
古典的運動	classical motion
転がり（転がる）	roll/rolls
コーレス骨折	colles' fracture

さ

坐骨	ischium
坐骨神経	sciatic nerve
坐骨神経痛	sciatica
坐骨大腿靭帯	ischiofemoral ligament
細気管支	bronchioles
細静脈	venules
最長筋群	longissimus muscle group
細動脈	arterioles
細胞体	cell body
細胞内（または間質）液	intercellular (or interstitial)fluid
鎖骨	clavicle
鎖骨下静脈	subclavian vein
鎖骨下動脈	subclavian artery
鎖骨間靭帯	interclavicular ligament
鎖骨骨折	clavicular fractures
鎖骨部	clavicular portion
左右総腸骨静脈	right and left common iliac veins
左右の足の間の幅	width of walking base
作用・反作用の法則	law of actionreaction
猿手	apehand
三角筋	deltoid muscle/trianglar muscles
三角筋後部	posterior deltoid muscle
三角筋前部	anterior deltoid muscle
三角筋中部	middle deltoid muscle
三角骨	triquetrum
三角靭帯	deltoid ligament
三果部骨折	trimalleolar fractures
三関節固定術	triple arthrodesis
三軸関節	triaxial joint
3指つまみ	three jaw chuck
三尖弁	tricuspid valve
3平面	triplanar

軸回旋	spin
軸骨格	axial skelton
示指伸筋	extensor indicis muscle
縦隔	mediastinum
縦手根弓	longitudinal arch
重症性筋無力症	myasthenia gravis
上顎骨	maxilla or maxillary bone
上行大動脈	ascending aorta
上気道	upper respiratory tract
上気道感染(URI)	upper respiratory infection(URI)
橈骨静脈・尺骨静脈	radial and ulnar vein
橈骨動脈・尺骨動脈	radial and ulnar arteries
上恥骨靭帯	superior public ligament
上殿神経	superior gluteal nerve
上部	superior
小伏在静脈	small saphenous vein
上方回旋	upward rotation
静脈	veins
静脈炎	phlebitis
静力学	statics
上腕筋	brachialis muscle
上腕骨	humerus
上腕骨頸部骨折	humeral neck fracture
上腕骨中間部骨折	midhumeral fractures
上腕三頭筋	triceps brachii muscle
上腕動脈	brachial artery
上腕二頭筋	biceps brachii muscle
上腕二頭筋腱炎	bicipital tendonitis
上腕二頭筋腱亜脱臼	subluxing of the biceps tendon
上腕部	arm
自律神経異常反射	autonomic dysreflexia
靭帯	ligaments
靭帯結合	syndesmosis
指屈筋	flexor digitorum superficialis
刺激性	irritability
支持基底面	base of support
矢状軸	sagittal axis
矢状面	sagittal plane
軸(A)	axis(A)
軸索	axons
自動運動不可能	active insufficiency
重複歩	stride
重力線	line of gravity
重力の影響を受けない	gravity-eliminated
樹状突起	dendrites
上位運動ニューロン	upper motor neurons
上腕骨	humerus
椎間孔	intervertebral foramen
椎孔	vertebral foramen
椎体	body
視床	thalamus
視床下部	hypothalamus
指伸筋	extensor digitorum muscle
指伸筋腱膜靭帯	extensor expansion ligament
姿勢動揺	postural sway
指節間関節	interphalageal joints
趾節間関節(IP)	interphalangeal(IP)joint
趾節骨	phalanges
指尖つまみ	tip-to-tip grip/pincer grip/Precision grip
下または遠位橈尺関節	inferior or distal radioulnar joint
膝窩	popliteal space
膝窩筋	popliteus muscle
膝窩静脈	popliteal vein
膝窩動脈	popliteal artery
膝窩嚢胞	popliteal cyst
失調性歩行	ataxic gait
膝蓋骨	patella
膝蓋骨前滑液包炎	prepatellar bursitis
膝蓋腱炎	patellar tendonitis
膝蓋大腿関節	patellofemoral joint
膝蓋大腿部痛症候群	patellofemoral pain syndrome
膝蓋軟骨軟化症	chondromalacia patella
質量	mass
シナプス	synapse
指腹つまみ	pad-to-pad grip
締まりの位置	close-pack position/close-packed position
斜角筋	scalenemuscles
尺側手根屈筋	flexor carpi ulnaris muscle
尺側手根伸筋	extensor carpi ulnaris muscle
尺側側副靭帯	ulnar collateral ligament
尺側偏位	ulnar deviation/ulnar drft
斜頸	torticollis
蹠行性	plantigrade
車軸関節	pivot joint
斜走筋	oblique muscle/oblique-fiberd muscles
しゃっくり	hiccups
尺骨	ulna
斜面	inclined plane
舟状骨	scaphoid
収縮性	contractility
主気管支	main stem bronchi
祝福の手	hand of benediction
手根管症候群	carpal tunnel syndrome
手根間関節(手根中央関節)	midcarpal,or intercarpal,joints
手根中手関節	carpometacarpal joints
手根中手(CM)関節	carpometacarpal(CMC)joints
種子骨	seamoid bones
手掌筋膜	palmar fascia
主たる弯曲	primary curve
出血	hemorrhage
主動作筋	prime mover

手部	hand
小円筋	teres minor muscle
小胸筋	petoralis minor muscle
掌屈	palmar flexion
踵骨	calcaneus
硝子軟骨	hyaline cartilage
踵接地	heel strike
踵足	calcaneus foot
小関節面	facet is a small
掌側骨間筋	palmar interossei
掌側手根靭帯	palmar carpal ligament
掌側橈骨手根靭帯	palmar radiocarpal ligament
小殿筋	gluteus minimus muscle
小脳	cerebellum
踵離地	heel-off
小菱形骨	trapezoid
伸延力	distraction
心音	heart sounds
深吸気	deep inspiration
伸筋支帯	extensor retinaculum
伸筋支帯靭帯	extensor retinaculum ligament
伸筋フード	extensor hood
神経線維	nerve fiber
神経叢	plexus
神経(N)	(N)
心血管系	cardiovascular system
真骨盤	true pelvis
深指屈筋	flexor digitorum profundus muscle
心室	ventricles
伸縮幅	excursion
深掌の筋	deep palm muscles
深掌筋群	deep palm group
心臓雑音	heart murmur
心臓周期	cardiac cycle
心筋梗塞	myocardial infarction)
身体重心	center of gravity
伸展	extention
伸展性	extensibility
深腓骨神経	deep peroneal nerve
深部	deep
深部回旋筋	deep rotator muscles
心房	atria
真肋	true ribs
CM関節	CMC joint
髄鞘	myelin
髄腔	medullary canal
髄膜瘤	meningocele
頭蓋骨	skull
垂直軸	vertical axis
垂直変位	vertical displacement
水頭症	hydrocephalus
水平外転	horizontal abduction
水平内転	horizontal adduction
水平変位	horizontal displacement
水平面	transverse plane
スカラー	scalar
スキー母指	skier's thumb
ストライド長	stride length
ストレイン	strain
スプリング靭帯	spring ligament
滑らなければならない	glide
滑り	glide/slide
スミス骨折	smith's fracture
スワンネック変形	swan neck deformity
舌骨	hyoid bone
舌骨下筋	infrahyoid muscles
舌骨上筋	suprahyoid muscles
前方	anterior position
前額軸	frontal axis
前額面	frontal plane
前角	anterior horn
前鋸筋	serratus anterior muscle
前屈	nutation
前傾	anteversion
前脛骨筋	tibialis anterior muscle
前後脛骨静脈	anterior and posterior tibial veins
前後脛骨動脈	anterior and posterior tibial arteries
前交通動脈	anterior communicating artery
前根	anterior root
前捻角	angle of torsion
前縦靭帯	anterior longitudinal ligament
前傾	anterior tilt
前斜角筋	anterior scalene muscle
前仙腸靭帯	anterior sacroiliac ligament
喘息	asthma
前大脳動脈	anterior cerebral arteries
前頭葉	frontal lobe
前突	protrusion
前部	anterior
前脊髄症候群	Anterior cord syndrome
前腕部	forearm
前枝(腹側)	anterior (ventral) ramus
正常な静止長	normal resting length
生体力学	biomechanics
生体力学	biomechanics
正中環軸関節	median atlantoxial joint
生理学的運動	physiological motion
脊髄円錐	conus medullaris
脊髄終糸	filum terminale
脊髄損傷(SCI)	spinal cord injury(SCI)
脊柱管狭窄症	spinal stenosis

脊柱起立筋	erector spinae muscles/erector spinal group
脊柱側弯症	scoliosis
脊椎後弯症	kyphosis
脊椎症（変形性脊椎炎）	spondylosis (spinal osteoarthritis)
脊椎髄膜瘤	myelomeningocele
脊椎すべり症	spondylolisthesis
脊椎前弯症	lordosis
脊椎分離症	spondylolysis
石灰化腱炎	calcific tendonitis
石灰質（灰白質）	gray matter
吻合	anastomosis
繊維性関節	fibrous joint
繊維軟骨	fibrocartilage
仙棘靭帯	sacrospinous ligament
線形運動	linear motion
仙結節靭帯	sacrotuberous ligament
仙骨	sacrum
仙骨神経叢	sacral plexus
潜在性二分脊椎	spina bifida occulta
舟状骨骨折	scaphoid fracture
尖足歩行	equinus gait
尖足歩行運動	equinus gait
せん断力	shear
センチネルリンパ節	sentinel node
仙腸関節	sacroiliac joints
先天性股関節脱臼	congenital hip dislocation
浅腓骨神経	superficial peroneal nerve
浅部	superficial
双羽状筋	bipennate muscle
総頸動脈	common carotid artery
脳卒中（脳血管障害）	stroke (cerebrovascular accident)
総腸骨動脈	common iliac
総腓骨神経	common peroneal nerve
僧帽筋	trapezius muscle
僧帽筋下部	lower trapezius muscle
僧帽筋上部	upper trapezius muscle
僧帽筋中部	middle trapezius muscle
僧帽弁	mitral valve
足関節	ankle joint
足関節捻挫	ankle sprains
足関節部骨折	ankle fracture
側方	lateral bending/lateral position
塞栓症	embolism
足底筋	plantaris muscle
足底腱膜	plantar fascia
足底腱膜炎	plantar fasciitis
足底接地	hoot flat
速度	velocity
側頭筋	temporalis
側頭骨	temporal bone
側頭葉	temporal lobe
足背動脈	dorsails pedis artery
足部	foot
側腹つまみ	pad-to-side grip
側方傾斜	lateral tilt
側方骨盤傾斜	lateral pelvic tilt
側方偏位	lateral deviation
鼠径靭帯	inguinal ligament
側屈	lateral bending
足根骨	tarsal bones
外返し	eversion
外側上顆炎	lateral epicondylitis
外側側副靭帯	lateral collateral ligament
外側皮質脊髄路	corticospinal tract

た

第5指の対向	fifth finger opposition
第3腓骨筋	peroneus tertius muscle
大腿筋膜張筋	tensor fascia latae muscle
大腿骨	femur
大腿骨頭すべり症	slipped femoral capital epiphysis
大腿四頭筋	quadriceps
大腿直筋	rectus femoris muscle
大腿二頭筋	biceps femoris muscle
大腿部	thigh
大殿筋	gluteus maximus muscle
大殿筋歩行	gluteus maximus gait
大内転筋	adductor magnus muscle
大脳	cerebrum
大脳基底核	basal ganglia
大脳半球	corpus callosum
大脳皮質	cortex
大菱形骨	trapezium
脱臼	dislocation
脱臼骨折	fractures with dislocation
弾性	elasticity
弾性軟骨	elastic cartilage
体幹	trunk
対立	opposition
帯状筋	strap muscles
体肢骨格	appendicular skeleton
対側	bilateral
多羽状筋	multipennate muscles
他動運動不可能	passive insufficiency
束	cords
第1のてこ	first-class lever
大円筋	teres major muscle
大胸筋	pectoralis major muscle
第3のてこ	third-class lever
大静脈	vena cavae
大腿三角（スカルパの三角）	femoral triangle
大腿静脈	femoral vein

大腿神経	femoral nerve
大腿動静脈	fermoral artery and vein
大動脈	aorta
大動脈弁	aortic valve
第2のてこ	second-class lever
大伏在静脈	great saphenous vein
体循環	systemic circuit
平らなお皿を持つ時の握り	plate grip
多発性硬化症	multiple sclerosis
球握り	spherical grip
短後仙腸靭帯	short posterior sacroiliac ligament
短骨	short bones
単軸関節	uniaxial joint
短縮性収縮	concentric contraction
短足底靭帯	short plantar ligament
短頭	short head
短橈側手根伸筋	extensor carpi radialis brevis muscle
短内転筋	addutor brevis muscle
短腓骨筋	peroneus brevis muscle
短母指外転筋	abductor pollicis brevis muscle
短母指屈筋	flexor pollicis brevis muscle
短母指伸筋	extensor pollicis brevis muscle
ターフトゥ	turf toe
力	force
力(F)	force(F)
力のアーム(FA)	force arm(FA)
力のモーメント	moment of force
恥骨	pubis
恥骨筋	pectineus muscle
恥骨結合	symphysis pubis
恥骨大腿靭帯	pubofemoral ligament
緻密骨	compact bone
中間位	neutral
中間広筋	vastus medialis muscle
肘部管症候群	cubital tunnel syndrome
肘関節脱臼	elbow dislocation
肘筋	anconeus muscle
中斜角筋	middle scalene muscle
中手指節関節(MP)	meta carpophalangeal joints (MCP)
中心脊髄症候群	Central cord syndrome
肘正中皮静脈	median cubital vein
中足骨	metatarsals
中足骨痛	metatarsalgia
中足趾節関節(MTP)	metatarsophalangeal(MTP)
中大脳動脈	middle cerebral artery
中殿筋	gluteus medius muscle
中殿筋歩行運動	gluteus medius gait
中等度の差	moderate discrepancy
肘内障	pulled elbow, or nursemaid's elbow
中脳	midbrain
虫様筋	lumbricales
虫様筋握り	lumbrical grip
中立平衡	neutral equilibrium
中和筋	neutralizer
蝶下顎靭帯	sphenomandibular ligament
蝶形骨	sphenoid bone
腸脛靭帯	iliotibial band or tract
腸脛靭帯症候群	iliotibial band syndrome
長後仙腸靭帯	long posterior sacroiliac ligament
腸骨	ilium
長骨	long bones
腸骨大腿靭帯	iliofemoral ligament
腸肋筋	iliocostails muscles
長趾屈筋	flexor digitorum longus muscle
長趾伸筋	extensor digitorum longus muscle
長掌筋	Palmaris Longus Muscle
長橈側手根伸筋	extensor carpi radialis longus muscle
長足底靭帯	long plantar ligament
蝶番関節	hinge joint
長頭	long head
長内転筋	adductor longus muscle
長腓骨筋	peroneus longus muscle
長母指外転筋	abductor pollicislongus muscle
長母指屈筋	flexor pollicis longus muscle
長母趾屈筋	flexor hallucis longus muscle
長母指伸筋	extensor pollicis longus muscle
長母趾伸筋	extensor hallucis muscle
腸腰筋	iliopsoas muscle
腸腰靭帯	iliolumbar ligament
直線運動	rectilinear motion
椎間円板	intervertebral disk
椎間関節	facet joint
椎間板	disks
椎間板ヘルニア	herniated disks
椎弓(神経弓)	neural arch
椎骨	vertebrae
椎骨静脈	vertebral vein
椎骨動脈	vertebral artery
椎前筋	prevertebral muscles
槌状趾	hammer toe
槌指	mallet finger
筒握り	cylindrical grip
釣握り	hook grip

demifacet(demi はラテン語で「半分」を意味する) ......demifacets
デュピュイトラン拘縮 ......dupuytren's contracture

デルマトーム	dermatome
伝導路	tract
定滑車	fixed pulley
底屈	plantar flexion
抵抗(R)	resistance(R)
抵抗のアーム(RA)	resistance arm(RA)
レッグ・カルヴェ・ペルテス病	Legg-Calvé-Perthes disease
停止部(I)	insertion/(I)
丁植	gomphosis
適合	congruent
てこ	lever
テニス肘	tennis elbow
手の機能肢位	functional position of the hand
手の縦アーチ	longitudinal arch
テノデーシス	tenodesis
手の近位の横アーチ	proximal carpal arch
転位力	dislocating force
転子滑液包炎	trochanteric bursitis
動滑車	movable pulley
同時収縮	cocontraction
同側	ipsilateral
動筋	agonist
同時に作用する力	concurrent forces
動脈	arteries
動脈硬化症	anteriosclerosis
硬膜下出血	subdural bleeds
動脈閉塞	occlusion
動脈瘤	aneurysm
動揺胸郭	flail chest
動力学	dynamics/kinetics
ド・ケルバン病	de Quervain's disease
橈骨	radius
橈骨手根関節	radiocarpal joint
橈骨神経損傷	radial nerve injury
橈骨神経麻痺	saturday night palsy
豆状骨	pisiform
橈尺関節	radioulnar joint
等尺性収縮	isometric contraction
頭側	cranial
橈側手根屈筋	flexor carpi radialis muscle
等速性収縮	isokinetic contraction
橈側側副靱帯	radial collateral ligament
橈側偏位	radial deviation
橈側偏位と尺側偏位	radial and ulnar deviation
等張性収縮	isotonic contraction
頭頂葉	parietal lobe
疼痛	pain
頭板状筋	splenius capitis
頭部	head
凸関節面	convex joint surface
トルク	torque

な

内外頸静脈	internal and external juglar veins
内外腸骨動脈	external and internal iliac
内頸動脈	internal carotid artery
内在筋	intrinsic muscles
内旋	medial rotation
内旋と外旋	medial and lateral rotation
内側	medial
内側広筋	vastus intermedialis muscle
内側上顆炎	medial epicondylitis
内側頭	medial head
内側翼突筋	medial pterygoid
大腿静脈	fermoral vein
内転	adduction
内転つまみ	side-to-side grip
内腸骨静脈	inferior vena cava
内反股	coxa vara
内反膝	genu varum
内腹斜筋	internal oblique muscle
内肋間筋	internal intercostal muscles
軟骨	cartilage
軟骨性連結	cartilaginous joint
軟部組織衝突感	soft tissue approximation
軟部組織伸張感	softissue stretch
軟部組織伸張感	tissue stretch
軟膜	pia mater
握り	power grip
二軸関節運動	biaxial joint motion
二次的弯曲	secondary curves
荷重の受け継ぎ	weight acceptance
二尖弁	bicupid valve
二分脊椎	spina bifida
ニューロパシー	neuropathy
捻挫	sprains
脳室	ventricles
脳出血	cerebral hemorrhage
脳性麻痺	cerebral palsy
脳脊髄液	cerebrospinal fluid
脳卒中	stroke
脳底動脈	basilar artery
脳梁	cerebral hemispheres
伸び上がり歩行	vaulting gait

は

ばね指	tigger finger
バネ様の抵抗感	springy block
馬尾	cauda equna
バーナー(スティンガー)症候群	burner or stinger syndrome
パーキンソン歩行	parkinsonian gait
肺	lungs

肺炎	pneumonia
肺気腫	emphysema
背臥位	supine
背屈	dorsiflexion
腓骨	fibula
肺循環	pulmonary circuit
排出	drainage
背側	dorsal
背側骨間筋	dorsal interossei
背側橈骨手根靭帯	dorsal radiocarpal ligament
肺動脈弁	pulmonic, or pulmonary valve
肺胞	alveolus
薄筋/縫工筋	gracilis/ sartorius muscles
白質	white matter
白線	linea alba
はさみ歩行	scissors gait
薄筋	gracilis muscle
鼻	nose
ハムストリングス	hamstring muscles
ハムストリングス損傷	hamstring strain
半羽状筋	unipennate muscle
半関節	amphiarthrodial joint
ハングマン骨折	hangman's fracture
半月板	menisci
半月(SL)弁	semilunar(SL)
半腱様筋	semitendinosus muscle
反射亢進	hyperreflexia
半側麻痺歩行	hemiplegic gait
反対方向	opposite direction
反張膝	genu recurvatum
半膜様筋	semimembranosus muscle
鼻腔	nasal cavity
尾側	caudal
病的骨折	pathological fractures
被圧迫骨端	pressure epiphysis
被牽引骨端	traction epiphysis
腓骨	fibula
脛骨神経	tibial nerve
腓骨の間の靭帯結合	inferior tibiofibular joint
膝関節の屈曲拘縮	knee flexion contracture
肘関節	elbow joint
肘角(運搬角)	carryingangle
非軸関節	nonaxial joint
菱形筋	rhomboids
非支持	non support
腓腹筋	gastrocnemius muscle
ヒラメ筋	soleus muscle
副運動	accessory movement
ブラウンセカール症候群	Brown-Sèquard's syndrome
分水界	watersheds
分回し	circumduction
不安定平衡	unstable equilibrium
フォルクマン虚血性拘縮	Volkmann's ischemic contracture
不規則	irregular
不規則骨	irregular bones
復位	reposition
腹横筋	transverse abdominis
腹臥位	prone
腹式呼吸	diapharagmatic breathing
腹側	ventral
腹直筋	rectus abdominis
腹部	abdomen
不幸の三主徴	terrible triad
不幸の三徴候	miserable malaligment syndrome
フットスラップ	foot slap
不動結合	synarthrosis
踏切期	push-off
分回し歩行	circumducted gait
ベクトル	vector
弁膜管	angion
平行筋	parallel muscle
平衡状態	state of equilibrium
平行四辺形の法則	parallelogram method
平行力	parallel forces
閉運動連鎖	closed kinetic chain
閉鎖神経	obturator nerve
平背	flat back
平面関節	plane joint
変形性関節症	osteoarthritis
扁平股	coxa plana
扁平骨	flat bones
扁平足	pes planus
房室(AV)弁	atrioventricular(AV)
紡錘筋	fusiform muscle
母趾	great toe
母指球筋	thenarmuscles
母指対立筋	opponens pollicis muscle
母指内転筋	adductor policis muscle
ボタン穴変形	boutonnière deformity
ボールアンドソケット関節	ball-and-socket joint
包	capsule
方形回内筋	pronator quadratus muscle
縫工筋	sartorius muscle
歩行周期	gait cycle
歩調	cadence
補助動筋	assisting mover
歩幅	step length
骨	bones
骨と骨の衝突感	bony and feel

ま

曲げ力	bending
摩擦	friction
股関節	hip
末梢神経	peripheral nerves
マニュピレーション	manipulation
マレット趾	mallet toe
右リンパ本幹	right lymphatic duct
毛細血管	capillaries
毛細リンパ管	lymph capillaries
モートン神経腫	morton's neuroma
モーメントアーム	moment arm

や

野球肘	little league elbow
遊脚相	swing phase
遊脚中期	midswing
有鉤骨	hamate
有痛性歩行	antalgic gait
有頭骨	capitate
遊肋	floating ribs
輸出リンパ管	efferent lymph vessels
癒着性関節包炎	adhesive capsulitis
輸入リンパ管	afferent lymph vessels
緩みの位置	open-packed position/loose-packed position
葉	lobes
葉気管支	lobar bronchi
破骨細胞	osteoclasts
腰神経叢	lumbar plexus
腰仙骨関節	lumbosacral joint
腰仙靭帯	lumbosacral ligament
腰方形筋	quadratus lumborum muscle
翼状肩甲	scapular winging

ら

卵形関節	ovoid joint
ランビエ絞輪	node of ranvier
力学	mechanics
力学的有利性	mechanical advantage
立脚相	stance phase
立脚中期	midstance
両果骨折	bimalleolar fracture
両脚支持	double support
菱形筋	rhomboidal muscle
輪軸	wheel and axle
輪状靭帯	annular ligament
リンパ液	lymph
リンパ管	lymph vessels
リンパ系	lymphatic system
リンパ節	lymph nodes
リンパ浮腫	lymphedema
リンパ本幹	lymphtic trunks
レッグ・カルヴェ・ペルテス病	Legg-Calvè-Perthes disease
尖足	equinus foot
肋鎖靭帯	costoclavicular ligament
肋椎関節	costcovertebral joints
肋間神経	intercostal nerves
肋骨窩	facet
肋骨脱臼	rib dislocation
肋骨分離	rib separation

わ

若木骨折	"greenstick" fracture
分かれる	devision
脇腹の痛み	stitch
鷲手	claw hand
腕神経叢	brochial plexus
腕橈骨筋	brachioradialis muscle
腕頭静脈	brachial vein
腕頭動脈	brachiocephalic trunk

索 引

注：ページ番号の後の"f"は図　"t"は表を意味する。

AIIS 「下前腸骨棘」を参照
C7(隆椎)　215
Cybex Orthotron　47
O脚　294
Q角　285, 285f
SITS筋　139
SIT筋　139
SI関節 「仙腸関節」を参照
TMJ 「側頭下顎関節(TMJ)」を参照
Willis, Thomas　86
X脚(外反膝)　294
spine　211-2, 263
translatory motion　6

あ

アキレス腱　292, 311
アキレス腱炎　323
アキレス腱断裂　323
握力把持　189-91, 189f
足の横アーチ　309, 309f
足の外側縦アーチ　309, 309f
足の内側縦アーチ　309, 309f
足　5, 261f 「足関節」も参照
　　内返し　10f
　　弓　308-10
　　　横足弓　309, 309f
　　　縦足弓外側部　309, 309f
　　　縦足弓内側部　309, 309f
　　後足部　303
　　前足部　303
　　足底腱膜　310, 310f
　　外返し　10f
　　中足部　303
　　～のあばら筋　315
　　～の運動　304f, 306t
　　～の関節
　　　遠位趾節間関節　307
　　　近位趾節間関節　307
　　　趾節間関節　307, 307f
　　　中足趾節関節　307
　　～の機能的側面　303, 303f
　　～の筋
　　　解剖学的関係　317-21
　　　外在筋　310-1, 311t
　　　深後方筋群　312-4
　　　浅後方筋群　311-2
　　　前方筋群　314-5
　　　足底　320f, 321f
　　　側方筋群　315-7
　　　内在筋　317-9, 318t, 321f
　　　～の神経支配　318t, 321-2, 322t, 323t
　　～の支持構造　309f, 310f

　　～の靱帯
　　　スプリング靱帯　309-10
　　　短足底靱帯　310
　　　長足底靱帯　310
　　～の病態　322-3
　　～の骨　302-3, 303f
　　　趾節骨　303
　　　足根骨　302
　　　中足骨　302-3
　　　母趾　303
　　　趾の運動　308f
　　　四趾　303
足のあばら筋　315
脚の前進　340
趾の運動　308f
頭　5
亜脱臼　29
圧縮　36
圧縮　36, 36f
圧迫骨折　231
アテローム性動脈硬化症　91
アヒル歩行　351, 351f
アルツハイマー病　71
鞍関節　24, 24f
鞍関節　33, 33f
鞍形関節　33
安静位　36
安静吸気　239, 243t
安静呼気　239, 243t
安定筋　48
安定性　99-102, 102f
安定平衡　100, 100f
息を止める　244-5
異常な骨と骨の衝突感　32
1度捻挫　142
一直線上の力　95, 95f
一歩　339
咽頭　237-8
咽頭口部　237-8
ウィリス輪　86, 87f
烏口肩峰靱帯　118, 118f
烏口鎖骨靱帯　118
烏口上腕靱帯　134, 134f
烏口突起　149
烏口腕筋　140, 140f
羽状筋　41
内返し　10, 10f, 304, 307
うっ血性心不全　91
運動
　　角　6, 6f, 7f
　　関節　7-10
　　関節運動学的　6, 32-7
　　曲線　6, 6f

骨運動学　31-2
　　線形　6, 7, 7f
　　直線　5f, 6
　　～の種類　6-7
　　～の付着部　40f
　　～の法則　94
　　分回し　9, 9f
運動学　3
運動系　3
運動系の活動電位　54, 5
運動終板　54
運動(遠心性)ニューロン　54, 54f, 59-60, 61t
運動力学　3, 93
運動連鎖　49-50
　　開放　49, 50f
　　閉鎖　49, 49f
腋窩縁　133
腋窩神経　65, 66f
腋窩動脈　81t, 85
エクササイズ
　　運動連鎖　49-50
　　等速性　47-8
　　用語　50t
エルプ麻痺　72
遠位　4f
遠位趾節間(DIP)関節　307
遠位手根列　175, 175f
遠位橈尺関節　148
円運動　6
円回内筋　154-5, 155f
遠心性活動電位　54
遠心性収縮　45-7, 45f, 46t
円靱帯　266, 266f
延髄　56
エンドフィール　31-2
円板　25-6
円板の圧迫　335f
凹円背姿勢　230
横隔神経　64
横隔膜　238-40, 240f
横手根靱帯　174, 174f
黄色靱帯　218
凹足　322
横足根関節　307, 307f
横断面　27, 27f
横突起　214
横突間筋　226, 226f
横突棘筋群　22526, 225f
横突孔　215f
凹凸の法則　34-5
凹凸の法則　34-5
オスグッド・シュラッター病　18, 295

オトガイ棘 199
オトガイ舌骨筋 205

か

顎 199
下位運動ニューロン 60
回外 9-10, 9f, 148, 304
回外筋 155, 155f, 156f, 157f
介在ニューロン 55
回旋 9-10, 9f
　肩関節の 132
　下方 119
　外旋 9, 9f, 132
　胸椎の 217
　頸椎の 213
　肩甲帯の 116
　股関節の 262
　上方 119
　脊柱の 212, 212f
　内旋 9, 9f, 132
回旋筋腱板 134-5, 139, 139f
　断裂 143-4
回旋筋腱板断裂 143-4
回内 9-10, 9f, 148, 304
灰白質 54, 8, 59f
開運動連鎖 49-50, 50f
解剖学的嗅ぎタバコ窩 179, 179f
解剖学的肢位 4, 4f
海綿骨 14
顔、～の骨 14t
踵接地 341t, 342-3, 343f, 344t
踵離地 341t, 343, 343f, 344t
顆間隆起 286
かがみ歩行 353
鉤爪趾 322
鉤握り 190-1, 191f
角運動 6, 6f, 7f
拡張蛇行静脈 91
角運動力 97, 98f
下脛腓関節 304
下後鋸筋 242f
下行大動脈 81t, 82f
下後腸骨棘 263
過呼吸 245
下肢帯(骨盤) 261f
　筋の制御 256-7, 256f, 257f
　偽骨盤 248
　真骨盤 248
　男性と女性の違い 248f
　～の運動 253-7, 256t
　　後方傾斜 253, 254f
　　骨盤回旋 255-6, 255f
　　前頭面での 254f
　　前方傾斜 253, 254f
　　側方傾斜 253-4, 255f
　　矢状面での 254f
　～の関節 247, 247f
　　仙腸 247-52, 249f
　　恥骨結合 252, 252f

腰仙骨関節 252-3
～の構造と機能 247
～の靭帯 251-2, 251f
～の骨 247, 263f
過伸展 7f, 8, 132
　股関節の 262f
　脊柱の 212, 212f
荷重の受け継ぎ 340
顆状関節 24, 24f, 161
顆上骨折 157-8
下垂手 72
下垂足 350
下垂足 72
下制 119, 119f, 120, 198
下前腸骨棘(AIIS) 263, 285
加速(度、期) 94, 346
加速歩行 353
片脚支持 340, 341
肩
堅いエンドフィール 32
硬いエンドフィール 32
下腿三頭筋 312, 351
下腿三頭筋拘縮 352
肩関節(肩甲上腕関節) 116, 131, 131f
　脱臼 143
　～の運動 120
　～の関節運動 131-2, 132f
　～の外転 8f
　～の筋 141f
　　烏口腕筋 140, 140f
　　解剖学的関係 140-1
　　関節上腕運動 141-2
　　棘下筋 138, 139f
　　棘上筋 138, 138f
　　筋作用 142
　　肩甲下筋 139, 140f
　　広背筋 137, 137f
　　三角筋 135f, 135036
　　小円筋 138-9, 139f
　　大円筋 137-8, 138f
　　大胸筋 136-7, 136f
　　～の神経支配 142, 143t
　～の靭帯
　　烏口上腕 134, 134f
　　関節上腕 134
　～の内転 8f
　～の病態 142-4
　～の骨と指標 132-4
　　回旋筋腱板 134-5
　　関節唇 134
　　胸腰筋膜 135
　　肩甲骨 132-3, 133f
　　上腕骨 133-4, 133f
肩関節前方脱臼 143
肩関節複合体 115, 115f
下大静脈 82
肩ぶつかり症候群 143
下恥骨靭帯 252
滑車 149

動 107, 109f
滑車 107-08
定 107, 108f
滑車切痕 150
滑液 25, 25f
滑液包 26, 26f, 288-9, 289f
　後天性 26
　膝関節の 289f, 290t
滑液包炎 29
　膝蓋前皮下包 295
　転子滑液包炎 277
活動張力 42
滑膜 25, 25f
滑膜炎 29
滑膜関節 7-8, 22, 22f, 25f
下殿神経 68
下橈尺関節 148
鐘の舌歩行(bell-clapper gait) 351-2, 351f
下部 4f
下方回旋 119, 119f
感覚 189
感覚系の活動電位 55
感覚神経線維 62
感覚ニューロン 54f
感覚(求心性)ニューロン 55, 55f
寛骨 13, 251f, 262, 263f
　「下肢帯(骨盤)」も参照
　～の指標
　　寛骨臼 264
　　大坐骨切痕 264
　　閉鎖孔 264
寛骨臼 264
間質液 88
間質腔 88
環軸関節 213, 217, 217f
環軸後頭関節 213, 217
環状線維 215
慣性 94
関節　個々の関節も参照
　鞍 33, 33f
　運動、平面と軸による 28t
　締まりの位置 35, 35t
　車軸 23-4
　自由度 28
　～の構造 24-6
　～の種類 21-4
　　鞍 24, 24f
　　顆状 24, 24f
　　滑膜 7-8, 22, 22f, 25f
　　可動 23t
　　球 24, 24f
　　三軸 24
　　車軸 24f
　　靭帯結合 21, 22f
　　線維性 21-2, 22f
　　単軸 23
　　蝶番 23, 23f
　　丁植 21-2, 22f

軟骨性連結 22, 22f
　半 22
　非軸 22
　不動 21
　平面 22, 23f
　卵形 32, 33f
～の病態 29
分類 23t
面の形状 32-3
　鞍(鞍形) 33, 33f
　卵形 32, 33f
緩みの位置 35t, 36
緩みの位置 35t, 36
関節運動(骨運動学) 6-10, 31-2
　凹凸の法則 34-5
　回旋 9-10, 9f
　肩関節の 131-2, 132f
　外転 10, 10f
　外転および内転の 8-9, 8f
　屈曲および伸展の 7f
　肩甲帯の 119-21
　軸の周囲 27-8
　自由度 28, 28f
　内転 10, 10f
　～の種類
　　二軸 24
関節運動学 8, 31-8, 93-4
関節運動学的運動(関節面運動) 6, 32-7
　膝関節の 284, 284f
　～の種類 33-4
関節円板 164, 201-2
関節窩 132
関節窩 199
関節窩 215, 236
関節下結節 149
関節可動域(ROM) 31
関節系 21-8
関節結 199
関節後突起 199
関節唇 133, 134, 134f
関節唇 266
関節上結節 149
関節上腕靱帯 134
関節適合性 35, 35-6, 35t
関節突起 214
関節軟骨 22, 25, 25f
関節の遊び 32, 36
関節包 25
関節包 25, 25f
　肩関節の 134, 134f
　股関節の 265, 265f
　足関節の 308
　側頭下顎関節の 201, 202f
　肘関節の 151, 151f
　橈骨手根関節の 164
関節包炎 29
関節包靱帯 25
関節包内靱帯 287-8

関節面運動 8, 32-7
関節面の位置 35-6, 35t
関節モビライセーション 32
環椎(C1) 215, 215f
冠動脈 81, 91
外頸静脈 86
外頸動脈 85
外旋 9
外側 4, 4f
外側環軸関節 217
外側広筋 291
外腸骨静脈 82
外腸骨動脈 81t, 82
外転 10, 10f, 119, 119f, 120
外転 8-9, 8f, 132
　肩関節の 8f
　股関節の 262f
　水平 8f, 9
　足関節の 304
　母指の 172, 172f
　指の 173, 173f
外転歩行 352
外反 304
外反股 275
外反膝(X脚) 294
外反母趾 322
外鼻孔 237
外鼻孔 237
外腹斜筋 223
顎 198
顎関節靱帯 201
顎舌骨筋 205
顎二腹筋 205, 206, 206f
鵞足筋群 289, 289f
下顎骨 198
下顎骨 198-9
　～の下制時の関節運動 203f
　～の指標 199f
　　オトガイ棘 199
　　下顎角 198
　　下顎頸 199
　　下顎枝 199
　　下顎切痕 199
　　下顎体 198
　　下顎頭 199
　　鉤状突起 199
　～の側方偏位時の運動 203f
下顎骨の運動 203f
下顎骨の挙上 198
下気道 237
下気道感染(LRIS) 245
下肢 5, 261-2
　～の骨 14t, 261f, 262t
加速度の法則 94
下腿部 5, 261f 「足関節」「足」「股関節」も参照
　筋神経支配 322t
　骨間膜 301, 301f
　～の外側の筋 276f

　～の後部の深部筋 276f
　～の後部の表層筋 275f, 319f
　～の前部の深部筋 274f
　～の前部の表層筋 274f
　～の内側の筋 275f
　～の骨 301, 301f, 302
慣性の法則 94
外果 108f
外旋 9, 9f, 132, 262f
外側顆 264, 286
外側上顆 149, 264, 286
外側上顆炎 156-7
外側上顆稜 149
外側靱帯 201, 308, 308f
外側側副靱帯 151, 288
外側頭 154
外側の筋 276f
外側半月 288
外側翼突筋 200
外側翼突筋 204-5, 204f
硝子質 22
硝子質軟骨 25
ガングリオン嚢胞 186
可動関節 23t
顔面神経麻痺 72
気管 238
気管支 238
気管支炎 245
気管支樹 238
気胸 245
起始部 39-40, 39f, 40f
拮抗筋 48
基本的肢位 4, 4f
基本面 27
脚長差 354
求心性収縮 45, 45f, 46, 46f, 46t
弓
　足 308-10, 309f
　大動脈の 81
球関節 24, 24f
吸気 238, 238f
　安静 239, 243t
　強制 239, 243t
　深 239, 243t
吸気補助筋 241, 243t
求心性活動電位 55
球握り 190, 190f
胸郭 235-7, 236, 236f
胸郭神経 63
胸郭出口症候群 72, 91, 229
胸管 90
頬筋 207-8, 207f
教皇の祝福 72
胸骨 117, 117f, 235
頬骨 200
頬骨弓 200
胸骨甲状筋 206-7
胸骨舌骨筋 206, 207
頬骨突起 200

胸骨部 136
胸骨柄 117, 117f, 236, 236f
胸鎖関節 117-8, 117f
狭窄性腱鞘炎 186
胸鎖靭帯 118
胸鎖乳突筋 40, 41f, 219-20, 219f, 241f
胸式呼吸 244
狭心症 91
挟持 191
強制吸気 239, 243t
強制呼気 239, 243t
強直性脊椎炎 230
強直母趾 322
胸椎 216f, 216t, 236, 236f
胸椎 218
胸椎の配向 217f
共同筋 48
胸部 5, 115-6
　〜の安静位 116f
　〜の運動 236-7, 237f
　〜の骨 14t
胸膜 238
胸膜炎 245
胸腰筋膜 135
棘下窩 133
棘下筋 138, 139f
棘間筋 226
棘間靭帯 218
棘筋群 224
棘上窩 133
棘上筋 138, 138f
棘上靭帯 218
曲線運動 6, 6f
棘突起 214
虚血 91
距骨 302
距骨下関節 306-7
挙上 119, 119f, 120
距腿関節 305-6, 305f
筋　個々の筋も参照
　運動連鎖 49-50, 49f, 50f
　筋線維の配置 41-2
　牽引角度 48-9, 49f
　収縮，〜の種類 45-8, 45f, 46f, 46t, 48t
　組織
　　長さと張力の関係 42-4, 43f
　　〜の機能的特性 42
　名前 40-1
　〜の神経支配レベル 63-4, 64f
　〜の付着部 39-40, 39f
　〜の役割 48
近位 4f
近位趾節間(PIP)関節 307
筋萎縮性側索硬化症 71
筋機能の逆転 272-3, 273f
筋作用の逆転 40, 126-7
筋ジストロフィー 71

筋スパズム 32
筋トーヌス 42
筋の腱作用 44, 44f
筋皮神経 65, 65-6, 66f
偽骨盤 248
偽肋 235
キーンベック病 187
空虚感 32
口
　〜の筋 220-1, 221t
　〜の骨 237
屈曲 6, 7f, 8, 132
　外側 9
　頸椎の 213
　股関節の 262f
　膝関節の 284
　手関節の 162
　掌側 7f, 8
　脊柱の 212, 212f
　肘関節の 147, 148f
　底側 7f, 8
　背屈 7f, 8
　母指の 172, 172f
屈筋支帯 174, 174f
くも膜 57
くも膜下腔 58
偶力 97, 97f
　肩甲骨の 126f, 127f
　肩甲帯の 126
　後方骨盤傾斜を及ぼす 257f
　骨盤を水平に維持する 257f
　三角筋／回旋筋腱板の 142f
　前方骨盤傾斜を及ぼす 256f
脛骨 265, 265f, 287f, 302
　〜の指標
　　顆間隆起 286
　　外側顆 286, 302
　　脛骨高原 286
　　脛骨粗面 265, 286
　　内果 302
　　内側顆 286, 302
　　稜 302
脛骨神経 68, 70, 70f, 321
脛骨粗面 265, 286
脛骨内側症候群 322
頸体角 275, 276f
頸神経 62f
頸神経叢 64, 64f
茎状突起 150, 200
鶏状歩行 350, 350f
頸静脈 86
形成異常 275
頸椎 216f, 216t
頸椎 213　「脊柱」も参照
　〜の運動 217-8
　〜の関節 217
　〜の機能 218-9
　〜の筋 219-22
　　胸鎖乳突筋 219-20, 219f

　　口および舌骨の 220-1, 221t
　　頸板状筋 222, 222f, 222t
　　後頭下筋 221, 221f, 221t
　　斜角筋 220, 220f
　　椎前筋 220-1, 220f
　　頭板状筋 222, 222f, 222t
頸椎伸展 213
頸椎前突 213
頸椎捻挫 229-30
頸椎の配向 217f
脛痛症 322
茎突下顎靭帯 201
茎突舌骨筋 206
茎突舌骨靭帯 201
頸動脈 81, 85
頸板状筋 222, 222f, 222t
脛腓関節 305f
頸部 5
　回旋 9, 9f
　解剖学的関係 227-9
　筋神経支配 229
　〜の運動 212f
　〜の筋 219-22, 227-8, 227f, 228f, 230t
　　頸板状筋 222, 222f
　　後頭下筋 221, 221f, 221t
　　斜角筋 220, 220f
　　脊柱起立筋群 221-2
　　椎前筋 220-1, 220f, 221t
　　頭板状筋 222, 222f
頸部硬直 229
血管 80f
　経路 81-6
　〜の種類 79-80
　　静脈 79-80
　　動脈 79-80
　　毛細血管 79
　脈拍と血圧 80-1
血栓症 91
血栓症 91
血栓性静脈炎 91
血圧 80-1
血液　心臓を巡る, 77-8, 77f, 78f
血液供給 86-7
楔状骨 302
腱 26
牽引角度 121
牽引力 36, 36f
腱炎 29
肩甲下窩 133
肩甲下筋 139, 140f
肩甲胸郭結合 115-6
肩甲挙筋 123, 123f
肩甲骨 115-7, 116f, 133f
　〜の安静位 116f
　〜の骨指標 116, 116f, 132-3, 149
肩甲骨傾斜 119, 119f
肩甲骨面 132
肩甲骨面外転 132

肩甲上神経　65
肩甲上腕亜脱臼　143
肩甲上腕関節　「肩関節」を参照
肩甲上腕リズム　120
肩甲舌骨筋　207
肩甲帯　115-29
　胸骨　117, 117f
　前鋸筋　124, 124f
　〜の関節
　〜の関節
　　胸鎖関節　117-8, 117f
　　肩鎖関節　118, 118f
　〜の関節運動　119-21, 119f, 120f
　〜の筋　121-7
　　解剖学的関係　125-6, 125f, 140
　　筋作用の逆転　126-7
　　偶力　126, 127f
　　肩甲挙筋　123, 123f
　　小胸筋　124-5, 125f
　　僧帽筋　121-3, 121f, 122f
　　〜の神経支配　127, 127t
　　菱形筋　123-4, 124f
　〜の靭帯
　　烏口肩峰靭帯　118, 118f
　　烏口鎖骨靭帯　118
　　胸鎖靭帯　118
　　肩鎖靭帯　118, 118f
　　鎖骨間靭帯　118
　　肋鎖靭帯　118
　〜の骨と指標　116-7
　　肩甲骨　116-7, 116f
　　鎖骨　117, 117f
肩甲背神経　65
肩鎖関節　118, 118f
肩鎖靭帯　118, 118f
肩鎖靭帯断裂　142
腱鞘　26
腱鞘炎　29, 186
剣状突起　5, 117
肩峰突起　133
腱膜　26
月状骨　162, 163f
減速期　345t, 346, 347f
ゲームキーパー母指　186
後位　4, 333, 333f
後角　58
交感神経系　53
咬筋　204, 204f, 207
口腔　237
後屈　249
後傾　276, 277f
広頸筋　227f
後脛骨筋　312-3, 312f
後脛骨静脈　83
後脛骨動脈　83
後交通動脈　86
後枝（背側）　60
後斜角筋　220, 220f
後十字靭帯　288, 288f

後縦靭帯　218
抗重力筋　331, 331f
甲状舌骨筋　207
鉤状突起　150, 199
甲状軟骨　201
項靭帯　219f
構成運動　32
項線　213
後足部　303, 303f
後退　198
後大脳動脈　86
後柱　58
後天性滑液包　26
喉頭　201, 238, 245
喉頭咽頭部　238
後頭顆　213
後頭下筋　221, 221f, 221t
後頭骨　213
後頭葉　56, 56f
後頭隆起　213
広背筋　137, 137f
後部　4, 4f
後部　4f, 5
後部体幹筋　224-7, 224t
後方傾斜　253, 254f
硬膜　57
硬膜下出血　90
硬膜外出血　90
股関節　262
股関節　261, 262f
　関節包　265, 265f, 266f
　〜の筋
　　解剖学的関係　274-5
　　外側　276f
　　筋機能の逆転　272-3, 273f
　　後部の深部　276f
　　小殿筋　272-3, 273f
　　深部回旋筋　271, 271f, 272t
　　前部の深部　274f
　　前部の表層　274f
　　短内転筋　269-70, 269f
　　大腿筋膜張筋　273-4, 273f
　　大腿直筋　268, 268f
　　大腿二頭筋　271
　　大殿筋　270-1, 270f
　　大内転筋　270
　　恥骨筋　268, 268f
　　中殿筋　272, 272f
　　長内転筋　268-9, 269f
　　腸腰筋　267, 267f
　　内側　275f
　　〜の作用　278t
　　〜の神経支配　277-8, 278-9t
　　薄筋　270f
　　ハムストリング筋　271
　　半腱様筋　271
　　半膜様筋　271
　　縫工筋　268, 268f
　〜の構造と運動　262, 262f

　〜の靭帯
　　円靭帯　266, 266f
　　関節唇　266
　　坐骨大腿靭帯　265
　　鼠径靭帯　266, 267f
　　恥骨大腿靭帯　265
　　腸脛靭帯　266-7
　　腸骨大腿靭帯　265
　　〜の螺旋状の付着部　266f
　〜の病態　275-7
　〜の骨と指標　262-5
　　脛骨　265, 265f
　　坐骨　263
　　大腿骨　264-5, 264f
　　恥骨　264
　　腸骨　263
股関節の屈曲拘縮　351, 351f
股関節骨折　277
股関節癒合　351
呼気　238-9, 238f
　安静　239, 243t
　強制　239, 243t
呼気補助筋　242, 243t
呼吸　「呼吸」を参照
呼吸
　相　239, 243t
　〜の筋　243f
　　横隔膜　239-40, 240f
　　解剖学的関係　242-4
　　吸気補助筋　241, 243t
　　呼気補助筋　242, 243t
　　〜の神経支配　244
　　肋間筋　240-1, 240f, 241f
　〜の構造　237-9, 237f
　こきゅう0のこうぞう0
　〜の仕組み　238-9
　　腹式呼吸と胸式呼吸　244
呼吸器系　235-45
　〜の構造　237-9, 237f
　〜の病態　245
股疝痛　277
骨格
　軸　13, 14t, 15f
　体肢　13, 14t, 15f
　〜の機能　13
　〜の病態　17-8
　〜の骨　201
骨折　17
骨端　14, 15f
　〜の種類、幼若骨で見られる　16f
　被圧迫　15-6
　被牽引　16, 18
骨端線　15f
骨端軟骨板　14, 15f
骨運動　31-2
骨運動学（関節運動）　7-10
　「関節運動」も参照
骨幹　15, 15f
骨間仙腸靭帯　251

骨幹端 15, 15f, 16
骨間膜 151, 151f, 301, 301f
骨髄炎 17
骨粗鬆症 17, 231
骨内膜 15, 15f
骨盤入口 248, 248f
骨盤回旋 255-6, 255f
骨盤挙上 (hip hiking) 226-7, 255
骨盤腔 248
骨盤出口 248, 248f
骨盤面 250
骨膜 15, 15f
骨梁 14
固定筋 48
固定力 97, 98
古典的運動 31
子守女肘 157
転がり 33
合力 96, 96f, 97f
ゴルフ肘 157
コーレス骨折 186

さ

細気管支 238
載距突起 302
　異常な 32
　正常な 31
　　軟部組織衝突感 32
　　軟部組織伸張感 32
　　骨と骨の衝突感 31-2
細静脈 79
最長筋群 225
細動脈 79
細胞体 54
細胞内液 88
索 65
鎖骨 116, 117, 117f
鎖骨下 81t
鎖骨下動脈 84-5
鎖骨間靭帯 118
鎖骨骨折 142
鎖骨部 136
作用・反作用の法則 94
三角筋後部 135-6, 135f
三角筋中部 135-6, 135f
三角形筋 41
三角骨 162, 163f
三果部骨折 323
三関節固定術 323, 352
三点掴み 191, 191f
三軸関節 24
三尖弁 77
3度捻挫 142
三平面 217f, 305-6
座位 334-6, 335f, 336f
坐骨 13, 250, 263
　～の指標
　　坐骨棘 263
　　坐骨枝 263

坐骨粗面 263
坐骨体 263
坐骨神経 68, 69, 69f
坐骨神経痛 72, 230
坐骨粗面 263
坐骨大腿靭帯 265
作用・反作用、の法則
猿手 72
三角筋 135-6, 135f
三角筋前部 135-6, 135f
三角靭帯 308
産道 248
枝
　下顎枝 199
　坐骨枝 263
　恥骨枝 264
肢位
　解剖学的 4, 4f
　記載 4f
　基本的 4, 4f
　椎間円板の圧迫と 335f
刺激性 42
篩骨 237
示指伸筋 180, 180f
四肢麻痺 71
視床 56, 56f
視床下部 56, 56f
指伸筋 179-80, 179f
歯状突起 215
姿勢
　臥位 336f
　座位 334-6, 335f, 336f
　脊椎アライメント 329-32
　脊椎弯曲 330-2
　　主たる弯曲 (primary curve) 330
　　二次的弯曲 (secondary curve) 330
　前かがみ 335f
　前傾座面椅子 335f
　椎間円板の圧迫および 335f
　背臥位 336, 336f
　偏位 334t, 336
　立位 332-4, 332f, 333f
姿勢動揺 331, 331f
指節間 (IP) 関節 171
　母趾の 307, 307f
　指の 173-4
指／趾節骨
　足の 303, 303f
　手の 172f, 173-4
指尖つまみ 191
失調性歩行 353
シットアップ 222-3
膝窩 289, 289f
膝窩筋 292, 292f
膝関節の屈曲拘縮 352
膝関節癒合 352, 352f
膝蓋骨前滑液包炎 295
膝窩静脈 83

膝窩動脈 81t, 83
膝窩嚢胞 295
膝蓋腱 290
膝蓋腱炎 294
膝蓋骨 287, 287f
膝蓋大腿角 285, 285f
膝蓋大腿関節 285, 285f
膝蓋大腿部痛症候群 295
膝蓋軟骨軟化症 295
膝蓋面 265, 286
膝腱の肉離れ 277
質量 94
歯突起 215
シナプス 54
締まりの位置 35, 35t
斜角筋 220, 220f, 241
尺側手根屈筋 164-5, 164f
尺側手根伸筋 40, 166, 167f
尺側側副靭帯 163
尺側偏位 8f, 9, 162
しゃくとり虫効果 135-6
斜頸 229
車軸関節 23-4, 24f
斜線 174
斜走筋線維 41
しゃっくり 245
尺骨 147-8, 148f, 150, 150f
尺骨神経 65, 67-8
尺骨静脈 85
尺骨粗面 150
尺骨動脈 85
斜面 109-10, 110f
踵足 322
収縮, 筋 45-8, 45f
　遠心性 45
　短縮性 45
　等尺性 45
　等張性 45
収縮性 42
舟状骨 162, 163f
舟状骨 302
終末強制回旋メカニズム 284, 284f
手関節
手関節 162f
　尺側偏位 8f
　橈側偏位 8f
　～の運動 162, 163f
　～の筋
　　解剖学的関係 166-7, 168f
　　尺側手根屈筋 164-5, 164f
　　尺側手根伸筋 166, 167f
　　短橈側手根伸筋 166, 166f
　　長掌筋 165, 165f
　　長橈側手根伸筋 165-6, 166f
　　橈側手根屈筋 165, 165f
　　～の神経支配 167-8, 168t
　～の筋作用 167, 168t
　～の構造 161-2
　　関節円板 164

さ―

　　関節包　164
　　手掌筋膜　164, 164f
　　用語　162t
　　～の靱帯
　　　尺側側副靱帯　163
　　　掌側橈骨手根靱帯　163, 163f
　　　橈側側副靱帯　163
　　　背側橈骨手根靱帯　163f, 164
　　～の病態　186-7
　　～の骨と指標
　　　外側上顆　163
　　　茎状突起　162
　　　月状骨　162, 163f
　　　三角骨　162, 163f
　　　舟状骨　162, 163f
　　　手根骨　162
　　　上顆稜　163
　　　大菱形骨　162, 163f
　　　豆状骨　162, 163f
　　　内側上顆　162
　　　有鈎骨　162, 163f
　　　有鈎骨鈎　162
　　　有頭骨　162, 163f
主気管支　238
祝福の手　72
手根間関節　161
手根管症候群　72, 186
手根中手(CM)関節　24, 161-2, 171-3, 172f, 173f
　～の構造　24
種子骨　16-7
手掌筋膜　164, 164f
主たる弯曲 (primary curve)　330, 330f
出血　90
主動作筋　48
小円筋　138-9, 139f
小関節面　212, 215f, 236
小胸筋　41, 124-5, 125f
掌屈　7f, 8
踵骨　287, 302
踵骨腱　292, 311
踵骨の肢位　305f
踵骨隆起　302
小指外転筋　182f, 184-5
小指球筋　181
小指屈筋　184
小指伸筋　180, 180f
小指対立筋　185
掌側骨間筋　183, 183f, 184t
掌側手根靱帯　174
掌側橈骨手根靱帯　163-4, 163f
小転子　264, 286
小殿筋　272-3, 273f
小頭　149
小脳　56-7
小伏在静脈　84
蹠行性　322
唇　26, 26f
深　5

伸延　36
心音　78
深吸気　239, 243t
心筋梗塞　91
伸筋支帯　167, 168f, 175, 175f
伸筋フード　175
神経系　53-73, 53f
　自律　53, 53f
　中枢　53, 53f, 55-60
　　脊髄　58-60
　　～の一般的な病態　71
　　脳　55-8
　末梢　53, 53f, 60-70
　　脊髄神経　60, 62-3
　　～の一般的な病態　71-2
　　脳神経　60, 61f, 62t
神経線維　54
神経叢
　頸　64
　構成　64-9
　仙骨　68
　腰仙骨　68-70, 68f, 69f
　腕　65-8, 65f
心血管系　75-87
　血管　79-87
　心臓　76-9
　～の一般的な病態　90-1
真骨盤　248
心雑音　91
深指屈筋　176, 177f
心室　58, 76-7
伸縮幅　42-3, 42f
深掌の筋　181, 182
心臓　76
　心臓周期　78-9
　～の位置　76, 76f, 77f
　弁　77, 77f
　房と室　76-7, 77f
　～を巡る血液　77-8, 77f, 78f
心臓周期　78-9
心臓発作　91
身体の比率　99, 99f
身体分節　5-6, 6f
身体力学　3, 93-4, 93f
　安定性　99-102, 102f
　運動の法則　94
　力　95-7
　トルク　97-9
伸張性収縮　45-6
伸展　7f, 8, 132
　頸椎　213
　股関節の　262f
　膝関節の　284
　手関節の　162
　脊柱　212, 212f
　肘関節の　147, 148f
　母指の　172, 172f
伸展性　42
深腓骨神経　321

深部回旋筋　271, 271f, 272t
心房　76-7
真肋　235
軸(A)　102
軸　27, 28f
　垂直　27, 28f
　前額　27, 28f
　矢状　27, 28f
軸回旋　33, 34f
軸骨格　13, 14t, 15f
軸索　54, 54f
軸索終末　54
軸椎(C2)　215, 215f
耳状面　250
耳道　200
自動運動不可能　43, 43f
ジャンパー膝(膝蓋腱炎)　294
縦隔　76, 76f, 238
縦～弓
　足　309, 309f
　手　175, 175f
重症筋無力症　71
重心(COG)　27, 27f, 99-101, 99f, 100f, 101f, 102f, 218
縦軸　27
重力　99
重力線(LOG)　99, 100f, 101
重力の影響を受けない肢位　47
樹状突起　54, 54f
循環系　75-91
　心血管系　75-87
　～の一般的な病態　90-1
　リンパ系　87-90
自由度　28
重複歩　339
上位運動ニューロン　59-60
上顎骨　201
上気道　237
上気道感染(URI)　245
上脛腓関節　304
上後鋸筋　242f
上行大動脈　81, 81t, 82f
上後腸骨棘　263
上肢　5, 14t
上前腸骨棘(ASIS)　254f, 255-6, 263, 285
上恥骨靱帯　252
上殿神経　68
上橈尺関節　148
上橈尺関節　148
上方回旋　119, 119f
静脈　79-80
静脈　79-80
　冠　81
　経路　81-6
　経路　81-6
　大　81t, 84f, 85f, 86f
　大　83f, 84f, 85f, 86f
静脈炎　91

上腕筋　152, 152f
上腕骨　133-4, 133f, 150f
　〜の骨折　143-4
　〜の骨指標　149-50
上腕骨頸部骨折　142-3
上腕骨中間部骨折　143
上腕三頭筋　139f, 154
上腕三頭筋　40, 154, 154f
上腕動脈　81t, 85
上腕二頭筋　152-3, 152f, 156f
　〜の回外作用　153f
上腕二頭筋腱亜脱臼　144
上腕二頭筋腱炎　144
靭帯　25, 25f　個々の靭帯も参照
靭帯結合　21, 22f
支持基底面(BOS)　99, 100f, 101, 101f, 102f
尺側皮静脈　85
上腕部　5
自律神経異常反射　71
自律神経系(ANS)　53, 53f
水泳肩　143
髄腔　15, 15f
推進期　345
垂直軸　27, 28f
垂直変位　347, 347f
水頭症　71
水平外転　8f, 9, 132
水平内転　9, 85, 132
水平変位　347
水平面　27
スカラー　94
スキー母指　186
スティンガー症候群　72
ストライド　339
ストレイン　29
ストレッチ　44
スプリング靭帯　309-10
滑り　33
滑り　33, 33f
スミス骨折　186
スワンネック変形　186-7
髄核　215
髄鞘　54
髄膜　57-8, 59f
髄膜瘤　71
頭蓋　57-8, 57f, 198, 211
　下顎骨　198-9, 199f
　頬骨　200-1
　後頭骨　213
　舌骨　201, 201f
　側頭骨　199-200, 200f, 213
　蝶形骨　200, 200f
　〜の骨　198-201, 199f, 213, 213f
頭蓋底　213
頭蓋、骨　14t
静止系　3
正常な静止長　42
正中環軸関節　217

正中神経　65, 67, 67f
精密把持　189, 190f, 191-2, 191f, 192f
声門　238
生理学的運動　31
静力学　93
脊髄　58-60, 58f, 59f, 211-2
　感覚および運動の経路　60f
　〜の断面　55f
　レベル、〜の機能的重要性　63-4
脊髄円錐　58, 58f
脊髄終糸　58, 58f
脊髄神経　60, 62-3
　胸郭神経　63
　枝　60, 62
　神経叢と　64f
　デルマトーム　62-3, 63f
　の形態　62f
脊髄髄膜瘤　71
脊髄損傷(SCI)　71
脊柱　211
脊柱　211, 212f
　曲線　329-30, 330f
　〜の関節
　　環軸関節　217, 217f
　　環軸後頭関節　217
　　椎間関節　217
　〜の関節運動　212-3
　〜の筋　219t
　　頸椎　219-22
　　脊柱起立筋群　221-22
　　体幹　222-7
　〜の靭帯　218f
　　棘間靭帯　218
　　棘上靭帯　218
　　後縦靭帯　218
　　前縦靭帯　218
　〜の病態　229-31
　〜の骨　14t
脊柱管狭窄症　230
脊柱起立筋群　221-2, 224, 225, 225f, 348f
脊柱側弯　230, 330, 336
脊椎　213-4
　C7(隆椎)　215
　環椎(C1)　215, 215f
　胸椎　216f, 216t, 236, 236f
　頸椎　216f, 216t
　歯突起　215
　軸椎(C2)　215, 215f
　前弓　215
　〜の部位　214f
　　横突起　214
　　関節突起　214
　　棘突起　214
　　神経弓　213
　　椎間孔　214
　　椎弓根　214
　　椎弓板　214

　　椎孔　214
　　椎切痕　214
　　椎体　213
　腰椎　216f, 216t
脊椎アライメント　329-32
脊椎曲線　211
脊椎後弯　230
脊椎症　230
脊椎すべり症　230
脊椎分節　212
脊椎分離症　230
脊椎弯　230, 330
石灰化腱炎　144
線維性関節　21-2, 22f
線維軟骨　25-6
線維軟骨性円板　26
仙棘靭帯　252
線形運動　6, 7, 7f
仙結節靭帯　252
浅後方筋群　311-2
仙骨　13, 249-250, 250f
仙骨孔　249
仙骨神経叢　64f, 68
潜在性二分脊椎　71
浅指屈筋　176, 176f
尖足歩行　350, 350f, 354
せん断力　36, 36f
センチネルリンパ節　89
仙腸関節(SI関節)　247-9, 247f
　〜の運動　249, 249f
　〜の靭帯　251f
　　骨間仙腸靭帯　251
　　仙棘　252
　　仙結節　252
　　前仙腸靭帯　251
　　短後仙腸靭帯　251-2
　　長後仙腸靭帯　252
　　腸腰靭帯　252
　〜の断面　251f
　〜の骨と指標　249-51
　　下後腸骨棘　250
　　骨盤面　250
　　坐骨　250
　　坐骨棘　250
　　小坐骨切痕　250
　　耳状面　250
　　上関節突起　249
　　上後腸骨棘　250
　　仙骨　249-250, 250f
　　仙骨孔　249
　　仙骨底　249
　　仙骨岬　249
　　仙骨翼　249
　　大坐骨切痕　250
　　大坐骨切痕　250
　　腸骨　250
　　腸骨粗面　250
　　腸骨稜　250
先天性股関節脱臼　275

先天的欠損　71
浅腓骨神経　321
浅部　5
舌骨　201, 201f, 220, 221t
舌骨下筋　206, 208
舌骨上筋　205, 208
前角　58
前額軸　27, 28f
前鋸筋　40f, 124, 124f
前屈　249
前傾　276, 277f
前脛骨筋　314, 315f
前脛骨筋　40
前脛骨静脈　83
前脛骨動脈　83
前交通動脈　86
前交通動脈　86
前根　54
前捻角　276, 277f
前枝(腹側)　60, 62
前斜角筋　220, 220f
前十字靱帯　288, 288f
前縦靱帯　218
前仙腸靱帯　251
喘息　245
前足部　303, 303f
前大脳動脈　86
前頭面　27
前頭面　27, 27f, 217, 217f
前頭葉　56, 56f
前突　198
前反膝(反張膝)　294
前部　4, 333, 333f
前部　4, 4f
前方傾斜　253, 254f
前脊髄症候群　71
前遊脚期　345, 346f
前腕　5
　回内と回外　6, 9-10, 9f
　骨間膜　151
　〜の運動　147-9
　〜の筋　152-6　「肘関節」も参照
総頸動脈　81t, 85
総腸骨静脈　82
総腸骨動脈　81t, 82
総腓骨神経　68
僧帽筋　40, 121-3, 121f, 122f
僧帽筋下部　121-3, 121f, 122f
僧帽筋上部　121, 121f, 122, 122f
僧帽筋中部　121-3, 121f, 122f
僧帽弁　77
側方　332-3
足関節　「足」も参照
　関節包　308
　〜の運動　304, 304f, 305f, 306-7, 306t
　〜の関節
　　横足根関節　307, 307f
　　距骨下関節　306-7

距腿関節　305-6, 305f
脛腓関節　305f
〜の筋
　解剖学的関係　317-21
　下腿三頭筋　312
　外在　310-1, 311t
　後脛骨筋　312-3, 312f
　深後方筋群　312-4
　浅後方筋群　311-2
　前脛骨筋　314, 315f
　前方筋群　314-5, 320f
　足底筋　312
　側方筋群　315-7, 320f
　短腓骨筋　316, 317f
　第3腓骨筋　316-7, 317f
　長趾伸筋　314-5
　長腓骨筋　315-6, 316f
　長母趾屈筋　313, 313f
　長母趾屈筋　313-4, 313f
　長母趾伸筋　314, 315f
　内在筋　317
　〜の神経支配　321-2, 323t
　腓腹筋　311-2, 311f
　ヒラメ筋　312, 312f
〜の靱帯
　外側靱帯　308, 308f
　三角靱帯　308
〜の病態　322-3
足関節骨折　323
足関節癒合　352
足関節捻挫　323
足関節背屈筋　350
足底筋　312
足底腱膜　310, 310f
足底腱膜炎　323
足底接地　341t, 343, 343f, 344t
側頭窩　200, 201f
側頭下顎関節(TMJ)　197, 197f
　関節円板　201-2
　関節包　201
　〜の運動の仕組み　202-3, 203f
　〜の筋
　　オトガイ舌骨筋　205
　　解剖学的関係　207-8
　　外側翼突筋　204-5, 204f
　　顎舌骨筋　205
　　顎二腹筋　205, 206, 206f
　　胸骨甲状筋　206-7
　　胸骨舌骨筋　206
　　筋の作用の概要　208
　　茎突舌骨筋　206
　　肩甲舌骨筋　207
　　咬筋　204, 204f
　　甲状舌骨筋　207
　　舌骨下筋　206
　　舌骨上筋　205
　　側頭筋　203-4, 203f
　　内側翼突筋　204, 204f
　　〜の神経支配　208, 208t

〜の構造と運動　197-8, 198f
〜の靱帯　202f
　外側靱帯　201
　顎関節靱帯　201
　茎突下顎靱帯　201
　茎突舌骨靱帯　201
　蝶下顎靱帯　201
〜の骨と指標　198-201, 200f
　下顎骨　198-9
　頬骨　200
　上顎骨　201
　舌骨　201, 201f
　側頭骨　199-200
　蝶形骨　200
側頭筋　203-4, 203f, 207f
側頭骨　199, 213
　〜の指標
　　関節窩　199
　　関節結節　199
　　関節後突起　199
　　外耳道　200
　　頬骨突起　200
　　茎状突起　200
　　乳様突起　200
側頭突起　200
側頭葉　56, 56f
速度　94
足背動脈　83
側副靱帯
　膝関節の　288
　肘関節の　151
側腹つまみ　191, 191f
側方傾斜　253-4, 255f
側方骨盤傾斜　330, 348, 348f
側方偏位　198
鼠径靱帯　266, 267f
粗線　265, 286
側屈　8f, 9, 212, 212f
側屈　9
足根骨　302
距骨　302
楔状骨　302
載距突起　302
舟状骨　302
舟状骨粗面　302
踵骨　302
踵骨隆起　302
立方骨　302
外返し　10, 10f, 304, 307
粗面
　坐骨　250
　尺骨　150
　舟状骨　302
　踵骨　302
　仙腸関節の　250
　橈骨　150

た

体幹　5, 65
　　解剖学的関係　227-9
　　筋神経支配　229
　　側屈　8f
　　～の運動　212f
　　～の筋　222-9, 228f, 229f, 230t
　　　　横突間筋　226, 226f
　　　　横突棘筋　225-6, 225f
　　　　外腹斜筋　223
　　　　棘間筋　226
　　　　棘筋　224
　　　　後部　224-7, 224t
　　　　最長筋　225
　　　　脊柱起立筋　224, 225f
　　　　腸肋筋　225
　　　　内腹斜筋　223
　　　　腹横筋　224
　　　　腹直筋　222-3, 222f
　　　　腰方形筋　226-7, 226f
対立　172, 172f
体肢骨格　13, 14t, 15f
体循環　75-6, 76f
帯状筋　41
対側　5
多羽状筋　42
多軸関節　24
多発性硬化症　71
単一機械　102-10
　　滑車　107-8
　　斜面　109-10, 110f
　　てこ　102-7
　　輪軸　108-9, 109f, 110f
短後仙腸靭帯　251-2
短骨　16, 16f, 17t
単軸関節　23
短足底靭帯　310
短頭　152
短橈側手根伸筋　166, 166f
短内転筋　269-70, 269f
短腓骨筋　316, 317f
短母指外転筋　181, 181f
短母指屈筋　181, 181f
短母指伸筋　178, 178f
第1のてこ　103-4, 103f, 104f
大円筋　137-8, 138f
大胸筋　41, 136-7, 136f, 242f
大後頭孔　213
第5指対向　173
第3のてこ　105-7, 105f, 106f, 107f, 108f
第3腓骨筋　316-7, 317f
大坐骨切痕　264
大静脈　79, 82f
大腿筋膜張筋　273-4, 273f, 293
大腿骨　264-5, 264f, 286f
　　～の指標
　　　　外側顆　264
　　　　外側上顆　264

頸　264, 286
膝蓋面　265, 286
小転子　264, 286
粗線　265, 286
体　264, 286
大転子　264, 286
恥骨筋線　265, 286
頭　264
内側顆　264, 286
内側上顆　264
内転筋結節　265, 286
大腿骨頭すべり症　17, 275
大腿三角（スカルパの三角）　83, 84f
大腿四頭筋　290f, 350
　　～の衰弱／麻痺による歩行　350f
　　～の麻痺　293f
　　～のモーメントアーム　285f
大腿神経　68, 68f, 69, 84f
大腿静脈　82, 83, 84, 84f, 266
大腿直筋　268, 268f, 290-1, 290f
大腿動脈　81t, 83, 84f, 266
大腿二頭筋　40, 271, 291, 292
大腿部　5, 261f
大転子　264, 286
大殿筋　270-1, 270f
大殿筋歩行　349, 349f
大動脈　79, 82f
　　下行　82f
　　上行　81, 82f
大動脈弓　81t, 82f, 86f
大動脈弁　77
大内転筋　270
第2のてこ　104-5, 104f, 105f, 106f, 107f
大脳　55-6, 56f, 60f
大脳基底核　56
大脳動脈　86
大脳半球　55
大脳皮質　55
大伏在静脈　84
大菱形骨　162, 163f
平らなお皿を持つ時の握り　192
他動運動不可能　43
　　ハムストリング筋の　43-4, 44f
他動張力　42
脱臼　29
脱臼骨折　231
脱髄性疾患　71
弾性　42
弾性チューブ　47
弾性軟骨　26
ターフトゥ　323
力のモーメント　97-9, 97f
恥骨　13, 252, 264
恥骨下枝　252, 264
恥骨筋　268, 268f
恥骨筋線　265, 286
恥骨結節　252
恥骨結節　264

恥骨結合　247, 247f, 264
恥骨結合　252, 252f
恥骨上枝　252, 264
恥骨大腿靭帯　265
緻密骨　14
肘窩　151-2
中間位　162
中間広筋　291
肘角（運搬角）　148-9, 149f
肘管症候群　72
肘部関節　147, 147f
　　関節包　151, 151f
　　骨間膜、前腕の　151
　　～の運動　157f
　　～の筋　157f
　　～の構造
　　　　骨間膜　151, 151f
　　　　肘窩　151-2
　　～の構造と運動　147-9
　　～の靭帯
　　　　外側側副靭帯　151
　　　　内側側副靭帯　151
　　　　輪状靭帯　151
　　～の病態　156-8
　　～の骨と指標　149-51
肘関節脱臼　157
中和筋　48
肘筋　154, 154f
中斜角筋　220, 220f
中手指節（MP）関節　171, 173, 173f
中心脊髄症候群　71
中枢神経系（CNS）　53, 53f, 55-60
　　脊髄　58-60
　　～の一般的な病態　71
　　脳　55-8
肘正中皮静脈　85
中足骨　302-3
中足骨痛　322
中足趾節（MTP）関節　307
中足部　303, 303f
中大脳動脈　86
中殿筋　272, 272f
中殿筋　349-50, 349f
肘頭窩　150
肘頭突起　150
肘内障　157
中脳　56
虫様筋　184, 184f, 185f
虫様筋握り　192, 192f
中立平衡　100, 100f
蝶下顎靭帯　201, 202f
蝶形骨　200, 200f, 237
　　～の指標
　　　　オトガイ棘　200
　　　　大翼　200
　　　　翼状突起外側板　200
腸脛靭帯　266-7, 273
腸脛靭帯症候群　277
長後仙腸靭帯　252

長骨　16, 16f, 17t
腸骨　13, 250, 263
腸骨窩　263
腸骨大腿靱帯　265
腸骨稜　263
長趾伸筋　314-5, 316f
長掌筋　165, 165f
長足底靱帯　310
長頭
　　上腕三頭筋　154
　　上腕二頭筋　152
　　大腿二頭筋　271
長橈側手根伸筋　165-6, 166f
長内転筋　268-9, 269f
蝶番関節　23, 23f
長腓骨筋　315-6, 316f
長母指外転筋　177-8, 178f
長母指屈筋　176-7, 177f
長母趾屈筋　313, 313f
長母趾屈筋　313-4, 313f, 314f
長母指伸筋　178-9, 179f
長母趾伸筋　314, 315f
腸腰筋　267, 267f
腸腰靱帯　252
張力　36, 42-3
　　自動　42
　　他動　42
腸肋筋　225
直線運動　5f, 6
椎間円板　25, 214-5, 214f
　　〜の指標
　　　　環状線維　215
　　　　髄核　215
椎間関節　212, 217
椎間孔　58, 59f, 214
椎間板ヘルニア　230
椎弓（神経弓）　58, 213
椎弓根　214
椎弓板　214
椎孔　58, 58f, 59f, 214
椎骨　59f
椎骨静脈　86
椎骨動脈　86
椎切痕　214
椎前筋　220-1, 220f
対麻痺　71
槌状趾　322
槌指　187
筒握り　190, 190f
つま先離地　341t, 345, 345t, 346f
つまみ　191, 191f
手　5, 171
　　握力把持　189-91, 189f
　　　　鈎握り　190-1, 191f
　　　　球握り　190, 190f
　　　　筒握り　190, 190f
　　解剖学的関係　185-6
　　感覚　189
　　筋神経支配　187-9, 187f, 188t

精密把持　189, 190f
　　挟持　191
　　3指つまみ　191, 191f
　　指尖つまみ　191
　　指腹つまみ　191
　　側腹つまみ　191, 191f
　　虫様筋握り　191, 192f
　　つまみ　191, 191f
　　内転つまみ　191-2, 192f
つかむ　189-92
〜の外在筋
　　示指伸筋　180, 180f
　　指伸筋　179-80, 179f
　　小指伸筋　180, 180f
　　深指屈筋　176, 177f
　　浅指屈筋　176, 176f
　　短母指伸筋　178, 178f
　　長母指外転筋　178f, 177-8
　　長母指屈筋　176-7, 177f
　　長母指伸筋　178-9, 179f
〜の機能　189-92
の機能肢位　189, 189f
〜の主動筋　187t
〜の靱帯
　　遠位手根弓　175, 175f
　　横手根靱帯　174, 174f
　　近位手根弓　175 175f
　　屈筋支帯　174, 174f
　　掌側手根靱帯　174
　　伸筋支帯　175, 175f
〜の内在筋　181t
　　小指外転筋　184, 184f
　　小指球　181
　　小指屈筋　184
　　小指対立筋　185
　　掌側骨間筋　182, 183f, 184t
　　深掌筋　181
　　短母指外転筋　181, 181f
　　短母指屈筋　181, 181f
　　虫様筋　184, 184f, 185f
　　背側骨間筋　182-3, 183f, 183t
　　母指球　181
　　母指対立筋　181-2, 182
　　母指内転筋　182, 182f
〜の病態　186-7
〜の骨と指標　174
母指　171-3
指　173-4
定滑車　107, 108f
底屈　7f, 8, 304
抵抗　47, 102-3
抵抗のアーム(RA)　103
停止部　39-40, 39f, 40f
丁植　21-2, 22f
底側骨間筋　321f
底側靱帯　310
適合関節　35

てこ　102-7
　　第1種　103-4, 103f, 104f
　　第3種　105-7, 105f, 106f, 107f, 108f
　　第2種　104f, 105f, 106f, 107f
　　〜の分類　103-7
　　　　変える要因　107
　　の要素　103f
テニス肘　156-7
手の近位の横アーチ　175
テノデーシス　44, 44f
転位力　98
転子滑液包炎　277
デュピュイトラン拘縮　186
デルマトーム　62-3, 63f
伝導路　54
等運動性収縮　47-8, 48t
橈骨　147-8, 148f, 150, 151f
橈骨手根関節　161
橈骨手根靱帯
　　掌側　163, 163f
　　背側　163f, 164
橈骨神経　65, 66, 66f
橈骨神経損傷　143
橈骨神経麻痺（土曜の夜の麻痺）　72
橈骨静脈　85
橈骨切痕　150
橈骨粗面　150
橈骨動脈　85
橈尺関節　147-8, 148f
等尺性収縮　45, 45f, 48t
豆状骨　162, 163f
頭側　5
橈側手根屈筋　165, 165f
橈側側副靱帯　163
橈側皮静脈　85
橈側偏位　8f, 9, 162
同時収縮　48
同時に作用する力　95-6, 95f
動筋　48
等張性収縮　45, 46, 48t
頭頂葉　56, 56f
疼痛、異常な歩行運動および　353-4
疼痛性肩拘縮　143
頭板状筋　222, 222f, 222t
凸関節面　34, 34f
凹関節面　34
トルク　94, 97-9, 97f, 98f
トルクアーム　97, 97f, 98f
トレンデレンブルグ徴候　348
トレンデレンブルグ歩行　349-50
動滑車　107, 109f
同側　5
動脈硬化症　91
動脈閉塞　91
動脈瘤　91
動揺胸郭　245
動力学　3, 93, 94
動力学　93

ド・ケルバン病　186

な

内頸静脈　86
内頸動脈　85
内旋　9
内旋　9, 9f, 132, 262f
内側　4, 4f
内側顆　264, 286
内側広筋　291
内側上顆　149, 264, 286
内側上顆炎　157
内側側副靱帯　151, 288
内側頭　154
内側の筋　275f
内側半月　288
内側翼突筋　204, 204f
内腸骨動脈　82
内転　10, 10f, 119, 119f, 120
内転　8-9, 8f, 132, 172f
　肩関節の　8f
　股関節の　262f
　水平　8f, 9
　足関節の　304
　母指の　172
　指の　173, 173f
内転筋結節　265, 286
内転つまみ　191-2, 192f
内反　304
内反股　275-6
内反膝（O脚）　294
内腹斜筋　223
軟骨　25
　関節　25, 25f
　硝子質　25
　線維　25-6
　弾性　26
　～の種類　22
軟骨性連結　22, 22f
軟部組織衝突感　32
軟部組織伸張感　32, 132
軟膜　57
二軸関節運動　24
二次的弯曲（secondary curve）　330
二尖弁　77
2度捻挫　142
二分脊髄　71
乳様突起　200
ニューロパシー　71-2
ニューロン（神経組織）　54-5, 54f
　運動　54, 54f, 59-60
　介在ニューロン　55
　感覚　54f, 5, 55f
捻挫　29
　肩関節　142
　頸椎　229
　足関節　323
脳　55-8, 56f
　～の保護　57-8

脳幹　56, 60f
脳血管発作　91
脳出血　90
脳神経　60, 61f, 62t
脳性麻痺　71
脳脊髄腋　57f, 8
脳卒中　90, 91
脳底動脈　86
脳梁　55
喉仏　238
伸び上がり歩行　352

は

肺　238
肺気腫　245
肺炎　245
背臥位　336, 336f
背臥位　5
肺虚脱　245
背屈　7f, 8, 304
肺循環　75, 76f
背側　4
背側骨間筋　182-3, 183f, 183t, 321f
背側橈骨手根靱帯　163f, 164
背柱　58
肺動脈弁　77
肺動脈弁　77
肺胞　238
ハイムリッヒ操作　239
白質　54, 58-9, 59f
白線　26, 222
破骨細胞　15
はさみ脚（あし）歩行　353, 353f
把持　189
薄筋　270, 270f, 293
鼻　237
ハムストリングス　271, 272f, 275, 291-3, 291f, 350
　長さと張力の最適な関係　43f
　～の自動運動不可能　43f
　～の他動運動不可能　44f
ハムストリングス損傷　277
半羽状筋　41
半関節　22
半棘筋　226
ハングマン骨折　231
半腱様筋　271, 291-2
半月状弁　77
半月切痕　150
半月板　25
反射亢進　71
半側麻痺歩行　352-3, 353f
反張膝（前反膝）　294
反張膝歩行　350f
半膜様筋　271, 291, 291f
ばね指　186
バネ様の抵抗感　32
馬尾　58, 58f
バルサルバ効果　244-5

バレエダンサー　11f, 331-2, 332f
バーナー症候群　72
パーキンソン病様歩行　353, 353f
被圧迫骨端　15-6
被牽引骨端　16, 18
腓骨　286, 287f, 302f
　～の指標
　　外果　302
　　頭　302
腓骨神経　70, 70f, 321
膝／膝関節　283f
　顆間隆起　286
　滑液包　289f, 290t
　外側顆　286
　外側半月　288
　鵞足筋群　289, 289f
　脛骨　286, 287f
　脛骨高原　286
　膝窩　289, 289f
　膝蓋骨　287, 287f
　踵骨　287
　大腿骨　286
　内側顆　286
　内側半月　288
　～のQ角　285, 285f
　～の関節運動学的運動　33-4
　～の筋　290t
　　解剖学的関係　293-4, 293f, 294f
　　外側広筋　291
　　鵞足　289, 289f
　　後部の　291-3
　　膝窩筋　292, 292f
　　前部の　290-1
　　大腿筋膜張筋　293
　　大腿直筋　290-1, 291f
　　大腿二頭筋　291, 292
　　中間広筋　291
　　内側広筋　291
　　～の神経支配　294, 295t
　　薄筋　293
　　半腱様筋　291-2
　　半膜様筋　291, 291f
　　腓腹筋　292-3, 292f
　　縫工筋　293
　～の屈曲　284f, 287f, 288
　～の構造と運動　283-5, 284f
　～の終末強制回旋運動　284f
　～の伸展　284f, 288
　～の靱帯
　　関節包内靱帯　287-8
　　外側側副靱帯　288
　　後十字靱帯　288, 288f
　　前十字靱帯　288, 288f
　　内側側副靱帯　288
　～の病態　294-6
　～の骨と指標
　腓骨　286-7, 287f
　右、後面　288f
　右、前面　287f

非支持 341
皮質脊髄路 59, 60f
腓腹筋 292-3, 292f, 311-2, 311f
ヒラメ筋 312, 312f
尾骨 13
尾側 5
病的骨折 143
非軸関節 22
鼻咽頭 237
鼻腔 237
鼻中隔 237
不安定平衡 100, 100f
フォルクマン虚血性拘縮 158
不規則骨 16, 16f, 17t
復位 172-3, 172f
副運動 36, 171-2
　力 36, 37f
　用語 32
腹横筋 224
腹臥位 5
副交感神経系 53
腹式呼吸 244
腹側 4
腹直筋 40, 222-3, 222f, 241f, 242
腹部 5
不幸の三主徴 295-6
不幸の三徴候 296
腹筋 222-4
　外腹斜筋 223, 223f
　内腹斜筋 223, 223f
　～の層 223f
　腹横筋 223f, 224
　腹直筋 222f, 223
フットスラップ 350
踏切期 342, 343, 345
浮游肋 235
吻合 87, 87f
ブラウンセカール症候群 71
分水界 90
不動関節 21
分回し 9, 9f, 161
分回し歩行 352, 352f
平衡
　安定 100, 100f
　中立 100, 100f
　～の状態 99, 100f
　不安定 100, 100f
平行筋線維 41
平行四辺形の法則 96, 96f
平衡状態 99, 100f
平行力 95, 96f
閉運動連鎖 49, 49f
閉鎖孔 264
閉鎖神経 68, 69, 69f
平背 230
平面関節 161
平面関節 22, 23f
変形性関節症 29, 277
変性疾患 71

扁平股 275
扁平骨 16, 16f, 17t
扁平足 322
ベイカー嚢胞 295
ベクトル 94
ベクトル量 95
弁、心臓 77
弁膜管 88, 88f
方形回内筋 155, 155f
縫工筋 268, 268f, 293
歩行運動
　異常な(異型な) 349-54
　　脚長差および 354
　　筋衰弱／麻痺による 349-51, 349f,
　　　350f
　　疼痛および 353-4
　　における神経学的障害 352-3
　　関節／筋の可動域制限による 351-2
　年齢による歩行パターン 348-9
　～の決定要因 347-8
　～の定義 339-42
　用語 341t, 342t
歩行周期(ストライド) 339
　相 340f
　～の主要なイベント 344-5t
　遊脚相 340, 340f, 346-7, 346f,
　　347f
　用語 340f
　立脚相 340, 340f, 342-6, 342f,
　　343f
歩行速度 339-40
左右の足の間の幅 347, 347f
歩調 339-40
骨　個々の骨および骨の領域を参照
　海綿骨 14
　関節構造と 24-5
　骨折 17
　人体の 14t
　緻密骨 14
　～の構造 14-6
　～の種類 16-7, 16f, 17t
　　種子骨 16-7
　　短骨 16, 16f, 17t
　　長骨 16, 16f, 17t
　　不規則骨 17t
　　扁平骨 16, 16f, 17t
　～の縦断面 15f
　～の組成 13-4, 15f
　不規則骨 16, 16f
骨と骨の衝突感 31-2
骨の形状 18f
歩幅長 339
房室(AV)弁 77
紡錘筋 41
房と室、心臓の 76-7
母趾 303

母指
　～の運動 171-3
　～の関節 171-3, 172f
　～の筋 176-86
母指球筋 181
ほぞ穴結合 305
母指対立筋 181-2, 182f
ポンプハンドル効果 236, 237f
補助動筋 48
母指内転筋 182, 182f

ま
曲げ力 36, 37f
摩擦 94
末梢神経 65
末梢神経系(PNS) 53, 53f, 60-70
　神経叢 64-9
　脊髄神経 60, 62-3
　～の一般的な病態 71-2
　脳神経 60, 61f, 62t
マニピュレーション 32
マレット趾 322
右リンパ本幹 89
脈拍 80-1, 80f
面
　横断 27, 27f
　基本 27
　前頭 27, 27f
　矢状 27, 27f
毛細血管 79
　リンパ 88
毛細リンパ管 88
モートン神経腫 72, 322-3
モーメントアーム 97, 97f, 98f

や
野球肘 157
矢状軸 27, 28f
矢状面 27, 27f, 217, 217f
柔らかい最終域感 32
軟らかい最終域感 32
遊脚終期 346, 347f
遊脚相 247f, 340, 340f, 345t, 346-7,
　346f
遊脚中期 345t, 346, 346f
有鉤骨 162, 163f
有痛性歩行 354
有頭骨 162, 163f
輸出リンパ管 89
癒着性関節包炎 143
輸入リンパ管 89
指
　～の運動 173-4
　～の関節 172f, 173-4
　～の筋 176-86
緩みの位置 35t, 36
緩みの位置 35t, 36
葉気管支 238

用語
 一般的な病態の　28
 エクササイズ　50t
 記載　4-5, 4f
  四脚類の　5f
 副運動　32
 歩行周期の　339-42, 341t
腰神経叢　64f
腰仙角　249, 253, 253f
腰仙関節　247, 247f
 ～の構造　252
 ～の靭帯　252-3
腰仙骨神経叢　68, 68f
 ～の終神経　69-70, 69f, 70f
腰仙靭帯　252-3
腰椎　216f, 216t
腰椎　218
腰椎の配向　217f
葉, 脳　55-6, 56f
腰方形筋　226-7, 226f
翼状肩甲　72
翼, 仙骨～, 249
翼突筋　207f
四趾　303

ら

卵形関節　32, 33f
ランビエ絞輪　54
力学　93, 93f
力学的有利性　107-8, 109f
立脚終期　343f, 345
立脚相　340, 340f, 342-6, 342f, 343f
立脚中期　341t, 343, 343f, 344t
立方骨　302
立位　332-4, 332f, 333f
両果骨折　323
両脚支持　340-1
菱形筋　123-4, 124f
菱形筋（線維の配置）　41
両側　5
力　94, 95-7, 102
 圧縮　36
 圧縮　36f
 角　97, 98f
 共線　95, 95f
 共点　95-6, 95f
 屈曲　36, 37f
 牽引　36
 固定　97, 98
 合力　96, 96f, 97f
 せん断　36, 36f
 転位　98
 ～のモーメント　97-9
 副運動　36, 37f
 平行的　95, 96f
輪軸　108-9, 109f, 110f
輪状靭帯　151
リンパ　87-9
リンパ管　88, 88f, 89, 89f

リンパ系　75, 87-90
 ～の機能　87-9
 排出のパターン　89-90, 90f
リンパ節　88, 89f, 90f
リンパ腺　89
リンパ浮腫　91
リンパ本幹　89, 90f
レッグカルペペルテス病　17, 275
肋鎖靭帯　118
肋椎関節　236, 236f
肋間筋　240-1
 外　240f
 内　240f, 241f
肋間神経　63, 64f
肋骨窩　215f
肋骨挙筋　242f
肋骨脱臼　245
肋骨分離　245

わ

若木骨折　186
脇腹の痛み　245
腕神経叢　64f, 65f
 ～の終神経　65-8, 66f
腕頭　81t
腕橈骨筋　153, 153f
腕頭静脈　85
腕頭動脈　81

著者、監訳者、編集協力

《監訳》

青木 主税（あおき ちから）

理学療法士、博士（医学）。帝京平成大学健康メディカル学部理学療法学科教授、学科長、大学院健康科学研究科理学療法学専攻長。国立療養所東京病院附属リハビリテーション学院理学療法学科卒業、法政大学社会学部卒業、中伊豆リハビリセンター、神奈川県総合リハビリセンター等で臨床経験10年、東京都補装具研究所にて10年の研究活動後、弘前大学大学医療技術短期大学部助教授、北里大学医療衛生学部助教授を経て現職に。日本リハビリテーション医学会、日本義肢装具学会評議員、国際義肢装具学会、日本糖尿病学会所属。主な著書に、『動画で学ぶ関節可動域測定法 ROMナビ』（ラウンドフラット）編集書に、『リハビリテーション医療事典』（朝倉書店）など。

徳田 良英（とくだ よしひで）

理学療法士、博士（工学）。帝京平成大学健康メディカル学部理学療法学科・大学院健康科学研究科理学療法学専攻 准教授。茨城県立医療大学助手、帝京平成大学講師等の勤務を経て現職に。主な著書に『生活環境論入門』（DTP出版）、『理学療法をはじめて学ぶ学生のためのわかりやすい力学のはなし』（DTP出版）、共著書に『ザ・ROM』（アイペック）、『リハビリテーション医療事典』（朝倉書店）など。

《著者》

リン・S・リパート、MS、PT
(Lynn S. Lippert MS, PT)

オレゴン州グレシャム
マウントフッド・コミュニティ・カレッジ
理学療法士助手プログラム
元プログラムディレクター

《編集協力》

レニー・ボロメオ、MA、PT
(Renee Borromeo, MA, PT)

ペンシルバニア州モントアルト
ペンシルベニア州立大学モントアルト
理学療法士助手プログラム
インストラクター

ジョン・W・バーンズ、MS、ATC
(John W. Burns, MS, ATC)

カンザス州トピカ
ワッシュバーン大学
身体運動学部
トレーニング臨床実習コーディネーター

スティーブ・ハモンズ、DPT、ACCE
(Steve Hammons, DPT, ACCE)

ケンタッキー州サマセット
サマセット・コミュニティカレッジ
理学療法士助手プログラム
臨床実習学術専門コーディネーター

キンバリー・プレボ、OTR/L
(Kimberly Prevo, OTR/L)

アイオワ州シーダーラピッズ
カークウッド・コミュニティカレッジ
健康科学部
学術専門フィールドワーク・コーディネーター

デビー・バン・ドーバー、PT、MEd
(Debbie Van Dover, PT, MEd)

オレゴン州グレシャム
マウントフッド・コミュニティ・カレッジ
理学療法士助手プログラム
ディレクター

ピーター・ザウィッキ、PT、MS
(Peter Zawicki, PT, MS)

アリゾナ州フェニックス
ゲートウェイ・コミュニティカレッジ
理学療法士助手プログラム
ディレクター

F. A. Davis Company
1915 Arch Street
Philadelphia, PA 19103
www.fadavis.com

Copyright © 2011 by F. A. Davis Company

Copyright © 2011 by F. A. Davis Company. All rights reserved. This product is protected by copyright. No part of it may be reproduced, stored in a retrieval system, or transmitted in any form or by any means, electronic, mechanical, photocopying, recording, or otherwise, without written permission from the publisher.

Acquisitions Editor: Melissa A. Duffield
Manager of Content Development: George W. Lang
Developmental Editor: Karen E. Williams
Art and Design Manager: Carolyn O'Brien

Clinical Kinesiology and Anatomy
クリニカルキネシオロジー

発　　　行	2012年9月15日	著者：
発 行 者	平野　陽三	リン・S・リパート
発 行 元	**ガイアブックス**	(Lynn S. Lippert)
	〒169-0074 東京都新宿区北新宿3-14-8	
	TEL.03(3366)1411　FAX.03(3366)3503	監訳：
	http://www.gaiajapan.co.jp	青木 主税／徳田 良英
発 売 元	産調出版株式会社	
		翻訳：
		藤田 真樹子

Copyright SUNCHOH SHUPPAN INC. JAPAN2012
ISBN978-4-88282-844-0 C3047

落丁本・乱丁本はお取り替えいたします。
本書を許可なく複製することは、かたくお断わりします。
Printed in China

同一著者によるさらに学べる教材

キネシオロジー フラッシュカード

本書で取り上げた主要用語105
どこへでも持ち運びいつでも
学べる筋解剖学の暗記カード

2013年発売予定

定価 **2,200円**（+消費税）
著者：リン・S・リパート／マリー・アリス・デュエスタハウス
監修：青木 主税／徳田 良英

● **オールカラー105枚入**　カードサイズ 縦126×横76mm

1 僧帽筋上部	36 長母指外転筋	71 横隔膜
2 僧帽筋中部	37 短母指伸筋	72 外肋間筋
3 僧帽筋下部	38 長母指伸筋	73 内肋間筋
4 肩甲挙筋	39 指伸筋	74 腸腰筋
5 菱形筋	40 示指伸筋	75 大腿直筋
6 前鋸筋	41 小指伸筋	76 縫工筋
7 小胸筋	42 短母指屈筋	77 恥骨筋
8 三角筋前部	43 短母指外転筋	78 長内転筋
9 三角筋中部	44 母指対立筋	79 短内転筋
10 三角筋後部	45 母指内転筋	80 大内転筋
11 大胸筋	46 背側骨間筋	81 薄筋
12 広背筋	47 掌側骨間筋	82 大殿筋
13 大円筋	48 虫様筋	83 深部回旋筋
14 棘上筋	49 小指屈筋	84 半膜様筋
15 棘下筋	50 小指外転筋	85 半腱様筋
16 小円筋	51 小指対立筋	86 大腿二頭筋
17 肩甲下筋	52 側頭筋	87 中殿筋
18 烏口腕筋	53 咬筋	88 小殿筋
19 上腕筋	54 内側翼突筋	89 大腿筋膜張筋
20 腕橈骨筋	55 外側翼突筋	90 外側広筋
21 上腕二頭筋	56 胸鎖乳突筋	91 内側広筋
22 回外筋	57 斜角筋	92 中間広筋
23 上腕三頭筋	58 椎前筋	93 膝窩筋
24 肘筋	59 後頭下筋	94 腓腹筋
25 円回内筋	60 頭板状筋	95 ヒラメ筋
26 方形回内筋	61 頸板状筋	96 足底筋
27 尺側手根屈筋	62 腹直筋	97 後脛骨筋
28 橈側手根屈筋	63 外腹斜筋	98 長母趾屈筋
29 長掌筋	64 内腹斜筋	99 長趾屈筋
30 長橈側手根伸筋	65 腹横筋	100 前脛骨筋
31 短橈側手根伸筋	66 脊柱起立筋群	101 長母趾伸筋
32 尺側手根伸筋	67 横突棘筋群	102 長趾伸筋
33 浅指屈筋	68 棘間筋	103 長腓骨筋
34 深指屈筋	69 横突間筋	104 短腓骨筋
35 長母指屈筋	70 腰方形筋	105 第3腓骨筋

● 英語&カタカナ表記で英語名も覚えられる
● 105の筋の起始部、付着部、動き、神経支配を覚えられる

---

100 前脛骨筋
tibialis anterior

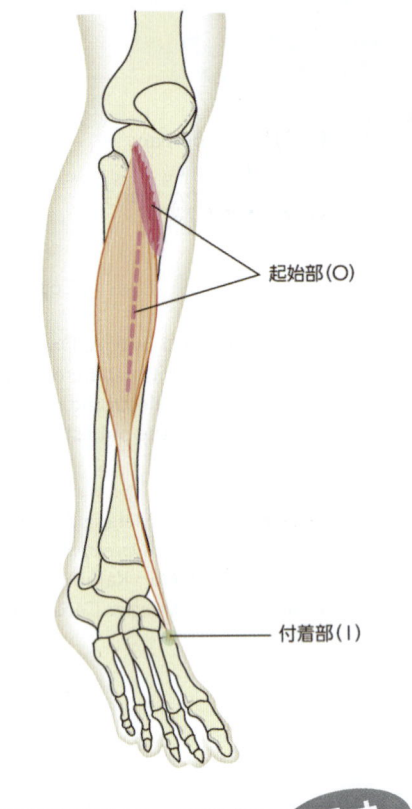

起始部(O)
付着部(I)

表／原寸

前脛骨筋

起始部	脛骨外側および骨間膜
付着部	第1楔状骨および第1中足骨
動き	足関節の内返しと背屈
神経支配	深腓骨神経（L4、L5、S1）

Tibialis Anterior

O	Lateral tibia and interosseous membrane
I	First cuneiform and first metatarsal
A	Ankle inversion and dorsiflexion
N	Deep peroneal nerve

裏

100 前脛骨筋
Lippert & Minor: Kinesiology Flashcards 3e, © 2011 F. A. Davis Company